新・看護生理学テキスト

看護技術の根拠と臨床への応用

深井喜代子
東京慈恵会医科大学医学部看護学科教授

佐伯由香
愛媛大学大学院医学系研究科教授

福田博之
元・川崎医療福祉大学大学院教授

編集

New Textbook of Physiology in Nursing

南江堂

● 編　集

深井喜代子　東京慈恵会医科大学医学部看護学科
佐伯　由香　愛媛大学大学院医学系研究科
福田　博之　元・川崎医療福祉大学大学院

● 著　者（掲載項目順）

福田　博之　元・川崎医療福祉大学大学院
深井喜代子　東京慈恵会医科大学医学部看護学科
佐伯　由香　愛媛大学大学院医学系研究科
大倉　美穂　岡山大学医学部保健学科
掛田　崇寛　関西福祉大学看護学部看護学科
田中美智子　宮崎県立看護大学看護学部看護学科
前田ひとみ　熊本大学大学院生命科学研究部環境社会学部門看護学専攻
關戸　啓子　京都府立医科大学医学部看護学科
池田　理恵　岡山県立大学保健福祉学部看護学科
若村　智子　京都大学大学院医学研究科人間健康科学専攻看護科学コース
藤田　美明　元・川崎医療福祉大学大学院
楊箸　隆哉　医療創生大学大学院生命理工学研究科
田中　裕二　千葉大学大学院看護学研究科
山本真千子　茨城キリスト教大学看護学部
武田　利明　岩手県立大学看護学部看護学科

序にかえて

　20世紀終盤以降，遺伝子解析や分子レベルのシグナル伝達機構の解明，さらにはヒトの脳機能への集学的なアプローチなど，生命科学は地球規模で飛躍的な進歩を遂げつつあります．科学の進歩は医療の世界にも影響を与え，新しい診断・治療技術が次々と医療現場に導入されるようになりました．こうした時代背景のなかで，看護者に，より高いケア技術と専門性が求められていることは言うまでもありません．

　保健・医療関連の専門職のなかにおいて，医師の主な役割は人体の構造と機能を含む生命科学の知識を駆使して診断・治療を行うことです．これに対して，看護者の役割はそれらを活用して，医療を補助するとともに対象の療養生活全般を管理・指導することです．このことから，看護職の特徴の一つは「人体の構造・生理機能や疾患についての広く確かな知識を，（医師に次いで）豊富にもち活用できる専門家であること」といえます．しかしながら，看護実践に必要・十分なそれらの知識を獲得できる教育環境があるでしょうか．

　編者のひとり，深井のルーツは生理学者ですが，後に看護学を修め看護実践にたずさわってわかったことは，多くの看護師が人体の生理機能の慢性的な知識不足を認識していることでした．医学教育と看護学教育の双方に関わったからこそ知り得たのかもしれませんが，専門基礎科目のなかでも看護者にもっとも必要とされる人体の形態・機能学において，看護学教育に用意された教育は内容・時間ともに，医学教育のほんの2割にすぎません．「生理学に弱い」という看護者の悩みの原因は彼らの勉強不足にあるのではなく，教育体制自体に問題があることは自明です．

　本書は私どものそうした思いから誕生しました．本書の旧版である『看護生理学テキスト－看護技術の根拠と実践への応用』は8年前（2000年）に刊行されました．このテキストは「看護者による，看護者のための看護生理学の教科書を作りたい」というポリシーにご賛同くださった方々の努力と希望の結晶ともいえる画期的なものでした．なぜなら，その当時，著者全員が臨床経験のある看護学者であるようなテキストは，わが国には1冊も存在しなかったからです．残念なことに，8年を経た今日でも，このような生理学のテキストはいまだ登場していません．その理由は，このテキストの著者たるべき看護学者がまだ十分に育っていないからかもしれません．昨今の看護学教育の驚異的な大学化・大学院化によって，近い将来，そうした人材が続々と誕生することを期待する限りです．

　本書は，看護学の初学者だけでなく大学院生，すべての看護実践者（看護師・保健師・助産師すべて），そして看護学の教育・研究者を対象に書かれています．すなわち，本書においても，旧版のコンセプトである「看護実践の質の向上と，看護学の発展のために看護生理学が担うべき使命を果たすこと」を踏襲しました．そのため，看護者に求められる可能なかぎり高いレベルの人体の生理機能の知識が得られるように，テキストの内容構成は医学生対象のテキストと同程度となっています．それゆえ，本文中の要所に平易な説明を加え，適宜欄外説明もつけるなど，読者が馴染みの薄い専門用語

につまずくことなく読み進められるよう，最大限の配慮をしました．

　また，本書『新・看護生理学テキスト－看護技術の根拠と実践への応用』は，旧版の改訂版というより，むしろその姉妹編といってよいかたちで生まれ変わりました．前述したように，近年の自然科学の進歩に伴って生理学領域でも新しい知見が次々に見出されており，常識となりつつある理論をとりあげることはテキストの使命でもあります．『新・看護生理学テキスト』では旧版『看護生理学テキスト』の既存章の内容を時代に合わせて更新・追加するとともに，新たに「細胞の一般生理（1章）」「生体リズムとホメオスタシス（18章）」「成長と老化（19章）」，そして「生理学的測定法の実践応用（20章）」を加えました．これらの章は人間を対象とする看護実践に必要なだけでなく，人間科学としての看護学の研究者が近い将来必要とするだろう知識と視点を提供すると確信します．本書ではまた，学習者，とくに初学者が自発的に学習しやすいように各項の冒頭には「学習目標」を，また項末には「学習課題」を示しました．そして，旧版同様，主要な専門用語には原語併記を充実させ，索引に加えて用語解説も設け，臨床や研究で活用しやすいようにしました．

　本書はこのように充実した内容の生理学テキストとなっていますが，それだけに，現行の看護学教育カリキュラムの時間枠の中ですべてを学ぶことは不可能ですし，初学者にはやや高度な内容もあります．看護の基礎教育では，内容は薄くてもよいから，できるだけ平易な教科書を，詳しい教科書は卒後教育で，という考えもあるかもしれません．しかし，実践の場で臨床応用に耐えうる専門的な生理学教育を誰が担うのでしょうか．そうした現実問題にさしあたって対応できる方策は，いつでも傍らに置いて，困ったときに問題解決してくれる，頼れるテキストが存在することであると，編者らは考えます．けだし，ありがたいテキストというのは，学生時代にすり切れるまで頻回に開くことはもちろんですが，専門職に就いても（その中に必ず答えを見出せるので）知識の拠り所として頼り続けられるもの，そしてよりアドバンストな知識の要求にも応えられる内容を備えているものであるはずです．

　本書がEvidence-Based Nursingを目指すすべての看護者の知識の拠り所となることを希望します．看護学を学ぶ学生諸君はいうに及ばず，看護実践の場で活躍されている看護者の方々にも大いにご活用いただくことを切望します．また，本書に対するご意見，ご感想などお寄せいただけたら幸甚です．

　最後になりましたが，嘔吐生理学の世界的権威でありながらコメディカル教育にもご尽力された恩師福田博之先生に，本書でも編者に加わっていただけましたことに，編者・佐伯氏とともに心から御礼申し上げます．また，本書の完成までの2年間，辛抱強くご尽力くださった南江堂編集部の木村孝氏，吉野正樹氏に深く感謝いたします．

2008年3月20日

編者を代表して

深井喜代子

目 次

1 細胞の一般生理　　福田 博之

I. 細胞の構造 …………………………… 1
  A. 細胞膜 …………………………… 1
    1. 細胞膜の構造 ………………… 1
    2. 細胞膜の性質 ………………… 1
  B. 細胞器官の形態と働き ………… 3
    1. 細胞質 ………………………… 3
    2. 核 ……………………………… 3
    3. ミトコンドリア ……………… 4
    4. 小胞体 ………………………… 6
    5. ゴルジ装置 …………………… 6
    6. 小胞 …………………………… 6
    7. 細胞骨格系 …………………… 6
II. 遺伝子の構造と発現の制御 ………… 7
  A. 遺伝子の構造 …………………… 7
  B. 遺伝子の複製 …………………… 8
  C. 細胞の増殖 ……………………… 10
  D. 遺伝情報の伝達 ………………… 11
  E. 遺伝情報の解読とタンパク質の合成 ……… 11
  F. 遺伝子発現の調節 ……………… 13
III. 細胞間の情報伝達による細胞機能の調節 …… 14
  A. イオンチャネル型受容体による情報伝達 … 14
    1. 興奮性イオンチャネル受容体 … 16
    2. 抑制性イオンチャネル受容体 … 17
  B. 代謝型受容体による情報伝達 ………… 17
    1. 7回膜貫通型受容体（GTP結合タンパク質共役型受容体） …… 18
    2. 増殖因子受容体，受容体型チロシンキナーゼによる情報伝達 …… 19
    3. 免疫受容体，非受容体型チロシンキナーゼによる情報の伝達 …… 19

2 神経細胞　　深井喜代子

I. 神経細胞の形態と機能 ……………… 20
  A. 細胞の一般的性質 ……………… 21
    1. 細胞膜の透過性 ……………… 21
    2. ドナンの膜平衡 ……………… 21
    3. 平衡電位 ……………………… 21
  B. 神経細胞の形態 ………………… 22
  C. 静止電位 ………………………… 23
  D. 活性電位 ………………………… 24
    1. 興奮性細胞と活動電位 ……… 24
    2. イオンチャネル ……………… 25
    3. Na^+-K^+ ATPアーゼ ………… 26
    4. 活動電位の導出 ……………… 26
    5. 刺激と興奮の関係 …………… 27
    6. 全か無かの法則 ……………… 28
    7. 複合活動電位 ………………… 28
    8. 不応期 ………………………… 28
  E. 興奮の伝導 ……………………… 29
    1. 局所電流 ……………………… 29
    2. 跳躍伝導 ……………………… 29
    3. 神経線維の種類と興奮伝導速度 … 30
  F. 興奮の伝達 ……………………… 31
    1. シナプス伝達の機序 ………… 31
    2. 興奮性シナプスと抑制性シナプス … 33
    3. シナプス前抑制 ……………… 34
    4. シナプスにおける伝達物質 … 34
  G. シナプスの性質 ………………… 34
    1. 1方向性伝達 ………………… 34
    2. シナプス遅延 ………………… 35
    3. シナプスの疲労 ……………… 35
    4. 伝達阻害物質 ………………… 36
    5. 発散と収束 …………………… 36
    6. 閉塞 …………………………… 36

7．側方抑制 …………………………… 36
　　8．促通 ………………………………… 37
　　9．フィードバック …………………… 37
　　10．シナプスの可塑性 ………………… 38
　H．神経筋接合部 ………………………… 38
　　1．終板電位 …………………………… 38
　　2．量子説 ……………………………… 38
Ⅱ．神経細胞の異常 …………………………… 39
Ⅲ．神経細胞のフィジカルイグザミネーション … 39

3　筋収縮と運動
深井喜代子

Ⅰ．筋の形態と機能 …………………………… 41
　A．骨格筋の形態 ………………………… 41
　B．骨格筋の興奮と収縮 ………………… 44
　　1．筋の活動電位と収縮時間 ………… 44
　　2．興奮収縮連関 ……………………… 44
　　3．滑走説 ……………………………… 45
　C．筋および腱の受容器と神経支配 …… 47
　　1．筋紡錘 ……………………………… 47
　　2．腱紡錘 ……………………………… 47
　D．筋収縮 ………………………………… 48
　　1．等尺性収縮と等張力性収縮 ……… 49
　　2．単収縮と強縮 ……………………… 51
　　3．特殊な条件下での筋収縮 ………… 51
　　4．筋収縮とエネルギー代謝 ………… 52
　　5．筋疲労 ……………………………… 56
　E．姿勢・動作と骨格筋の働き ………… 56
　　1．姿勢 ………………………………… 56
　　2．動作と筋活動 ……………………… 56
　　3．姿勢調節機構 ……………………… 56
Ⅱ．筋収縮の異常 ……………………………… 57
　A．関節運動の異常 ……………………… 57
　B．麻痺 …………………………………… 57
　C．歩行障害 ……………………………… 57
　D．筋の収縮性病変 ……………………… 57
Ⅲ．筋収縮系のフィジカルイグザミネーション … 59
　A．姿勢と計測 …………………………… 59
　　1．姿勢と計測法 ……………………… 59
　　2．関節可動域 ………………………… 59
　　3．徒手筋力テスト …………………… 59
　B．筋電図検査 …………………………… 59
　C．X線検査 ……………………………… 59

4　中枢神経系
深井喜代子

Ⅰ．中枢神経系の形態と機能 ………………… 63
　A．神経系の構成 ………………………… 63
　　1．中枢神経系と末梢神経系 ………… 63
　　2．求心性神経と遠心性神経 ………… 63
　B．体性神経系 …………………………… 63
　　1．脳神経 ……………………………… 63
　　2．脊髄神経 …………………………… 63
　C．自律神経系 …………………………… 63
　D．脊髄 …………………………………… 63
　　1．脊髄の形態 ………………………… 63
　　2．反射の概念 ………………………… 67
　　3．脊髄反射 …………………………… 67
　　4．脊髄における抑制 ………………… 71
　　5．脊髄ショック ……………………… 71
　E．脳幹 …………………………………… 72
　　1．脳幹の脳神経核 …………………… 73
　　2．姿勢反射 …………………………… 73
　　3．眼球運動 …………………………… 73
　　4．除脳固縮 …………………………… 75
　　5．脳幹網様体と意識 ………………… 76
　　6．脳幹の自律神経中枢 ……………… 76
　F．小脳 …………………………………… 76
　　1．小脳の形態 ………………………… 76
　　2．小脳の機能 ………………………… 78
　G．視床 …………………………………… 80
　H．視床下部 ……………………………… 80
　I．大脳辺縁系 …………………………… 81
　J．大脳基底核 …………………………… 82
　K．大脳皮質 ……………………………… 84
　　1．大脳皮質の層構造 ………………… 84
　　2．大脳皮質の機能 …………………… 85
　　3．大脳皮質からの下行路 …………… 88
　　4．大脳皮質における情報処理 ……… 89
　　5．脳波 ………………………………… 90

6．脳波と睡眠 …………………… 91
　7．大脳皮質誘発電位 …………… 93
　8．学習と記憶 …………………… 94
　9．脳を構成する物質と代謝 …… 95
　10．脳細胞の新生 ………………… 95
II．中枢神経系の異常 ………………… 96
　A．ブラウン・セカール症候群 …… 96
　B．パーキンソン病 ………………… 96
　C．ハンチントン舞踏病 …………… 96
　D．小脳の障害でみられる症状 …… 96
　　1．推尺異常 ……………………… 96
　　2．運動解離 ……………………… 96
　　3．企図振戦 ……………………… 96
　　4．筋トーヌス低下 ……………… 97
　　5．拮抗性運動反復不能 ………… 97
　E．異常脳波 ………………………… 97
　F．睡眠異常 ………………………… 98
　G．認知症とアルツハイマー病 …… 98
III．中枢神経系のフィジカルイグザミネーション … 98
　A．脳神経機能の検査 ……………… 98
　　1．第 I 脳神経 …………………… 99
　　2．第 II 脳神経 …………………… 99
　　3．第 III 脳神経 ………………… 99
　　4．第 IV 脳神経 ………………… 99
　　5．第 V 脳神経 …………………… 99
　　6．第 VI 脳神経 ………………… 99
　　7．第 VII 脳神経 ………………… 99
　　8．第 VIII 脳神経 ………………… 99
　　9．第 IX 脳神経 ………………… 99
　　10．第 X 脳神経 ………………… 99
　　11．第 XI 脳神経 ………………… 99
　　12．第 XII 脳神経 ……………… 100
　B．脊髄機能の検査 ……………… 100
　　1．腱反射 ……………………… 100
　　2．皮膚反射 …………………… 100
　　3．ロンベルグ試験 …………… 100
　C．小脳機能の検査 ……………… 101
　　1．指・指試験 ………………… 101
　　2．指・鼻試験 ………………… 101
　D．中脳機能の検査 ……………… 101
　　1．直接光反射 ………………… 101
　　2．共感性光反射 ……………… 101

5　自律神経系

佐伯　由香

I．自律神経系の形態と機能 ………… 103
　A．自律神経系の概観 …………… 103
　　1．自律神経系と体性神経系の違い ……… 103
　　2．自律神経系の特徴 ………… 105
　　3．交感神経系 ………………… 105
　　4．副交感神経系 ……………… 106
　　5．神経伝達物質 ……………… 106
　　6．求心路 ……………………… 109
　B．各臓器への作用 ……………… 109
　　1．頭部・顔面（瞳孔，毛様体筋）……… 109
　　2．循環器系（心臓・血管系）……… 109
　　3．呼吸器系（気道）…………… 111
　　4．消化器系（唾液腺，消化管運動・消化酵素分泌，膵臓，肝臓，壁内神経叢）………… 111
　　5．泌尿器系（腎臓，膀胱および括約筋）… 113
　　6．生殖系 ……………………… 113
　　7．皮膚組織（汗腺，立毛筋）……… 114
　　8．副腎髄質 …………………… 115
　C．自律神経中枢とその反射性調節 … 115
　　1．脊髄の自律神経中枢 ……… 115
　　2．脳幹の自律神経中枢 ……… 115
　　3．視床下部 …………………… 116
　　4．体性・内臓反射 …………… 116
　　5．内臓・体性反射 …………… 117
　　6．内臓・内臓反射 …………… 117
II．自律神経系の異常 ……………… 118
　A．自律神経失調症 ……………… 118
　B．シャイ・ドレーガー症候群 … 119
III．自律神経系のフィジカルイグザミネーション … 120
　A．起立試験 ……………………… 120
　B．血中ノルアドレナリン測定 … 121
　C．アシュネル試験 ……………… 121
　D．発汗試験 ……………………… 121
　E．心拍変動の周波数解析 ……… 121

6 感覚

6-1 感覚総論 ……………深井喜代子 124
- I. 感覚の種類 …………………………………… 124
- II. 感覚の一般生理 ……………………………… 125
  - A. 適刺激と不適合刺激 ……………………… 125
  - B. 特殊感覚活力 ……………………………… 125
  - C. 感覚の投射 ………………………………… 125
  - D. 感覚の受容器と受容器電位 ……………… 125
  - E. 刺激の弁別閾と判別性 …………………… 126
  - F. 順応 ………………………………………… 127
  - G. 受容野と感覚単位 ………………………… 127
- III. 感覚入力の中枢処理 ………………………… 128
- IV. 受容野と伝導路の対応性 …………………… 129
  - ◆看護生理学トピックス：自己意識と身体感覚 …… 129

6-2 皮膚感覚 ………………深井喜代子 130
- I. 皮膚感覚器の形態と機能 …………………… 131
  - A. 皮膚の形態 ………………………………… 131
  - B. 皮膚の機能 ………………………………… 131
  - C. 皮膚感覚 …………………………………… 131
    1. 触・圧覚 ………………………………… 131
    2. 振動感覚 ………………………………… 131
    3. 温度感覚 ………………………………… 131
    4. 痛覚 ……………………………………… 131
    5. 鎮痛機構 ………………………………… 132
    6. その他の皮膚感覚 ……………………… 134
  - D. 体性感覚の上行性伝導路 ………………… 134
- II. 皮膚感覚の異常 ……………………………… 134
  - A. ブラウン・セカール症候群 ……………… 134
  - B. 痛覚過敏 …………………………………… 135
  - C. 幻肢痛 ……………………………………… 135
  - D. 無痛症 ……………………………………… 135
- III. 皮膚のフィジカルイグザミネーション …… 135
  - A. 体表の観察 ………………………………… 135
  - B. 皮膚感覚検査 ……………………………… 135

6-3 深部感覚 ………………深井喜代子 136
- I. 深部感覚系の形態と機能 …………………… 136
  - A. 深部感覚の種類と受容器 ………………… 136
    1. 筋, 腱 …………………………………… 136
    2. 関節 ……………………………………… 137
    3. 深部組織 ………………………………… 137
    4. 深部痛覚 ………………………………… 137
  - B. 深部感覚の上行性伝導路 ………………… 137
- II. 深部感覚系の異常 …………………………… 137
- III. 深部感覚のフィジカルイグザミネーション …… 137
  - A. 力の感覚 …………………………………… 137
  - B. 振動感覚 …………………………………… 137
  - C. 位置感覚 …………………………………… 137

6-4 視覚 ……………………深井喜代子 138
- I. 視覚系の形態と機能 ………………………… 138
  - A. 眼の形態 …………………………………… 139
    1. 眼の構造 ………………………………… 139
    2. 網膜の構造 ……………………………… 139
  - B. 眼の栄養補給と涙液循環 ………………… 140
  - C. 眼の光学系 ………………………………… 141
  - D. 視野 ………………………………………… 141
  - E. 眼の屈折力と調節力 ……………………… 141
  - F. 遠近調節 …………………………………… 142
  - G. 視力 ………………………………………… 142
  - H. 瞳孔の調節 ………………………………… 142
    1. 光反射 …………………………………… 142
    2. 輻輳反応 ………………………………… 143
    3. その他の関連因子 ……………………… 143
  - I. 眼球運動 …………………………………… 144
  - J. 瞬目反射 …………………………………… 146
  - K. 網膜の機能 ………………………………… 146
    1. 網膜内細胞の電気活動 ………………… 146
    2. 光受容のシグナル伝達 ………………… 146
    3. 錐体の視物質 …………………………… 147
    4. 明順応と暗順応 ………………………… 147
  - L. 視覚系の情報処理 ………………………… 148
    1. 伝導路 …………………………………… 148
    2. 形状認知のしくみ ……………………… 148
    3. 色覚 ……………………………………… 150
    4. 残像と対比 ……………………………… 150
  - M. 立体視 ……………………………………… 150
- II. 視覚系の異常 ………………………………… 151
  - A. 結像異常 …………………………………… 151
  - B. 夜盲症 ……………………………………… 151
  - C. 色覚異常 …………………………………… 151
  - D. 視野欠損 …………………………………… 152
  - E. 皮質盲 ……………………………………… 152
- III. 視覚系のフィジカルイグザミネーション …… 152
  - A. 外眼部の観察 ……………………………… 152
  - B. 視力検査 …………………………………… 152
  - C. 調整力 ……………………………………… 152

D．視野検査　152
　　E．角膜知覚検査　153
　　F．瞳孔検査　153
　　G．眼底検査　153
　　H．色覚検査　153
　　I．フリッカー融合頻度　154
6-5　聴覚　大倉美穂，深井喜代子　155
Ⅰ．聴覚系の形態と機能　155
　A．聴覚系の形態　155
　　1．外耳と中耳　155
　　2．内耳　155
　B．音波の伝導　156
　　1．鼓膜から外リンパへ　156
　　2．基底膜から有毛細胞へ　157
　　3．蝸牛の電気現象　157
　　4．上行性伝導路と聴覚中枢　158
　C．音波と聴力　159
　　1．音波の性質　159
　　2．聴力　159
Ⅱ．聴覚系の異常　160
　　1．難聴　160
　　2．耳痛　160
　　3．耳漏　160
　　4．耳鳴　161
Ⅲ．聴覚系のフィジカルイグザミネーション　161
　　1．耳鏡検査　161
　　2．純音聴力検査　161
　　3．インピーダンス聴力検査　161
　　4．耳管機能検査　161
6-6　平衡感覚　深井喜代子　162
Ⅰ．前庭器官の形態と機能　162
　A．前庭器官　162
　　1．卵形嚢と球形嚢　162
　　2．半規管の形態　162
　B．平衡感覚の受容と上行性伝導路　163
　　1．前庭有毛細胞の働き　163
　　2．平衡斑と頭位の関係　164
　　3．半規管と頭の回転　164
　C．前庭核の関与する神経回路　164
Ⅱ．前庭機能の異常　164
Ⅲ．平衡感覚系のフィジカルイグザミネーション　165
　A．眼球運動　165
　B．偏倚現象の検査　165
　C．立ちなおり検査　165
6-7　味覚　掛田崇寛，深井喜代子　166
Ⅰ．味覚系の形態と機能　166
　A．味受容のしくみ　166
　　1．味受容器の形態　166
　　2．味の受容　166
　B．基本味と味覚　167
　　1．5基本味　167
　　2．味覚の上行性伝導路　167
　C．味覚の特性　167
Ⅱ．味覚の異常　168
Ⅲ．味覚のフィジカルアセスメント　169
6-8　嗅覚　掛田崇寛，深井喜代子　170
Ⅰ．嗅覚系の形態と機能　170
　A．嗅上皮と匂い受容　170
　B．嗅覚の神経機構　170
　C．嗅覚の特性　172
Ⅱ．嗅覚の異常　172
Ⅲ．嗅覚のフィジカルイグザミネーション　172
6-9　内臓感覚　深井喜代子　173
Ⅰ．内臓感覚系の形態と機能　173
　A．臓器感覚　173
　B．内臓痛覚　174
　C．内臓感覚の受容器　175
　D．内臓感覚の上行路　175
Ⅱ．内臓感覚系の異常　175
Ⅲ．内臓感覚系のフィジカルイグザミネーション　176

7　循環系
佐伯　由香

7-1　心臓　179
Ⅰ．心臓の形態と機能　179
　A．心臓の形態　179
　　1．心臓の外観　179
　　2．心臓の解剖　180
　　3．心筋の特徴　180
　　4．心臓に分布する血管　180
　B．刺激伝導系　181
　　1．刺激伝導系　181
　　2．心筋の電気的特徴　181
　C．心電図　182
　　1．標準肢誘導　183

2．単極誘導 …………………………… 183
　　　3．ベクトル心電図 ……………………… 183
　　D．心周期 ………………………………… 184
　　　1．収縮期 ………………………………… 184
　　　2．弛緩期 ………………………………… 185
　　　3．心音 …………………………………… 186
　　E．心拍出量 ……………………………… 186
　　　1．1回拍出量 …………………………… 186
　　　2．心拍数 ………………………………… 187
　　　3．スターリングの心臓の法則 ………… 187
Ⅱ．心臓の異常 ………………………………… 187
　　A．心筋梗塞・狭心症 …………………… 187
　　B．不整脈 ………………………………… 188
　　　1．洞性不整脈 …………………………… 188
　　　2．リズムの異常 ………………………… 188
　　　3．期外収縮 ……………………………… 190
　　　4．刺激伝導系の異常 …………………… 190
　　　5．電解質の異常 ………………………… 191
　　C．心不全 ………………………………… 191
　　　1．左心不全 ……………………………… 192
　　　2．右心不全 ……………………………… 192
Ⅲ．心臓のフィジカルイグザミネーション … 192
　　　1．心電図 ………………………………… 192
　　　2．心臓カテーテル検査 ………………… 192
　　　3．心エコー（超音波）検査 …………… 192
　　　4．冠状動脈造影法 ……………………… 192

7-2　血管 …………………………………… 194

Ⅰ．血管の形態と機能 ………………………… 194
　　A．血管の種類と形態 …………………… 194
　　　1．血管の形態 …………………………… 194
　　　2．血管の種類と特徴 …………………… 194
　　　3．微小循環 ……………………………… 194
　　B．血流 …………………………………… 196
　　C．血圧 …………………………………… 197
　　　1．最高血圧と最低血圧 ………………… 198
　　　2．血圧に影響を与える因子 …………… 199

　　D．脈拍 …………………………………… 199
　　E．静脈 …………………………………… 199
　　　1．重力の影響 …………………………… 200
　　　2．静脈還流 ……………………………… 200
　　F．循環系の調節 ………………………… 202
　　　1．局所性調節 …………………………… 202
　　　2．神経性調節 …………………………… 203
　　　3．液性調節 ……………………………… 206
　　G．特殊領域の循環 ……………………… 207
　　　1．冠状循環 ……………………………… 207
　　　2．脳循環 ………………………………… 208
　　　3．肝循環 ………………………………… 209
　　　4．肺循環 ………………………………… 209
　　　5．皮膚循環 ……………………………… 209
　　　6．胎児循環 ……………………………… 209
Ⅱ．循環系の異常 ……………………………… 210
　　A．血圧の異常 …………………………… 210
　　　1．高血圧 ………………………………… 210
　　　2．低血圧 ………………………………… 211
　　　3．脈圧異常 ……………………………… 211
　　B．動脈瘤 ………………………………… 211
　　C．動脈硬化 ……………………………… 211
　　D．ショック ……………………………… 212
Ⅲ．循環系のフィジカルイグザミネーション … 212
　　　1．血圧測定 ……………………………… 212
　　　2．中心静脈圧の測定 …………………… 213
　　　3．アンギオグラフィー（血管造影法）… 214

7-3　リンパ系 ………………………………… 215

Ⅰ．リンパ管の形態と機能 …………………… 215
　　A．リンパの形態 ………………………… 215
　　B．リンパの機能 ………………………… 215
Ⅱ．リンパ系の異常 …………………………… 215
　　A．リンパ浮腫 …………………………… 215
　　B．リンパ管炎 …………………………… 215
Ⅲ．リンパ系のフィジカルイグザミネーション … 217

8　血液
田中美智子

Ⅰ．血液の形態と機能 ………………………… 219
　　A．血液の働き …………………………… 219
　　　1．物質運搬 ……………………………… 219
　　　2．体液量および酸・塩基平衡の維持 … 219
　　　3．防衛作用 ……………………………… 219

　　　4．止血作用 ……………………………… 219
　　B．血液の組織と性状 …………………… 219
　　　1．組成と量 ……………………………… 219
　　　2．性状 …………………………………… 220
　　C．血液の成分 …………………………… 221

1．細胞成分 ……………………… 221
　　2．血漿 …………………………… 227
　D．血液凝固 ………………………… 228
　　1．凝固因子 ……………………… 228
　　2．血液の凝固 …………………… 228
　E．血液型と輸血 …………………… 231
　　1．血液型 ………………………… 231
　　2．輸血 …………………………… 231
II．血液の異常 …………………………… 232
　A．赤血球の異常 …………………… 232
　B．白血球の異常 …………………… 232
　C．出血 ……………………………… 232
III．血液のフィジカルイグザミネーション …… 233
　A．視診 ……………………………… 233
　　1．皮膚 …………………………… 233
　　2．眼瞼結膜 ……………………… 233
　　3．爪 ……………………………… 233
　B．触診 ……………………………… 233
　　1．リンパ節 ……………………… 233
　　2．脾臓 …………………………… 233
　C．聴診 ……………………………… 234
　D．臨床検査 ………………………… 234

9　体液

田中美智子

I．体液の組成と機能 …………………… 235
　A．体液とは ………………………… 235
　　1．体液の区分と量 ……………… 235
　　2．体液の組成 …………………… 235
　　3．体液の移動 …………………… 235
　B．体液の働き ……………………… 236
　C．体液の調節 ……………………… 236
　　1．水分出納 ……………………… 236
　　2．体液調節の機序 ……………… 237
II．酸・塩基平衡 ………………………… 239
　A．酸・塩基と水素イオン濃度 …… 239
　B．緩衝作用 ………………………… 239
　　1．体液の緩衝系 ………………… 239
　　2．生理的緩衝系 ………………… 240
III．体液調節の異常 ……………………… 240
　A．体液量の異常 …………………… 240
　　1．浮腫 …………………………… 240
　　2．脱水 …………………………… 241
　B．電解質の異常 …………………… 241
　C．酸・塩基平衡の異常 …………… 241
　　1．アシドーシスとアルカローシス …… 243
　　2．呼吸性と代謝性 ……………… 243
　　3．代償作用 ……………………… 243
IV．体液調節のフィジカルイグザミネーション …… 243
　A．視診 ……………………………… 243
　B．触診 ……………………………… 244
　C．聴診と打診 ……………………… 244
　D．その他 …………………………… 244
　　1．身体測定 ……………………… 244
　　2．水分の出納 …………………… 244
　　3．バイタルサイン ……………… 244
　　4．外頸静脈の怒張（中心静脈圧） …… 245
　　5．末梢静脈 ……………………… 245
　　6．尿検査 ………………………… 245

10　免疫

前田ひとみ

I．免疫系の形態と機能 ………………… 246
　A．免疫系の特徴 …………………… 246
　B．免疫系の構成要素 ……………… 247
　　1．リンパ球 ……………………… 247
　　2．顆粒球 ………………………… 249
　　3．単球 …………………………… 249
　　4．補体 …………………………… 249
　　5．リンパ節 ……………………… 250
　　6．リンパ系 ……………………… 250
　C．自然免疫 ………………………… 251
　　1．走化性による食細胞の遊走 …… 251
　　2．オプソニン作用 ……………… 251
　　3．取り込みと細胞内での殺菌と消化 …… 251
　D．免疫系の細胞間認識と抗原認識 …… 251
　　1．抗原の構造と機能 …………… 251
　　2．抗体の構造と機能 …………… 252
　　3．T細胞と主要組織適合遺伝子複合体 …… 254
　　4．免疫機構による生体防御 …… 256
II．免疫系の異常 ………………………… 258
　A．アレルギー ……………………… 258

B. 自己免疫疾患 ……………………… 260
C. 免疫不全症 ………………………… 260
III. 免疫系のフィジカルイグザミネーション ……… 261
   A. 問診，視診，触診 ………………… 261
B. 臨床検査 …………………………… 262
C. アレルギー検査 …………………… 262
◆看護生理学トピックス：後天性免疫不全症候群 … 263

11　呼　吸
田中美智子

I. 呼吸器系の形態と機能 ……………… 265
   A. 呼吸器系の形態 …………………… 265
      1. 鼻 …………………………… 266
      2. 咽頭 ………………………… 266
      3. 喉頭 ………………………… 266
      4. 気管および気管支 ………… 266
      5. 肺 …………………………… 268
   B. 呼吸器系の生理 …………………… 269
      1. 呼吸運動 …………………… 269
      2. 肺換気 ……………………… 270
      3. 肺胞のガス交換と肺の血液循環 … 271
      4. 換気と血流 ………………… 272
      5. 血液によるガス運搬 ……… 272
      6. 呼吸調節 …………………… 276
      7. 環境による呼吸の変化 …… 279
      8. 酸・塩基平衡 ……………… 281
II. 呼吸器系の障害 ……………………… 281
   A. 上気道の障害 ……………………… 281
   B. 気管支の疾患 ……………………… 281
   C. 肺の疾患 …………………………… 282
III. 呼吸器系のフィジカルイグザミネーション …… 282
   A. 肺機能検査 ………………………… 282
   B. 視診 ………………………………… 284
      1. 外形 ………………………… 284
      2. 呼吸の状態 ………………… 284
   C. 触診 ………………………………… 285
      1. 呼吸による胸郭の伸展性 … 285
      2. 音声振盪 …………………… 285
      3. 体表面の握雪感 …………… 287
   D. 打診 ………………………………… 287
   E. 聴診 ………………………………… 287

12　消化と吸収
前田ひとみ

I. 消化器系の構造と機能 ……………… 290
   A. 消化管の構造と機能 ……………… 290
      1. 消化管の構造 ……………… 290
      2. 消化管の運動とその調節 … 291
   B. 食欲と摂食行動 …………………… 294
   C. 咀嚼に関わる生体の構造と機能 … 294
      1. 口腔の構造 ………………… 294
      2. 口腔の機能 ………………… 295
   D. 嚥下に関わる生体の構造と機能 … 297
      1. 咽頭と食道の構造 ………… 297
      2. 嚥下運動とその調節 ……… 297
   E. 消化と吸収に関わる生体の構造と機能 … 298
      1. 消化と吸収のメカニズム … 298
      2. 胃の構造と機能 …………… 300
      3. 小腸の構造と機能 ………… 304
      4. 膵臓の構造と機能 ………… 305
      5. 肝胆道系の構造と機能 …… 306
      6. 小腸における消化 ………… 307
   F. 排泄に関わる生体の構造と機能 … 310
      1. 大腸・肛門の構造と機能 … 310
      2. 排便のメカニズム ………… 312
II. 消化・吸収の異常 …………………… 313
   A. 嘔吐 ………………………………… 313
   B. 下痢 ………………………………… 313
   C. 便秘 ………………………………… 313
   D. 鼓腸 ………………………………… 314
   E. ダンピング症候群 ………………… 314
III. 消化器系のフィジカルイグザミネーション …… 314
   A. 口腔・咽頭 ………………………… 314
      1. 視診 ………………………… 314
      2. 聴診 ………………………… 314
      3. 嚥下機能テスト …………… 314
      4. 口臭 ………………………… 314
   B. 腹部 ………………………………… 314
      1. 視診 ………………………… 314
      2. 触診 ………………………… 316

  3. 打診 …………………………… 316
  4. 聴診 …………………………… 316
 C. 直腸と肛門周囲 ………………… 316
  1. 視診 …………………………… 316
  2. 触診 …………………………… 316
 ◆看護生理学トピックス：腸管の運動機能異常 … 319

13　栄養と代謝
關戸　啓子

I．栄養素と代謝系の構造と機能 ……………… 321
 A. 三大栄養素の中間代謝経路と機能 … 321
  1. 糖質の中間代謝 ………………… 321
  2. 脂質の中間代謝 ………………… 323
  3. タンパク質の中間代謝 ………… 325
 B. エネルギー代謝の理論と測定方法 … 327
  1. 食品のエネルギー ……………… 327
  2. エネルギー代謝の測定方法 …… 328
  3. 基礎代謝量 ……………………… 329
  4. 代謝量に影響をおよぼす要因 … 330
II．栄養と代謝系の異常 …………………………… 331
 A. 三大栄養素の中間代謝異常 …… 331
  1. 糖尿病 …………………………… 331
  2. 高脂血症 ………………………… 331
  3. 肥満 ……………………………… 331
  4. 痛風 ……………………………… 331
  5. アミノ酸の先天性代謝異常 …… 332
 B. ビタミンの機能と欠乏症 ……… 332
 C. 無機質の機能と欠乏および過剰症 … 332
III．栄養と代謝のフィジカルイグザミネーション …… 332
 A. 栄養状態の評価
  （身長，体重，皮下脂肪厚，体脂肪率）…… 332
 B. 1日の摂取エネルギー量と消費エネルギー量
  の比較 ……………………………… 333
 C. 血糖値の日内変動の測定 ……… 334
 ◆看護生理学トピックス：メタボリックシンド
  ローム ……………………………… 337

14　尿生成と排泄
田中美智子

I．泌尿器系の概要 ………………………………… 340
II．腎臓の構造 ……………………………………… 340
 A. 腎臓の概観 ……………………… 340
 B. 腎臓の組織学的特徴 …………… 341
III．尿生成の概要 …………………………………… 342
 A. 糸球体の働き …………………… 342
  1. 濾過 ……………………………… 342
  2. 糸球体濾過量 …………………… 343
 B. 尿細管の働き …………………… 343
  1. 再吸収 …………………………… 344
  2. 分泌 ……………………………… 346
  3. 濃縮 ……………………………… 346
IV．クリアランス …………………………………… 346
V．尿の輸送・貯留と排尿 ……………………… 347
 A. 尿の排泄にかかわる構造 ……… 347
  1. 尿管 ……………………………… 347
  2. 膀胱 ……………………………… 347
  3. 尿道 ……………………………… 347
 B. 尿の輸送，貯留と排泄のしくみ … 347
  1. 尿の輸送と貯留 ………………… 347
  2. 排尿反射 ………………………… 348
  3. 尿の性状 ………………………… 348
VI．尿生成と排泄の異常 ………………………… 348
 A. 尿生成の異常 …………………… 348
  1. 腎前性の障害 …………………… 348
  2. 腎実質性の障害 ………………… 348
  3. 腎後性の障害 …………………… 350
 B. 尿排泄の異常 …………………… 350
  1. 尿量 ……………………………… 350
  2. 排尿回数 ………………………… 350
  3. 性状 ……………………………… 350
  4. 尿失禁 …………………………… 350
VII．排泄系にかかわるフィジカルアセスメント …… 350
 A. 視診 ……………………………… 350
 B. 触診 ……………………………… 350
 C. 打診 ……………………………… 351
 D. 腎機能を調べる検査 …………… 351
  1. 尿検査 …………………………… 351
  2. 腎機能検査 ……………………… 351
  3. 尿路機能検査 …………………… 352
  4. X線検査 ………………………… 353

15 体温調節 深井喜代子

- I. 体温調節のしくみ ……………………… 355
  - A. 体温とは ………………………………… 355
    1. 核心温度と外殻温度 ………………… 355
    2. 体温の生理的変動 …………………… 356
    3. 実感温度 ……………………………… 356
  - B. 体熱のバランス ………………………… 356
    1. 熱産生 ………………………………… 356
    2. 熱放散 ………………………………… 357
    3. 発汗 …………………………………… 358
  - C. 体温調節のしくみ ……………………… 359
    1. 温度受容 ……………………………… 359
    2. 体温調節中枢 ………………………… 359
- II. 体温調節の異常 ………………………… 360
  - A. 体温調節中枢の異常による高体温 …… 360
  - B. 体温調節中枢の異常によらない高体温 … 361
  - C. 低体温 …………………………………… 361
- III. 体温のフィジカルイグザミネーション … 361
  - A. 体温測定の目的 ………………………… 361
  - B. 種々の体温計による体温測定方法 …… 362
    1. 水銀体温計 …………………………… 362
    2. 電子体温計 …………………………… 362
    3. 耳式体温計 …………………………… 364
    4. ディスポーザブル式体温計 ………… 364
    5. 非接触式体温計 ……………………… 364
  - C. 臨床上重要な体温 ……………………… 364
    1. 基礎体温 ……………………………… 364
    2. 熱型 …………………………………… 364

16 内分泌系 佐伯 由香

- I. 内分泌計の形態と機能 ………………… 366
  - A. ホルモンの一般的な特徴 ……………… 366
    1. ホルモンの化学的特徴 ……………… 366
    2. ホルモンの作用機序 ………………… 366
    3. ホルモン分泌の調節 ………………… 369
  - B. 内分泌器官とそれぞれのホルモン作用 … 370
    1. 視床下部・下垂体 …………………… 370
    2. 松果体 ………………………………… 372
    3. 甲状腺 ………………………………… 372
    4. 副甲状腺（上皮小体）……………… 375
    5. 膵臓 …………………………………… 376
    6. 副腎 …………………………………… 377
    7. 腎臓 …………………………………… 378
    8. 性腺 …………………………………… 378
    9. 脂肪組織 ……………………………… 380
- II. 内分泌系の異常 ………………………… 382
  - A. 下垂体機能の異常 ……………………… 382
    1. 下垂体機能低下症（シモンズ症）… 382
  - B. 甲状腺機能の異常 ……………………… 382
    1. 甲状腺機能亢進症 …………………… 382
    2. 甲状腺機能低下症 …………………… 382
  - C. 副甲状腺機能の異常 …………………… 383
  - D. 膵ホルモンの分泌異常 ………………… 383
  - E. 副腎機能の異常 ………………………… 383
    1. 副腎皮質機能の異常 ………………… 383
    2. 副腎髄質機能の異常 ………………… 383
  - F. ストレス時の生体反応 ………………… 383
- III. 内分泌系のフィジカルイグザミネーション … 383
  - A. 内分泌機能検査 ………………………… 383
    1. ホルモン定量方法 …………………… 384
    2. 内分泌疾患診断のための検査法 …… 384
  - B. 形態学的検査 …………………………… 384
    1. 触診 …………………………………… 384
    2. X線および超音波などの画像検査 … 384
  - C. 下垂体後葉機能の検査 ………………… 384
    1. ADH 分泌異常（尿崩症）…………… 384
  - D. 甲状腺機能の検査 ……………………… 384
    1. 放射線ヨード摂取率 ………………… 386
  - E. 副甲状腺機能の検査 …………………… 386
    1. PTH 負荷試験
       （エルスワース・ハワード試験）… 386
  - F. 膵臓機能の検査 ………………………… 386
    1. ブドウ糖経口負荷試験 ……………… 386
    2. 糖化タンパクの測定 ………………… 386
  - G. 副腎皮質機能の検査 …………………… 386
    1. デキサメサゾン抑制試験 …………… 386

17　生殖

池田　理恵

- Ⅰ. 生殖器系の形態と機能……………………388
  - A. 性の決定と分化………………………388
    - 1. 性の決定……………………………388
    - 2. 性の分化……………………………388
    - 3. 思春期の発来………………………388
  - B. 男性の生殖機能………………………389
    - 1. 男性生殖器の構造…………………389
    - 2. 精子の形成…………………………389
    - 3. 精子の排出…………………………390
  - C. 女性の生殖機能………………………390
    - 1. 女性生殖器の構造…………………390
    - 2. 卵子の成熟…………………………392
    - 3. 卵巣の内分泌機能…………………392
    - 4. 子宮内膜の周期……………………393
  - D. 妊娠と分娩……………………………394
    - 1. 受精と着床…………………………394
    - 2. 妊娠の維持…………………………394
- Ⅱ. 生殖器系の異常…………………………395
  - A. 性腺の分化異常………………………395
  - B. 更年期障害……………………………395
- Ⅲ. 生殖器系のフィジカルイグザミネーション……396
  - A. 男性の生殖器系………………………396
    - 1. 視診と触診…………………………396
  - B. 女性の生殖器系………………………396
    - 1. 基礎体温……………………………396
    - 2. 外陰部の視診………………………396
    - 3. 膣鏡診………………………………396
    - 4. 内診…………………………………397

18　生体リズムとホメオスタシス

若村　智子

- Ⅰ. 生体リズム………………………………398
  - A. 生体リズムとは………………………398
  - B. 概日リズムの構造……………………398
  - C. 生体リズムの関数……………………400
- Ⅱ. 体内時計と環境要因……………………400
  - A. 同調性…………………………………400
  - B. 振動体…………………………………400
- Ⅲ. 睡眠と生体リズム………………………401
  - A. 体温リズム……………………………401
  - B. メラトニンリズム……………………401
  - C. 眠気のリズム…………………………401
  - D. 内的脱同調と睡眠……………………402
  - E. 光同調…………………………………402
  - F. 睡眠と月経周期………………………402
  - G. 睡眠と自律神経系……………………403
- Ⅳ. 生体リズムの生活への応用……………403
  - A. 時間病理学……………………………403
  - B. 時間毒性学……………………………403
  - C. 時間薬理学……………………………403
  - D. 時間栄養学……………………………403
  - E. 休眠・労働サイクルの時間変更……404
  - F. 生体リズム障害………………………405
    - 1. 季節性感情障害……………………405
    - 2. 概日リズム性睡眠障害……………405

19　成長と老化

藤田　美明

- Ⅰ. 生理的老化と非生理的老化……………407
  - 1. 生理的老化…………………………407
  - 2. 非生理的老化（病的老化）………407
- Ⅱ. 細胞の分裂と寿命………………………407
- Ⅲ. 組織に共通した加齢変化と主な老化学説……408
  - 1. 脂肪浸潤……………………………408
  - 2. アミロイドの沈着…………………408
  - 3. リポフスチンの沈着………………408
  - 4. 異常石灰化…………………………409
  - 5. コラーゲン線維の増加と高次架橋……409
  - 6. 血管硬化と狭窄……………………409
  - 7. DNAエラー…………………………409
  - 8. 自己免疫反応………………………410
  - 9. 代謝産物の蓄積……………………410
  - 10. グリケーション……………………410
- Ⅳ. 生体の形態的・機能的加齢変化………410
  - 1. 身長と体重…………………………410
  - 2. 組織重量と体組成…………………410
  - 3. 感覚機能……………………………410
  - 4. 咀嚼・嚥下機能……………………411

5. 消化吸収機能 …………………… 411
　　　6. 骨格筋 …………………………… 412
　　　7. 肝臓 ……………………………… 412
　　　8. 腎臓 ……………………………… 413
　　　9. 脳 ………………………………… 413
　Ⅴ. 代謝機能の加齢変化 ………………… 413
　　　1. 総体タンパク質代謝 …………… 413
　　　2. エネルギー代謝 ………………… 414
　　　3. 脂質代謝 ………………………… 414
　　　4. カルシウム代謝 ………………… 414
　Ⅵ. 高齢期疾病の特徴 …………………… 415
　　　1. 高血圧 …………………………… 415
　　　2. 糖尿病 …………………………… 415
　　　3. 消化器系疾患 …………………… 415
　　　4. 腎疾患 …………………………… 416
　　　5. 鉄欠乏性貧血 …………………… 416
　　　6. 褥瘡 ……………………………… 416
　　　7. 認知症 …………………………… 416
　　　8. 骨粗鬆症 ………………………… 416
　　　9. 便秘 ……………………………… 417
　　　10. 肺炎 ……………………………… 417

20　生理学的測定法の実践応用

20-1　疲労の評価 ……………楊箸　隆哉　419
　Ⅰ. 疲労の概念 …………………………… 419
　Ⅱ. 疲労の種類 …………………………… 419
　　　1. 身体疲労 ………………………… 420
　　　2. 精神疲労 ………………………… 420
　　　3. 身体疲労と精神疲労の連関 …… 420
　　　4. 慢性疲労 ………………………… 420
　Ⅲ. 疲労の測定と評価 …………………… 420
　　　1. 身体機能の変化 ………………… 420
　　　2. 疲労感による評価 ……………… 422
　　　3. パフォーマンスによる評価 …… 422
　Ⅳ. 疲労測定の応用 ……………………… 425
　　　1. 急性筋疲労に対するマッサージの効果 … 425
　　　2. 計算作業における音刺激の影響 …… 425

20-2　脳活動の評価 ……………田中　裕二　428
　Ⅰ. 脳活動の電気的抽出：脳電位 ……… 428
　　　A. 脳波 ……………………………… 428
　　　1. 目的 ……………………………… 428
　　　2. 記録方法 ………………………… 428
　　　3. 脳波の評価 ……………………… 429
　　　4. 脳波と意識水準 ………………… 429
　　　5. 脳波の周波数解析を用いた基礎実験 …… 429
　　　B. 大脳誘発脳波 …………………… 429
　　　1. 刺激関連電位 …………………… 430
　　　2. 事象関連電位 …………………… 430
　　　3. 運動関連脳電位 ………………… 431
　Ⅱ. 光（電磁波）による脳活動の表示 … 432
　　　A. X線コンピュータ断層撮影法 … 432
　　　1. 画像の意味 ……………………… 432
　　　2. X線CTの応用による血流量測定 …… 432
　　　B. エミッションコンピュータ断層撮影法 … 432
　　　1. ポジトロン断層撮影法 ………… 432
　　　2. シングルフォトン断層撮影法 … 433
　Ⅲ. 磁気による脳活動の表示 …………… 434
　　　A. 核磁気共鳴画像 ………………… 434
　　　1. 原理 ……………………………… 434
　　　2. 特徴 ……………………………… 434
　　　B. 機能的核磁気共鳴画像 ………… 434
　　　1. 原理と特徴 ……………………… 434
　　　2. 研究への応用 …………………… 435
　　　C. 脳磁図 …………………………… 435
　　　D. 光トポグラフィー ……………… 436
　　　1. 原理 ……………………………… 436
　　　2. 特徴 ……………………………… 436
　　　3. 応用 ……………………………… 436

20-3　自律神経機能の評価 …山本真千子　437
　Ⅰ. 自律神経による循環調節に関する基礎研究 … 437
　　　A. 運動負荷に対する生理学的反応時の自律神経活動，心拍変動スペクトルによる解析 … 438
　　　B. 起立負荷に対する生理学的反応・圧受容体反射による自律神経活動の調節 … 438
　　　C. 心不全における自律神経活動 … 439
　　　D. 心臓移植患者における自律神経活動 …… 440
　　　E. 運動習慣の自律神経活動におよぼす影響 … 440
　Ⅱ. 基礎看護技術の科学的評価研究例 ………… 442

20-4　皮膚傷害と修復反応 ……武田　利明　444
　Ⅰ. 皮膚傷害と治癒 ……………………… 444
　Ⅱ. 褥瘡 …………………………………… 444
　Ⅲ. 皮膚循環障害の測定方法と評価 …… 444
　　　A. 測定方法 ………………………… 444

B. ウサギによる実験例 ……………………… 445
IV. 褥瘡研究の臨床応用 ……………………… 446
　A. カテコールアミン投与と圧迫部の皮膚循環動態 … 446
B. 圧力と「ずれ」力の循環動態への影響 ……… 448
C. 可視分光組織酸素計測法の応用 …………… 449

用語解説 ──────────────────────────────────452
和文索引 ──────────────────────────────────457
欧文索引 ──────────────────────────────────482

1 細胞の一般生理

ヒトの体は60兆個の細胞により構成されているといわれるが（図1-1），もとは精子と卵子が受精してできた1個の受精細胞である．受精細胞は受精した瞬間から始まるプログラムにしたがって分裂を開始する．細胞分裂の結果できた各娘細胞は，隣接細胞との相互作用や各種情報伝達分子（メッセンジャー）の濃度差が示す位置情報から胚における自分の位置を読み取り，それに基づいて染色体の特定の部位から遺伝情報を解読し，それぞれに異なるタンパク質や酵素を合成する．同時に，各種メッセンジャーを分泌して協調しながら，外胚葉，中胚葉，内胚葉に分化し，さらに皮膚，神経系，筋肉や消化管などの器官や組織を形成して個体を完成させる．

このように，私たちの体を構成する細胞は多様性に富んでおり，上皮細胞，神経細胞，筋肉細胞など，一見，互いに非常に異なっているが，もとは一つの受精細胞からできたものなので，それらの細胞には共通した構造や働き方が存在する．この章では，人体の生理機能を知るために必要な基礎的知識として，そのような細胞の基本的構造と働きについて解説する．

I 細胞の構造

人体を構成している細胞が効率よく働くためには，各細胞の外部環境である体液の組成を一定に保つことにより，細胞内の各種酵素が効率よく働けるように細胞内液の状態を保たなければならない．このような内部環境を維持する生物の働きをホメオスタシス（homeostasis）といい，それは生命を維持する最も基本的な働きである．単細胞生物であるアメーバやゾウリムシが細胞内液の恒常性を保つためには，外部との境界をつくり必要な物質のみを選択的に取り込んだり排出したりする必要がある．そのために単細胞生物は細胞膜を持っている．すなわち，原始の海で，細胞膜により仕切られて，海水とは違う内部環境が作られたときが地球における生物の誕生である．では，その細胞膜はどのような物質で作られ，どのようなしくみで物質の選択や透過を行っているのであろうか．

A．細胞膜

1．細胞膜の構造

細胞膜（cell membrane）はリン脂質（phospholipid）の二層の膜により構成されている（図1-2）．リン脂質は水に馴染みやすい親水性の頭部と，水と反発しあう疎水性の脂肪酸の長い足を2本持つ分子で，形が円筒形なので膜を作りやすい．少量のリン脂質を水面に浮かべると水面を覆う一層の膜になる．また，水の中でシャボン玉を作ると，親水性の頭部を膜の外面に並べた二層膜が形成される．リン脂質で作った水中シャボン玉の膜は細胞膜と同じで，実験では細胞膜の代わりに用いられている．

2．細胞膜の性質

細胞膜を構成するリン脂質の2本の足の多くはパルミチン酸（炭素数16），ステアリン酸（炭素数18）とオレイン酸（炭素数18）などにより構成されている．飽和脂肪酸であるパルミチン酸とステアリン酸は直線状の分子であるが，不飽和脂肪酸のオレイン酸は不飽和の部分で少し屈曲している．そのように曲がった足を持つリン脂質で構成される細胞膜は隙間が多く，その隙間は分子の大部分が疎水性で親水性の小さな頭部を持つコレステロールで埋められている（図1-3）．したがって，疎水性の分子は膜を透過でき，比較的小さな疎水性分子（CO_2, O_2, N_2, ベンゼンなど）の透過速度は大きい．また，水やエチルアルコールなどのように小さい極性分子も曲がった足の隙間を縫って膜を透過することができる．しかし，電荷を持つイオンなどは脂質に溶けないので，小さくても細胞膜を透過することはできない．また，多くの細胞でエネル

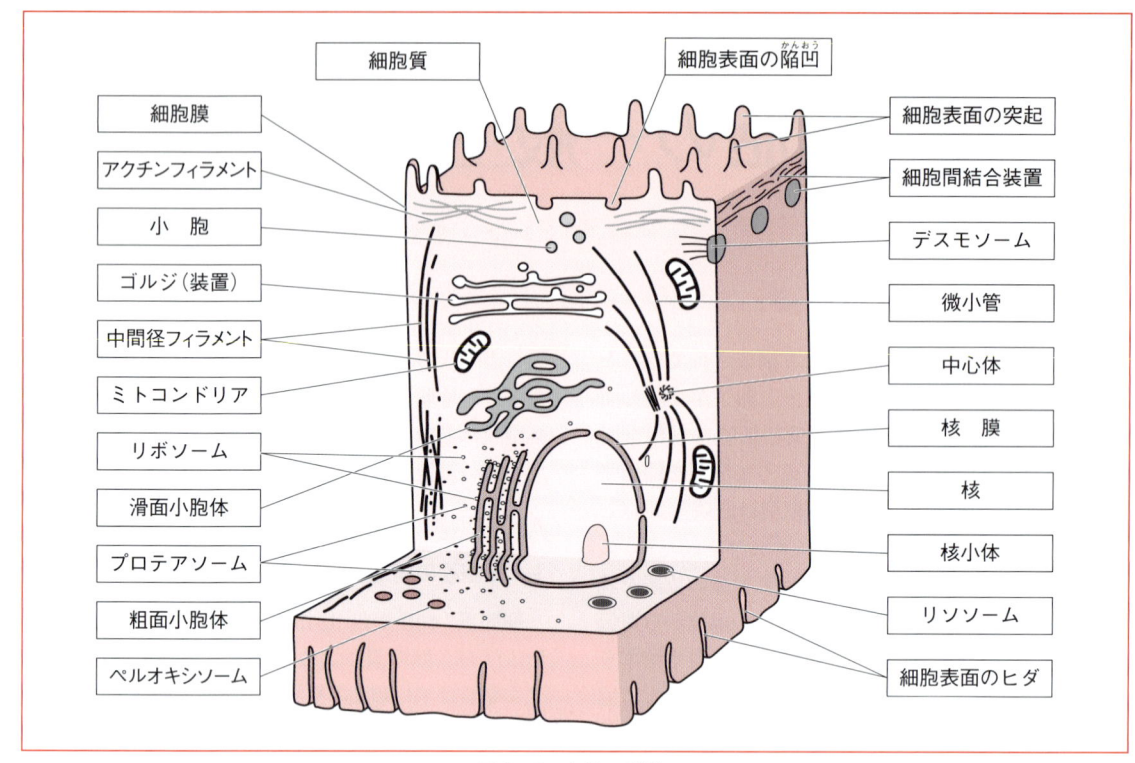

図1-1 細胞の構造

細胞は多くの細胞器官により構成されている．
〔内田安男，相磯貞和(監訳)：人体組織学(Human Histology 原著2版)，9頁，南江堂，東京，1999より改変〕

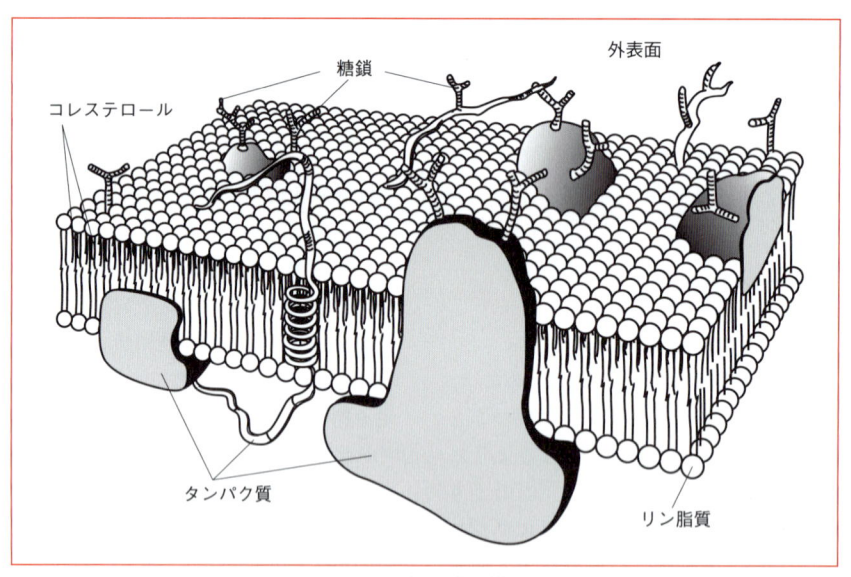

図1-2 細胞膜の構造

　細胞膜はリン脂質の二重層で構成される平面的な液体である．そのため，膜中に組み込まれている膜タンパク質は，細胞骨格などに係留されていない限り，自由に移動できる．表層のリン脂質や膜タンパク質には糖鎖が結合されて糖脂質や糖タンパク質となり，細胞の保護などを行っている．〔The molecules of the membrane. Sci Am 253：124-134, 1985〕

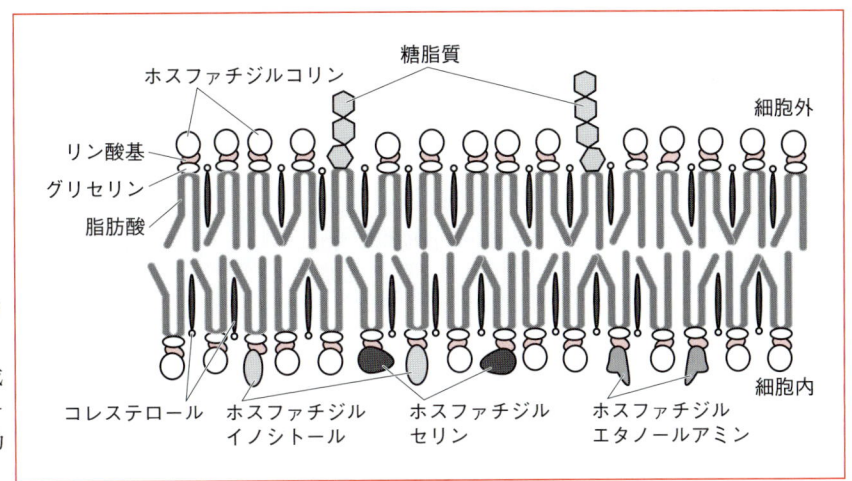

図1-3 細胞膜を構成するリン脂質
細胞膜の内側と外側で構成脂質が異なる．コレステロールの含有量が多いと膜の流動性は低下する．

ギー源として用いられるグルコース（ブドウ糖）やタンパク質を構成しているアミノ酸も細胞膜を透過できない．細胞膜はそれらの物質を選択的に透過したり，運んだりする膜タンパク質を組み込んでいる．各種膜タンパク質の働きには，あとで触れる．

B．細胞器官の形態と働き

1個の細胞の内部では多くの化学反応が行われている．それらの化学反応の中には相反的な反応も含まれている．たとえば，各種タンパク質は細胞で合成されるとともに分解もされる．それらの化学反応を効率的に行うために，各反応に関わる酵素や基質を高濃度に集める必要がある．そのために細胞は特定の反応に関与する多くの酵素でリボソームなどの複合体を構成している（後述）．また，細胞膜を細胞内にたたみ込んで細胞質を区切り，異なる機能を行う各種の酵素を集めている．そのような細胞内の構造物を総称して細胞器官（organella）とよんでいる．

1．細胞質

細胞質（cytoplasm）は細胞内を満たしている液体成分で，イオン組成など一定の内部環境を維持し，多くの化学反応の場を提供している．グリコーゲン（glycogen）の合成と分解を行うほか，中性脂肪の代謝に関与する酵素など各種の酵素，タンパク質の合成装置であるリボソーム（ribosome），またその分解装置であるプロテアソーム（proteasome）などが存在する（図1-1）．リボソームは50種類以上のタンパク質と数種類のリボソームリボ核酸［ribosomal RNA（rRNA）］により構成される巨大なタンパク質合成工場である．細胞質に存在するリボソームは，細胞質，ミトコンドリアや核で働く多くのタンパク質を合成する．

2．核

核（nucleus）は細胞膜が落ち込んで形成された二重の二層膜である核膜（nuclear envelope）によって細胞質から仕切られている．核には生体の全ての遺伝情報［ゲノム（genome）］を蓄えるデオキシリボ核酸［deoxyribonucleic acid（DNA）］が存在し，染色質（または染色体）［クロマチン（chromatin）］とよばれている．例外としてミトコンドリアのDNAがある（後述）．細胞分裂の間期（10頁，参照）の核では，DNAが直径10 nmあるいは30 nmの糸状になり（図1-4），活発にRNAが合成されている領域［正染色質（euchromatin）］と休止状態のDNAの存在領域［異染色質（heterochromatin）］，および核小体（nucleolus）の領域に分かれている（図1-1）．核小体ではリボソームRNA（rRNA）が合成され，細胞質から運ばれたリボソーム構成タンパク質に組み込まれてリボソームのサブユニットがつくられる．それらのサブユニットは再び細胞質に運ばれてリボソームを形成する．核質と細胞質の間の物質の移動は全て二重の核膜を貫くタンパク質により作られた孔［核膜孔（nuclear pore）］，（図1-1）を経て行われる．イオン，ATP（アデノシン三リン酸），ヌクレオシドなどの小さな物質は自由に核膜孔を通過できるが，タンパク質やメッセンジャーRNA［messenger RNA（mRNA）］などの大きな分子は輸送タンパク質の働きにより選択的に運ばれる．

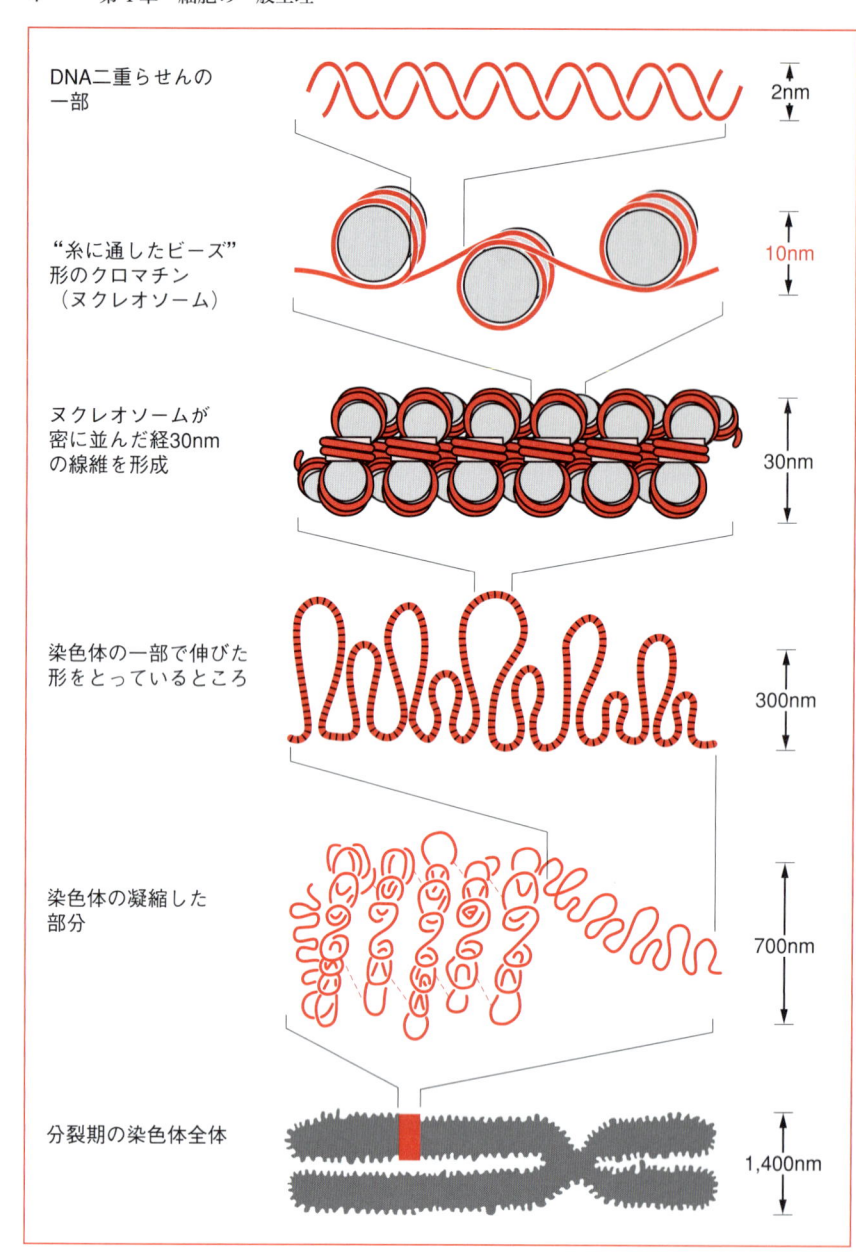

図1-4 染色体の構造

- DNA二重らせんの一部 — 2nm
- "糸に通したビーズ"形のクロマチン（ヌクレオソーム） — 10nm
- ヌクレオソームが密に並んだ経30nmの線維を形成 — 30nm
- 染色体の一部で伸びた形をとっているところ — 300nm
- 染色体の凝縮した部分 — 700nm
- 分裂期の染色体全体 — 1,400nm

DNAの二重らせん糸はヒストンタンパク質に2回巻き付いてヌクレオソームを形成し約10nmの数珠状の構造となる．さらにそれが凝縮して30nmの糸状構造をとることは明らかにされている．それが図のようにさらに凝縮して染色体を形成するが，その過程の詳細は分かっていない．〔中村桂子，藤山秋佐夫，松原健一（監訳）：Essential 細胞生物学，111頁，253頁，南江堂，東京，1999〕

3．ミトコンドリア

ミトコンドリア（mitochondria）は内外二重の二層膜を持っている（図1-1）．外膜はポーリン（porin）と言われる膜タンパク質でできた大きな孔を持つ．したがって，外膜と内膜の間の液体の成分は細胞質とほとんど変わらない．それに対して，内膜は多くの折れ込みを形成して表面積を増やし，電子伝達系を構成する膜タンパク質，ATPの合成酵素，内膜の内外での物質移動に関与する輸送タンパク質など多くのタンパク質を含んでいる．ミトコンドリアは独自のDNA，RNAおよびリボソームを持ち，自分を構成するタンパク質の一部を合成することができる．また，ミトコンドリアはそれ自体が分裂して増殖するので，多細胞生物の進化の過程で細胞内に取り込まれた好気性紅色細菌が進化したものであると考えられている．

ミトコンドリアは細胞のエネルギー基地である．エネルギー源であるグルコースは細胞質中で行われる

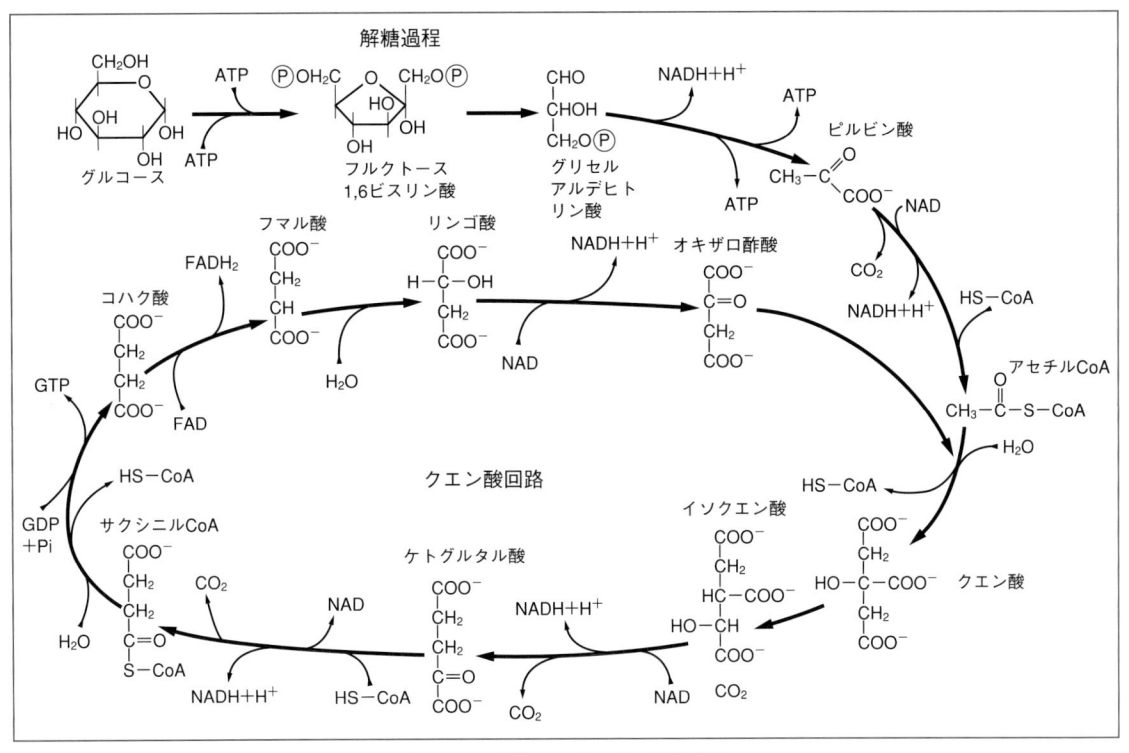

図1-5 細胞のエネルギー獲得過程

グルコースはATP2分子を消費してフルクトース1,6ビスリン酸になり，2分子のグリセロアルデヒドリン酸に分解する．グリセロアルデヒドリン酸はエネルギーを1分子のNADHと2分子のATPとして放出してピルビン酸になる．ピルビン酸はミトコンドリアに取り込まれてクエン酸回路で酸化され，3分子のCO_2になる過程でさらに多くのエネルギーを放出する．

解糖過程によりピルビン酸になる（図1-5）．この過程の準備期に，グルコースの1分子は2ヵ所でリン酸化される．そのために2分子のATPが消費される．続いて起こる後期（報酬期）には，4分子のATPと電子伝達分子の還元型ニコチンアミドアデニンジヌクレオチド［reduced nicotinamide adenine dinucleotide (NADH)］2分子が作られる．さらに，ピルビン酸はミトコンドリアに取り込まれ，CoA[*1]と結合してアセチルCoAになる．この過程で炭素原子の1個が酸化されてCO_2になり，ピルビン酸はアセチルCoAのアセチル基に変わり，同時にNADH1分子が生じる．また，脂肪は細胞質で脂肪酸とグリセリンに分解されて，ミトコンドリアに取り込まれる．脂肪酸はミトコンドリアの中で酸化（β酸化）[*2]されながら2炭素原子ごとに切り取られて，アセチルCoAに変換される．アセチルCoのアセチル基は，オキザロ酢酸に渡されてクエン酸の一部になり，クエン酸回路に入る．クエン酸回路を1回転するごとに2個の炭素原子が酸化されて，2分子のCO_2ができる．この過程でアセチルCoAのアセチル基1個当たり，NADHが3分子と電子運搬体分子の還元型フラビンアデニンヌクレオチド$FADH_2$が1分子およびグアノシン三リン酸GTP（ATPと同等）が1分子作られる．これらのNADHと$FADH_2$の電子はミトコンドリア内膜の電子伝達系に渡される．電子伝達系では1分子のNADHから3分子のATPが，また，1分子

[*1] コエンザイムA (coenzyme A)（補酵素A）．様々な化合物と結合して，クエン酸回路やβ酸化などの代謝に関与する．生物にとって重要な補酵素である．
[*2] β酸化．長鎖脂肪酸のカルボキシル基末端から順次，酸化的にアセチルCoAを取り除く，脂肪酸の酸化経路のこと．

の FADH$_2$ から 2 分子の ATP がそれぞれ作られる．したがって，1 分子のグルコースが生体内で酸化され水と CO$_2$ になる過程で計 38 分子の ATP が作られる．これらの ATP は細胞の全ての活動のエネルギー源として用いられる．

4. 小胞体

小胞体 (endoplasmic reticulum) には粗面小胞体 (rough-surfaced endoplasmic reticulum) および滑面小胞体 (smooth-surfaced endoplasmic reticulum) がある（図 1-1）．粗面小胞体にはリボソームが結合している．それらのリボソームは細胞質リボソームと同じものであるが，たまたま，そのとき，1) 細胞膜や細胞器官の膜タンパク質，2) 細胞器官の内部で働く基質タンパク質，あるいは，3) ホルモンや酵素として細胞外に分泌されるタンパク質を合成しているものである．それらのタンパク質は，粗面小胞体の膜に組み込まれたり，あるいはその内腔に送り込まれて，滑面小胞体に送られる．滑面小胞体ではそれらのタンパク質は輸送小胞に組み込まれて，ゴルジ装置に運ばれる．また，滑面小胞体膜の細胞質側の層には，細胞質で合成されたリン脂質が付加され，膜酵素のフリッパーゼ (flippase)[*3] により，反対側のリン脂質の層に転移され，リン脂質の二重層が新しく形成される．新製された膜も輸送小胞の形成に使われ，ゴルジ装置を経て，細胞膜などに供給される．

5. ゴルジ装置

ゴルジ装置 (Golgi apparatus) は小胞輸送のトラックターミナルである．滑面小胞体から運ばれて来た小胞は次々とゴルジ装置の膜に融合して，ゴルジ装置に膜と膜タンパク質および基質を供給する（図 1-1）．

ゴルジ装置は供給された膜のリン脂質やタンパク質に糖鎖を結合したり，不活性のタンパク質をリン酸化して活性化する．それらの修飾を受けた膜やタンパク質は送り先により分別され，輸送小胞に形成されて，送り出される．たとえば，細胞膜に運ばれた輸送小胞はその膜に融合し，小胞の内容は細胞外に開口放出 (exocytosis) され，膜は細胞膜の一部になる．したがって，ゴルジ装置で糖鎖を付けられたリン脂質や膜タンパク質は細胞外面に露出され，細胞の保護などを行う．

6. 小胞

これまで述べてきたように，小胞 (vesicle) にはゴルジ装置や小胞体で形成される輸送小胞の他に，次のような特別な役割を果たすものがある．

a. 飲食作用小胞 (endocytic vesicle)

細胞外の物質を飲食作用 (endocytosis)[*4] により細胞内に取り込んだもので，内容の消化，活性抗原化や細胞を横切る輸送 (transcytosis) などに関わる（図 1-1）．

b. リソソーム (lysosome)

ゴルジ装置でつくられる小胞で，その中に pH 5 以下で働く多くの種類の加水分解酵素を含んでいる．リソソームが膜にプロトンポンプが組み込まれている飲食作用小胞などと融合すると基質が酸性になり，加水分解酵素が活性化されて小胞の内容は消化される（図 1-1）．

c. ペルオキシソーム (peroxisome)

ゴルジ装置で造られる小胞で，数種類の酸化酵素を含む．とくに，長鎖脂肪酸の β 酸化では重要な働きをしていて，その酵素の障害により脳脊髄に異常な脂肪の蓄積が生じ，痴呆などの症状が起こるペルオキシソーム病になる（図 1-1）．

7. 細胞骨格系 (cytoskeletons)

アクチンフィラメント（微小線維），中間径フィラメントおよび微小管が細胞骨格を形成して，細胞の強度を高め一定の形態を維持するとともに，細胞の運動を引き起こしたり，細胞内の物質運搬の通路を形成している．

a. アクチンフィラメント

骨格筋や平滑筋のアクチンフィラメントと同じアクチンフィラメントは全ての細胞に存在し，各種の機能を営んでいる（図 1-1）．アクチンフィラメントは細胞膜直下で密な網目構造をつくり，細胞膜に結合さ

[*3] リン脂質を二層膜の反対側の層へ転移 (flip) させる酵素．リン脂質転移酵素 (phospholipids translocase) ともいう．
[*4] 開口放出 (exocytosis) の逆向きのしくみにより細胞外のものを細胞内に取り込む機構で，取り込むものにより食作用や飲作用ともいわれる．

れ，細胞の変形を防ぐ骨格を形成している．また，小腸上皮細胞などの微絨毛(microvilli)は，アクチンフィラメントが結合タンパク質により束ねられた束で内部から補強されている．

アクチンフィラメントは単球の仮足や再生中の神経線維の先端で急速に合成されて仮足を伸長させ，アメーバ様の細胞運動の原動力になっている．また，筋細胞では，アクチンフィラメントはⅡ型ミオシン*5分子と相互作用することにより筋収縮の原動力をつくっている．また，Ⅱ型ミオシンの頭部のみから成るⅠ型ミオシン*5は，その頭部とアクチンフィラメントとの相互作用により，アクチンフィラメントに沿って滑走することができる．さらに，Ⅰ型ミオシンの他端は小胞などの細胞器官の膜や細胞膜に結合することができるので，それらの細胞器官やアクチンフィラメントを運搬するモータータンパク質*6として働き，アクチンフィラメントはその運搬路となっている．

b．中間径フィラメント

この細胞骨格線維はミオシンフィラメントより細く，アクチンフィラメントより太いのでこの名がある(図1-1)．中間径フィラメントの単量体は長さ約45 nmの線維状タンパク質で，長いαヘリックス*7領域が中央部にあり，通常，その中央領域が寄り合わさった二量体を形成している．その二量体が非共有結合により縦方向，横方向に重合して，中間径の丈夫なロープを形成している．このロープが造る網状構造は細胞質中にも，また，核質にも存在し，細胞や核の変形を防いでいる．また，このロープは隣接する細胞膜を結合しているデスモソーム(desmosome)(図1-1)に連結し，組織全体の強度を高めている．

c．微小管

微小管の構成単位は，α-およびβ-チューブリン(tubulin)が非共有結合で結合した二量体である．この二量体が縦横に重合して中空の管である微小管が形成されている(図1-1)．その重合と解離により，生きた細胞では微小管の伸長と短縮は動的に調節されている．細胞分裂周期の間期の細胞では，微小管は中心体から伸び出して細胞全体に張り巡らされている．分裂期の細胞では紡錘体を形成して染色体を両極へ移動させる(10頁参照)．

微小管は，モータータンパク質であるダイニン(dynein)とキネシン(kinesin)が物体を輸送するさいの線路の役割を果たしている．キネシンは微小管に沿って中心体から末梢に向かって動き，ダイニンは逆方向に移動してタンパク質や細胞器官を運搬する．神経細胞の細胞体で合成され，分泌小胞に積み込まれたタンパク質性伝達物質はキネシンによる軸索輸送によって軸索末端まで運ばれ，開口放出される．

鞭毛や繊毛の動きもダイニンと微小管の相互作用によることが明らかにされている．

Ⅱ 遺伝子の構造と発現の制御

人体を構成する細胞が持っている遺伝子(gene)の総数は約3万個と推定されている．すなわち，ヒトが1個の受精細胞からこのように複雑な構造と機能を有する個体へと発生し，それを維持している全ての事象が3万個の遺伝子の発現とその調節により行われているのである．

遺伝子はタンパク質の一次構造(アミノ酸の配列)の情報を蓄えている．では，その情報とはどのようなものであり，その情報によりタンパク質はどのように合成されるのであろうか．

A．遺伝子の構造

遺伝子の本体はデオキシリボ核酸[deoxyribonucleic acid(DNA)]である．DNAはデオキシリボヌクレオチド(deoxyribonucleotide)が直鎖状に重合したポリデオキシリボヌクレオチドの化学構造をもつ(図1-6)．デオキシヌリボクレオチドは4種類の塩基，アデニン[adenine(A)]，グアニン[guanine(G)]，シトシン[cytosine(C)]およびチミン[thimine(T)]と，五炭糖であるデオキシリボースが結合したデオキシリボヌクレオシドにリン酸が結合したものである(図1-6 A)．特定形質の遺伝子，たとえば，ヒトのヘモグロビンの遺伝子では，それら4種類のデオキシヌクレオチドが一定の順序で並んでい

---

*5 Ⅰ型ミオシンとⅡ型ミオシン．いずれも高分子タンパク質で，Ⅱ型ミオシンは筋収縮に関係する(3章 筋収縮と運動参照)．Ⅰ型ミオシンは細胞膜など筋組織以外に存在する．
*6 生物の運動の原動力となるタンパク質で，ミオシンもこれに属する．
*7 タンパク質の立体構造の中にみられる部分的な右巻きのらせん構造のこと．

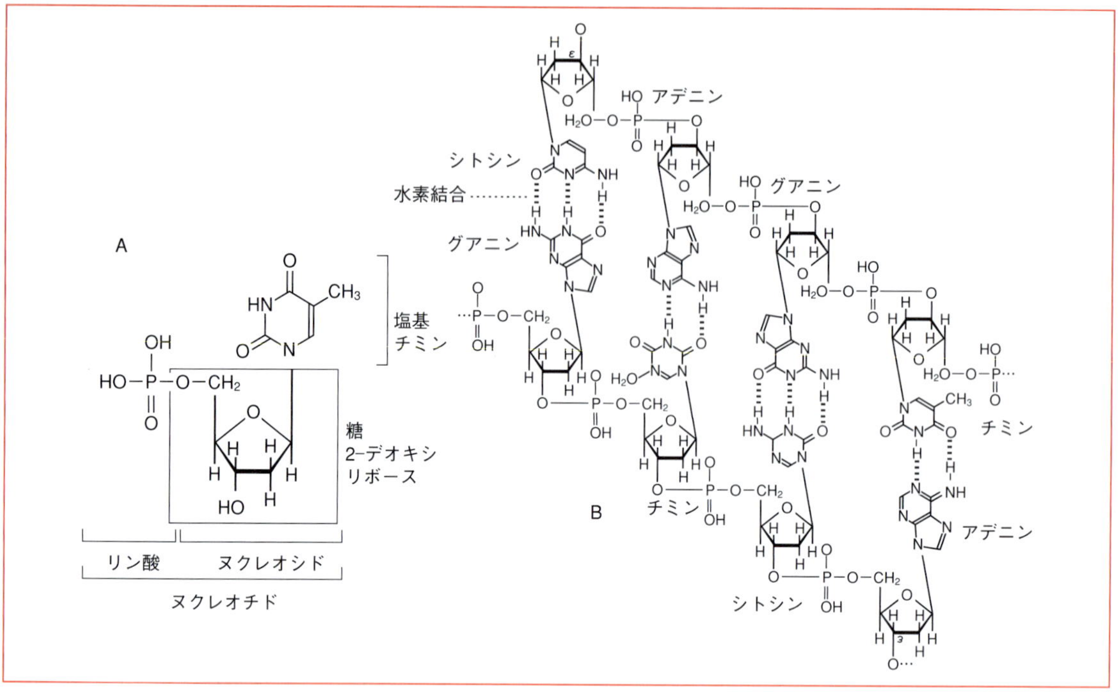

図1-6　DNAの化学構造式

A：ヌクレオチドの化学構造
B：DNA鎖は，デオキシリボースとリン酸がエステル結合して重合した鎖状骨格に4種類塩基の付いた構造をしている．2本の鎖状骨格が，アデニンとチミン，グアニンとシトシンの相補的な水素結合により繋がって二重鎖を形成している．

る．DNA分子は非常に長く，ヒトの体細胞では，母方のDNA，父方のDNAの長さはともに90 cmにおよぶ．

　細胞が分裂するとき，あるいは，卵細胞や精子などの生殖細胞が作られるときに，DNAの4種類のデオキシヌクレオチドの配列が正確に写し取られて娘細胞に受け継がれなければ，個体の発生も種の存続も不可能である．この問題の解明は，1953年にワトソン（Watson）とクリック（Click）により提唱されたDNAの二重らせん構造モデルにより躍進した．すなわち，DNAの鎖状分子の骨格は4種類のデオキシヌクレオチドのデオキシリボースとリン酸が結合して形成される．図1-6と図1-7に示すように，4種類の塩基部分は鎖状骨格から突出する．そして，それらの塩基が他方のDNA分子の塩基と対合して水素結合で結ばれることにより（図1-6 B），2本のDNA分子がらせん状に巻いた二量体が形成される．塩基の対合は常にAはTと，GはCとの組み合わせのみで起こる．この相補的塩基対の形成により，DNAのらせん構造は安定に保たれ，それによりデオキシリボヌクレオチドの配列，すなわち，遺伝情報が安全に保たれる．

　対合したDNA分子は細胞分裂の周期（細胞周期）でさまざまに変形する（図1-4）．細胞周期の間期（G1，SおよびG2期）（図1-8）には，DNA二重らせん鎖はヒストンタンパク質の円盤状の芯に2回巻き付いてヌクレオソーム（nucleosome）を形成し，ヌクレオソームは数珠状に連なり10 nmあるいは30 nmの糸状の構造を作っている．細胞分裂期には，高度に折り畳まれて染色体を形成する（図1-4）．

B．遺伝子の複製

　DNA鎖は構成塩基が相補的に対合した二重らせん構造をしている．これを複製するには，まず，対合しているA-T，G-C間の水素結合を切断して，二重らせんを解き，1本鎖にする必要がある．図1-6 Bに示したように，A-T対合は2個の水素結合，G-C対合は3個の水素結合により保たれている．したがって，A-T対合の多いDNA二重らせんの部分は他の部分より解離しやすい．実際に，各染色体には，そのように解けやすい特別な塩基配列の部分（大腸菌では

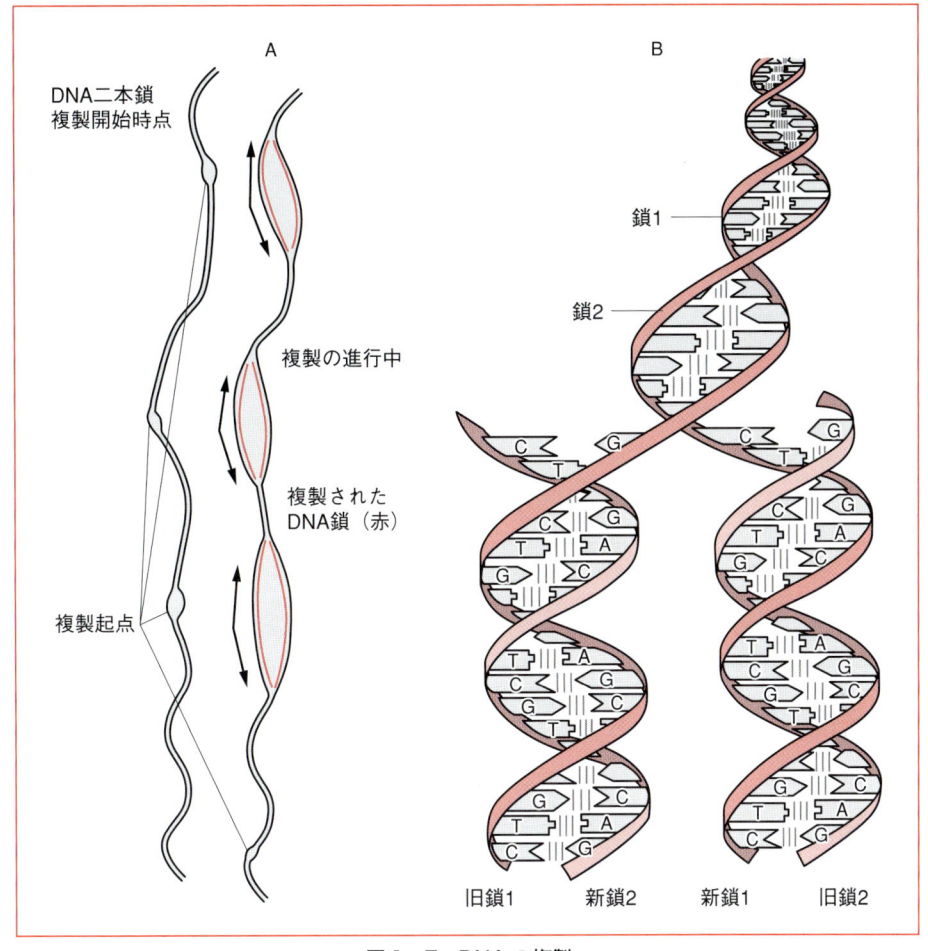

図1-7 DNAの複製
A：DNA分子は複数の複製起点から両方向に複製される．赤は新しく複製されたDNA．
B：複製過程では，まず，二重らせん構造が解かれ，それぞれのDNA糸の各塩基に相補的に対合する塩基が次々に付加されて，新しいDNA分子が合成される．〔山科郁男（監）：レーニンジャーの新生化学〔上〕，第3版，18頁，広川書店，東京，2000〕

245塩基対）があり，複製起点（replication origin）と言われている．複製起点はヒトの染色体全体（ゲノム）では1万ヵ所もあると推定されている．DNA複製の開始は複製起点に複製開始タンパク質が結合して，二重らせんを解くことから始まる（図1-7A）．二重らせんが解かれたDNA鎖にDNAポリメラーゼ[*8]（DNA polymerase）が結合して，鋳型DNA鎖の各塩基に対合するヌクレオチドを次々に重合させて新しいDNA鎖を合成する（図1-7B）．複製起点は1本の染色糸に複数ヵ所存在し，複製は各複製起点から両方向に進行し，対合したDNA鎖の両方が複製される（図1-7）．このDNA複製反応の基質はヌクレオシド三リン酸（ATP, CTP, GTP, TTP）であり，DNAポリメラーゼはそれをヌクレオチドとピロ（二）リン酸に分解するときに生じるエネルギーを用いて，その重合を行う．

[*8] ヌクレオチドを重合させDNAあるいはRNAを新しく合成する酵素．

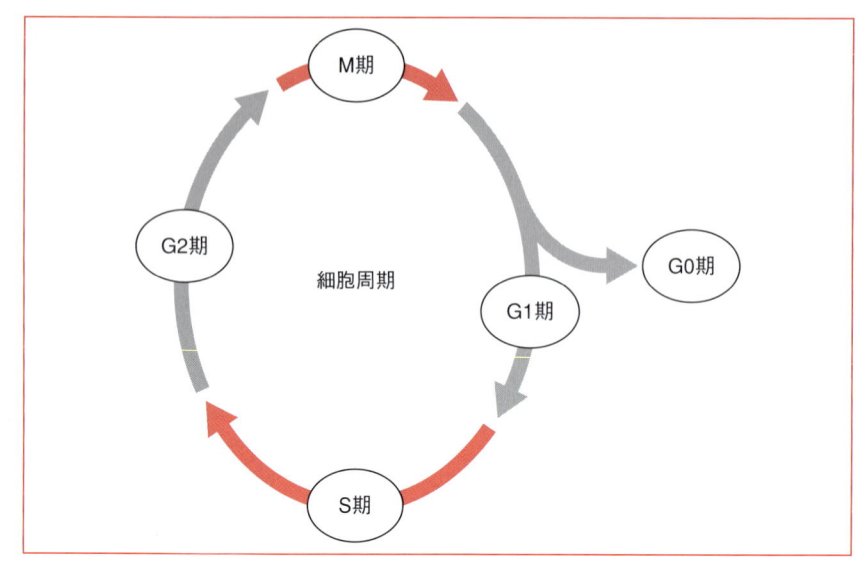

図1-8 細胞周期
細胞の分裂周期は間期（G1期，S期およびG2期）と分裂期（M期）に分別される．分化などにより増殖をしなくなった細胞はG0期にあるといわれる．

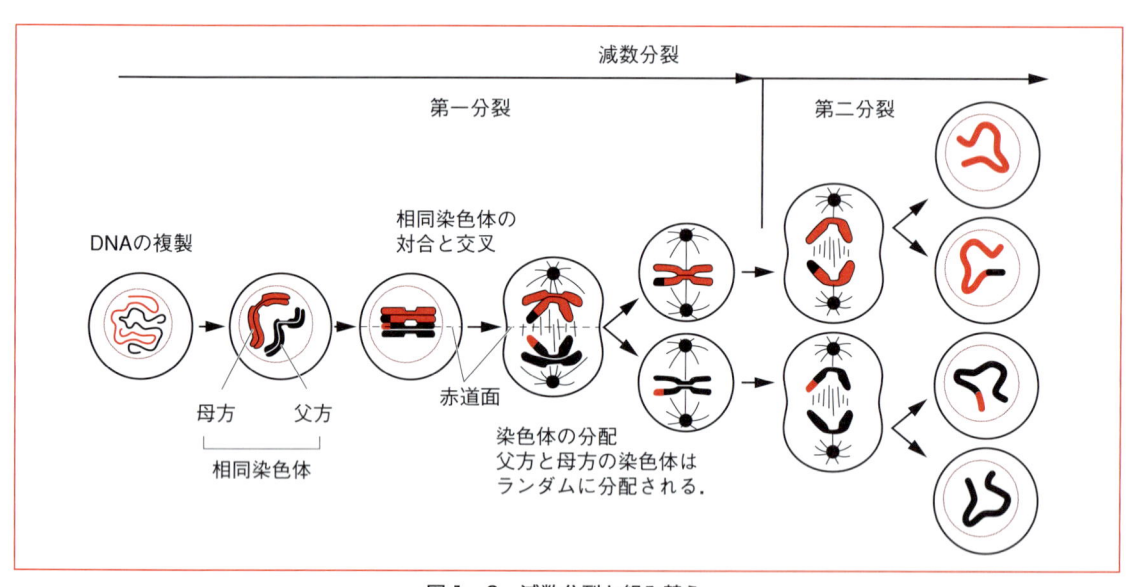

図1-9 減数分裂と組み替え
減数分裂の第一分裂では相同染色体が赤道面で対合する．この対合時に染色体の対応する腕が交叉し，入れ替わりが起こる．この入れ替わりにより遺伝子が組み替えられ，個体の多様性を作る原因になっている．

C. 細胞の増殖

1個の体細胞が分裂して2個の娘細胞になる過程を細胞周期（cell cycle）という．細胞周期のうち顕微鏡で観察される最も劇的な変化は，染色体が二分され，2つの娘核が形成される有糸分裂（mitotic cell division）と，続いて細胞質が二分される細胞質分裂（cytokinesis）である．この両過程をまとめて，M期〔mitosis phase（細胞分裂期）〕とよんでいる（図1-8）．通常の哺乳動物細胞ではM期は1時間程度であり，小腸上皮細胞の細胞周期の12時間や肝細胞の1年に比べて非常に短い．M期と次のM期の間を間期（inter phase）あるいはG期（gap phase）という．G期では盛んにタンパク質や脂質が合成され，細胞器官は増殖し，細胞は肥大する．G期の途中で環境が整うとDNAの複製が行われる〔S期（synthesis phase）］．したがって，間期はS期を挟んでG1期とG2期に分けられる．S期には相同な2本の姉妹染色分体が形成されるが，M期までは結合タンパク質により束ねられたままである．

M期は各染色糸（DNA鎖）の縮合の開始に始まる（図1-4，9）．同時に，核膜の小胞化と中心体の両極への移動も始まる．M期の中期には両極の中心体から伸び出した微小管により紡錘体（spindle）が形成され，各染色体は細胞の赤道面に整列して，それらの動原体（centromere）（特別な塩基配列を持つ領域で各染色糸に一ヵ所存在する）に紡錘糸が付着する．この時期には核膜は完全に消失している．やがて2つの娘染色体を結合しているタンパク質が分解され，それぞれの娘染色体は紡錘糸に引かれて両極に向かって移動する．移動が終わると核膜が再び形成されて，有糸分裂は終わる（図1-9）．

その頃には細胞質分裂も開始している．やがて，細胞は赤道面でくびれて二分され，2個の娘細胞になる．細胞を二分する原動力は筋の収縮と同じである．すなわち，アクチンフィラメントとミオシンフィラメントがくびれる部分の細胞膜の内側に付着して一時的に作られ，相互に滑走することにより細胞が二分される．

近年，細胞周期の各時期に最高濃度になるタンパク質が複数見つかり，サイクリン（cyclin）A，B，D，Eなどと命名された．各サイクリンはそれぞれのサイクリン依存性タンパク質キナーゼ［cyclin dependent protein kinase（CDK）］を活性化し，各CDKがそれぞれの周期の発現に必要な各種タンパク質をリン酸化して活性化することにより，細胞周期が制御されていることが明らかにされた．

D．遺伝情報の伝達

生物の種の遺伝情報が子孫に伝えられることは，子が親に似ていることや，トビは決してタカを生まないことからも伺える．しかし，詳細にみると，同じ種でもそれぞれの個体には他とことなる特性がある．こうした遺伝情報の子孫への伝達はどのように行われているのだろうか．

遺伝情報は精子（spermatozoon）と卵子（egg, ovum）の核に託された遺伝子により子孫に伝えられる．精子や卵子などの配偶子は減数分裂（meiotic division）とよばれる特別な有糸分裂によりつくられる．ヒトの精巣や卵巣に存在する精母細胞や卵母細胞は，体細胞と同様に父親から貰った22本の常染色体と性染色体XY，および母親から受け継いだ22本の常染色体と性染色体XXを持っている．これらの細胞が減数分裂することにより精子と卵子がそれぞれつくられる．減数分裂では第一分裂と第二分裂の2回の分裂が起こる（図1-9）．通常の有糸分裂では，各染色体はそれぞれ二分されて，両極に分かれて娘核を形成する．したがって，2個の娘核のDNAは全く同じである．

減数分裂の第一分裂では，染色体は赤道面に集まり，まず，父親と母親から受け継いだ相同染色体が対を形成する．その後，各対が分かれて両極に移動して，娘核を形成する．このとき，染色体数は半減し，22本の常染色体とXXかXYの性染色体となる．その後，第二分裂では，22本の常染色体も1対の性染色体も二分して，両極に分かれ娘核を形成する．つまり，1個の精母細胞あるいは卵母細胞から，4個の精子あるいは卵子がつくられる．こうして，精母細胞由来の精子の核は22本の常染色体と性染色体XあるいはYにより構成され，卵母細胞由来の卵子の核は22本の常染色体と性染色体Xにより，それぞれ構成される．

第一分裂では相同染色体が分かれて別々の極へ移動するが，母親由来と父親由来の染色体のどちらがどちらの極に移動するかは確率的（偶然）に決まる．したがって，ヒトは$2^{23} \fallingdotseq 8.4 \times 10^6$通りの精子あるいは卵子を作る可能性を持っている．

さらに，第一分裂における相同染色体の対合は，図1-9に示すように染色体の交叉による組み替えを引き起こす．したがって，1個の精母細胞からできる4個の娘核の遺伝子の組み合わせは更に多様になる．このように1人の父親が作る多様な遺伝子組成を持つ精子と，同じように，多様な遺伝子組成を持つ母親の卵子が受精してできる子の遺伝子の組成は更に多様である．このことは，子供は両親のどちらにも似るが，どちらとも異なる存在になることを意味している．

E．遺伝情報の解読とタンパク質の合成

染色体を構成するDNAにおけるヌクレオチドの配列は，どのようにタンパク質のアミノ酸の配列を決定しているのだろうか．1950年代になり，DNAのヌクレオチドの配列は遺伝子ごとにメッセンジャーリボ核酸（mRNA）に写し取られ，mRNAの塩基配列がタンパク質のアミノ配列に翻訳されることが明らかにされた．

DNAの情報をmRNAに転写するのはRNAポリ

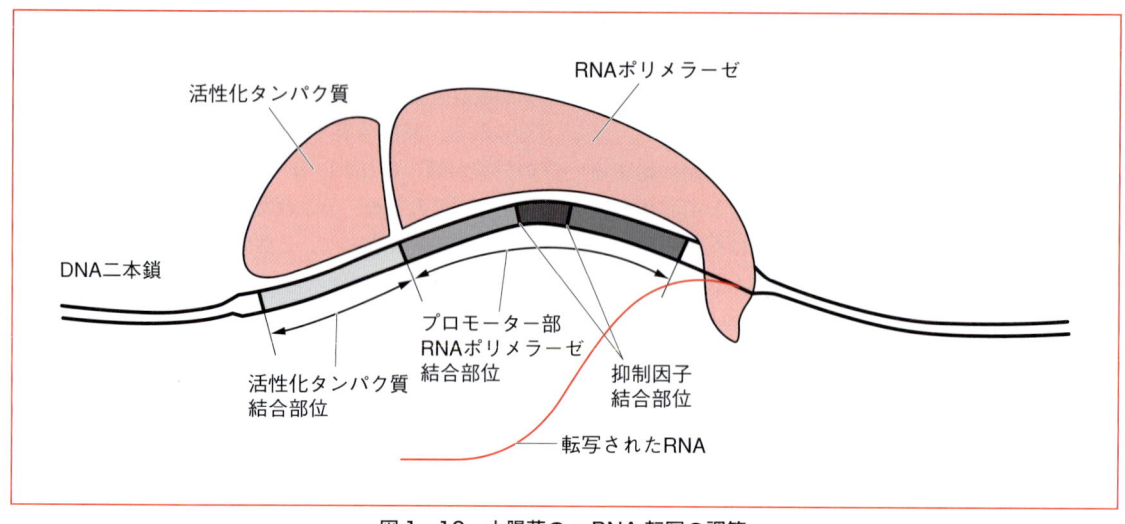

図 1-10　大腸菌の mRNA 転写の調節

　大腸菌の RNA ポリメラーゼは DNA の特定の塩基配列部（プロモーター部）に結合する．その直上流部には，活性化タンパク質の結合部位がある．また，プロモーター部の中央部には抑制因子結合部があり，ここに抑制因子が結合するとポリメラーゼの結合が妨げられ，mRNA の転写は止まる．

表 1-1　アミノ酸を指定する RNA のコード

アミノ酸名	略号		コード
アラニン	Ala	A	GCA　GCC　GCG　GCU
アルギニン	Arg	R	AGA　AGG　CGA　AGA　AGG　AGU
アスパラギン酸	Asp	D	GAC　GAU
アスパラギン	Asn	N	AAC　AAU
システイン	Cys	C	UGC　UGU
グルタミン酸	Glu	E	GAA　GAG
グルタミン	Gln	Q	CAA　CAG
グリシン	Gly	G	GGA　GGC　GGG　GGU
ヒスチジン	His	H	CAC　CAU
イソロイシン	Ile	I	AUA　AUC　AUU
ロイシン	Leu	L	UUA　UUG　CUA　CUC　CUG　CUU
リジン	Lys	K	AAA　AAG
メチオニン	Met	M	AUG
フェニルアラニン	Phe	F	UUC　UUU
プロリン	Pro	P	CCA　CCC　CCG　CCU
セリン	Ser	S	AGC　AGU　UCA　UCC　UCG　UCU
トレオニン	Thr	T	ACA　ACC　ACG　ACU
トリプトファシン	Trp	W	UGG
チロシン	Tyr	Y	UAC　UAU
バリン	Val	V	GUA　GUC　GUG　GUU
終止			UAA　UAG　UGA

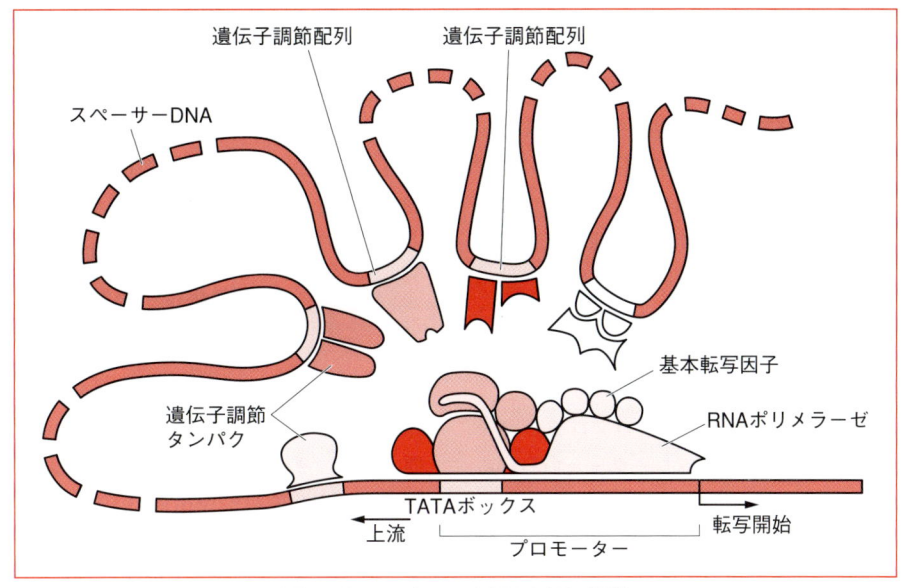

図1-11 ヒトのmRNA転写の調節

真核生物であるヒトの場合，DNAのプロモーター配列の上流にTATAボックスとよばれているチミンとアデニンに富む領域があり，この部分に基本調節因子が結合すると転写が始まる．真核生物では転写速度の調節は，遠く離れたところに存在する複数の調節領域に結合した調節タンパク質により行われる．〔中村桂子，藤山秋佐夫，松原健一（監訳）：Essential 細胞生物学，268頁，南江堂，東京，1999〕

メラーゼである．DNAにはRNAポリメラーゼが認識して結合する一定の配列［プロモーター（promotor）］があり，その部位にRNAポリメラーゼが結合すると，DNAの二重らせん構造の一部が開いて，一方のDNA鎖からの転写が開始される（図1-10）．DNAの複製と異なり，転写されたRNAは転写と同時にDNA鎖から離れ，転写が終了したDNAは再び二重らせん構造に戻る．RNAポリメラーゼはDNA鎖に沿って移動しながら転写を続け，ターミネーター（終止シグナル）とよばれる，特定の塩基配列の部位に至ると転写を終えて，mRNAと共にDNA鎖から離れる．

DNAとRNAの相違は，その分子の骨格をなしている糖がDNAではデオキシリボースであるが，RNAではリボースであることと，4つの塩基のうちチミン（T）がウラシル（U）に置き換えられていることである．では，mRNAの4種類のヌクレオチドの配列がどのように20種類のアミノ酸の配列を決めて特定のタンパク質を合成するだろうか．その問題が解明されたのは1960年代のはじめであった．すなわち，4種類のヌクレオチドの配列は3個ずつの組［コドン（codon）］になって1種類のアミノ酸を指定していることが明らかにされた．mRNAは理論上，$4 \times 4 \times 4 = 64$種類のアミノ酸の配列を指定できるが，タンパク質の合成に用いられるアミノ酸は20種類にすぎない．表1-1に示すように，各アミノ酸は1〜6通りの塩基配列で指定されている．mRNAの塩基配列を読みとり，それにしたがって順次アミノ酸を重合させてタンパク質を合成する仕事は，リボソームで行われる．

F. 遺伝子発現の調節

遺伝子の発現の調節は高等動物の大腸に共生する大腸菌でよく研究されている．大腸菌は細胞質中に1個の環状DNAを持ち，その総塩基対は4.6×10^6対で約4,000個の遺伝子を持つと推定されている．大腸菌は環境から得られる栄養素の種類に応じて，その遺伝子の発現を調節している．遺伝子発現の調節は，遺伝子の情報がmRNAに転写され，それに基づいてタンパク質が合成される過程のどこでも可能だが，最も基本的な調節はDNAからmRNAへの転写の際に行われる．前述したように，DNAからRNAの転写

は、RNAポリメラーゼがDNAのプロモーター部の塩基配列を認識して結合することにより開始されるが、その転写速度は低い（図1-10）．大腸菌のDNAにはプロモーター部に隣接して活性化タンパク質（activator protein）により認識される塩基配列があり、その部分に活性化タンパク質が結合してRNAポリメラーゼと相互作用することにより、転写はより促進される．この活性化タンパク質とRNAポリメラーゼの相互作用は、細胞内伝達物質（第2メッセンジャー）（後述）の一つであるサイクリックAMP（cAMP）により促進される．

大腸菌のトリプトファン合成酵素のプロモーター部の塩基配列の中央部には、オペレーターといわれる配列があり、この部位に、トリプトファン抑制因子（tryptophan repressor）とよばれているタンパク質が結合すると、RNAポリメラーゼはプロモーターに結合できなくなり、トリプトファンmRNAの転写は停止する．トリプトファン抑制因子の活性は、それに結合するトリプトファンの数に比例して上がる．したがって、大腸菌細胞質内のトリプトファンの濃度が高くなるとトリプトファン抑制因子の活性は上がり、トリプトファンmRNAの合成が阻害されるという巧みなネガティブフィードバック調節が行われる．このように、大腸菌では、各遺伝子のmRNAへの転写はそれぞれ1個の活性化タンパク質と抑制因子により調節されている．それらはまた、細胞質の第2メッセンジャーや当該mRNAから合成される酵素の反応産物の濃度により調節される．

このような原核生物の細菌における転写調節に比べて、ヒトなどの真核生物における転写の調節は非常に複雑である．第一に、真核生物のRNAポリメラーゼは単独では転写を開始できない．転写の開始は、基本調節因子群の一因子が転写開始部位から約25塩基上流のプロモーター部のTとA塩基の富む部位（TATAボックス）に結合することにより始まる（図1-11）．その結合が契機となって他の基本調節因子と共にRNAポリメラーゼが結合して活性化する．しかし、その状態の転写速度は遅く、効率的に転写を行うには細菌と同様に活性化タンパク質の関与が必要である．真核生物の活性化タンパク質は細菌とことなり、数千塩基対も離れた所に存在する遺伝子調節配列部位に結合する．遺伝子調節配列部位は各遺伝子について5, 6ヵ所存在し、それらは転写されるDNA鎖の上流にも下流にも分布する．遠く離れたところに存在する活性化タンパク質は、図1-11に示したように、DNA鎖が曲げられることによってRNAポリメラーゼや基本調節因子に作用することが明らかにされている．このように、ヒトなどの真核生物では、1個の遺伝子の転写は多くの調節因子や活性化タンパク質により統合的に調節されている．

III 細胞間の情報伝達による細胞機能の調節

ヒトのような多細胞生物が生命を維持するには、個体を構成している各種の細胞が協調して働くことが必要である．そのためには細胞間の情報の伝達が不可欠である．細胞間の情報伝達の手段として最も一般的なのは、情報伝達分子（第1メッセンジャー、細胞間メッセンジャー）を介する伝達である．第1メッセンジャーは、その分泌細胞と受容体の存在部位により、伝達物質（transmitter）、内分泌物質（hormone）、傍分泌物質（paracrine substance）、増殖因子（growth factor）、サイトカイン（cytokine）などの名前でよばれている．これらの第1メッセンジャーは分泌細胞で合成され、分泌小胞に詰め込まれて、その小胞が細胞膜に融合することにより細胞外液中に開口放出される．こうした第1メッセンジャーによる情報の伝達様式は、第1メッセンジャーの受容体が細胞膜に存在するものと細胞内に存在するものによりことなる．性ホルモンや副腎皮質ホルモンなどのステロイドホルモンと甲状腺ホルモンは脂質によく溶けるので、細胞膜を容易に通過して細胞内の受容体（receptor）に結合し、核におけるmRNAの転写を直接調節する（図1-12 B）．しかし、他の多くの第1メッセンジャーは細胞膜を透過できないので、細胞膜に組み込まれている受容体に結合してその効果を発揮する．第1メッセンジャーが結合すると、細胞膜の受容体タンパク質に内蔵されたイオンチャネルが開き、膜電位を変えて働くイオンチャネル型受容体（図1-12 A）と、細胞膜や原形質を容易に拡散できる細胞内（第2）メッセンジャーを合成する化学反応を引き起こす代謝型受容体（図1-12 C, D, E）に分類される．

A. イオンチャネル型受容体による情報伝達

イオンチャネル型受容体は受容体タンパク質が各種イオンを透過する孔（チャネル）を構成しており、そ

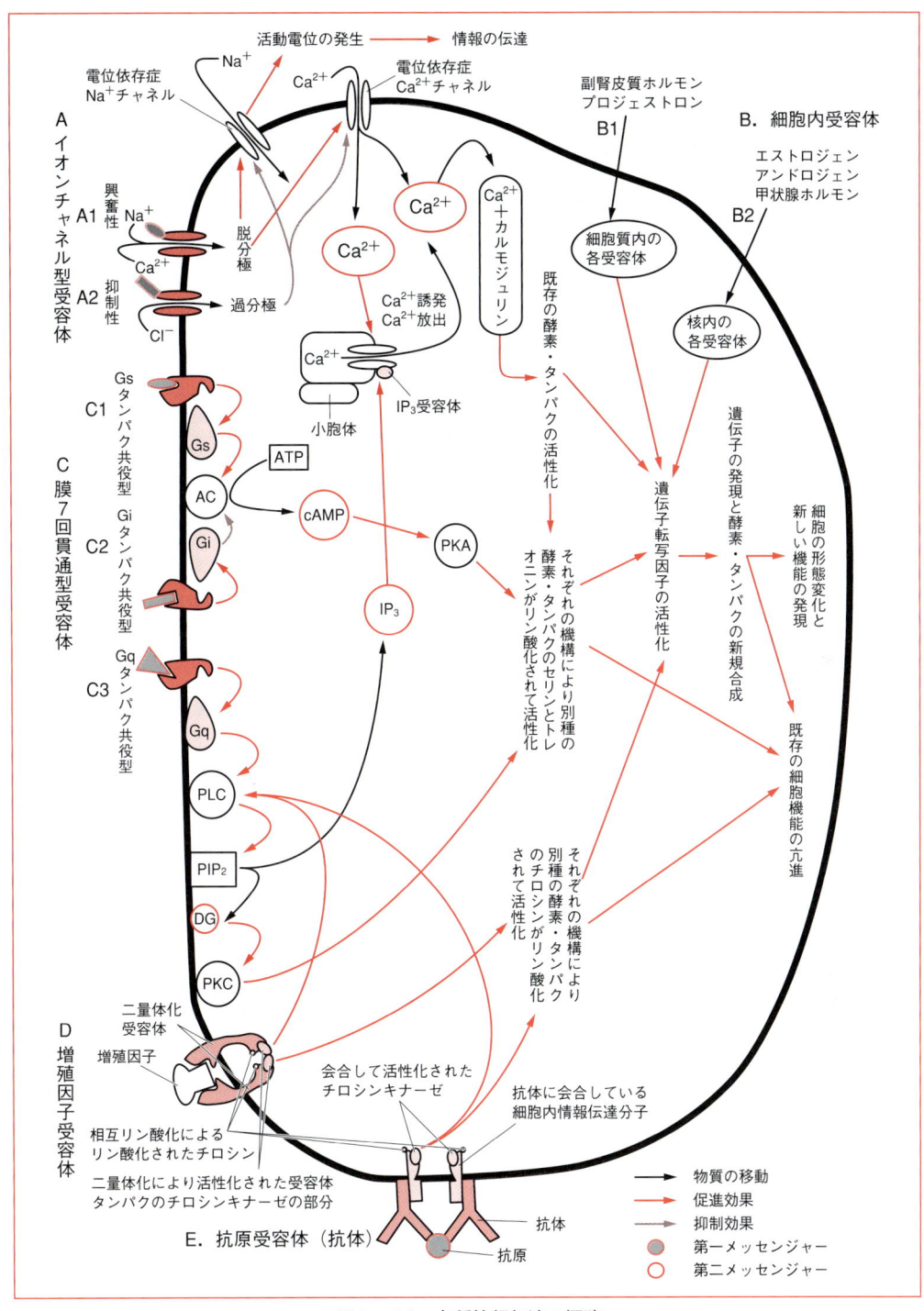

図1−12 各種情報伝達の概略

A：伝達物質とイオンチャネル型受容体による情報の伝達
B：脂溶性ホルモンと細胞内受容体による情報伝達
C：膜7回貫通型（ＧＴＰ結合タンパク共役型）受容体による情報伝達
D：受容体型チロシンキナーゼ（増殖因子受容体）による情報伝達
E：抗体による抗原情報の伝達．
抗体の細胞内情報伝達分子と会合しているチロシンキナーゼにより抗原の情報は伝達される．

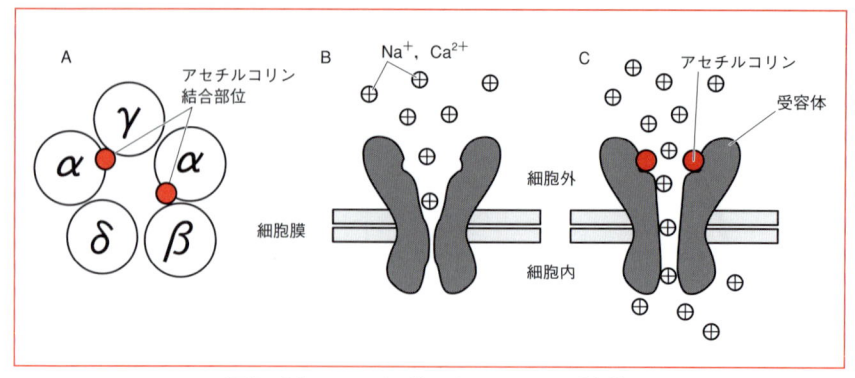

図1-13 ニコチン性アセチルコリン受容体
A：細胞の外側から見た各サブユニットの配置
B：活性化されていない受容体のαサブユニット
C：アセチルコリンが結合して活性化された受容体
アセチルコリンが受容体のαサブユニットの細胞外部分に存在するアセチルコリン結合部位に結合すると，閉じていた狭窄部が開いて陽イオンが透過できるようになる（B，C）．

表1-2 Caとカルモジュリンにより調節されるタンパク質とその働き

タンパク質	働き
アデニル酸シクラーゼ（脳）	ATPからcAMPを合成
Ca^{2+}／カルモジュリン依存性プロテインキナーゼ	タンパク質のセリン／トレオニン残基をリン酸化
筋小胞体 Ca^{2+} 放出チャネル	小胞体から Ca^{2+} を放出
カルシニューリン（タンパクホスファターゼ2B）	T細胞で転写遺伝子を活性化．T細胞増殖．
cAMPホスホジエステラーゼ	cAMPを分解して5'-AMPにする．
cAMP依存性嗅覚チャネル	臭い刺激の神経活動への変換．臭い細胞の陽イオンチャネルを開く．
cGMP依存性 Na^+, Ca^{2+} チャネル（桿体細胞，錐体細胞）	光刺激の神経活動への変換．陽イオンチャネルを閉じる．
ミオシン軽鎖キナーゼ	平滑筋細胞のミオシン軽鎖をリン酸化して，収縮を開始．
NO合成酵素	アルギニンをシトルリンに変換する過程でNOを合成．
PI_3 キナーゼ	PIP_2 から膜内二次メッセンジャー PIP_3 を合成．
形質膜 Ca^{2+} ATPアーゼ（Ca^{2+} ポンプ）	細胞内 Ca^{2+} をATPのエネルギーを用いて汲み出す．

のチャネルを透過できるイオンの種類により，ことなる機能を発揮する．

1．興奮性イオンチャネル受容体

このグループで最もよく研究されているのはアセチルコリンのニコチン受容体（nicotinic receptor）である．このニコチン受容体は，自律神経節や運動神経が骨格筋細胞に結合する終板に存在する．この受容体では5個のサブユニット（2α，β，γ，δ）が会合してチャネルを形成している（図1-13A）．αサブユニットにアセチルコリンが結合するとチャネルの狭窄部が開いて（図1-13 B，C），陽イオン（Na^+，Ca^{2+}，K^+）が透過できるようになり，興奮性シナプス後電位［excitatory postsynaptic potential（EPSP）］が生じ，それが閾値に達すると活動電位が誘発される（図1-12A）．

ニコチン性受容体類似の興奮性イオンチャネル受容体には，中枢神経系に広く存在するグルタミン酸のNMDA（N-mehtyl-D-asparate）受容体，AMPA（α-amino-3-hydroxy-5-methyl-4-isoxazole-proprionic acid）受容体とカイニン酸（kainate）受容体がある．また，セロトニン（serotonin）の5-HT₃受容体は，中枢神経系だけでなく迷走神経求心性線維の末端にも存在して，腹部臓器の異常による

表1-3 Gタンパク質共役7回膜貫通型受容体に結合する第1メッセンジャー

第1メッセンジャー	受容体	Gタンパク
アセチルコリン	M1, 3, 5	Gq
	M2, 4	Gi
アドレナリン	α1	Gq
ノルアドレナリン	α2	Gi
	β1, 2	Gs
コレシストキニン	CCK1	Gq
	CCK2	Gs
コルチコトロピン放出ホルモン	CRF1, 2	Gs
ドーパミン	D1, 5	Gs
	D2, 3, 4	Gi
グルタミン酸	mGul1	Gq
	mGul2, 3, 4	Gi
ヒスタミン	H1	Gq
	H2	Gs
	H3, 4	Gi
光	光受容体	Gt
臭い	臭い受容体	Golf
オピオイド	δ, μ, κ	Gi
セロトニン	5-HT1	Gi
	5-HT2	Gq
	5-HT4, 6	Gs
サブスタンスP	NK1	Gq
バソプレシン	V1	Gq
	V2	Gs

嘔吐を誘発することが知られている.

　これらの受容体のイオンチャネルが開くと,それを通って流入したCa^{2+},および細胞が脱分極することにより開いた電位感受性Caチャネルを透過したCa^{2+}により細胞内Ca^{2+}濃度が増大する.濃度が高まったCa^{2+}は,第2メッセンジャーとして働き,カルモジュリン(calmodulin)[*9]との相互作用を介して,100種以上の酵素を活性化する(図1-12 A1).代表的な酵素とその働きを表1-2に示した.

2. 抑制性イオンチャネル受容体

　この型の受容体には中枢神経系に広く分布するガンマーアミノ酪酸A[γ-aminobutyic acid A(GABA A)]受容体がある.この受容体にGABAが結合するとCl⁻イオンチャネルが開き,細胞には抑制性シナプス後電位[inhibitory postsynaptic potential (IPSP)]が生じる(図1-12 A2).同様な受容体として,脊髄に多く存在するグリシン受容体がある.

B. 代謝型受容体による情報伝達

　代謝型受容体はGTP結合タンパク質[*10]と共働する受容体およびチロシンキナーゼと共働する受容体に分類される.

[*9] カルシウム結合タンパク質(calcium binding protein).カルシウムと結合することにより活性化されて表1-2のタンパク質を活性化する.
[*10] 不活性状態ではグアノシン二リン酸(GDP)と結合していて,グアノシン三リン酸(GTP)と結合すると活性化されるタンパク質.このタンパク質は細胞膜を7回貫通している受容体(代謝型受容体)と協働する.

表1-4 cAMP依存性プロテインキナーゼ(PKA)により調節される酵素とその働き

酵素	働き
Gsタンパクと共働するβアドレナリン受容体，ムスカリン性アセチルコリン受容体など	情報伝達
グリコーゲンシンターゼ	グリコーゲンの合成
ピルビン酸デヒドロゲナーゼ	ピルビン酸のアセチルCoAへの変換
ホスホリラーゼbキナーゼ	グリコーゲンの分解
ホスホフルクトキナーゼ	解糖過程でフルクトース6-リン酸をリン酸化
ホルモン感受性リパーゼ	カテコールアミンに刺激される脂肪の分解
チロシンヒドロゲナーゼ	ノルアドレナリン，アドレナリンの合成
CREB	cAMPにより活性化される転写因子，遺伝子の発見

1. 7回膜貫通型受容体(GTP結合タンパク質共役型受容体)

代謝型受容体の代表的受容体は細胞膜を7回貫通する膜タンパク質であり，少しずつアミノ酸配列が異なる多くの種類が，伝達物質の受容体，ホルモンや傍分泌物質の受容体，味物質や臭い物質の受容体，および光の受容体などとして働いている(図1-12C)．この型の受容体は，共存する膜タンパク質であるGTP結合タンパク質と常に共働する．そのGTP結合タンパク質にも多くの種類が存在する(表1-3)．また，各GTP結合タンパク質は活性化されるとそれぞれ別の酵素を活性化してその効果を発揮する．

GTP結合タンパク質は不活性の状態ではGDPが結合している．そのようなGTP結合タンパク質の受容体による活性化とその下流[*11]の反応を代表的な代謝型受容体である心臓のアドレナリンβ受容体について解説する．

a. Gs, Giタンパク質とその下流

アドレナリンがβ受容体に結合するとGTP結合タンパク質の一種であるGsタンパク質が活性化される．すなわち，その結合によりGTP結合タンパク質GDPの結合が不安定になり，GTPに置き換えられる．GTPが結合したGTP結合タンパク質は活性化され，細胞膜上を移動して，アデニル酸シクラーゼ[adenylate cyclase(AC)]を活性化する．活性化ACは細胞質のATPからcAMPを形成する．cAMPはcAMP依存性キナーゼ(cAMP dependent kinase)[タンパク質キナーゼA(protein kinase A, PKA)，Aキナーゼ(A kinase)]を活性化し，それは表1-4に示した多様な酵素やチャネルのセリン/トレオニン残基をリン酸化して，それらの活性を調節する(図1-12 C1)．役割を終えたcAMPはcAMPホスホジエステラーゼにより速やかにAMPに変換される．cAMPのように細胞内で情報を伝える物質を第2メッセンジャーと総称し，Caイオンや次に述べるイノシトール三リン酸[inositol 3-phosphate(IP$_3$)]やジアシルグリセロール[diacylglycerol(DG)]などが含まれる．

このように，ACはGsタンパク質により活性化されるが，Giタンパク質による抑制性の調節も受けている．たとえば，心臓では，交感神経の伝達物質であるノルアドレナリンはβ受容体を介してGsタンパク質を活性化し，続いて，ACが活性化されcAMPの生成とPKAの活性化が起こる．活性化PKAは細胞膜のCaチャネルをリン酸化して開く．Caチャネルを通って流入したCaイオンは筋小胞体のCaチャネルを開き，更なるCaイオンを動員して心筋の収縮性を高める．

一方，副交感神経の伝達物質であるアセチルコリンはムスカリン性受容体(m2)に結合してGiタンパク質を活性化する．活性化Giタンパク質はACの活性を阻害して，交感神経からのノルアドレナリンの効果に拮抗する(図1-12 C2)．

b. Gqタンパク質とその下流

GTP結合タンパク質の一種であるGqタンパク質は，表1-3に示したように多くの7回膜貫通型受容体により活性化される．活性化されたGqタンパク質

[*11] 一連の化学反応(例えばグルコースの酸化過程)の終わりに近い部分．

は膜酵素であるホスホリパーゼC〔phospholipase C（PLC）〕を活性化する．活性化PLCは細胞膜を構成しているリン脂質のホスファチジルイノシトール二リン酸〔phosphatidylinositol 4,5-bisphosphate（PIP$_2$）〕を分解して，イノシトール三リン酸（IP$_3$）とジアシルグリセロール（DG）にする（図1-12 C3）．IP$_3$は第2メッセンジャーとして細胞質中を拡散して，小胞体のIP$_3$受容体に結合する．IP$_3$の結合により受容体が内蔵しているCaチャネルが開き，小胞体に蓄えられているCaイオンが細胞質中に放出される（図1-12 C3）．Caイオンは第2メッセンジャーとして表1-3に示した多くのタンパク質の機能を調節する．

一方，DGは細胞膜内を移動して膜に係留されているタンパク質キナーゼC〔protein kinase C（PKC）〕を活性化する．PKCには10以上のアイソフォーム（亜型）があり，それらは全てセリン/トレオニン残基をリン酸化して多くの機能を調節している．たとえば，小胞体膜や細胞膜に係留されているPKCは小胞輸送や分泌を調節する．また，好中球の細胞質中のPKCは活性酸素の生産を刺激して好中球に貪食された細菌を殺害する．

2. 増殖因子受容体，受容体型チロシンキナーゼによる情報伝達

成長ホルモン，インシュリン，血小板由来増殖因子（platelet-derived growth factor），上皮細胞増殖因子（epidermal growth factor），神経成長因子（nerve growth factor），線維芽細胞増殖因子（fibroblast growth factor）などのホルモンや増殖因子は受容体型チロシンキナーゼに結合して情報を伝達する．それらのホルモンや増殖因子の分子は2ヵ所の受容体結合部位を持つか，二量体化して2個の受容体型チロシンキナーゼと結合する（図1-12 D）．その受容体の細胞内部分はチロシンリン酸化酵素であると同時に，複数のチロシン残基を含んでいる．したがって，2分子の受容体が会合して二量体を形成すると，それぞれの細胞内部分のチロシンキナーゼによりお互いのチロシン残基がリン酸化される．リン酸化された受容体は，1）PLCを活性化し，膜のリン脂質PIP$_2$を分解して第2メッセンジャーのIP$_3$とDGを産出する（図1-12 D）．IP$_3$は小胞体のCaチャネルを開いてCaを動員して，Caとカルモジュリンにより開始されるシグナル伝達系を活性化する（図1-12 D，表1-2）．また，2）DGはPKCを活性化してその下流の伝達系を動員する．

3. 免疫受容体，非受容体型チロシンキナーゼによる情報の伝達

B細胞やT細胞の抗原受容体は図1-12Eに示すよう膜貫通型タンパク質（サブユニット）と会合している．抗原受容体タンパク質の細胞内部分は小さく，それ自身には細胞内に情報を伝える機能はない．しかし，会合しているサブユニットの細胞内部分には免疫レセプター活性化モチーフ（ITAM）といわれる特有な配列のチロシン残基が存在する．また，近くの細胞質中にはチロシンキナーゼも存在する．受容体に抗原が結合するとITAMにチロシンキナーゼが結合して活性化され，チロシン残基をリン酸化する．そのリン酸化により他のチロシンキナーゼが活性化されるカスケード効果を経て，PLC，低分子GタンパクRasなどが活性化され，それぞれの下流の反応を引き起こす．

▷ 参考図書 ◁

1) 本郷利憲ほか（監），小澤瀞司ほか（編）：標準生理学，第6版，医学書院，東京，2005
2) Alberts B et al：Essential 細胞生物学（中村桂子ほか監訳，青山聖子訳），南江堂，東京，1999
3) Gomperts BD et al：シグナル伝達 生命システムの情報ネットワーク（上代淑人ほか訳），メディカル・サイエンス・インターナショナル，東京，2004
4) Janeyway CA Jr et al：免疫生物学．免疫系の正常と病理．第5版（笹月健彦ほか訳），南江堂，東京，2003

2 神経細胞

学習目標

1. ニューロンの形態が説明できる
2. 有髄神経と無髄神経の違いがいえる
3. 静止電位の成り立ちがわかる
4. 活動電位の成り立ちがわかる
5. 全か無かの法則が説明できる
6. 不応期が説明できる
7. 興奮（活動電位）の伝導のしくみがわかる
8. 興奮の伝達の仕組みが説明できる
9. シナプス伝達における興奮と抑制のしくみがわかる
10. 代表的な神経伝達物質の名称と存在場所がいえる
11. 多様なニューロン回路による情報伝達のしくみがわかる
12. 神経筋接合部について説明できる

　人体を構成する機能的最小単位は細胞である．ヒトの身体は約60兆個の細胞からできているといわれる．これらの細胞は，もともとは受精卵という1個の細胞であった．受精卵は分裂を繰り返し，遺伝子に組み込まれたプログラムに従ってさまざまな組織や器官に分化し，考え，動き，感じる生きものである1人の人間になる．

　生物が生きているかぎり，生体恒常性［ホメオスタシス（homeostasis）］が維持されている．そのためには，複雑な生体の構成要素が，1個体としての生理機能を協調させ統合するシステムが存在しなければならない．その主たる担い手は神経系と内分泌系である．神経系が身体の内外環境の変化に即時的に適応するための機能統合系であるとすれば，内分泌系はそれに緩徐に適応する系だといえよう．

　この章では，神経系の機能的最小単位である神経細胞の形態と生理機能について述べる．

I 神経細胞の形態と機能

　神経系の働きは内外環境の変化に応じた情報をすみやかに身体の適所に伝達することである．情報の本体は微小で一過性の細胞膜の電位変化（活動電位）で，これが一定の神経回路内を伝わっていく．動物・植物を問わず，すべての生体細胞が電解質を含み，起電力をもつ．この電気的エネルギーは生命機能の本質的役割を果たしている．そのなかで，とくに刺激に対して容易に電位変化を起こして反応するのが神経系や筋肉系の細胞である．その意味で，このような細胞を興奮性細胞（excitatory cell）という．この章では，神経細胞の興奮のしくみと，それが神経系全体としての統合機能にどのように役立つのかについて述べる．

A. 細胞の一般的性質

1. 細胞膜の透過性

　神経や筋など興奮性細胞の電気現象は細胞膜の性質に依存する．動物細胞の細胞膜はリン脂質の二重層と，膜を貫いたり膜表面に埋没する形で存在するタンパク質，それに細胞外表面に付着する多糖類分子から構成されている（1章，図1-2参照）．細胞膜に存在する重要なタンパク質には，特定の物質を受容して情報伝達の働きをするレセプター (receptor)（ホルモンレセプター，神経伝達物質レセプターなど），特定の物質と結合してそれを輸送する輸送体 (transporter)，酵素 (enzyme) などがある．このほかに，細胞膜には特定のイオンだけが透過できる小孔をもつタンパク質があり，これをイオンチャネル (ion channel) とよぶ（後述）．イオンチャネルには特定のイオンに対してとくに高い透過性 (permeability) をもつものがあり，K^+チャネル，Cl^-チャネルなどとよばれる（後述）．

2. ドナンの膜平衡

　小さいイオンは通過できるが，タンパク質などの高分子は通過できないような膜を半透膜 (semipermeable membrane) という．半透膜で中央を仕切った容器の一方を膜の内側，もう一方を外側と決めて，膜の内側にK^+，Cl^-，それに陰イオンであるタンパク質分子を，膜の外側にはK^+とCl^-を入れる（図2-1）．こうして一晩放置すると，2種類のイオンはそれぞれ膜を通過し，その移動がおさまった状態，すなわち平衡状態に達する［ドナンの膜平衡 (Donnan's equilibrium)］．この平衡状態では，膜の両側でそれぞれ陽イオンと陰イオンの濃度が等しく，電気的中性を保っている．また，膜の内側には不透過性のタンパク質分子があるので，細胞内外でK^+とCl^-の濃度差が生じている．そしてさらに，膜の両側の各イオンの濃度比は等しくなっている．この濃度差のために，各イオンにおいて，濃度の濃いほうから薄いほうへ移動する拡散力が起こる．しかし，実際にはこれに抵抗する電位に基づく駆動力がイオンに働くので，膜の両側のイオンに働く電気化学的な力が等しくなり，平衡状態が保たれていると考えられる．

3. 平衡電位

　図2-1のような平衡状態にあるとき，イオンの濃

表2-1　細胞内外のイオン濃度と平衡電位

a. ヤリイカの巨大神経軸索　　($Vr=-60mV$, $Va=+36mV$)

	細胞内(mM)	外液(mM)	平衡電位(mV)
Na^+	72 (49〜110)	460	+49 (V_{Na})
K^+	345 (360〜410)	10	-91 (V_K)
Cl^-	61 (40〜83)	540	-54 (V_{Cl})

b. カエルの骨格筋　　($Vr=-90mV$, $Va=+35mV$)

	細胞内(mM)	外液(mM)	平衡電位(mV)
Na^+	15	110	+50 (V_{Na})
K^+	125	2.6	-97 (V_K)
Cl^-	1.2	77	-104 (V_{Cl})

Vr：静止電位，Va：活動電位．
〔真島英信：生理学，改訂第18版，31頁，文光堂，東京，1986〕

c. 哺乳類の脊髄運動ニューロン　　($Vr=-70mV$)

	細胞内(mM)	外液(mM)	平衡電位(mV)
Na^+	15.0	150.0	+60
K^+	150.0	5.5	-90
Cl^-	9.0	125.0	-70

〔Ganong WF : Review of Medical Physiology, 22nd ed, McGraw-Hill Companies, Inc., USA, 2005, Table 1-2 より〕

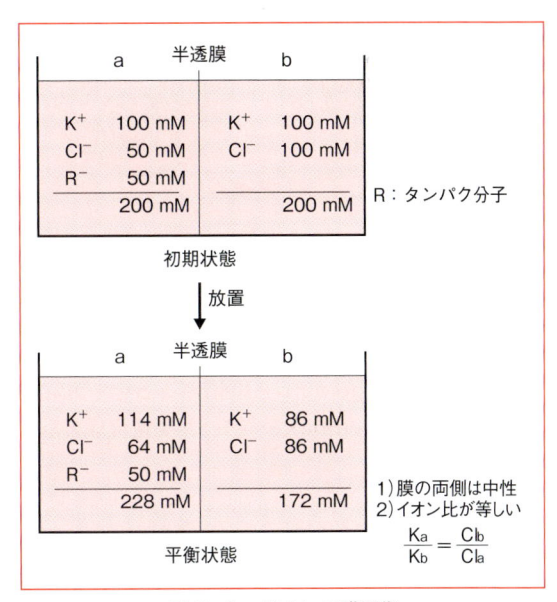

図2-1　ドナンの膜平衡

Z はイオン価係数，F はファラデー定数，C はイオン濃度，i は細胞内，o は細胞外である．膜内外のイオン濃度がわかれば，式(1)から各イオンについての平衡電位を求めることができる(表2-1)．たとえば，図2-1の例で18℃のとき，

$$E_K = -RT/F \log_{10} 114/86 = -58 \log_{10} 1.3$$
$$= -6.6\,mV$$
$$E_{Cl} = -RT/F \log_{10} 86/64 = -58 \log_{10} 1.3$$
$$= -6.6\,mV$$

となる．

B. 神経細胞の形態

一般に神経細胞は図2-2のような形をしている．核を含む細胞体(soma)，その一郭から伸びた軸索(axon)，軸索の末端部は細く多数に分岐して，その終末はやや膨らんだ形をしている．この部分を終末ボタン(terminal button)[またはシナプス小頭(synaptic knob)]という．細胞体は多数の樹状突起(dendrite)を伸ばし，その表面積を拡大している．このような単一の神経細胞をニューロン(neuron)という．ニューロンは神経系の形態的・機能的構成単位である．1つのニューロンの細胞体や樹状突起に別のニューロンからの終末ボタンが接合して，ニューロン間の情報伝達が行われる(後述)．

軸索部が髄鞘(myelin)に覆われているかどうかで，神経(軸索部)は有髄神経(myelinated nerve)と無髄神経(unmyelinated nerve)に分けられる(図2-3)．髄鞘はシュワン細胞(Schwann cell)の細胞膜が幾重にも巻きついてできている．髄鞘1個の長さは数mm以内である．髄鞘間には1μm程度のすき間があり，これをランビエの絞輪(node of Ranvier)という．

ニューロンはその存在場所によってさまざまな形をしている(図2-4)．たとえば，脊髄から始まって骨格筋にいたるものは運動ニューロン(motoneuron)とよばれ，長い軸索をもっている．小脳のプルキンエ細胞(Purkinje cell)は巨大な樹状突起をもつ．ニューロン間の連絡に関与する軸索の比較的短いものを介在ニューロン(interneuron)とよぶ．また，感覚系のニューロンには，軸索がT字型に分岐しているものもある(偽単極細胞)．

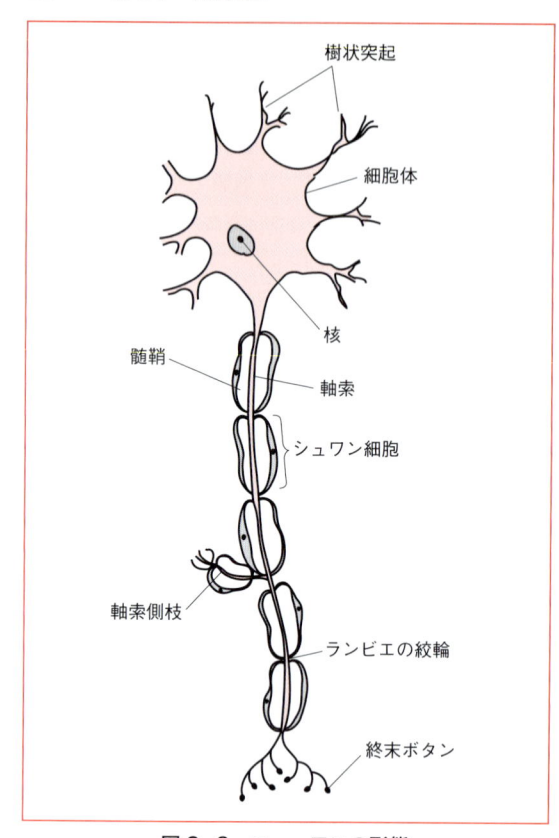

図2-2 ニューロンの形態

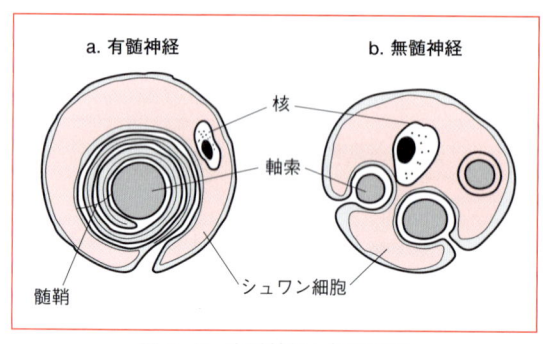

図2-3 有髄神経と無髄神経

度差による移動を防いでいる電位のことを平衡電位(equilibrium potential)という．平衡電位は次の式で計算できる．

Nernst の式
$$E = -RT/ZF \ln C_i/C_o \quad \cdots\cdots\cdots\cdots (1)$$

ただし，E は平衡電位，R は気体定数，T は絶対温度，

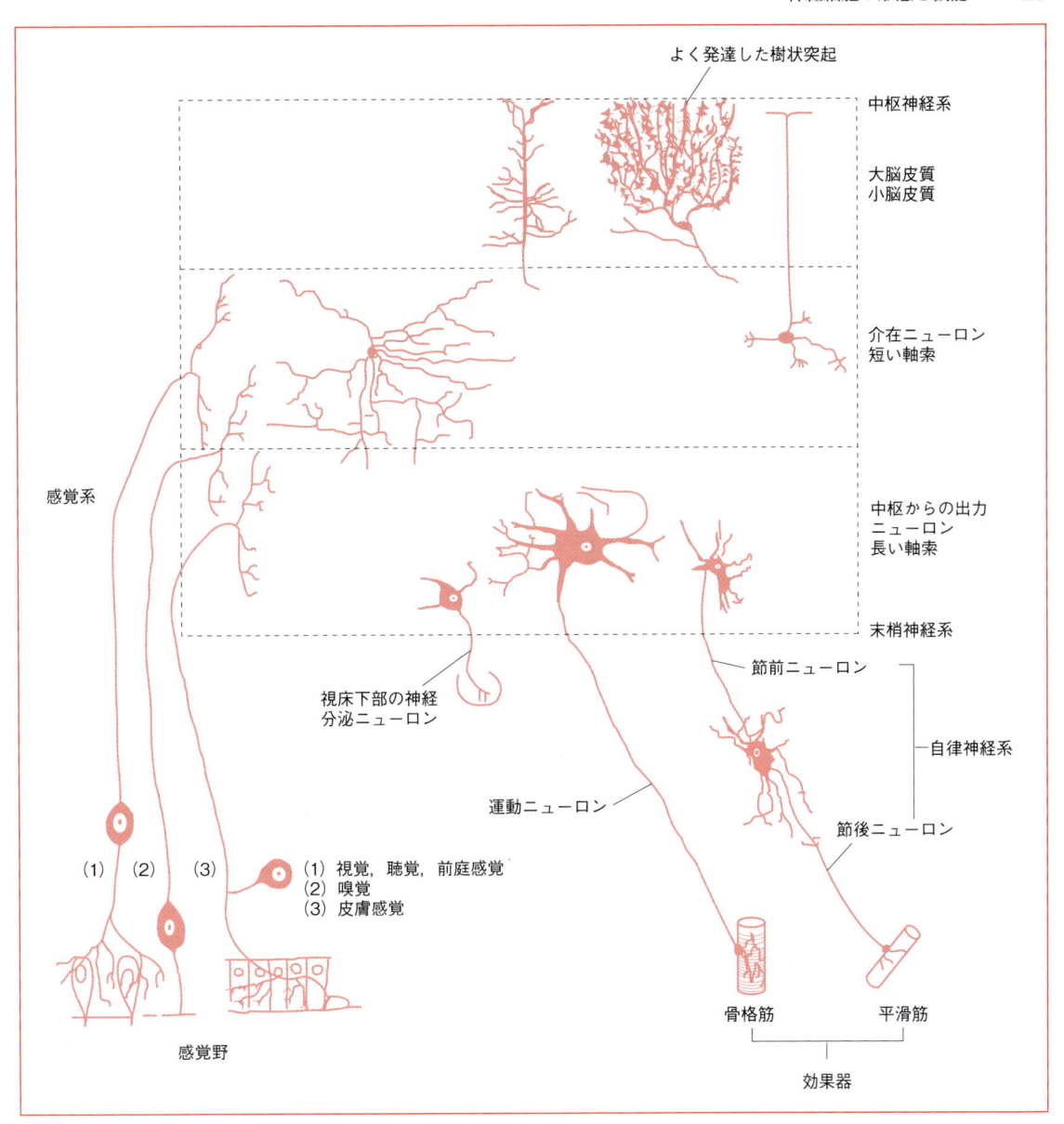

図2-4 神経系におけるニューロンの種類
[Bodian D：Introductory survey of neurons. Cold Spring Harbor Symp Quant Biol 17：1, 1952]

C. 静止電位

前に述べたように，細胞膜の内外にはイオン濃度差があるために電位差が生じている．このような静止状態での膜内外の電位差を静止(膜)電位 [resting (membrane) potential] という．興奮性細胞の内外に存在する主要なイオンはK^+，Na^+，Cl^-である．

ゴールドマン (Goldman) は，多種のイオンを含む2つの液が，各イオンについて透過性の異なる膜を通して拡散が行われる場合に発生する電位についての理論を打ち出し，次のような式を示した．

ゴールドマンの式

$$E_m = -RT/Z \ln \frac{P_{Na}[Na^+]_i + P_K[K^+]_i + P_{Cl}[Cl^-]_o}{P_{Na}[Na^+]_o + P_K[K^+]_o + P_{Cl}[Cl^-]_i}$$

………………………(2)

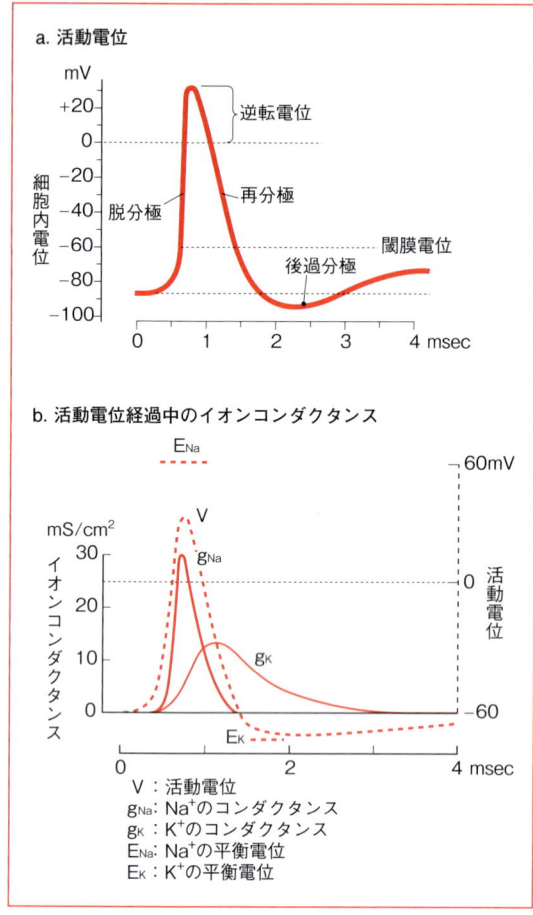

図2-5 活動電位とコンダクタンス

a. 活動電位

（縦軸：細胞内電位 mV、横軸：時間 msec）
逆転電位、再分極、脱分極、閾膜電位、後過分極

b. 活動電位経過中のイオンコンダクタンス

E_{Na} ―― 60mV
V：活動電位
g_{Na}：Na^+のコンダクタンス
g_K：K^+のコンダクタンス
E_{Na}：Na^+の平衡電位
E_K：K^+の平衡電位

〔Hodgkin AL, Huxley AF：Quantitative description of membrane current and its application to conduction and excitation in nerve. J Physiol (Lond) 117：500-544, 1952〕

ただし，P はイオン透過係数である．

静止状態におけるイオン透過性は，カエルの骨格筋では $P_K : P_{Na} : P_{Cl} = 1 : 0.04 : 0.2$ で，K^+の透過性がもっとも高い．この値と表2-1のイオン濃度をゴールドマンの式に代入すると，骨格筋細胞の静止電位は -90 mV となる．このように，細胞内が電気的に負に，細胞外が正に帯電している状態を分極（polarization）しているという．

D. 活動電位

1. 興奮性細胞と活動電位

生体の細胞には膜電位という電気的現象がみられるが，神経細胞の大きな特徴は，刺激に反応して膜電位が容易に変化することである．膜電位が分極状態から膜内外の電位差を減らす方向に変化することを脱分極（depolarization）という．興奮しやすい細胞を興奮性細胞（excitatory cell）といい，神経細胞や筋細胞がそれに相当する．

刺激に反応して引き起こされた膜電位の一過性の急激な変化を活動電位（action potential）とよぶ（図2-5）．刺激によって膜電位は脱分極し，それが閾膜電位レベルを超えると活動電位が生じる．その際，膜電位は一過性に 0 mV を超えるが，これを逆転電位（overshoot）という．その後，活動電位は急激に回復［再分極（repolarization）］し，静止レベルにもどる．神経細胞では再分極に引き続いて一時的に過分極［後過分極（after-hyperpolarization）］がみられる．興奮時のイオン透過性は，$P_K : P_{Na} : P_{Cl} = 1 : 20 : 0.23$ になるといわれる．P_{Na} が静止時に比べ500倍

表2-2 静止電位と活動電位

細胞	動物	静止電位 Vr(mV)	活動電位 逆転電位 Va(mV)	活動電位 スパイク高 Va − Vr(mV)
骨格筋	カエル	−88	+31	119
心筋	カエル心室	−71	+21	92
心筋	イヌ心室	−94	+41	135
平滑筋	モルモット盲腸	−50〜−60	+10〜0	60
無髄神経	ヤリイカ	−62	+42	104
有髄神経	カエル	−71	+45	116

〔真島英信：生理学, 改訂第18版, 30頁, 文光堂, 東京, 1986〕

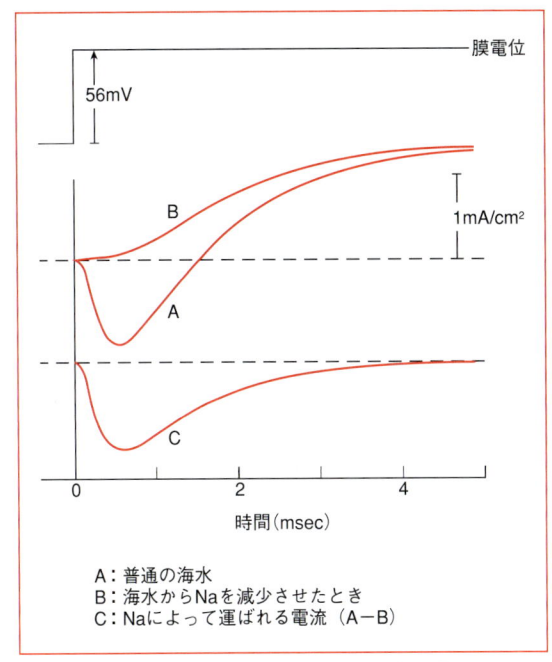

図2-6 細胞外液のNaイオン濃度と膜電流
〔Hodgkin AL, Huxley AF：The components of membrane conductance in the giant axon of Loligo. J Physiol (Lond) 116：473-496, 1952〕

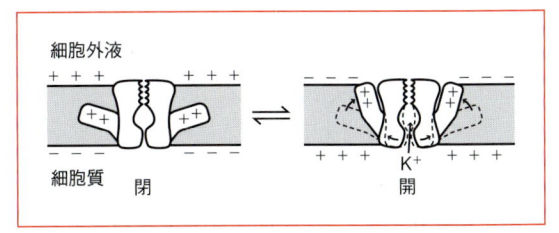

A：普通の海水
B：海水からNaを減少させたとき
C：Naによって運ばれる電流（A－B）

図2-7 K⁺イオンチャネルの開閉の仕組み
〔Jiang Y, Ruta V, Chen J et al：The principle of gating charge movement in a voltage-dependent K⁺ channel. Nature, 2003 May 1；423(6935)：42-8, p.44, Fig.2の一部を引用〕

に増加していることから，興奮時の膜電位はゴールドマンの式（2）をNa^+のみによる式に近似させて求めることができる．表2-2に種々の興奮性細胞の活動電位の大きさを示した．

ホジキン（Hodgkin）とハックスレー（Huxley）は膜電位固定法（voltage clamp）という方法を開発し，活動電位という瞬時の現象が起こっているときに，イオンがどのような時間経過で膜を移動するかを解析した[1]．膜電位を分極状態から突然に0mV付近まで脱分極させそのまま電位を固定すると，その直後に電位変化に逆行するような内向き電流が流れ，最終的には外向き電流に変わる（図2-6）．細胞外液のNa^+を他の物質で置換すると内向き電流が消失することから，内向き電流はNa^+によって運ばれる電流と考えられる．一方，内向き電流に次いで表れる外向き電流はNa^+の濃度に無関係なので，K^+に依存するものと考えられる．この実験から，活動電位経過中にNa^+の透過性増大に続いてK^+の透過性が増大することがわかった．イオンの透過性はコンダクタンス〔conductance（伝導度）：g〕で表す．図2-5bに活動電位の経過とイオンコンダクタンスの変化を示して

いる．神経細胞の活動電位の終わりにみられる後過分極電位は，図に示したようなK^+のコンダクタンスが上昇することによる．

活動電位がNa^+の影響を受けることは，細胞外液中のNa^+濃度を変化させる実験でも確かめられる．細胞外液のNa^+濃度をしだいに上げていくと，静止電位はほとんど影響を受けないが，活動電位のピークの値が高くなるので振幅は大きくなる．また，細胞内液のK^+をNa^+で徐々に置換すると静止電位レベルが上昇するので，活動電位の大きさがしだいに小さくなって，ついには活動電位は発生しなくなる．一方，細胞外液のK^+濃度を上げることによっても静止電位が上昇し，活動電位が発生しなくなる．

2．イオンチャネル

細胞膜にはK^+，Na^+，Cl^-，Ca^{2+}などを選択的に通過させるイオンチャネルが膜を貫く形で存在している．これらのイオンチャネルは，いくつかのサブユニットからなるタンパク質で，イオン通過路である小孔（直径数Å）をもつ．どのイオンチャネルのサブユニットも類似した構造である．これらのイオンチャネルは静止状態では閉じているが，膜電位が変化（脱分極）すると開口する（図2-7）．

活動電位はわずか1 msecの瞬時に終わるが，これは逆転電位に加えてNa^+チャネルが急激に閉口して，Na^+に対する透過性が急激に低下するためである．活動電位発生に伴う膜のこのような現象を，Na^+チャネルの不活性化過程（inactivation process）という．フグ毒のテトロドトキシン〔tetrodotoxin（TTX）〕はNa^+チャネルに特異的に結合して活動電位の発生を抑える．K^+チャネルを選択的に阻害する物質とし

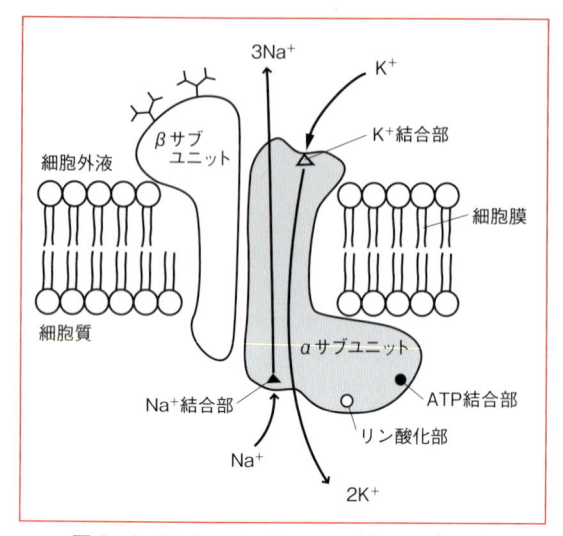

図 2-8　Na^+-K^+ ATP アーゼ（Na^+ ポンプ）

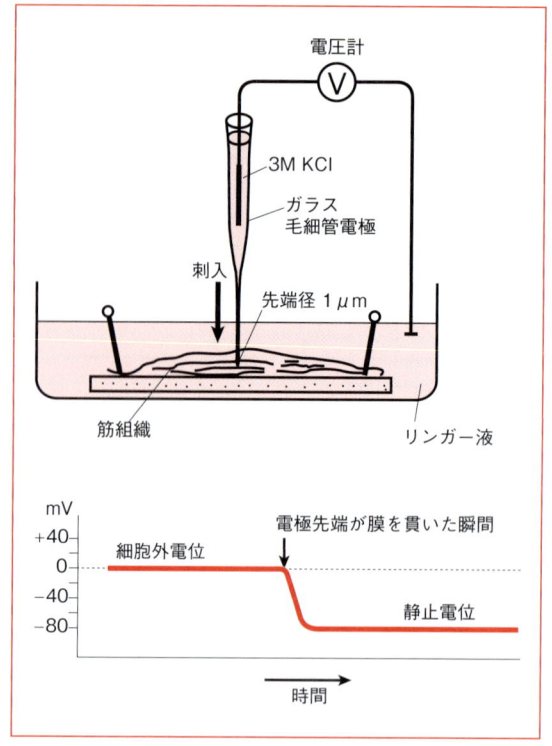

てはテトラエチルアンモニウム [tetraethylammonium (TEA)] が知られている．

3. Na^+-K^+ ATP アーゼ（ナトリウムポンプ）

活動電位に伴って Na^+ イオンは細胞内に流入し，K^+ イオンは細胞外に流出する．しかし，細胞膜にはこれらのイオンの移動を修復するイオンポンプが存在する．このポンプはナトリウム-カリウム ATP アーゼ（Na^+-K^+ ATPase）（ATP 分解酵素）という膜タンパク質で，α，β 2 つのサブユニットからなるヘテロ二量体である．β サブユニットは糖タンパク質で，α サブユニットには K^+，Na^+，ATP などの結合部位があり，イオンポンプ機能をもつ（図 2-8）．活動電位が生じて細胞内 Na^+ 濃度と細胞外 K^+ 濃度がそれぞれ上昇すると，Na^+-K^+ ATPase が活性化され，ATP を加水分解する．このとき放出されたエネルギーによって，ATP 1 分子につき 3 個の Na^+ を細胞外に汲み出し，2 個の K^+ を細胞内に取り込む．

心不全に薬効があるジギタリス（digitalis）は Na^+-K^+ ATPase に結合してその活性を阻害する（心筋細胞内の Na^+ 濃度が上昇）．その結果，Na^+-Ca^{2+} 交換輸送系が活性化されて心筋細胞内の Ca^{2+} 濃度が上がり，心収縮力を高める．Na^+-K^+ ATPase の α サブユニットには，ジギタリス類似の生理活性をもつウワバイン（uabain）（薬草から抽出される）結合部位が存在する．

Na^+ ポンプのように，濃度勾配にさからってエネ

図 2-9　細胞内電位の記録

ルギーを用いて物質を細胞外へ積極的に汲み出すような物質の移送を能動輸送（active transport）という．

4. 活動電位の導出

神経細胞や筋肉の活動電位を観察するには次の 2 通りの方法がある．

a. 細胞内導出

静止電位および活動電位は細胞内電極法という方法で観察する．たとえば図 2-9 のように，まずリンガー液 [Ringer solution（冷血動物用生理食塩水）] を入れた容器の中に筋線維を入れて固定する．筋細胞より十分小さい，先端直径が 1 μm 以下の細いガラス毛細管電極をつくり，これをマニピュレーターなどを用いて筋細胞内にゆっくりと刺入する．抵抗を少なくするために，このガラス管内には飽和濃度に近い KCl 溶液を満たしておく．もう一方の電極をリンガー液中に置き，細胞内外の電位差を増幅してオシロスコープなどで観察する．記録電極を細胞内に刺入していくと，電極がリンガー液中にあるときは両電極間に電位差がないので記録計は 0 mV を示すが，膜を突き抜けて細胞内に入った途端，膜電位は一気に約マイナス

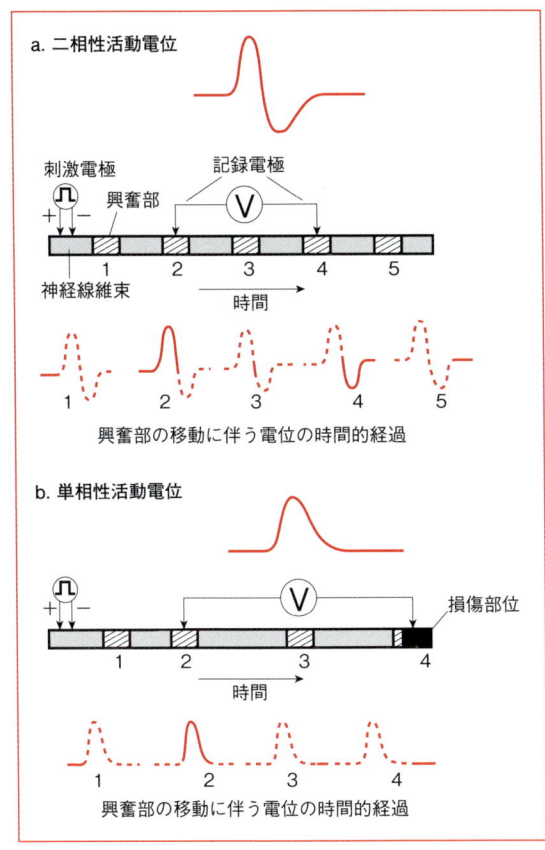

図2-10 二相性活動電位と単相性活動電位

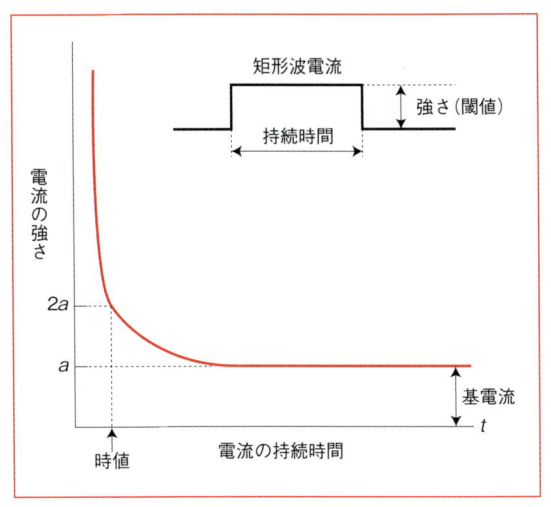

図2-11 強さ-時間曲線

80mVの膜電位が記録される．この状態で筋線維を刺激すると，図2-5aのような活動電位が導出できる．

b．細胞外導出

活動電位が発生しているかどうか，またはその相対的大きさを観察するときは細胞外電極による導出を行う（図2-10）．この方法では活動電位の絶対的大きさは観察されない．まず神経を十分な長さ取り出し，一方の端を電気刺激して，双極の記録電極で電位を記録する．電気刺激によって生じた活動電位は，神経線維を伝導して1つ目の記録電極下（興奮部）を通過する．

このとき2つ目の記録電極下は非興奮部にあたり，この瞬間には上向きの電位変化が記録される．続いて興奮が2つ目の電極下に到達すると，興奮部と非興奮部が逆転するので電位は下向きとなる．このようにして記録される電位を二相性活動電位（biphasic action potential）という．2つ目の電極下の神経をピンセットでつぶして活動電位を生じなくさせると，単相性活動電位（monophasic action potential）が記録できる．このとき，刺激電極と記録電極間の距離が広いと，複合活動電位が観察できる（後述）．

5．刺激と興奮の関係

電流で刺激する場合，刺激電流の強さ[intensity (i)]，刺激の持続時間[通電時間（time）(t)]，そして電流の時間的変化（di/dt）を考慮する必要がある．これらは電流刺激の3要素といわれる．

矩形波の電流刺激を与えて，持続時間を変化させながら閾値を求めると，刺激の強さと持続時間には一定の関係があることがわかる．これを強さ-時間曲線[intensity-（またはstrength-）duration curve]という（図2-11）．このグラフから，ある一定の強さ以下では，どんなに通電時間を長くしても興奮が起こらない電流値が求められる．この値を基電流（rheobase）という．基電流の2倍の強さのときの通電時間を時値（chronaxie）を（b/a）として，グラフまたはWeiss（1903）の実験式から求めることができる．

$$i = a + b/t \quad \cdots\cdots\cdots\cdots(3)$$
$i = 2a$のとき，$t = b/a$
（ただし，iは電流，a, bは正の定数，tはiによって興奮が起こる最小通電時間）

基電流と時値は動物や細胞の種類によって異なるが，曲線の形は類似している．ヒトの前腕屈筋の時値は0.08〜0.16 msec，心筋は3 msec，胃筋は

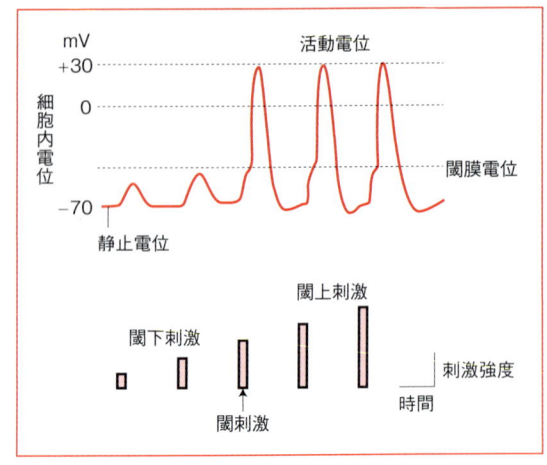

図2-12　全か無かの法則

100msecである．一般に時値の小さい細胞は興奮性が高く，時値は神経や筋の興奮性を知る1つの指標になる．

6．全か無かの法則

単一の興奮性細胞の活動電位の大きさ（静止レベルから活動電位のピークまでの振幅）は，刺激の大きさに関係なく一定している（図2-12）．これを全か無かの法則［all-or-none（またはnothing）low］という．言い換えれば，膜電位が静止レベルから閾膜電位以上に引き上げられるとき，刺激の大きさをどんなに大きくしても活動電位の大きさは同じであるということである．閾膜電位以下の大きさの刺激を閾下刺激，閾膜電位と同じ大きさの場合を閾刺激，それ以上の場合を閾上刺激という．

7．複合活動電位

複合活動電位（compound action potential）は単相性活動電位を導出するとき観察できる（図2-10）．単一の神経線維の直径はせいぜい10μm程度であるから，通常，生体内で肉眼的に観察される1本の神経中には，相当数の神経線維が束になって走行している．そしてそれぞれの神経線維は固有の閾値と活動電位の大きさを持っている．このような神経束を適当な長さだけ切り取って，その一端を十分な強さで電気刺激し，記録電極を刺激電極から少しずつ遠ざけながら活動電位を細胞外導出してみる（図2-13）．すると，記録電極が刺激電極から遠くなると活動電位

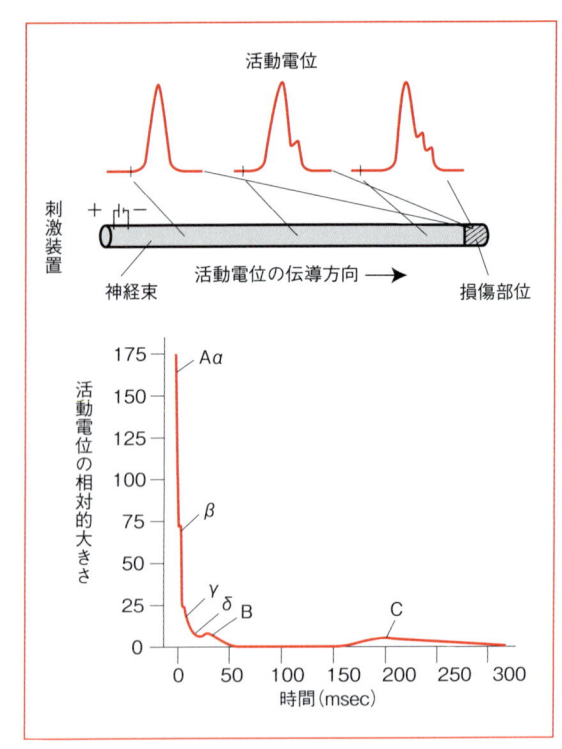

図2-13　複合活動電位
〔Erlanger J, Gasser HS：Electrical Signs of Nervous Activity, Univ of Pennsylvania Press, 1937〕

波形に複数のピークが出現するのが観察される．これは短距離競走でスタートからすぐの地点では全走者はほとんど一線上に並んでいるが，ゴール近くになると速い走者と遅い走者の間にはっきりと差がみられるのと同じことである．すなわち，伝導速度の違う神経線維群が分離されたわけで，電極間距離と活動電位の潜時（latency）（刺激から興奮までの時間）から，神経の興奮伝導速度を求めることができる．一般に，伝導速度の速い神経線維は直径が太く，閾値も低い．

8．不応期

活動電位の発生からしばらくの時間，一時的に神経細胞の興奮性は低下する．この期間を不応期（refractory period）とよぶ．この時期はさらに，どんなに強い刺激に対してもまったく活動電位を生じない絶対不応期（absolute refractory period）と，それに続く相対不応期（relative refractory period）に区別される．絶対不応期はすべてのNa^+チャネルが不活性化されている時期で，このとき細胞の閾膜電位はほぼ無限大に増大している．その後，相対不応期では，

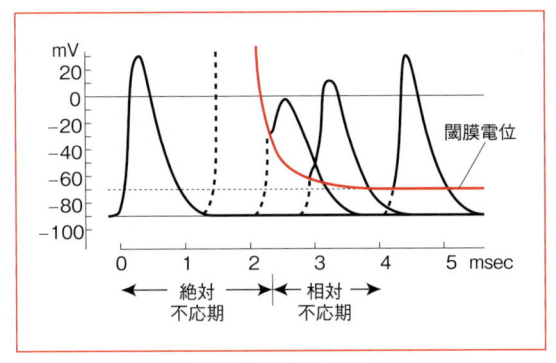

図2-14 不応期
不応期中の閾膜電位と活動電位．
〔Dudel J：Information transfer by electrical excitation. Human Physiology, 2nd ed（Schmidt RF, Thews G eds）, p. 19-42, Springer-Verlag, Berlin, Heidelberg, 1989〕

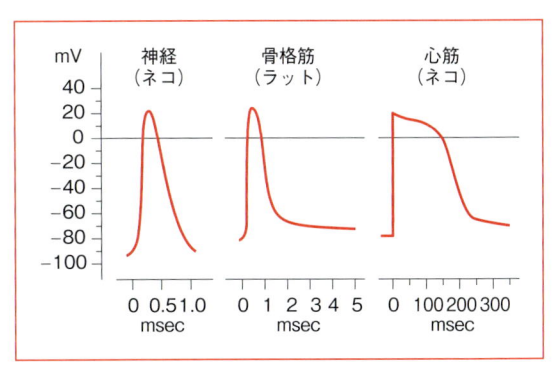

図2-15 種々の細胞の活動電位
横軸の時標の違いに注意．
〔Dudel J：Information transfer by electrical excitation. Human Physiology, 2nd ed（Schmidt RF, Thews G eds）, p. 19-42, Springer-Verlag, Berlin, Heidelberg, 1989〕

不活性化から徐々に回復するNa^+チャネルの数がしだいに増加して閾膜電位が低下していき，やがて通常の値にもどる．図2-14は，刺激間隔を0 msecから徐々に広げながら連続2個の電気刺激を神経に与えたときの活動電位の大きさを示した．2個目の刺激が絶対不応期に与えられたときは，それが閾上刺激をはるかに超える強刺激であっても膜電位変化はまったくみられない．しかし，相対不応期のときには，閾膜電位がしだいに下がってくるので活動電位が起こるようになり，活動電位の大きさも徐々に回復する．動物種や組織によって多少異なるが，神経細胞の絶対不応期は1～2 msec，相対不応期はそれに続く5 msec程度である．神経や骨格筋に比べて活動電位の経過の長い心筋では，絶対不応期は200 msecにもなる（図2-15）．

E. 興奮の伝導

細胞の活動電位は軸索を伝導し，次の細胞に受けつがれる．軸索を興奮が伝わることを伝導（conduction）という．興奮が軸索を伝わるとき，興奮は減衰することなく伝わり（不減衰伝導），軸索の一部に起こった興奮は軸索内を両側性に伝導する（両側性伝導）．また，1本の神経線維の活動電位が近隣の神経線維に伝わることはない．すなわち，各神経線維の絶縁性は保たれている（絶縁性伝導）．

1. 局所電流

活動電位は局所電流（local current）によって膜の興奮部から非興奮部に伝わる．すなわち，図2-16のように，細胞の一部が興奮すると，興奮部の膜電位は，細胞内が正，細胞外が負に帯電する．その周辺の非興奮部では膜はまだ静止状態にあるので細胞内は負に，細胞外は正に帯電している．このとき電流は細胞内を興奮部から非興奮部へ，細胞外を非興奮部から興奮部へと流れる．非興奮部を流れる外向き電流により非興奮部が脱分極し，それが閾膜電位に達するとその部位に活動電位が発生する．この過程を連続的に繰り返しながら興奮が軸索を伝導していくのである．無髄神経ではこの局所電流のしくみによって活動電位は伝導する．

2. 跳躍伝導

髄鞘が発達した有髄神経では，興奮は跳躍伝導（saltatory conduction）というしくみで伝導する．発達した骨格筋をもつ哺乳類では，運動ニューロンの長く伸びた軸索は幾重にも厚く巻きついた髄鞘をもっている．この髄鞘部の電気抵抗は非常に高いので，有髄神経では，電流は髄鞘部を飛びこして抵抗の低いランビエの絞輪部のみを流れて伝導する（図2-17）．1つの絞輪の興奮で流れる電流の大きさを，その絞輪部に活動電位を引き起こすのに必要な最小限の電流値で割った値を安全率（safety factor）という．有髄神

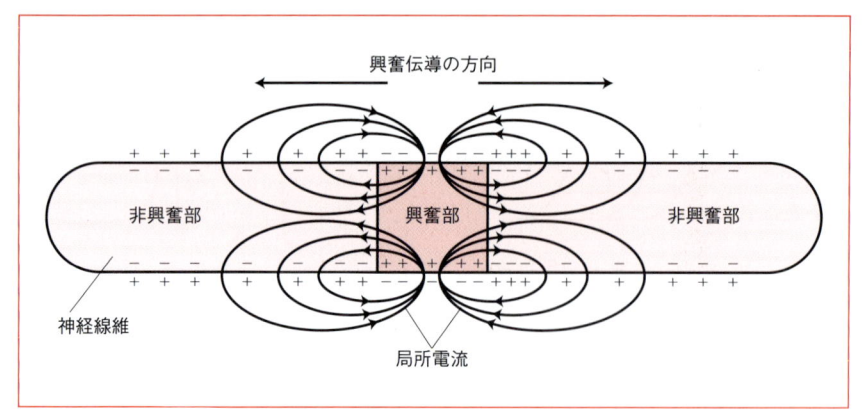

図 2-16 局所電流による興奮の伝導

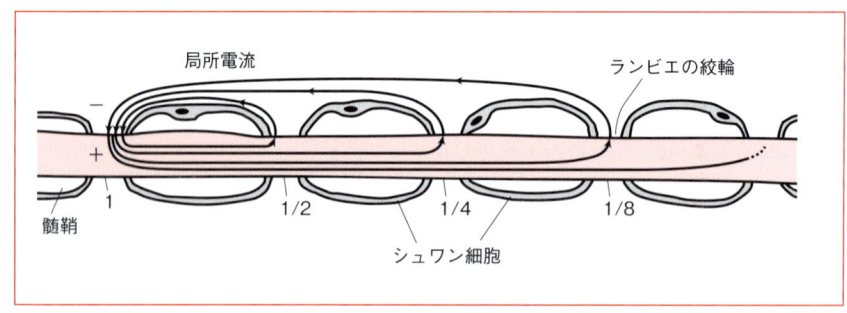

図 2-17 有髄神経における跳躍伝導
数字は絞輪を流れる電流の相対値．

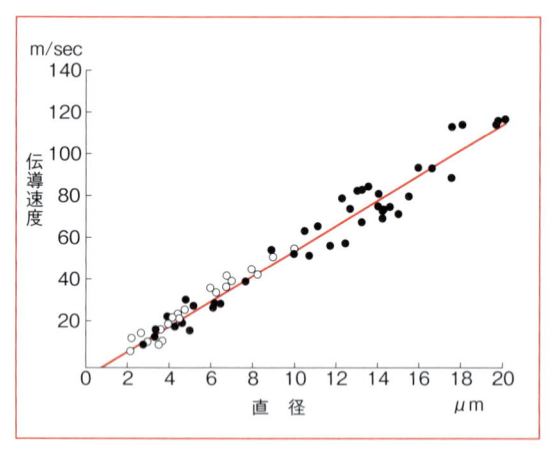

図 2-18 神経線維の伝導速度と直径（ネコの有髄神経）
○，●は別個体を表す
〔真島英信：生理学，改訂第 18 版，90 頁，文光堂，東京，1986〕

経線維の安全率は 5〜7 である．1 つの絞輪の興奮による電流は次の絞輪では約 1/2 ずつ減衰するので，少なくとも 2 つまでは絞輪を飛ばして伝導することが可能である．有髄神経ではこのように興奮が絞輪から絞輪に飛び飛びに伝導するので，伝導速度が飛躍的に速められる．

3．神経線維の種類と興奮伝導速度

電流の流れやすさは導線の断面積に比例する．無髄神経では，この原理のように，興奮の伝導速度は神経線維の断面積に比例する．一方，有髄神経では伝導速度は線維径に比例する（図 2-18）．これは髄鞘の長さが直径に比例しているためと考えられている．同じ直径なら，伝導速度は有髄神経のほうが無髄神経より速い．

神経線維においては，一般に直径が太いほど興奮性が高く（閾値が低いこと，感受性が高いことと同義），伝導速度が速い．

表 2-3 神経線維の分類（哺乳類の神経線維を分類したもの）

a. 文字分類

神経線維の種類			機　能	直径（μm）	伝導速度（m/sec）
A	α	有髄神経	自己受容（筋紡錘からの求心性神経）骨格筋支配の運動神経	12〜20	70〜120
	β		触覚，圧覚	5〜12	30〜70
	γ		錘内筋支配の運動神経	3〜6	15〜30
	δ		痛覚，冷覚，触覚	2〜5	12〜30
B			自律神経節前線維	<3	3〜15
C		無髄神経	痛覚，温度感覚，運動感覚など	0.4〜1.2	0.5〜2
			交感神経節後線維	0.3〜1.3	0.7〜2.3

b. 数字分類（数字分類は感覚神経で用いられることが多い）

神経線維の種類			機　能	文字分類との対応
I	a	有髄神経	筋紡錘の主に核袋線維	Aα
	b		腱紡錘からの求心性線維	
II			筋紡錘の主に核鎖線維，触覚，圧覚	Aβ
III			痛覚，冷覚，触覚	Aδ
IV		無髄神経	痛覚，温度感覚その他の受容器	脊髄後根のC

〔Ganong WF：Review of Medical Physiology, 16th ed, Appleton & Lange, East Norwalk, 1993〕

神経線維は直径の太さによって分類される．分類には文字によるものと数字によるものがある（表 2-3）．文字分類ではA，B線維が有髄神経，C線維が無髄神経で，数字分類ではI〜III群線維が有髄神経，IV群線維が無髄神経である．文字分類は運動神経，感覚神経の両方に適用されるが，感覚神経には数字分類が用いられることが多い．

F. 興奮の伝達

1. シナプス伝達の機序

神経系ではニューロンからニューロンへ活動電位が"伝達"される．ニューロンとニューロンが接触する部位をシナプス（synapse）という．軸索を興奮が伝わることを伝導（conduction）というのに対して，シナプスで興奮が受け渡されることを伝達（transmission）という．シナプス伝達の機序には次の2通りがある．

a. 電気的シナプス

心筋や平滑筋，無脊椎動物の神経系には，わずか20Åの間隙で隣接する2つの細胞の膜が，規則正しく並んだ細管で連結されたギャップ結合（gap junction）という構造がみられる（180頁参照）．細管部は無機イオンが自由に通過でき，電気抵抗も低い．そのため，ギャップ結合をもつ細胞間では，抵抗の低い細管を流れる局所電流によって興奮の電気的伝達（electrical transmission）が行われる（図 2-19）．このようなシナプスを電気的シナプス（electrical synapse）とよぶ．電気的シナプスでは，興奮は1つの細胞から他の細胞へ両方向性に伝達される．

b. 化学的シナプス

化学的シナプス（chemical synapse）では，神経線維終末部のシナプスボタンが，つぎのニューロンの細胞体や樹状突起部とわずかな空間をおいて接触する（図 2-20）．シナプスにおいて，興奮を伝える側をシナプス前膜，興奮を受け取る側をシナプス後膜という．シナプス前膜には活性帯（active zone）とよばれる肥厚部，後膜にはシナプス後肥厚部（postsynaptic density）があり，前者は伝達物質の放出に，後者はその受容にそれぞれ関与している．また，シナプス前膜には伝達物質を包含したシナプス小胞（synaptic

図 2-19　電気的シナプス
〔Dudel J：Transmission of excitation from cell to cell. Human Physiology, 2nd ed (Schmidt RF, Thews G eds), p.43-60, Springer-Verlag, Berlin, Heidelberg, 1989〕

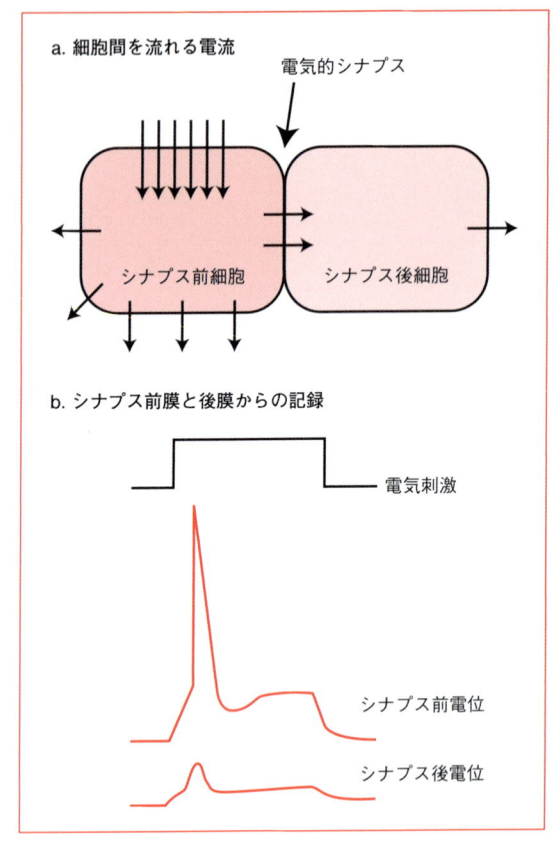

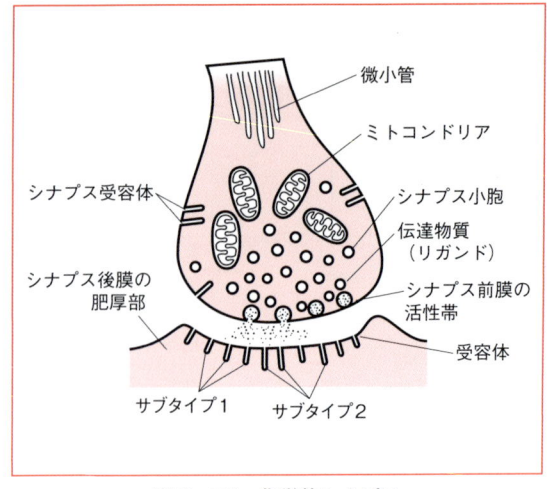

図 2-20　化学的シナプス

vesicle）と多数のミトコンドリアがみられるのが特徴である．シナプス小胞にはアセチルコリン，グリシン，グルタミン酸を含むもの，カテコラミンを含むもの，神経ペプチドを含むもの，の形態が異なる3種類がある（伝達物質については後述）．シナプス小胞はニューロンの細胞体で作られ，軸索から終末部へ輸送される．神経終末部の電位変化によってこれらの小胞は形質膜（前膜）と融合して小穴を形成し，そこから伝達物質を放出（exocytosis）（開口放出）する．この開口放出には前膜のCa^{2+}チャネルが関与する．その後，伝達物質は前膜から回収され（endocytosis），小胞は再合成される．前膜と後膜の間は20～40 nm程度のへだたりがあり，これをシナプス間隙（synaptic cleft）という．

最近の分子生物学の進歩によって，伝達物質の受容体（receptor）の構造と機能について多くのことが解明されている．その中でも受容体の重要な特徴は，①リガンド（伝達物質）の受容体には複数のサブタイプがあること[*1]，②シナプス前膜にも受容体があること［シナプス前受容体（presynaptic receptor）］[*2]，③受容体は構造と機能から，イオンチャネル型受容体と代謝型（7回膜貫通型）受容体に大別される（18頁参照），などである．

化学的シナプスにおける興奮伝達のしくみはつぎのようである．

（1）まだ完全には解明されていない機序によってシナプス小胞は形質膜に融合する．

（2）興奮がシナプス小頭部（前膜）に到達し，前膜のNa^+イオンの透過性増大による脱分極で活性帯に

[*1] たとえば，ノルアドレナリンには$α_1$，$α_2$受容体，$β_{1～3}$受容体がある．また，アセチルコリンの受容体には，神経節，終板などのニコチン受容体（nicotinic receptor）と，平滑筋のムスカリン受容体（muscarinic receptor）がある（5章参照）．これによってリガンドの効果が選択的となる．

[*2] リガンドの分泌過剰を補う効果がある．

あるCa^{2+}チャネルが開いてCa^{2+}イオンが前膜内に流入する.

(3) Ca^{2+}イオンは前膜と小胞の融合部に作用して小穴が形成される

(4) 小穴から小胞内の伝達物質がシナプス間隙に放出される(開口放出).

(5) 伝達物質はシナプス間隙を拡散し,シナプス後肥厚部に到達し,その伝達物質に特異的な受容体(receptor)と結合する.

(6) シナプス後膜のイオン透過性が増大し,シナプス後電位(postsynaptic potential)が発生する.

図2-21はシナプス伝達のようすを示す.この場合の伝達物質はアセチルコリン[acetylcholin (ACh)]である.シナプス間隙に放出されたAChはシナプス後膜の受容体と結合した後,50%がACh分解酵素であるコリンエステラーゼ(cholinesterase)によって分解され,シナプス前膜から取り込まれてACh合成に再利用される.残りの50%は血流に入る.

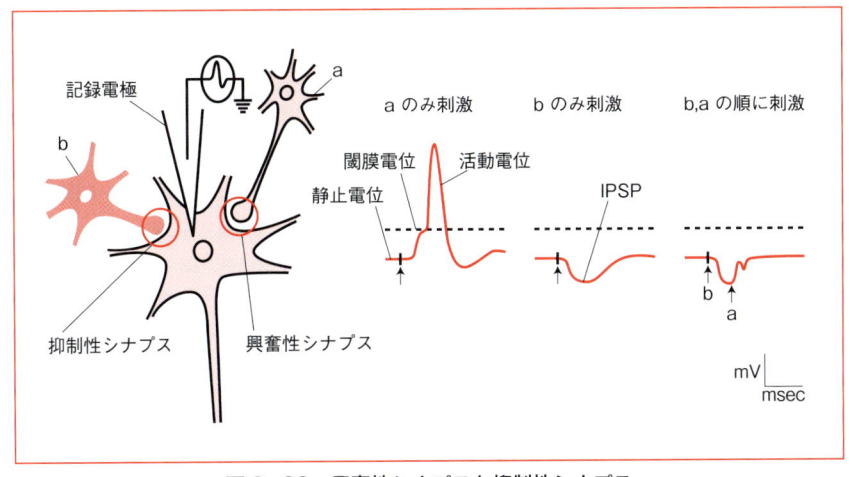

2. 興奮性シナプスと抑制性シナプス

電気的シナプスが興奮性シナプスのみであるのに対して,化学的シナプスには興奮性シナプスと抑制性シナプスがある(図2-22).興奮性シナプスではシナプス後膜に興奮性シナプス後電位[excitatory postsynaptic potential (EPSP)]とよばれる脱分極電位が生じる.EPSPには伝導性はないが,脱分極が閾膜電位を超えると活動電位が発生する.活動電位はさらに次のニューロンへと興奮を伝える.

一方,抑制性シナプスでは,シナプス前膜から抑制性伝達物質が放出され,シナプス後膜に抑制性シナプス後電位[inhibitory postsynaptic potential (IPSP)]が生じる.IPSPは過分極電位で,Cl^-の透過性が増大することによる.IPSPが生じた膜の興奮性は低下し,シナプス前膜の興奮の伝達はここで抑制される.このように,シナプス後膜のイオン透過性の変化によって生じる抑制をシナプス後抑制(postsyn-

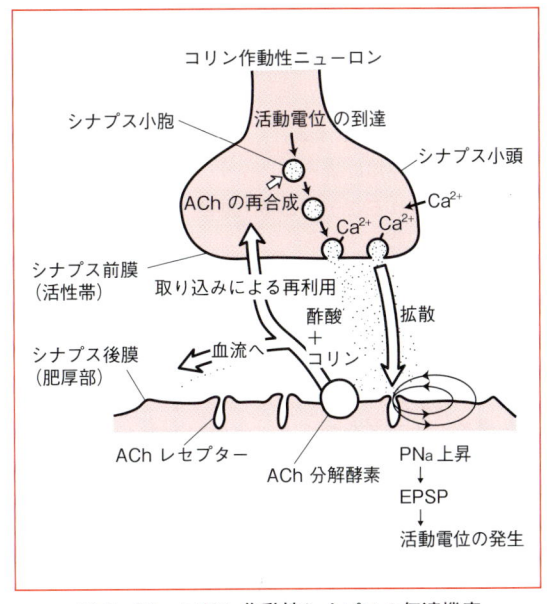

図2-21 コリン作動性シナプスの伝達機序

図2-22 興奮性シナプスと抑制性シナプス

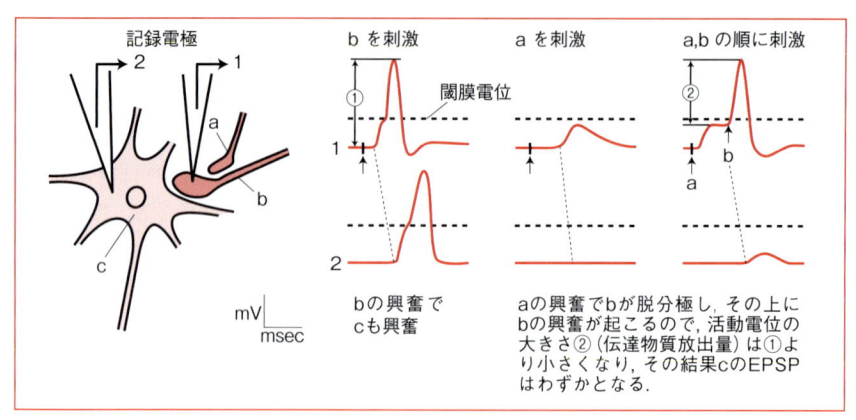

図2-23 シナプス前抑制

aptic inhibition）とよぶ．

伝達物質の種類によって，シナプス小胞に形態的な違いが認められることがある（図2-20）．

3. シナプス前抑制

IPSPによらず興奮伝達を抑制するしくみがある．これをシナプス前抑制（presynaptic inhibition）という（図2-23）．シナプス前抑制では，ニューロンcと興奮性シナプスをつくるニューロンbの小頭部に，1個の興奮性ニューロンaが別のシナプスをつくっている．通常はシナプス前ニューロンbが興奮すると，シナプス後ニューロンcにはEPSPが生じる．このようなシナプス前抑制の回路では，ニューロンaが興奮するとbにはEPSPが生じるが，このときcにEPSPは生じない．ところが，aが興奮した後にbが興奮すると，cにEPSPは生じるが，その大きさはbのみが興奮した場合に比べて著しく小さくなる．つまり，aの先行興奮によって，bからcへのシナプス伝達は抑制されたことになる．

このようなシナプス前抑制の起こる機序は次のように説明されている．すなわち，前抑制性ニューロンaの興奮によって小頭部bがあらかじめ脱分極したところへ本来の興奮伝達経路からの興奮が起こると，活動電位の振幅は通常よりも小さくなる．伝達物質の放出量は活動電位の大きさに依存するために，小頭部bからの伝達物質の放出量は減少する（39頁「量子説」参照）．したがって，シナプス後ニューロンcのEPSPは小さくなると考えられる．

シナプス前抑制は，屈筋支配のIa線維による伸筋Ia線維の抑制回路などにみられる（71頁参照）．

4. シナプスにおける伝達物質

化学的シナプスの性質は，伝達物質の種類とその受容体の特徴によって決定される．近年，多くの伝達物質が同定され，その受容体の構造が明らかにされるとともに，シナプスにおける情報伝達の分子生物学的理解が進んだ．神経系，特に中枢神経系には多数の伝達物質と受容体が存在する（表2-4）．伝達物質にはアミン系（図2-24），アミノ酸系，プリン系，ペプチド類などがある．このほかに，気体のNOとCOも伝達物質である．ある物質が伝達物質であると同定されるには，①その物質の分布とその受容体，合成酵素，分解酵素すべての分布が一致していること，②その物質が脳の妥当な部位から放出されていること，③神経興奮によって放出され，後膜に作用してシナプス後電位を発生させること，④この物質の単一のニューロンへの直接投与でも③が起こること，⑤阻害物質が存在することが必要である．

G. シナプスの性質

一般に，神経系による情報の伝達は，複数のシナプスを介して複雑なニューロン回路網によって行われる．

1. 1方向性伝達

化学的シナプスでは，その形態と伝達のしくみからもわかるように，シナプスにおける興奮伝達は1方向性である．

表 2-4 神経伝達物質

確定された哺乳類の神経伝達物質の一部を表にした（ホルモンとよばれているものは除く）

物質名		存在場所
アセチルコリン	acetylcholine	神経筋接合部シナプス前膜，自律神経節前線維終末，副交感神経節後線維終末，交感神経節後線維終末（汗腺），脳の多くの部位，網膜内アマクリン細胞終末など
アミン類		
ドーパミン	dopamine	交感神経節内SIF細胞，正中隆起その他の視床下部，辺縁系，黒質線条体線維，新皮質の一部，網膜など
ノルアドレナリン	noradrenaline	大部分の交感神経節後線維終末，大脳皮質，視床下部，脳幹，小脳，脊髄
アドレナリン	adrenaline	視床下部，視床，中脳中心灰白質，脊髄，筋血管（アドレナリンβレセプター）
セロトニン	serotonin	視床下部，辺縁系，小脳，脊髄，網膜
ヒスタミン	histamine	視床下部，脳の他の部位
アミノ酸（興奮性伝達物質）		
グルタミン酸	gulutamate	大脳皮質，脳幹
アスパラギン酸	aspartate	大脳皮質視覚野
アミノ酸（抑制性伝達物質）		
グリシン	glycine	脊髄，脳幹，抑制性介在ニューロン，網膜
γ-アミノ酪酸	γ-aminobutyrate（GABA）	小脳，大脳皮質，シナプス前抑制介在ニューロン，網膜
プリン類		
アデノシン adenosine		新皮質，嗅脳，海馬，小脳
ATP		自律神経節，手綱
気体		
NO，CO		中枢神経
ポリペプチド		
P物質	substance P	一次侵害受容性ニューロン終末，脳の多くの部位，網膜
ソマトスタチン	somatostatin	視床下部正中隆起その他の脳，脊髄膠様質，網膜
エンドセリン	endothelin	下垂体後葉，脳幹
エンケファリン	enkephalin	脊髄膠様質その他多くの中枢神経系，網膜
β-エンドルフィン	β-endorphin	視床下部，視床，脳幹，網膜
血管作動性小腸ペプチド VIP：vasoactive intestinal polypeptide		コリン作動性節後線維，一部の感覚神経，視床下部，大脳皮質，網膜
ニューロテンシン	neurotensin	視床下部，網膜
ニューロペプチドY		延髄，中脳中心灰白質，視床下部，自律神経系のノルアドレナリン性・アドレナリン性・その他のニューロン
インヒビン		脳幹

〔Ganong WF：Review of Medical Physiology, 22 nd ed, McGraw-Hill Companies, Inc., USA, 2005〕

2．シナプス遅延

シナプス伝達に要する時間をシナプス遅延（synaptic delay）とよぶ．電気的シナプスでは0.5 msec以内，化学的シナプスでは0.5～数 msecである．したがって神経経路において，シナプスを多く介するほど興奮が目的の場所に到達するのに時間がかかることになる．

3．シナプスの疲労

化学的シナプスでは，シナプス前膜の興奮が連続して起こった場合，大量の伝達物質の放出によって再合成が追いつかないために伝達物質が枯渇し，シナプス伝達が行えなくなる．この状態を伝達疲労（trans-

図 2-24 生体アミン

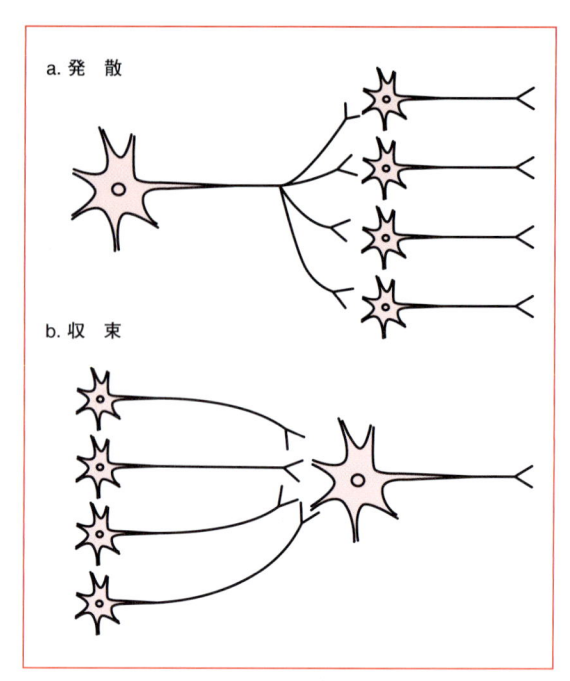

図 2-25 発散と収束

mission fatigue）という．時間がたてば疲労から回復し，シナプスは再び機能するようになる．シナプスの疲労は筋の疲労よりも起こりにくい（52頁参照）．

4．伝達阻害物質

化学的シナプスは，伝達物質とレセプターの特異的な結合によって機能する．伝達物質とそのレセプターの結合は酵素反応のように分子構造の特徴に依存するため，本来の伝達物質と共通の結合部をもつ物質は競り合って後膜のレセプターに結合できる．この現象を競合阻害（competitive inhibition）という．クラーレ（curare）はこのような作用をもつ伝達阻害物質の1つである．南米の現地人が矢毒として用いていたものだが，筋側のAChレセプターに特異的に作用して筋収縮を抑制することが知られている．これに対して，副交感神経末端から出るAChに競合阻害作用をもつ物質はアトロピン（atropine）である．このように，同じ伝達物質でも異なる阻害物質が存在することから，シナプスの特徴は伝達物質のレセプターの性質に依存することがわかる．

抑制性伝達物質の競合的阻害物質には，GABAに対するビキュキュリン（bicuculin）やピクロトキシン（picrotoxin），グリシン（glycin）に対するストリキニン（strychinine）などがある．ストリキニンは破傷風毒素で，脊髄の抑制性シナプスを遮断して全身に激しい痙攣を起こす．

5．発散と収束

神経系における情報は活動電位という全か無かのデジタル信号にすぎないが，さまざまなニューロン結合の型が組み合わさった回路網をつくることによって複雑な情報処理を行っている．

たとえば，1個のニューロンの軸索が分岐して多くのニューロンにシナプス結合することを発散（divergence）といい，逆に多くのニューロンが1個のニューロンにシナプス結合することを収束（convergence）という（図2-25）．発散の回路によって情報は広範囲に拡大するので，一度に多くの効果器の作動が可能である．収束の回路によって情報の集約が可能となる．

6．閉塞

抑制性のシナプスによらないでシナプス伝達効果が抑制されたようにみえる現象を閉塞（occlusion）という．図2-26に示したように，2組の発散の回路に重なりがある場合には，それらの回路が同時に働くと，片方ずつ働いた場合の効果の代数和よりも効果が少なくなる．

7．側方抑制

聴覚や視覚の上行路には，特定の音や光を誇張するための側方抑制（lateral inhibition）の回路がみられる（図2-27）．この回路によって刺激野の中心部を

図2-26　閉　塞

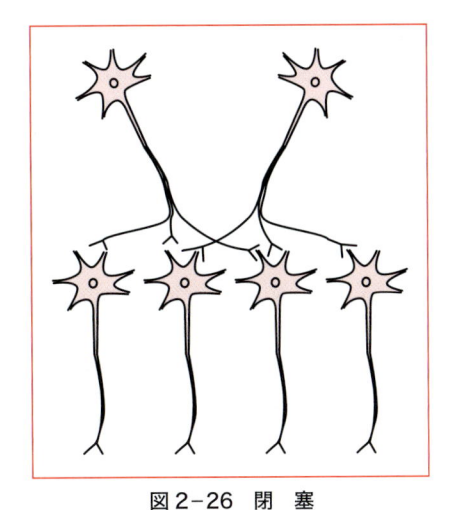

図2-27　側方抑制

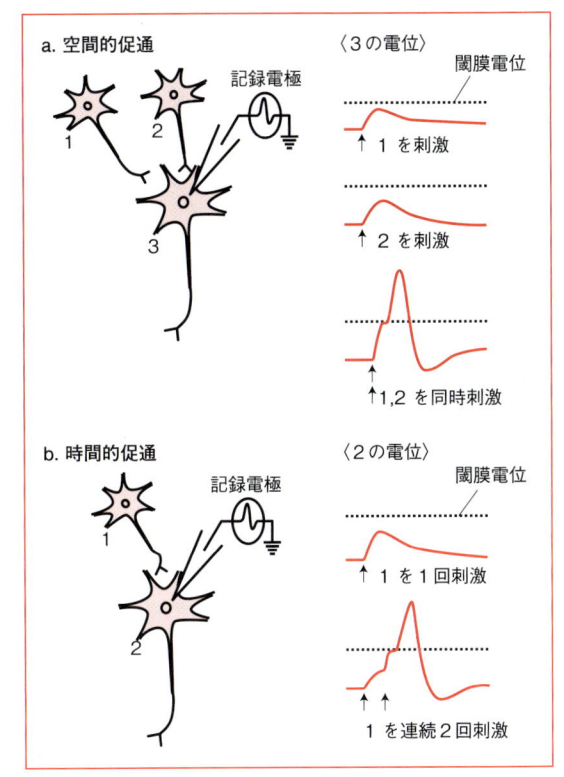

図2-28　シナプスにおける促通

支配する神経の興奮が強調され，逆に周辺部は抑制される．

8. 促　通

1個のニューロンを単独で刺激してもシナプス後膜に閾下EPSPしか生じないとき，2個のニューロンを同時に刺激して活動電位を発生させることができる場合がある［空間的促通（spatial facilitation）］．また，1個のニューロンを連続して刺激することによってEPSPの加重を起こさせ活動電位を発生させることもできる［時間的促通（temporal facilitation）］（図2-28）．一般に，2つの刺激の効果が個々の効果の代数和より大きくなる現象を促通（facilitation）とよぶ．促通の代わりに加重（summation）という用語が用いられることもあるが，厳密には両者は異なる概念である．加重というのは，後の反応が前の反応に代数和的に重なるような場合に，たとえば量子説（後述）でその出現が説明されるEPSPの大きさや，筋収縮力（51頁参照）などに用いられる．促通は生理学上重要な概念であるが，看護ケアのうえでも重要なヒントを提供している．すなわち，看護者が痛みのケアをするとき，時間に制限がある場合は，患者の身体の広範な部位に除痛刺激（皮膚マッサージなど）を与えることで空間的促通効果を期待する．また，刺激できる部位が限られているときは，長時間刺激することで時間的促通効果を期待するのである．

9. フィードバック

フィードバック（feedback）とは出力信号の一部が入力にもどるという意味の電子工学用語である．中枢神経系において負のフィードバック回路（negative

a. ポジティブフィードバック

反回性軸索側枝
介在ニューロン

b. ネガティブフィードバック

抑制性介在ニューロン

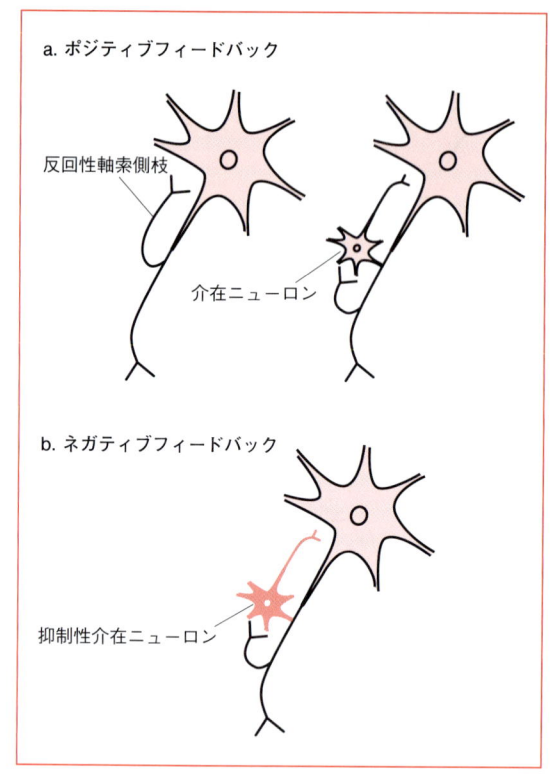

図2-29　フィードバック回路

feedback circuit）は重要である．たとえば，脊髄運動ニューロンは軸索から側枝を出して1個の抑制性介在ニューロン［レンショウ細胞（Renshaw cell）］とシナプスを形成し，自己を抑制する（図2-29）．側枝が反回していることから，このような抑制を反回抑制（recurrent inhibition）ともいう．正のフィードバック回路（positive feedback circuit）も中枢神経系に存在すると考えられている（図2-29）．この回路では，軸索側枝が直接細胞体にシナプス結合をつくる場合と，興奮性の介在ニューロンを介する場合がある．

　正のフィードバック回路によって，一度始まった興奮が長時間持続しうる．このような回路は短期的な記憶の保持に関係するといわれる．

10. シナプスの可塑性

　シナプスを含むニューロン回路が繰り返し興奮すると，シナプス伝達の効率やシナプス結合に変化が起こることがあるが，これをシナプスの可塑性（plasticity）という．反復刺激を中止したあとにシナプス伝達が促進される現象を反復刺激後増強［post-tetanic potentiation（PTP）］といい，数十秒から数分間続く．この期間は，長時間の刺激によってシナプス前ニューロンの後過分極電位が非常に深くなっているので，休止後の新たな刺激に対して振幅の大きな活動電位が生じ，伝達物質放出量が多くなるためにシナプス伝達が促進すると考えられている（次項「量子説」参照）．海馬や大脳皮質などのシナプスでは，シナプス前ニューロンの高頻度刺激でEPSPの振幅増大が数時間から数週間持続する［長期増強（long-term potentiation：LTP）］．LTPは中枢神経系のシナプス結合に長期的な形態的変化をもたらすといわれ，記憶や学習との関係が示唆されている[2]．

H. 神経筋接合部

　運動神経の終末部と骨格筋とのシナプス部位を神経筋接合部（neuromuscular junction）という．運動神経末端から放出される伝達物質はAChである．AChレセプターを有する筋側のシナプス後膜は終板（endplate）と呼ばれる．1つの終板の大きさは直径数十μmで，筋線維1本につき1〜数個みられる．

1. 終板電位

　運動神経の興奮で放出されたAChがレセプターに結合すると，終板に脱分極が生じる．これを終板電位（endplate potential）という．終板電位の大きさはシナプス小胞からのACh分子の放出量に依存する．終板電位が閾膜電位を超えたとき活動電位が発生する．

2. 量子説

　運動神経が興奮していないときでも，その終末部からは，シナプス小胞1個に相当する10^3〜10^4分子のAChが自発的に放出されている．これによって，終板には終板電位の1/100（0.5 mV）程度のごく小さな電位が生じる．これを微小終板電位（miniatuare endplate potential）とよぶ（図2-30）．終板電位発生時には微小終板電位の数百倍のACh分子が放出されるといわれている．神経筋接合部ではACh分子が微小終板電位を発生させるまとまった数だけ放出され（素量的放出），終板電位も微小終板電位を素量として構成されるという考えを量子説（quantum theory）という．この説は伝達物質の放出量と膜電位の大きさの間に一定の関係があることを示しており，シナプス前抑制や，反復刺激後増強の理論的根拠に

なっている．

II 神経細胞の異常

一般に，神経細胞の機能の異常は，細胞内外のイオン濃度の異常，イオンチャネルや伝達物質を阻害する化学物質の存在，外傷や悪性腫瘍などによる神経組織の侵襲や圧迫などによって起こる．伝達物質のレセプターに生じた病変（レセプター遺伝子の突然変異など）によって起こる異常もある．そのもっともよく知られた例は重症筋無力症（myastheniagravis）である．これは，終板のAChレセプターに対する抗体ができ，レセプターが減少する自己免疫疾患である．外眼筋，嚥下や咀嚼に関与する筋群がおかされやすい．しばしば胸腺腫を伴う．シナプス前膜におけるAChの再合成能も低下するため，治療には抗コリンエステラーゼが用いられる．

また最近では，種々の精神疾患の原因が受容体形成や伝達物質の生成に関与する遺伝子の異常によるものであることが明らかになってきた．たとえば，うつ病の発症は脳内セロトニン合成酵素の突然変異と関係が深いことが明らかにされた．また，統合失調症には，中枢におけるドーパミンD_2受容体の異常によるドーパミンの過剰（ドーパミン説）や，グルタミン酸受容体の異常が関与する（グルタミン説）可能性がある．

III 神経細胞のフィジカルイグザミネーション

身体運動，精神機能，感覚系の異常や内臓あるいは循環器系に自律神経系症状がある場合，血漿中の

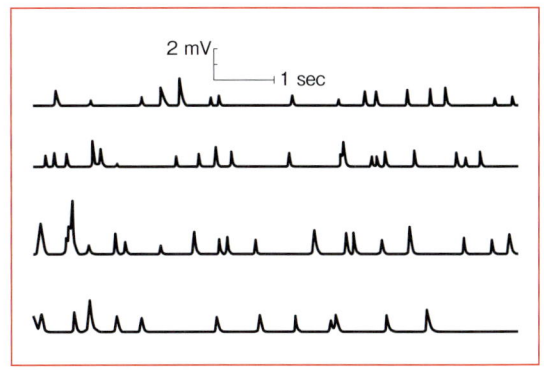

図2-30　カエルの筋の微小終板電位
〔Fatt P, Katz B：Spontaneous subthreshold activity at motor nerve endings. J Physiol（Lond）117：109-128, 1952〕

Na^+，K^+などのイオン濃度やレセプター抗体の有無を検査することで，神経細胞の機能異常を判断することができる．

▷ 文　献 ◁

1) Hodgkin AL, Huxley AF：Quantitative description of membrane current and its application to conduction and excitation in nerve. J Physiol（Lond）117：500-544, 1952
2) Tsukahara N, Fujito Y：Neuronal plasticity in the newborn and adult feline red nucleus. Lesion-Induced Plasticity in Sensorymotor Systems（Flohr H, Pecht W eds），p.64-74, Springer-Verlag, Berlin, Heidelberg, New York, 1981

KEYWORD

🔑細胞膜　🔑イオン透過性　🔑イオンチャネル　🔑平衡電位　🔑ニューロン　🔑樹状突起　🔑軸索　🔑髄鞘　🔑有髄神経　🔑無髄神経　🔑静止電位　🔑活動電位　🔑脱分極　🔑過分極　🔑閾膜電位　🔑逆転電位　🔑イオンポンプ　🔑Na^+-K^+ATPアーゼ　🔑能動輸送　🔑強さ-時間曲線　🔑全か無かの法則　🔑絶対不応期　🔑相対不応期　🔑興奮の伝導　🔑局所電流　🔑跳躍伝導　🔑シナプス伝達　🔑電気的シナプス　🔑ギャップ結合　🔑化学的シナプス　🔑シナプス小胞　🔑伝達物質　🔑リガンド　🔑レセプター（受容体）　🔑シナプス前受容体　🔑興奮性シナプス　🔑抑制性シナプス　🔑シナプス後電位（PSP）　🔑シナプス前抑制　🔑1方向性伝達　🔑シナプス遅延　🔑シナプスの疲労　🔑伝達阻害物質　🔑競合阻害　🔑発散　🔑収束　🔑閉塞　🔑側方抑制　🔑促通　🔑空間的促通　🔑時間的促通　🔑加重　🔑フィードバック　🔑神経筋接合部　🔑終板電位　🔑量子説　🔑微小終板電位

学習課題

- ☐ ニューロンの形態と各部の機能を説明しなさい
- ☐ 有髄神経と無髄神経の相違点を述べ，それぞれに神経線維の例を挙げなさい
- ☐ 静止電位と活動電位ではイオン透過性はどのように異なるか
- ☐ 閾膜電位と全か無かの法則について説明しなさい
- ☐ 不応期とはどのような現象か，また，神経細胞，骨格筋，心筋の不応期についても説明しなさい
- ☐ 無髄神経と有髄神経の興奮伝導について説明しなさい
- ☐ シナプス後電位の種類と特徴について述べなさい
- ☐ シナプス前抑制のしくみを説明しなさい
- ☐ 代表的な神経伝達物質の名称と存在場所を述べなさい
- ☐ ニューロン回路網の例を挙げ（図示），それぞれの情報伝達様式を説明しなさい
- ☐ 神経筋接合部で起こっている現象を述べなさい

3 筋収縮と運動

学習目標

1. 骨格筋（横紋筋）の形態がいえる
2. 興奮収縮連関が説明できる
3. 筋収縮の滑走説がわかる
4. 骨格筋，心筋，平滑筋それぞれの特徴がいえる
5. 筋紡錘，腱紡錘の形態と機能がいえる
6. 骨格筋の収縮様式と収縮の特徴について説明できる
7. 筋疲労が説明できる
8. 姿勢と動作のしくみがわかる

　私たちがものを運び，姿勢を保ち，身体を自由に動かし，移動できるのは，骨格筋（skeletal muscle）［あるいは横紋筋（striated muscle）］という組織が収縮・弛緩する運動機能を備えていることによる．骨格筋は意思によって動くので随意筋（voluntary muscle）ともいう．一方，私たちの体内でも，呼吸運動や心拍動，消化管運動など多くの内臓が運動している．運動するということは力学的な仕事をするということで，筋収縮には体内のエネルギー源からエネルギーを取り出して利用する代謝過程が伴う．筋は神経細胞と同じく興奮性組織で，筋収縮には活動電位が先行する．電気マッサージのように筋を直接刺激して収縮させることもできるが，通常は運動ニューロンのインパルスが筋に伝達されて筋収縮が起こる．この運動ニューロンには，さまざまな反射回路からの入出力や，上位中枢で統合処理された最終的な司令が収束する．筋組織には横紋筋のほかに内臓の平滑筋（smooth muscle）があるが，両者の基本的構造は共通している．この章では，運動器としての骨格筋の形態と機能を中心に述べることにし，平滑筋と心筋［cardiac（または heart）muscle］については12章「消化と吸収」並びに7章「循環系」でそれぞれ詳しく扱う．

I 筋の形態と機能

A. 骨格筋の形態

　ヒトの筋組織は体重の約40％を占める．光学顕微鏡で1枚の筋を観察すると，細長い円柱形の筋線維（muscle fiber）［筋細胞（muscle cell）］が多数集合しているのがわかる（図3-1a〜c）．筋線維の直径は10〜200μm，長さは数mmから長いものでは20〜30cmにもなる．筋線維の長軸に垂直な方向に規則正しい縞模様（横紋）が観察されることから，骨格筋は横紋筋ともよばれる．平滑筋ではこのような明瞭な縞模様はみられない．1本の筋線維は直径1〜2μmの多数の筋原線維（myofibril）からなっている（図3-1d）．筋原線維を電子顕微鏡で拡大してみると，暗い部分［暗帯（anisotropic band）またはA帯（A-band）］と明るい部分［明帯（isotropic band）またはI帯（I-band）］が交互に規則的に繰り返されて横紋が形成されているようすがよくわかる．I帯の中央部の暗い線の部分をZ帯（Z-band）とよぶ．Z帯からZ帯までを筋節（sarcomere）という．筋節は弛緩状態で2〜3μmの長さがあり，筋

42　第3章　筋収縮と運動

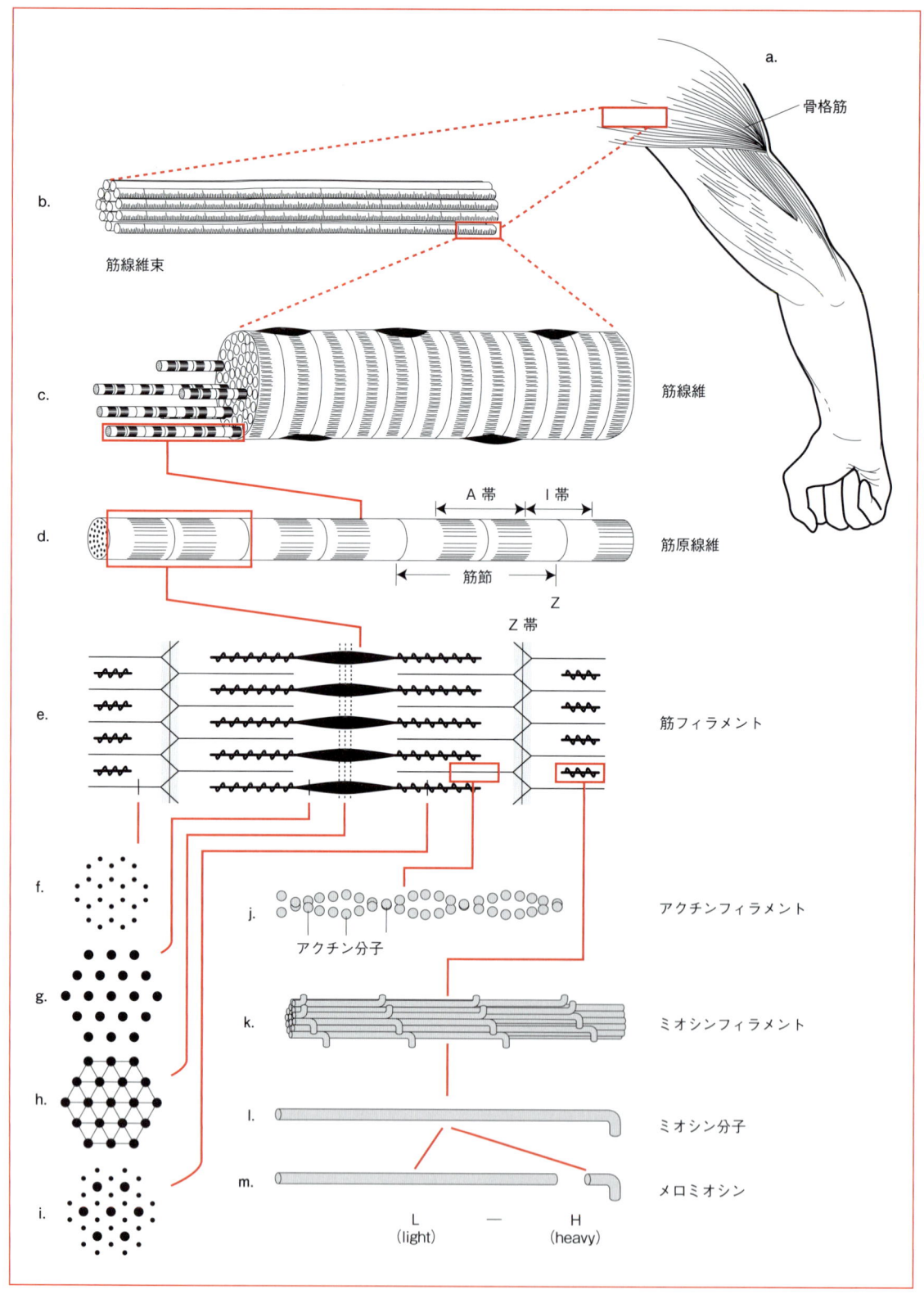

a. 骨格筋
b. 筋線維束
c. 筋線維
d. 筋原線維　A帯　I帯　筋節　Z
e. 筋フィラメント　Z帯
f.
g.
h.
i.
j. アクチンフィラメント　アクチン分子
k. ミオシンフィラメント
l. ミオシン分子
m. メロミオシン
L (light) — H (heavy)

図3-1　骨格筋の模式図
〔Bloom, Fawcett：Textbook of Histology, Saunders, Philadelphia, 1986〕

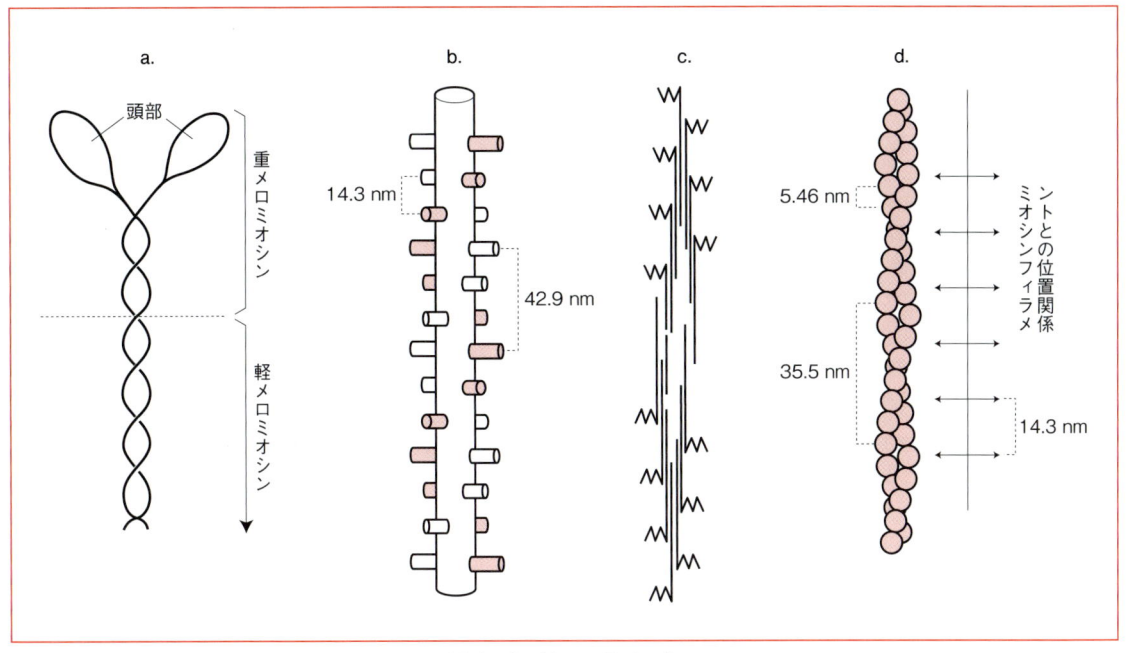

図3-2 筋フィラメント
a：ミオシン分子，b：ミオシンフィラメントの構造模型[1]，c：ミオシン分子の配列[2]，d：アクチンフィラメントの構造模型[1]．

[[1] Huxley HE, Brown W：The low-angle X-ray diagram of vertebrate striated muscle and its behaviour during contraction and rigor. J Mol Biol 30：383-434, 1967. [2] Huxley HE：Electron microscope studies on the structure of natural and synthetic protein filaments from striated muscle. J Mol Biol 7：281-308, 1963]

原線維を構成する最小単位になっている．さらに微視的に観察すると，筋節は太さの異なる2種類の筋フィラメントで構成されている（図3-1e, j～m）．筋フィラメントは高分子の構造タンパク質（structure protein）で，太い方をミオシンフィラメント（myosin filament），細い方をアクチンフィラメント（actin filament）という．筋節の断面像から，アクチンはミオシンのまわりを六角格子で囲むようにその間に入り込んでいるのがわかる（図3-1f～i）．

ミオシン分子は重メロミオシンと軽メロミオシンの2つの成分からなる．重メロミオシンの頭部はATPase活性をもつ（図3-2a）．ミオシン分子は重メロミオシン部を突出させて規則正しく回転して配列し，ミオシンフィラメントを形成している（図3-2b, c）．これに対してアクチンフィラメントは，重合した球状のアクチン分子が二重らせん構造をなした形をしている（図3-2d）．X線回折像によって，ミオシン分子頭部は14.3 nmの規則正しい間隔でアクチンの特定部位と結合することが示された．ミオシンのアクチン結合部位を連結橋（cross-bridge）とよぶ（後述）．

このほかに，アクチンフィラメントと結合して筋の構造を補強するタンパク質（ジストロフィン-糖タンパク質複合体）も存在する．

骨格筋は筋の色から赤筋（red muscle），白筋（white muscle），中間色を呈する中間筋（intermediate muscle）などとよばれることがある．これは，骨格筋線維にⅠ型線維とⅡ型線維の2種類があることによる．ラットのヒラメ筋（Ⅰ型線維のみ）や長趾伸筋（Ⅱ型線維のみ）のような特殊な筋もあるが，ほとんどの筋にはⅠ型線維とⅡ型線維が混在する．したがって，骨格筋を赤筋，白筋などとよぶ場合は，Ⅰ型線維とⅡ型線維の混在比が一方に大きいと考えてよい．Ⅰ型線維はミオグロビン（酸素と親和性が高いヘムタンパク質）を多く含むので赤くみえ，ミオグロビン含有量が少ないⅡ型線維は白くみえる．Ⅰ型とⅡ型の骨格筋線維には，表3-1に示すような形態学的・生理学的特徴がある．Ⅰ型線維はミトコンドリアを多

表 3-1 骨格筋の線維の型による比較

特　徴	Ⅰ型線維	Ⅱ型線維
別の名称	赤筋	白筋
局　在	深部	表在性
形態的特徴：		
直　径	中程度	太い
筋　節	広い	狭い
ミトコンドリア	多い	少ない
筋小胞体の発達	わるい	よい
神経支配	小径のα運動ニューロン	大径のα運動ニューロン
神経筋接合部	1つ（小さい）	1つ（大きい）
組織化学的特徴：		
ミオシンATPase活性	低い	高い
呼吸系酵素活性	高い	低い
ミオグロビン含量	多い	少ない
解糖系酵素活性	中程度	高い
グリコーゲン	多い	中程度
筋収縮		
単収縮速度	遅い	速い
強　縮	持続的緊張	短時間の強い収縮
（強縮の大きさ）	（単収縮の3倍）	（単収縮の10倍）
疲　労	しにくい	しやすい

く含み，酸化酵素活性が高い．単収縮の経過時間は長いが持続的収縮が可能で，遅筋（slow muscle）ともよばれる．Ⅱ型線維は解糖系酵素活性が高く，太く大径のα運動ニューロン支配を受け，速く強い収縮が可能である．そのため，Ⅱ型線維は速筋（fast muscle）ともよばれる．

B. 骨格筋の興奮と収縮

1. 筋の活動電位と収縮時間

2章「神経細胞」で述べたように，運動神経の興奮がアセチルコリン（ACh）によって終板に伝達されると，終板電位から活動電位が生じる．筋膜に生じた活動電位は，横行小管系［transverse tubular system（T管系）］を通って筋全体に伝播する（図3-3）．骨格筋の活動電位にはスパイク電位に続く陰性後電位（negative after-potential）がみられるのが特徴である（図3-4a）．活動電位の発生後，筋収縮が起こる．骨格筋の1回の収縮は約100 msecで終了する．これに対して心筋や平滑筋では，活動電位経過時間，筋収縮時間ともに骨格筋より長い（図3-4b，c）．

前に述べたように，骨格筋はⅠ型線維とⅡ型線維の混合比によって収縮時間が異なる．Ⅱ型線維の割合が多い外眼筋（白筋）の収縮時間は20 msec足らずと短いが，典型的な赤筋のヒラメ筋のそれは200 msecにも達する（図3-5）．

骨格筋，心筋，平滑筋の性質を形態的・機能的側面から表3-2にまとめた．この表から，心筋や平滑筋と比べた骨格筋の特徴として，随意筋である，興奮性が高い（低閾値で時値が小さい），不応期が短い，興奮伝導速度が速い，疲労しやすい，などがあげられる．

2. 興奮収縮連関

筋に活動電位が生じてから収縮が発生するまでの一連の過程を興奮収縮連関［excitation-contraction coupling（E-C coupling）］という．興奮収縮連関の過程は次のようである．まず，終板より発生した活動電位は横行小管［transverse tubule（T管）］系を伝って筋内部に伝播される（図3-3，6）．筋小胞体（sarcoplasmic reticulum）の末端膨大部である終末槽（terminal cisterna）と横行小管が隣接する部分

を三連構造(triad)といい，脱分極がここに到達すると，筋小胞体中のCa^{2+}が筋形質中に放出される．Ca^{2+}はアクチンフィラメントに作用してアクチンとミオシンの相互作用を引き起こし，筋収縮が起こる(後述)．Ca^{2+}はカルシウムポンプの働きで再び筋小胞体に取り込まれ，筋は弛緩する．

　筋収縮におけるカルシウムの役割をもう少し詳しくみてみよう．筋節を構成する2つの筋フィラメントのうち，アクチンはさらにトロポミオシンと，3つの成分からなるトロポニン複合体というタンパク質を含んでいる(図3-7a，b)．筋弛緩時は，トロポニン複合体の筋収縮抑制成分(TnI)がアクチンとミオシンの相互作用部位を抑制しているので両者は結合できない(図3-7b，右)．筋形質中のCa^{2+}濃度が増すと，トロポニン複合体にCa^{2+}が結合してアクチンの抑制が解除される結果，ミオシンはアクチンに結合することができる(図3-7b，左)．

3．滑走説

　Huxleyら(1954)は，筋節の長さを変化させたときA帯の長さが常に一定であることを発見し，筋収縮は筋フィラメントの長さの変化ではなく，アクチンフィラメントがミオシンフィラメントの間に滑り込むことによって生じるという考えを発表した．これを滑走説[sliding (filament) theory]という．筋フィラメントの滑走力はアクチンとミオシンの連結橋で発生すると考えられている[クロスブリッジ説(cross-bridge theory)]．この仕組みはHuxleyとSimmons(1971)による連結橋のモデルで説明され

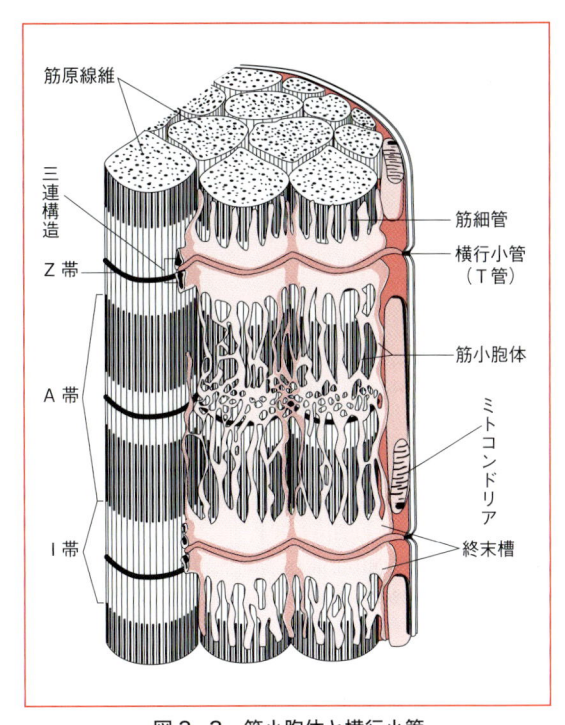

図3-3　筋小胞体と横行小管
カエル縫工筋の電子顕微鏡像からの模型図．
〔Peachey LD：The sarcoplasmic reticulum and transverse tubules of the frog's sartorius. J Cell Biol 25：209-301，1965〕

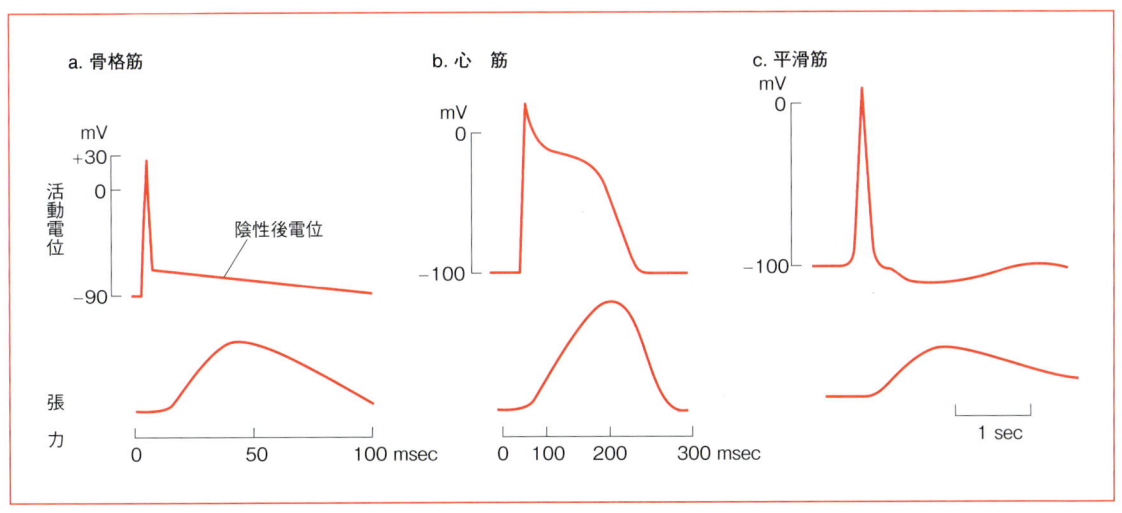

図3-4　活動電位と筋収縮

る[2]．彼らのモデルを簡略化したものを図3-8に示す．連結橋の頭部が図のaからbの位置に回転すると，腕の部分が延長し（l→l'），それが元の長さに戻ろうとする力がアクチンをたぐり寄せる力（収縮張力）になる．連結橋の腕長が再びlに戻ったとき，アクチンとミオシンの位置関係はcのように1つずれる．1つの連結橋をボートの漕ぎ手にたとえると，漕ぎ手の数が多いほどボートが速く進むように，連結橋の数に比例して発生張力は大きくなるはずである．Gordonら（1966）は，アクチンとミオシンの重なる位置関係では，発生張力はその重なりの長さ，すなわち連結橋の数に比例することを見出し，クロスブリッジ説を支持した（図3-9）．

このような筋の張力-長さ関係は種々の筋で明らかにされている（図3-10）．骨格筋と平滑筋は図の100％の長さ，すなわち生体長（筋が生体内にあるときの長さで，骨格筋では関節の可動範囲の中位における筋長）のとき（図3-10a, c），心筋ではやや引き伸ばされたとき，それぞれもっとも大きい張力を発生する．図中の静止張力（resting tension）は筋が引き伸ばされたときに生じる張力を，活動張力（active tension）は筋収縮によって発生した張力をそれぞれ意味する．

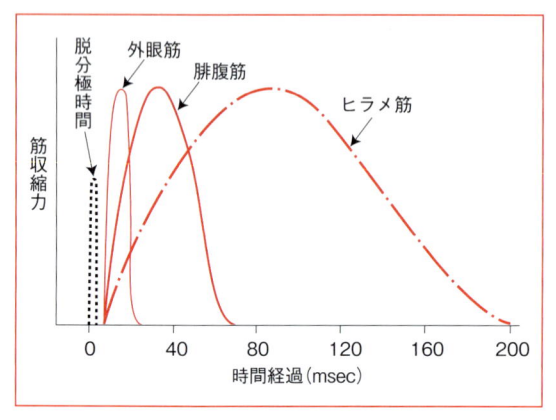

図3-5 種々の骨格筋の収縮時間

哺乳類の骨格筋における等尺性収縮の収縮時間．活動電位と筋の収縮時間との関係も示す．

〔Gyton AC: Textbook of Medical Physiology, 8th ed, p.75, Saunders, Philadelphia, 1991〕

表3-2 骨格筋，心筋，平滑筋の比較

	骨格筋	心筋	平滑筋
筋フィラメント	大小2種類（横紋をなす）	大小2種類（横紋をなす）	大小2種類（不規則に配列）
筋小胞体	よく発達（三連構造を作る）	発達悪い（二連構造あり）	非常に少ない（細胞膜と連結）
細胞間興奮伝導	絶縁伝導	全体に広がる	全体に広がる（ある方面に広がる）
神経支配	運動神経	自律神経	自律神経
運動	随意的	自律的	自律的
自動性	なし	結節組織にあり	歩調とり細胞にあり
静止電位	$-70 \sim -90$ mV	$-80 \sim -115$ mV	$-30 \sim -50$ mV（測定ごとに動揺）
活動電位	$120 \sim 140$ mV	$110 \sim 150$ mV 持続が長く平坦部がある	$30 \sim 60$ mV
電気刺激閾値	低い	中等	高い*（機械的刺激には敏感）
時値	0.3 msec	3 msec	100 msec（胃筋）
伝導速度	$3 \sim 4$ m/sec	$20 \sim 30$ cm/sec	$2 \sim 3$ cm/sec
絶対不応期	$1 \sim 2$ msec	$100 \sim 200$ msec	$50 \sim 100$ msec
単収縮の持続	0.1 sec	0.5 sec	数秒
加重	する	しない	顕著
強縮／単収縮	$3 \sim 5$	1	非常に大きい
緊張	神経による	神経による	筋自体にある
粘弾性	粘性小	粘性大	粘性大，塑性あり
疲労	しやすい	しにくい	しにくい

*内臓筋は単一刺激には反応しないものが多い（iterative）．血管筋は単一刺激に対して律動的収縮をする．
〔真島英信：生理学，改訂第18版，73頁，文光堂，東京，1986〕

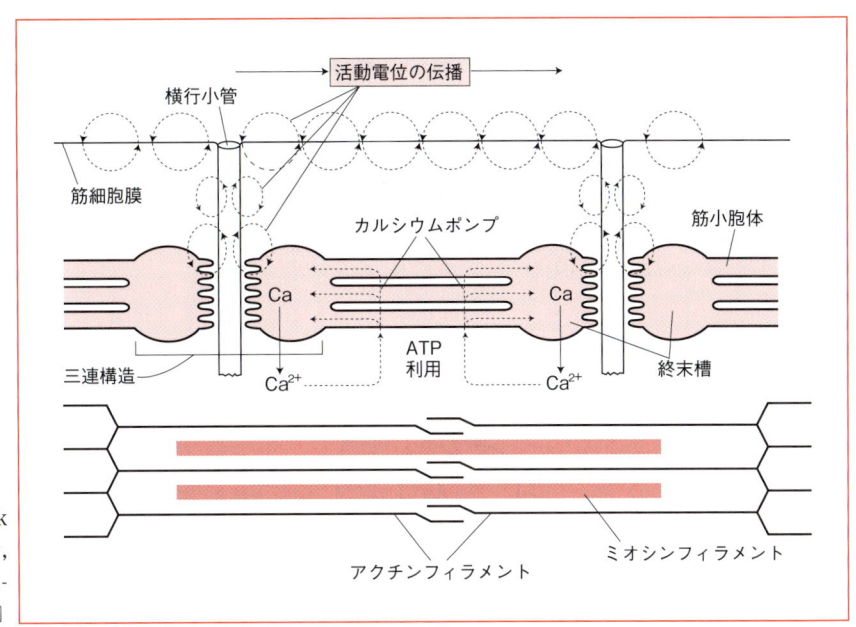

図3-6 興奮収縮連関
〔Gyton AC：Textbook of Medical Physiology, 8th ed, p.84-86, Saunders, Philadelphia, 1991〕

C. 筋および腱の受容器と神経支配

1. 筋紡錘

　骨格筋の収縮は筋の受容器と外来神経によって調節される．筋の求心性および遠心性の神経支配は図3-11のようである．筋の受容器は筋紡錘（muscle spindle）で，伸展刺激によって興奮する（図3-11a）．筋紡錘は筋線維の方向に平行に1枚の筋につき数十から数百個程度含まれており，精緻な運動をする筋ほど単位重量あたりの数が多い．筋紡錘は長さ数mmで，被膜に包まれ，その中に2種類の線維，すなわち中央が膨らんだ紡錘形をした核袋線維（nuclear bag fiber）（通常は2本）と，細長い核鎖線維（nuclear chain fiber）（数本）が入っている（図3-11d）．両線維の中央部の核が集合する部分をⅠa線維が，その中央部よりやや外側をⅡ線維がそれぞれ求心性に支配している．両線維は伸張反射の求心路として働く（68頁参照）．すなわち，ⅠaおよびⅡ線維は後根から脊髄に入り，α運動ニューロンに直接シナプスして筋紡錘を含む筋（同名筋）を収縮させる．このため，筋紡錘は自己受容器（proprioceptor）ともよばれる（136頁参照）．Ⅰa線維は伸張反射における相動的（phasic）収縮に，Ⅱ線維は持続的（tonic）収縮に関係する．

　核袋線維と核鎖線維の両端には横紋が存在し，筋線維になっている．この筋は形態学的には骨格筋に属するが，筋紡錘内部にあることから錘内筋線維（intrafusal muscle fiber）とよばれる．これと区別するために，運動に関与する一般の骨格筋線維を錘外筋線維とよぶこともある．錘外筋線維がα運動ニューロン支配であるのに対し，錘内筋線維には脊髄前角からのγ運動ニューロンが終板を形成している．γ線維にも2種類あり，核袋の錘内筋線維はγ_1線維，核鎖線維のそれはγ_2線維支配である．γ線維は錘内筋の両端を収縮させて，アクチンやミオシンが存在せず横紋筋もない中央部を伸展するので，そこに終末をつくっているⅠaおよびⅡ線維の興奮を引き起こす．つまり，筋収縮が起こって筋紡錘自体は伸展されていない状態でも，γ線維の活動があれば，Ⅰa線維やⅡ線維の活動が引き起こされ，伸張反射が起こるので筋は持続的に収縮することが可能になる（後述）．γ_1線維は錘内筋に速い収縮をもたらすので動的線維（dynamic fiber），γ_2線維は持続的な収縮をもたらすので静的線維（static fiber）ともよばれる．

2. 腱紡錘

　筋の骨への付着部位である腱には腱紡錘〔または腱器官（tendon organ）〕という受容器が存在する（図3-11b, c）．腱紡錘の求心性神経はⅠb線維である．Ⅰb線維は脊髄内で抑制性介在ニューロンを1個介し

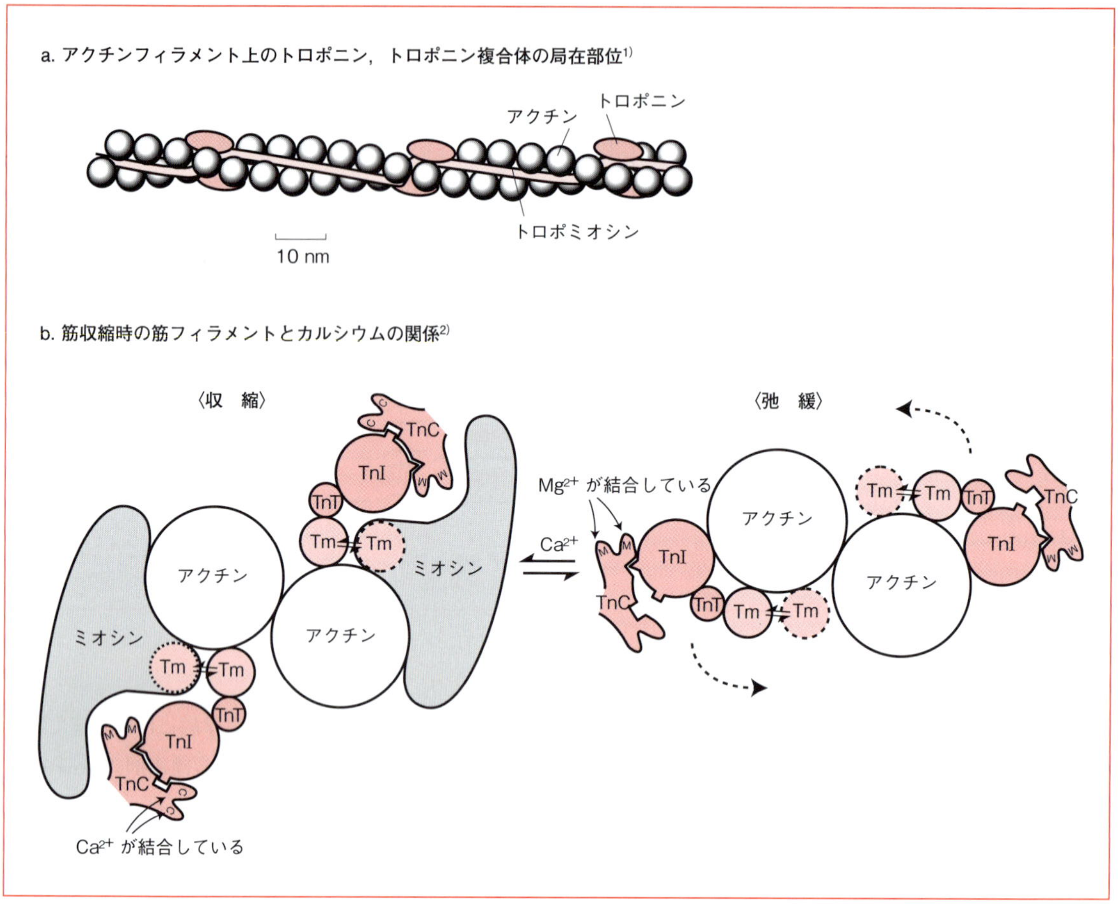

図3-7　筋収縮時のカルシウムの役割

Tm：トロポミオシン，Tn：トロポニン複合体，TnT：トロポミオシン結合成分，TnI：筋収縮抑制成分（Ca^{2+}不在下），TnC：Ca^{2+}結合成分．ただし，CはCa^{2+}の特異的結合部位，MはCa^{2+}とMg^{2+}が競合する部位．

[1) Ohtsuki I : Localization of troponin in thin filament and tropomyosin para-crystal. J Biochem 75：753-765, 1974. 2) el Saleh SC, Warber KD, Potter JD : The role of tropomyosin-troponin in the regulation of skeletal muscle contraction. J Muscle Res Cell Motil 7：387-404, 1986を一部改変〕

て同名筋のα運動ニューロンを抑制する（自己抑制）．かつてはIb線維の閾値は著しく高く，筋の断裂を防ぐような場合にのみ興奮するといわれていたが（71頁参照），最近では，弱い伸展刺激にも反応して筋の張力調節器として働くと考えられるようになった．腱紡錘は筋紡錘と同じく伸展受容器であるが，筋と直列に位置するため筋の伸展や収縮により腱に張力がかかった場合に興奮する．

D. 筋収縮

前項では，筋支配神経の役割について述べた．ここで，それらの神経の興奮と筋収縮との関係にふれておく（図3-12）．筋にごく小さな負荷をかけると，筋紡錘はわずかに伸展されるのでIa線維には求心性活動がみられる（図3-12a）．α運動ニューロンの活動で錘外筋が収縮して筋が短縮すると，筋紡錘からの自発性発射は消失する（図3-12b）．γ線維が活動すると，そのγ線維支配の筋紡錘は興奮する（図3-12c）．αおよびγ線維が同時に活動すると，筋収縮時にもIa線維は活動を続ける（図3-12d）．実際の運動時には，αおよびγ運動ニューロンはともに上位中枢からの統合された司令を受け，合目的的な随意運動を実現したり，各種の反射を修飾したりしているものと考えられる（68頁参照）．

筋の形態と機能

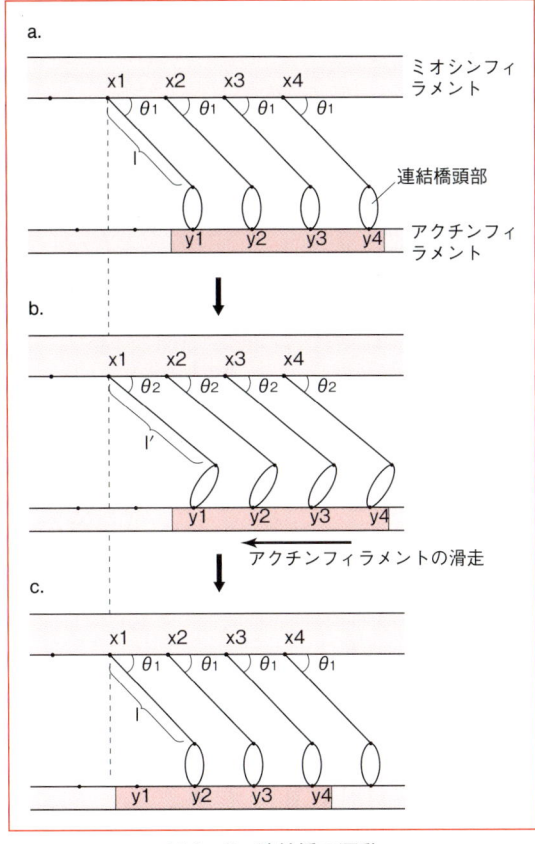

図3-8 連結橋の運動
a〜cは2つのフィラメントの時間的位置関係を示す．xはミオシンの，yはアクチンの連結部位．$\theta_1 > \theta_2$，$l < l'$．ミオシン頭部の腕長が伸びることによって張力が発生し，アクチンは左へ移動する．

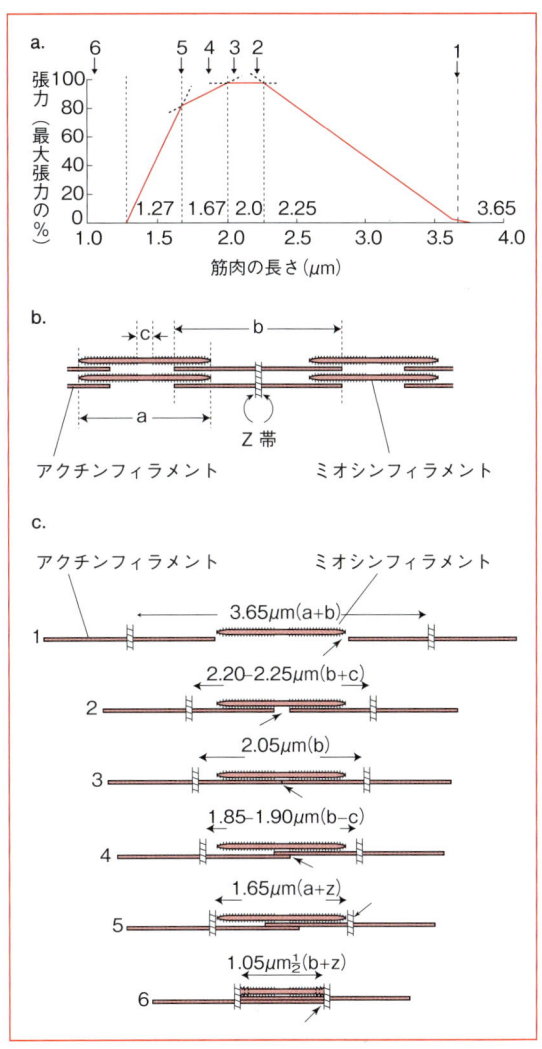

図3-9 筋の張力-長さ関係と筋フィラメント
a：単一骨格筋線維の張力-長さ関係．図中の番号はcの番号に対応する．b：cに対応する筋節内の各部の長さを記号で示す．c：aの番号に対応する時点における筋節の長さと，2つのフィラメントの位置関係を表す．
〔Gordon AM, Huxley AF, Julian FJ：The variation in isometric tension with sarcomere length in vertebrate muscle fiber. J Physiol(Lond) **184**：170-192, 1966〕

1．等尺性収縮と等張力性収縮

骨格筋の収縮には2種類の型，等尺性収縮(isometric contraction)と等張力性収縮(isotonic contraction)がある(図3-13)．等尺性収縮は図のaのように関節を固定して筋の長さを一定にした状態で筋を収縮させることで，ある姿勢を保っているときや，物を支えたり押したりするときは等尺性収縮を行っている．このとき筋には筋外部に働きかける力［張力(tension)］が発生している．等張力性収縮はbのように重り［負荷(load)］を持ったまま動かしたり，何か運動をしているときなどの収縮をいう．筋に発生する張力は筋にかかる負荷と釣り合い，一定だが，筋の長さが変化する．

長期臥床患者に離床のケア計画を立てる際，ベッド上で介護者が足底を支え，膝関節を伸展固定した状態で筋を収縮させる場合は等尺性収縮訓練，膝関節の屈曲・伸展を繰り返す場合は等張力性収縮訓練という．介助者は患者の足を支える手に適度の力を加える（患者の足に負荷をかける）ことで，機能回復訓練を進める．

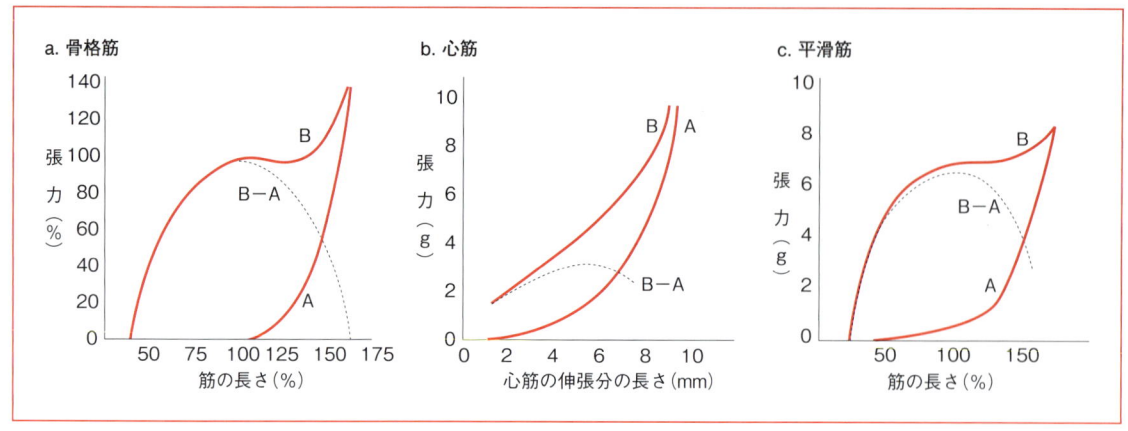

図3-10 張力—長さ曲線
A：静止張力，B：全張力，B-A：活動張力．
〔真島英信：生理学，改訂第18版，65頁，74-75頁，文光堂，東京，1986〕

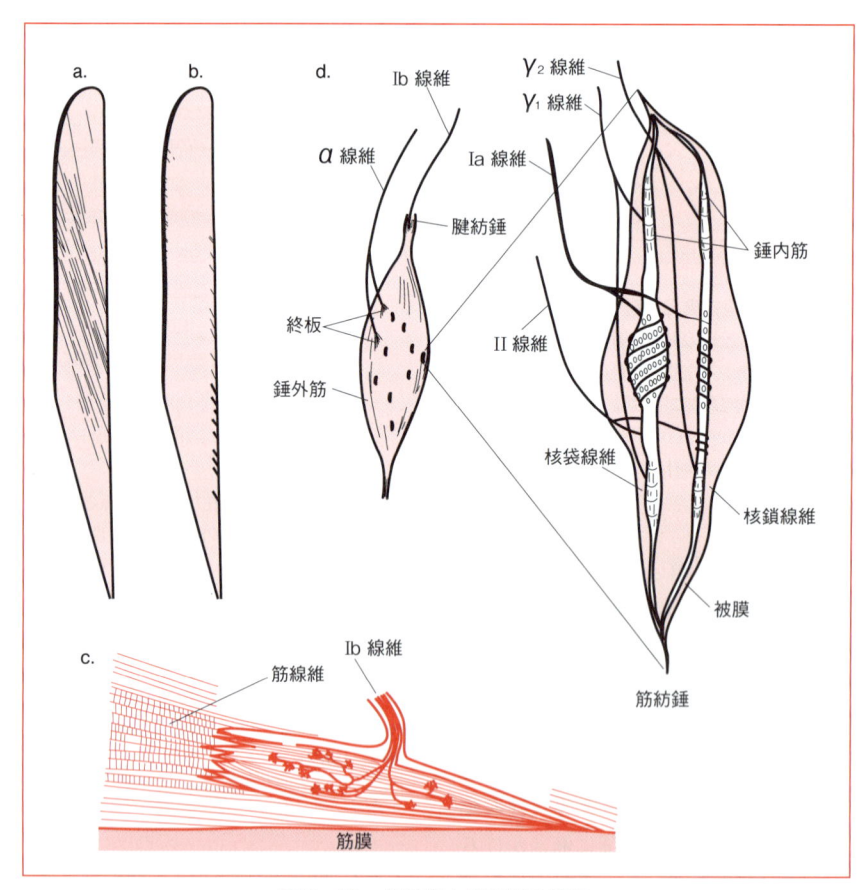

図3-11 筋紡錘と腱紡錘の形態
a：ネコの腓腹筋の筋紡錘の分布[1]，b：同じく腱紡錘の分布[2]，c：ヒトの腱紡錘の拡大図[2]，d：筋紡錘と腱紡錘の神経支配．

〔[1] Bridgman CF：Comparisons in structure of tendon organs in the rat, cat and man. J Comp Neurol **138**：369-372, 1970. [2] Swett JE, Eldred E：Distribution and numbers of stretch receptors in medial gastrocunemius and soleus muscles of the cat. Anat Rec **137**：453-560, 1960〕

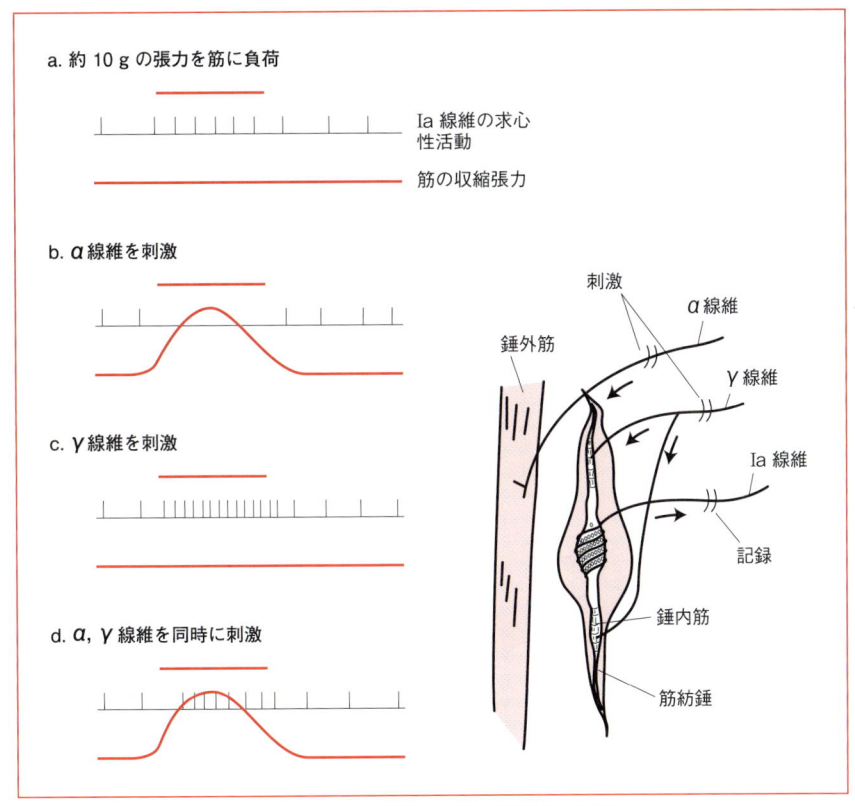

図3-12　筋収縮時の筋支配神経の活動

単離された筋の張力は，物理的力を電圧変化に変換する歪トランスデューサーで導出し，張力曲線として記録できる（図3-13a）．一方，筋の長さは，一端を固定し回転可能にした描画器の他端にペンを取り付けて記録紙に描記する（図3-13b）．

2. 単収縮と強縮

単離した筋に単一電気刺激を与えると活動電位が1回生じ，それによって筋は1回だけ収縮する．これを単収縮（twitch）という（図3-14a）．このことは，筋に活動電位が生じればそれに応じて必ず筋収縮が起こることを意味する．刺激頻度を30〜50Hzに上げると，前の刺激による単収縮が終了しないうちに次の興奮が起こるので，次の収縮は直前の収縮の途中から始まり，収縮の加重（summation）が起こる（図3-14b，c）．刺激頻度を100Hzに上げると収縮の融合が起こるようになり，発生張力も単収縮の数倍に達する（図3-14d）．これを強縮（tetanus）という．収縮の加重が滑らかでない場合（図3-14b，c）を不完全強縮という．強縮は骨格筋の不応期と収縮時間との間に開きがあるために生じるもので，不応期が長い心筋では強縮は起こらない（表3-2）．通常の身体運動のほとんどは筋の強縮によっている．

3. 特殊な条件下での筋収縮

活動電位を伴わない，持続的な非伝播性の可逆性収縮を拘縮（contracture）という．拘縮は筋全体におよぶので発生張力は強縮に匹敵する．筋細胞膜は脱分極していることが多い．単離した骨格筋を等張のKCl溶液に浸すと，膜電位が消失し拘縮が起こる．これをカリウム拘縮という．筋にアセチルコリンを作用させても脱分極性の拘縮が起こる．カフェインのように，筋小胞体に直接作用してCa^{2+}を遊離させ，脱分極を起こさずに筋を収縮させる物質もある．これをカフェイン拘縮（caffeine contracture）という．

硬直（rigor）とは筋実質の崩壊を伴う非可逆性収縮

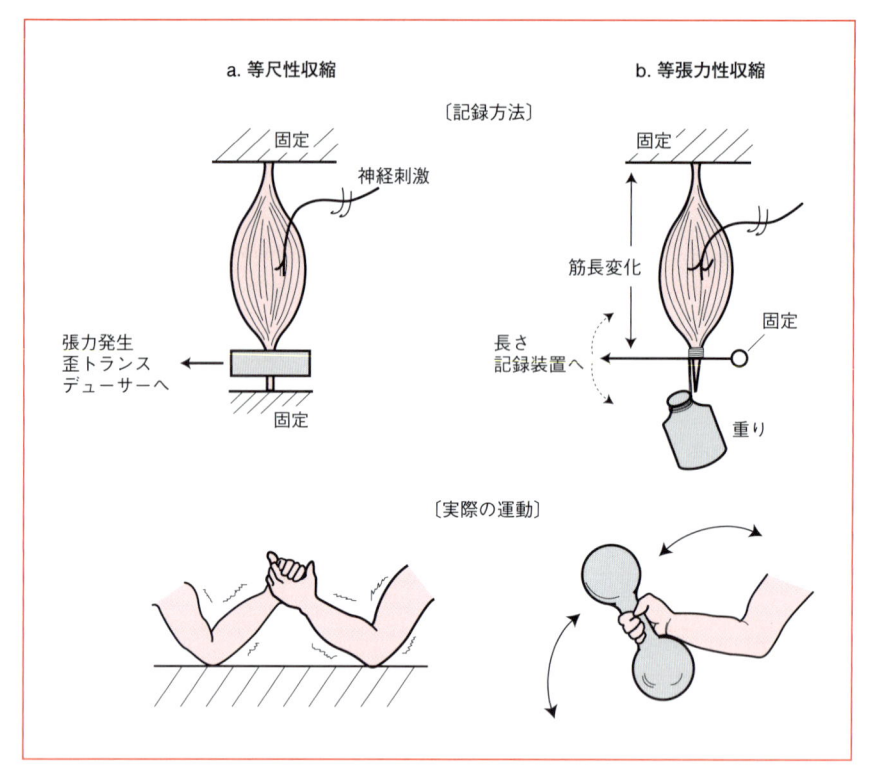

図3-13　等尺性収縮と等張力性収縮

で，硬直した筋は白濁し硬くなる．硬直が起こった筋ではATPが減少しており，アクチンとミオシンは結合したままになっている．熱硬直（heat rigor）は筋タンパク質が熱変性したもので，40〜60℃で起こる．水硬直（water rigor）は筋を低張液に入れたときに起こる．死後硬直（rigor mortis）は，死後ATPが非可逆的に分解するために起こる．死亡直後は筋は弛緩するが，死後早くて30分，通常2，3時間で硬直が始まり，数日以内に消失する．死後硬直は下顎や頸部の筋，次いで身体上部から下部へと進行する．よく発達した筋には死後硬直が著明にみられる．

このほかの特殊な筋収縮として，Ca^{2+}不在の生理食塩水に浸した場合などに起こる律動性収縮（fibrillation）がある．これはCa^{2+}除去によってNa^+の透過性が増大し，興奮性が高まるためと考えられている．この溶液にCa^{2+}を加えると，反対に興奮性は低下し，律動性収縮は消失する．Ca^{2+}のこのような膜の興奮性を低下させる働きを安定化作用（stabilizing action）という．

4. 筋収縮とエネルギー代謝

筋収縮の直接のエネルギー源はATPである．ATPはもともとは摂取した栄養素から解糖過程とTCA回路を経て得られる（図3-15，1章図1-5参照）．しかし，身体運動には速いエネルギー供給が必要で，筋細胞にはいつでも取り出せて消費に合わせて補給されるようなATPの貯蔵庫が存在する．この物質は，クレアチンにリン酸が1分子結合したクレアチンリン酸［別名ホスファーゲン（phosphagen）］とよばれる高エネルギーリン酸化合物で，筋細胞に多量に含まれている．ATP，クレアチン，クレアチンリン酸の関係は，

$$\text{ATP}+\text{クレアチン} \underset{\text{クレアチンキナーゼ}}{\rightleftharpoons} \text{ADP}+\text{クレアチンリン酸}$$

の可逆的反応式で表される．この反応をローマン反応（Lohmann, 1934）という．クレアチンキナーゼはクレアチンリン酸の合成と分解を触媒する酵素である．ローマン反応はATP濃度が一定に保たれる方向に進む．

強い持続的な筋運動の場合にはクレアチンリン酸が

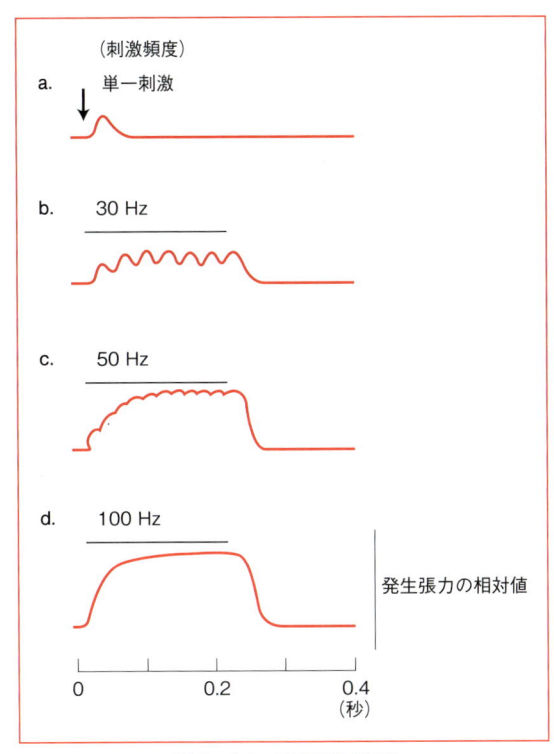

図3-14 単収縮と強縮

哺乳動物の筋標本を電気刺激して記録した等尺性収縮曲線．aでは単収縮，b，cでは不完全強縮，dでは完全強縮がそれぞれみられる．
〔Buller AJ, Lewis DM：J Physiol **176**：337，1965より改変〕

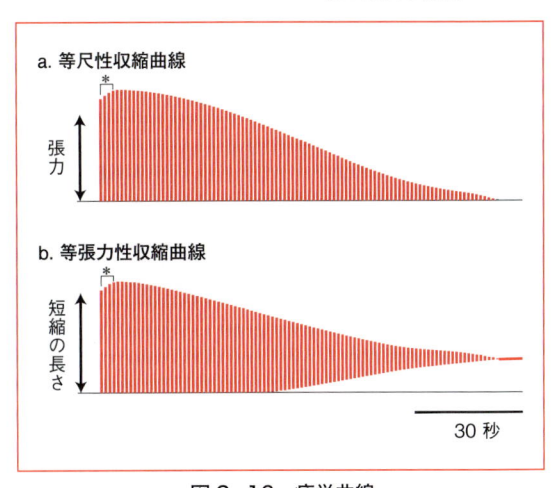

図3-16 疲労曲線

1 Hzの頻度で筋を直接電気刺激した．
＊の部分を階段現象とよぶ．

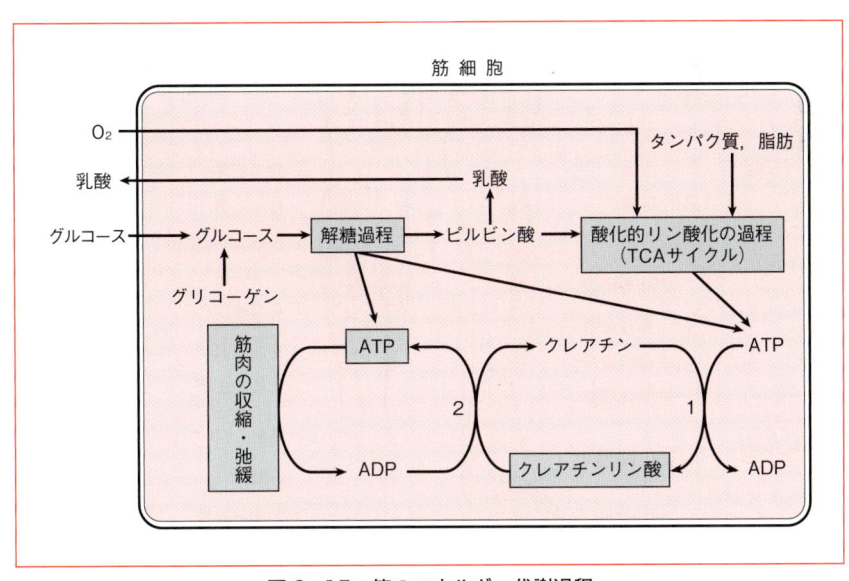

図3-15 筋のエネルギー代謝過程

エネルギー消費が少ないときは反応1が促進してクレアチンリン酸が増加し，逆にエネルギー消費量が多いときは反応2が促進してATPがつくられる（ローマン反応）．
〔貴邑冨久子，根来英雄：シンプル生理学，第4版，30頁，南江堂，東京，1999〕

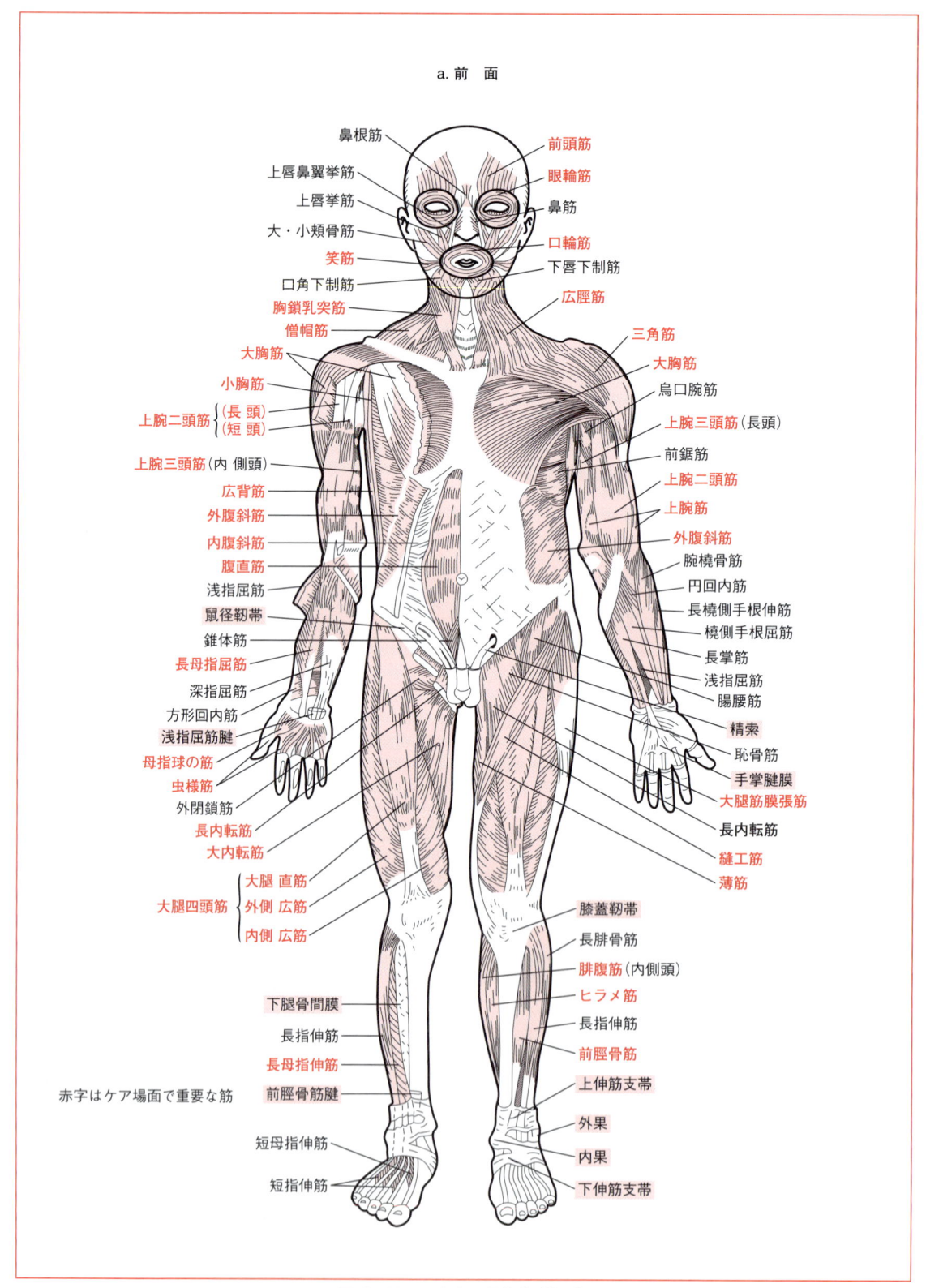

図 3-17a　全身の骨格筋（前面）

〔山本敏行, 鈴木泰三, 田崎京二：新しい解剖生理学, 第10版, 74-75頁, 南江堂, 東京, 1999より一部改変〕

筋の形態と機能　55

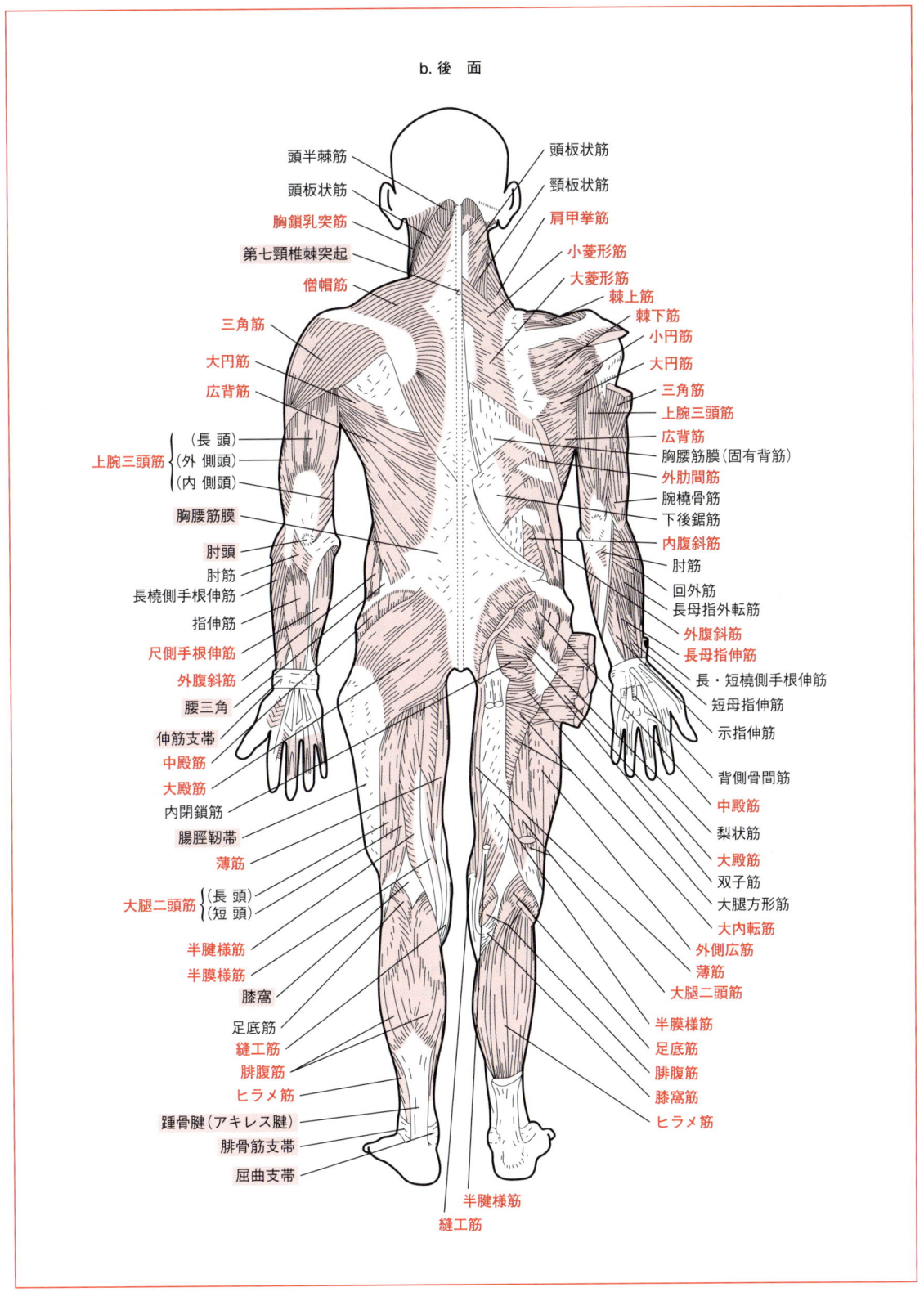

b. 後面

頭半棘筋
頭板状筋
胸鎖乳突筋
第七頸椎棘突起
僧帽筋
三角筋
大円筋
広背筋
上腕三頭筋 ｛（長　頭）（外側頭）（内側頭）｝
胸腰筋膜
肘頭
肘筋
長橈側手根伸筋
指伸筋
尺側手根伸筋
外腹斜筋
腰三角
伸筋支帯
中殿筋
大殿筋
内閉鎖筋
腸脛靭帯
薄筋
大腿二頭筋 ｛（長　頭）（短　頭）｝
半腱様筋
半膜様筋
膝窩
足底筋
縫工筋
腓腹筋
ヒラメ筋
踵骨腱（アキレス腱）
腓骨筋支帯
屈曲支帯

頭板状筋
頸板状筋
肩甲挙筋
小菱形筋
大菱形筋
棘上筋
棘下筋
小円筋
大円筋
三角筋
上腕三頭筋
広背筋
胸腰筋膜（固有背筋）
外肋間筋
腕橈骨筋
下後鋸筋
内腹斜筋
肘筋
回外筋
長母指外転筋
外腹斜筋
長母指伸筋
長・短橈側手根伸筋
短母指伸筋
示指伸筋
背側骨間筋
中殿筋
梨状筋
大殿筋
双子筋
大腿方形筋
大内転筋
外側広筋
薄筋
大腿二頭筋
半膜様筋
足底筋
腓腹筋
膝窩筋
ヒラメ筋

半腱様筋
縫工筋

図3-17b　全身の骨格筋（後面）
〔山本敏行, 鈴木泰三, 田崎京二：新しい解剖生理学, 第10版, 74-75頁, 南江堂, 東京, 1999より一部改変〕

減少するので，ATPの供給は解糖によって行われる．解糖過程が続くと乳酸が蓄積し，筋細胞のpHが低下する．酸化的リン酸化過程（TCA回路）は遅い反応で，この過程による有酸素的なATPの供給は中程度の運動の際に行われる．

5．筋疲労

単離した筋を1Hzで長時間電気刺激すると，最初の数回は収縮高（等尺性収縮では張力，等張力性収縮では短縮の大きさ）が増加し，次いで漸次減少していく（図3-16）．この減少の過程を筋疲労（muscle fatigue）という．刺激開始後，最初の数回の収縮で収縮力が増加するのを階段現象（staircase phenomenon）という．これは興奮収縮連関が促進（warming-up）されるためと考えられている．連続刺激で収縮しなくなった筋を数分間放置して刺激を再開すると，筋は再び収縮するが，その収縮高は1回目のそれより小さく，より短時間で疲労が起こる．

筋疲労の主な原因は収縮のエネルギー源，すなわちATPの供給不足か枯渇である．疲労が起こったあと筋をしばらく放置すると再び収縮をするようになるのは，その間にエネルギー代謝によってATPが産生されることによる．

E．姿勢・動作と骨格筋の働き

1．姿　勢

ヒトの全身には約200の骨と約400の骨格筋があるといわれる．骨格筋は関節をまたいで腱で骨に付着し，収縮と弛緩によって関節運動を可能にしている．私たちが歩行や体操，手作業など四肢や躯幹を動かしているとき，あるいは重い荷物をさげているとき，また，同一姿勢でリラックスしているときでさえ，多くの骨格筋が協働的に，あるいは拮抗的に働いている（図3-17）．

一般に，姿勢（posture）には身体各部の位置関係を表す「構え（posture）」と，重力の方向に対する身体の位置を表す「体位（body position）」という，看護のケア技術に重要な2つの意味がある．ヒトの基本体位は立位（standing position），坐位（sitting position），臥位（supine position）である．ヒトでは臥位は全身の筋緊張が最も少ない姿勢であるが，坐位や立位では特定部位の筋緊張がみられる．すなわち，立位では頭部から足関節までの体軸はやや前方に傾いており，重心が床に投影する点は足関節の約5cm前方である．このとき，頭部の位置を保持する胸鎖乳突筋と僧帽筋，脊柱を保持する広背筋など背部の伸筋群，腹直筋と腹部の屈筋群はそれぞれ収縮する．また，股関節の位置は大腿部の伸筋および屈筋群の収縮によって，膝関節と足関節の位置は腓腹筋，ヒラメ筋，前脛骨筋の収縮によって，それぞれ保持される．このように，直立姿勢を保つ際に重力に抗して収縮する筋（主に伸筋）を抗重力筋とよぶ．

2．動作と筋活動

立位から他の姿勢への変化は，上述した筋群が合目的的に収縮・弛緩することで可能になる．たとえば，しゃがみ位（crouching position）になる場合は，左右の大腿直筋が強く，大腿二頭筋が軽度にそれぞれ収縮し，背筋と腹直筋は弛緩する．また，しゃがみ位から立ち上がるときには大腿直筋と大腿二頭筋は同様に収縮し，立位となった時点で背筋と腹直筋が収縮する[2]．

運動学では歩行動作は立脚相と遊脚相に分けられる[*1]．遊脚相では腸腰筋，大腿二頭筋，前脛骨筋が収縮して1脚が床から離れ，その着地時に脊柱起立筋，大腿直筋，大腿広筋群が収縮する（図3-18）．立脚相では腓腹筋，ヒラメ筋，大腿筋膜張筋，足の小指外転筋などが収縮する．

3．姿勢調節機構

姿勢調節には脊髄，脳幹，小脳，大脳皮質などの中枢神経系が協働してかかわる．また，感覚入力として，前庭感覚系のほかに，視覚系，皮膚や筋紡錘などの体性感覚系が重要である．これらの神経系は生得的な種々の姿勢反射の構成要素として働くほか，学習によってループ回路を形成して姿勢調節にあずかると考えられる．姿勢反射のうち伸張反射，支持反射，持続性迷路反射，持続性頸反射は脊髄および延髄が反射中枢である．また，迷路・頸部から起こる立ち直り反射は中脳が，視覚による立ち直り反射，踏み直り反射，跳び直り反射は大脳皮質が，それぞれ反射中枢として働く（73頁参照）．

[*1] 両者を併せて歩行周期という

II 筋収縮の異常

A. 関節運動の異常

関節の筋・靱帯などの軟部組織の病変によって関節可動域が制限され関節拘縮（contracture of joint）が生じる．機能性拘縮は自動では拘縮位，他動的に矯正可能である．固定性拘縮は自・他動ともに拘縮位に固定されているものをいう．また，関節が鋭角に彎曲して固まった状態を硬直（ankylosis）といい，自・他動ともに関節が動かないことを完全硬直，ある程度可動性を保持している場合を不完全硬直という．靱帯が断裂すると，関節運動が異常な方向に正常範囲以上に動く動揺関節（flail joint）となる．

B. 麻痺

麻痺（paralysis）は神経系の障害によって生じ，その程度によって完全麻痺と不完全麻痺，障害部位によって中枢性麻痺と末梢性麻痺にそれぞれ分類される．中枢性麻痺は錐体路（上位運動ニューロン）の障害によって生じ，単麻痺，片麻痺，対麻痺というように障害の部位によって麻痺の現れ方が異なる．末梢性麻痺は下位運動ニューロン障害によって生じ，脊髄前角の疾患や根性麻痺（前根部での障害），神経叢性麻痺（前根から末梢神経との間），末梢神経麻痺（脊髄前・後根の神経線維）がある．

C. 歩行障害

歩行障害（locomotor ataxia）は下腿の疾患や脳・脊髄・末梢神経の疾患によって生じる．原因は運動神経系障害（大脳皮質の運動領，脊髄前角・脳神経核から出る末梢神経），錐体外路系障害（筋緊張の異常），知覚神経系障害（後索路の障害），筋自体の障害（下肢の筋萎縮，腰筋の筋力低下）である．

D. 筋の萎縮性病変

筋ジストロフィー（muscular dystrophy）とは骨格筋が進行性に萎縮する遺伝性の筋病変で，発症年齢や遺伝形式，臨床経過などから約50の病型がある．筋の構造を補強するジストロフィン-糖タンパク質複合体をコードする遺伝子の突然変異が原因であることが分かっている（43頁参照）．

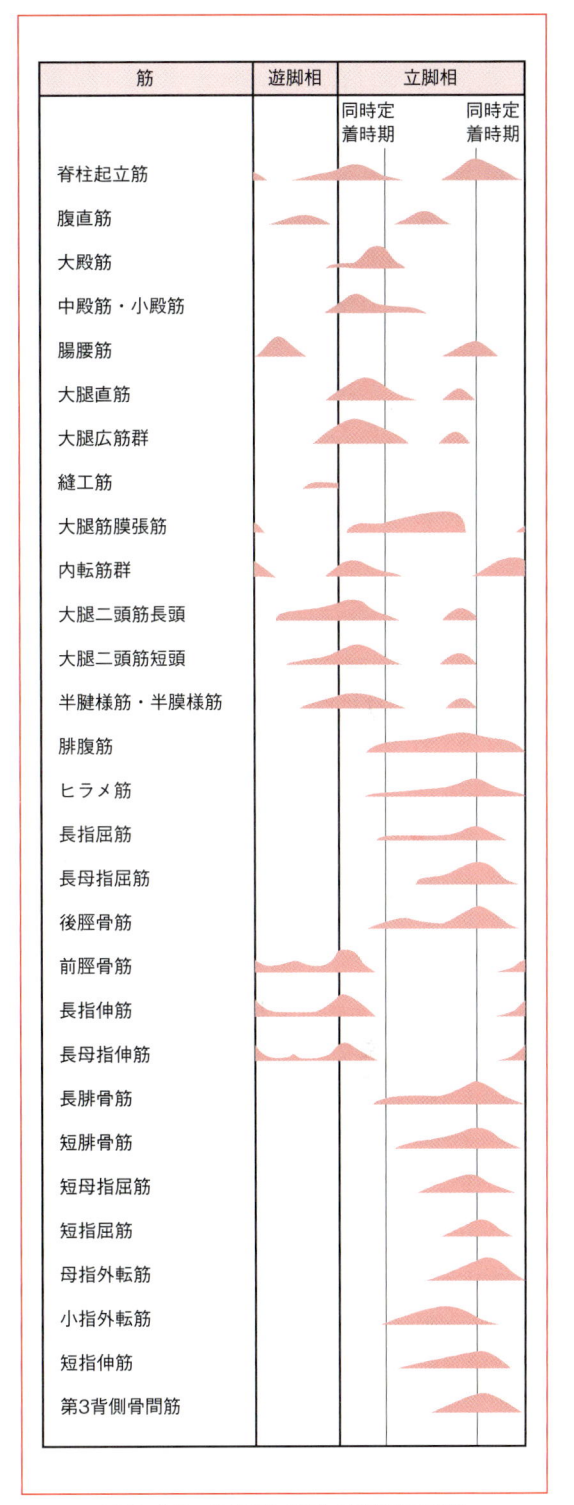

図3-18 歩行時に使用する下肢の筋群
〔Calsoo S: How Man Moves. Kinesiological Studies and Methods, William Heinemann, London, 1972〕

表3-3 関節可動域

関節名	運動	基準値	主動作筋	神経支配
肩甲帯	屈曲	20°	前鋸筋，小胸筋，大胸筋	長胸神経，内・外側胸筋神経
	伸展	20°	僧帽筋，大菱形筋，小菱形筋，広背筋	脊髄副神経，胸骨神経，肩甲背神経，第3・第4脊髄神経枝
	挙上	20°	帽筋上部，肩甲挙筋，大菱形筋，小菱形筋	脊髄副神経，肩甲神経，第3・第4脊髄神経枝
	引き下げ	10°	帽筋上部，前鋸筋，広背筋	脊髄副神経，胸背神経，第3・第4脊髄神経枝
肩	屈曲	180°	三角筋前部	腋窩神経
	伸展	50°	三角筋後部	腋窩神経
	外転	180°	三角筋中部，棘上筋	腋窩神経，肩甲上神経
	内転	0°	広背筋，大胸筋	胸背神経，内・外側胸筋神経
	外旋	90°	小円筋，棘下筋	腋窩神経，肩甲上神経
	内旋	90°	大円筋，大胸筋，広背筋，肩甲下筋	腋窩神経，肩甲上神経，内・外側胸筋神経
	水平屈曲	135°	大胸筋	内・外側胸筋神経
	水平伸展	30°	三角筋後部	腋窩神経
肘	屈曲	145°	上腕二頭筋，上腕筋，腕橈骨筋	橈骨神経，筋皮神経
	伸展	5°	上腕三頭筋，肘筋	橈骨神経
前腕	回内	90°	円回内筋，方形回内筋	正中神経
	回外	90°	回外筋，上腕二頭筋	橈骨神経，筋皮神経
手	背屈	70°	長橈側手根伸筋，短橈側手根伸筋，尺側手根伸筋	橈骨神経
	掌屈	90°	橈側手根屈筋，長掌筋，尺側手根屈筋	正中神経，尺骨神経
	橈屈	25°	橈側手根屈筋，長橈側手根屈筋	正中神経，橈骨神経
	尺屈	55°	尺側手根伸筋，尺側手根屈筋	橈骨神経，尺骨神経
股	屈曲	90°	腸腰筋，大腿直筋，縫工筋	大腿神経，腰神経叢
	伸展	15°	大殿筋，大腿二頭筋長頭，半腱様筋，半膜様筋	下殿神経，坐骨神経（脛骨神経）
	外転	45°	中殿筋，小殿筋	上殿神経
	内転	20°	大内転筋，長内転筋，薄筋，短内転筋，恥骨筋	閉鎖神経，大腿神経
	外旋	45°	大殿筋，梨状筋，大腿方形筋，上・下双子筋，内・外閉鎖筋	下殿神経，閉鎖神経，仙骨神経叢
	内旋	45°	小殿筋，大腿筋膜張筋	上殿神経
膝	屈曲	130°	大腿二頭筋，腓腹筋，半腱様筋，半膜様筋	坐骨神経（脛骨神経）坐骨神経（総腓骨神経）
	伸展	0°	大腿四頭筋	大腿神経
下腿	外旋	20°	大腿筋膜張筋，大腿二頭筋	坐骨神経（脛骨神経），上殿神経
	内旋	10°	膝窩筋，半腱様筋，半膜様筋	坐骨神経（脛骨神経）
足	背屈	20°	前脛骨筋，長指伸筋，長母指伸筋	深腓骨神経
	底屈	45°	下腿三頭筋，前・後脛骨筋	坐骨神経（脛骨神経）
足部	外がえし	20°	長腓骨筋，短腓骨筋	浅腓骨神経
	内がえし	30°	下腿三頭筋，前・後脛骨筋	脛骨神経，深腓骨神経

III 筋収縮系のフィジカルイグザミネーション

A. 姿勢と計測

1. 姿勢と計測法

姿勢は臥位，坐位，立位で調べ，四肢の異常も観察する．特殊な体位として反弓姿勢，側彎の有無，四肢の左右差，変形を調べる．異常があれば四肢の長さ，周径を計測する．上肢長は肩峰外側端から橈骨茎状突起あるいは中指先端まで，下肢長は前腸骨棘から脛骨内果下端までをいう．周径は上腕・前腕・下腿はほぼ中央の最大周径部で測定する．大腿周径は膝蓋骨の上端から成人で 10 cm，小児で 5 cm 上部で測定する．

2. 関節可動域

関節機能の評価方法として自動・他動の可動域の測定を行う．計測は角度計を用いて軸振・固定軸・移動軸を関節中心と長管骨長軸に合わせて行う（表3-3）．

3. 徒手筋力テスト

筋力を客観的に評価するために四肢に抵抗・荷重を負荷し，数字を用いて正常の筋収縮を「5」，筋収縮がなければ「0」とし，各筋力を評価する．

B. 筋電図検査

筋が収縮するときに発生する活動電位を記録したものを筋電図［electromyogram（EMG）］という．筋肉内に直接針電極を刺入する針電極法と，皮膚表面から間接的に測定する表面電極法の2種類がある．測定は静止時と随意収縮時に行う．

C. X線検査

筋の収縮を動的過程で分析をするときには，前屈位や後屈位で腰椎や頸椎の動きを撮影する（単純撮影）．また，骨内の状態や周囲との関係を調べるために断層撮影，CTスキャンを行う．そのほかに脊髄腔内に造影剤を入れ脊髄の病変を調べる脊髄造影検査，関節内に造影剤を注入し関節内の状態を調べる関節造影検査がある．

▷ 文 献 ◁

1) Huxley AF, Simmons RM：Proposed mechanism of force generation in striated muscle. Nature **233**：533-538, 1971
2) 堀井たづ子, 藤田淳子, 吉野節子ほか：ヘローベスト装着時のしゃがみ立ち動作の表面筋電図による分析. 京府医大医短紀要 **5**(2)：29-34, 1995
3) 中村隆一, 斉藤 宏：基礎運動学, 第4版, 320-324頁, 医歯薬出版, 東京, 1995

KEYWORD

横紋筋　筋原線維　筋節　筋フィラメント　アクチン　ミオシン　連結橋　赤筋　白筋　ミオグロビン　終板電位　心筋　平滑筋　興奮収縮連関　筋小胞体　張力-長さ関係　生体長　滑走説　筋紡錘　α運動ニューロン　錘内筋　錘外筋　腱紡錘　Ia線維　Ib線維　γ線維　等尺性収縮　等張力性収縮　単収縮　強縮　筋収縮の加重　拘縮　硬直　律動性収縮　クレアチンリン酸　ローマン反応　解糖　酸化的リン酸化　筋疲労　姿勢　体位　歩行周期　姿勢調節　関節可動域

学習課題

- □ 骨格筋の形態（肉眼レベルから分子レベルまで）を説明しなさい
- □ 終板に興奮が到達して筋収縮が起こるまでの過程を述べなさい
- □ 滑走説とは何か
- □ 骨格筋，心筋，平滑筋の共通点と相違点を述べなさい
- □ 筋の受容器と，その性質を述べなさい
- □ 等長性収縮と等張力性収縮について説明し，臨床応用例を挙げなさい
- □ 単収縮と強縮について説明しなさい
- □ ローマン反応について説明しなさい
- □ 筋疲労の原因は何か
- □ 姿勢，体位は何を意味するか

4 中枢神経系

学習目標

1. 中枢神経系の構成がいえる
2. 脳神経の名称と，それぞれの主な機能がいえる
3. 反射について説明できる
4. 伸張反射について説明できる
5. 屈曲反射について説明できる
6. 脊髄における抑制の仕組みがわかる
7. 姿勢反射の種類がいえる
8. 眼球運動の種類がいえる
9. 脳幹網様体賦活系について説明できる
10. 小脳各部の名称と，それぞれの入出力系がいえる
11. 視床の機能がいえる
12. 視床下部の機能がいえる
13. 大脳基底核の機能がわかる
14. 大脳皮質の機能局在について説明できる
15. 言語中枢と優位半球について説明できる
16. 錐体路系と錐体外路系について説明できる
17. 自発性脳波の種類と，それぞれの特徴がわかる
18. 睡眠段階と睡眠脳波について説明できる
19. 記憶と学習の関係がわかる
20. 腱反射の意義と検査方法がわかる

　中枢神経系は生体内の複雑多岐にわたる諸情報を統合処理する中央情報処理機構として，個体維持に寄与している．

　たとえば，考えごとに集中して道路を歩いていて，ふと気づいたら無事目的地に着いていたという経験はだれにもあるだろう．その間，意識にのぼらないまでも，歩行運動を司る神経系や，信号機や歩行中の障害物などに対処する認知・運動機構は作動していたはずである．また，学生が講義ノートをとる行為は高度な脳機能に依存する．すなわち，この行為は，教官の講義を聴く，黒板の文字を見る，それらの情報と過去の知識を脳内で照合させて文章化する，文字を書くという複数の独立した認知・動作系から成り立っている．このように，私たちが日常何気なく行っている動作や行為は，中枢神経系では複数の情報処理過程が同時に進行し，それらがより上位の系で統合処理されてはじめて完遂される．

　逆に，普段冷静な人物が何かの原因で，まわりの制止もきかないほど逆上することもある．また，先天性の重度脳障害児は，わずかな刺激に対して脊髄性の激しい全身反応を示す．こうした例は，私たちの神経系に系統発生的に，より原始的な要素も内在しているこ

表4-1 神経系の構成

```
神経系 ─┬─ 中枢神経系 ─┬─ 脳 ─┬─ 前脳 ─┬─ 終脳 ── 大脳皮質 cerebrum，大脳基底核 basal ganglia
        │              │      │        └─ 間脳 ── 視床 thalamus，視床下部 hypothalamus
        │              │      ├─ 中脳 midbrain ── 四丘体（上丘・下丘），被蓋
        │              │      └─ 菱脳 ─┬─ 後脳 ── 橋 pons，小脳 cerebellum
        │              │              └─ 髄脳 ── 延髄 medulla oblongata
        │              └─ 脊髄 spinal cord
        └─ 末梢神経系 ─┬─ 脳神経 ─── 体性神経系 somatic nervous system　求心性神経，遠心性神経
                       └─ 脊髄神経    自律神経系 autonomic nervous system　交感神経，副交感神経
```

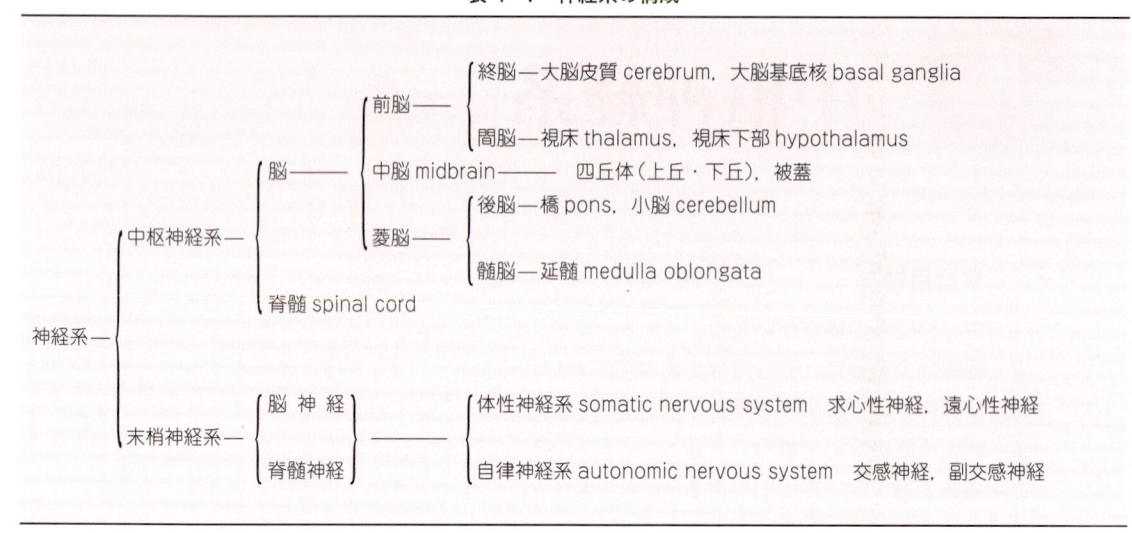

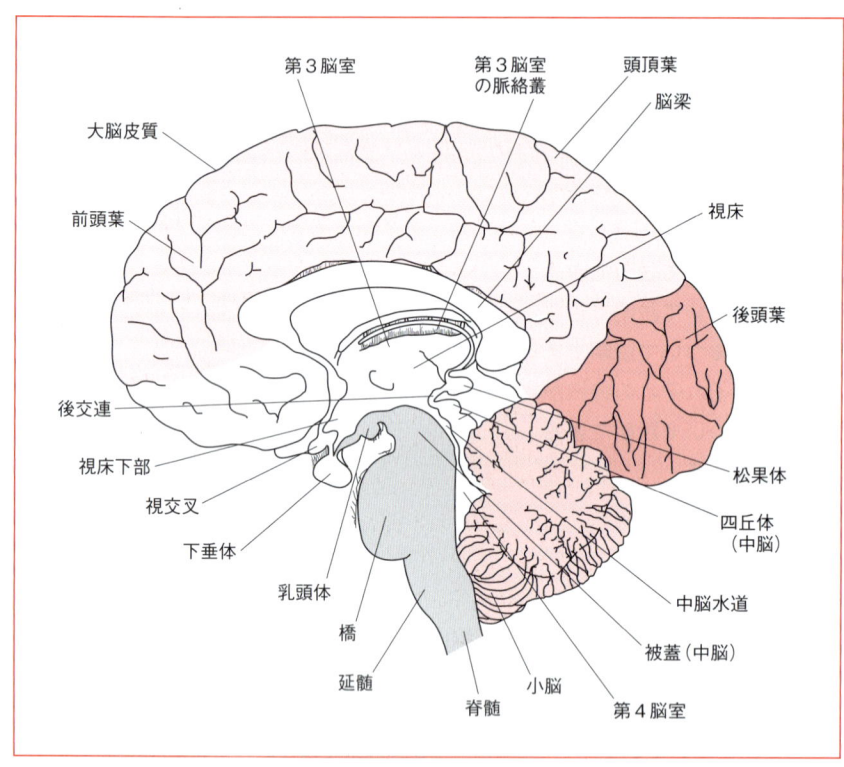

図4-1 脳の断面図（右半球の内側面）

　とを示している．

　私たち人間は地球上のあらゆる生物のなかでもっとも複雑で進化した脳を持っている．ヒトの脳は，生体内外から送られてくる莫大な量の情報を，瞬時に，的確かつ効率的に処理することが可能なスーパーコンピュータにたとえられる．コンピュータをはじめ，テクノロジーが格段に進歩した現在，世界的規模で集学的な脳機能の解明が行われている．この章では，ヒトにおける認知や行動がどのような脳の働きによって可能になるのかを，現在の生理学の常識の範囲で述べる．

I 中枢神経系の形態と機能

A. 神経系の構成

1. 中枢神経系と末梢神経系

神経系は中枢神経系（central nervous sysytem）と末梢神経系（peripheral nervous system）から構成される（表4-1）．中枢神経系は脳（brain）と脊髄（spinal cord）からなり，脳には延髄（medulla oblongata），橋（pons），小脳（cerebellum），中脳（midbrain），視床下部（hypothalamus），視床（thalamus），大脳基底核（basal ganglia），そして大脳皮質（cerebral cortex, cerebrum）が含まれる（図4-1）．このうち霊長類，とりわけヒトの脳の大脳皮質は著しく発達している．末梢神経系には体性神経系（somatic nervous system）と自律神経系（autonomic nervous system）があり，12対の脳神経と31対の脊髄神経からなっている．以上は神経系の全体像である．

2. 求心性神経と遠心性神経

神経系は全身の皮膚および深部組織，血管系，感覚器官や内臓を支配している．神経系の情報伝達機能には2系統ある．1つは末梢からの感覚情報を中枢に伝える経路［上行路（ascending pathway）］で，いま1つは中枢の指令を末梢の効果器に伝える経路［下行路（descending pathway）］である．上行路に入力を送る末梢神経を求心性神経（afferent nerve）または感覚神経（sensory nerve），下行路からの出力を効果器に伝える末梢神経を遠心性神経（efferent nerve）という．本書では，末梢神経では求心性・遠心性という用語を，中枢神経では上行性・下行性という用語を区別して用いることにする．

また，一般に神経系では，情報伝達を単一のニューロンではなく，シナプス結合した複数のニューロンによって行っている．たとえば視覚情報では，網膜から大脳皮質視覚野にいたる視覚伝導路は視細胞を含む4つのニューロンによって構成されている．また，手の親指を動かすには，大脳皮質運動野から正中神経にいたるまでに少なくとも2つのニューロンが関係する．

B. 体性神経系

体性神経系（somatic nervous system）は，皮膚や粘膜からの表在性感覚と骨格筋や骨膜などからの深部感覚（両者を体性感覚という）と骨格筋の運動に関与する神経系である．脳神経の一部と脊髄神経がこれに属する（表4-2）．

1. 脳神経

脳神経（cranial nerve）は脳幹から左右に12対出る（図4-2）．脳神経中には感覚神経，運動神経，副交感神経が含まれる（表4-2）．

2. 脊髄神経

ヒトの脊髄神経（spinal nerve）は，延髄に連続した頸髄より出る第1頸神経から尾骨神経まで，左右に計31対存在する（図4-3）．

C. 自律神経系

自律神経系は交感神経系と副交感神経系からなり，心筋や平滑筋，分泌腺などを支配する遠心性神経である．交感神経系は胸・腰髄から，副交感神経系は中脳，橋，延髄と仙髄から出てそれぞれの効果器にいたる（103頁参照）．

D. 脊髄

脊髄（spinal cord）には，上行性および下行性の伝導路としての機能と，反射中枢としての機能がある．これらは常に脳からの制御を受けている．系統発生学的には脊髄はもっとも原始的な中枢であって，反射性調節や基本的運動パターンの形成機能は，延髄以上の上位中枢が障害されても保持される．

1. 脊髄の形態

脊髄は脳と同じく，膜組織に包まれて脊柱管内に納められている．脊髄神経は椎間孔から出る．脊髄は白っぽい白質（white matter）とやや灰色を帯びた灰白質（grey matter）からなる（図4-4）．白質には上行性および下行性ニューロンの軸索で構成される伝導路が存在し，灰白質には上行性および遠心性のニューロンの細胞体が存在する．脊髄の腹側から前根（ventral root）が，背側から後根（dorsal root）が出て，図のように途中で見た目では1本になる．後根には黄色がかった膨らみを形成している脊髄神経節

表 4-2 脳神経とその機能

番号	脳神経の名称	構成要素	機能
I	嗅神経 olfactory n.	S	嗅覚
II	視神経 optic n.	S	視覚
III	動眼神経 oculomotor n.	S M P	外眼筋の張力受容器の興奮 眼球運動：上直筋，下直筋，内側直筋，下斜筋の収縮 縮瞳（短毛様体神経），遠近調節
IV	滑車神経 trochlear n.	M	眼球運動：上斜筋の収縮
V	三叉神経 trigeminal n.	S M	顔面の知覚 咀嚼運動，嚥下運動，鼓膜の緊張
VI	外転神経 abducens n.	M	眼球運動：外側直筋
VII	顔面神経 facial n.	S M P P	味覚：舌前2/3（鼓索神経） 表情筋の収縮，鼓膜の弛緩 唾液分泌：顎下腺，舌下腺 涙液分泌
VIII	聴神経 acoustic n. または内耳神経 vestibulocochlear n.	S S	聴覚（蝸牛神経） 平衡感覚（前庭神経）
IX	舌咽神経 glossopharyngeal n.	S M P	味覚：舌後1/3 茎突咽頭筋の収縮 唾液分泌：耳下腺
X	迷走神経 vagus n.	S S M P	味覚：咽頭，喉頭 内臓知覚：圧受容器，化学受容器 咽頭，喉頭の運動 胸部・腹部臓器の運動と分泌
XI	副神経 accessory n.	M	胸鎖乳突筋，僧帽筋の収縮
XII	舌下神経 hypoglossal n.	M	舌の運動

表中のMは運動神経，Sは感覚神経，Pは副交感神経，n. はnerveを表す．（ ）内は末梢部での神経の名称を示す．

中枢神経系の形態と機能　65

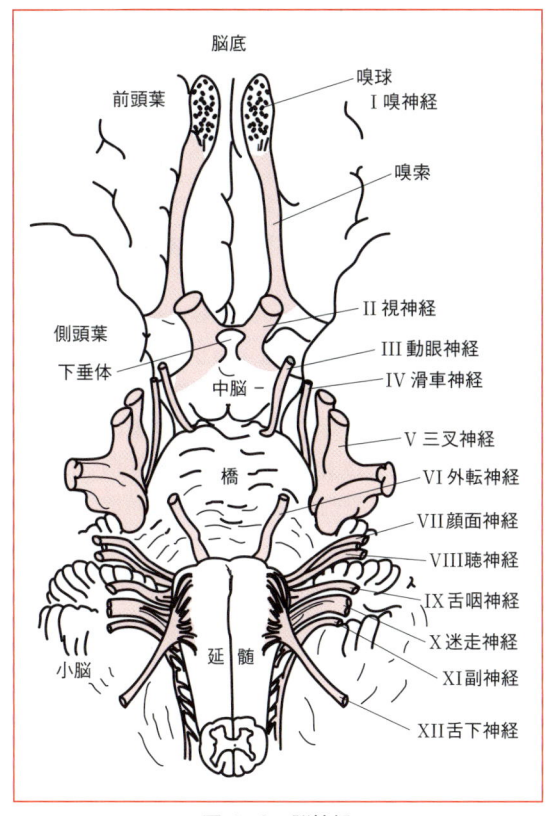

図4-2　脳神経
腹側から見た図

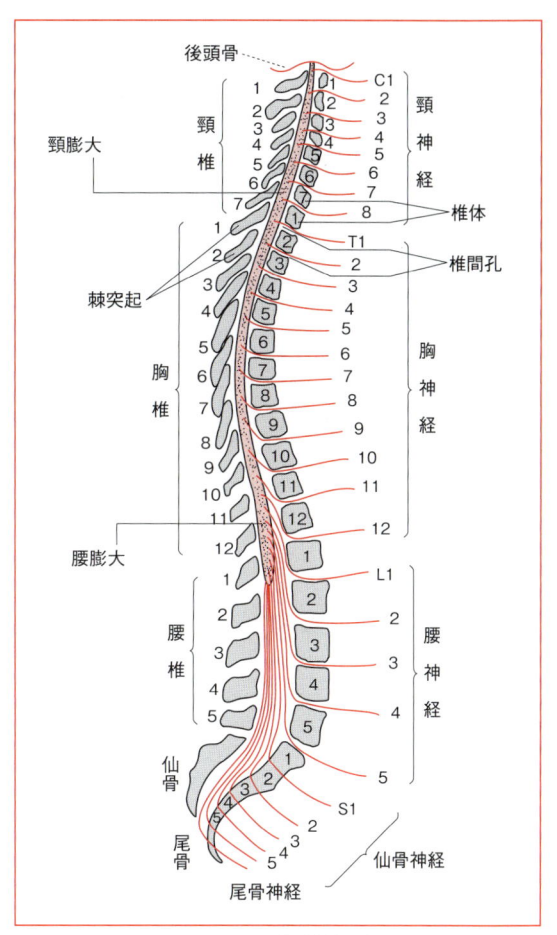

図4-3　脊髄神経系
脊髄神経と椎間孔との関係を表す．

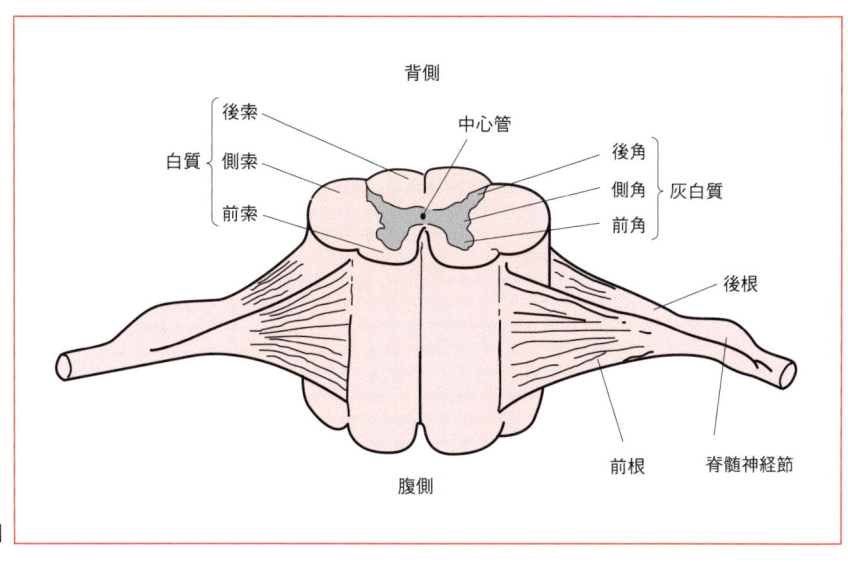

図4-4　脊髄の立体模式図

がある．脊髄の前根は遠心性神経線維，後根は感覚性神経線維で構成されている．これをベル・マジャンディー（Bell-Magendie）の法則という．

脊髄灰白質は Rexed（1954）により，機能的にⅠ～Ⅹ層に区分された（図4-5）．後角のⅠ～Ⅵ層には後根からの感覚神経線維が入り，上行路の起始細胞にその活動を伝える．Ⅸ層には骨格筋支配のαおよびγ運動ニューロンの細胞体がある．その他の層には下行路の線維と筋などからの求心性線維の活動を運動ニューロンに伝える介在ニューロンが存在する．

白質の伝導路は図4-6のように構成される．まず，上行路（図の左側）では，後索および前索には体性感覚の上行路である後索路と脊髄視床路が，側索には姿勢調節に関与する脊髄小脳路がそれぞれ位置する．下行路（右側）では側索と前索には大脳皮質からの皮質脊髄路（錐体路）がある．また，脳幹諸核からの下行路が図のように位置している．これらの上行性ならびに下行性の伝導路のほかに，白質内には脊髄節間を連絡する介在ニューロンの軸索が通るコンマ束と固有束

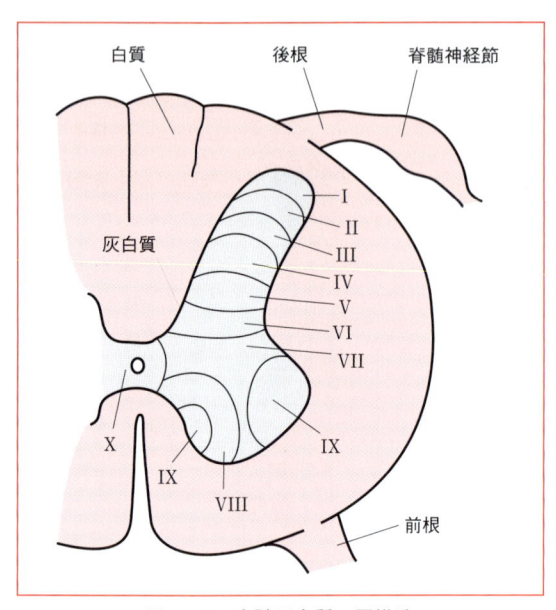

図4-5　脊髄灰白質の層構造

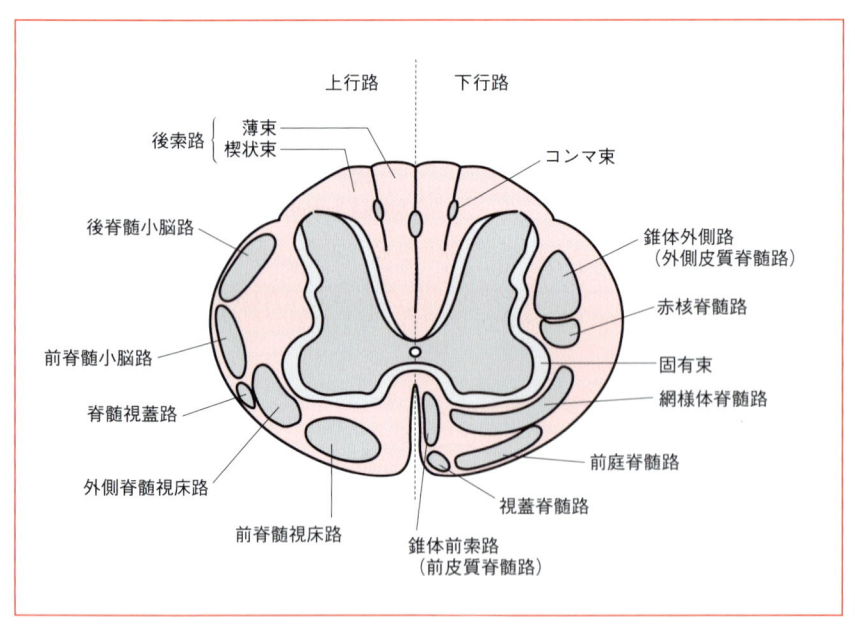

図4-6　脊髄内伝導路

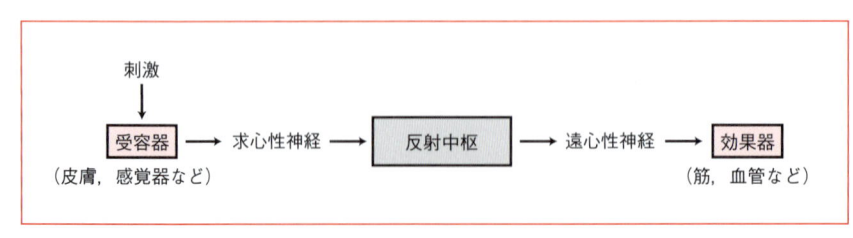

図4-7　反射弓

がある．

2. 反射の概念

反射(reflex)とは，受容器の刺激によって起こった興奮が，感覚や意識とは無関係の回路を経由して効果器にいたる現象をいう．条件が変わらない限り，反射の経路は一定している．この反射の経路を反射弓(reflex arc)という(図4-7)．求心性情報が遠心性情報に変換される部位を反射中枢(reflex center)という．

反射弓が2個のニューロンで構成され，シナプスが1個だけである場合を単シナプス反射(monosynaptic reflex)という．シナプスが2個以上の場合は多シナプス反射(polysynaptic reflex)という(表4-3)．存在が明らかにされている反射現象のなかで，単シナプス反射は伸張反射のみで(後述)，他の反射はすべて多シナプス反射である．

反射は反射中枢の所在によって脊髄反射(spinal reflex)，脳幹反射(brainstem reflex)などとよばれる．意識とは無関係だが，大脳皮質が関与する複雑な反射も存在する(表4-4)．

3. 脊髄反射

脊髄を反射中枢とする反射を脊髄反射という．通常，脊髄反射は上位中枢からの促進性，抑制性の制御を受けている．脊髄反射には単一の脊髄節内に反射経路があるものと，経路が複数の脊髄節に渡り，反射効果が比較的広範囲におよぶものがある．前者を脊髄節反射(segmental reflex)，後者を脊髄節間反射(intersegmental reflex)または長脊髄反射(long spi-

表4-3 シナプスの数による反射の分類

種 類	特 徴
単シナプス反射	1. シナプスを1個のみ介する 2. 伸張反射のみ 3. 求心路はⅠa 4. 潜時，持続時間ともに短い
多シナプス反射	1. シナプスを2個以上介する 2. 伸張反射以外のすべての反射 3. 潜時，持続時間ともに長い

表4-4 反射中枢による体性反射の分類

中 枢	反射の名称
脊 髄	脊髄節反射および節間反射
脳 幹	前庭動眼反射 光反射 角膜反射 前庭(または迷路)反射 頸反射 立ち直り反射(迷路性，頸性) 下顎張反射
大脳皮質	立ち直り反射(視覚性) 踏み直り反応 跳び直り反応

表4-5 受容器による脊髄反射の分類

受容器	刺 激	反 応	反射の名称	関連事項
筋紡錘 (Ⅰa線維)	筋の伸展	同名筋の収縮	伸張反射	a抑制，α-γ連関
腱紡錘 (Ⅰb線維)	筋の収縮と筋の伸展 (低閾値)(高閾値)	伸筋の弛緩と，屈筋の収縮	折りたたみナイフ現象	b抑制(自原抑制)
Ⅱ群以下の 細い線維	皮膚刺激(触・痛覚) 深部刺激(高閾値)	同側肢の屈曲と，対側肢の伸展	屈曲反射(屈筋反射)	二重相反神経支配， 交叉性伸展反射
痛覚受容器	背中の皮膚の侵害性刺激	肢で刺激物を払いのける	払いのけ反射	脊髄動物，定位，同側性
触覚受容器	背中の皮膚の触刺激	肢で刺激部位を引っかく	引っかき反射	脊髄動物，定位，同側性，反復性
	腹壁の機械的刺激	腹筋の収縮	腹壁反射	同側性
	大腿内側の皮膚刺激	挙睾筋の収縮	挙睾筋反射	同側性

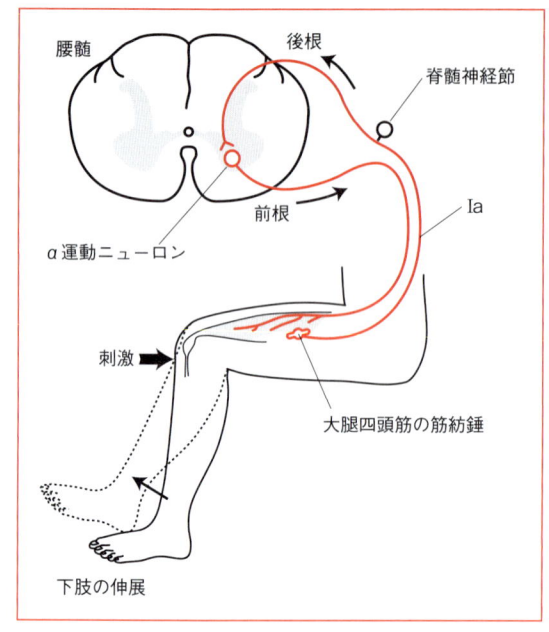

図4-8　膝蓋腱反射の経路

nal reflex)という．脊髄反射を体性感覚の受容器によって分類したのが表4-5である．

a. 伸張反射

1) 経　路

伸張反射(strech reflex)は唯一の単シナプス反射で，筋が引き伸ばされたとき，同筋が短潜時で一過性に収縮する現象をいう．腱を叩いて反射を誘発するので，臨床的には腱反射という．もっともよく知られた伸張反射は膝蓋腱反射(knee jerk)であろう(図4-8)．図のように大腿四頭筋の腱を軽く叩くと，同筋の伸張受容器である筋紡錘が興奮し，その興奮がIa線維を介して後根から脊髄に入る．後根からのIa線維はそのまま前角にあるα運動ニューロンにシナプスして同筋を収縮させる．反射性収縮が起こるとIaは興奮を停止するので，反射は瞬時に終了する．伸張反射にはほかに，上腕二頭筋反射，三頭筋反射，アキレス腱反射などがある(100頁参照)．

2) 意　義

伸張反射は無意識下での姿勢の保持に役立つ．たとえば，ヒトが姿勢や肢位を保っているとき，骨格筋は重力に抵抗して収縮し，その長さを一定にしている．つまり，重力は関節を曲げるように作用して伸筋を伸展させる(Iaの興奮)が，これが伸張反射を引き起こすので伸展された筋はもとの長さにもどる(αの興奮)．重力は持続的にかかるので，これが繰り返されて関節の角度が保たれるわけである．

伸張反射は抗重力筋(antigravity muscle)である伸筋でよく発達している．伸張反射の経路は随意運動にも役立っている．随意運動における筋収縮の調節は，α運動ニューロンへの中枢からの直接制御(α系)のほかに，中枢からの指令がγ運動ニューロンにおよんでαに結合するIa線維の興奮性を変化させるという間接的制御(γ系)によっても行われる．後者の，γ-Ia-αの経路をγ環(γ-loop)という．

3) 上位中枢からの影響

運動時，上位中枢からの指令は常にα，γ両ニューロンにおよぶことが明らかになっており，反射運動でも随意運動でも，α系とγ系はともに働いている．これをα-γ連関(α-γ linkage)とよぶ．ヒトでα-γ連関の様子を調べた結果，筋電図がIa活動に先行して出現することから，少なくとも随意運動時にはα系が先行して働くことがわかった(図4-9)．

以上のような伸張反射における上位中枢と脊髄運動ニューロンの関係からもわかるように，α運動ニューロンには，上位中枢からの指令や感覚情報，さらに脊髄内の介在ニューロンなどの神経回路網を経て統合処理された信号が到達する．このように多様な信号を骨格筋に送る最終の経路という意味で，α運動ニューロンを最終共通路(final common path)という．

4) 誘発筋電図

骨格筋支配の神経を皮膚上から電気刺激して筋収縮を起こさせ，筋電図を記録すると長短2つの潜時の波形が得られる．これを誘発筋電図(evoked electromyogram)という(図4-10)．刺激強度が弱いときは長い潜時のH波のみ現れるが，中等度の刺激では潜時の短いM波もみられるようになる．さらに刺激を強めると，H波が消失し，M波だけが残るようになる．これは次のように説明される．まず，膝窩部を電気刺激するとヒラメ筋支配のIa線維とα運動ニューロンの軸索がともに興奮する．すなわち，興奮はα運動ニューロンを下行してヒラメ筋を収縮させる一方で，Iaを上行して伸張反射の回路を経由して再びα運動ニューロンを興奮させる．したがって，その潜時からH波は反射性の，M波は運動ニューロンの刺激による筋電図波形であることがわかる．H波のほうがより弱い刺激で現れるのは，Ia線維の直径はα運動ニューロンの軸索よりやや太く，低閾値であるためと考えられる．また，強い刺激でH波が消失す

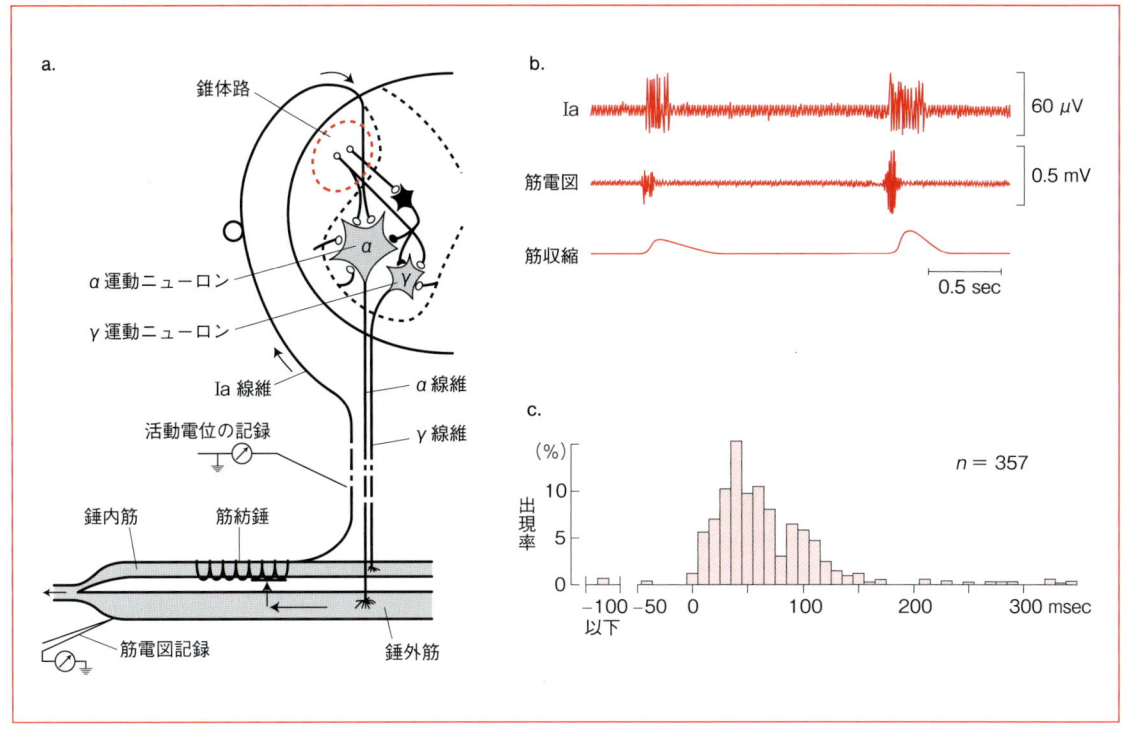

図 4-9　脊髄運動ニューロンに対する上位中枢支配

a：αおよびγ運動ニューロンに対する錐体路支配，b：ヒトの随意的筋収縮中のＩa線維活動と筋電図，c：Ｉa活動と筋電図の時間関係を示すヒストグラム．横軸の０より右側はＩa活動より筋電図が先行していることを示す．

〔Valbo ÅB：Muscle spindle response at the onset of isometric voluntary contraction in man. Time difference between fusimotor and skeletomotor effects. J Physiol **218**：405-431, 1971〕

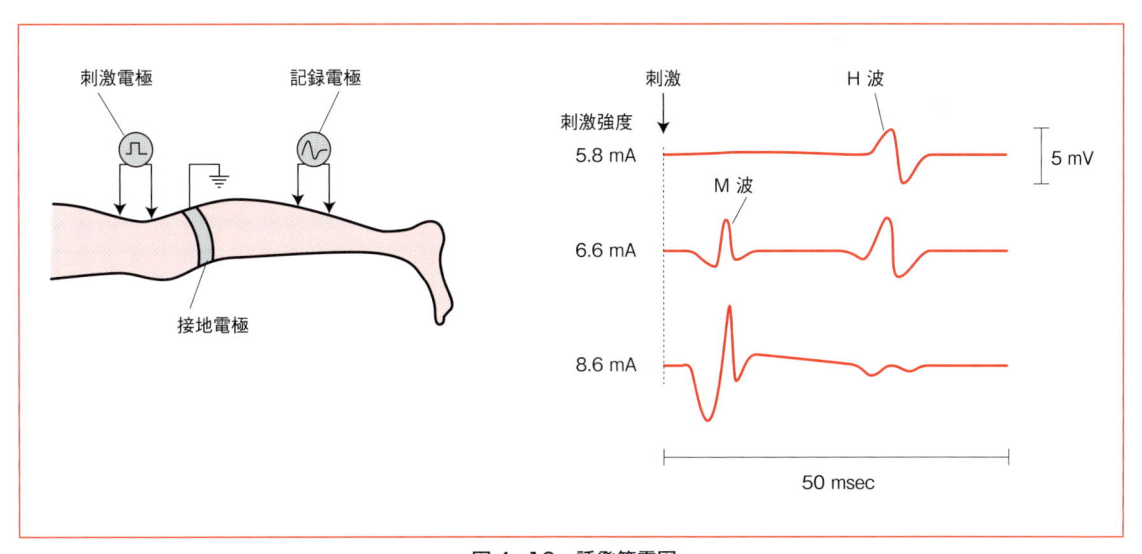

図 4-10　誘発筋電図
膝窩部で脛骨神経を単一電気刺激し，ヒラメ筋より表面筋電図を記録した．

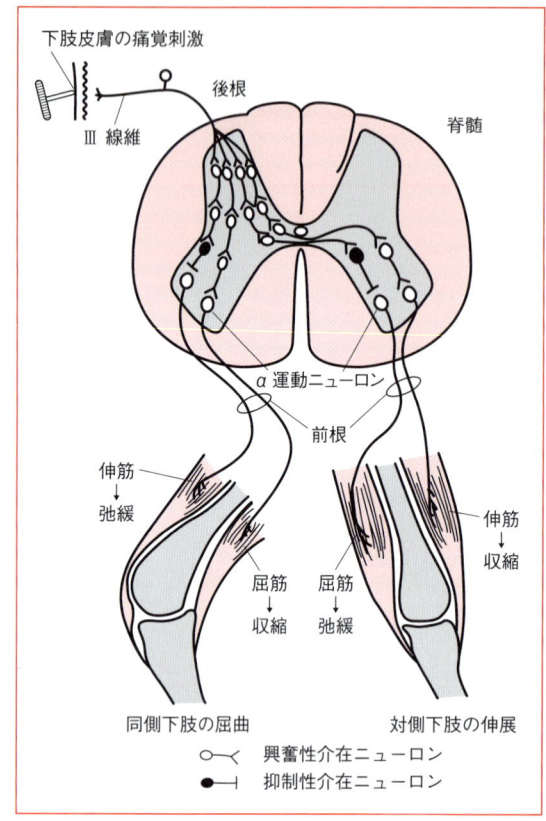

図4-11 屈曲反射の経路

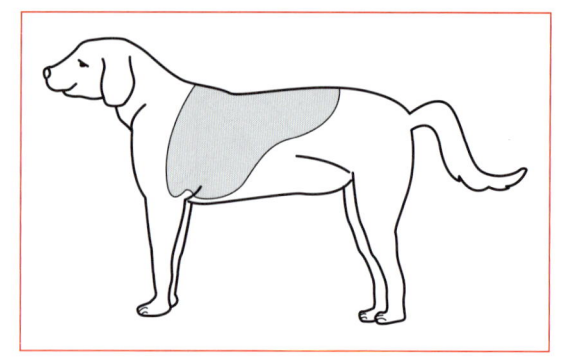

図4-13 ひっかき反射
脊髄イヌ．灰色部を機械的に刺激すると，同側肢でひっかくような激しい律動性の運動を示す．

るのは，α運動ニューロンの逆行性興奮と反射性興奮が途中で衝突（collision）するためと考えられる．H波は運動ニューロンの興奮性を示す指標として，臨床上重要である．

b．屈曲反射

皮膚に侵害刺激が加わると，屈筋が反射的に収縮して関節は屈曲する．その結果，侵害刺激が回避される．このような反射を屈曲反射（flexion reflex）［または屈筋反射（flexor reflex）］とよぶ．屈曲反射は外敵から身を守る一種の防御反射（defense reflex）である．屈曲反射では，刺激が強い場合，刺激側の肢の屈曲と同時に反対側の肢の伸展がみられる（交叉性伸展反射）．このような反射回路は，刺激と同側肢の屈曲で不安定になった身体を反対側肢で支えるために有利である．

図4-11に屈曲反射の経路を示す．図のように，皮膚からの痛覚神経は同側肢の屈筋支配のα運動ニューロンに促進的に，伸筋支配のニューロンに抑制的にそれぞれシナプス結合する．また，同じ脊髄レベルの反対側肢の屈筋と伸筋のニューロンには，これと相反する結合をする．このように，拮抗筋に対する相反する神経支配を相反神経支配（reciprocal innervation）という．交叉伸展反射の場合は二重相反神経支配がみられる．

c．脊髄節間反射

脊髄節間反射には，前肢後肢反射（forelimb-hindlimb reflex）［または四肢間反射（interlimb reflex）］（図4-12）や，ひっかき反射（scratch reflex）（図4-13）などがある．前者は，1肢の足底をこするなどして刺激すると他の3肢に四足歩行の運

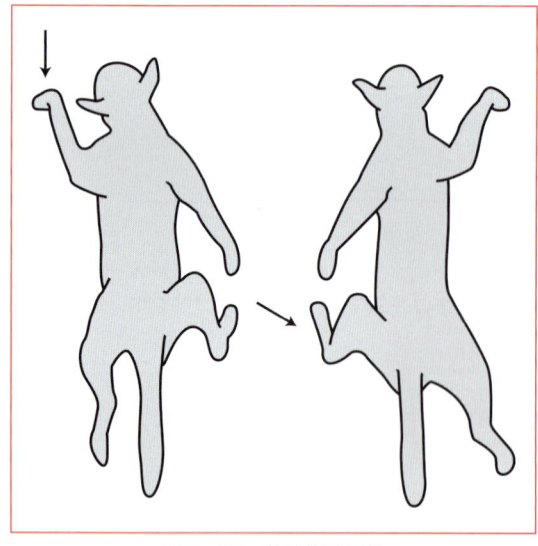

図4-12 前肢後肢反射
〔Sherrington CS：Decerebrate rigidity and reflex coordination of movements. J Physiol 22：319-332，1898〕

図4-14　Ia抑制

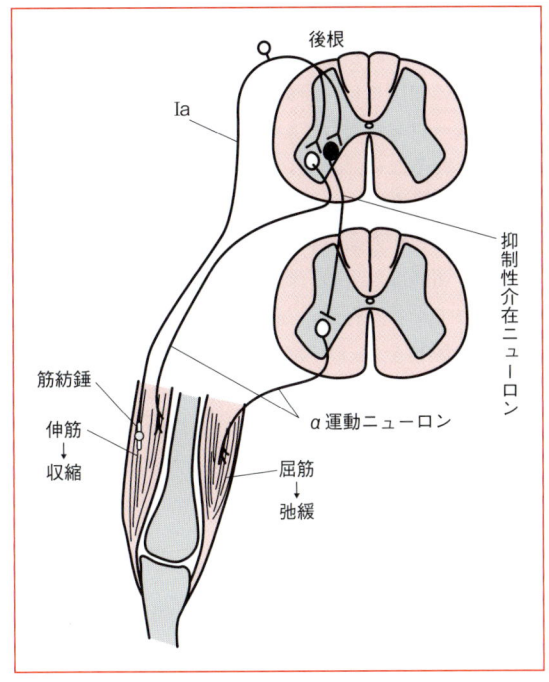

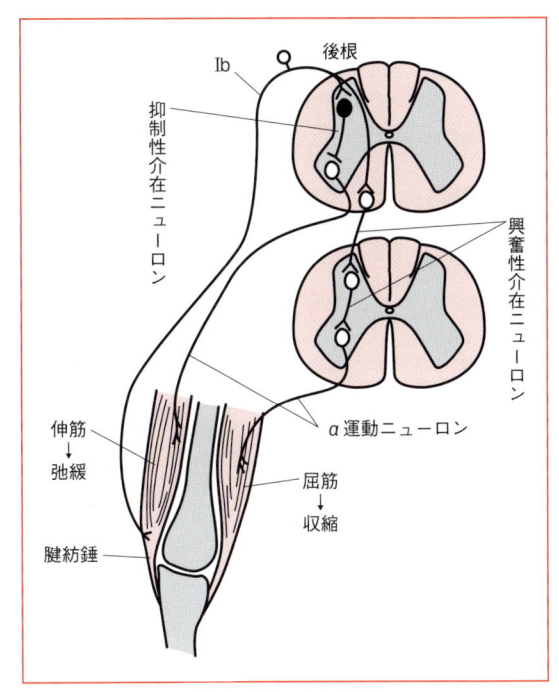

図4-15　Ib抑制

動パターンに似た一定の型の屈曲や伸展運動が現れる反射である．ひっかき反射では，軽い触刺激で，蚤をとるような後肢の反復動作が同側性にみられる．いずれもⅡ〜Ⅳ群の広範囲の線維の刺激で起こる．

　以上のような脊髄反射は脊髄動物（延髄以上の上位中枢との神経連絡を絶たれた動物）では顕著にみられるが，通常は上位中枢からの影響より複雑な反射反応がみられる．

4. 脊髄における抑制

　脊髄には，脊髄反射に関与する種々の介在ニューロンが存在する．そのうち，次の2つはもっとも代表的な抑制回路である．

a. Ia抑制

　Ia抑制は伸張反射に付随してみられる現象である．すなわち，Ia線維は脊髄内で分岐して抑制性介在ニューロンにシナプス結合する（図4-14）．この抑制性ニューロンは，拮抗筋である同側肢の屈筋のα運動ニューロンを抑制する．その結果，伸筋は収縮し屈筋は弛緩または収縮が弱められ，肢が伸展することになる．

b. Ib抑制

　Ib抑制は，除脳動物や痙性麻痺の患者など伸張反射が異常亢進しているとき，関節を強制的に屈曲させようとするときなどにみられる．上位中枢からの抑制が断たれ伸張反射が亢進している状態では，伸筋，屈筋とも強く収縮しているので四肢の緊張は強い．このとき，肢を屈曲させようとしても，はじめのうちは抵抗が強くなかなか屈曲しない．しかし，さらに力を増していくと急に抵抗が弱くなって，肢はたやすく屈曲する．このようすがナイフをたたむのに似ていることから，この現象を折りたたみナイフ現象（clasp-knife phenomenon）とよぶ（表4-5）．

　反射経路は図4-15に示すとおりである．すなわち，伸張反射の亢進でα運動ニューロンが高頻度発射しているときに強い伸展刺激を加えると，腱紡錘支配の高閾値のIbが興奮するようになる．Ibは伸張反射とは逆に，同名筋を抑制し，拮抗筋を促進するよう働く．Ib抑制は受容器の存在する筋（同名筋）を抑制するので，自原抑制または自己抑制（autogenetic inhibition）ともよばれる．Ib抑制回路の存在によって伸筋の断裂が防がれる．

5. 脊髄ショック

　カエルの脳を延髄下端で切断すると，切断後数分間，すべての脊髄反射とその他の脊髄機能が消失また

は著しく減弱する(切断レベルより上位の機能は保たれる).この現象を脊髄ショック(spinal shock)という.この原因には,脊髄切断によって,脊髄内の促進性ニューロンが受けていた上位中枢からの促進がすべて断たれるため,あるいは脊髄運動ニューロンに接続する抑制性介在ニューロンに対する抑制が解除されるため,などが考えられる.切断後一定の時間が経過すると,切断部以下の脊髄を反射中枢とする脊髄反射が回復してくる.脊髄ショック後にみられる反射は上位中枢の影響をまったく受けない純粋な脊髄反射で,反射現象は著明になることが多い.

脊髄ショックからの回復時間は上位中枢が発達した動物ほど長く,カエルで数分間,イヌでは数時間,サルで数日,ヒトでは数週間である.

E. 脳　幹

脳幹(brainstem)は大脳と脊髄の中間にあって,中脳(midbrain),橋(pons),延髄(medulla oblongata)をさし,機能的に連続している(図4-1,2,

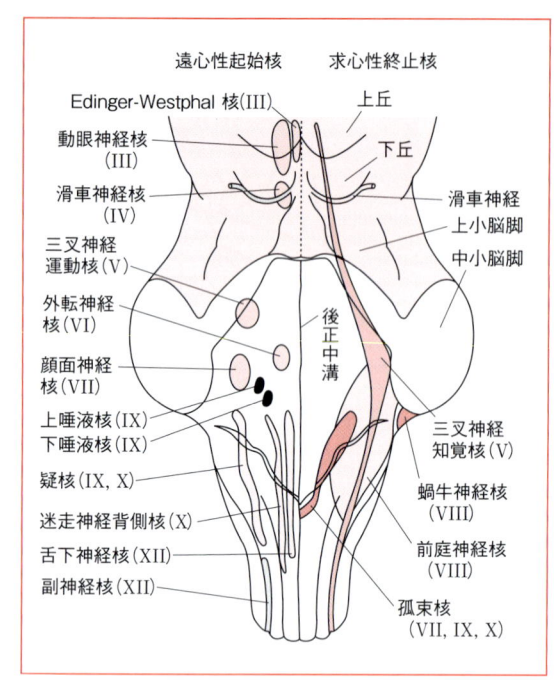

図4-16 脳幹の脳神経核
背側から見た図.大脳と小脳は取り除いている.

表4-6 姿勢反射の分類

種　類	刺激と受容器	反　応	備　考
緊張性頸反射 tonic neck reflex	頭部の左右への傾斜および前後屈による頸筋の伸展 受容器:頸筋筋紡錘	頭-頸部の位置関係による四肢の筋緊張の変化	迷路を破壊した除脳動物で持続的にみられる
緊張性迷路反射 tonic labyrinthine reflex	頭部への直線加速度(重力) 受容器:耳石器	頭部と鉛直方向のなす角度による四肢の筋緊張の変化	頸筋支配の後根破壊で真の前庭反射が観察できる
立ち直り反射 righting reflex 　前庭性 　頸部 　視覚性	1. 頭部への直線加速度(重力) 　受容器:耳石器 2. 頸筋の伸展 　受容器:頸筋筋紡錘 3. 視覚刺激 　受容器:網膜	身体が鉛直方向に対して傾いた際,頭部と体幹を正常な位置に立て直す	中脳動物*でみられる.視覚性入力による立ち直り反射は大脳皮質が反射中枢
踏み直り反応 placing reaction	1. 視覚刺激 　受容器:網膜 2. 皮膚の触刺激 　受容器:触覚受容器 3. 頸筋の伸展 　受容器:頸筋筋紡錘	肢を踏み直して姿勢を調整する	肢が固いものに触れたときや,肢位が異常になったときなどにみられる大脳皮質が反射中枢
跳び直り反応 hopping reaction	直立個体の重心を水平方向に移動させる 受容器:筋紡錘	片足で跳躍して転倒を防ぐ	大脳皮質が反射中枢

*上丘吻側部で脳幹を切断し,中脳レベル以下が健在.

16）．脳幹の主な役割には，①上行性および下行性の線維の通過路もしくは中継点，②橋および延髄網様体の自律神経中枢による生命活動の維持に必要な自律性機能の統合作用，③脊髄反射と協調して姿勢を保持する姿勢反射の中枢としての機能などがある．

1. 脳幹の脳神経核

脳幹には多くの遠心性神経の起始核および求心性神経の終止核がある（図4-16）．このほかに，脳幹には小脳に線維を送る橋核や延髄の下オリーブ核などがあり，大脳・小脳連関ループ（後述）などの中継核として重要な働きをしている．また脳幹は，前庭脊髄路，網様体脊髄路，赤核脊髄路や視蓋脊髄路などの運動機能に関連する重要な下行路を脊髄に送っている．

2. 姿勢反射

私たちは上り坂では前のめり気味に，下り坂ではそり気味に歩き，乗り物が左右に傾くときは，傾いた方向の下肢が緊張してからだを支える．あるいは，後ろから急に押されても，おのずと足が前に踏み出るので転倒することはまずない．このように，日常生活で行っている動作が安全に遂行されるのは，脳幹を中枢とする姿勢反射（postural reflex）に負うところが大きい．つまり，身体の空間的位置や，頭部，体幹，四肢の身体各部の相互の位置関係は，前庭器官，頸部，網膜，皮膚などからの信号を受けて，脊髄や脳幹を中枢として起こるさまざまな姿勢反射の総合効果により，保たれている．

表4-6に示すように，姿勢反射には，頸筋の受容器の刺激で起こる頸反射（neck reflex）（図4-17），前庭器官の刺激で起こる迷路反射（labyrinthine reflex）（または前庭姿勢反射），前庭器官，体性感覚器や網膜などの刺激で起こる種々の立ち直り反射（図4-18），それに，大脳皮質が関与するより複雑な反応である踏み直り反応（placing reaction）や跳び直り反応（hopping reaction）などがある．

緊張性頸反射は除脳動物（後述）や両側迷路を破壊した動物で著明にみられるが（図4-19d～f），正常なヒトや動物では通常みられない．ただし，とっさの捕球動作などにはみられることから（図4-17），この反射は正常時でも姿勢調節に関係していると考えられる．上頸部の後根を切除または麻酔して緊張性頸反射を抑制しておくと，典型的な緊張性迷路反射がみられる（図4-19a～c）．これらの反射の受容器の興奮は，四肢にそれぞれ逆の反射効果をもたらすことから（図4-19aとe，およびcとfなど），合目的的な姿勢保持において緊張性迷路反射と緊張性頸反射は相補的に働くと推測される．

以上のような姿勢反射は，大脳皮質や小脳からの統合と制御を受けながら脊髄の姿勢運動反射を統合し，合目的的で微細な姿勢の調節と保持を実現するものと考えられる．

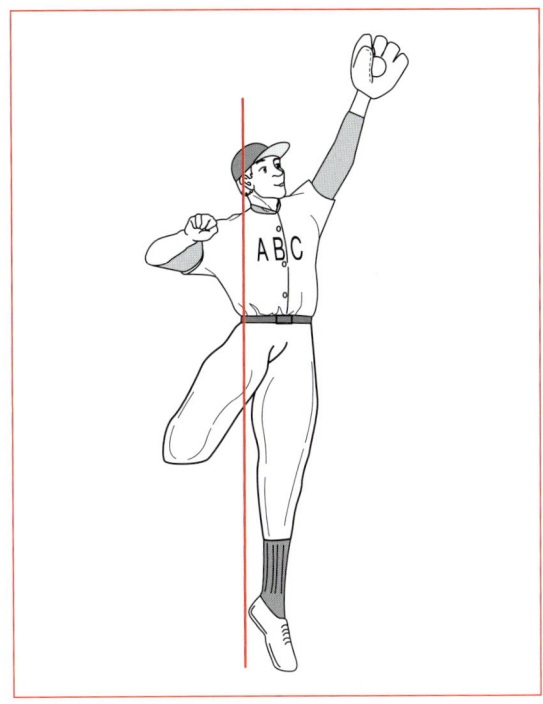

図4-17 姿勢反射
捕球動作で，首の向きにより頸反射が起きている．〔福田，1957〕

3. 眼球運動

注視している物体が動いたり，注視時に身体が移動すると注視点はぶれる（視運動性眼振，視運動性眼球運動，追跡運動など）（144頁参照）．また，身体と頭部の位置関係や，床面に対する身体や頭部の位置関係が変化しても視野はずれる（前庭動眼反射，前庭性眼振など）．このとき，頭部（頸筋）と眼球を協調運動させることによって視野のぶれを補正し，注視が保たれる．このように，注視を保つための合目的的な眼球運動（代償性の眼球運動）は，視覚器および前庭器官からの情報を統合して行われる．表4-7に前庭性，視

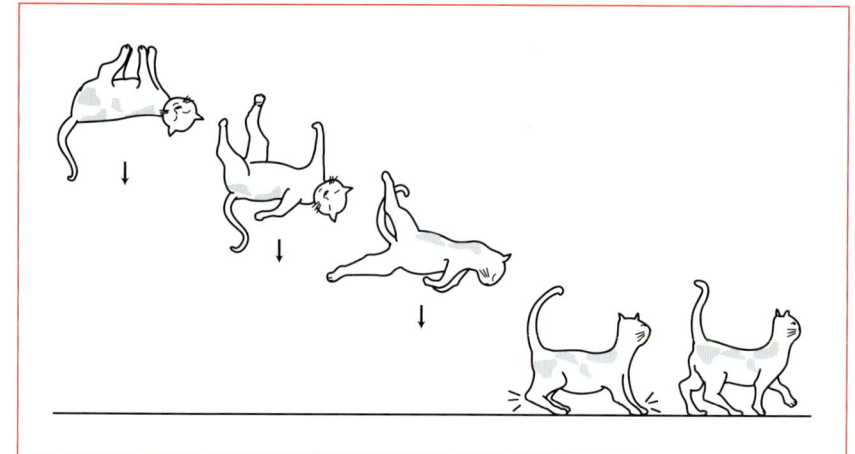

図4-18 ネコの立ち直り反射

ネコは高所から誤って落下しても、胸部と肩、次いで腰部の順に必ず姿勢を立て直してから着地することができる。
〔高木，1975を一部改変〕

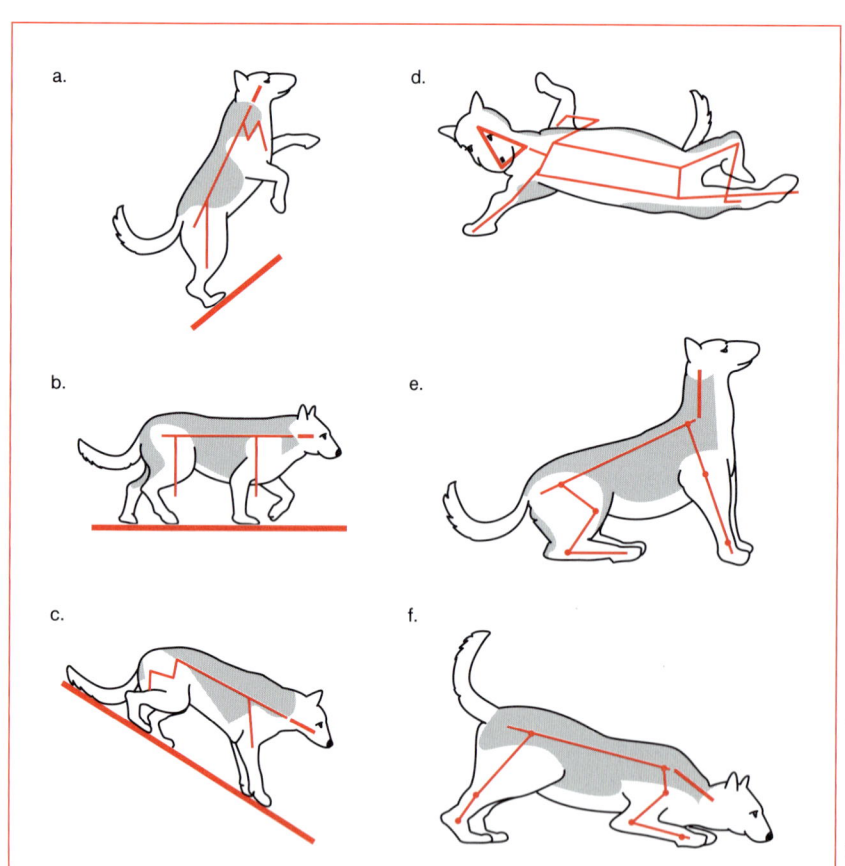

図4-19 緊張性迷路反射および緊張性頸反射と四肢の反応との関係

a～c：緊張性迷路反射．いずれも頭部，頸部，体幹は一直線上にあるが，重力方向に対する頭部の位置関係の違いにより四肢の反応が異なる．

d～f：緊張性頸反射．頭部と頸部の位置関係の違いにより四肢の反応が異なる．

運動性，および随意性の眼球運動を示す．眼球運動の最終司令は，前庭神経核によって外眼筋支配の脳神経核に送られる．また，前庭動眼反射が起こる際，前庭神経核から外眼筋と同時に頸筋にも効果をおよぼす反射経路が存在し（前庭頸反射），眼球運動の方向に頭部を回転させて視野の補正を助けている．さらに，前庭神経核は小脳および大脳皮質からの司令を受け，視野のぶれを最小限にするよう，眼球運動と頭部の運動

表4-7 眼球運動

種類	眼球運動の特徴	神経要素　1. 刺激　2. 中枢　3. 効果
前庭動眼反射 vestibulo-ocular movement	頭部の傾きや回転から視線を保つための代償性の眼球運動 前庭-頸反射と協調	1. 前庭器官 2. 前庭神経核（小脳による調節） 3. 外眼筋（および頸筋）支配神経
前庭性眼振 vestibular nystagmus	頭部に回転加速度が加わるときの眼球運動 急速相と緩徐相（前庭動眼反射）	1. 半規管 2. 急速相は上丘，緩徐相は前庭神経核 3. 外眼筋支配神経
視運動性眼振 optokinetic nystagmus	頭部の回転や直線運動に伴う外界の動き（視覚刺激）で起こる眼球運動	1. 視覚 2. 視蓋前域→前庭神経核 3. 外眼筋支配神経
サッケード運動 saccadic movement	眼位を正しい位置に移すときの急速な眼球運動 頭部の運動も協調（前庭動眼反射）	1. （随意性に発動） 2. 上丘による出力系制御 3. 外眼筋支配神経橋網様体による水平運動中脳網様体による垂直運動
視運動性眼球運動 optkinetic movement	大きな視野の移動を追うときの眼球運動	1. 視覚 2. 前庭神経核（ヒトでは皮質優位） 3. 外眼筋，頸筋，姿勢筋の協調運動
追跡運動 pursuit eye movement	動く小さな視標を追うときの眼球運動	1. 視覚 2. 大脳皮質→橋被蓋核→前庭神経核 3. 外眼筋支配神経

を常に協調させている．

4. 除脳固縮

ある神経機構が中枢のどのレベルで営まれているかを知る古典的な方法として脳の切断実験がある．シェリントン（Sherrington）（1947）は中脳の上丘と下丘の間を離断して除脳動物をつくり，姿勢調節の仕組みを調べた．除脳動物では伸張反射が亢進し，全身の抗重力筋の緊張が異常に高まった状態になるため，立位を保つことができる．これを除脳固縮（decerebrate rigidity）とよぶ．除脳固縮はヒトでも中脳障害のあるときみられる．図4-20に除脳ネコを仰臥位にしたときの固縮の亢進のようすを示す．

脊髄運動ニューロンには，橋網様体や前庭神経核からの促進系と，延髄網様体からの抑制系がある．これらの系に対して，大脳，小脳，間脳など上位中枢から制御系が働く．除脳固縮における伸張反射の亢進は，γ運動ニューロンの促進系にかかっていた上位中枢からの抑制入力が断たれるために，同ニューロンの活動

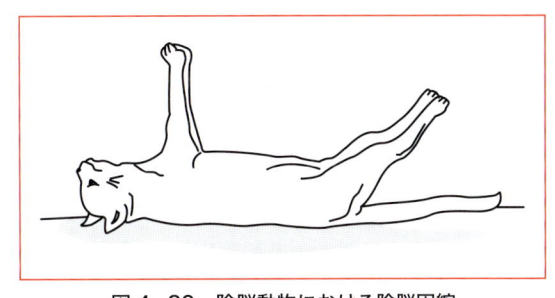

図4-20 除脳動物における除脳固縮
中脳と橋の境界で脳幹を切断した除脳ネコを仰臥位にした．

〔Bach LMN, Magoun HW：The vestibular nuclei as an excitatory mechanism for the cord. J Neurophysiol 10：331-337, 1947〕

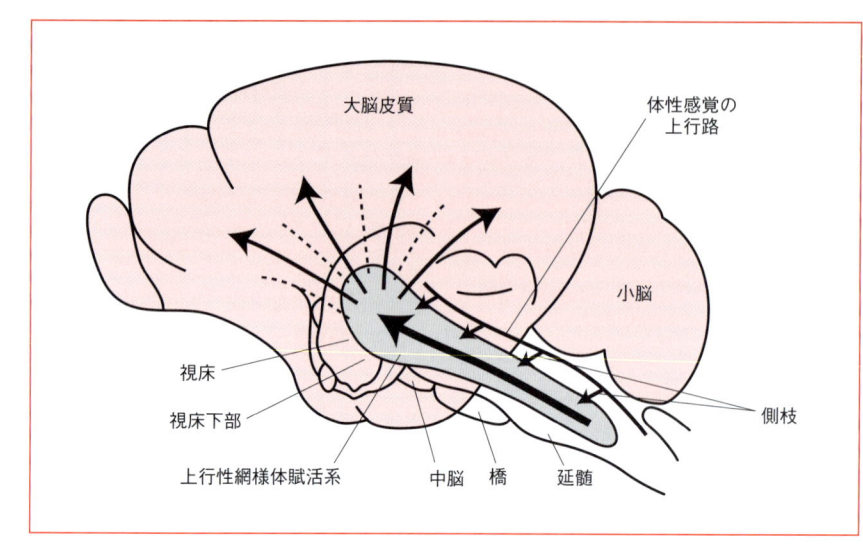

図4-21 上行性網様体賦活系
〔Starzl TE, Taylor CW, Magoun HW：Collateral afferent exitation of reticular formation of brain stem. J Neurophysiol 14：479, 1951；Magoun HW (1963), 時実利彦訳：脳のはたらき, 改訂新版, 朝倉書店, 東京, 1967〕

が亢進するためと考えられている［脱抑制 (disinhibition)］. そのため, 除脳固縮をγ固縮 (γ rigidity) ともいう.

除脳動物では, 体重を支えるような姿勢の保持や, 四肢の歩行パターンでの静止姿勢をとることができるが, 固縮が強い場合は歩行はできない. ただ, 歩行のリズムジェネレーター (rhythm generator) は脊髄にあり, 脊髄動物でもL-DOPA (ドーパミンの前駆体) を静注すると歩行運動がみられる. また, 除脳動物では, 下丘と上小脳脚の間にある楔状核を連続刺激すると歩行を誘発できることもわかっている.

5. 脳幹網様体と意識

脳幹網様体 (brainstem reticular formation) は中脳, 橋, 延髄にわたる広範な部位を指す (図4-21). MoruzziとMagoun (1949) は, 脳幹の網様体 (reticular formation) で意識の調節が行われていることを見出した. 中脳被蓋部の脳幹網様体を電気刺激すると, 脳波の脱同期化 (後述), すなわち覚醒が起こる. 覚醒を引き起こす信号は, 特殊視床投射系の上行性線維が中脳付近で側枝を出して網様体賦活系に入り, 非特殊視床投射系を経由して大脳皮質の広範な領域に送られる. このような上行性網様体賦活系 (ascending reticular activating sysytem) からの持続的なインパルスが覚醒水準を保つと考えられている. 意識レベルが低く, 反応の少ない患者に対して積極的に感覚刺激を提供することは脳の覚醒を促すだろう.

6. 脳幹の自律神経中枢

脳神経中の自律神経節前線維は, 動眼神経 (第Ⅲ神経), 顔面神経 (第Ⅶ神経), 舌咽神経 (第Ⅸ神経), 迷走神経 (第Ⅹ神経) に含まれ, いずれも副交感神経である. 脊髄内には各種の自律神経反射の下位中枢があり, 脳幹の自律神経中枢はこれを制御する上位中枢の役割をもつ. たとえば心臓促進中枢は, 脳幹では延髄網様体に, 脊髄では上部胸髄にあり, 前者は後者の働きを調節する. 脳幹の自律神経中枢は, 視床下部など, さらに上位中枢からの調節を受けている. 表4-8に内臓に関する反射中枢をまとめた. 自律神経中枢の詳細は「5章 自律神経系」を参照されたい.

F. 小　脳

小脳 (cerebellum) は後頭葉下面に接し, 脳幹の背側に位置する膨隆した組織で, 小脳脚で他の脳とつながっている. 小脳は前庭器官や筋紡錘からの情報を受け, 脳幹諸核や視床を介して大脳皮質と深い連絡をもち, 姿勢の保持と随意運動の制御に関与する中枢である.

1. 小脳の形態

小脳は表面に横行する多数の溝と回によって大きな表面積をもつ. 形態的・機能的にいくつかに区分される (図4-22). まず片葉小節葉と小脳体に大きく分けられ, 小脳体はさらに前葉と後葉に区分される. 小脳体の正中部を虫部, 外側部を半球という. 系統発生

表 4-8 内臓反射とその反射中枢

反射名	反射中枢	反射名	反射中枢
<循環器系>	延髄網様体	<消化器・泌尿器・生殖器系>	
圧受容器反射 ┐	・心臓促進中枢	唾液分泌反射 ──── 橋・延髄唾液核	
├	・血管運動中枢	嚥下反射 ──── 延髄網様体	
化学受容器反射 ┘	迷走神経背側核	嘔吐反射 ──── 延髄網様体	
	・心臓抑制中枢	排尿反射 ──── 橋網様体, $S_2 \sim S_4$	
		排便反射 ──── 橋網様体, $S_2 \sim S_4$	
	血管運動中枢 $C_8 \sim L_2$	勃起反射 ──── $S_1 \sim S_3$	
	心臓促進中枢 $T_1 \sim T_4$	射精反射 ──── $S_3 \sim S_4$	
<呼吸器系>		摂食行動 ┬ 空腹中枢(外側視床下部)	
ヘーリング-ブロイヤー反射 ─── 延髄網様体		└ 満腹中枢(視床下部腹内側核)	
化学受容器反射 ───			
くしゃみ反射 ─── 三叉神経脊髄路核		<体温調節系>	
咳嗽反射 ─── 疑核近傍		発汗 ──── $C_8 \sim L_2$	
<視覚系>		立毛 ──── $C_8 \sim L_2$	
光反射 ──── E-W 核		視床下部前部	
散瞳反応 ──── 毛様脊髄中枢 $C_8 \sim T_2$		(体温調節中枢)	

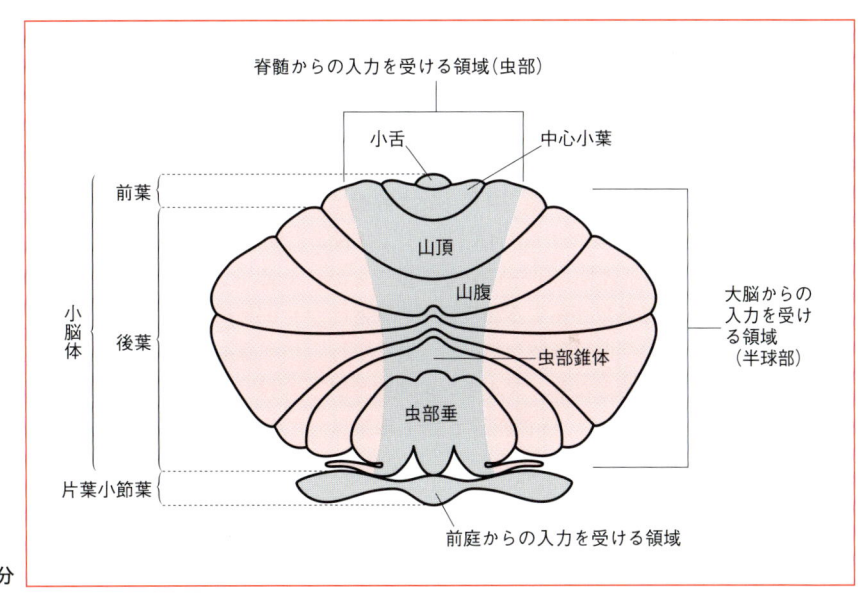

図 4-22 小脳皮質の区分

的には片葉小節葉がもっとも古く(原小脳),前庭からの入力を受ける.この片葉小節葉は魚類や両生類の小脳の大部分を占める.次に古い虫部(古小脳)は主として脊髄からの入力を受け,鳥類,哺乳類で発達している.もっとも遅れて発達したのが半球部(新小脳)で,霊長類で著しく大きくなる.半球部は大脳皮質からの入力を受ける.

小脳の断面の構造は図 4-23 のようである.小脳皮質の厚さは約 0.7 mm で,表面から分子層,プルキンエ細胞(Purkinje cell)層(細胞体が 1 層に配列する),顆粒細胞層に分かれ,深部中心部に小脳核が位置する.小脳皮質の中には,星状細胞,籠細胞(バスケット細胞),プルキンエ細胞,ゴルジ細胞,顆粒細胞の 5 種類の細胞がある.このうち,プルキンエ細胞は小脳皮質内でもっとも特徴的な細胞で,細胞体からの 1 本の太い樹状突起が扁平な葉脈状に分岐し

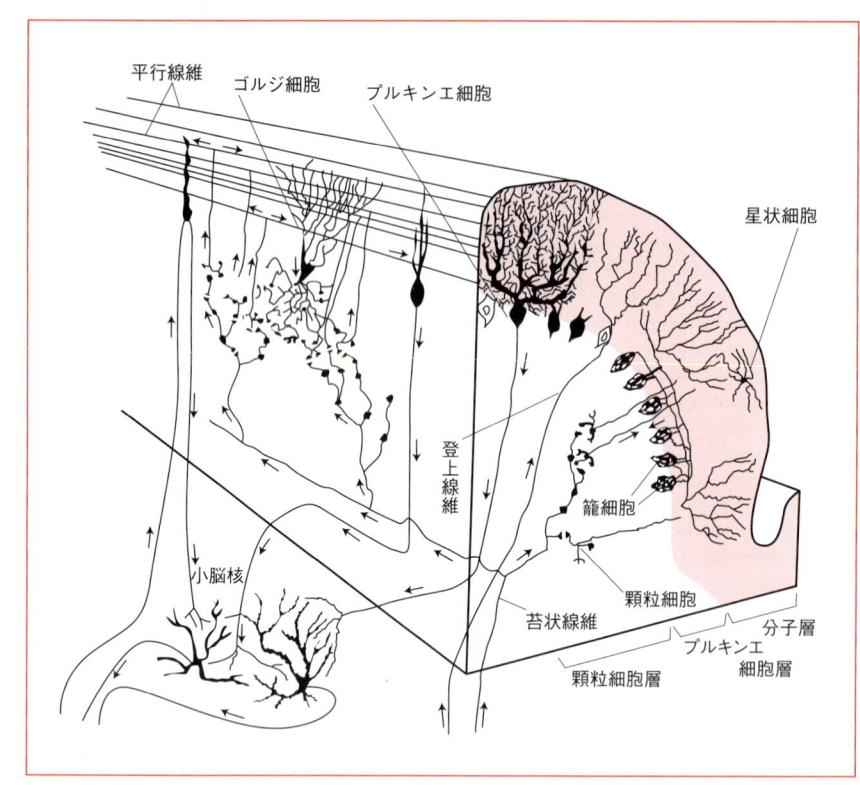

図4-23 小脳皮質の線維構造

図中の矢印は信号の伝導方向を示す.

〔Fox CA：The structure of the cerebellar cortex. Correlative Anatomy of the Nervous System, p.193, Mac-Millan, New York, 1962〕

て，小脳回を横切る方向に広がる．プルキンエ線維は小脳からの唯一の出力線維で，GABA（γ-アミノ酪酸）を伝達物質とする抑制性ニューロンであることがわかっている．小径で多数存在する顆粒細胞の軸索は分子層まで上行し，T字型に分岐して小脳皮質を平行に横走する長い平行線維となり，プルキンエ細胞の樹状突起とシナプスをつくる．苔状線維と登上線維は小脳への入力線維である．

2．小脳の機能

小脳は図4-24に示すように，他の神経系と線維連絡している．前庭系，脊髄系，大脳皮質系との連絡が主要である．前庭器官からの興奮が小脳に到達すると，プルキンエ細胞からの抑制性指令は小脳核を経て前庭核にいたり，ここから脊髄運動ニューロンに投射する．このように，小脳は，前庭入力によって生じる前庭脊髄反射を調節する働きをもつことがわかる．

筋紡錘や腱紡錘，関節受容器などの筋固有受容器からの興奮は，脊髄小脳路などを経て苔状線維として小脳に入るものと，下オリーブ核から登上線維として入るものがある．これらの入力を受け，小脳からは，視床を経由して大脳皮質（運動性皮質）に出力する系と，赤核や脳幹網様体を経由して脊髄を下行する系がある．つまり，筋固有受容器からの入力を受けた小脳は，間接的に脊髄運動ニューロンの活動を制御する．

大脳皮質から小脳へは橋核を介して連絡する．橋核は大脳皮質の運動前野および運動野（4，6野）と体性感覚および視覚関連領野からの投射を受け，皮質と小脳の間を連絡するために発達した核で，大脳脚の9割もの下行線維が橋核に終止する．これら大脳皮質からの信号は小脳で統合されて，視床を介して再びこれらの運動野や感覚野に送られる．

はじめての運動では，1つひとつ動きの適否を確認して修正しながら動作を行うので，ぎこちなく時間もかかる．随意運動の司令を作り出すと推測される運動前野と運動野には，運動の結果を逐次知らせるフィードバック信号が返送されると考えられ，これによって運動の修正が行われる．大脳‐小脳間には，随意運動の遂行のためのこのようなループ回路が存在する（大脳・小脳連関ループ）[1]．訓練し運動に習熟してくると，大脳・小脳連関ループによって運動のモデルがつくられ，自動的に運動の修正が行えるようになる．換

中枢神経系の形態と機能　79

〈入力系〉

大脳皮質 ── 橋核 ─┐
　　　　　　　　　├─ 苔状線維 ─→ 顆粒細胞 ─ 平行線維 →　プルキンエ細胞
前庭器官 ─────┤
筋固有受容器など ─┤
　　　　　　　　　└→ 下オリーブ核 ───── 登上線維 ─────↑

〈出力系〉

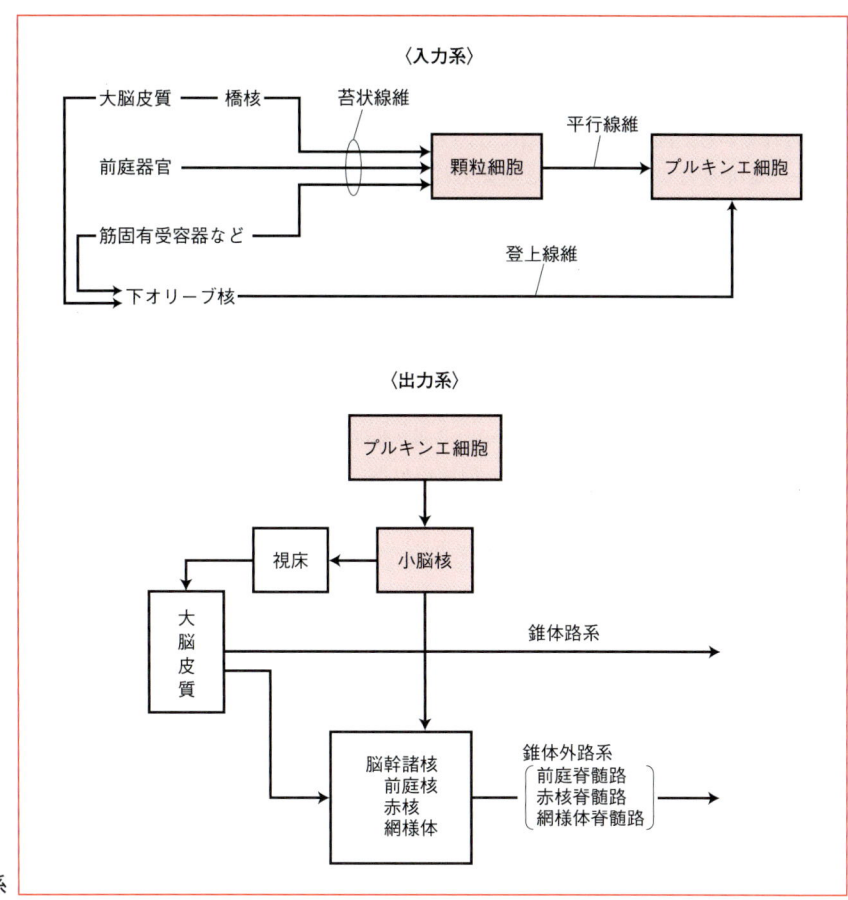

プルキンエ細胞
　↓
視床 ← 小脳核
　↓
大脳皮質 ────────── 錐体路系 →
　↓
脳幹諸核　　　　　錐体外路系
前庭核　　　　　　前庭脊髄路
赤核　　　　　　　赤核脊髄路
網様体　　　　　　網様体脊髄路 →

図4-24　小脳の入出力系

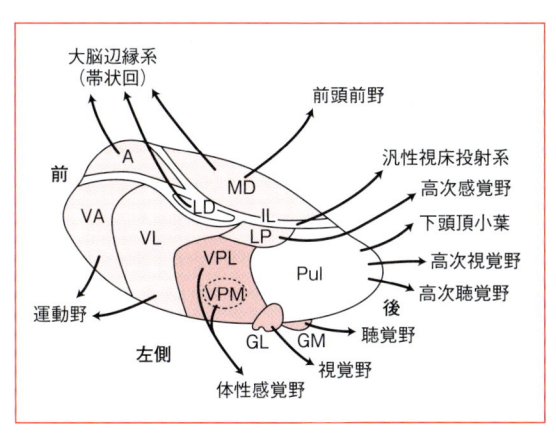

図4-25　視床諸核と大脳皮質投射

特殊核（感覚性中継核群）：GM 内側膝状体，GL 外側膝状体，VPL 後外側腹側核，VPM 後内側腹側核；特殊核（非感覚性中継核群）：VA 前腹側核，VL 外腹側核，MD 背内側核，A 前核群；連合核：Pul 視床枕，LP 後外側核，LD 背外側核；非特殊核：IL 髄板内核群

〔横田敏勝：神経系の構成，現代の生理学，改訂第3版（古河太郎，本田良行編），214頁，金原出版，東京，1994〕

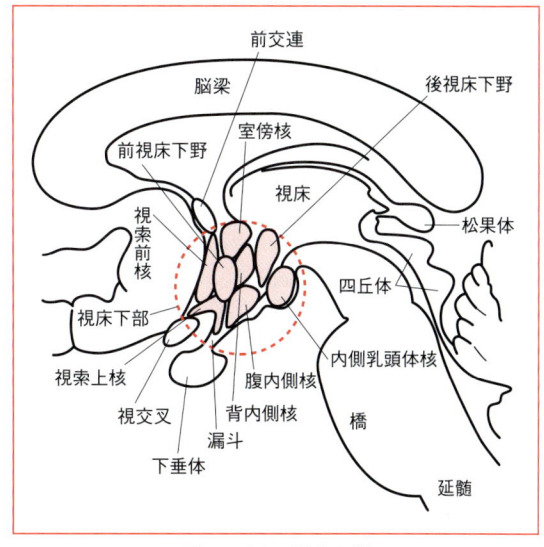

図4-26　視床下部

言すれば，これは小脳の記憶機能，すなわち運動学習機能であるといえる．また，小脳の損傷によって運動の準備状態が障害され，随意運動の開始が遅れることが知られている．随意運動の開始にも，大脳・小脳連関ループが重要な役割を果たすと考えられている．

G. 視　床

図4-25は左側の視床(thalamus)の側面図である．実際には，間に正中線核群を挟んで左右対称に存在する．視床はこのように多数の神経核からなり，そのほとんどが大脳皮質と神経連絡をもつ．視床と視床下部をいっしょにして間脳といい，これらは大脳皮質と脳幹の間に位置する(図4-26)．視床核は機能的に大きく特殊核群(感覚性および非感覚性中継核群)，連合核群，非特殊核群に分けられる．以下に，主な視床諸核の機能を簡略に示す．

■感覚性中継核群
①内側膝状体(GM)：聴覚の中継核で，一次聴覚野(41野)に投射する．
②外側膝状体(GL)：視覚の中継核で，一次視覚野(17野)に投射する．
③後外側腹側核(VPL)：脊髄神経支配領域からの体性感覚の上行路の中継核で，一次体性感覚野(3, 1, 2野)に投射する．
④後内側腹側核(VPM)：三叉神経支配領域からの体性感覚の上行路の中継核で，三叉神経核からの二次ニューロンを受け，一次体性感覚野に投射する．孤束核からの味覚の二次ニューロンを受け味覚野(43野)に投射する．

■非感覚性中継核群
①前腹側核(VA)：同側の淡蒼球と黒質からの線維を受け，前頭葉に広範に投射する．
②外腹側核(VL)：反対側の小脳核からの線維を受け，一次運動野(4野)に投射する．
③背内側核(MD)：辺縁系と前頭前野の中継核で，ヒトでよく発達している．
④前核群(A)：辺縁系間を連絡する中継核である．

■連合核群
①視床枕(Pul)：後言語野(22野後部，39，40野)，高次視覚野へ投射する．
②後外側核(LP)：頭頂連合野(5, 7野)へ投射する．
③背外側核(LD)：帯状回へ投射する．

■非特殊核群
脳幹網様体や脊髄視床路からの不特定の入力を両側の大脳皮質の広範な領域へ送る．髄板内核群は痛みの情動的側面(ひどい，いやだという感情)を担うと考えられている．上行性網様体賦活系の中継核である非特殊核群から大脳皮質へ投射する線維群を，汎性視床投射系［76頁参照，非特殊視床投射系(diffuse thalamic projection system)］とよぶ．この系の働きによって，覚醒状態が維持される．

H. 視床下部

視床下部(hypothalamus)は視床の腹側部の脳底に位置する(図4-26)．視床下部の下方には下垂体が，さらにその吻側には視交叉がある．系統発生的に古い脳で，後述の大脳辺縁系とともに，種族保存や個体維持に必要な本能行動，情動行動の中枢である．視床下部はわずか4gの小さな領域だが，その内部はさらに細かく区分されている．視索上核や室傍核の神経細胞は，非常に密な毛細血管と密接している．

視床下部の主な線維連絡を列挙する．

■入力系
①前頭皮質から視床を経由する投射
②側頭皮質から扁桃体と海馬を経由する投射
③内側前脳束と背側縦束を介する脳幹からの投射

■出力系
①内側前脳束と背側縦束を経由する中脳網様体，橋，延髄への下行路
②視床，大脳辺縁系への上行路
③下垂体への下行路

視床下部には次のような働きがある(116頁参照)．

■摂食行動の調節
視床下部腹内側核を刺激すると，動物は摂食を途中で止める．逆に外側視床下部を刺激すると満腹でも摂食を再開する．一方，腹内側核を破壊した動物は食欲が異常亢進し肥満になるが，外側視床下部を破壊すると食欲がなくなり体重が減少する(図4-27)．このような実験から，外側視床下部は空腹中枢(hunger center)［または摂食中枢(feeding center)］，腹内側核は満腹中枢(satiety center)と考えられている．満腹中枢のグルコース受容ニューロンは，グルコース濃度に依存した応答を示す(図4-28)．逆に，空腹中枢にはグルコース濃度の上昇で活動が抑制されるニューロンがみつかっている．

■飲水行動の調節
腹内側核の高さの外側前視床下野の両側破壊または刺激実験で，この領域に飲水中枢(drinking center)

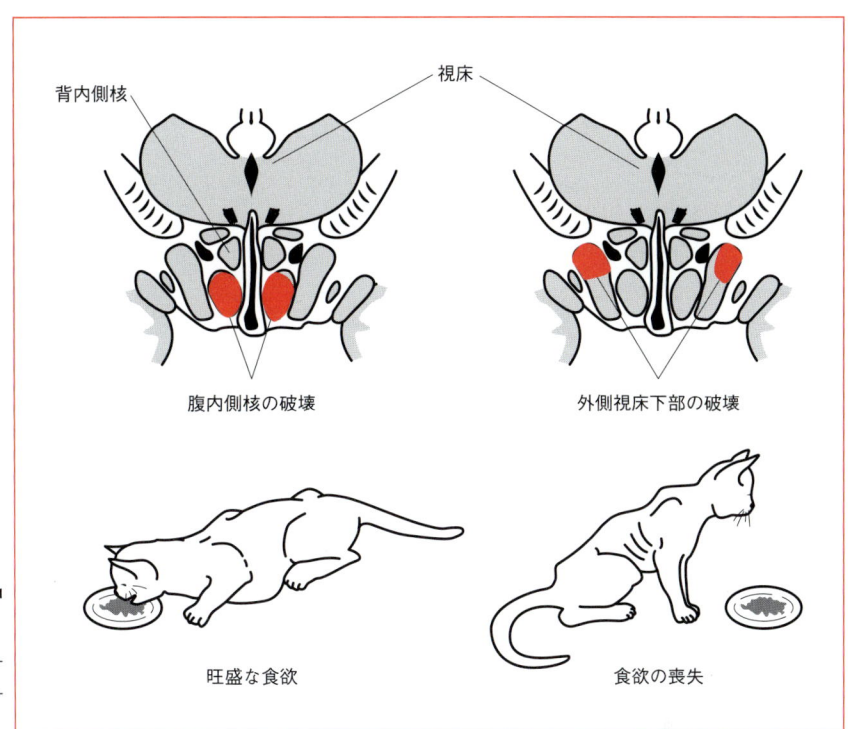

図4-27 空腹中枢と満腹中枢
〔Netter FH：Ciba Clinical Symposia, Ciba Pharmaceutical Co, 1956〕

があることがわかった．飲水中枢には浸透圧受容器やアンジオテンシン受容ニューロンの存在が示唆されている（237頁参照）．

■ 性行動の調節

ラットの内側視索前野と前視床下野を破壊するとロードーシス（lordosis）（雌が雄を迎え入れる姿勢）ができなくなる．同部位の刺激でサルの性行動は亢進する．このような証拠から，内側視索前野と前視床下野は性中枢であると考えられている．

■ 体温調節

視索前野・前視床下野にある温度受容ニューロンは身体温度を監視し，体温を一定に保つための自律神経活動を引き起こし，体温調節を行う（360頁参照）．これらの機能には，視床下部と強い線維連絡をもつ辺縁系も関与している（後述）．

I. 大脳辺縁系

大脳皮質は新皮質と辺縁皮質からなる．辺縁皮質およびそれと機能的に密接な関係のある領域を合わせて大脳辺縁系［単に辺縁系（limbic system）］とよぶ．辺縁系は大脳皮質の内側部にあって間脳を取り囲んでいる．系統発生的には古い脳で，新皮質（後述）の発達

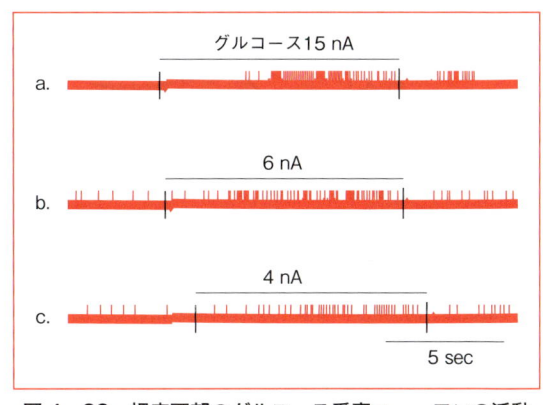

図4-28 視床下部のグルコース受容ニューロンの活動
ラットの視床下部腹内側核に電気泳動的にグルコースを投与し，同部のニューロン活動を記録した．a, b, cの順に水平線の時間，電流強度で示した濃度を投与した．この細胞はNaだけの刺激には応答しなかった．
〔Oomura Y, Ono T, Ooyama H et al：Glucose and osmosensitive neurons of the rat hypothalamus. Nature 222：282-284, 1969〕

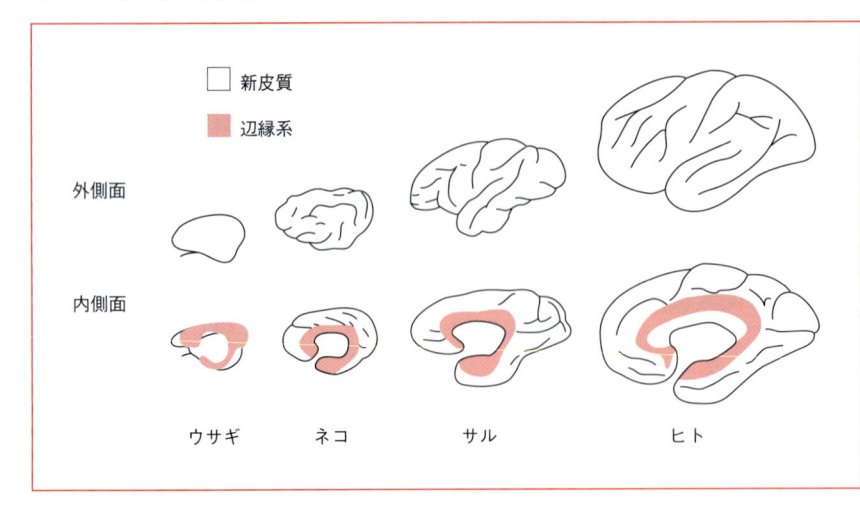

図4-29 ヒトと動物の大脳辺縁系の大きさ
〔MacLean PD：The limbic system and its hippocampal formation. Studies in animals and their possible application to man. J Neurosurg 11：29-44, 1956〕

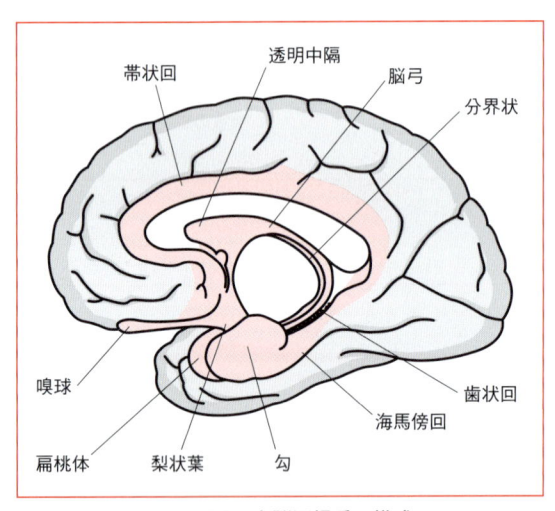

図4-30 大脳辺縁系の構成
色アミの部分がヒトにおける大脳辺縁系に相当する．海馬は歯状回と海馬傍回の間の海馬溝の溝底にある．また扁桃体は海馬傍回の一部（勾）の皮質下に存在する．
〔時実利彦：大脳辺縁系．生理学体系Ⅴ 脳の生理学（時実利彦編），331-460頁，医学書院，東京，1967〕

とともに脳に辺縁系の占める割合は減少する（図4-29）．辺縁系を構成する主な要素は辺縁皮質のほかに，梨状葉，扁桃体，海馬，中隔，脳弓などである（図4-30）．

辺縁系の主な入出力系を以下に示す．

■扁桃体の入出力系
①視覚，聴覚，味覚，体性感覚野とそれらの連合野からの線維と，嗅球と梨状葉から線維を受ける．
②視床，視床下部，脳幹，大脳皮質などに線維を送る．

■海馬体の入出力系
①海馬傍回を介して各感覚系連合野と相互に連絡する．
②脳弓を経由して中隔，視床，視床下部に投射する．

辺縁系のうち扁桃体は，あらゆる感覚連合野と強い連絡をもち，外界刺激の意味づけの役割をするとともに，摂食行動，飲水行動などの本能行動や，情動行動を調節している．また，扁桃体や梨状葉は視床下部の性中枢に抑制的に作用し，性行動を調節することが知られている．両部位を両側性に破壊すると，動物は異常性行動をするようになる（図4-31）．海馬もまた，すべての感覚連合野と密接に関係するが，記憶に深く関与することが示唆されている（後述）．

J. 大脳基底核

大脳基底核［基底核（basal ganglia）］は大脳皮質の深部にある神経核群で，尾状核，レンズ核からなる（図4-32a, b）．発生学的には扁桃体も含まれるが，一般的には，機能的に関係の深い視床下核と中脳の黒質を加えることが多い．尾状核と被殻は新しい核で新線条体，被殻と淡蒼球はレンズを重ねたようにみえるのでレンズ核という．

基底核は図4-33に示すように，脊髄と直接に結合せず，大脳皮質ならびに視床と相互に線維連絡している．新線条体は，①大脳皮質の広い範囲，とくに運動性皮質から両側性に（グルタミン酸作動性），②視床の内側部の核から，③中脳の縫線核から（セロトニン作動性），それぞれ線維を受けている．基底核間

中枢神経系の形態と機能　83

図4-31　辺縁系破壊ネコの異常性行動
両側の梨状葉と扁桃体を破壊後，性行動が異常に高まり，異種の動物に対して交尾行動を行う雄ネコ．〔Schreiner & Kleing, 1953〕

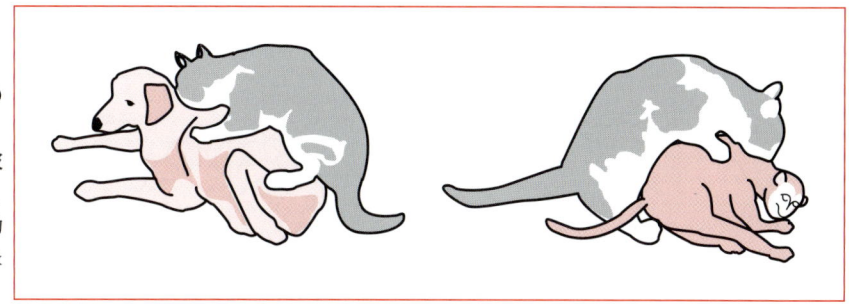

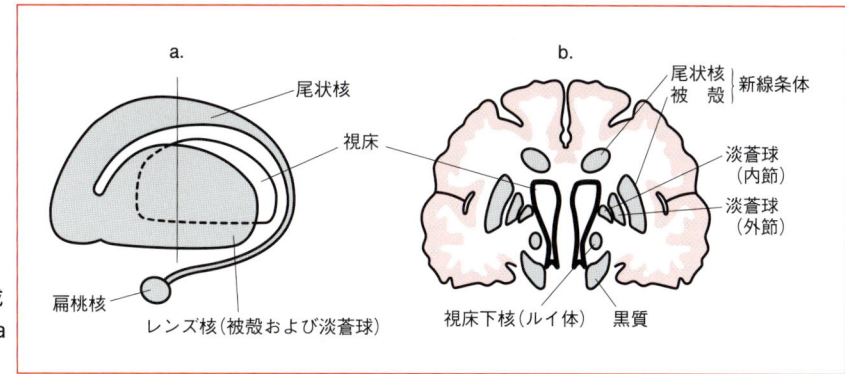

図4-32　大脳基底核の構成
a：側方からみた図，b：aの線の位置での前頭断図．

にも連絡があり，①線条体-淡蒼球系（GABA作動性），②線条体-黒質系（GABA作動性），③黒質-線条体系（ドーパミン作動性），④淡蒼球-視床下核系，⑤視床下核-淡蒼球系（グルタミン酸作動性）などがある．基底核からの出力系には，①淡蒼球-視床系（GABA作動性），②黒質-視床系（GABA作動性），③黒質-中脳系がある（図4-33）．

以上のように，基底核は大脳皮質の運動性皮質と強い相互連絡があり，大脳皮質-基底核-視床-大脳皮質の一種のフィードバック回路をつくって，運動や姿勢の調節に関与するものと考えられる．つまり，基底核の働きは，大脳皮質からの運動指令がスムーズに実行されるよう，小脳とともに運動の補助調節を行うことであるといえる．基底核の障害では，①筋緊張の亢進とそれに付随する運動減少（淡蒼球と黒質の病変）（96頁「パーキンソン病」参照），②筋緊張の減少と運動亢進（新線条体の病変），という病変部位によって異なる異常が出現する．②でみられる特徴的な不随意運動には，舞踏様運動（後述），ミオクローヌス（筋の律動的収縮），チック（まばたき，首振りなどの反復運動），アテトーゼ様運動（緩慢で不規則な運動），ジストニア（体幹や四肢のゆっくりとした捻転運動），ヘミバリスムス（片側性の投げ出すような運動）などがある．

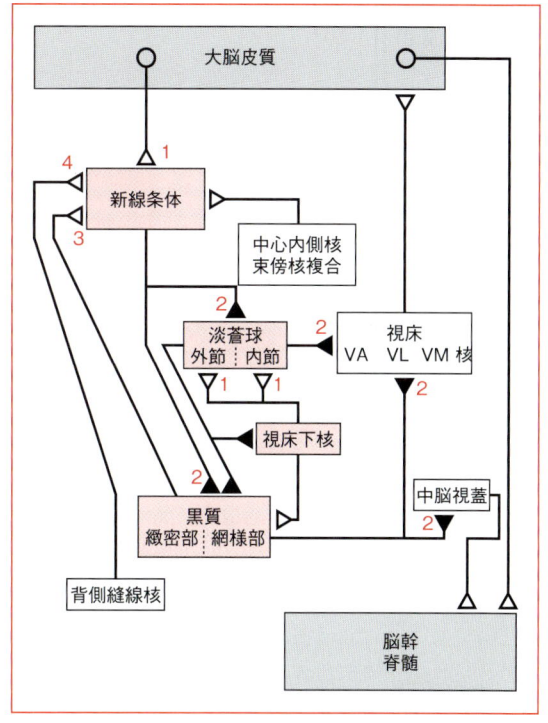

図4-33　大脳基底核群のニューロン結合
△は興奮性結合を，▲は抑制性結合を表す．1～4は伝達物質を表す．1：グルタミン酸，2：GABA，3：ドーパミン，4：セロトニン．
〔北井孝一：基底核とその関連諸核．脳の構造と機能（下巻），100-113頁，医学書院，東京，1984より一部改変〕

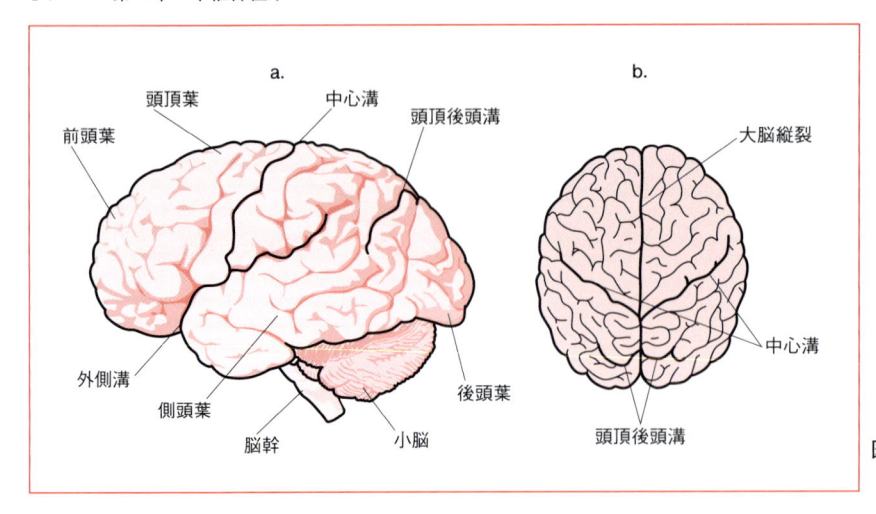

図4-34 脳皮質表面
a：左外側面，b：背側面．

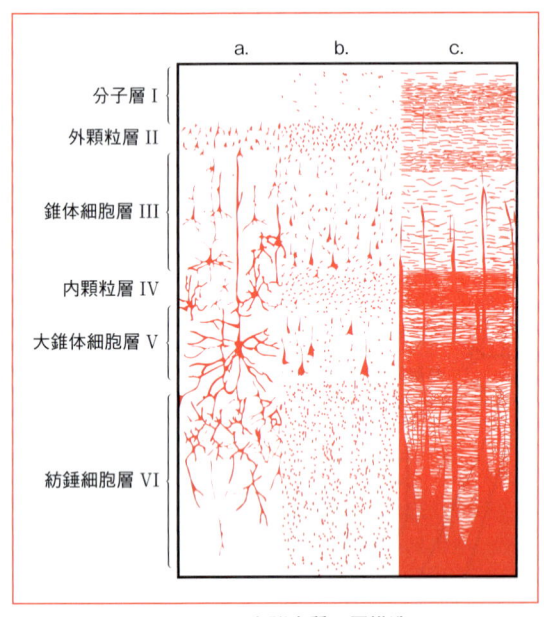

図4-35 大脳皮質の層構造
a：Golgi標本，b：Nissl標本，c：髄鞘標本．
〔Brodmann K：Vergleichende Lokalisationslehre der Grosshirnrinde, Barth, Leipzig, 1909〕

sphere）が，間脳とその上の脳梁で結合している（図4-34）．大脳皮質は，深い溝（sulcus）と浅い回（gyrus）によってその表面積を拡大すべく進化した．皮質表面からは中心溝，外側溝，頭頂後頭溝が見える．両半球間は大脳縦裂という．大脳皮質は部位によって前頭葉，頭頂葉，側頭葉，後頭葉と呼ばれる．また，機能によって運動野，感覚野，連合野が区分される（後述）．一次運動野と一次感覚野が狭義の運動野と感覚野で，二次以上の皮質感覚野はより統合的機能を担う．一次野以外は広義の連合野に属する（後述）．大脳皮質は胎生期にもっとも遅く発生してくるので，新皮質（neocortex）ともよばれる．系統発生的には，新皮質は哺乳類になってはじめて出現した．

K．大脳皮質

大脳皮質（cerebral cortex）は大脳の表層1.5〜4 mmの灰白質で，白質と灰白質の位置関係は脊髄とは逆になる．その容積は550 mL，表面積は2,230 cm^{2}で約140億個のニューロンがある．左右一対の対称形をした大脳半球（cerebral hemi-

1．大脳皮質の層構造

新皮質は基本的には，脳軟膜のすぐ下から深部に向かう6層構造をもつ（図4-35）．系統発生的に古い皮質は，個体発生を通して6層構造を示すことがなく，不等皮質（または異種皮質）とよばれる．不等皮質には辺縁系の海馬と梨状葉が相当する．これに対して，新皮質は胎生期に少なくとも一度は6層構造をもつので等皮質（同種皮質）とよばれる．

大脳皮質の層を構成する神経細胞は，III層とV層に多い錐体細胞（pyramidal cell），II層とIV層に星状細胞（顆粒細胞）（stellate cell），VI層にある紡錘細胞（spindle cell）である．錐体細胞は長さ10〜50 μmの円錐形の細胞体をもつことからこの名がある．錐体細胞の樹状突起の1本は分子層にまで伸びている．

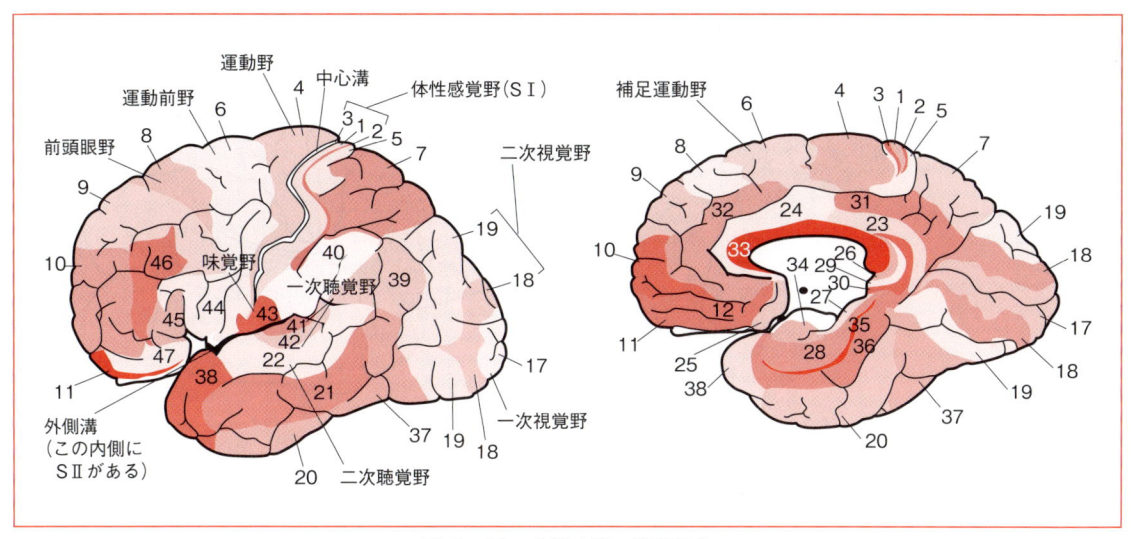

図4-36 大脳皮質の機能局在
大脳皮質は1〜52野に区分される.
〔Brodmann K：Vergleichende Lokalisationslehre der Grosshirnrinde, Barth, Leipzig, 1909〕

大脳皮質への神経連絡は次のようになっている．まず，求心性線維である視床特殊核からの線維はIV層とVI層，非特殊核からの線維はII〜IV層に，それぞれ終末をつくる．一方，皮質下への遠心性線維は主にV層の錐体細胞とVI層の紡錘細胞から出る．同側半球内を連絡する線維を連合線維といい，短い連合線維の入出力細胞はII層とIII層にある．長い連合線維はIII層とV層の錐体細胞から出て，投射先のII〜IV層に終末をつくる．長い連合線維は，前頭葉と後頭葉を結ぶ前頭後頭束や，前頭葉と後頭葉および側頭葉を結ぶ上縦束など，線維束をなして連合する．さらに，左右の大脳半球を非常に正確な対応で連絡する交連線維がある．交連線維の大部分は脳梁（corpus callosum）を通り（脳梁線維），一部前交連，脳弓交連を通る．両半球間の連絡の様子は部位によって異なる．たとえば，手と足の運動野と体性感覚野，一次視覚野では両半球間にはまったく連絡がないが，二次視覚野には強い両側線維結合がある．

2. 大脳皮質の機能

脳手術中の患者の大脳皮質を電気刺激すると，刺激部位に応じて身体の一部に運動がみられたり，視覚や聴覚などの感覚を起こす．このように，脳幹や間脳のように大脳皮質にも機能局在（functional localization）がみられる．大脳皮質は機能別に，感覚入力を投射する感覚野（sensory area），運動の発現と調節に関与する運動野（motor area），両野以外で統合的機能をもつ連合野（association area）の3つに大別される．大脳皮質の細かい機能的区分にはいくつかの方法があるが，ブロードマン（Brodmann）の区分はよく知られている（図4-36）．

これらの皮質領域の細胞構成には特徴がある（Economoの細胞構築学）．たとえば，運動野はII層とIV層を欠くが，錐体細胞が存在するIII層とV層が発達している．一方，一次感覚野では逆にII層，IV層の顆粒細胞が発達しているが，III層，V層の発達は悪い．これらに対し，連合野にはI〜VI層がほぼ均等に存在する．このような皮質層の構造的特徴から，運動野や感覚野を異型皮質，連合野を同型皮質とよぶ．

機能局在のほかに，大脳皮質には機能円柱（functional column）も存在する．機能円柱とは，皮質表面に垂直な直径0.4〜0.5 mmほどの円柱状の領域が，共通の性質をもつ機能単位をなすという構造を指す．たとえば，一次聴覚野では，特定の周波数だけに応答するニューロンが垂直な柱状構造（columner organization）をなし，このような同じ周波数特性をもつ機能円柱が並んでいる．しかし，体性感覚野のように，皮膚と深部の双方の入力を受ける円柱もみつかっている[2]．

体性感覚野（3，2，1野）はSIとも呼ばれる．SI

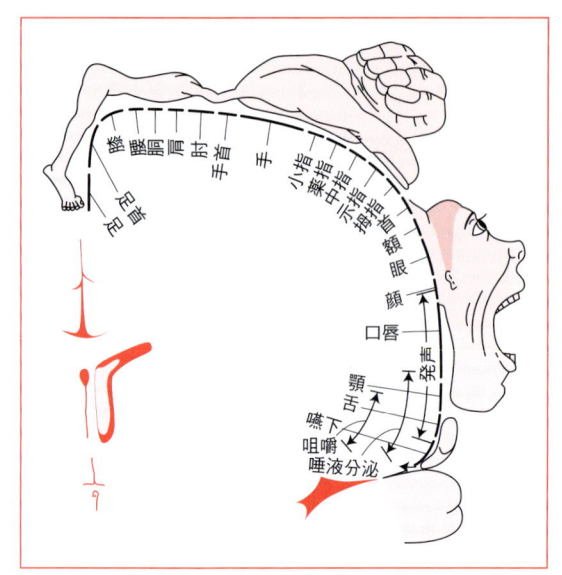

図4-37　一次運動野と身体部位との対応
中心前回4野での前頭断面．運動の小人ともいう．頭部は運動野の外側に，足部は内側に支配される．また，精細な運動をする身体部位に対応する運動野は広い．
〔Penfield W, Rasmussen T：The Cerebral Cortex of Man：A clinical study of localization of function, Macmillan Co, New York, 1968〕

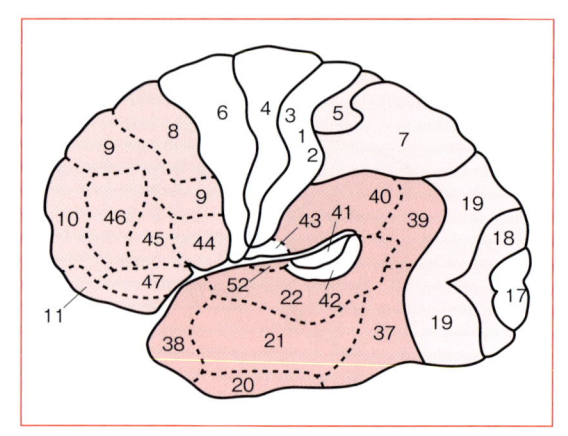

図4-38　連合野
色アミの部分が連合野．表4-9に対応する．

表4-9　連合野の区分

名　称	区　分
前頭連合野	腹側部：11，12，47野 背外側部：8野（前頭眼野），9，10野 　　　　　44，45野（前言語野またはブローカ野），46野
頭頂連合野	5，7野
後頭連合野	18，19野（視覚前野）
側頭連合野	20，21，35，36，37，38，52野 22野の後部（ウェルニッケ野）　〕後言語野 39，40野

では，1つの円柱に並ぶすべての細胞が身体の決まった部位からの1種類の感覚刺激のみに反応する．これに対して，SⅡ［外側溝（Sylvius）の内側上壁］の円柱ではSⅠのような厳密な対応関係はみられないという．

a．運動野

随意運動に関係する運動関連領野は形態的・機能的にいくつかに区分される．大脳皮質から脊髄に下る皮質脊髄路（後述）の起始部である4野は中心溝のすぐ前の中心前回に位置し（図4-36），一次運動野または単に運動野（motor area）という．4野の層構造は厚く，Ⅴ層深層部には，直径約100μmにも達する巨大錐体細胞［ベッツ細胞（Betz cell）］がある（4野にのみ存在する）．皮質脊髄路は大部分延髄錐体で交叉して下行するので，運動野は身体の反対側の筋を支配する．運動野と身体各部の筋は図4-37のような対応を示す．中心前回の外側部から内側頭頂部にかけて顔面，手，体幹，足の順に対応している．また，精緻な運動をする手指や顔面の支配領域がより大きいのがわかる．運動野の障害により，その支配筋に麻痺が起こる．

運動野のすぐ前に運動前野（premotor area）（4野に隣接する6野）がある．運動前野の身体支配領域は4野に比べると局在性が乏しい．運動前野の障害により麻痺は生じないが，運動がぎこちなくなり，計画的な運動の組み合わせができなくなる．6野の内側部は補足運動野に相当する．補足運動野にも身体部位の一応の局在性はある．ここを破壊すると，手に触れたものを強くつかんで放さなくなる［強制把握（forced grasping）］．また，自発運動や自発発語が減少するといわれている．

そのほかの運動関連野として前頭眼野（frontal eye field）（8野）や後頭葉の後頭眼野（7野の腹側）などがある．前頭眼野は後部連合野や皮質下核からの入力を受け，上丘や脳幹に出力線維を送っていて，注視に関与すると考えられる．後頭眼野は追跡運動などの眼球運動に関与する．これらの運動野は広義には連合野に属する．

b. 感覚野

感覚入力が最初に投射する皮質領域を一次感覚野，一次感覚野に隣接しその感覚の統合的機能をもつ領域を二次感覚野とよぶ．一次感覚野には，一次体性感覚野(3, 1, 2野)，一次視覚野(17野)，一次聴覚野(41, 42野)，味覚野(43野とこれに隣接する島皮質)などがある(図4-36)．二次感覚野には，二次体性感覚野(頭頂弁蓋部)，二次視覚野(18野)，二次聴覚野(22野)などがある．前述したように，二次感覚野は広義の連合野にあたる．

c. 連合野

新皮質のうちでも連合野は系統発生的にも個体発生的にももっとも新しい皮質で，霊長類，とくにヒトでよく発達している．連合野は運動野と感覚野の間にあって，行動，言語，記憶，判断などの高次機能にあずかる．一次感覚野，運動野，運動前野と補足運動野を除く広義の連合野の所在を図4-38に示す．連合野は前頭連合野，頭頂連合野，後頭連合野，側頭連合野に区分される(表4-9)．

発生的に新しい連合野のなかでも，前頭連合野は一番遅く発達する．前頭連合野の皮質全体に対する比率はヒトで格段に大きい．前頭連合野は腹側部の11, 12, 47野，背外側部の8～10, 44～46野を含む．前頭連合野は視床背内側核から直接投射を受ける．出力線維は，視床，辺縁系，側頭・頭頂連合野，基底核などに投射している．ヒトの前頭葉が障害されると，表4-10のような前頭葉症状が現れる．具体的には，性格・感情面では意欲の欠乏や多幸症，知的行動の障害では抽象的思考不能や行動プログラミングの障害(行動の手順を決めて実行することができない)などがあげられる．1950年前後に，狂暴性のある精神疾患患者の情動興奮を鎮静する目的で，前頭葉切断術(frontal lobotomy)(前頭葉の白質を破壊)が盛んに行われたことがあったが，現在では薬物療法が主流になっている．

前頭連合野の外側部の44, 45野は言語中枢の1つで，前言語野[ブローカ(Broca)野]とよばれる．前言語野が障害されると運動性失語症になる．他人の話す言葉や書かれた文字を理解することはできるが，構音障害がないにもかかわらず，言葉を発することが非常に困難になる．

頭頂連合野の5, 7野は，一次体性感覚野と19野(三次視覚野)，それに視床核からの線維を受ける．一側の頭頂連合野が障害されると，反対側の自分の身体

表4-10 ヒトの前頭葉症状

症　状	損傷部位
失語	ブローカ野
視覚的注意の障害	前頭前野
反応抑制の障害	背外側部
順序の記憶の障害	背外側部
自己中心的定位の障害	背外側部
垂直判断の障害	背外側部
性格・感情の変化	眼窩部

〔二木宏明：前頭皮質と行動．脳波と筋電図 3(1)：1-11, 1975〕

を無視する，反対側の空間や視対象を認識できない，物体をうまく注視できないなどの症状が現れる．また，サルを使った最近の研究から，頭頂連合野には，自分のまわりの空間認識と，そのなかでの随意運動を制御する機能があることがわかってきた[3]．

下部側頭連合野を障害されると，視力は正常でも視対象の認知や記憶ができなくなる．一次視覚野の17野からの線維は，この連合野内で順次伝達されながら次第に複雑な視対象が識別されていく．

上部側頭連合野にはもう1つの言語野(speech area)，いわゆる感覚性言語中枢がある．22野の後部[ウェルニッケ(Wernicke)野]とそれに続く39, 40野を後言語野と呼ぶ．ウェルニッケ野の障害では，話すことはできるが自分のいう言葉を理解できない．また，相手の話し声は聞こえても何をいっているのかわからず，書かれた文字の意味も理解できない．このような症状を，感覚性失語症という．

d. 言語中枢と優位半球

一般に，言語野は左半球にある．(右利きの人の方が大多数なので)利き手と言語の中枢が同側(左)に存在すると考えられたこともあったが，現在では一部を除いて左利きのヒトの大半も左半球に言語野をもつことが確かめられている．言語野のある半球(左半球)を優位半球(dominant hemisphere)といい，ないほうを劣位半球(minor hemisphere)(右半球)という．優位半球の概念は分離脳の研究によって生まれた．

脳梁や前交連を切断して左右の大脳半球間の連絡を断った脳を分離脳(split brain)という．分離脳手術は，重症のてんかん患者の痙攣発作を身体の半側に留める目的で行われている．Sperryらは1960年代に

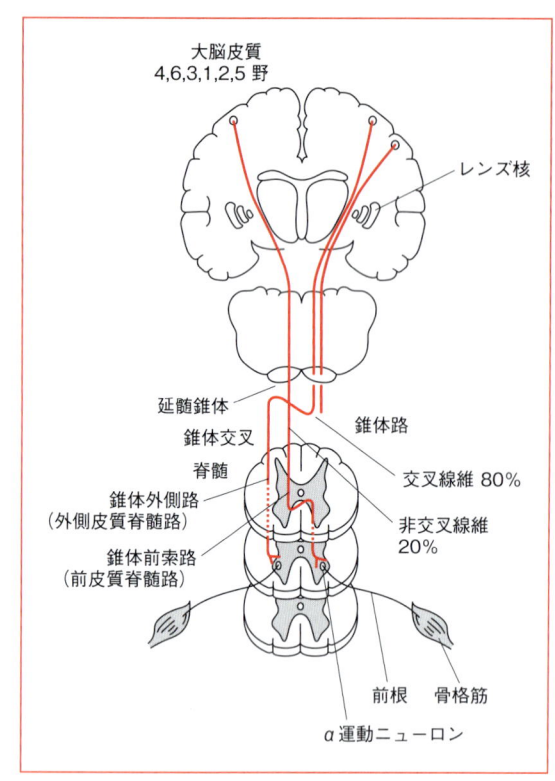

図4-39 錐体路

分離脳の研究を行い，言語の優位半球は言語機能のほかに，計算や書字など分析的思考に秀で，劣位半球は空間的認知や音楽性，創造性に秀でていることを明らかにした．

e. 大脳皮質の可塑性

大脳皮質への感覚投射については，PET*1 や fMRI*2 など最近の画像診断技術の進歩で次第に新しいことが明らかになってきた．その例として，皮質の可塑性(plasticity)(38頁参照)が挙げられる．たとえば腕を切断したヒトが顔面に触れると，失ったはずの腕に触覚が生じることがある．また，盲人の一次視覚野のニューロンは目からの入力がないので常識的には活動しないと考えられるが，触刺激や音刺激に応答するという．動物実験では，切断した指の感覚野に隣接する指の感覚野に変化することも確かめられている．このように，大脳皮質の局在性は遺伝的に決定されているのではなく，感覚刺激が皮質に投影される状況にない場合には，容易に，しかも比較的短時間に変化しうることが分かる．こうした大脳皮質の可塑性は，身体に何らかの障害が生じたときの代償機能として発達したと考えられる．

3. 大脳皮質からの下行路

前述したように，大脳皮質の細胞の大半は互いに皮質内で連絡し合っている．それに比べると数は少ないが，大脳皮質，主に運動野は下位脳組織へ下行性線維を送って運動機能の調節を行っている．

a. 錐体路

運動野，前運動野および補足運動野(4，6野)と，体性感覚野(3，1，2野)と5野の皮質第V層の錐体細胞を起始細胞として，主として興奮性の出力を脊髄運動ニューロンに送る遠心路を錐体路(pyramidal tract)[または皮質脊髄路(corticospinal tract)]という(図4-39，3章，3-6)．運動野から起こる遠心路は随意運動に，体性感覚野からのものは体性感覚の調節に，それぞれ関与する．錐体路の線維は延髄腹側の錐体(pyramis)を通るのでこの名がある．延髄錐体部で錐体路の線維の約80％が交叉して(錐体交叉)反対側を下行する(錐体外側路)．残り20％は交叉しないで同側を下行し，脊髄レベルで交叉して反対側の前角に終わる(錐体前索路)．したがって脳血管障害などの患者では，脳の損傷部位と反対側に運動障害が起こる．錐体路は指先の精緻な運動や，はじめてのぎこちない動作などの調節に関与する．錐体路の障害で弛緩性運動麻痺が起こる．

b. 錐体外路

錐体路以外の大脳皮質からの遠心路と，皮質下組織からの遠心路を合わせて錐体外路という．皮質からの錐体外路には，①皮質視床線維(VI層錐体細胞から視床核に投射し感覚を調節)，②皮質橋核線維および皮質オリーブ線維(錐体路と同じ皮質野から小脳へ投射し，随意運動をプログラムまたは調節)，③皮質赤核

---

*1 陽電子放射断層撮影法[positron emission tomography(PET)]の略号．あらかじめ「PET 製剤」を静脈に注射して，体内でそれが代謝される場所を画像化する．PET 製剤は体内でγ線を放出して明るく光る．脳機能の研究や早期癌の発見に用いられる．

*2 機能的核磁気共鳴画像[functional magnetic resonance imaging(MRI)]の略号．MRI は体内の水分子の分布を信号化して臓器の形状を知る画像診断法である．fMRI は MRI を利用して脳活動時の血流動態を画像化したもの．

線維(4, 6野から赤核へ投射し，随意運動を調節)，④皮質網様体線維(4, 6野から延髄または橋の網様体へ投射し，姿勢を保持・調節)，⑤皮質上丘線維(8野または一次および高次視覚野から起こり眼球運動を調節)などがある．

脳幹から起こる錐体外路には，①赤核脊髄路(赤核から起こり屈筋のα運動ニューロンを促進)，②視蓋脊髄路(視蓋領域から起こり頸筋の運動ニューロンを調節)，③促進性網様体脊髄路(橋網様体から起こり伸筋のγ運動ニューロンを促進)，④抑制性網様体脊髄路(延髄の巨大細胞網様核から起こり伸筋のγ運動ニューロンを抑制)，⑤前庭脊髄路(外側前庭神経核から起こり伸筋のα運動ニューロンを促進)などがある．

このように，錐体外路系は脊髄運動ニューロンに対し促進と抑制の両作用をもつので，その障害では痙性麻痺がみられる．錐体外路系は歩行や慣れた運動などスムーズな随意運動の調節に関与する．

4. 大脳皮質における情報処理

これまで大脳皮質の複雑な形態と機能について述べてきたが，ここでは実際の私たちの行動がそこでどのように情報処理されるのか，その過程をみておこう．

たとえば，眼で見たものの名前を言い当てることを例にとると，皮質内では図4-40に示したような情報処理が行われると考えられる．まず網膜からの視覚情報は，視床の外側膝状体から視放線を通って一次視覚野に投射される(図4-40の1)．ここから連合線維を経由して高次視覚野(20, 21野)にいたる間に物体の形態が認知される(図4-40の2, 3)．こ

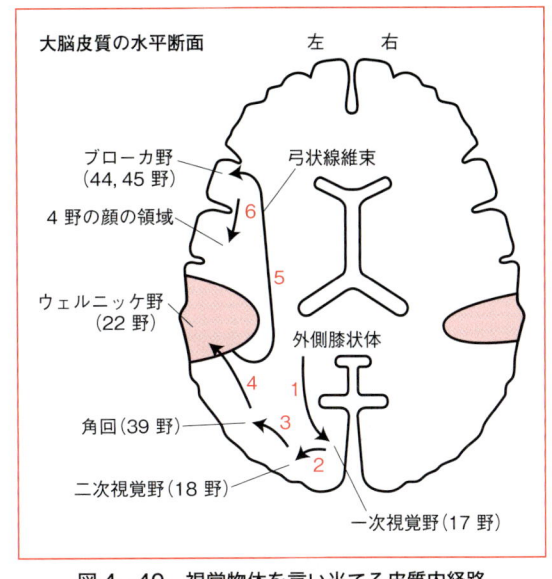

図4-40　視覚物体を言い当てる皮質内経路
感覚性言語野(色アミの部分)は左半球のほうが大きいことに注意．情報は脳内で1〜6の順に伝達される．
〔Patton HD et al：Introduction to Basic Neurology, Saunders, 1976〕

図4-41　体性感覚と視覚の両方に応答する7野のニューロン
最適刺激は目で見ながら手を顎に近づける動作であることがわかる．
〔Leinonen L, Hyvärinen J, Nyman G et al：Functional properties of neurons in lateral part of associative area7 in awake monkeys. Exp Brain Res 34：299-320, 1979〕

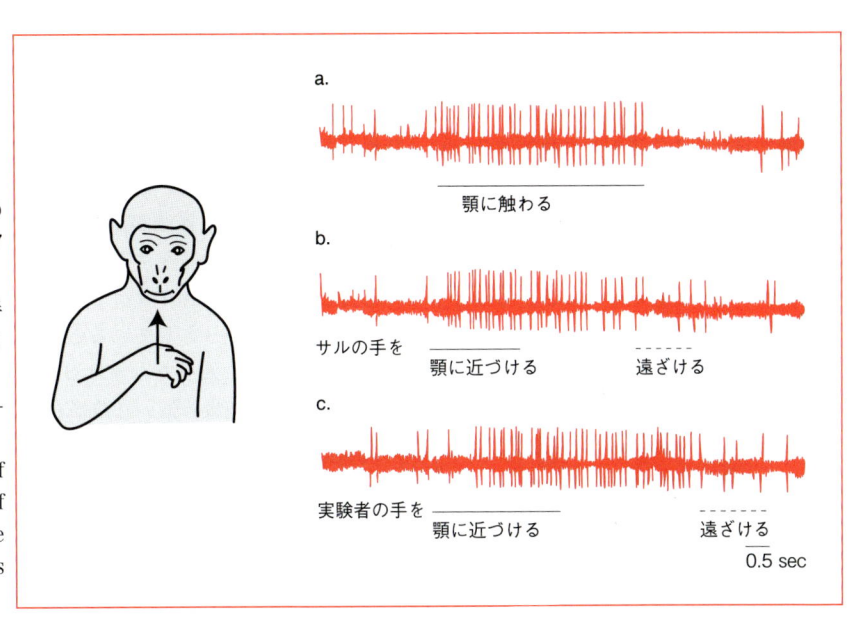

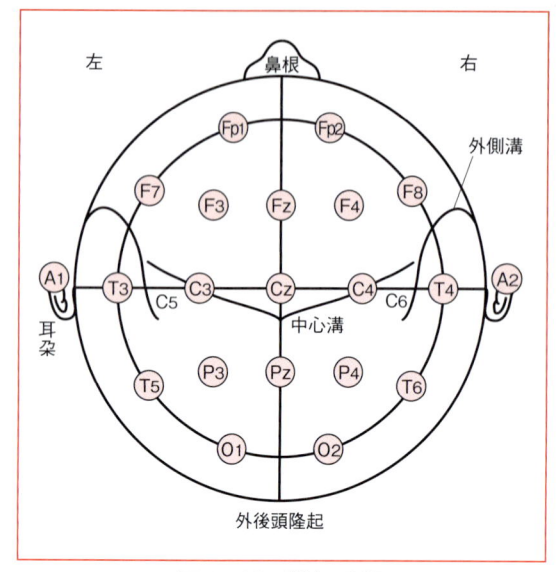

図4-42 脳波の記録
国際脳波学会連合標準電極配置法（国際10-20法）．
〔Jasper HH : The ten-twenty electrode system of the International Federation. Electroenceph Clin Neurophysiol **10**：371-375, 1958〕

の情報が感覚性言語野に送られると（図4-40の4），そこでは過去の記憶と照合しながらその物体を言語的に同定し，名称を想起する．この情報はやや長い連合線維によって運動性言語野に送られ（図4-40の5），そこで発語のプログラムが引き出される．最後に，この指令が運動野に到達することによって（図4-40の6），構音・発声に関与する遠心路が作動し，視覚物体の名称を正しく言い当てることができる．

　高次の感覚野や連合野のニューロンには，ある特定の刺激に対してのみ選択的に反応するという特性がある（148頁参照）．たとえば図4-41の7野のニューロンは，サルが自分の手で顎を触ったとき，つまり，手を見る，顎を触る，手を顎に近づける，という3つの動作が組み合わさったとき，もっともよく応答した．また，下部側頭連合野や扁桃核には，多くの人の顔のなかからある特定の人物の顔を見たときに最大応答を示すニューロンもみつかっている〔おばあさん細胞（grand-mother cell）の仮説〕．さらに，サルの2野（より連合野的な体性感覚野）には，四角い物体と球体を識別するニューロンがあり，サルが能動的に物体を握ったときのみ発火するという[4]．

　最近では，脳の高次機能である思考や認識は，多数のニューロンの時間的・空間的活動パターンの処理によって可能であるという考えが主流になっている．

5. 脳　波

a. 脳波の発見と記録方法

　Caton（1875）は，生きている動物の脳は絶えず電気活動を示すことを見出した．後に，Berger（1926）はヒトの頭皮上で脳の電気活動の記録にはじめて成功した．脳の電気的活動を頭皮上から連続記録したものを脳波（brain wave）〔脳電図（electroencephalogram：EEG）〕という．外来刺激とは無関係に持続的に記録される脳波を自発性脳波（spontaneous EEG）とよぶ．脳波の発生源は皮質錐体細胞であると考えられている．

　脳波の記録方法には，電極を頭皮上と耳朶（不関電極）の2点に取りつけ，その電位差を記録する単極導出（monopolar lead）と，頭皮上の2つの電極間の電位差を記録する双極導出（bipolar lead）がある．電極には電極のりをつけて頭皮上に接着させる皿電極や，頭皮内に刺入する針電極がある．臨床では広範囲な部位からの脳波を記録して，診断や治療に利用する．国際脳波学会連合は標準的な脳波電極配置を図4-42のように定めた．図の外円の直径（頭表面の距離）を100%とすると，中央のCzは上下，左右ともに50%の位置になる．このCzからの距離10%，20%の間隔で電極の位置を決める．一般には，両耳朶と頭皮上の8箇所に電極を置くGibbs and Gibbs（1950）の単極導出法がよく用いられる．

b. 正常脳波

　連続的に出現する自発性脳波は周波数と振幅で特徴づけられる（図4-43）．まず覚醒時開眼状態では，14～30 Hzのβ波がみられる．覚醒時でも安静閉眼状態では，8～13 Hzのα波が後頭部で著明にみられる．α波が出ているときに開眼または精神的に緊張させると，その間だけα波が速波（β波）に変わる．これをαブロッキング（α-blocking）という．また，うとうとしているときは4～7 Hzのθ波が，深い睡眠に入ったときは0.5～3.5 Hzのδ波が出現する．周波数の低いδ波やθ波は徐波といい，周波数の高いβ波は速波（低振幅速波）という．

c. 同期と脱同期

　頭皮上の各部位の脳波波形の位相が同期しているかどうかに関係なく，高振幅徐波が出現する脳波パターンを同期といい，逆に低振幅速波が現れるパター

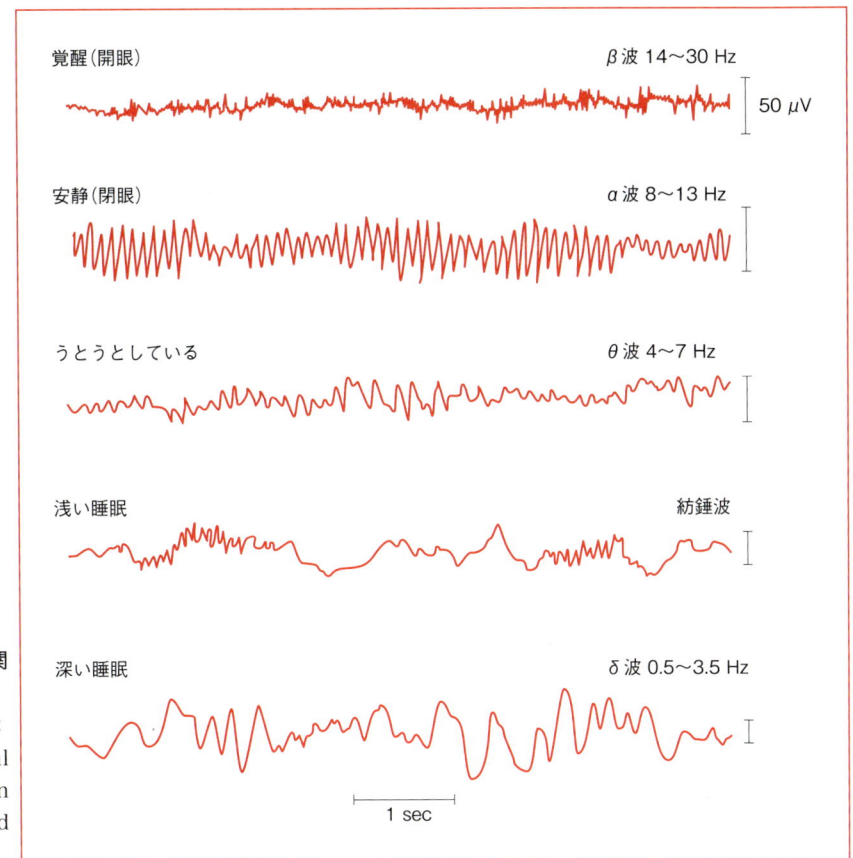

図4-43 脳波と意識との関係
〔Penfield W, Jasper HH：Epilepsy and Functional Anatomy of the Human Brain, Little, Brown and Company, Boston, 1954〕

覚醒（開眼） β波 14〜30 Hz
安静（閉眼） α波 8〜13 Hz
うとうとしている θ波 4〜7 Hz
浅い睡眠 紡錘波
深い睡眠 δ波 0.5〜3.5 Hz
50 μV
1 sec

ンを脱同期という．脳波が同期パターンから脱同期パターンに変化することを脱同期化（desynchronization），この逆を同期化（synchronization）という．

6. 脳波と睡眠

a. 生体リズムとしての睡眠

地球上の生物は約24時間周期で活動と休息を繰り返している〔概日リズム（circadian rhythm）〕．睡眠中は覚醒時に比べて，呼吸数・心拍数ともに減少し，代謝機能は低下し，体温が下降する．多くの生体機能がこのリズムに同調する．動物の意識レベルもこれに同調した覚醒と睡眠の周期をもつ．自発性脳波は覚醒レベルや睡眠の深さで異なるパターンを示す（図4-43）．通常，覚醒時の脳波は低振幅速波型，睡眠時の脳波は高振幅徐波型を示す．

b. 睡眠脳波と睡眠周期

夜間，睡眠中に健康成人の脳波を記録すると，脳波のパターンが時間とともに変化することがわかる（図4-44）．図4-44bのように脳波的睡眠経過を表したものを睡眠図（somnogram）とよぶ．睡眠の深さと脳波の特徴の関係は，睡眠段階として分類されている（表4-11）．入眠直後はまだ覚醒しているのでα波がみられるが，時間が経つにつれてθ波，次いでδ波が出現してくる（図4-44a，1〜4）．1〜4の数字は，表4-11の睡眠の第1段階から第4段階に対応している．図中のレム段階（レム睡眠期）は，睡眠サイクルの最後の段階に出現するもので，非常によく眠っているにもかかわらず覚醒時のような低振幅速波が現れる．そのため，レム睡眠は逆説睡眠（paradoxical sleep）ともよばれる．脳波以外の特徴として，筋緊張の低下と速い眼球運動がみられ，自律神経系の緊張が変化することもわかっている．レム睡眠の名はこの急速眼球運動〔rapid eye movement（REM）〕からきている．また，レム睡眠期の被検者を起こすと，夢を見ていたと答えることが多い．レム期の急速眼球運動は夢と関係があるといわれている．レム睡眠に対

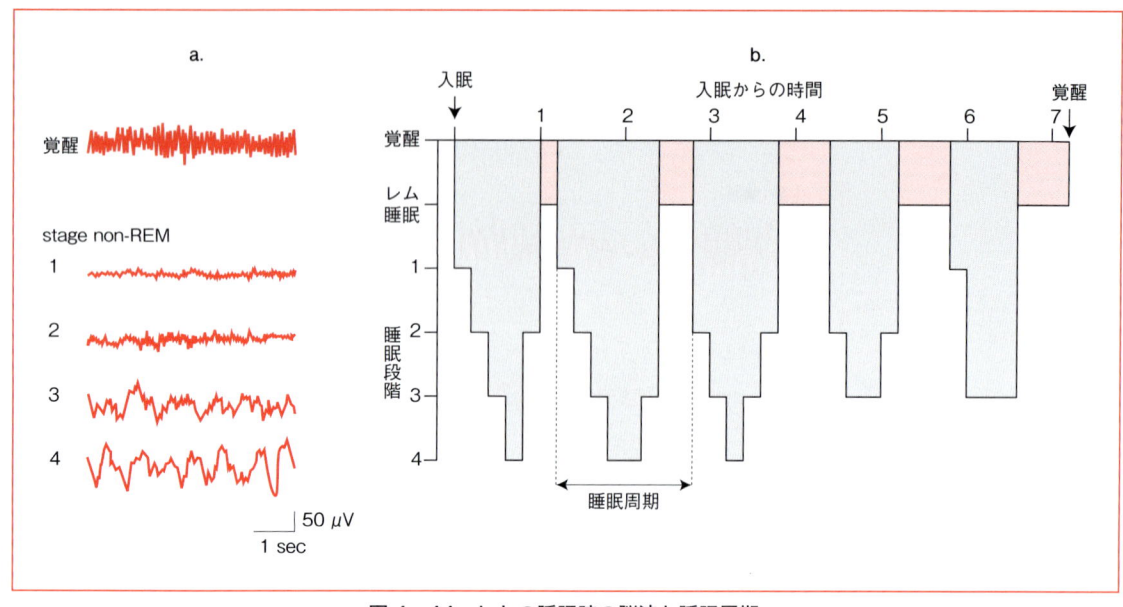

図4-44　ヒトの睡眠時の脳波と睡眠周期

a：各睡眠段階の脳波．b：睡眠周期．灰色の部分はノンレム睡眠期，赤色の部分はレム睡眠期を表す．約7時間の睡眠中にレム睡眠期は5回出現している．

表4-11　脳波と睡眠段階

国際分類による睡眠段階[1]		脳波などの特徴	Dement と Kleitman の臨床的分類[2]	
stage W：覚醒段階		開眼時は低振幅速波（β波），閉眼安静時はα波	覚醒期 wakefulness	
stage NREM： non-REM 段階	第1段階 stage 1	α波が消失し，頭頂鋭波（瘤波）が出現するまで．平坦波形，低振幅θ波	傾眠期 drowsiness	
	第2段階 stage 2	紡錘波（瘤波），頭頂鋭波，K-complex**の出現まで．中程度振幅の徐波	軽睡眠期 light sleep	ノンレム睡眠期
	第3段階 stage 3	高振幅徐波（δ波）の増加，K-complex と紡錘波（瘤波）の残存期	深睡眠期 deep sleep	
	第4段階 stage 4	高振幅徐波（δ波）が大半，K-complex も残存，紡錘波（瘤波）なし	非常に深い深睡眠期 very deep sleep	
stage REM*：REM 段階		低振幅θ波，速波と急速眼球運動の出現．筋電図は低振幅になる	レム睡眠期 REM sleep	

*急速眼球運動（rapid eye movement）（本文参照）．**軽睡眠期に，音刺激などの覚醒刺激に反応して出現する紡錘波．頭頂優位に出現．
〔[1]Rechtschaffen A, Kales A編（1968），清野茂博訳（1971）：睡眠脳波アトラス，医歯薬出版，東京；[2]Dement W, Kleitman N：Cyclic variations in EEG during sleep and their relation to eye movements, body motility, and dreaming. Electroencephalogr Clin Neurophysiol **9**：673-690, 1957〕

して，第1～第4段階をノンレム（non-REM）睡眠期という．図4-44の例では，一晩の睡眠中に，第1段階からレム段階までの睡眠周期が5回繰り返されている．個人差はあるが睡眠の1周期は1.5～2時間で，健康成人では1睡眠中にレム睡眠期は4～5回現れる．

ほとんどの成人は1晩7～8時間の睡眠をとる．睡眠時間は年齢とともに減少する（図4-45）．睡眠時

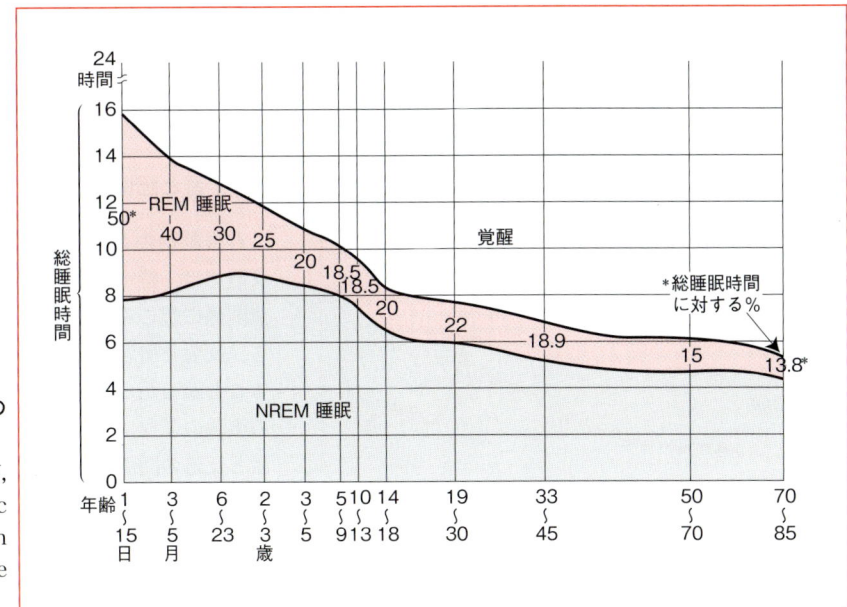

図4-45 ヒトの睡眠時間の年齢変化
〔Roffwarg HP, Musio JN, Dement WC：Ontogenetic development of human sleep-dream cycle. Science 152：604-619, 1966〕

間に対するレム睡眠期の割合は，新生児がもっとも高く，乳幼児期まで減少するがその後はあまり変化しない．

脳の破壊実験から睡眠中枢の所在が推測されている．Jouvet（1972）によると，ノンレム睡眠の発現には縫線核からのセロトニン作動性ニューロンが，レム睡眠には青斑核からのアドレナリン作動性ニューロンが関与するという[5]．

7．大脳皮質誘発電位

感覚刺激などに応じて，一定の潜時で出現する一過性の電気活動を誘発電位（evoked potential）という．頭皮上で記録された誘発電位を大脳皮質誘発電位（cortical evoked potential）といい，自発性電気活動である脳波と区別する．誘発電位には，感覚刺激の種類によって，体性感覚誘発電位〔somatosensory evoked potential（SEP）〕，視覚誘発電位（visual evoked potential），聴覚誘発電位（auditory evoked potential）などがある．

たとえば，正中神経を単一電気刺激して誘発される対側の体性感覚野の電位変化はごく小さく，自発性の脳波と区別できない．そこで，一定頻度で50～100回程度刺激し，刺激後一定期間（通常は100 msec）の電位変化を1回ごとに平均加算していくと，図4-46のような誘発電位が記録される．これは，電位を

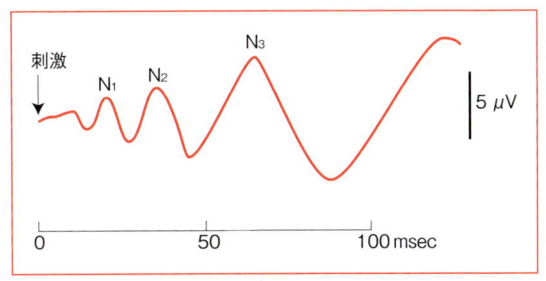

図4-46 体性感覚誘発電位（SEP）
一側正中神経を電気刺激して，対側体性感覚野の手の支配領域の頭皮から平均加算記録した電位の模式図．約20 msecの潜時をもつ陰性頂点N_1は一次感覚野に生じるSEPの一次反応で，限局した部位で記録される．N_2，N_3は非特殊投射系による二次反応．それ以後に続く長い潜時の反応は連合野の活動による電位．

平均加算するうちに刺激と一定の時間的関係のない自発性脳波は平坦化され，誘発電位が明瞭になるからである．特殊視床投射系を介する誘発電位の一次反応は頭皮上の限局した部位で，それ以降の反応は広範な部位で記録される．

このような誘発脳波のほかに，随意運動の発現に関連した電位も平均加算によって記録することが可能である．その一例を図4-47に示した．図では被検者が人差し指を動かす約800 msec先行して，ゆっく

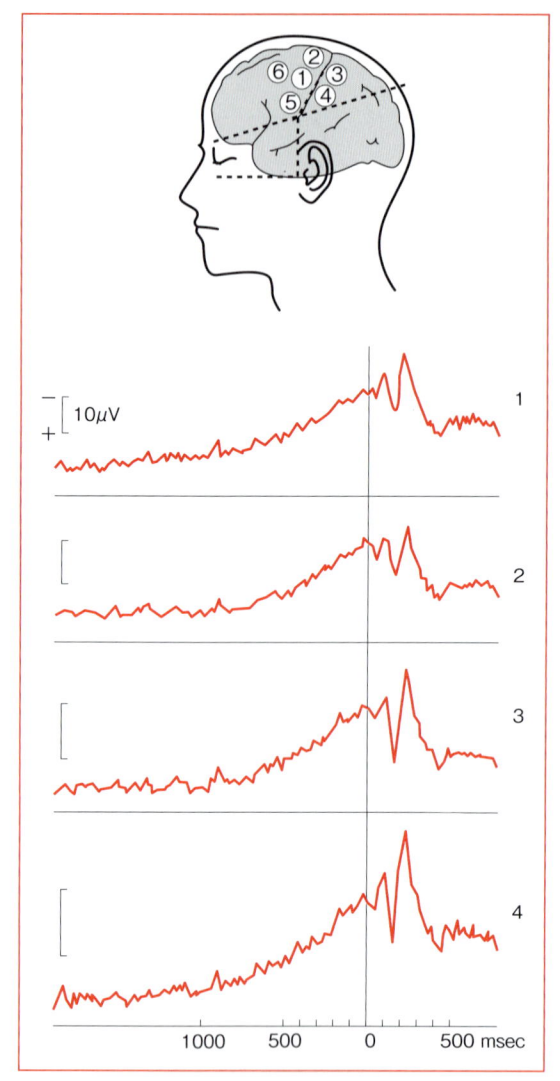

図4-47 運動準備電位

図の1〜4はヒトの左半球頭皮上の①〜④の部位から誘導された，それぞれ250回の平均加算電位．被検者が右の人差し指を動かす前後の電位が示されている．0 msecが運動開始時点．

〔Deeke L, Scheid P, Kornhuber HH：Distribution of readiness potential, pre-motion positivity and motor potential of the human cerebral cortex preceeding voluntary finger movements. Exp Brain Res 7：158-168, 1969〕

りと上昇する電位（陰性電位）が観察されるが，これを運動準備電位（motor readiness potential）と呼ぶ．このような電位は，図のように運動野，体性感覚野，運動前野でのみ検出される．小脳外側核（歯状核）を切除すると運動準備電位は減少することから，小脳－視床－皮質（運動前野）系が，運動野から脊髄運動ニューロンへの指令の準備状態をつくっているものと考えられる．

8．学習と記憶

脊椎動物のもっとも単純な運動は反射運動である．反射では，特定の刺激に対して一定の反応が意識とは無関係に起こる．条件を変えなければ常にみられるから，反射を引き起こす神経回路は生得的に備わっていることがわかる．ところが，パブロフの古典的なイヌの実験のように，ベル音－唾液分泌という無関係な刺激と反応の関係でも，反射を利用した訓練によって成立させることができる．このように経験によって反応が長期的に変化することを学習（learning）という．学習は大脳皮質が発達した動物ほどよくみられる．とくにヒトでは，その生活行動の大部分を学習に依存している．

学習が成立する過程では，記憶（memory）が不可欠である．記憶とは，経験したことを記銘（memorization）（記憶過程に取り込むこと）し，それを保持（retention）し，さらに必要なときに想起（recall）（再生）する過程を指す．記憶には意識にのぼるものとそうでないものがあり，前者を顕在記憶（explicit memory），後者を潜在記憶（implicit memory）という．顕在記憶は認知記憶（cognition memory）ともいわれ，日常の出来事の記憶［エピソード記憶（episodic memory）］と単語やルールなどの意味記憶（semantic memory）とがある．これに対して，潜在記憶はよく訓練したダンスのステップや手仕事など，意識しなくても遂行できるような行動や行為である．顕在記憶は学習によって潜在記憶に移行する．このような2種類の記憶の関係は，錐体路と錐体外路系の関係に酷似しているが（88頁参照），同一の現象を前者は記憶のメカニズムから，後者は下行性伝導路の観点から，それぞれ説明したものといえよう．

記憶には記憶情報が短期間（数秒から数分間）保持される短期記憶（short-term memory）と，長期間（数時間から数十年）保持される長期記憶（long-term memory）がある．

短期記憶のごく一部が長期記憶に移行する．ヒトの海馬の一部が障害されると，新しい長期記憶が形成されなくなることから，海馬は短期記憶を長期記憶に変換することに関与すると考えられている．短期記憶

は神経回路網（neuron network）のなかで，ある回路の活動により形成されて，長期記憶はニューロン間の構造的変化や分子レベルの物質的変化が起こることによって，それぞれ成立すると推測されている．海馬では，短時間の反復刺激によってシナプス伝達が数時間から数日間にわたり促進する現象が認められている［長期増強（long-term potentiation：LTP）（38頁参照）］．これは長期記憶のメカニズムを説明する1つの証拠である．記憶や学習過程において神経系に生じる長期的な形態的・生理的変化を記憶痕跡（engram）とよぶが（38頁参照），核酸（DNA，RNA），タンパク質合成，ホルモン，伝達物質などの物質と長期記憶との関係の解析が進められている．

また，最近，話し言葉の理解や暗算，ものごとの判断や思考などの場面で，ほんの数秒にも満たないごく短時間の記憶が思考のメカニズムの解明に重要であることがわかってきた．この記憶はワーキングメモリー（working memory）（作動記憶）とよばれ，ある処理に必要な情報や処理途中の情報を一時的に保持するメカニズムが存在する[6]．ワーキングメモリーには連合野（前頭皮質，頭頂皮質，前帯状皮質）と一部の大脳基底核が関与すると考えられている．

9. 脳を構成する物質と代謝

脳の乾燥重量の55％は脂質で，筋と比べるとはるかに多い．脂質は脳の髄鞘の構成成分であるほか，遊離型コレステロールとして組織内に存在する．糖質は糖脂質や糖タンパクなどとして神経系の構成成分をなす一方，グルコース，グリコーゲンとして脳の神経活動を維持する重要なエネルギー源になる．脳のタンパク質は膜の構成成分や酵素としての働きのほか，記憶に関係する脳特有のタンパク質（S-100タンパク質）や伝達物質として機能する．また，脳のニューロンではその活動に伴ってmRNA含量が短期間に一過性に変動することが報告されており，学習や記憶との関係が示唆される．

活発な神経活動を維持するための脳のエネルギー（大部分はイオンの能動輸送に使用される）は，グルコースを酸化して得たATP（アデノシン三リン酸）によって供給される．脳の重量が体重の2％にすぎないのに対して，その酸素消費量は20％に達する．脳にはグリコーゲンの貯蔵は少ないので，グルコースは血液循環によって絶えず補給されている．グルコースの代謝は解糖系とTCA回路によって行われ，ATPが合成される．

10. 脳細胞の新生

20世紀末までの長い間，ヒトの脳細胞は成人を過ぎると次第に死滅し，再生しないと信じられてきた．ところが，1960年代以降，マウスや動物の海馬では細胞が新生するという証拠が次々と見出された．そして，ついに免疫染色法（蛍光抗体法）を用いてヒトのDNAをラベルし，成人の海馬でも神経細胞の新生・増殖が起こることが明らかにされた[7]．さらに，2007年11月には日本と米国で，それぞれ皮膚細胞から人工的に多能性幹細胞［induced pluripotent stem cells（iPS）*3］の作成に成功したことが報じられた．今後こうした研究が進めば，認知症や脳疾患においても再生医療が期待できる．

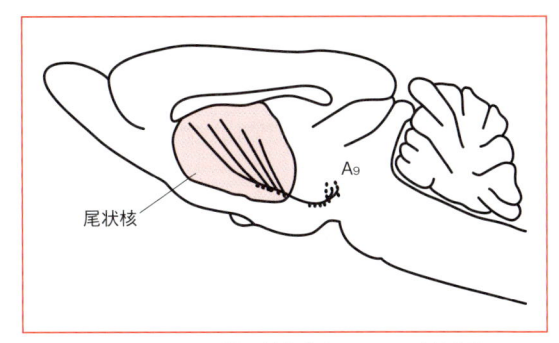

図4-48 黒質-線条体ドーパミン線維系
ラットの脳で明らかにされた，黒質のドーパミン含有細胞が尾状核にいたる経路．パーキンソン病患者の尾状核のドーパミン含量は著しく低下している．
A_9：黒質内ドーパミン含有神経細胞．
〔Ungerstedt U：Stereotaxic mapping of the monoamine pathways in the rat brain. Acta Physiol Scand (Suppl) 367：1-48, 1971〕

---

*3 再生医療には従来，発生初期胚から作成された胚性幹細胞［ES細胞（embryonic stem cells）］が万能性の分化能をもつ細胞として，臓器の作成・移植などへの応用が期待されていたが，倫理的な課題があった．iPS法では自分自身の細胞を用いるためこうした問題は回避される．

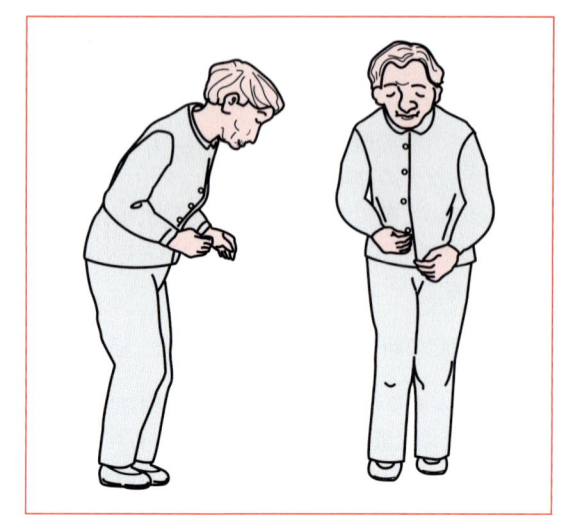

図4-49　パーキンソン病患者の前屈姿勢

II 中枢神経系の異常

中枢神経系の障害には，脳の変性や血管障害による痴呆，感染症による髄膜炎や脳炎，ハンチントン舞踏病のようなまれな遺伝性疾患，てんかん（epilepsy）などがある．このほかに腫瘍や内科的疾患によるものも多い．ここでは，これまで述べてきた範囲で代表的と思われる疾患をいくつか簡略に紹介する．

A. ブラウン・セカール症候群

ブラウン・セカール（Brown-Sequard）症候群は，脊髄が半側性に切断された場合に現れる特殊な症状で，その内容は障害された脊髄内伝導路の機能に対応する（134頁参照）．

B. パーキンソン病

パーキンソン病（Parkinson disease）は高齢者に多い錐体外路系の疾患である．パーキンソン病患者の大脳基底核の黒質には変性がみられ，線条体のドーパミン濃度が著しく低下している（図4-48）．パーキンソン病患者では，緩徐な四肢末梢の振戦，体幹筋の固縮，小刻みな歩行（運動過少）などの運動障害がみられる．また，姿勢では前屈姿勢をとるのが特徴である（図4-49）．ドーパミンは血液-脳関門を通過できないので治療にはその前駆体であるL-DOPAが使用される．

C. ハンチントン舞踏病

ハンチントン舞踏病（Huntington chorea）（choreaはギリシャ語でダンスの意味）は，大脳基底核のうち尾状核の変性を特徴とする優性遺伝性疾患で，錐体外路系の運動障害とうつ状態などの精神症状や痴呆を特徴とする．随意運動時に顔面や四肢に不随意の舞踏様の運動が出現するのでこの名がある．舞踏病患者では黒質のGABAの濃度が著しく低下している．動物の尾状核を破壊しても黒質のGABA濃度は激減する．これらの事実は，尾状核-黒質系がGABA作動性ニューロンであることを裏づけている．

尾状核-黒質系にはまた，P物質作動性ニューロンが存在する可能性も実験的に示唆されている．ヒトでも，舞踏病患者の黒質ではGABAだけでなくP物質の濃度も著しく減少することが発見されている[8]．

D. 小脳の障害でみられる症状

小脳の機能の特徴は，学習によって完成した随意運動の機序を記憶し，予測的に素早くスムーズに運動を遂行させることにある．したがって小脳が障害されるとさまざまな運動失調がみられる．

1. 推尺異常

推尺異常（dysmetria）は，小脳半球の障害でみられる随意運動異常で，ある1点を指で正確に指すことができない．通常は目的視標より遠くを指すことが多い（推尺過大）．これは，小脳に貯えられている指と指標との位置関係に関する記憶情報が利用できなくなるためと考えられる．

2. 運動解離

ある動作を行うとき，適切な順序で連続的な運動が行えないような現象を運動解離（decomposition）という．推尺異常が結果を，運動解離は過程を指している．

3. 企図振戦

一側の歯状核（小脳核の1つ）の破壊，または小脳から大脳に向かう遠心路の一部の障害で生じる．無目的な手の運動ではみられないが，物を意図的につかもうとすると，手が激しく揺れる不随意運動が生じてうまくつかめない．企図振戦（intention tremor）は，

中枢神経系の異常

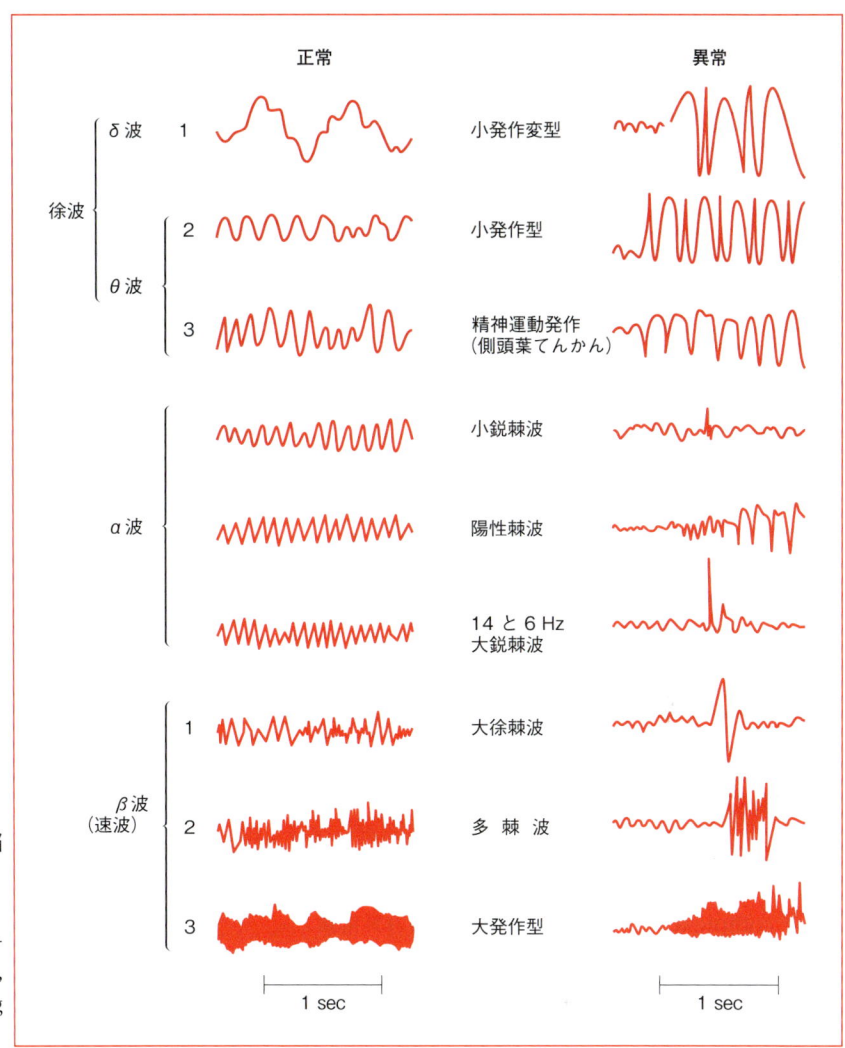

図4-50 正常脳波と異常脳波の比較
〔Gibbs FA, Gibbs EL: Atlas of Electroencephalography, Vol.2, p.258, Adison-Wesley Publishing Co, Reading, 1952〕

小脳-視床-大脳皮質の系が断たれ，大脳-視床間の反響回路が形成されるために起こると考えられている．

4．筋トーヌス低下

筋トーヌス低下(hypotonia)は，小脳新皮質である半球の障害でみられる．関節位が保持されにくく，他動的に関節を動かすときの抵抗が弱い．γ系の活動低下との関係が示唆されている．

5．拮抗性運動反復不能

歯状核が障害されると，四肢を左右に振るような単純な反復運動を速く行うことができなくなる．これを拮抗性運動反復不能(adiadochokinesia)という．

E．異常脳波

Gibbsら(1950)は脳波の波形を分類した(図4-50)．異常脳波は右半分に示されている．Gibbsらは異常脳波の特徴について，①脳の神経活動の抑制は徐波化，②その興奮は周波数増加，③その過敏状態は突発的活動として，それぞれ脳波上に現れると説明している．

異常脳波は基礎波(背景脳波)と発作波にみられる．まず基礎波の異常では，波形の振幅異常と徐波化がある．振幅のない平坦脳波が続けば脳死が判定され，徐波化は左右同期的に出現し，代謝性疾患や脳実質の広範な障害を反映する．発作波には，棘(spike)，鋭波(sharpwave)，棘-徐波結合(spike and slow

表4-12 睡眠中にみられる異常現象

夢遊症（夢中遊行）	sleep walking
夜間驚怖症（夜驚）	sleep terror
夜尿（症）	nocturia, sleep related enuresis
夜間せん妄	sleep related delirium
悪夢	dream anxiety attack
その他	

表4-13 不眠の分類

1. 精神生理学的要因による不眠
2. 精神疾患に伴う不眠
3. 薬物やアルコールの使用に関係する不眠
4. 睡眠時の呼吸機能障害による不眠
5. 睡眠時ミオクローヌスおよび下肢不安定症候群に伴う不眠
6. 他の身体疾患，中毒および環境因による不眠
7. 小児期に発症し持続する不眠
8. その他の不眠

〔Association of Sleep Disorders Centers: Diagnostic Classification of Sleep and Arousal Disorders, 1st ed, prepared by Sleep Disorders Classification Committee. Sleep 2: 1-137, 1979〕

wave complexes）がある．棘は神経細胞の異常興奮を示唆すると考えられ，てんかん性発作波の典型である．鋭波もてんかんと関係する．棘-徐波結合は欠神小発作や痙攣発作（図4-50の異常波の上2つの波形）に両側同期性がみられる．

F. 睡眠異常

睡眠の異常（disorder of sleep）には，不眠（insomnia），睡眠過剰，睡眠と覚醒のリズムの異常，睡眠中の異常現象がある．睡眠中の異常現象は表4-12に示した．睡眠の異常のうち健康人でもよく体験する不眠は，睡眠時間の短縮あるいはそれに伴う心身の異常現象を指す．国際睡眠学会は，原因や随伴現象によって不眠を分類した（表4-13）．不眠の原因には，一過性の精神的緊張，不眠をきたす原因疾患，神経症や総合失調症などの精神疾患，中枢神経刺激作用のある薬物の使用などがある．睡眠過剰の原因も不眠に準じるが，ほかに睡眠時無呼吸症候群（281頁参照）やナルコレプシーなどのいわゆる居眠り病とよばれるものもある．ナルコレプシー患者のレム睡眠期は入眠直後に現れることが多く，睡眠時間だけでなく睡眠リズムそのものにも異常がみられる．

G. 認知症とアルツハイマー病

認知症（senile dementia）とは後天的な脳の器質的障害により進行性の知能低下（短期記憶，認知能など，全般的な脳機能の退行）に陥る状態をいう．脳血管障害や他の脳病変が原因の場合もあるが，半数を超える症例がアルツハイマー（Alzheimer）型の認知症（40〜50代に発症する若年性の認知症）であるといわれる．アルツハイマー病の病理学的特徴は細胞内の神経原線維変化と細胞外の老人斑（senile plaque）の出現である．神経原線維変化は微小管（1章 図1-1参照）に結合するタンパク質が過剰にリン酸化することによって起こる．老人斑は代謝の過程でβ-アミロイドペプチド（β-amyloid peptide）（有害性のあるペプチド）が沈着したものである．β-アミロイドペプチドは細胞に炎症反応を引き起こし，細胞死をもたらす．こうして，アルツハイマー病が進行すると広範な脳萎縮がみられ，認知障害・人格障害をきたし，次第に失語・失行・運動障害が出現して，やがては死にいたる．

III 中枢神経系のフィジカルイグザミネーション

代表的な中枢神経系の神経学的検査の方法を以下に列挙する．正常な機能の知識から，異常の有無を判断することができる．

中枢神経系の補助検査としては，X線やCTスキャン，MRIなどの画像診断法，気体やラジオアイソトープによる髄液腔造影法，超音波断層法などの形態的異常を検査する方法と，脳波や誘発電位，筋電図の測定などによる機能的異常を検査する方法がある．

A. 脳神経機能の検査

脳神経に含まれる体性神経と自律神経が正常に働いているかどうかを機能ごとに細かく調べることによって，異常な神経組織をある程度特定することができる（表4-2参照）．検査にあたってとくに留意すべきことは，調べている神経以外の要素の影響をできるだけ排除することと，左右差，つまり機能異常が両側性か半側性かをみきわめることである．

1. 第Ⅰ脳神経

嗅覚伝導路障害の有無を調べる．閉眼させ，一方の鼻孔をふさぎ，におい物質をもう一方の鼻孔に近づけて吸い込ませる．反対側も同様に調べる．日常生活上の嗅覚体験の情報も手がかりにしながら，嗅盲だけでなく，嗅覚閾値の低下にも注意する．

2. 第Ⅱ脳神経

視覚伝導路障害の有無を調べる．視野計を用いて左右の眼の視野を測定する（152頁参照）．視野欠損部分から伝導路障害部を推測する．

3. 第Ⅲ脳神経

外眼筋である上直筋，下直筋，内側直筋，下斜筋の働きと，瞳孔括約筋支配の短毛様体神経の異常を調べる．顔を正面に固定し，眼球の上転・下転運動，水平運動，左右の斜め上下の運動，回転運動をさせる．電灯の方向を向かせ縮瞳のようすを調べる．

4. 第Ⅳ脳神経

上斜筋支配の滑車神経異常を調べる．顔を正面に固定し，眼球の上転・下転運動，左右の斜め上下の運動をさせる．

5. 第Ⅴ脳神経

顔面や角膜の知覚，咀嚼運動，嚥下運動などに関与する三叉神経の異常を調べる．閉眼した被検者の頬や額を筆先や先のやや鈍い針で刺激し，触覚と痛覚の有無と程度をみる．角膜や結膜に清潔なガーゼをあててみてもよい．咀嚼（そしゃく）運動，嚥下運動を観察する．顔面の知覚鈍麻，嚥下困難，角膜反射の有無に注意する．

6. 第Ⅵ脳神経

外側直筋支配の外転神経の異常を調べる．顔を正面に固定して眼球を左右に水平運動させる．

7. 第Ⅶ脳神経

顔面の表情筋，舌前2/3の味覚，唾液腺（舌下腺，顎下腺）支配の顔面神経異常を調べる．口をとがらせる，左右にゆがめる，頬を膨らませるなどの種々の表情をつくらせる．甘味と塩味の有無と閾値，唾液分泌の状態を調べるか問診を行う．一側の味覚減退があったり，表情が常に同じ一側にゆがむときは同側の顔面

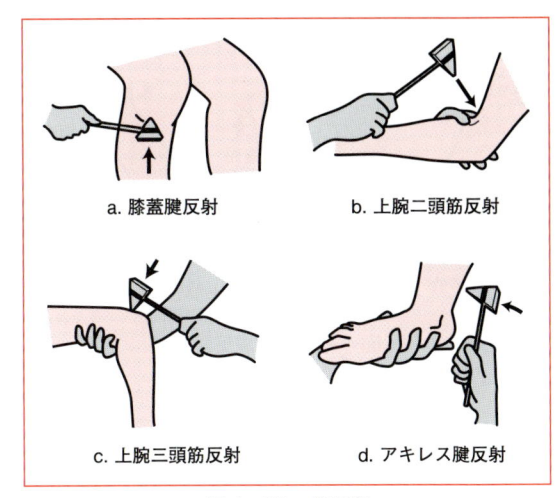

図4-51 腱反射
a. 膝蓋腱反射
b. 上腕二頭筋反射
c. 上腕三頭筋反射
d. アキレス腱反射

神経異常を疑う．

8. 第Ⅷ脳神経

聴覚，平衡感覚支配の聴神経の働きを調べる．難聴があれば左右差の有無を確認し，伝音性難聴か感音性難聴かの推測を行う．また閉眼状態で起立させて頭部を前後左右に傾けたり，身体を回転させたりさせる．

9. 第Ⅸ脳神経

催吐反射（gag reflex），味覚（苦味），唾液分泌（耳下腺）に関与する舌咽神経の働きを検査する．咽頭後壁の粘膜を圧迫して嘔吐を誘発させてみる．唾液分泌や味覚は問診で判断する．

10. 第Ⅹ脳神経

嚥下運動と苦味支配の迷走神経の働きを検査する．嚥下運動を観察する．喉頭蓋の苦味の有無と閾値を調べる．

11. 第Ⅺ脳神経

僧帽筋と胸鎖乳突筋を支配する副神経の働きを調べる．検査者が両手を被検者の肩に置き，体重をかけた状態で，被検者に肩の上下運動をさせる（僧帽筋の検査）．検査者が両手で頭部を固定して，被検者に頭を左右に回転させる（胸鎖乳突筋の検査）．負荷に抵抗して運動できるか，収縮力に左右差はないかをみきわめる．

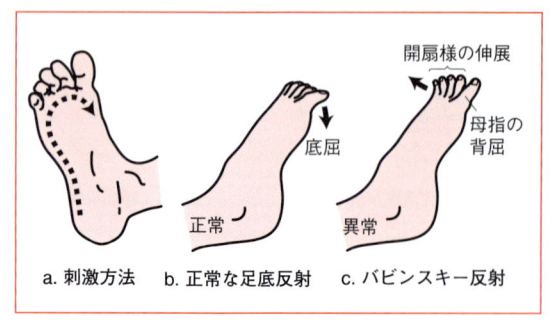

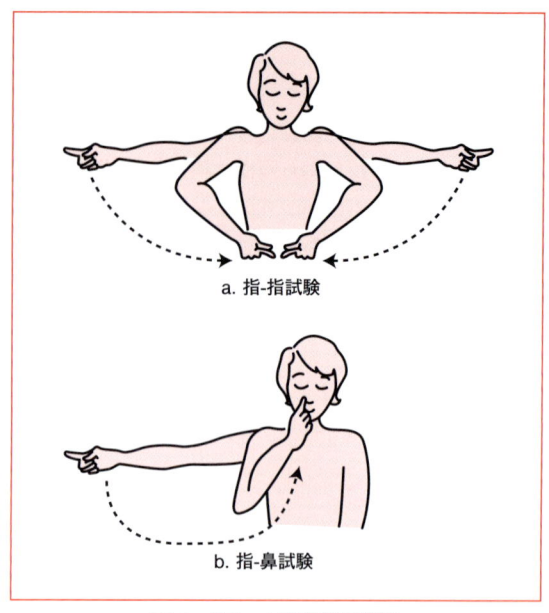

図4-52 皮膚反射
a. 刺激方法　b. 正常な足底反射　c. バビンスキー反射

図4-53 小脳機能の検査
a. 指-指試験
b. 指-鼻試験

12. 第XII脳神経

舌の運動を支配する舌下神経の働きを調べる．舌を丸めたり長く突き出したりさせて舌の運動を観察する．言葉は聞き取りやすいか．

B. 脊髄機能の検査

1. 腱反射（tendon jerk）

腱反射は，打腱器で該当筋の腱部を叩いて観察する．錐体路障害では，初期には反射の消失ないし減弱がみられることがあるが，一般に亢進が起こりやすい．反射の異常亢進をクローヌス（clonus）という．反射の低下は脊髄レベル以下の障害を示唆する．

a. 膝蓋腱反射（knee jerk）

膝蓋靱帯を叩いて大腿四頭筋の収縮による下腿の伸展を観察する（図4-51a）．第2～第4腰髄を反射中枢とする反射経路の検査である．

b. 上腕二頭筋反射（biceps reflex）

上腕二頭筋腱を肘窩部で叩いて前腕の屈曲を観察する（図4-51b）．第7頸髄を反射中枢とする反射経路の検査である．

c. 上腕三頭筋反射（triceps reflex）

上腕三頭筋腱を肘頭部付近で叩いて前腕の伸展を観察する（図4-51c）．第6頸髄を反射中枢とする反射経路の検査である．

d. アキレス腱反射［ankle jerk, Achilles' (tendon) reflex］

足を背屈させ，アキレス腱を叩いて腓腹筋（gastrocunemius muscle）が収縮するのを観察する（図4-51d）．軽い底屈がみられることもある．第1～第2仙髄を反射中枢とする反射経路の検査である．

2. 皮膚反射（cutaneous reflex）

正中線を境に一側の皮膚を刺激すると，同側の筋に反射性収縮がみられる．

a. 腹壁反射（abdominal reflex）

腹壁の皮膚を刺激すると同側性に腹筋が収縮する．第8～第12胸髄を反射中枢とする反射経路の検査である．

b. 挙睾筋反射（cremasteric reflex）

大腿の内側面上部皮膚を刺激して睾丸が挙上するのを観察する．第1～第2腰髄を反射中枢とする反射経路の検査である．

c. 足底反射（planter reflex）

足底外側を図4-52aのように刺激すると，すべての指が足底に向かって屈曲する（図4-52b）．第1～第2仙髄を反射中枢とする反射経路の検査である．錐体路の障害でバビンスキー（Babinski）反射（図4-52c）がみられる．生後9ヵ月までの乳児にみられるほか，高度の意識障害者でも観察される．

3. ロンベルグ試験（Romberg test）

視覚以外の感覚によって起立姿勢が保持できるかを調べる．閉眼して，両手を体側につけ，両足をぴったりそろえて立つ．検査者は被検者の背部で転倒防止に配慮する．身体が動揺し起立不能となるとき［ロン

ベルグ徴候 (Romberg sign)] は脊髄性運動失調を疑う.

C. 小脳機能の検査

1. 指-指試験 (finger-to-finger test)

小脳の協同運動 (synkinesia) 調節作用を調べる. 被検者を閉眼させ, 両腕を左右いっぱいに水平伸展し, 人差し指同士を正面で合わせる (図4-53a). 動作は速く, なめらかで正確か. そうでない場合は小脳機能異常を疑う.

2. 指-鼻試験 (finger-to-nose test)

被検者を閉眼させ, 水平伸展した一方の手の人差し指をゆっくり屈曲させて鼻につける (図4-53b). 目的と判断は上記と同じ.

D. 中脳機能の検査

1. 直接光反射 (direct light reflex)

中脳と間脳の移行部にあたる視蓋前野と動眼神経核のはたらきを調べる. 一側の眼に光を与え, 同側眼の縮瞳の有無を調べる. 光感覚はあっても縮瞳がみられなければ動眼神経核からの遠心路の障害を疑う (143頁参照).

2. 共感性光反射 (consensual light reflex)

視蓋前野の働きを調べる. 一側の眼に光を与え, 同側および対側眼の縮瞳の有無を調べる. 直接光反射はあるが共感性光反射がみられなければ視蓋前野の障害を疑う (143頁参照).

▶ 文 献 ◀

1) 伊藤正男:脳の設計図, 193-196頁, 中央公論社, 東京, 1980
2) Iwamura Y, Tanaka M, Sakamoto M et al:Vertical neuronal arrays in the postcentral gyrus signaling active touch:a receptive field study in the conscious monkey. Exp Brain Res **58**:412-420, 1985
3) Sakata H, Shibutani H, Kawano K:Functional properties of visual tracking neurons in posterior parietal association cortex of the monkey. J Neurophysiol **49**:1364-1380, 1983
4) 岩村吉晃:タッチ, 147-165頁, 医学書院, 東京, 2001
5) Jouvet M:The role of monoamines and acetylcholine containing neurons in the regulation of the sleep-waking cycle. Ergebnisse Physiol **64**:166-307, 1972
6) 津田一郎, 船橋新太郎:思考とワーキングメモリー. 科学 **68**:726-738, 1998
7) Eriksson PS, Perfilieva E, Björk-Eriksson T et al:Neurogenesis in the adult human hippocampus. Nature Medicine **4**:1313-1317, 1998
8) Kanazawa I, Piers C, Claudio, CA:Evidence for the existence of substance P-containing fibers in striato-nigal and pallido-nigral pathways in rat bain. Brain Res **119**:447-453, 1977

▶ 参考図書 ◀

1) 古河太郎, 本田良行(編):現代の生理学, 第3版, 金原出版, 東京, 1994
2) 本郷利憲, 廣重 力, 豊田順一ほか(編):標準生理学, 第4版, 医学書院, 東京, 1994
3) 入来正躬, 外山敬介(編):生理学1, 文光堂, 東京, 1986
4) 鈴木寿夫, 酒田英夫(編):新生理学大系12 高次脳機能の生理学, 医学書院, 東京, 1988
5) 鳥居鎮夫, 川村 浩(編):新生理学大系13 生体リズムの生理学, 医学書院, 東京, 1988

第4章 中枢神経系

KEYWORD

🔑中枢神経系 🔑末梢神経系 🔑体性神経系 🔑脳神経 🔑自律神経系 🔑求心性神経 🔑遠心性神経 🔑脊髄 🔑後根 🔑前根 🔑後角 🔑側角 🔑前角 🔑白質 🔑灰白質 🔑反射弓 🔑単シナプス反射 🔑脊髄反射 🔑腱反射 🔑伸張反射 🔑多シナプス反射 🔑誘発筋電図 🔑屈曲反射 🔑Ia抑制 🔑Ib抑制 🔑相反神経支配 🔑交叉伸展反射 🔑脊髄節間反射 🔑脳幹 🔑脊髄ショック 🔑姿勢反射 🔑緊張性頚反射 🔑緊張性迷路反射 🔑踏み直り反応 🔑前庭動眼反射 🔑除脳固縮（γ固縮） 🔑脳幹網様体 🔑自律神経中枢 🔑小脳 🔑プルキンエ細胞 🔑GABA 🔑随意運動 🔑大脳－小脳連関ループ 🔑視床 🔑特殊視床投射系 🔑汎性視床投射系 🔑上行性網様体賦活系 🔑視床下部 🔑摂食行動 🔑空腹中枢 🔑満腹中枢 🔑飲水中枢 🔑浸透圧受容器 🔑性中枢 🔑温度受容ニューロン 🔑大脳辺縁系 🔑扁桃体 🔑海馬体 🔑大脳基底核 🔑線状体－黒質系 🔑運動の補助調節 🔑大脳皮質 🔑錐体細胞 🔑脳梁 🔑機能局在 🔑感覚野 🔑運動野 🔑連合野 🔑言語中枢 🔑感覚性言語野 🔑運動性言語野 🔑優位半球 🔑可塑性 🔑錐体路 🔑錐体外路 🔑脳波 🔑睡眠脳波 🔑睡眠段階 🔑睡眠周期 🔑レム睡眠 🔑ノンレム睡眠 🔑大脳皮質誘発電位 🔑学習 🔑記憶

学習課題

- ☐ 中枢神経系を構成する神経要素を挙げなさい
- ☐ 脳神経の名称を挙げ，それぞれの主な機能を述べなさい
- ☐ 反射弓とは何か
- ☐ 膝蓋腱反射の経路と意義を述べなさい
- ☐ 屈曲反射の経路と意義を述べなさい
- ☐ Ia抑制，Ib抑制，シナプス前抑制について，それぞれ説明しなさい
- ☐ 姿勢反射の役割は何か．例を挙げて説明しなさい
- ☐ 眼球運動にはどのような種類があり，どのようなときに起こるか
- ☐ 意識と脳幹網様体の働きについて説明しなさい
- ☐ 小脳各部の名称と，それぞれの入出力系を挙げなさい
- ☐ 視床の主な機能は何か
- ☐ 視床下部にはどのような機能があるか
- ☐ 大脳基底核にはどのような機能があるか
- ☐ 大脳皮質の感覚野，運動野，連合野の機能について説明しなさい
- ☐ 言語中枢とは何か．優位半球についても説明しなさい
- ☐ 錐体路系と錐体外路系について説明しなさい
- ☐ 自発性脳波の種類と，それぞれの特徴を述べなさい
- ☐ 睡眠段階と睡眠脳波について説明しなさい
- ☐ 記憶と学習にはどのような関係があるか
- ☐ 上肢・下肢の腱反射の検査方法を説明しなさい．また，それぞれの反射中枢は脊髄のどの高さにあるか

5 自律神経系

学習目標
1. 自律神経系と体性神経系の構造と機能の違いが説明できる
2. 自律神経系の種類とそれぞれの特徴がいえる
3. 自律神経系の各器官への作用がわかる
4. 自律神経系を調節する中枢神経系の働きがわかる
5. 自律神経系がかかわる代表的な反射がいえる

I 自律神経系の形態と機能

自律神経系(autonomic nervous system)は内部環境の恒常性を維持するために重要な働きを担っている.すなわち呼吸,循環,消化,代謝,分泌,排泄,生殖機能など生命維持をあずかる機能を調節している神経系である.自律神経系は末梢神経の一部として,内臓の筋肉や腺組織を支配している遠心性運動神経として働くだけでなく,常に内臓からの信号を中枢神経系に伝え,身体が活動するうえで最適な状態を保つよう調節している.

A. 自律神経系の概観
1. 自律神経系と体性神経系の違い

末梢神経を機能的に分類すると体性神経系と自律神経系に分けることができる.体性神経系の遠心路は脊髄や脳神経核から起始する運動神経で,骨格筋を支配しており,自分の意志で制御できる神経系である.また求心路は皮膚や筋肉,関節からの体性感覚を中枢神経系に伝える感覚神経である(図5-1b).体性神経系はこのように運動や感覚といった動物性機能を司っている.

体性神経系が意識的な制御を受けるのに対し,自律神経系は意識的な制御はいっさい受けず,無意識のうちに働いている.自律神経系には交感神経系(sympathetic nervous system)と副交感神経系(parasympathetic nervous system)がある.交感神経の遠心路は脊髄の胸・腰髄から起始するのに対し,副交感神経のそれは脳幹部および脊髄の仙髄に起始する(図5-1a).いずれの神経も内臓平滑筋や腺組織,内分泌器官を支配している(図5-2, 5-3).

体性神経の遠心路は起始した部位からシナプスを介さずに,その軸索が直接骨格筋に接続している.自律神経の場合は,交感神経,副交感神経いずれも効果器に入る途中でシナプスを1つ介しており,中枢神経の起始細胞から2つのニューロンによってその情報が各効果器(筋肉や腺など,生体の反応を管理する器官)に伝えられる.中枢神経から出てシナプスを介する前の最初のニューロンを節前ニューロン(preganglionic neuron),その軸索を節前線維(preganglionic fiber),そしてシナプスを介した後の2つめのニューロンを節後ニューロン(postganglionic neuron),その軸索を節後線維(postganglionic fiber)とそれぞれいう.またシナプス接合部は自律神経節(autonomic ganglion)とよばれている(図5-1a).

交感神経,副交感神経いずれの神経も遠心路だけでなく,内臓からの情報を中枢神経系に伝える求心路を持っている.この求心路は内臓求心性線維(visceral afferent fiber)とよばれ,遠心性線維とほぼ並行に走行して脊髄と脳幹部に投射している.他の神経系と同様に自律神経系もニューロン,神経膠と他の付属組

第5章　自律神経系

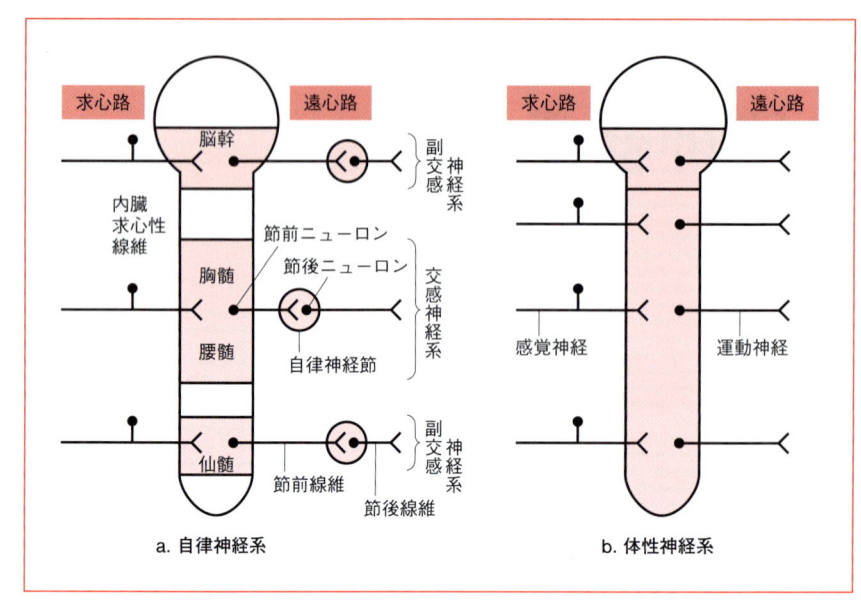

図5-1　自律神経系と体性神経系
〔佐藤昭夫, 佐藤優子, 五嶋摩理：自律神経生理学, 317頁, 金芳堂, 京都, 1995を改変〕

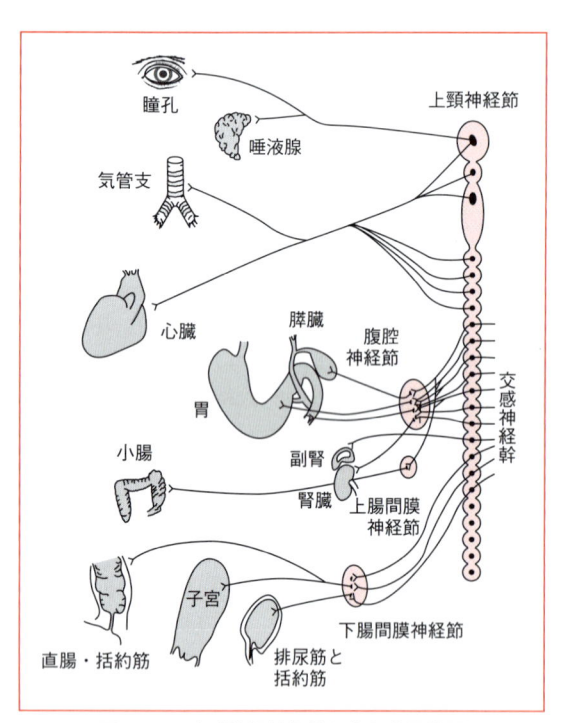

図5-2　交感神経神経節と主な支配臓器

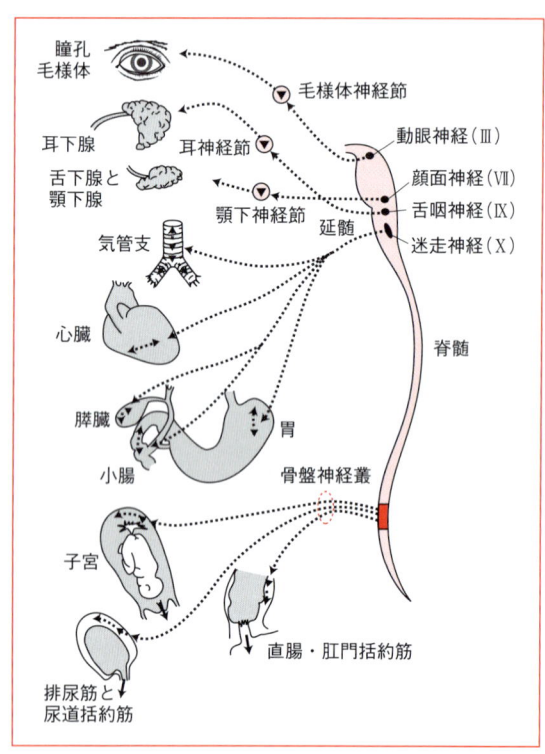

図5-3　副交感神経神経節と主な支配臓器

織とからなっている．

2．自律神経系の特徴

　交感神経と副交感神経は同じ内臓器官を支配している．このように両神経による支配を二重神経支配（double innervation）という．体内のほとんどの内臓器官は二重神経支配を受けているが，例外的にどちらか一方のみの神経支配を受けている器官もある．瞳孔括約筋は副交感神経のみの支配を受けている．逆に交感神経のみに支配されている器官には，瞳孔散大筋，副腎髄質，立毛筋，汗腺がある．また，血管に関してはほぼ全身の血管は交感神経によって支配されているが，ごく一部の器官の血管については副交感神経による血管支配もある．

　同一器官に交感神経と副交感神経の二重神経支配が認められるが，その作用はほとんどの臓器において相反する．これを拮抗支配という．たとえば，どちらかが平滑筋を刺激して収縮を引き起こすのであれば，もう片方はそれを抑制する働きをもつ．この拮抗支配により身体が円滑に保たれるよう互いが相互に作用しあっている．

　両神経の働きを大きくとらえてみると，交感神経系は恐怖にさらされたり運動したりと極端な状況に置かれたときに働き，副交感神経系はエネルギーを貯えるように働く．また副交感神経系はストレスがないようなときによく働き，身体のエネルギー使用をできるだけ低く保つように機能している．たとえば食後にリラックスして新聞を読んでいるような状況に相当する．血圧，心拍数，呼吸は低いレベルに保たれ，消化器系は食物の消化を活発に行う．瞳孔は過剰な光が網膜に入らないように縮瞳を起こし，近い物を見るときレンズを調節する．

　交感神経系はしばしば闘争（fight）または疾走（flight）系として表される．興奮しているとき，エネルギッシュなときや恐怖にさらされているときなどに活動する．心臓はドキドキし，呼吸は速くなる．また皮膚は冷たく汗ばみ，瞳孔は散大するような状態である．

　運動中あるいは精力的に活動しているとき，交感神経系は内臓の血管を収縮させることによって血流を減少させ，より骨格筋のほうへ流れるよう調節する．気道も拡張させ換気を増やし，身体に必要な酸素をどんどん血液に取り入れるように働く．同時に一時的に消化器運動や尿管運動など必要でない部分が活動を弱

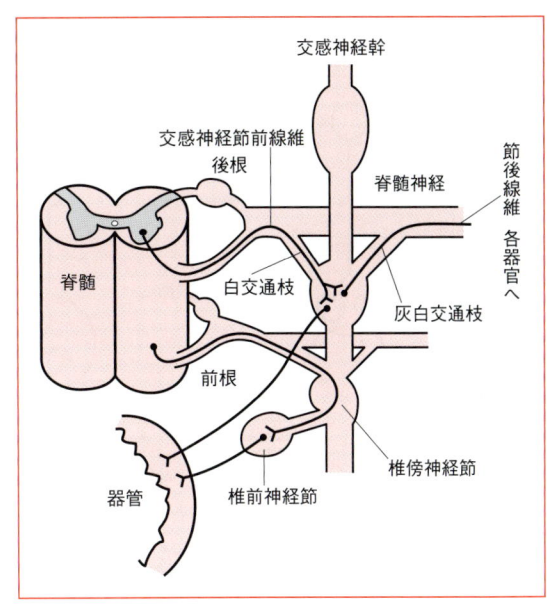

図5-4　交感神経遠心路

める．

　簡単にいうと，副交感神経系はD［消化（digesting），排便（defecation），排尿（diuresis）］の部分を，交感神経系はE［運動（exercise），興奮（excitement），緊急（emergency），困惑（embarrassment）］の部分を担当していることになる[1]．

3．交感神経系

　節前ニューロンの細胞体は脊髄の第1胸髄から第2（ないし3）腰髄の脊髄分節に存在し，その軸索は脊髄神経（spinal nerve）として体性神経と一緒に脊髄を出て，脊柱の外側で脊髄神経から分かれ白交通枝（white rami communicans）を形成して交感神経幹（sympathetic trunks）に接続する．交感神経幹の神経節（ganglion）［椎傍神経節（paravertebral ganglion）］のなかでほとんどの節前ニューロンはシナプスを形成し，節後ニューロンに接続するが，一部の神経はここを素通りして内臓器官の近くにある神経節［椎前神経節（prevertebral ganglion）］でシナプスをつくり，節後ニューロンに接続する（図5-4）．

　節後線維は神経節を出ると再度脊髄神経に合流する．この合流するまでの短い距離を灰白交通枝（gray rami communicans）という．節前線維が有髄線維であるのに対し，節後線維は主として無髄線維である．各節前ニューロンは8～9の複数の節後ニュー

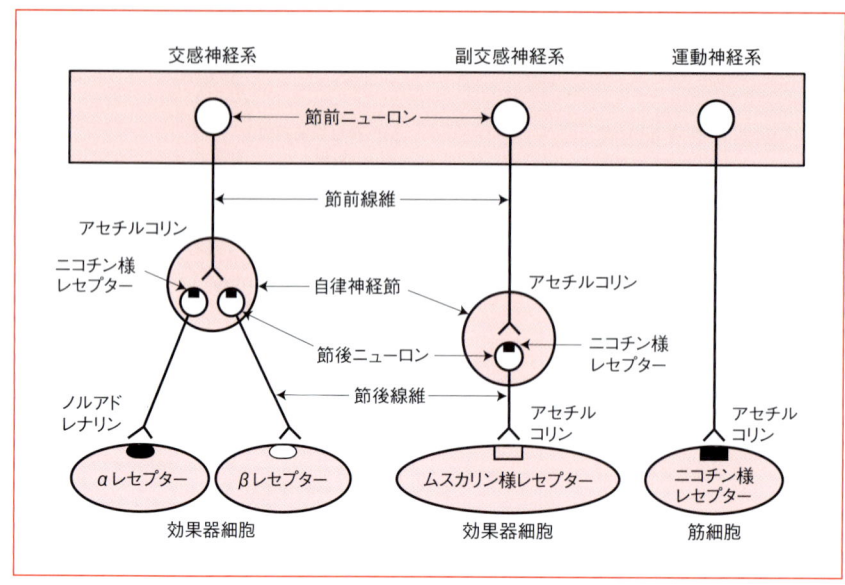

図 5-5 交感神経系と副交感神経系の伝達物質とそのレセプター
〔佐藤昭夫, 佐藤優子, 五嶋摩理:自律神経生理学, 327頁, 金芳堂, 京都, 1995を改変〕

ロンとシナプスを形成し, 各効果器に分布する.

交感神経幹は頸髄から仙髄のレベルにまでおよんでいる. 頸髄レベルの交感神経幹には胸髄から出た節前線維が上行し, この部分で3つの神経節(上頸・中頸・下頸神経節)を形成している(図5-2). 中頸神経節は欠けていることが多く, また下頸神経節も第1胸神経節と一緒になって星状神経節を形成していることが多い. もっとも上部にある上頸神経節の節後線維は頭部の血管や皮膚, 瞳孔や唾液腺などを支配している. また, 頸部の神経節すべてから肺や心臓へ行く節後線維が出ている.

交感神経幹でシナプスを形成しない場合, それより末梢にある椎前神経節に達し, ここで節後ニューロンにシナプス連絡する. この神経節には腹腔神経節, 上腸間膜神経節, 下腸間膜神経節などが含まれる. ここからの節後線維は消化器官をはじめ膀胱や尿道括約筋, 生殖器官などに分布している(図5-2).

交感神経の一般的な解剖学的特徴は, 節前線維が短く節後線維が長いことである. ただし副腎髄質への支配は例外で, 節後線維を介さず直接節前線維が支配している. 交感神経の活動亢進によって副腎髄質は神経伝達物質でもあるアドレナリンやノルアドレナリンを血液中に分泌する.

4. 副交感神経系

副交感神経の節前線維は脳幹部と脊髄の仙髄に発している. 交感神経と違って節前線維は長く, 神経節は効果器近くあるいは効果器の壁内に存在し, ここでシナプスを形成し情報が節後ニューロンに伝達される(図5-3).

脳幹部に起始する副交感神経は脳神経内に含まれている. 動眼神経(Ⅲ), 顔面神経(Ⅶ), 舌咽神経(Ⅸ)そして迷走神経(vagus nerve)(Ⅹ)を介して各効果器に到達する. 動眼神経は眼球内の毛様体平滑筋を支配し, 水晶体の厚さを変えることによって焦点を合わせたり, 瞳孔を調節する役割を担っている. 顔面神経は唾液腺や涙腺などの腺組織を支配し, 舌咽神経は耳下腺に分布し唾液の分泌を調節している. もっとも大きな副交感神経である迷走神経は胸腹部の内臓臓器を支配している.

仙髄からは第2〜4仙髄に節前ニューロンが起始し, 骨盤神経(pelvic nerve)と一緒に走行し各神経叢に到達する. 支配している臓器内の神経節でシナプスを介し節後線維となる. 直腸や肛門, 膀胱と括約筋, 生殖器官の血管を支配している(図5-3).

5. 神経伝達物質

交感神経, 副交感神経いずれも節前線維末端からは神経伝達物質としてアセチルコリン(acetylcholine)が分泌され, 節後ニューロンにあるニコチン様レセプター(受容体)(nicotinic receptor)に結合することによって節後ニューロン

表 5-1　自律神経系作用薬と遮断薬

a. アドレナリン作用薬と遮断薬

受容体	受容体のサブタイプ	作用薬	遮断薬
α	$\alpha_1 + \alpha_2$	ノルアドレナリン	フェノキシベンザミン フェントラミン
	α_1	フェニレフリン メトキサミン	プラゾシン
	α_2	クロニジン αメチルドーパ	ヨインビン
β	$\beta_1 + \beta_2$	イソプロテレノール	プロプラノロール ピンドロール
	β_1	ドブタミン	アテノロール メトプロロール
	β_2	トリメトキノール サルブタモール	ブトキサミン
α+β		アドレナリン	ラベタロール アロチノロール

b. コリン作用薬と遮断薬

受容体	作用薬	遮断薬
ニコチン（自律神経節）	ニコチン アセチルコリン	ヘキサメソニウム，トリメタファン メカミラミン，テトラエチルアンモニウム（TEA）
ムスカリン（効果器）	コリンエステル類（アセチルコリン） ムスカリン，ピロカルピン コリンエステラーゼ阻害薬（ネオスチグミン，フィゾスチグミン，サリン）	アトロピン スコポラミン
ニコチン（神経筋接合部）	アセチルコリン ニコチン	$d-$ツボクラリン，ガラミン，サクシニルコリン パンクロニウム，クラーレ

に情報を伝える（図5-5）．節後線維から各効果器に分泌される神経伝達物質は交感神経と副交感神経では異なっている．交感神経の節後線維末端からはノルアドレナリン（noradrenaline）が神経伝達物質として放出される．効果器のレセプターにはαレセプターとβレセプターの2種類がある．それに対し，副交感神経節後線維末端からはアセチルコリンが放出され，効果器上のムスカリン様レセプター（muscarinic receptor）が受け取る．さらに交感神経系のレセプターにはサブタイプがあり，それぞれに応じた作用薬，遮断薬が開発され臨床上用いられている（表5-1）．

αレセプターには α_1 と α_2 が，βレセプターには β_1 と β_2 が存在している．α_1 レセプターは主として血管平滑筋に存在し収縮を起こす．α_2 レセプターは効果器ばかりでなく神経終末にも存在し，放出されたノルアドレナリンの取り込みを行っている．β_1 レセプターは心筋に存在し心機能の促進を，β_2 レセプターは気管支平滑筋にあり弛緩させる働きがある．近年，β_3 レセプターの存在が明らかとなり，肥満とのかかわりで注目されている．

アセチルコリンは主として神経終末で合成される．神経終末でコリンとアセチルCoAからアセチルコリンが合成されシナプス小胞に貯蔵され

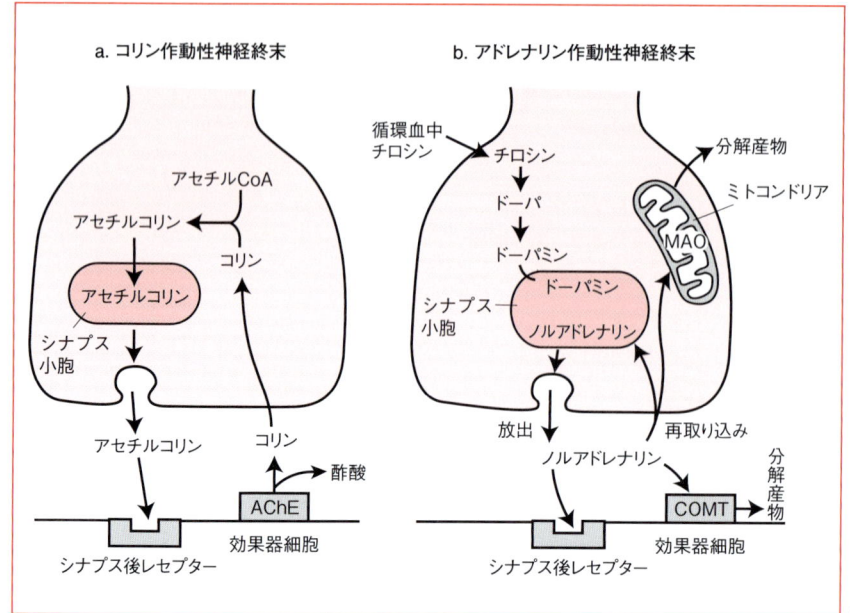

図5-6 アセチルコリンとノルアドレナリンの生合成と分解
COMT：カテコール-O-メチル基転化酵素(catechol-O-methyltransferase)，AChE：アセチルコリンエステラーゼ(acetylcholinesterase)，MAO：モノアミン酸化酵素(monoamine oxidase)

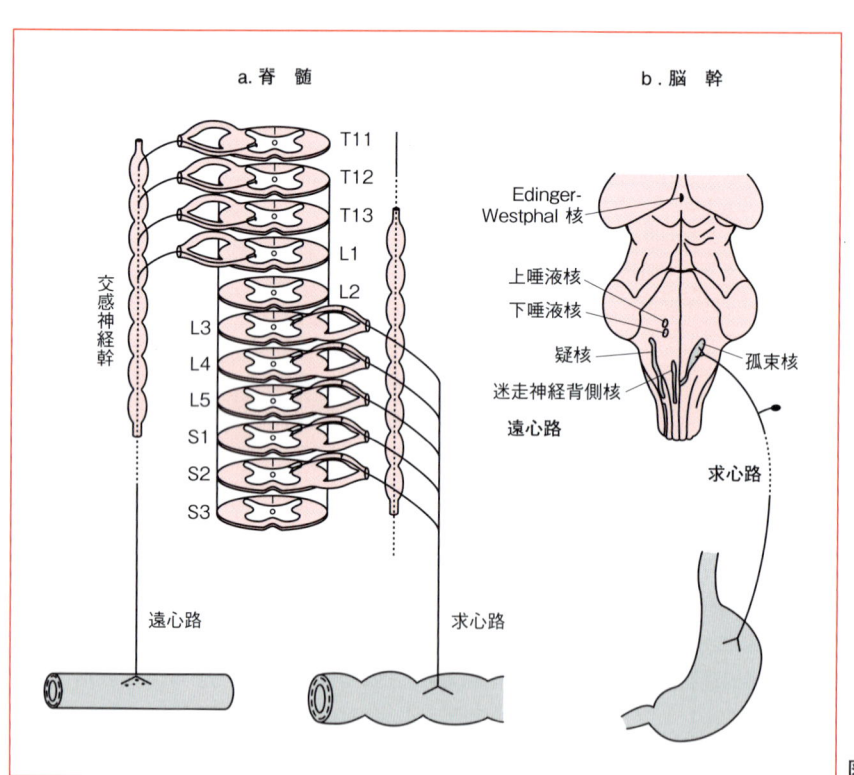

図5-7 自律神経系の求心路

る．神経の興奮によってシナプス間隙に放出されたアセチルコリンは，アセチルコリンエステラーゼ[acetylcholinesterase (AChE)]によって加水分解され，コリンと酢酸になる．コリンは能動的に神経終末に取り込まれ，アセチルコリンの合成に再利用される(図5-6a)．

交感神経節後線維から遊離される神経伝達物質のノルアドレナリンは節後ニューロンの細胞内で合成され

る．アミノ酸の1つであるチロシンが神経細胞内に取り込まれ，ドーパ（DOPA）からドーパミンに合成される．神経終末部でノルアドレナリンに変換され，シナプス小胞に貯えられ，神経の興奮の程度に応じて末端部から放出される．放出された後，一部はシナプス後部のレセプターに作用し，各効果をもたらす．また，一部はシナプス前部のレセプターに再び取り込まれ，伝達物質として再利用されたり，ミトコンドリア内でモノアミン酸化酵素 [monoamine oxidase (MAO)] によって不活性化される．あるいは効果器に存在するカテコール –O–メチル基転移酵素 [catechol-O-methyl-transferase (COMT)] によっても不活性化される（図5-6b）．

現在ではこれらの神経伝達物質に加えてソマトスタチン，VIP [血管作動性小腸ペプチド (vasoactive intestinal peptide)]，ニューロペプチドYなど種々のペプチドが自律神経細胞に共存していることが明らかになっている．これらの物質は従来のアセチルコリンやノルアドレナリン同様，伝達物質として働いている．

6. 求心路

各内臓からの感覚に関する情報は，自律神経求心性線維によって伝えられる．この求心性線維は遠心性線維と並行し，脊髄あるいは脳幹に入っていく（図5-7）．交感神経求心性線維は神経節，白交通枝を経て後根を通って胸・腰髄の後角に達する．副交感神経求心性線維も同様に仙髄後角にあるニューロンに接続する．脳幹部へは迷走神経や舌咽神経などの脳神経を通って投射している．

内臓からの情報としては胃腸系や膀胱など中腔器官の内腔の充満度，血管壁の伸展具合などといった物理的な情報や，血液中あるいは内容物の化学的な情報が中枢神経系へ伝えられる．

内臓からの求心性情報のほとんどは感覚として意識されず，他の器官に無意識のうちに反射性の反応を引き起こす（内臓–内臓反射や内臓–体性反射）．空腹，口渇，悪心，便意，尿意などの感覚や内臓痛といった感覚は意識にのぼり，自律神経系や体性神経系を介して反射を起こす．

B. 各臓器への作用（表5-2）

1. 頭部・顔面（瞳孔，毛様体筋）

虹彩には瞳孔散大筋と瞳孔括約筋があり，これらによって瞳孔の大きさが変わり，光の入力量が調節される（図5-8a）．

交感神経は脊髄の第1，2胸髄から末梢に出た後，上頸神経節を通り瞳孔散大筋にいたる．瞳孔散大筋は放射状に走っており，交感神経の興奮によって収縮し，散瞳が起こる．逆に副交感神経は中脳の内臓性核（Edinger-Westphal核と前正中核）から起始し，動眼神経に沿って眼窩に入り瞳孔括約筋に作用する．この括約筋は同心円状に走っており，この筋収縮によって縮瞳が起こる（図5-8b）．また，水晶体を輪状に取り囲む毛様体の中に毛様体筋という平滑筋が存在し，副交感神経によって調節されている．副交感神経の興奮でこの筋肉が収縮すると水晶体は厚みを増す．逆に，弛緩すると水晶体は薄くなる．これは遠近調節に用いられ，近くを見るときは水晶体を厚くし焦点を合わせるように調節する（図5-8c）（142頁参照）．

橋の上唾液核に起始している副交感神経は顔面神経と一緒に走行し，涙腺にいたり，これらの興奮によって涙の分泌を促進する．

2. 循環器系（心臓・血管系）

交感神経が興奮すると心拍数や心収縮力の増加といった心機能の亢進が起こる．逆に，副交感神経の迷走神経の活動が増加すると心拍数の減少が起こる．

血管に対しては，交感神経と副交感神経では支配している領域が異なっている．交感神経はほぼ全身の血管に分布しているのに対し，副交感神経は頭部・顔面と生殖器官の血管にしか分布していない．交感神経の作用はほとんどが血管収縮（vasoconstriction）を引き起こす（交感神経性血管収縮線維）が，骨格筋の血管に対しては拡張作用（vasodilatation）をもたらす（交感神経性血管拡張線維）．これは血管平滑筋に存在するレセプターの種類の違いによるもので，ほとんどの器官の血管平滑筋にはアドレナリンのαレセプターが存在し収縮を引き起こし，骨格筋の血管平滑筋にはβレセプターが存在し弛緩を起こす（図5-9）．一見矛盾しているようであるが，これは運動時，身体にとって非常に意味のあることである．運動時，交感神経活動が亢進することによって心機能が高まる．骨格筋は代謝活動が活発になっているため，酸素を多く必要とし二酸化炭素や乳酸などの代謝産物を多く産生している．骨格筋の血管が拡張することによって骨格筋への血流は増加し，逆に他の内臓器官の血管は収縮し血流は低下する．また，気管支を拡張させて換気の亢進にもかかわっている．このように臓器・器官のもつ

表5-2 自律神経系の各部位への作用

		交感神経系	副交感神経系
眼	瞳孔	瞳孔散大筋収縮（α）	瞳孔括約筋収縮
	毛様体筋	弛緩（β）	収縮
心臓		心拍数・心収縮力増加（β）	心拍数減少
気道	平滑筋	弛緩（β）	収縮
	分泌	抑制（α）	促進
唾液腺		分泌（α, β）	分泌
消化管	平滑筋	弛緩（β）	収縮
	括約筋	収縮（α）	弛緩
	消化液分泌	抑制（α）	促進
肝臓		グリコーゲン分解（β）	（グリコーゲン合成）
膵臓	膵液分泌	抑制（α）	促進
	インスリン分泌	抑制（α）	促進
	グルカゴン分泌	増加（β）	—
血管	腹部内臓	収縮（α）	—
	皮膚・粘膜	収縮（α）	—
	骨格筋	弛緩（β）	—
	脳・生殖器	収縮（α）	弛緩
副腎髄質		カテコールアミン分泌増加（コリン作動性）	—
腎臓	レニン分泌	促進（β）	—
膀胱	排尿筋	弛緩（β）	収縮
	括約筋	収縮（α）	弛緩
生殖器		射精（α）	勃起
皮膚	汗腺	分泌亢進（コリン作動性）	—
	立毛筋	収縮（α）	—

それぞれの機能に応じてレセプターの種類が異なり，その効果も異なる．また，交感神経性血管収縮神経は安静時にも絶えずインパルスを発生させ，血管平滑筋を適度に収縮させている．これを交感神経の緊張性放電（tonic discharge）といい，これにより適度な血圧が維持されている（図5-10）．もし，この活動がなくなり全身の血管が拡張してしまうとショック状態にまで血圧は低下してしまう．副交感神経は，上記に示した器官の血管のみを支配しており，アセチルコリンがムスカリン様レセプターに作用することによって拡張をもたらす．交感神経と違ってごく限られた領域の血管であるため，この副交感神経による血管拡張作用では血圧にはほとんど影響しない．

心臓からの交感神経求心性線維の終末は心房，心室など心臓全体に広く分布している（図5-11a）．この求心性線維には心臓の機械的刺激やブラジキニンや乳酸などの化学的刺激，あるいは心筋虚血などに応じる線維が含まれている．したがってこのような交感神経求心性線維の一部は，心臓の痛みの伝達に関与していると考えられている．

迷走神経に含まれる求心性線維もまた心臓全体に分布している（図5-11b）．心房にはわずか1〜2 mmH₂Oの圧変化に応答する受容器が存在し，血液量を監視する働きをもつ．心室の受容器は機械的刺激や化学的刺激に応じる．機械的刺激に応じる求心性線維は，心収縮に同期して規則的に発射している場合が多く，心室内圧や心室容量の変化を監視している．

血管からの求心性神経は頸動脈と大動脈弓などに存在する圧受容器や化学受容器などからの情報を中枢神経系に伝える役割がある．これらの情報は副交感神経求心性線維を介して伝えられる．ほかに血管には機械刺激や化学刺激にも興奮する交感神経求心路もある．

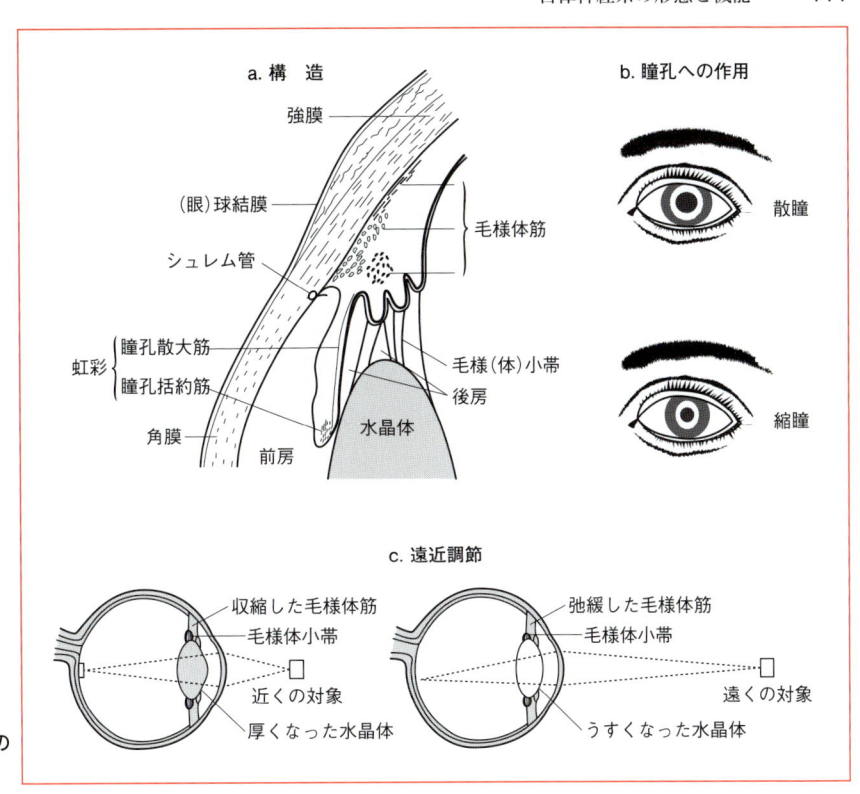

図 5-8 瞳孔，毛様体筋への作用

3. 呼吸器系（気道）

交感神経の興奮によってβレセプターを介して気管支の平滑筋が弛緩し拡張が起こる．それに対し，副交感神経の迷走神経を切断すると気管支は拡張することから，副交感神経は気管支に対して持続的な収縮作用をもっていることになる．また，副交感神経は気管支粘膜の粘液腺からの分泌を促進する．気管支の平滑筋が収縮することによって起こる気管支喘息の発作は深夜から早朝にかけて多い．この原因の1つとして夜間眠っていると副交感神経が優位になり，気管支が収縮しやすくなっていることがあげられる．喘息発作を起こした場合，まずアドレナリン作動性β作用薬を用いることが多い．

4. 消化器系（唾液腺，消化管運動・消化酵素分泌，膵臓，肝臓，壁内神経叢）

消化器系へは口腔から直腸にいたるまでの長い消化管に交感，副交感の両神経が分布している．消化管には壁内神経叢が存在し，その消化管運動や消化液の分泌調節に重要な役割を果たしている．胃や腸の壁にある筋層間神経叢がアウエルバッハ（Auerbach）神

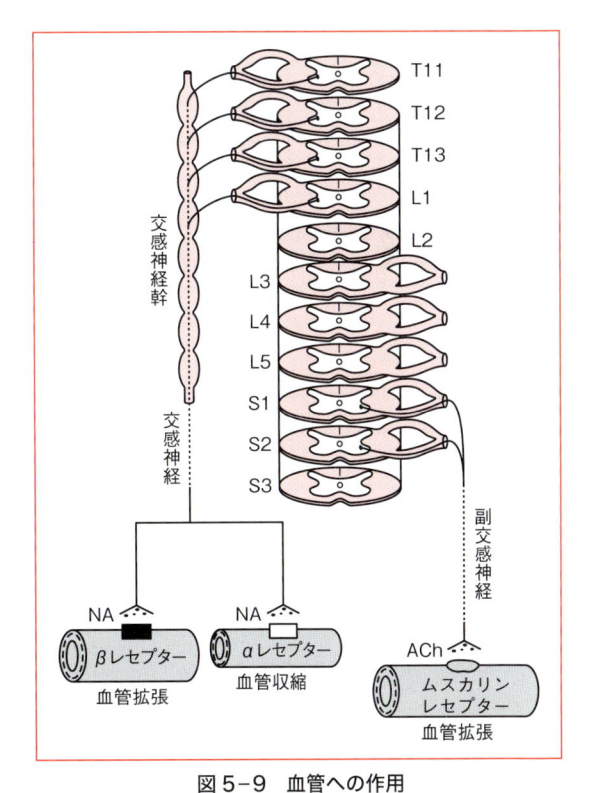

図 5-9 血管への作用
NA：ノルアドレナリン，ACh：アセチルコリン．

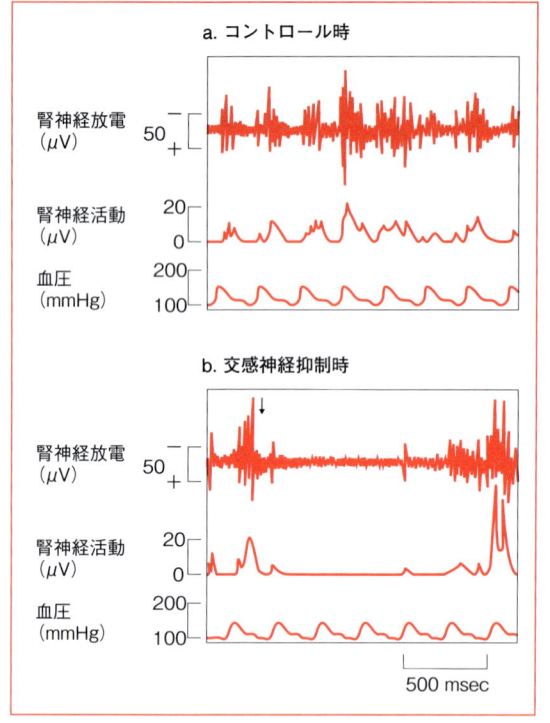

図5-10 腎交感神経から記録される神経放電

ウサギから記録した腎交感神経活動と血圧．腎神経放電は心周期に一致して活動する．延髄の交感神経抑制部位をb.の矢印の時点で刺激すると神経活動が消失する．

〔熊田　衛，照井直人：循環系の調節．標準生理学，第4版（本郷利憲，廣重　力，豊田順一ほか編），541頁，医学書院，東京，1996〕

経叢で，粘膜下組織にある粘膜下神経叢がマイスネル（Meissner）神経叢である．しかしこれらの神経叢が単独で調節しているわけではなく，外因性の自律神経による調節性支配も重要である．

　上唾液核から出ている副交感神経は顔面神経に含まれ唾液腺の顎下腺と舌下腺に，また下唾液核から出た副交感神経は舌咽神経に沿って耳下腺にそれぞれ達し，いずれも唾液の分泌を促進する．

　胸髄から出た交感神経は交感神経幹を上行し上頚神経節を経て各唾液腺に達し，副交感神経同様，唾液の分泌を促進する．以前は交感神経は粘液性の唾液分泌を促進するとされていたが，現在では交感神経の興奮と分泌された唾液の性質とに関連はないとされている．

　腹部内臓を支配する交感神経は第5胸髄〜第3腰髄から出て白交通枝を通り交感神経幹に入るが，シナプスを形成せずそのまま通過し，大・小内臓神経として腹腔神経節，上腸間膜神経節，下腸間膜神経節に達する．ここでそれぞれ節後ニューロンに接続し，腹腔内臓器や骨盤内臓器の平滑筋ならびにこれらの臓器に分布している血管平滑筋へと向かう（図5-2）．

　交感神経活動が興奮すると胃や小腸，大腸の蠕動運動や消化液の分泌が低下する（図5-12）．内肛門括約筋に対しては逆で，収縮することによって肛門への出口をふさぐ．また交感神経は消化器官に分布している血管に対しては，その活動の亢進により収縮を起こ

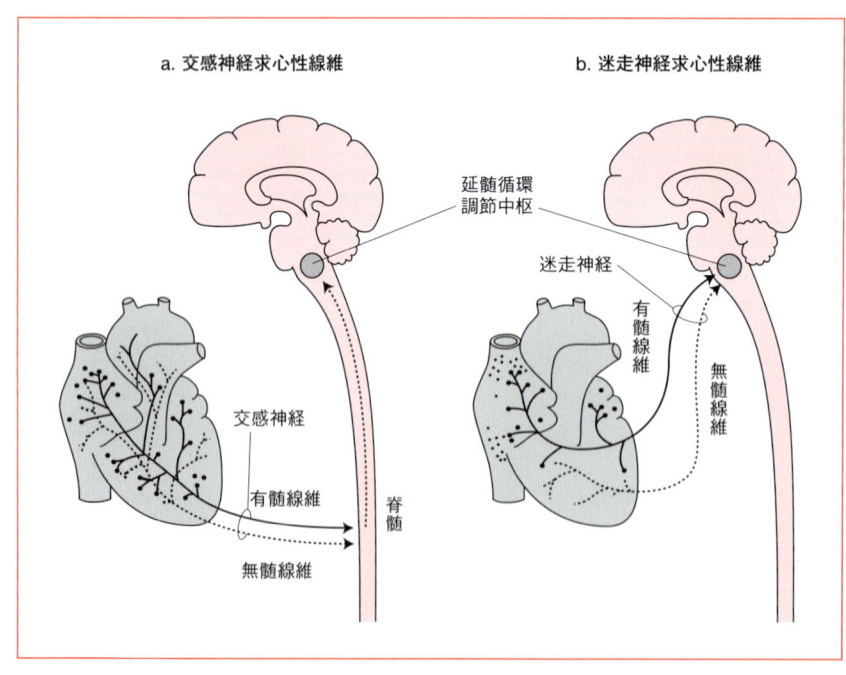

図5-11 心臓に分布する機械的受容器とその求心性線維

〔Shephered JT, Vanhoutte PM：人間の心臓血管系．病態生理とその理論的考察（今井昭一，家森幸男ほか訳）西村書店，新潟，1983より改変〕

し，血流低下をもたらす．

　延髄から発している迷走神経（第Ⅹ脳神経）は壁内神経叢の節後ニューロンにシナプスし，食道から横行結腸にいたるまでを支配している．腹腔内ではいくつかの枝に分かれて神経叢をつくっている．迷走神経が興奮すると食道平滑筋をはじめとする消化器官の蠕動運動が高まる（図5-12）．胃や腸の蠕動運動や消化液の分泌を亢進して消化機能を促進する働きがある．膵臓に分布する迷走神経は膵液の分泌促進だけでなくインスリン分泌にも関与している．

　第2～4仙髄から出た骨盤神経は，骨盤神経節や大腸内の壁内神経叢で節後ニューロンにシナプス連絡する．腸管の蠕動運動を高めると同時に内肛門括約筋の弛緩を起こし，排便を促進する働きがある．

5．泌尿器系（腎臓，膀胱および括約筋）

　腎臓の機能は循環に依存するところが大きく，腎動脈圧と血管抵抗でほぼ決まる．腎血管は脳循環や冠状循環と同様に自己調節機構がよく発達しており，体血圧の変化が生理的範囲内ならば，腎血流量にはほとんど影響しない．つまり，腎動脈圧の変動に応じて腎血管抵抗が変化する．この腎血管抵抗の変化は腎臓を支配している交感神経を切除してもみられる．しかし腎交感神経を人工的に刺激すると腎血流量は著しく低下する．このことは交感神経による血管への反射性調節があることを意味している．また，腎神経を刺激すると糸球体近傍細胞よりレニン（renin）の分泌が増加する．さらに刺激を強くすると尿細管でのNa^+の再吸収が促進されることが，動物を用いた実験より明らかにされている[2]．腎神経を刺激したときのこれらの反応は，最初にレニン分泌が，刺激を強くすると続いてNa^+再吸収が増加し，さらに強い刺激で血管収縮が起こり，腎血流量の低下に続いて糸球体濾過量の低下が起こる．腎臓への副交感神経の支配はないとされている．

　泌尿器を支配する交感神経節前線維は腰髄（L1～3）を出て，腰部内臓神経を経て，主に下腸間膜神経節で節後ニューロンにシナプス接合する．節後ニューロンの軸索は下腹神経（hypogastric nerve）を経て膀胱，尿管，内尿道括約筋などの各器官に分布する．

　下腹神経に含まれる膀胱からの求心性線維は，膀胱が強く伸展されたときに感じる痛みに関与すると考えられている．

　これとは反対に，副交感神経の骨盤神経は膀胱排尿筋の収縮を引き起こすと同時に内尿道括約筋の弛緩を引き起こし，排尿を促進する作用をもつ（図5-13）．また求心性線維も膀胱内の尿の貯留状態を中枢神経系に伝える働きを担っている．

　膀胱に尿が貯まりはじめると（図5-13aの1），下腹神経の作用により膀胱排尿筋は弛緩し，出口の内尿道括約筋は収縮する．これは脊髄の腰・仙髄にある排尿中枢を介して起こる反射現象である．尿がさらに貯留し膀胱壁が伸展すると，主として骨盤神経求心路を通って脊髄に伝えられる（図5-13aの2）．ここからさらに上位中枢へと情報が伝えられ尿意を起こすと，同時に脳幹部の排尿中枢へも伝えられ，骨盤神経の遠心性活動を亢進させ，膀胱を収縮させる．さらに，体性神経の陰部神経に支配されている外尿道括約筋を弛緩させて排尿を起こす（図5-13b）．

6．生殖系

　男性の場合，副交感神経が興奮すると陰茎海綿体の血管（陰茎深動脈）が拡張する．陰茎・海綿への血液流入量を増加させることによって海綿体を膨張させ，陰茎の勃起（erection）を引き起こす．ただし，この場合の神経伝達物質はアセチルコリンだけではなく，血管作動性腸管ポリペプチド（VIP）を含んでいる．また，副交感神経の興奮は，同時にリトル（Littre

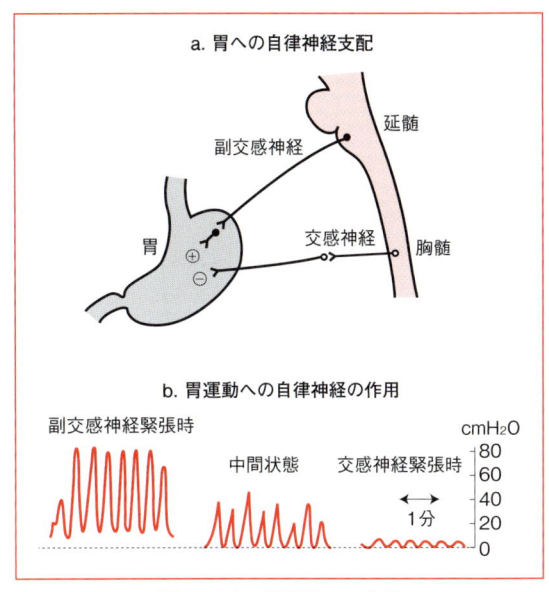

図5-12　胃運動への作用
〔佐藤優子，佐藤昭夫，山口雄三：生理学，61頁，医歯薬出版，東京，1991〕

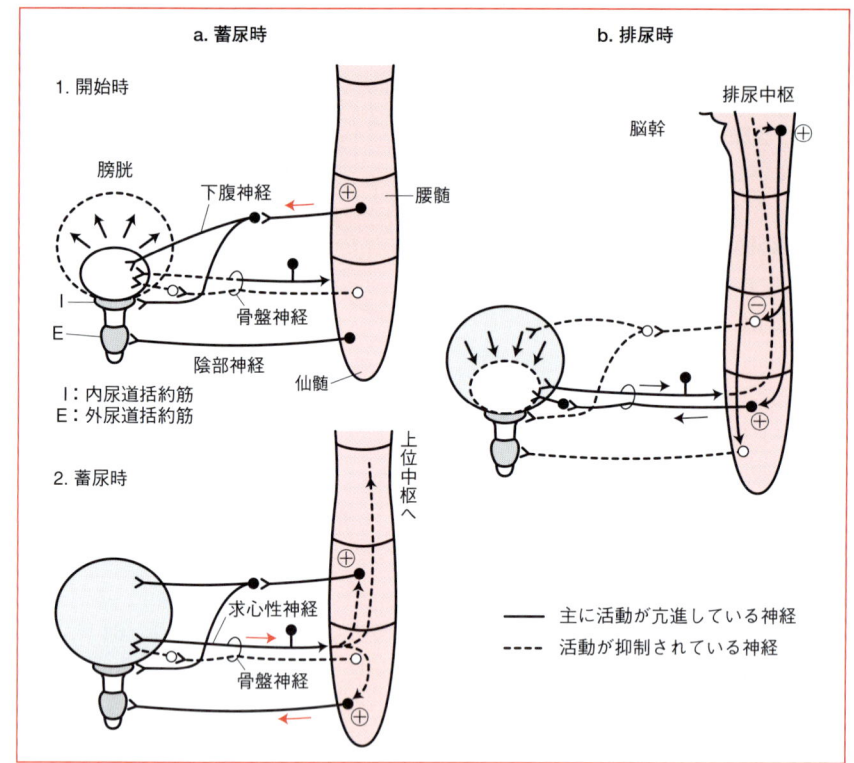

図5-13 泌尿器系への作用

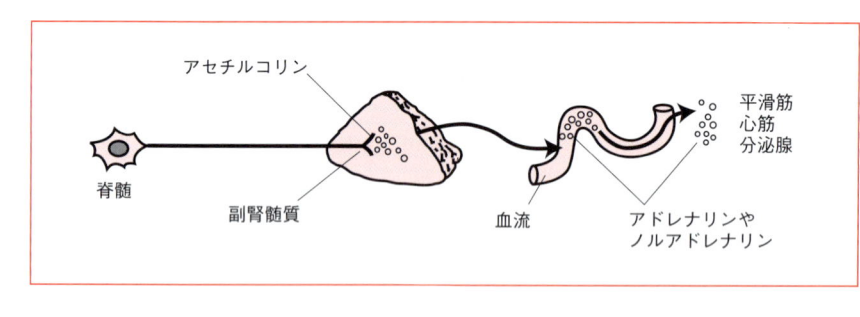

図5-14 副腎髄質への作用
〔Mrieb EN：Human Anatomy & Physiology, 4th ed, p.496, Benjamin/Cummings Science Publishing, California, 1998 を改変〕

腺や尿道球腺を刺激して粘液を分泌させる．さらに副交感神経興奮の状態が続くと交感神経の下腹神経の活動が増加し，精管や精囊の平滑筋の収縮が起こり，精液が尿道へと射出（ejaculation）される．

7．皮膚組織（汗腺，立毛筋）

胸・腰髄から出た交感神経が脊髄の皮膚分節に一致した皮膚の汗腺や立毛筋に分布している．ヒトのエクリン腺は，交感神経性"コリン作動性"神経の支配を受けており，その興奮により発汗が増加する．もし他の交感神経同様，ノルアドレナリンが神経伝達物質として放出されると，周囲に血管収縮が起こり，皮膚血流が減少してしまい，熱放散が妨げられてしまうことになる．

また，交感神経の興奮によって鳥肌（立毛）が起こる．これは本来，鳥類などが寒いとき羽毛を立て膨らませることによって空気層の厚さを増し，熱損失を防ごうとするものである．ヒトの場合，毛が少ない部位の立毛筋が寒さによって収縮すると，「鳥肌」としてはっきり見ることができる．これら汗腺や立毛筋は副交感神経の支配は受けていないとされている．

皮膚血管は交感神経の興奮によって収縮する．これは体温調節に重要な役割を果たしている（後述）．

8. 副腎髄質

脊髄を出た節前線維が、途中でシナプスを介することなく直接副腎髄質のクロム親和性細胞を支配し、アドレナリン分泌を促進する（図5-14）。ストレスなど緊張状態にあるときには、この交感神経－副腎髄質系の活動が増し、アドレナリン分泌が増加する。

C. 自律神経中枢とその反射性調節

自律神経機能を調節する交感神経および副交感神経は脊髄と脳幹から末梢に出力されているが、より上位の中枢である視床下部、大脳辺縁系、大脳皮質などによって総合的かつ協調的に調節されている。

1. 脊髄の自律神経中枢

自律神経の入出力する部位は、胸髄から腰髄上部にかけてと仙髄の限られた部位である。脊髄には神経細胞に富む灰白質と神経線維に富む白質とがある。自律神経が出力する節前ニューロンの細胞体は主として灰白質の側角部に存在し、その線維は脊髄前根を通って脊髄を出る（図5-4）。また、自律神経の中に含まれる求心性線維は後根を通って脊髄に入る（図5-7a）。

交感神経の節前ニューロンの細胞体は、主として第1胸髄から第2あるいは第3腰髄側角部に存在する。交感神経節前ニューロンの軸索（節前線維）は脊髄前根を通って脊髄を出る。節前線維のほとんどが細い有髄線維（B線維）とされている。神経節でシナプスを介して節後線維に連絡し、節後線維が直接効果器を支配する。節前ニューロンは同側を支配する場合が圧倒的に多い。

副交感神経節前ニューロンの細胞体は、交感神経同様、仙髄（S2-S4）の側角部に存在する。副交感神経節前ニューロンの軸索は脊髄前根を通って脊髄を出て骨盤神経を形成する。骨盤神経は効果器の近くにある神経節で節後ニューロンにシナプス連絡し、直腸、膀胱、生殖器官などを支配する。

交感神経および副交感神経節前ニューロンは、ニューロンへの求心性入力や上位中枢からの下行性入力に応じてその活動状況が変わる。たとえば血液中の酸素分圧や二酸化炭素分圧、体温などの内部環境の変化に応じて活動が亢進したり低下したりする。しかし、後根を切断したりあるいは上位中枢と脊髄を切断分離して、ニューロンへの入力を除去した後にも、緊張性活動は完全に消失しないことから、節前ニューロンの細胞体自身が自発的に活動することができると考えられている。

また、上位中枢から影響を受ける度合いは効果器によって異なってくる。たとえば、心臓・血管系を支配する交感神経節前ニューロンは脳から強力な影響を受けており、脊髄と脳との連絡を切断すると、その活動は著しく低下しショック状態に陥る。それに対して、消化管を支配する交感神経節前ニューロンは脊髄のみでも、脳との連絡があるときと同様の活動をしている。脊髄損傷によって排尿・排便反射は一時的に消失するが、しばらくすると脊髄の排尿中枢が機能しはじめる。また生殖機能についても脊髄レベルだけで陰茎の勃起、射精は可能であるが、これらは正常では視床下部や大脳辺縁系からの支配を強く受けている。

2. 脳幹の自律神経中枢

脳幹部には副交感神経の節前ニューロンの細胞体が存在し、ここから末梢へ出て脳神経の動眼（Ⅲ、Edinger-Westphal核）、顔面（Ⅶ、上唾液核）、舌咽（Ⅸ、下唾液核）そして迷走（Ⅹ、迷走神経背側核、疑核）神経となって各効果器に達する（図5-7b）。また、逆に脳幹部に入力する副交感神経求心路もある。心臓や胃腸系からの求心性情報はすべて脳幹部（延髄の孤束核）のニューロンにシナプス連絡する。それ以外に脳幹には生命の維持に重要な自律機能を調節する部位が存在する（図5-15）。これらの中枢には末梢からの求心性情報が入力し反射性反応を起こすだけでなく、視床下部や大脳辺縁系、大脳皮質などの上位中枢からの下行性情報も入力する。すなわち脳幹の自律機能の調節中枢はこれらの入力を統合して、総合的に自律機能を調節しているといえる。

脳幹部の自律神経中枢としては以下のものがある。
① 循環中枢：延髄に心臓・血管系の機能を調節している循環中枢（心臓血管中枢）が存在する。循環中枢は脊髄の交感神経節前ニューロンを興奮させる交感神経興奮性（昇圧）中枢と、逆に抑制を起こす交感神経抑制性（降圧）中枢、そして迷走神経が起始する心臓迷走神経中枢の3つの部位から構成され、これらは互いに干渉しあっている。反射性に起こる循環反応はほとんどこの循環中枢を介して起こる。
② 呼吸中枢：延髄・橋には吸息時に活動する吸息ニューロン群が集まった吸息中枢、ならびに呼息時に活動する呼息ニューロン群が集まった呼息中枢が存在する。これらを併せて呼吸中枢という。呼吸の

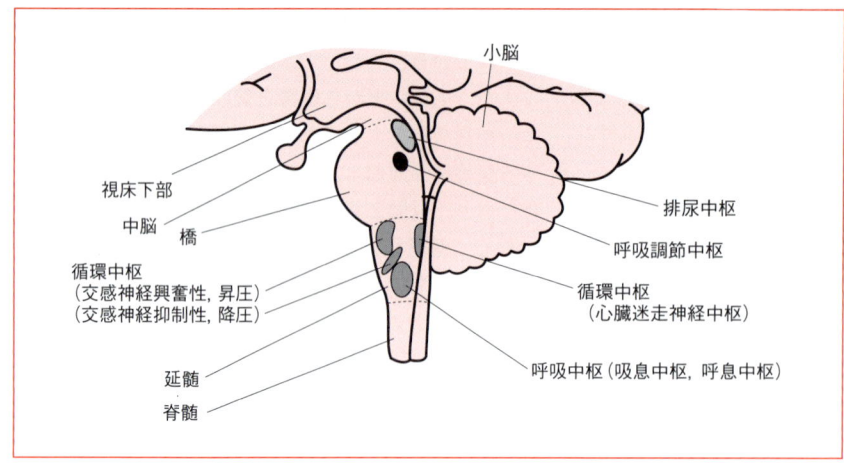

図5-15 脳幹の自律神経中枢

脳幹にある主な自律神経の中枢を模式的に示してある.

リズムを形成するだけでなく，動脈血中のO_2やCO_2分圧に関する末梢からの情報を受け取り反射性に呼吸調節を行っている．さらに循環中枢へも連絡し，循環反応を起こす．
③ 排尿中枢：橋に存在する排尿中枢は，仙髄の排尿中枢を下行性に調節している．
④ 排便中枢：橋の吻側部には排便(反射)中枢が存在し，仙髄排便反射中枢の働きを調節している．
⑤ 嘔吐中枢：延髄に嘔吐中枢が存在し，この部位を刺激すると嘔吐が誘発される．通常は消化管粘膜などの末梢からの情報が嘔吐中枢に伝えられ，その結果，交感神経，迷走神経さらに体性神経を介して嘔吐を引き起こす．
⑥ 嚥下中枢：延髄には嚥下中枢も存在する．咽頭，口蓋，舌からの入力によって興奮し，咽頭，食道，胃などの器官と呼吸筋をうまく連動させて嚥下反射を起こす．

このほかの脳幹部の自律神経中枢としては，唾液分泌中枢(延髄)や光反射中枢(中脳)などがある．

3. 視床下部

視床下部は脊髄と脳幹の自律神経調節をさらに統合する高次の自律神経中枢として働いている．生体の外部や内部からの情報が視床下部に集められ統合処理された結果，自律神経系だけでなく，体性神経系や内分泌系にも出力される．
① 体温調節中枢：視床下部には深部温の上昇に反応する温ニューロンと，温度の下降に反応する冷ニューロンが存在する．皮膚や脊髄などからの温度の情報が統合されて，これらのニューロン活動を介して，変化した体温を元に戻そうとする反射性反応を引き起こす．以前は前視床下部が温熱中枢，後視床下部が寒冷中枢と考えられてきたが，現在ではこの考えは否定される傾向にある．
② 摂食中枢：視床下部内側部(満腹中枢)と外側部(空腹中枢)が摂食中枢として働いている．この部位に存在するニューロンは血液中のグルコースや遊離脂肪酸濃度に応答し，血糖値を一定に保つよう自律反応を起こす．
③ 飲水中枢：塩辛い物をたくさん食べたり，脱水などで細胞外液量が減少して体液の浸透圧が上昇すると，視床下部に存在する浸透圧受容器が感知する．その結果，口渇感を起こすと同時に下垂体後葉からの抗利尿ホルモン分泌を増加させて尿量を減らし，体内に水分を保持しようとする．

そのほか，大脳辺縁系も自律機能と密接に結びついている．本来，大脳辺縁系は，摂食行動や性行動などの本能や喜怒哀楽といった情動や，それに伴う種々の自律機能の変化において重要な役割を果たしている領域である．本能行動や情動の変化に伴って血圧，心拍数，瞳孔などの自律機能に変化が起こる．それに対して大脳皮質と自律機能との関係ははっきりしない．大脳皮質が障害されても自律神経反応はほとんど影響されないが，微妙な調節が行われていると考えられている．

4. 体性-内臓反射

体性感覚線維を求心路とし，自律神経を遠心路とす

る反射，すなわち皮膚や筋などを刺激することによって反射性に自律神経機能が変化するような反射をいう．体温調節反射，射乳反射，射精反射などが皮膚の体性感覚刺激によって起こる．また，特殊感覚によっても自律機能は変わる．光反射や唾液反射などがこれに相当する．ここでは代表的な体温調節反射について説明する．

外気温が上昇すると皮膚の温受容器からの情報が大脳皮質の感覚野に伝えられ「暑い」という感覚を起こすと同時に，視床下部の体温調節中枢に伝えられる．この部位のニューロンが体温上昇を感じて反射性に熱放散反応を起こす．汗腺を支配している交感神経活動を亢進させ発汗を誘発したり，皮膚血管を支配している交感神経活動は抑制されて血管拡張が起こり，熱を外気に放散しやすい状況をつくる．反対に，外気温が低下すると視床下部のニューロンが感知して逆の熱産生反応あるいは熱放散抑制反応を起こす．皮膚血管を収縮させて熱が外に放散するのを防いだり，立毛筋を収縮させることによって鳥肌を起こす．下垂体の内分泌系にも影響を及ぼす．甲状腺ホルモンの分泌を増加させ代謝活動を盛んにし，熱産生を促進するよう働く．また，同時に運動神経の活動も増加させ，骨格筋の収縮を起こし，このふるえにより熱を産生する．

そのほか胃腸の痙縮様収縮によって起こる腹痛の際に，腹部の皮膚を温めると胃腸管異常収縮が抑制されて痛みが和らいだり，脊髄を損傷した患者の会陰部の皮膚を刺激すると排尿が誘発される，マッサージによって血行が促進されるなど臨床的な経験も体性−内臓反射によるものである．

通常，反射は上記のように求心性神経が中枢神経系内で遠心性神経にシナプス連絡することによって起こるが，中枢神経系を介さずに末梢神経系だけで起こる反射がある．これは1つの神経細胞の軸索で起こる現象であることから，軸索反射とよばれている（図5-16）．たとえば，ニコチンなどの薬物をヒトの前腕に皮内注射して交感神経末端部を刺激すると，別の軸索枝に情報が伝わり発汗を起こすことが知られている．これは汗腺支配の交感神経の末端が刺激され，その刺激が同じ交感神経の軸索の側枝に伝えられ，発汗を起こすのである．

5. 内臓−体性反射

内臓からの求心性情報が中枢神経を介して反射性に体性神経系を遠心路としてその活動を変化させ，骨

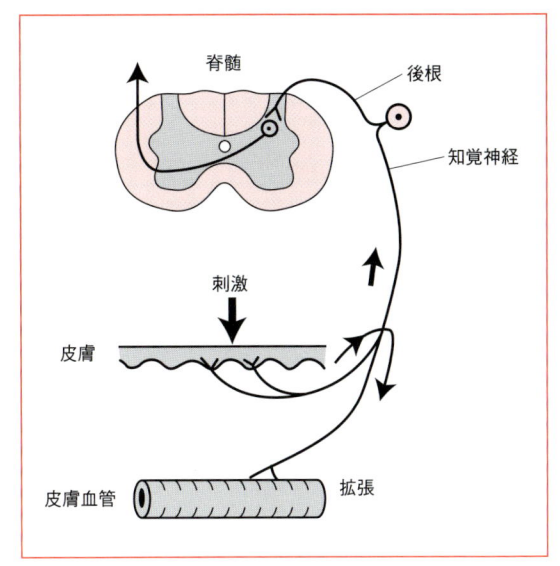

図5-16　軸索反射

格筋の収縮を変化させる反射である．内臓になんらかの異常が生じると，その情報が脊髄に伝えられ，さらに上行し大脳皮質に到達すると痛みなどの感覚を起こす．それと同時に脊髄レベルで近傍の運動ニューロンに接続して骨格筋の収縮を引き起こす．とくに腹腔内臓器に炎症などが起こった際に顕著に認められ，腹筋が板のように硬く収縮することがある．これを筋性防御といい，内臓をまもるための合理的な反応の1つである．

その他内臓−体性反射としては，嘔吐反射，嚥下反射，くしゃみ反射，咳反射などがある．

6. 内臓−内臓反射

内臓からの情報が自律神経を求心路として中枢神経系に伝えられ，同じく自律神経系を遠心路として効果器に反射性反応を引き起こす．血圧調節，胃腸管運動の調節，排尿調節などがこの反射に相当する．

血圧調節の1つに動脈圧受容器反射（arterial baroreflex）がある．血圧が上昇すると，それを下げようと種々の効果器に反射性反応を起こす反射である（203頁参照）．この反射では，血圧上昇の情報が副交感神経求心性線維である迷走神経や舌咽神経によって伝えられ，自律神経遠心路に影響をおよぼす．交感神経活動が低下し，心拍数の減少（図5-17a），血管拡張，副腎髄質からのアドレナリン分泌の低下を引き起こす．さらに副交感神経（迷走神経）の活動が高ま

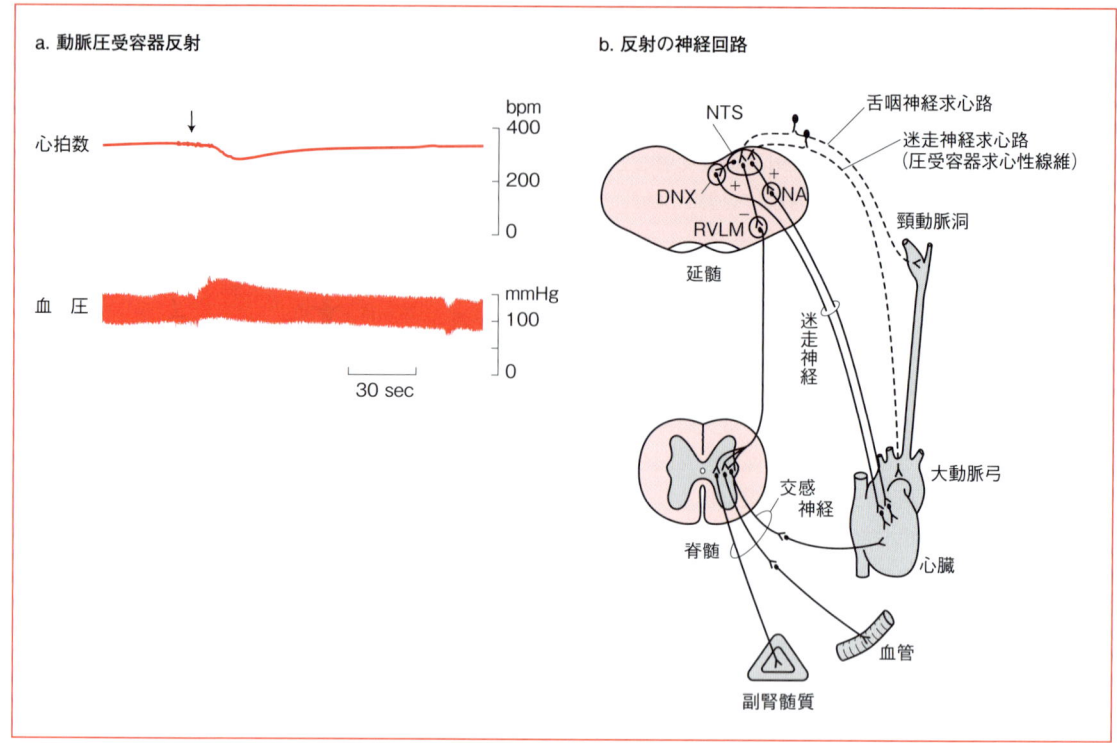

図5-17 動脈圧受容器反射（内臓-内臓反射の例）

a：ウサギの静脈内にノルアドレナリン（3μg）投与した際（図中矢印）の血圧上昇とそれに伴う心拍数の減少．
b：血圧上昇の情報が延髄血管運動中枢に伝えられ，交感神経活動の低下ならびに迷走神経の亢進が起こり，心拍数が低下するとともに血圧も元のレベルに戻る．NA：疑核，NTS：孤束核，RVLM：吻側延髄腹外側部，DNX：迷走神経背側核．

り，同時に心機能の低下も起こし，上昇した血圧を元に戻そうとする（図5-17b）．

また，直腸内圧が上昇し直腸壁が伸張すると反射性に内肛門括約筋が弛緩するのも内臓-内臓反射の一例である．通常，直腸内にバルーンカテーテルを挿入し直腸壁を伸展させると（便が直腸にあるときと同じ状態をつくる），反射性に内肛門括約筋は弛緩する（図5-18）．しかし，先天的にマイスナー神経叢やアウエルバッハ神経叢の神経節が欠如しているヒルシュスプルング（Hirshsprung）病（巨大結腸症）患者では，正常な蠕動運動が起こらず，細くなり，便通障害が起きてしまう．

II 自律神経系の異常

A．自律神経失調症

自律神経系の不定愁訴を有するが，器質的な変化は見出せず，かつ著明な精神障害もない状態をいう．具体的な症状としては，全身倦怠感，熱感，のぼせ，頻脈，下痢，発汗，めまい，動悸，冷えなど多岐にわたる．自律神経系が脆弱であるといった体質的要因や，心理・社会的要因の相互作用によって起こると考えられている．治療としては薬物療法だけでなく心身医学的なアプローチも重要である．薬物療法としては抗不安薬，自律神経調整薬，漢方薬，β遮断薬（頻脈に対して）などが使われる．その他，生活指導や心理療法も行われる．

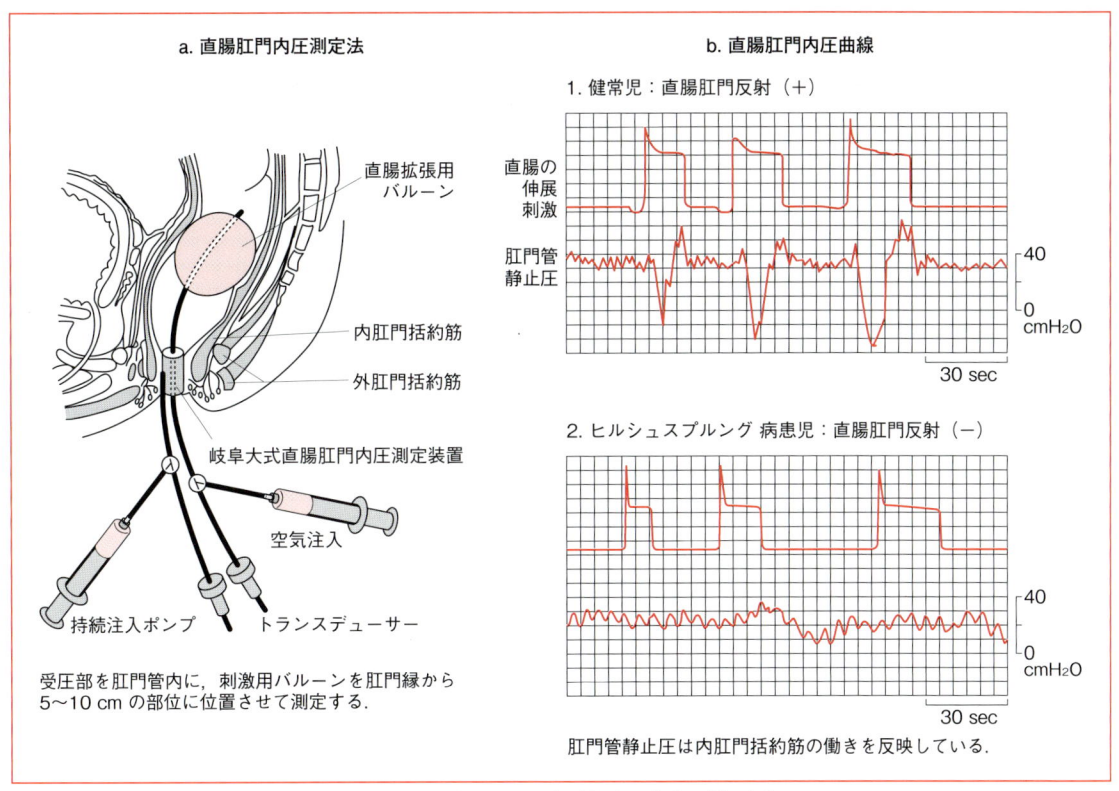

図 5-18 直腸肛門反射(内臓-内臓反射の例)
〔自律神経学会(編):自律神経機能検査,第2版,171頁,文光堂,東京,1995〕

B. シャイ・ドレーガー症候群

ShyとDragerが1960年に発表した症例で,自律神経症状,パーキンソン(Parkinson)症状,小脳症状,錐体路症状の4つからなる.中心となる自律神経症状は,起立性低血圧を主とした発汗低下,尿便失禁などが認められ,とくに起立性低血圧はほとんどの例において認められる.正常者とシャイ・ドレーガー(Shy-Drager)症候群患者の起立時における血漿ノルアドレナリン濃度を測定し比較したものが図5-19である.正常では仰臥位から起立後,さらに運動時には血漿ノルアドレナリン濃度の増加がみられるが,シャイ・ドレーガー症候群患者や起立性低血圧患者ではみられない.これは,本来なら仰臥位から起立へと体位変換すると,一時的に静脈還流量が低下するために血圧低下が起こる.これを元に戻そうと交感神経活動が亢進する(図5-20)が,これらの患者にはこれが起こらない.

この治療には弾性ストッキングの着用が有効であ

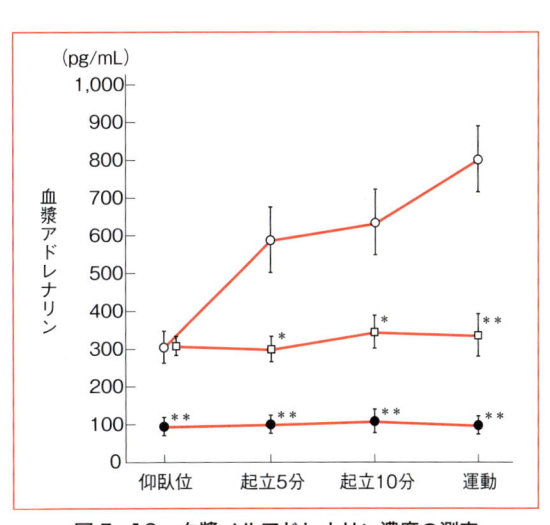

図 5-19 血漿ノルアドレナリン濃度の測定

健常者(10人,○),シャイ・ドレーガー症候群患者(6人,□)および特発性起立性低血圧症患者(4人,●)の体位変換および運動時における血漿ノルアドレナリン濃度. $*p < 0.01$, $**p < 0.001$ (正常者とStudent's t-testで比較)

〔Ziegler MG, Lake CR et al:The sympatheticnervous-system defect in primary orthostatic hypotension. N Engl J Med **296**:293-297, 1977〕

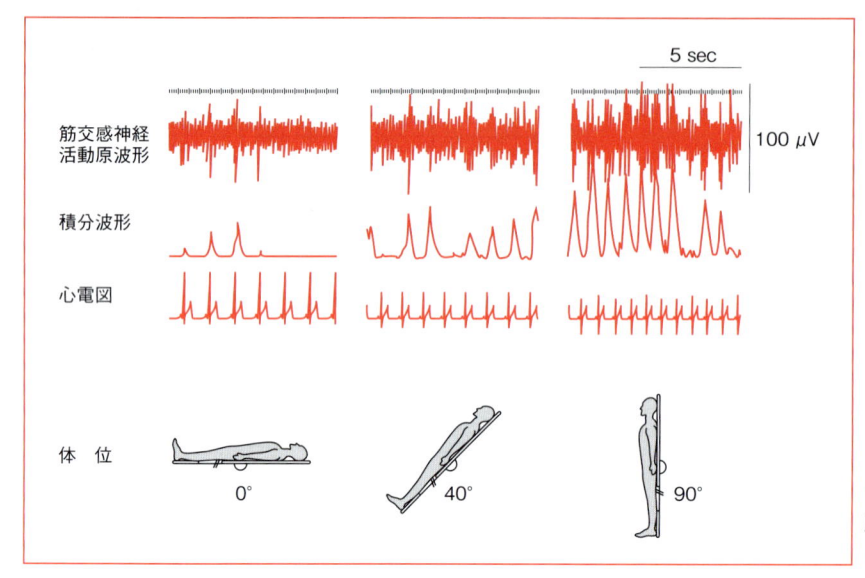

図 5-20 起立試験
〔日本自律神経学会（編）：自律神経機能検査，第2版，214頁，文光堂，東京，1995〕

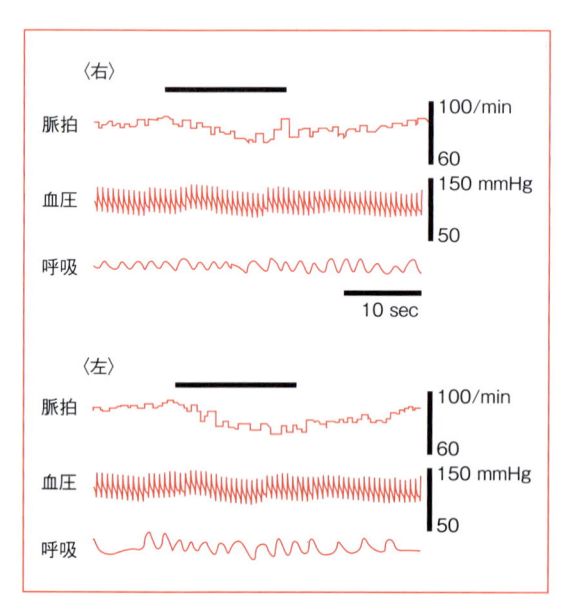

図 5-21 アシュネル眼球圧迫試験時の循環動態
アシュネル眼球圧迫試験の実記録（27歳，健常男性）．上半分は右眼球，下半分は左眼球圧迫時の記録．
〔日本自律神経学会（編）：自律神経機能検査，第2版，2頁，文光堂，東京，1995〕

るが，それで不十分なときは循環血液量の増加を目的としたミネラルコルチコイドなどを投与する場合もある．運動症状に対しては抗パーキンソン病薬を投与する．

III 自律神経系のフィジカルイグザミネーション

A．起立試験

① 目的：体位変換試験の1つで，起立性低血圧を診断するために行われることが多い．

② 方法：安静臥位で血圧，心拍数などの測定，場合によって血漿レニンやノルアドレナリンなどを測定する場合もある（図5-19，20）．静かにかつ速やかに立たせ，同様の測定を行う．立位時間については一定の見解はない．同様の試験でヘッドアップ・ティルト（head-up tilt）試験というのがある．これはベッド上に臥床した状態でベッドごと起こす受動的な起立試験である．この場合は完全な起立ではなく，60°〜70°に挙上することが多い．

③ 判断：起立試験では，収縮期血圧は0〜10 mmHg低下，拡張期血圧は0〜10 mmHg上昇，心拍数は10〜20/min増加するといわれている．起立性低血圧の統一的な診断基準はないが，収縮期血圧が20 mmHg以上低下した場合，起立

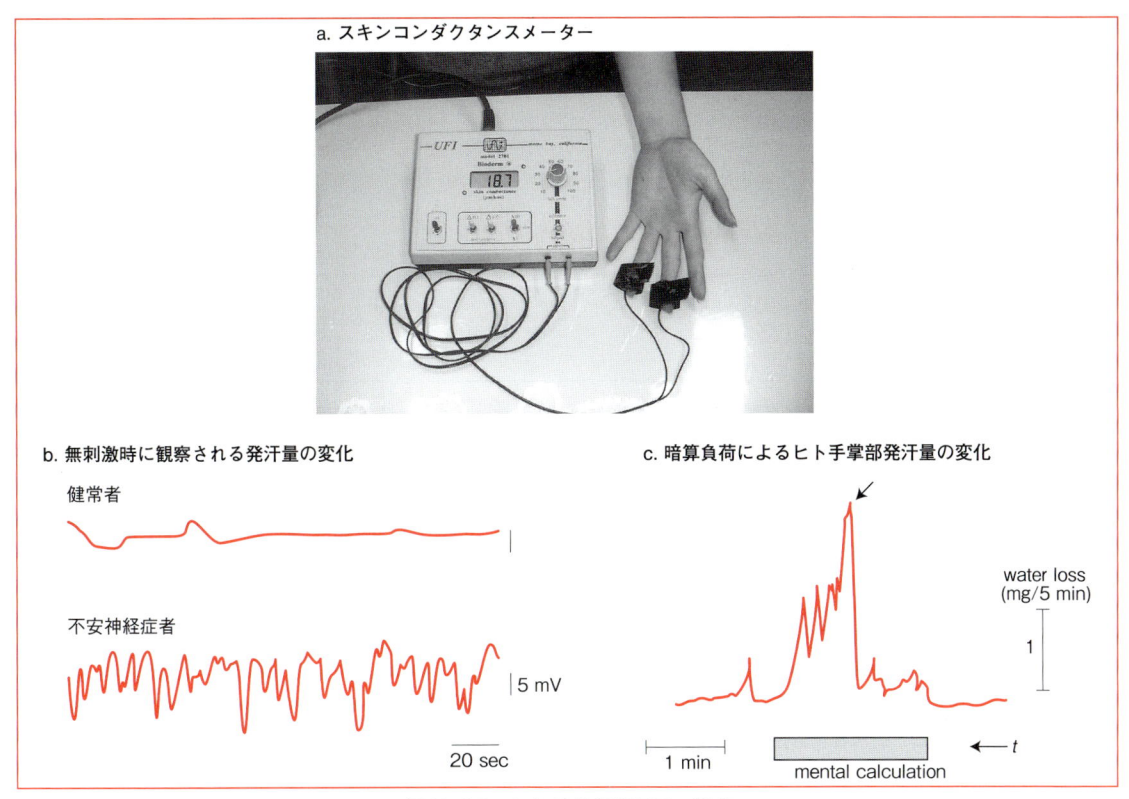

図5-22 ヒト手掌部発汗量の測定

〔b：日本自律神経学会（編）：自律神経機能検査，第2版，136頁，文光堂，東京，1995，c：坂口正雄：精神性発汗量連続記録装置の開発．医用電子と生体工学 26：213-217，1998〕

性低血圧と診断される．

B. 血中ノルアドレナリン測定（図5-19）

① 目的：交感神経機能異常の検査
② 方法：ヒトが起立する前後で血中濃度を測定する．
③ 判断：起立によって血中濃度の増加がみられないと異常を疑う．

C. アシュネル試験

① 目的：副交感神経機能異常の検査
② 方法：一側の眼球を強く圧迫すると三叉神経を介して中枢神経，とくに脳幹部に伝えられ，副交感神経の興奮を引き起こす．その結果，同側の迷走神経が興奮することによって徐脈が引き起こされる．この反射のことをアシュネル（Aschner）（眼球圧）反射という．
③ 判断：正常では約20/minの反射性徐脈が左右差なく生じる（図5-21）．徐脈の程度が小さかったり，左右差があれば副交感神経機能異常を疑う．

D. 発汗試験

① 目的：交感神経の機能異常を調べる．また，交感神経の緊張状態を調べることによって被検者の精神状態を把握する．
② 方法：手掌部のエクリン腺から分泌される汗の量を連続測定，深呼吸運動や息こらえ運動などの肉体的ストレスや暗算などの精神的ストレスを加えた際の反応を調べる．
③ 判断：安静時の変動性，ストレスを加えた際の反応性の低下により交感神経機能低下を疑う（図5-22）．

E. 心拍変動の周波数解析

近年，自律神経機能の評価として，心電図のR-R間隔変動の周波数解析が頻繁に行われるようになってきた．心拍動の間隔（R-R間隔）は1回ごとに異

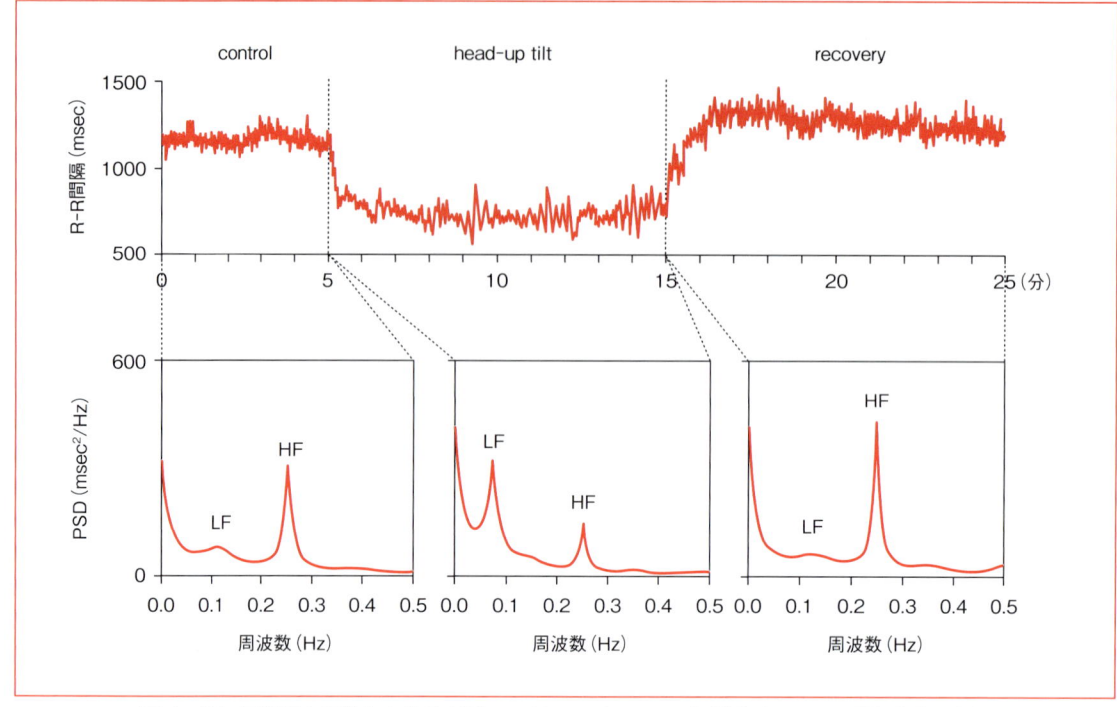

図5-23 正常若年男性における70°ヘッドアップ・ティルト試験時のR-R間隔変動の変化
ティルトにより平均R-R間隔は短縮し，HF成分のパワーは減少，LF成分のパワーは増加している．
PSD：power spectral densilty
〔日本自律神経学会（編）：自律神経機能検査，第2版，61頁，文光堂，東京，1995を一部改変〕

なっている．これを利用して周波数解析したもので，自律神経系のバランスを評価することができる．大きく2つの成分，高周波成分［high frequency component（HF）］と低周波成分［low frequency component（LF）］から構成され，HFは副交感神経系を，LF/HF比は交感神経系を反映しているとされている（図5-23）．身体への緊張度，リラクセーション度を評価できるだけでなく，冠動脈疾患では心拍変動が低下していることから，疾患の程度や予後などの資料として臨床上も用いられている．

▷ **文 献** ◁

1) Marieb EN：Human Anatomy & Pysiology, 6th ed, p.531-550, Benjamin/Cummings, California, 2004
2) 岡田泰伸ほか（訳）：医科生理学展望，第20版，234-241頁，丸善，東京，2002

▷ **参考図書** ◁

1) Applegate EJ：The Anatomy and Physiology Learning System, 2nd ed, p.174-178, Saunders, Philadelphia, 2000
2) Hinchliff S, Montague S：Physiology for Nursing Practice, p.140-156, Baillie're Tindall, London, 1998
3) 廣重 力，佐藤昭夫（編）：内分泌・自律神経調節の生理学（新生理科学大系20），345-362頁，医学書院，東京，1990
4) 本郷利憲，廣重 力，豊田順一ほか（編）：標準生理学，第4版，365-386頁，医学書院，東京，1996
5) 自律神経学会（編）：自律神経機能検査，第2版，2-8頁，129-139頁，170-173頁，270-273頁，文光堂，東京，1995
6) 真島英信：生理学，第18版，119-136頁，文光堂，東京，1990
7) 中山 沢：生理学テキスト，第2版，85-104頁，

中外医学社,東京,1991
8) 佐藤昭夫,佐藤優子,五嶋摩理:自律神経生理学,315-388頁,金芳堂,京都,1995
9) 大地陸男:生理学テキスト,67-71頁,文光堂,東京,1992

KEYWORD

🔑自律神経系 🔑恒常性の維持 🔑交感神経 🔑副交感神経 🔑節前線維 🔑節後線維 🔑自律神経節 🔑二重神経支配 🔑交感神経幹 🔑神経伝達物質 🔑アセチルコリン 🔑ニコチン様レセプター 🔑ノルアドレナリン 🔑αレセプター 🔑βレセプター 🔑ムスカリン様レセプター 🔑蠕動運動 🔑反射性調節 🔑自律神経中枢 🔑循環中枢 🔑心臓血管中枢 🔑呼吸中枢 🔑排尿中枢 🔑排便中枢 🔑嘔吐中枢 🔑嚥下中枢 🔑体温調節中枢 🔑摂食中枢 🔑飲水中枢 🔑体性-内臓反射 🔑内臓-体性反射 🔑筋性防御 🔑内臓-内臓反射 🔑動脈圧受容器反射

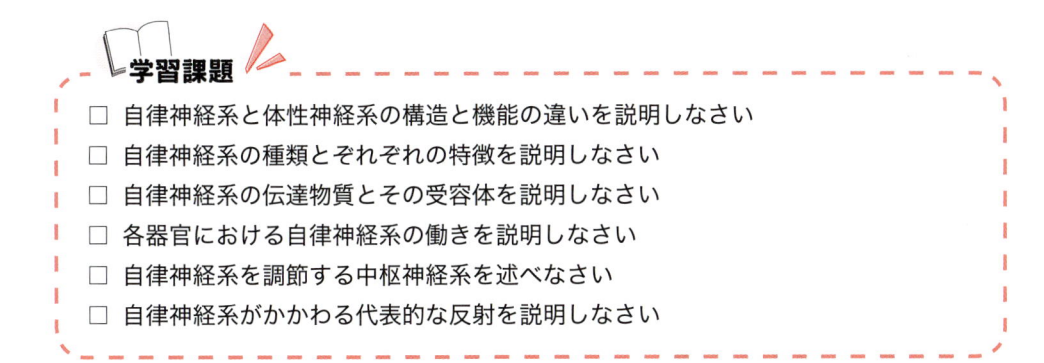

学習課題

- ☐ 自律神経系と体性神経系の構造と機能の違いを説明しなさい
- ☐ 自律神経系の種類とぞれぞれの特徴を説明しなさい
- ☐ 自律神経系の伝達物質とその受容体を説明しなさい
- ☐ 各器官における自律神経系の働きを説明しなさい
- ☐ 自律神経系を調節する中枢神経系を述べなさい
- ☐ 自律神経系がかかわる代表的な反射を説明しなさい

6 感　覚

　感覚器系の役割は生体内外に生じた環境変化の信号を即時的に中枢へ伝えることである．中枢はこの信号を判断して末梢にしかるべき反応を起こさせるための命令を出す．ある感覚が認知される過程は，感覚受容細胞が特定の刺激を受容して電位変化を起こすことから始まる．受容細胞の興奮はいくつかのニューロンに中継されて大脳皮質に到達し，皮質内で処理された結果，特定の感覚として認知される．感覚器系を上行する信号は，大脳で認知される以前に途中の神経経路内でも処理される．たとえば，素足でガラスの破片を踏んだとき，受傷部から鋭い痛みが生じて思わず足を上げる．一瞬の出来事だが，実は痛みを感じたから足を上げるのではない．痛覚の信号は，皮質へ向かう経路と脊髄内で反射的に痛みを避ける行動を引き起こす経路を同時に作動させている．

　人間の中枢神経系の情報伝達や処理の機能は，生後に受ける刺激に対する反応を繰り返すことによって劇的に発達する．もし，生後，なんらかの原因で感覚器がまったく刺激を受容することがなければ，感覚器そのものは健在でも感覚は生じない．たとえば，出生直後から数年間，暗黒の中で育った子どもは，視覚系に器質的異常がまったくない場合でも，ものの形状認識はできない．また，痛みをまったく感じない先天性無痛症の子どもは，骨折や熱傷を繰り返し早死する危険性が高い．

　このように，感覚系は，生体が環境の変化に対応して，その恒常性あるいは生命を維持するのに不可欠な入力系であるといえる．さらに，社会性動物である人間にとって，感覚系は個体間のコミュニケーション手段としても重要な役割を果たしている．

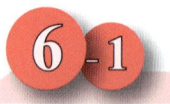

6-1　感覚総論

学習目標
1. 感覚の種類がいえる
2. 刺激と受容の関係がわかる
3. 感覚の順応について説明できる
4. 受容野と感覚単位の関係がわかる
5. 受容野と感覚伝導路の関係がいえる

I　感覚の種類

　感覚（sensation）とは音や光などの単純な物理的・化学的刺激が意識されることをいい，さまざまな種類（modality of sensation）がある．知覚（perception）は感覚とほぼ同義だが，一般に強さ（intensity）や質（quality）などの感覚の内容を意識する際に用いられる．感覚情報をもとに環境変化を把握することを

認知（cognition）という．

感覚は刺激の種類や受容器の存在場所などによって分類される（表6-1）．光を感受する眼や音波を感受する耳など，特定の刺激に対する感覚器官をもつ感覚を特殊感覚（special sensation）といい，5種類ある．感覚器が全身に分布する感覚のうち，皮膚に受容器があるものを表在性感覚（superficial sensation）または皮膚感覚（cutaneous sensation），関節や筋に受容器があるものを深部感覚（deep sensation）という．皮膚感覚と深部感覚を併せて体性感覚（somatic sensation）という．

また，内臓から生じる感覚を内臓感覚（visceral sensation）といい，臓器感覚（organic sensation）と内臓痛覚（visceral pain）がある．

体性感覚は体性神経系に，内臓感覚は自律神経系中を走行する求心性神経に支配されている．

II 感覚の一般的性質

A. 適刺激と不適合刺激

網膜の視細胞が光により，蝸牛の有毛細胞が音波により，それぞれ興奮するように，受容器は特定の刺激によって興奮する．もっとも小さいエネルギーで受容器を興奮させる刺激を適刺激（adequate stimulus）といい，それ以外の刺激を不適合刺激（inadequate stimulus）という．不適合刺激でも，刺激が著しく強いと受容器を興奮させることもある．また，電気刺激ではほとんどの受容器が興奮する．

B. 特殊感覚活力

ある感覚の伝導路のどの部分を刺激しても，その感覚系固有の感覚が起こる．たとえば，視神経が眼球を出たところで機械的に刺激されても，網膜が光によって興奮したときと同様，視覚が経験される．これを特殊感覚活力（specific energy of sense）という．

C. 感覚の投射

皮膚のある特定領域を触刺激すると，同領域に限局して触覚が知覚される．その触覚の上行性伝導路のどの部分を刺激しても同じ感覚が生じる．このように，ある感覚の伝導路のどこを刺激しても，固有の感覚が刺激された受容器の存在部位に投射して知覚されることを，感覚の投射（projection of sensation）という．たとえば，椎間板ヘルニアの患者はしばしば一側殿部から足部までの広い領域に痛みを訴えるが，これは坐骨神経が脊髄侵入部で圧迫され（神経の途中が機械的刺激を受け），その支配領域全体に投射痛が生じるためである．

D. 感覚の受容器と受容器電位

外界からの刺激が連続的な物理化学的エネルギーであるのに対して，生体内を伝達する情報は活動電位という不連続的な電気信号である．アナログ信号をデジタル信号に変えるA-D変換器（A-D converter）の働きをするのが感覚細胞すなわち受容器（receptor）である（図6-1）．受容器が発生する電位を受容器電位（receptor potential），または活動電位を引き起こすということから起動電位（generator potential）ともいう．受容器電位は刺激の強さと時間経過に応じて変化する脱分極電位で，電位の大きさが閾膜電位を超すと伝導性の活動電位を生じ，感覚情報を中枢へ伝達する．

視細胞や蝸牛の有毛細胞，味細胞は受容器として独立分化しているが，嗅細胞や皮膚感覚の受容器などはそれ自身が一次求心性ニューロンでもある（23頁，2章，図2-5参照）．

最近の分子生物学の進歩により，細胞内外の情報伝達のしくみが遺伝子レベル・分子レベルで次第に明らかになってきた．図6-1の「A-D変換」は受容器における情報伝達を電気現象として捉えた概念であるが，こうした現象がさまざまな物質が関与する一連の化学反応として理解されるようになった（シグナル伝達）．その意味で，感覚器系では，受容器（receptor）とは生体内外の物理化学的な刺激（細胞外シグナル）を受容し，その情報を活動電位（細胞内シグナル）に変換する働きをする細胞である．感覚受容器は広義の受容体[*1]に含まれる．刺激受容におけるシグナル伝達のしくみについては各論を参照されたい．

[*1] 細胞膜や細胞質，あるいは核内にあって，神経伝達物質・ホルモンなど特異的な物質（リガンドとよぶ）と結合するタンパク質を受容体という．リガンド結合により活性化された受容体は細胞内のシグナル伝達を開始し，さまざまな細胞反応を開始させる．嗅細胞や杆状体にはGタンパク質共役型受容体が存在する．

E. 刺激の弁別閾と判別性

Weber(1834)は，刺激の強さIと，Iに対して認める最小の刺激の変化量(弁別閾)をΔIとすると，刺激強度が中等度の範囲内であれば，感覚の大きさEとIとの間には，

$$\Delta E = k\,\Delta I/I\,(k\text{は定数}) \quad\cdots\cdots (6\text{-}1)$$

の関係があることを見出した．これをWeberの法則という．たとえば，重さの違いを判別しようとする際，50gと55gの卵の重さの差がかろうじて判別できたとすると，500gと550gのキャベツの重さも判別できるということである．

後に，Fechner(1860)は，式(6-1)を微分方程式とみなして積分し，感覚の大きさEは刺激の強さIの対数に比例するという式を得た．

$$E = k\log I + C\,(k,\,C\text{は定数}) \quad\cdots (6\text{-}2)$$

これをWeber-Fechnerの法則とよぶ．ただし，感覚自体は主観的な量なので客観的な方法で測定することはできない．

これに対しStevens(1960)は，刺激の強さIと感覚の大きさEの関係は，

$$E = kI^n \quad\cdots\cdots (6\text{-}3)$$

の式でよりよく表されるとした(nは刺激の種類によって異なる)．これをStevensのベキ関数の法則(ベキは累乗の意味)という．図6-2に示すように，

表6-1 感覚の分類

受容器の部位別分類	感覚の種類別分類
特殊感覚 special sensation	視覚 vision
	聴覚 audition
	嗅覚 olfaction
	味覚 gustation
	平衡感覚 vestibular sensation
体性感覚 somatic sensation	皮膚(表在性)感覚 cutaneous (superficial) sensation
	触覚 tactile sensation
	圧覚 pressure sensation
	温覚 warm sensation
	冷覚 cold sensation
	痛覚 pain sensation
	深部感覚 deep sensation
	運動感覚 kinesthesia
	振動感覚 sense of vibration (またはpallesthesia)
	深部痛覚 deep pain
内臓感覚 visceral sensation	臓器感覚 organic sensation
	内臓痛覚 visceral pain

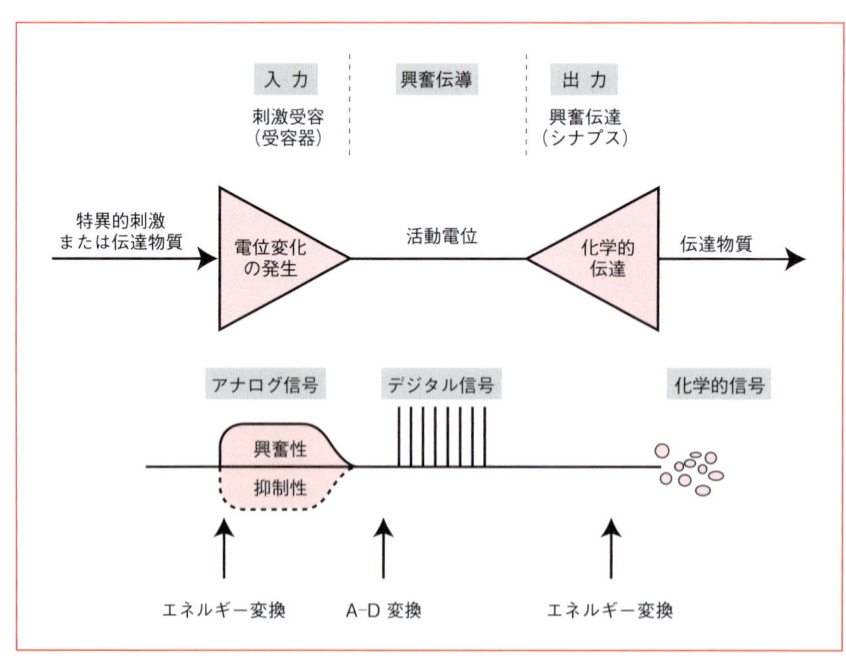

図6-1 感覚受容の模式図
〔Grundfest H: Electrical inexcitability of synapses and some consequences in the central nervous system. Physiol Rev 37：337, 1957〕

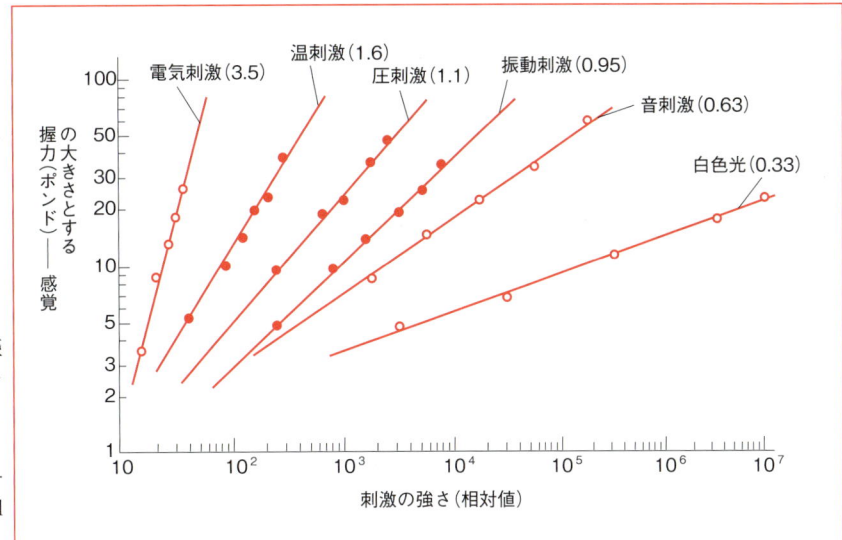

図6-2 ベキ関数の法則
縦軸，横軸ともに対数目盛で表す．（ ）内はベキ指数を示す．被検者に感覚の大きさを握力で答えさせた．
〔Stevens SS：The psychophysical law. Psychol Rev 64：153-181, 1960〕

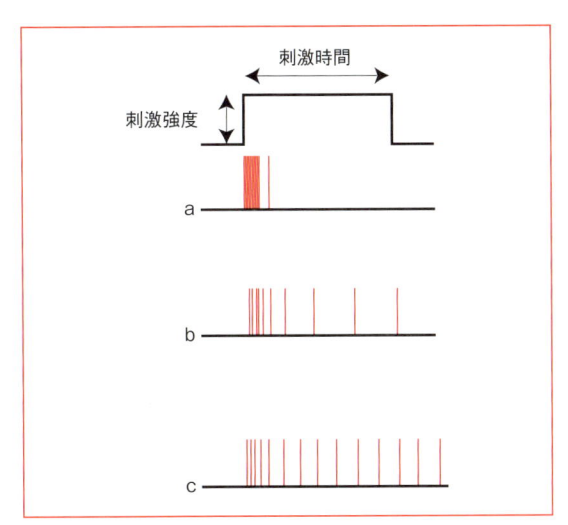

図6-3 受容器の順応
a，b，cは異なる受容器で，刺激のないとき自発活動はない．a：順応の非常に速い受容器，b：順応の遅い受容器，c：順応の非常に遅い受容器．

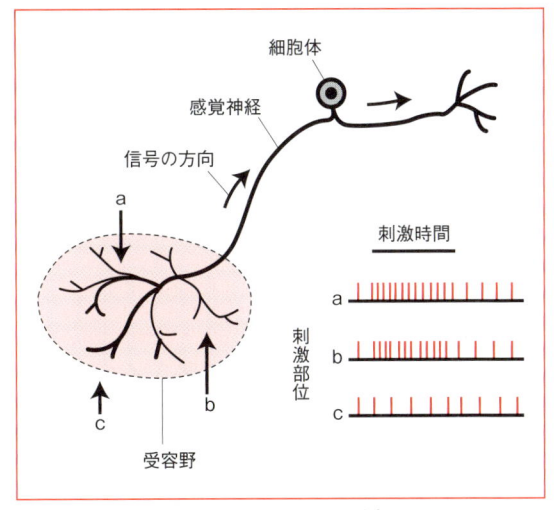

図6-4 感覚単位と受容野
この感覚神経は色アミで示した楕円形の受容野をもつ．

ある範囲内の刺激の強さでは法則によく当てはまる例があることがわかる．

以上のように，感覚刺激とそれによって生じる主観的感覚の量的関係の研究は，心理学的研究領域の1つで，精神物理学（psychophysics）とよばれている．

F. 順応

受容器に一定の強さの刺激を持続的に与えていると，感覚神経からの活動電位の頻度はしだいに減少する．これを順応（adaptation）という．このとき，感覚もしだいに弱くなる（感覚の順応）．

受容器には順応の速いものと遅いものがある（図6-3）．前者には触覚の受容器，振動感覚の受容器などが，後者には圧覚の受容器や筋紡錘などが，それぞれ相当する．

G. 受容野と感覚単位

ある感覚ニューロンの末梢の支配領域を受容野（re-

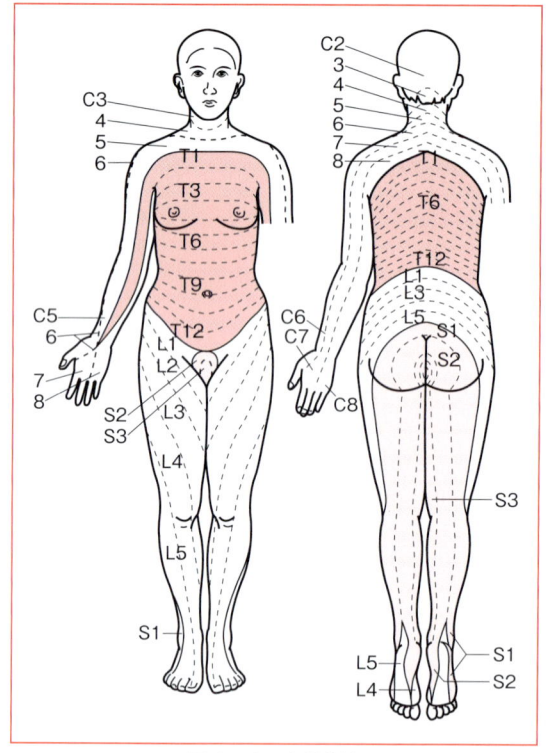

図6-5 皮膚分節
〔Keegan JJ, Garrett FD : The segmental distribution of the cutaneous nerves in the limbs of man. Anat Rec 102 : 409-437, 1948〕

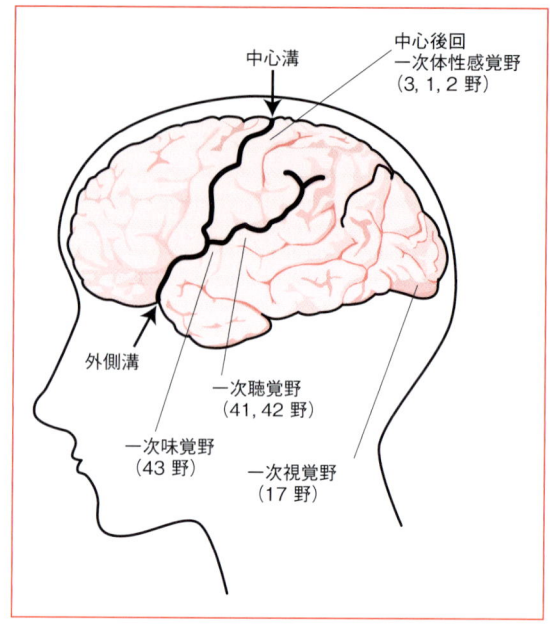

図6-6 大脳皮質の一次体性感覚野

ceptive field）という．たとえば，図6-4のように，触覚などの皮膚の感覚神経から求心性インパルスを記録しながら，受容野であるａまたはｂの皮膚領域を刺激すると神経活動が得られる．一方，受容野より外のｃの領域を刺激しても神経は応答しない．

1本の一次感覚性神経細胞とその受容野を感覚単位（sensory unit）という．指先などの刺激に鋭敏な体表部位は各感覚単位の受容野が小さく，多くの感覚神経支配があることになる．

2つの刺激点を2点として弁別できる最小距離を2点弁別閾（two-point threshold）という．2点と弁別できるということは，それらが隣接する異なる感覚単位の受容野であることを意味する．ノギスやディバイダを使って2点弁別閾を測ると，指先や口唇は1〜3 mm，手掌は10〜15 mm，前腕で30〜40 mm，大腿や背中で60〜70 mmまたはそれ以上の値が得られる．

III 感覚入力の中枢処理

受容器で生じた電位はインパルスとなって，いくつかのシナプスを介しながら脳までの伝導路を上行する．各感覚伝導路系はさまざまに感覚入力を処理しながら感覚情報を脳へ伝達している．たとえば，発散（divergence）や収束（convergence）などのニューロン回路をつくって情報を空間的に拡大したり縮小したりする（36頁，図2-25参照）．

また，時間的または空間的に差のある2つの刺激が与えられるとき，先行刺激または隣接刺激の影響を受けて，もう一方の刺激に対する感覚が変化する場合がある．視覚ではこれを対比（contrast）といい，網膜内細胞などにみられる（150頁参照）．この現象は側方抑制（lateral inhibition）のニューロン回路の存在による（37頁，図2-27参照）．対比現象は，刺激の印象を強調したり，部位の弁別を容易にするのに役立つ．

さらに，感覚系は上位中枢から抑制を受け，感受性が調節される．これを下行性抑制（descending inhibition）という．

IV 受容野と伝導路の対応性

　感覚伝導路のニューロンはその配列において，末梢の受容野との空間的な対応を保ちながら上行する．体性感覚系の場合，体表面の帯状をなす一定領域（Head帯）からの感覚神経は同じ高さの後根から脊髄に入る．これを皮膚分節（dermatome）という（図6-5）．境界部分は隣接領域といくぶん重複する．全身の筋の受容器と脊髄節との対応関係も存在する．筋分節は皮膚分節よりも境界部分の重複がさらに大きいが，両者はほぼ同じ分布をなす．

　体性感覚の伝導路においては，脊髄下位レベルからの線維が内側に，上位レベルからの線維が外側に順序よく配列する層構造を保ったまま，延髄，視床，大脳皮質へと上行する．大脳皮質への感覚の投射部位を感覚野（sensory area）という（図6-6）．体性感覚野では，下位脊髄からの線維が頭頂内側部に，頭部からの線維が側頭下部に投射している．そして，2点弁別閾の小さい口唇や指先の体性感覚野の面積は広い．

KEYWORD

特殊感覚　体性感覚　内臓感覚　適刺激　受容器　受容器電位　順応
受容野　感覚単位　2点弁別閾　皮膚分節　感覚伝導路

学習課題

- □ 感感覚にはどのような種類があるか述べなさい
- □ 刺激によって受容器電位が発生するまでの過程を説明しなさい
- □ 感覚の順応について例を挙げて説明しなさい
- □ 感覚単位とは何か
- □ 感覚伝導路に共通する特徴は何か

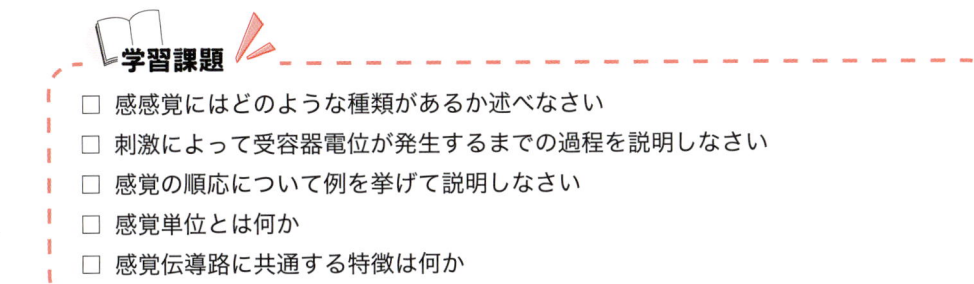

看護生理学トピックス

自己意識と身体感覚

　一般に自己意識（self awareness）とは自分自身（の存在）を意識することをいう．生理学では，自己意識は「自分の身体を意識すること」，すなわち身体認識を意味する．身体認識は身体像［body scheme（body image）］が成立することといわれる．身体像とは身体の全体か一部の像のことで，左右，前後，上下の三次元の方向をもち，かつ動的で，自分の身体の空間的位置関係を示している．私たちが自分の身体を（自分自身のものとして）意識するのは，手や足など自分の身体の一部を見，それが思う通りに動き，体表に寒暖や湿度を感じ，自分が話す話声を聞くときである．つまり，ヒトは物理的な存在としての身体を認識することで自分自身を意識する[1]．興味深いことに，人間の身体認識は，自分の姿を鏡に映して確認すること（視覚的自己像）によるのではなく（これは後天的に学習によって獲得する），自分の姿勢や関節の位置を認知して形作られる三次元の身体像によって生じる．つまり，自己認識の基本は体性感覚なのである．姿勢や身体各部の位置感覚の主な受容器は筋紡錘（muscle spindle）で，これに補助的に関節の受容器（角度や位置の感覚受容器）や腱紡錘（腱の伸張受容器），そして視覚や聴覚，平衡感覚も働く．身体像は

また，身体の前後，左右，上下の自分を中心とした空間を含めた認識によって成り立つので，移動や定位が可能になる．

こうした感覚は通常は慣れによって意識にのぼることはないが，前庭器官の異常や筋疾患などによって空間認識機構が障害を受けた場合には，精神的ダメージが大きいことに留意する必要がある[2]．上述したように，そうした障害は単に平衡感覚や運動機能が低下するだけでなく，身体感覚，すなわち，自己意識をも脅かす．たとえばメニエール病など，平衡感覚障害のある患者には，単に転倒や障害物への衝突の危険性があるというだけでなく，文字通り「地に足がついていない」体験を強いられるわけである．自己認識の障害は自己同一性の障害にも繋がり，患者は常に不安と恐怖の中で生活することになる．また，脳梗塞などの後遺症で手足にしびれがある患者にも，同様の理由から心理的な支援が必要である．

サルの脳には体性感覚と視覚の両方に反応する，興味深い多感覚ニューロンが見つかっている．このニューロンは手からの触覚入力を受ける感覚野の周囲に視覚野を持つが，サルに熊手を持たせて餌を取る動作を繰り返し訓練すると，視覚受容野がサルの手の領域を超えて熊手の先まで広がるという[3]．つまり，サルの手の自己像は熊手まで拡大したということである．このようなニューロンは頭頂間溝の背側で2野と5野の境界付近にあり，身体像と身体認識の領域はここにあることが推測されている．四肢を失った人にとって，使い慣れた義足や義手は身体象（自己意識）を喚起させる可能性があるということだ．こうした知識は障害者の心理的なケアにも役立つはずである．

▷ 文　献 ◁

1) 岩村吉晃：認識の基盤としての体性感覚．タッチ，167–206頁，医学書院，東京，2001
2) 深井喜代子：意識レベルと覚醒．Q&Aでよくわかる！看護技術の根拠本—エビデンス・ブック—，18–22頁，メヂカルフレンド社，東京，2004
3) Iriki A, Tanaka M, Iwamura Y：Coding of modified body schema during tool use by macaque postcentral neurons. Neuroreport **7**：2325–2330, 1996

6-2　皮膚感覚

学習目標

1. 皮膚感覚の種類と，各受容器がいえる
2. 痛覚の特徴がいえる
3. 皮膚感覚の上行性伝導路がいえる
4. 下行性疼痛抑制系のなりたちがわかる

ヒトは体表で外気温を感じ，身体や手足に触れるものの触感や圧迫感，動きなどを知覚している．これは皮膚の受容器が外界の刺激を受容して生じる感覚で，皮膚感覚（cutaneous sensation）という．

I 皮膚感覚器の形態と機能

A. 皮膚の形態

皮膚の総面積は成人では約 1.6 m² で，体重の 6% の重さがある．皮膚は表皮 (epidermis) と真皮 (dermis) からなり，1～3 mm 程度の厚さである．真皮の下には神経や血管，脂肪組織を含む皮下組織があり，これも機能的には皮膚とみなすことができる (図 6-7)．表皮は基底層から体表に向かって増殖，角化，剝離を繰り返し約 30 日ごとに再生される．ものをつかむ手掌や身体を支える足底部の角質層は厚い．ビタミン A が欠乏すると過剰な角質形成が起こる．爪は角質層が変化してできたもので表皮の一部である．また，表皮の基底層には色素細胞であるメラニン細胞があり，紫外線から身体を保護している．皮膚感覚の受容器，汗腺，それに毛根は真皮に分布している．

B. 皮膚の機能

皮膚には物理化学的刺激や高熱・寒冷，病原菌などからの生体内部の保護，発汗による体温調節と水代謝，免疫性生体防御，感覚器などの働きがある．

C. 皮膚感覚

皮膚感覚 (cutaneous sensation) には，触覚 (tactile sensation)，圧覚 (pressure sensation)，振動感覚 [sense of vibration (または pallesthesia)]，温度感覚 [温覚 (warm sensation)，冷覚 (cold sensation)]，痛覚 [pain sensation (または単に pain)] がある．受容器が体表にあることから，皮膚感覚を表在性感覚 (superficial sensation) ともいう．皮膚感覚の受容器が存在する皮膚上の点を感覚点 (sensory point) といい，感覚によってその分布密度が異なる (表 6-2)．

触，圧，振動などを機械的刺激 (mechanical stimulation) といい，機械的刺激に応答する受容器を機械受容器 (mechanoreceptor) とよぶ．

1. 触・圧覚

触覚は皮膚の軽い機械的刺激で，圧覚はやや強い刺激で生じる，いずれも力と動きの速さの感覚である．触覚と圧覚は似かよった刺激で生じるので，臨床的には触・圧覚とまとめて表現されることが多い．触覚の受容器はマイスネル小体 (Meissner's corpuscle)，圧覚の受容器はメルケル盤 (Merkel's disk) で，ともにⅡ群線維 (Aβ) を求心性線維にもつ機械受容器である．マイスネル小体は刺激に対して速い順応を，メルケル盤は遅い順応を示す．ルフィニー小体 (Ruffini endorgan) も順応の遅い機械受容器の 1 つである．

2. 振動感覚

パッチニ小体 (pacinian corpuscle) は皮下脂肪組織にあって振動を受容する，順応の速い受容器である．パッチニ小体は周波数 200 Hz 付近の振動刺激に対する感受性がもっとも高い (図 6-8)．振動受容器は深部組織にも存在する (137 頁参照)．

3. 温度感覚

体表には温覚，冷覚の 2 種類の温度受容器がある．温覚，冷覚ともに受容器は自由神経終末と考えられ，感覚神経はⅢおよびⅣ群線維である．順応はいずれも遅い．温線維は 45℃でもっとも高頻度に活動するが，それ以上の高温には応じず，かわりに痛覚神経が興奮するようになる (図 6-9)．冷線維は 20～30℃の温度刺激によく応答する．

4. 痛覚

皮膚痛覚は強い機械刺激や高温，ヒスタミンやブラジキニンなどの発痛増強物質によって生じる．痛覚はこのように組織の侵害性刺激 (noxious stimulus) によって生じることから，侵害受容 (nociception) ともよばれる．皮膚痛覚には，刺痛 (一次痛) (pricking pain) と鈍い痛み (二次痛) (dull pain) がある．刺痛は針で刺されたときのような鋭い痛みで，鈍い痛みに対して潜時が速く，局在性も明瞭である．受容器はすべて自由神経終末で，前者の感覚神経はⅢ群線維，後者はⅣ群線維である．痛覚線維に順応はほとんどみられない．

侵害受容器は，刺激受容の特徴から，高閾値機械受容器 (high threshold mechanoreceptor) とポリモーダル受容器 (polymodal receptor) に分類されることもある．前者は皮膚を損傷するような強い機械的刺激のみに反応するのでこの名がある．それに対して，後者は機械刺激，熱刺激，発痛物質 (化学刺激) のどれにも応答する．高閾値機械受容器からの痛みは一次痛，ポリモーダル受容器からの痛みは二次痛に相

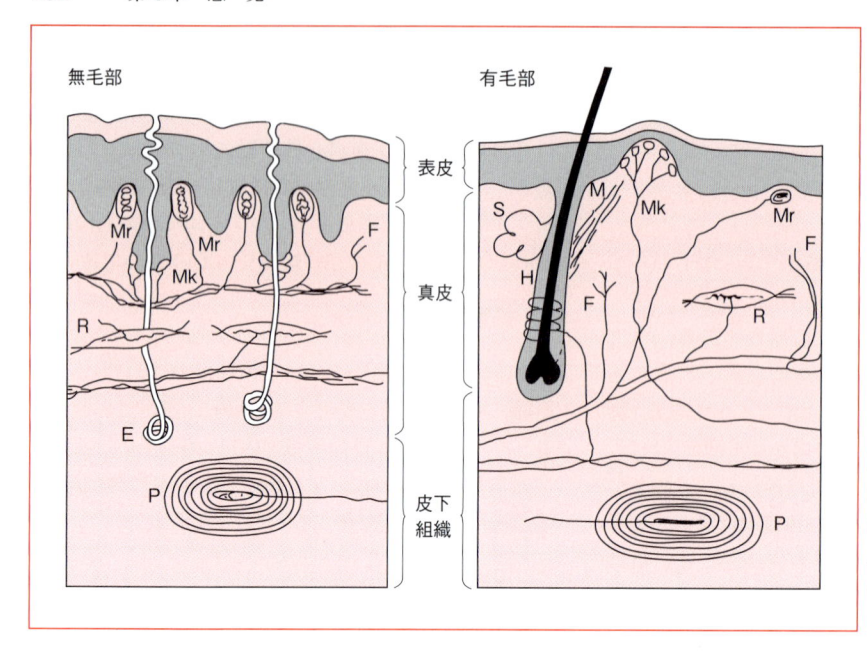

図6-7 皮膚の構造と皮膚感覚受容器

Mr：マイスネル小体，Mk：メルケル盤，R：ルフィニー小体，P：パッチニ小体，S：皮脂腺，H：毛根終末，M：立毛筋，F：自由神経終末，E：エクリン汗腺．

〔Vallbo AB, Johansson RS：The tactile sensory innervation of the glabrous skin of the human hand. Active Touch (Gordon G ed), p.29-54, Pergamon, Oxford, 1978〕

表6-2 皮膚感覚点の体表分布

部位	痛点	冷点	温点	触・圧点
顔面	180	8〜9	1.7	50
鼻	50〜100	8〜13	1	100
口腔[1]	37〜350	4.6未満	3.6未満	7〜35
胸部	196	9〜10	0.3	29
前腕	200	6〜7.5	0.3〜0.4	23〜27
手背	188	7.5	0.5	14
大腿	175〜190	4〜5	0.4	11〜13
全身平均	100〜200[2]	6〜23[3]	0〜3[3]	25[4]

表中の数字は $1cm^2$ あたりの感覚点の分布密度を示す．
〔市岡正道：体性感覚．新生理学上巻，第5版（間田直幹，内薗耕二，伊藤正男ほか編），731頁，表15-4，医学書院，東京，1982より抜粋．ただし，[1]山田守ほか（1952），[2]v Frey（1896），[3]Strughold（1924），[4]v Frey（1899）〕

当する．

5. 鎮痛機構

生体には痛覚を修飾する機構が存在する．MelzackとWallが1965年に発表したゲートコントロール説（gate control theory）は，太い触覚神経と細い痛覚神経が脊髄内の介在ニューロンを介して相互作用し，痛覚が抑制されるという説である．その後の研究で，脊髄内にそうした介在ニューロンの存在を証明できず，今では上位の中枢が関与すると考えられている．

脳幹には，図6-10のような下行性疼痛抑制系が存在することが明らかになった[1]．その1つである中脳中心灰白質からのアミノ酸作動性線維は延髄の大縫線核のセロトニン作動性線維を興奮させ，脊髄の痛覚神経を抑制する．この系では，通常はGABA含有介在ニューロンの抑制を受け作動していないが，内因性オピオイドペプチド*1の一種であるβ-エンドルフィンやエンケファリンはこのGABAニューロンを抑制する．生体内ではβ-エンドルフィンは視床下部で，エンケファリンは中脳中心灰白質で産生される．つまり，内因性オピオイドによって下行性疼痛抑制系が作動可能になる．

もう1つの系は，橋外側被蓋A7から出て脊髄後角に終わり，痛覚を抑制する．この線維はアドレナリン作動性である．

このほかに，中脳から視床に向かう上行性疼痛抑制系が存在する．

---

*1 オピオイド（opioid）とはオピウム（opimu）（アヘンのこと）に類似した物質を指す．オピオイド受容体に結合するペプチド化合物である．

図6-8 振動刺激に対する動き受容器の応答閾値

aはマイスネル小体支配の，bはパッチニ小体支配の，それぞれの折れ線は正中神経単一線維の反応閾値を示す（アカゲザル）．

〔Talbot WH, Darian-Smith I, Kornhuber HH et al：The sense of flutter-vibration：comparison of the human capacity with response patterns of mechano-receptive afferents from the monkey hand. J Neurophysiol 31：301-334, 1968〕

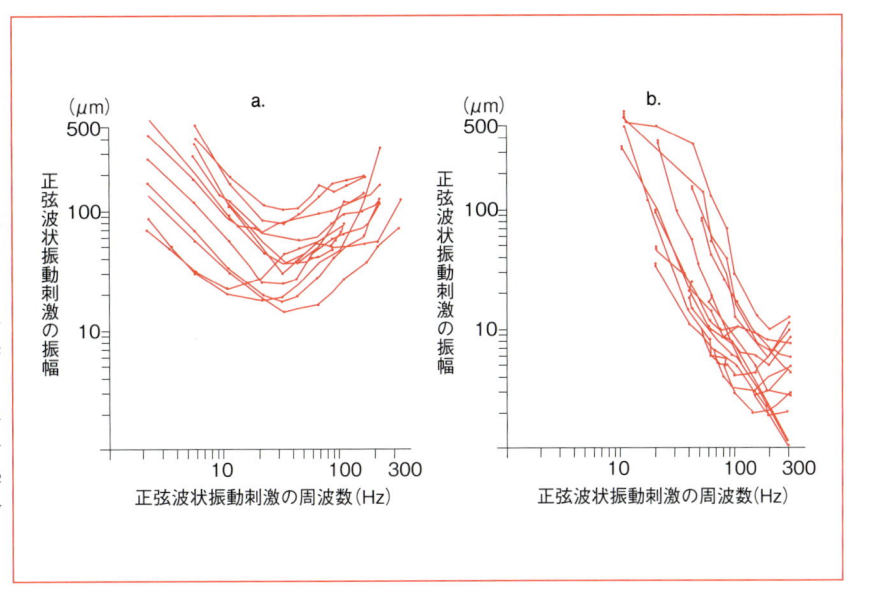

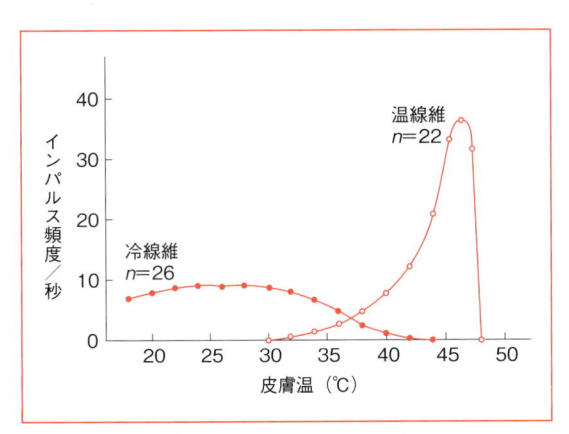

図6-9 温度受容器の興奮

ネコの眼窩下神経（無髄神経）からの興奮の平均頻度を示す．
〔Hensel H, Kenshalo DR：Cutane Warmereceptoren bei primaten. Pflugers Arch 313：150-152, 1969〕

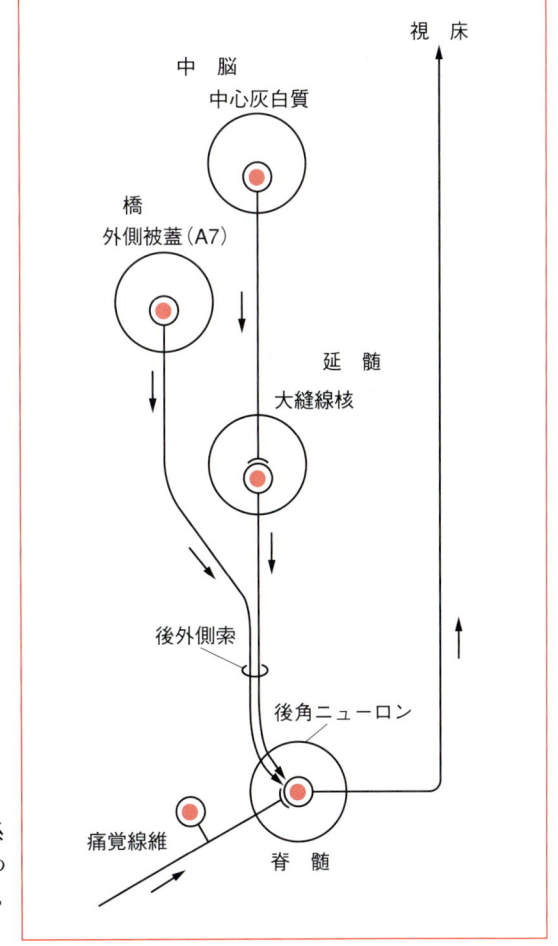

図6-10 2種類の下行性疼痛抑制系

〔横田敏勝：鎮痛機構．臨床医のための痛みのメカニズム，74頁，南江堂，東京，1997を一部改変〕

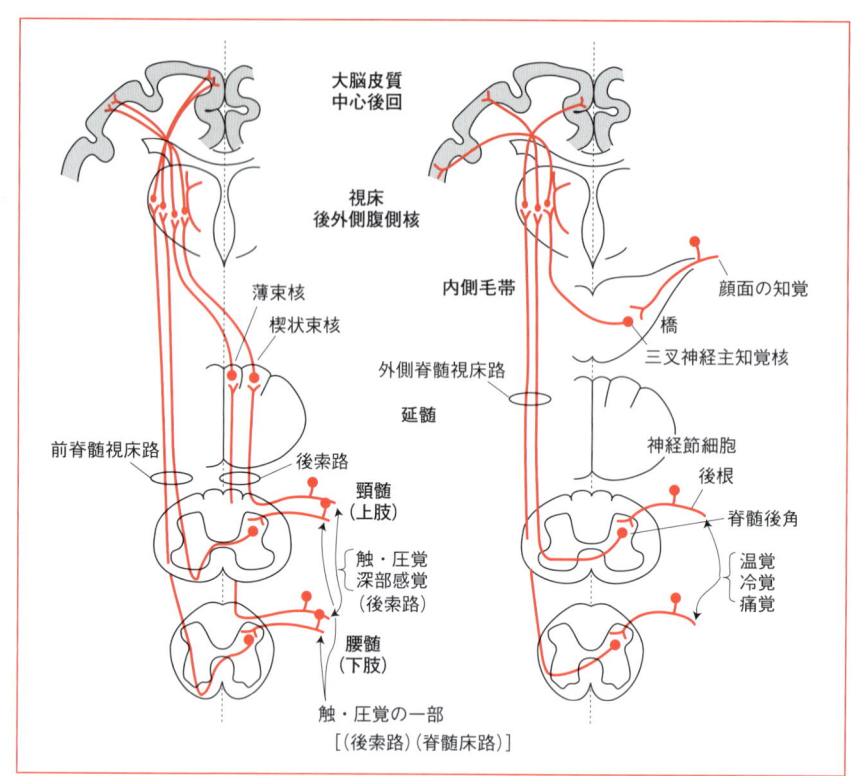

図6-11 体性感覚の上行性伝導路

6. その他の皮膚感覚

皮膚感覚にはほかに，かゆみ[瘙痒感(itching)]，くすぐったさ(tickling)，しびれ感(numbness)などがある．かゆみは痛覚と，くすぐったさは触覚とそれぞれ関係があると考えられているが，受容器は特定されていない．また，皮膚のヒスタミン刺激で強い搔痒感が引き起こされる．しびれ感は，皮膚が長時間圧迫されたときや，脳出血後遺症などにみられる感覚低下を伴う一種の異常感覚である．

D. 体性感覚の上行性伝導路

皮膚感覚と深部感覚(次項参照)を合わせて体性感覚とよぶが，これらの感覚の上行路を図6-11に示す．触・圧覚と深部感覚は後索路を，温度感覚と痛覚は外側脊髄視床路を上行する．また，触・圧覚の一部は前脊髄視床路からも上行する．後索路では下肢からの線維は伝導路内の内側を，上肢からの線維は外側を上行する．なお顔面の体性感覚は三叉神経から橋に入る．体性感覚上行路線維の共通点は，①視床に入る前に1回ニューロンを交代した後，反対側に移行して上行すること，②視床で必ず中継されること，③対側の大脳皮質に投射することである．

体性感覚は図6-6のように，中心後回の大脳皮質一次体性感覚野に投射する．3野には皮膚感覚が，2野には深部感覚が，1野には両者が混在している．

II 皮膚感覚の異常

A. ブラウン・セカール症候群

刺傷や銃創などの原因で，脊髄の半側がある高さで切断されたときにみられる現象を，ブラウン・セカール(Brown-Séquard)症候群(または脊髄半側障害症候群)という．たとえば，図6-12のように胸髄レベルで脊髄が右側だけ切断された場合，切断部の脊髄分節のすべての知覚が消失し，切断部以下の運動麻痺が起こる．切断直上部は知覚過敏ののち知覚鈍麻になる．また，切断側では触覚の一部と深部感覚が消失し，反対側では温度感覚と痛覚が消失する．これらの症状は，同側の錐体路および後索路，反対側の外側脊髄視床路が障害されたために起こる．また，触覚の一部は前脊髄視床路を上行していることがわかる．

B. 痛覚過敏

熱や紫外線などで皮膚が炎症を起こしたとき，発赤，腫脹とともに痛覚閾値の低下がみられる．これを痛覚過敏（hyperalgesia）という．これは，炎症によって発痛物質であるプロスタグランジン，ヒスタミン，セロトニン，K^+ などが組織に放出されることによると考えられている．痛覚過敏は深部組織の炎症でも起こる．

C. 幻肢痛

四肢切断後，ないはずの手足の局所に覚える痛みを幻肢痛［phantom (limb) pain］という．実体のない投射痛（projected pain）である．切断された神経の中枢端は再生するが，四肢切断によって被支配組織がなくなった場合には神経腫（neuroma）をつくる．神経腫のなかには刺激に対して非常に敏感なものがあり，軽度の機械的刺激や寒冷刺激などで激痛を生じることがある．これが幻肢痛の原因である[2]．

D. 無痛症

先天性無痛症（congenital insensitivity to pain）は末梢の感覚ニューロンの遺伝性変性疾患である[3]．有髄および無髄神経の大部分が脱落し，四肢の著しい全知覚障害がみられる．自律神経障害は軽度である．先天性無痛症の子どもは，切り傷や骨折をしても痛みを訴えないので，四肢をギプス保護して過度の運動を抑制して怪我を予防する．敗血症を起こしてはじめて，傷口からの感染に気づく場合がある．

III 皮膚のフィジカルイグザミネーション

A. 体表の観察

顔面，手足などの露出部を中心に，皮膚の色，発赤や発疹の有無，湿性，弾力性による皮膚緊張感（turgor）の度合い，浮腫の有無などを，内外側の違いや

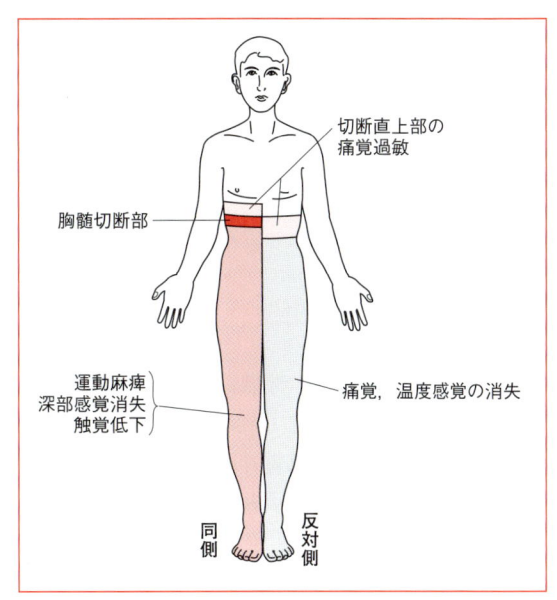

図6-12　ブラウン・セカール症候群
胸髄レベルで脊髄の半分が切断された場合の症状を示す．

左右の対称性に注意して観察する．手掌部と足底部は，亀裂（あかぎれ）の有無など角質の状態を，清潔度（頭皮は脂漏）とともに観察する．爪は形，色，硬さ，亀裂の有無を観察する．

患者の体表を系統的に観察することは褥瘡（pressure ulcer）の早期発見に役立つ．褥瘡とは体表の一ヵ所に一定以上の圧が長時間加わると，血管が閉塞して局所の血流が途絶え，組織の虚血性壊死によって皮膚に潰瘍が発生したものである．圧迫のほかに，摩擦や「ずれ」も褥瘡を引き起こす．褥瘡の進行度の評価法には深度分類法［national pressure ulcer advisory panel（NPUAP）］[*2] が，危険度の評価法にはブレーデンスケール[*3] などがある．

B. 皮膚感覚検査

筆先や針などを利用して触・圧点，痛点を，温点は温めたり冷やしたりした先端の細い金属を皮膚に当てて，それぞれの分布密度を調べる．ノギスまたはディバイダを用いて2点弁別閾も調べる．しびれ感など

[*2] 組織の病変が表皮（stage I），皮下組織（stage II），筋膜（stage III），筋肉・骨組織（stage IV）におよぶまでの4段階に分類される．

[*3] Braden が1987年に発表したツールで，知覚の認知，湿潤，活動性，可動性，栄養状態，摩擦とずれの6つの項目から評価する．

の感覚の異常の有無や左右差などにも注意する．

▷ 文 献 ◁

1) 横田敏勝：鎮痛機構．臨床医のための痛みのメカニズム，第2版，71-90頁，南江堂，東京，1997
2) 横田敏勝：痛覚．生理学1（入来正躬，外山敬介編），375頁，文光堂，東京，1986
3) 荒木淑郎：遺伝，変性性疾患．神経の臨床4（大友英一編），82-84頁，中外医学社，東京，1986

KEYWORD

🔑触・圧覚 🔑機械受容器 🔑振動感覚 🔑動き受容器 🔑温度感覚 🔑温度受容器 🔑温覚 🔑冷覚 🔑痛覚 🔑Aβ（II群）線維 🔑Aδ（III群）線維 🔑C線維 🔑自由神経終末 🔑感覚神経 🔑順応 🔑後索路 🔑脊髄視床路 🔑体性感覚野 🔑下行性疼痛抑制系 🔑かゆみ 🔑しびれ 🔑痛覚過敏

学習課題

- □ 皮膚感覚の種類と各受容器（または神経）を挙げなさい
- □ 皮膚痛覚の特徴と上行性伝導路を述べなさい
- □ 下行性疼痛抑制系の臨床的意義は何か

6-3 深部感覚

学習目標

1. 深部感覚の種類と特徴がいえる
2. 自己受容器が説明できる
3. 深部感覚の上行性伝導路がいえる

I 深部感覚系の形態と機能

ヒトは手足の関節の動きや速さ［運動感覚（sense of movement）］，目を閉じていても関節の角度や四肢の位置関係［位置感覚（sense of position）］がわかるし，身体にかかる重力や抵抗力［力の感覚（sense of force）］などを感じることができる．このような感覚を深部感覚（deep sensation）といい，筋や腱，関節などから生じている．深部感覚は外界の環境からでなく身体自身の動きで受容器が刺激されて生じるので，深部感覚の受容器は自己受容器または固有受容器（proprioceptor）とよばれる．

A. 深部感覚の種類と受容器

1. 筋，腱

筋紡錘（muscle spindle）は筋の伸張受容器で，筋

が伸展されたときに興奮する．腱紡錘(tendon organ of Golgi)は伸張受容器であるとともに，筋と直列に位置する関係から，筋収縮時にも興奮する(48頁参照)．筋紡錘と腱紡錘は，姿勢を保持したり，運動したり，物を持ち上げたりするときに活動している．したがって，筋紡錘と腱紡錘は関節の位置，筋の長さ，運動および力の感覚の受容器であるといえる．筋紡錘の感覚神経はⅠaおよびⅡ群線維，腱紡錘はⅠb線維である．筋紡錘内の錘内筋にはγ運動ニューロン支配がある．γ運動ニューロンは骨格筋(錘外筋)支配のα運動ニューロンとともに，上位中枢から促進または抑制性支配を受け，筋の収縮力を調節している．

2．関　節

関節の位置感覚は筋紡錘と関節受容器のどちらが関与するかについて論争があった．しかし，1970年代に入って，関節受容器(関節包にある)関節の可動範囲の中位では発火せず，極端な屈曲位と伸展位にのみ発火することが，サルやヒトによる実験で示され，関節受容器の役割は関節の可動範囲の両極限の位置を知らせるのだろうと考えられるようになった[1]．関節の角度は，その関節をまたいで分布する筋の受容器(筋紡錘)で受容される．

関節受容器の感覚神経は有髄のⅡ群，Ⅲ群線維と，無髄のⅣ群線維である．Ⅲ群およびⅣ群線維は靱帯も支配し，自由神経終末を作っている．

また，関節の運動感覚には，前述した筋紡錘のほかに，皮膚感覚も重要な促進要素となっている．

3．深部組織

振動受容器(パッチニ小体)は皮膚感覚の項(131頁参照)で述べた皮下組織のほかに，筋膜，腱，骨膜，関節包にも分布する．

4．深部痛覚

筋，骨，関節や結合組織から生じる痛みは深部痛覚(deep pain)という．深部痛覚には筋肉痛や関節痛，骨折の痛み，頭痛などがある．受容器は筋膜や骨膜，関節包に存在する自由神経終末で，感覚神経はⅢおよびⅣ群に属する．一般に深部痛覚は鈍い痛みで，皮膚痛覚に比べて局在性に乏しい．

B．深部感覚の上行性伝導路

深部感覚は触・圧覚と同じ脊髄後索路を通って上行する．延髄でニューロンを交代して反対側に移行し，視床の後外腹側核で中継されて一次体性感覚野(2野)にいたる．深部感覚も皮膚感覚同様に，脊髄内では下肢からの線維が内側を上行し，大脳皮質では頭頂部に投射する．

II　深部感覚系の異常

四肢の一部あるいは全部を失っても，失った手足[幻影肢または幻肢(phantom limb)]の存在を感じたり，動かしたりできるという．幻肢から体性感覚が生じることもある(135頁参照)．

III　深部感覚のフィジカルイグザミネーション

皮膚感覚同様，感覚の有無と程度，左右差に注意して観察する．

A．力の感覚

閉眼させた被検者に，重さや硬さの違うものをつかませたり持ち上げさせたりする．

B．振動感覚

振動させた音叉を被検者の四肢の皮膚に当てる．

C．位置感覚

閉眼させた被検者の足の拇指の関節をやや曲げた状態で固定し，指示した向きに屈曲，伸展，回転させる．

▷　文　献　◁

1) Iwamura Y, Iriki A, Tanaka M：Bilateral hand representation in the postcentral somatosensory cortex. Nature **369**：554-556, 1994

KEYWORD

🔑深部感覚　🔑運動感覚　🔑位置感覚　🔑自己受容器　🔑筋紡錘　🔑関節受容器　🔑振動受容器　🔑深部痛覚

学習課題
- ☐ 深部感覚の種類と，それぞれの特徴を述べなさい
- ☐ 自己受容器について説明しなさい
- ☐ 深部感覚の上行路を述べなさい

6-4　視　覚

学習目標
1. 光が視細胞に達するまでの眼球内の構造がいえる
2. 視細胞の種類と網膜上の分布，それぞれの役割がいえる
3. 遠近調節のしくみが説明できる
4. 光反射のしくみがいえる
5. 眼球運動の種類と特徴がわかる
6. 視細胞の光受容過程がわかる
7. 視細胞の順応現象が説明できる
8. 色覚のしくみがわかる
9. 立体視のしくみがわかる
10. 近視，遠視の光学系が説明できる
11. 視覚伝導路がいえる

　光が眼で受容されて起こる知覚を視覚（vision）という．物の形，色，位置，動きは，眼で生じた光感覚（light sensation）が脳に伝えられて認識される．目覚めから就眠までの間に営まれる人間の社会生活のなかで，眼からの情報は圧倒的に多く，視覚はもっとも重要な感覚の1つであるといえる．

I　視覚系の形態と機能

　眼は，電磁波である光を光受容器に集める光学系，光エネルギーを神経活動に変換する視細胞など，光感覚の中枢伝達経路およびその補助装置からなり，左右対称に1対，頭部の前寄りの眼窩に位置している．

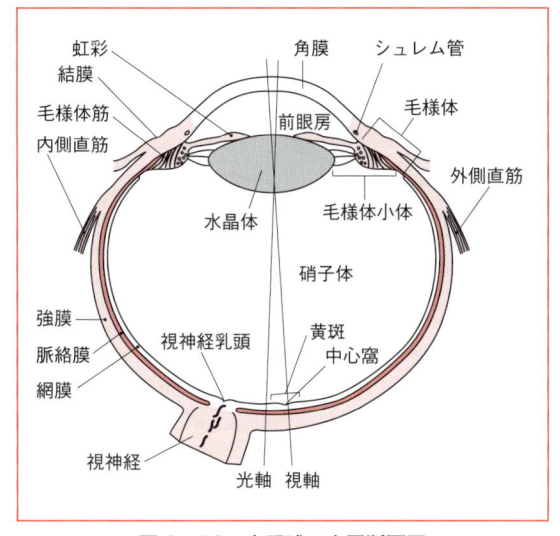

図6-13　右眼球の水平断面図

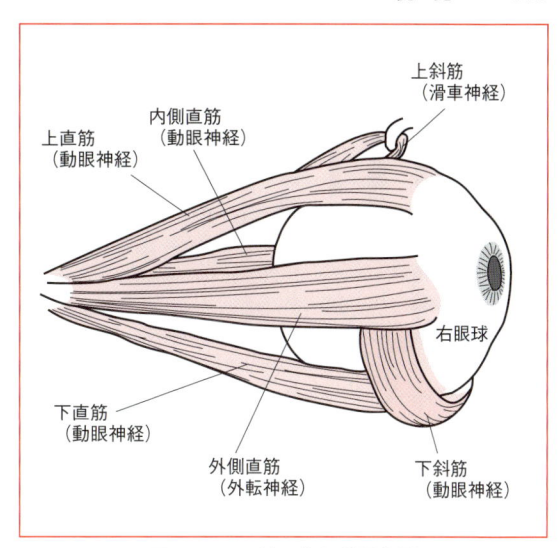

図6-14　外眼筋と神経支配

A. 眼の形態

1. 眼の構造

　ヒトの眼球(eye ball)はその外周を透明の角膜(cornea)と白色の強膜(sclera)に包まれている(図6-13).角膜と強膜の境界は眼瞼結膜に移行する.強膜の内側には血管網と色素細胞からなる脈絡膜(choroid)があり,脈絡膜は前眼部で毛様体(ciliary body)と虹彩(iris)に移行する.毛様体は周辺から水晶体を吊るす働きをし,虹彩は網膜への光量を調節する絞りの働きをしている.虹彩の色素細胞の量が多いと眼は褐色に,少ないと緑色または青色にみえる.光は,角膜,前眼房,水晶体(lens),硝子体(vitreous body)を経て網膜(retina)に達する.角膜と虹彩の間を前眼房といい,眼房水(aqueous humor)で満たされている.眼房水は毛様体と虹彩の血管から滲出する血漿で,眼内圧を 20 mmHg に保つ.眼房水はシュレム管(強膜静脈洞)に吸収される.

　眼球は左右それぞれ6本の外眼筋の働きで滑らかに動く(図6-14).眼球は内側直筋(内転)と外側直筋(外転)によって,それぞれ内転,外転の水平運動をする.眼球の上転には上直筋と下斜筋,下転には下直筋と上斜筋のそれぞれ2本の筋が働く.通常,両眼は同じように動くが[共役運動(conjugate movement)],すぐ目の前のものを注視するときは両眼球は内転し,視線はその物体の位置で交わる.これを輻輳運動(convergence movement)という.

2. 網膜の構造

　網膜はいくつかの細胞層からなっている(図6-15).もっとも深層には色素細胞層があり,続いて視細胞(visual cell)の層がある.視細胞は光受容器(photoreceptor)で,光の明るさを感知する杆体(rod)と光の波長を感知する錐体(cone)がある.視細胞の光受容部である外節(outer segment)は光の来る方向とは反対に向いている.外節内の円板層に感光色素が含まれている.次に視細胞に接続する双極細胞(bipolar cell)の層が続く.双極細胞は網膜最表層の神経節細胞(ganglion cell)に接続する.神経節細胞の軸索は網膜を出て中枢へ向かう.神経節細胞の軸索は単に視神経(optic nerve)とよばれる.水平細胞(horizontal cell)は視細胞間を,アマクリン細胞(amacrine cell)(または無軸索細胞)は神経節細胞間をそれぞれ連絡している.このような網膜内の細胞のうち視覚伝導路を形成するものは視細胞,双極細胞そして神経節細胞である.光はこれらの網膜細胞層を通過して最奥の視細胞で受容される.

　網膜のほぼ中央の円形の部分は黄色味を帯びているので黄斑とよばれる(図6-16).そのややくぼんだ中心部は中心窩(fovea centralis)とよばれ,錐体がもっとも密に分布している.眼底に分布する血管網は中心窩を囲むように分布している.明るい所でものを注視しているときは,注視対象は常に両眼の網膜の中心窩に結像されている.中心窩では網膜内の他の細

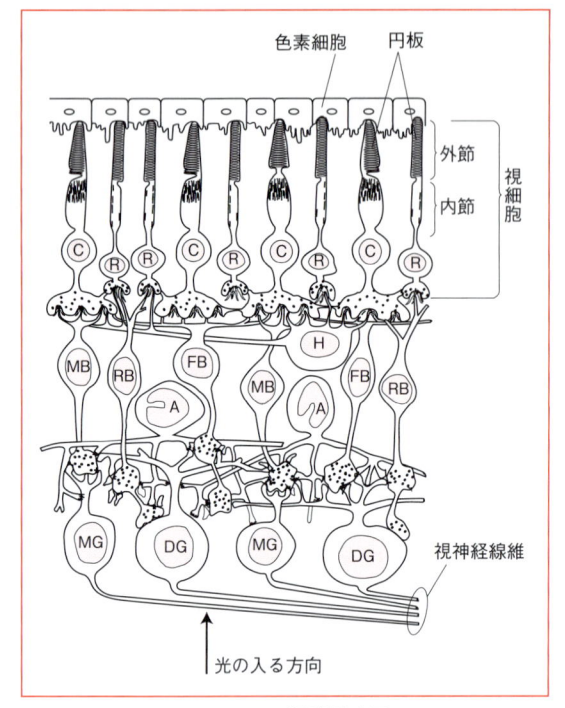

図6-15 網膜模式図
C：錐体，R：杆体，H：水平細胞，FB, MB, RB：双極細胞，A：アマクリン細胞，DG, MG：神経節細胞．
〔Dowling JE：Synaptic organization of the frog retina：An electron microscopic analysis comparing the retinas of frogs and primates. Proc R Soc Lond B Biol Sci 170：205-228, 1968を一部改変〕

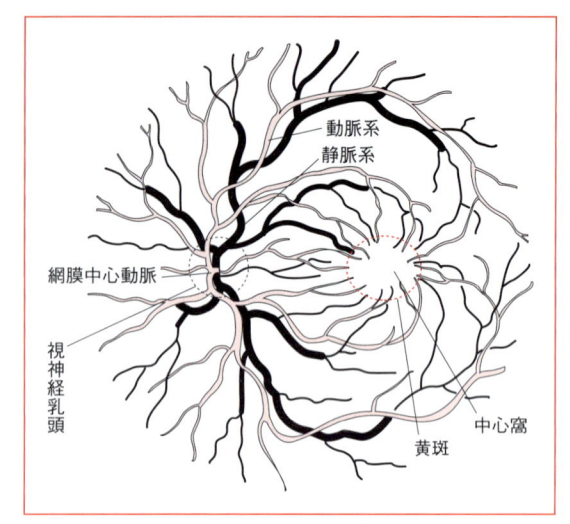

図6-16 眼底

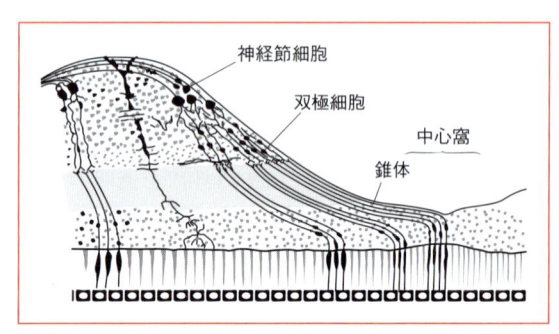

図6-17 中心窩の構造
〔Polyak S：The Retina, University of Chicago Press, Chicago, 1941〕

胞が周囲に押しやられていて，錐体が光を受けやすくなっている（図6-17）．黄斑外周部（中心窩の中心より約15°外側）では杆体の分布密度が高い．夜空の暗い星をみつけようとするとき，その星から目を少しそらすようにするとよくみえるのはそのためである．網膜上の視神経は視神経乳頭に集まり，視神経束となって眼球を出る（図6-13）．

B. 眼の栄養補給と涙液循環

内頸動脈から分岐した眼動脈は網膜中心動脈（図6-16）と毛様体動脈となって眼球に栄養を補給する．

角膜や結膜の表面は涙液で覆われている．涙液は涙腺（tear gland）で産生される．涙腺からは常に微量の涙液が分泌され，角膜表面の光学的特性を保つ．ほこりなどの角膜刺激で反射性分泌（副交感性）がみられるほか，精神的興奮で多量に分泌される．涙液は涙管を通って鼻腔に流入する（図6-18）．涙液の成分

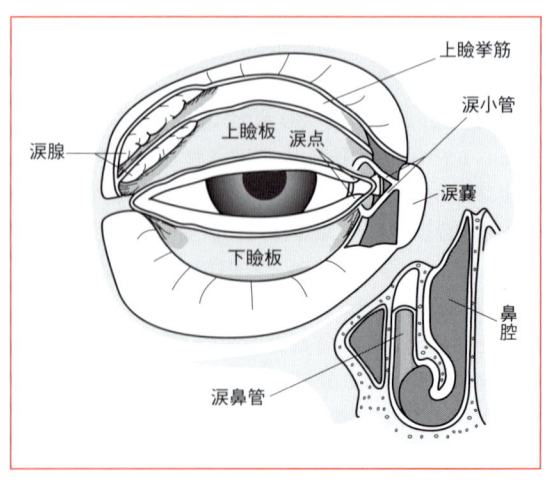

図6-18 涙液の循環

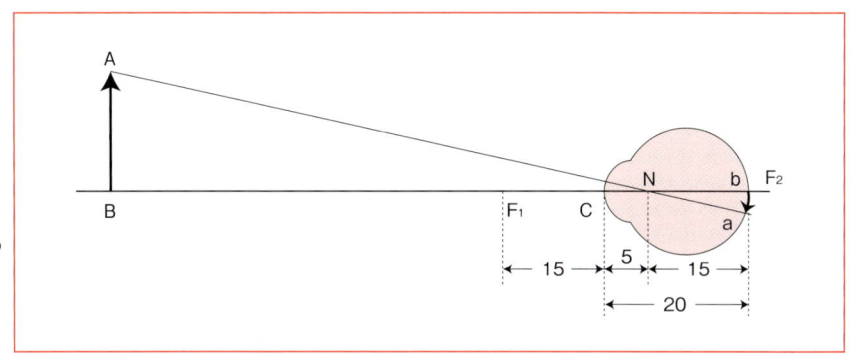

図 6-19　眼の光学系
Donders の省略眼．数値の単位は mm．F_1：第1焦点，N：結節点，F_2：第2焦点，AB：物体，ab：網膜像，C：角膜．

は血漿に類似する．

C. 眼の光学系

ヒトの眼はカメラ眼と呼ばれるように，複数のレンズ系からなっている．光は屈折率の異なる物体を通過するとき，その境界面で屈折して進行する．光が網膜に達するまでの主な屈折面は，角膜前面，水晶体前面，水晶体後面の3つである．眼房水と硝子体の屈折率は等しい．このようにヒトの眼は複雑な光学系をもつが，これを単純化したモデルが Donders による省略眼 (reduced eye) である (図 6-19)．

省略眼では眼の媒質を均質なものと考え，屈折面を角膜に代表させている．角膜の曲率半径を 5 mm，媒質の屈折率を水と同じ 1.333 とすると，結節点 (レンズまたは曲率の中心) から 15 mm の位置が第2焦点になる．ここに網膜があると考え，無限遠の物体を結像させる．結節点と物体の両端を結ぶ2直線がなす角を視角 (visual angle) という．

D. 視野

眼を前方の1点に固定して見える範囲を視野という．視野は視野計を用いて測ることができる (図 6-37 参照)．眼球はほぼ完全な球体なので理論的には視野は正円に近いはずだが，実際には上側は眉毛や額のために下側よりも狭く，内側は鼻のために外側より狭くなっている (図 6-20)．立体視 [stereopsis (または両眼視；binocular vision)] を行う動物では，眼球が頭部のより前方に位置するので両眼の視野の重なりが大きい．

網膜の視神経乳頭部には視細胞がないので，ここに結像しても視覚は生じない．視野上では盲点 [blind spot (Mariotte の盲点)] とよばれ，外側約 15° や下方を中心とした縦 7°×横 5° の楕円形をしている (図 6-20)．

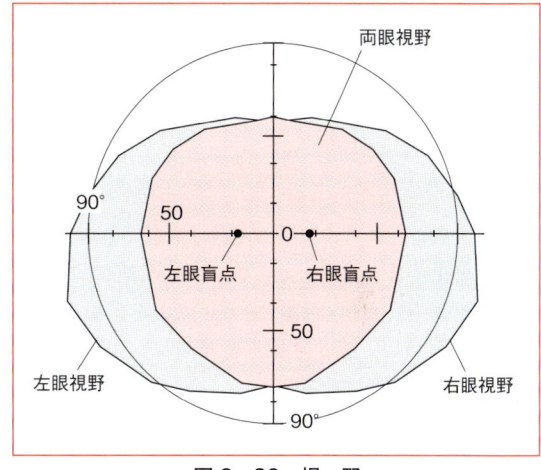

図 6-20　視野

E. 眼の屈折力と調整力

レンズの屈折力 D [ジオプトリー (diopter)] は，媒質の屈折率を n，焦点距離 f (メートル) とすると，

$$D = n/f \quad \cdots\cdots\cdots\cdots\cdots\cdots\cdots (6\text{-}4)$$

で表される．

空気中では $n = 1$ なので，$D = 1/f$ となる．無調節時のヒトの眼の屈折力は約 59 D で，このうち水晶体の屈折力は約 16 D，角膜のそれは約 43 D で，屈折力の大部分は角膜の屈折によることがわかる．

ヒトが明視できるもっとも遠い点を遠点 (far point)，もっとも近い点を近点 (near point) という．近点をみているときと遠点をみているときの屈折力の差を調節力という．眼からの近点距離を N，遠点距離を F (それぞれメートル) とすると眼の調節力 A (単

表6-3　年齢と調節力

年齢（歳）	調節力（D）	近点（cm）
10	14.0	7.1
20	10.0	10.0
30	7.0	14.3
40	4.5	22.2
50	2.5	40.0
60	1.0	100.0
70	0.25	400.0

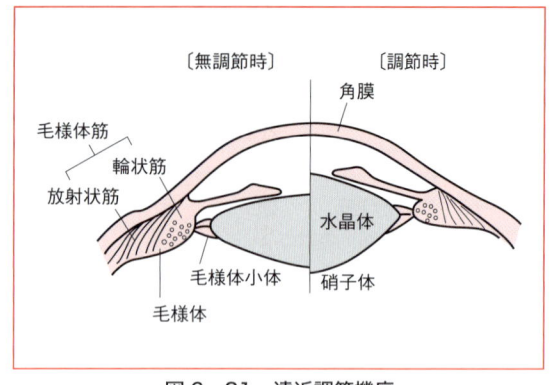

図6-21　遠近調節機序

位はジオプトリー）は，

$$A = \frac{1}{N} - \frac{1}{F} \quad\quad\quad (6-5)$$

の式で求められる．正視眼の遠点は無限大である．水晶体は老化すると弾性に乏しくなるため調節力は低下する（表6-3）．近点距離25 cm以上を老視（presbyopia）といい，近くを見るとき凸レンズ（老眼鏡）による矯正が必要になる．

F. 遠近調節

遠くを見たり近くを見たりするときは，眼の光学系では，弾性をもつ水晶体が曲率半径を変化させて屈折力を調節している．水晶体前面の曲率半径は無調節時（遠点視）で10.00 mm，調節時（近点視）で5.00 mmともっとも大きく変化する．水晶体後面の変化は1.00 mmで，角膜は変化しない．

無調節時，水晶体は毛様体小体によって周辺方向に引っぱられた状態である．調節時には毛様体筋の収縮によって毛様体小体の緊張がゆるみ，水晶体はその弾性によってとくに前面に向かって厚みを増す（図6-21）．

G. 視　力

どれくらい細かいものが見えるか，つまり視野上の2点弁別閾を視力（visual acuity）という．切れ目の大きさが1.5 mmのランドルト環を5 m離れた位置から見ると，視角はちょうど1分になる（図6-22）．視力は最小識別角（分）の逆数で表す．この切れ目がやっと見えた場合の視力は1.0になる．この切れ目の網膜上での大きさは約4.3 μmで，視細胞2〜3

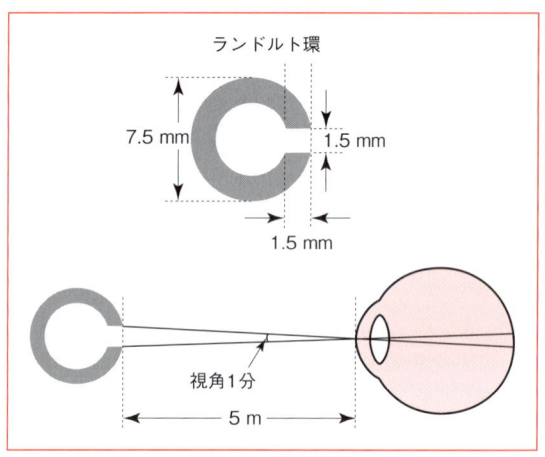

図6-22　ランドルト環

個分に相当する．

網膜上の視細胞分布と明所視視力を図6-23に示す．中心窩には錐体がもっとも高密度に存在し，視力ももっとも高い．

H. 瞳孔の調節

瞳孔は網膜への入光量を調節する絞りの働きをする．虹彩には瞳孔を輪状に囲む瞳孔括約筋と放射状に走る瞳孔散大筋がある．前者は短毛様体神経支配（副交感神経）で縮瞳を，後者は長毛様体神経支配（交感神経）で散瞳を，それぞれ反射性に引き起こす．縮瞳中枢は中脳に，散瞳中枢は脊髄（第7頸髄−第3胸髄）に存在する．

1. 光反射

眼の急な光刺激または光の強さが急に増すことによって反射的に縮瞳が起こることを光反射（light

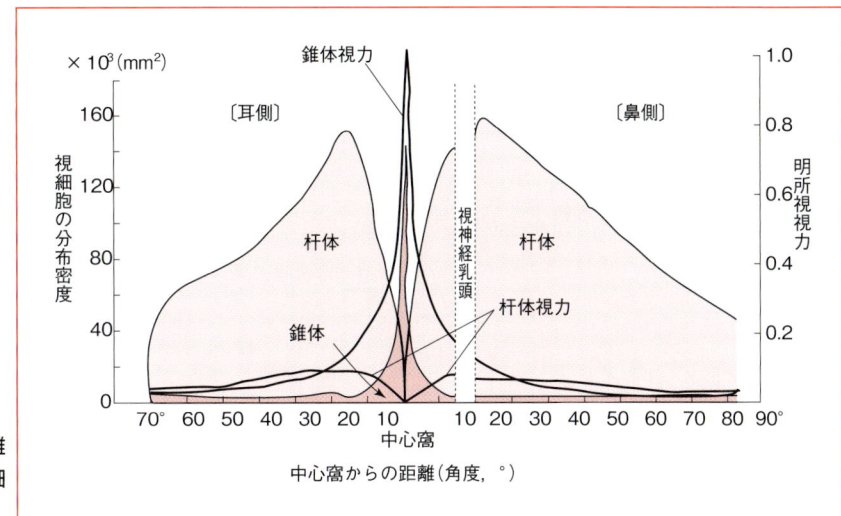

図6-23 中心窩からの距離と視力および視細胞の分布

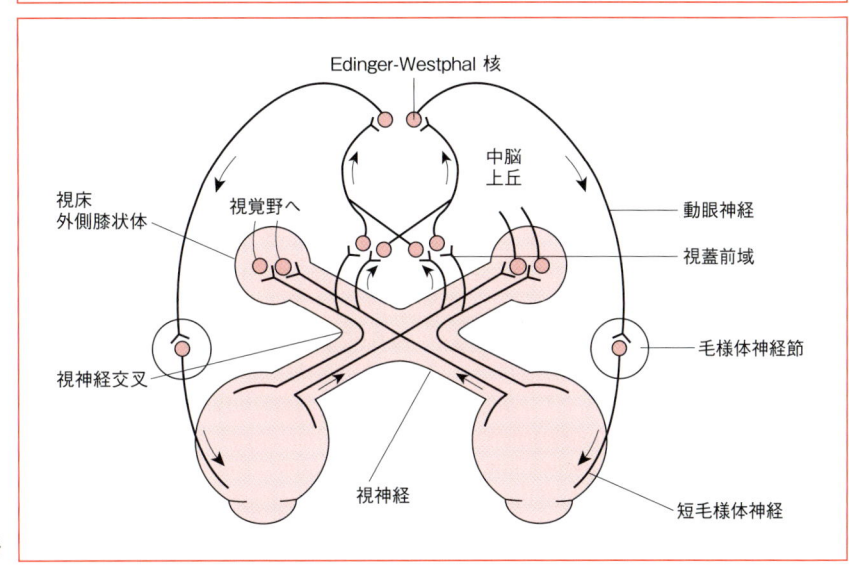

図6-24 光反射の経路

reflex）という．刺激側の縮瞳を直接光反射（direct light reflex），同時にみられる反対側の縮瞳を共感性光反射（consensual light reflex）という．光反射の経路は図6-24のようである．まず，網膜の興奮は，視覚野へ上行する経路から分岐して視蓋前域に達する．ここから光反射の反射中枢である中脳のEdinger-Westphal核（E-W核）に到達する．E-W核の副交感神経節前ニューロンの軸索は動眼神経とともに視索に入り，毛様体神経節で節後ニューロンにシナプスし，その軸索は短毛様体神経となって瞳孔括約筋を収縮させる．視蓋前域で両側に連絡があるために，中脳レベルに障害がなければ，直接光反射に付随して共感性光反射も起こる．

2. 輻輳反応

目の前のものを見ようとするとき両眼が内転することを輻輳（convergence）（そのときの眼球運動を輻輳運動），それに伴って起こる瞳孔の縮小（縮瞳）を輻輳反応（convergence response）という．近くを見るとき，輻輳と縮瞳が同時に起こる．遠近調節（accomodation）時にみられるこれらの現象を近距離反応（near response）とよぶ．瞳孔径を小さくすることで焦点深度が深くなる．

3. その他の関連因子

瞳孔の調節は自律神経の働きによるため，それに関

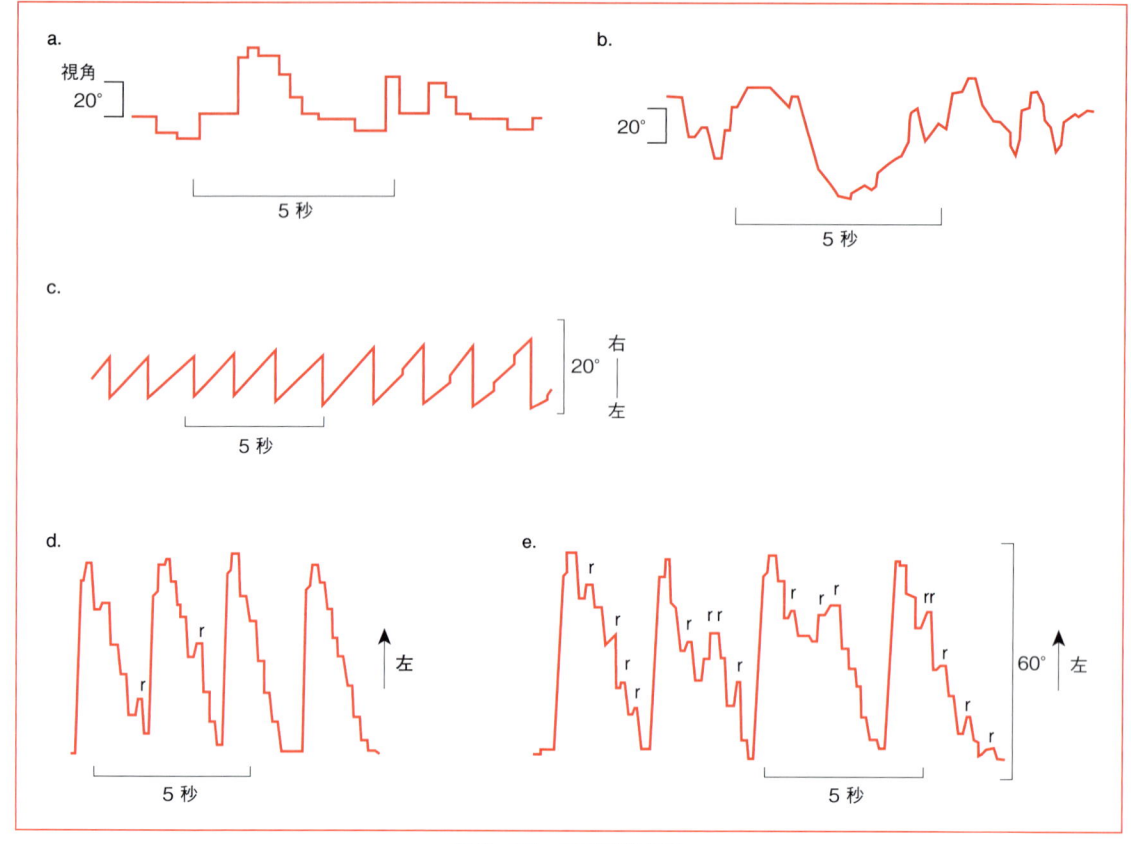

図 6-25 眼球運動の例

a：サッケード運動[1]，b：追跡運動[1]，c：視運動性眼振（毎秒 7°で回転する縞模様を見ているときに生じる眼球運動），d：読書時の眼球運動[2]（読みやすい本を読んでいる），e：読書時の眼球運動[2]（難解な哲学書を読んでいる）．図中の r は眼球の運動方向が逆向きになる時点を示す

[[1] Robinson DA：Eye movement control in primates. Science **161**：1219, 1968. [2] Grusser OJ, Grusser-Cornehls U：Physiology of vision. Fundamentals of Sensory Physiology, 3rd ed（Schmidt RF ed），p.195, Springer-Verlag, Berline, Heidelberg, New York, Tokyo, 1986〕

係する薬物の影響を受ける．すなわち，アトロピンやアドレナリンの投与で散瞳が，アセチルコリンの投与で縮瞳がみられる．眼底検査では散瞳を起こさせるために散瞳薬を用いる．瞳孔の大きさは精神状態によっても変化する．縮瞳と散瞳の中枢レベルが異なることから，瞳孔径の大きさで麻酔の深度を判定することもできる．

I. 眼球運動

眼球運動は輻輳運動と共役運動に大別される．後者にはサッケード運動（saccadic eye movement），追跡運動（pursuit eye movement），眼振（nystagmus），前庭器官からの入力によって起こる運動が含まれる（72頁参照）．

サッケード運動とは，視線を急にほかに移すときみられる 0.1 秒以内に終了する急激な眼球運動（急速眼球運動）である．気の向くままにものを見ているようなときにみられる（図 6-25a）．

これに対して追跡運動は，動いている物体を眼で追うときの，ゆっくりとした滑らかな眼球運動である（図 6-25b）．中心窩で物体像が結像するように，物体の移動速度に合わせて眼球を移動させる．

眼振は視野内の景色が連続的に 1 方向へ移動するときに起こる〔視運動性眼振（optokinetic nystagmus）〕（図 6-25c）．外景の動きに合った眼球の緩徐な運動と逆方向への急速な運動を繰り返す．列車の窓から景色を眺めているときなどにみられるので車窓眼振ともいう．

視覚　145

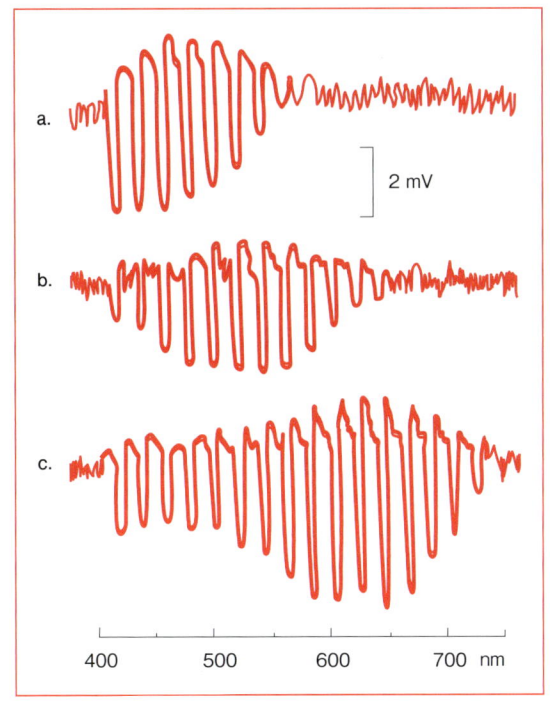

図6-26　光刺激に対する3種類の錐体の応答
a, b, cは, それぞれ青, 緑, 赤に最大感度を示すコイの錐体からの受容器電位.
〔Tomita T, Kaneko A, Murakami M et al：Spectral responses of single cones in the carp. Vision Res 7：519-532, 1967〕

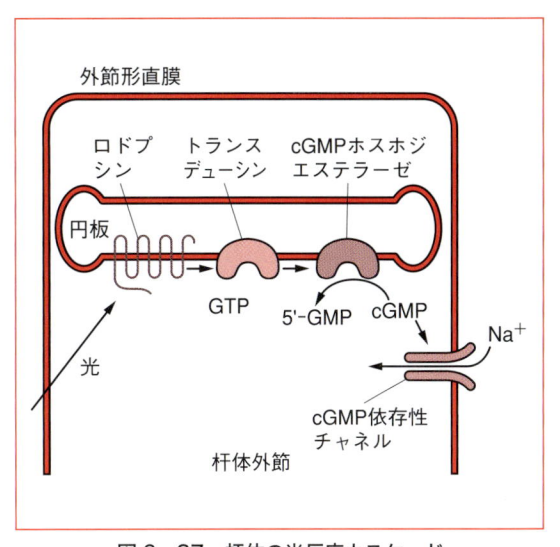

図6-27　杆体の光反応カスケード
〔Ganong WF：Review of Medical Physiology, 22nd ed, p.158, Figure8-18, McGraw-Hill, 2005〕

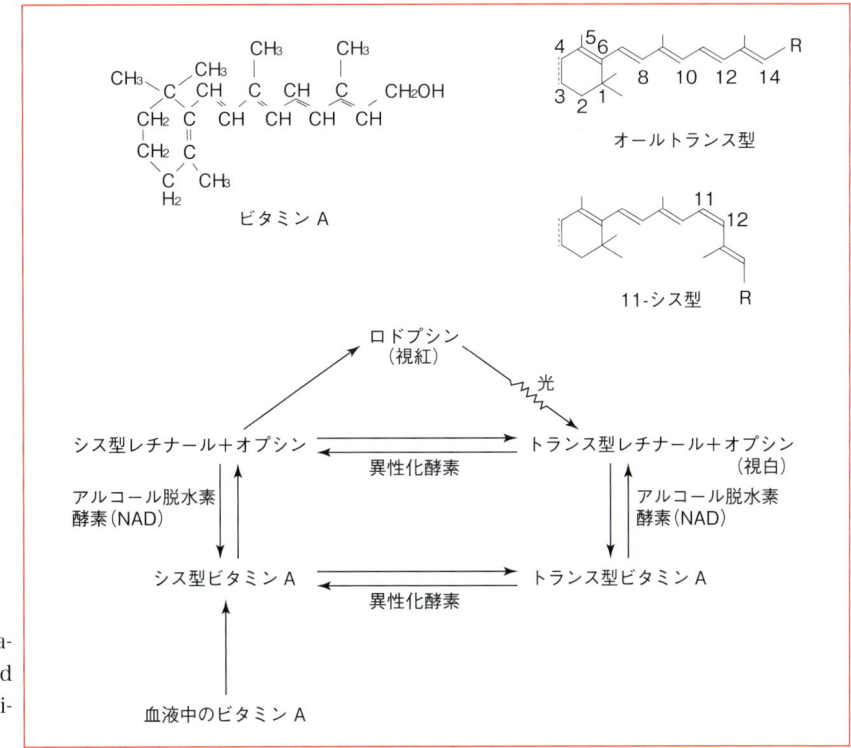

図6-28　視紅の代謝
〔Wald G：On the mechanism of the visual threshold and visual adaptation. Science 19：887, 1954〕

また，読書をしているときには眼球のサッケード運動がみられる．読みやすい本と難解な本では眼球運動のようすが異なる（図6-25d, e）．

眼球はものを注視しているときでも，生理的眼振（physiological nystagmus）という微細な運動をしている．これは視細胞の順応が非常に速いため，絶えず視刺激を変化させる必要があるからである．したがって，網膜と同一平面にある眼底の血管は，網膜に対してその像が固定されているので見ることはできない．

J. 瞬目反射

角膜や眼瞼などの眼球周辺の刺激で，眼輪筋が反射性に収縮してまばたきが起こることを瞬目反射（blink reflex）（または眼瞼反射）という．求心路は三叉神経，反射中枢は顔面神経核，遠心路は顔面神経である．強い光など，網膜の刺激でも起こる．

K. 網膜の機能

視細胞で光受容が行われたのち，網膜内細胞のシナプス連絡によって，網膜内でもある程度の視覚情報処理が行われる．

1. 網膜内細胞の電気活動

脊椎動物の視細胞は，スポット状の光刺激に対して杆体，錐体ともに過分極性の電位で応答する（図6-26）．つまり，視細胞は暗所で興奮状態にあり，光を受けると活動が抑制されることになる．これは，視細胞（外節膜）はもともとK^+に対する透過性が低く，光刺激によってNa^+に対する透過性が減少するためであることがわかっている（後述）．

視細胞間を連絡する水平細胞の受容野は広く，光照射に対して過分極電位を示すものが多いが，刺激光の波長によって応答極性が異なるものもある．これは，水平細胞が多数の視細胞からの入力を受けていることを反映する．

双極細胞の特徴は，光刺激で脱分極する on 中心型と，逆に過分極する off 中心型の2つのタイプがあることである．これらの双極細胞の受容野の周辺を光刺激すると，中心部とはまったく逆の応答を示す．双極細胞のこうした応答には，水平細胞から視細胞へのフィードバックが関与していると考えられる．

アマクリン細胞は光照射の初めと終わりにそれぞれ脱分極する，on-off 応答を示す．

これらの網膜内細胞からの最終情報を受け取り，スパイク電位を中枢へ伝達するのが神経節細胞（視神経）である．神経節細胞には，受容野の中心の光照射で放電する on 中心型，光照射を止めると放電する off 中心型，光の on, off でともに放電する3つの型がある．

2. 光受容のシグナル伝達

視細胞は暗所では脱分極しているが，光刺激を受けると過分極する．これによって，双極細胞から神経節細胞，視覚中枢へと興奮が伝達される．この過程を反応カスケードで説明してみよう（図6-27）．暗所では視細胞外節膜上にある cGMP 依存性チャネルが開口しており，ここから絶えずNa^+が流入して細胞内は脱分極している．ここに光が入ると，まず視細胞外節の円板膜上（140頁，図6-15参照）にある視物質（杆体ではロドプシン）を活性化する．ロドプシン（rhodopsin）[*1] は7回膜貫通型のGタンパク共役型受容体で，オプシン（opsin）（タンパク質部分）と11-シスレチナール（11-cis retinal）（ビタミンA_1アルデヒド）からなる．光のする仕事はロドプシンのレチナールをオールトランス型にすること（だけ）である．オールトランス型となったレチナールがオプシンから離れると（オプシンの立体構造が変化する），同じく円板膜上にあるトランスデューシン（transducin）（三量体Gタンパク）を活性化する．これによって同膜上の cGMP ホスホジエステラーゼが活性化され，cGMP が減少する（5'-GMP に変換されるため）．その結果，cGMP 依存性チャネルが閉口してNa^+の流入が止まって濃度が低下し，視細胞が過分極に転じる．視細胞が過分極すると双極細胞への伝達物質放出量は減少する．この変化によって神経節細胞に活動電位が発生して，視覚伝導路を上行する．

この現象を代謝の視点でみてみると，レチナールは 11-シス型からオールトランス型へ異性化し，トランス型レチナールとオプシンに分解される（図6-28）．このときロドプシンは白色に退色する．トランス型となったレチナール（ビタミンA）は，異性化酵素によってシス形に変えられ，ロドプシンに再合成さ

[*1] ロドプシンは杆体の感光色素で，赤色なので視紅ともよばれる．結合しているレチナールがトランス型になると退色する（視白）．

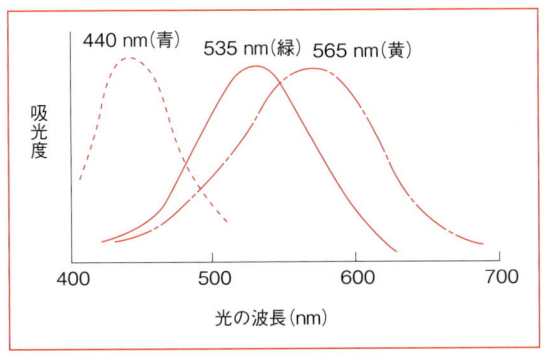

図6-29 錐体の吸光度
図中の数字は最大吸光度のときの波長.
〔Michael CR：Color vision. N Engl J Med 288：724, 1973〕

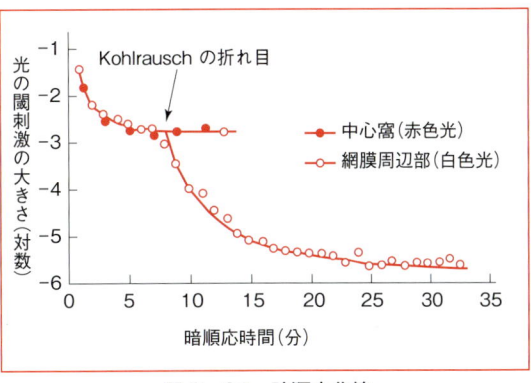

図6-30 暗順応曲線
〔Hecht S, Haig G, Chase AM：The influence of light adaptation on subsequent dark adaptation of the eye. J Gen Physiol 20：831-850, 1937〕

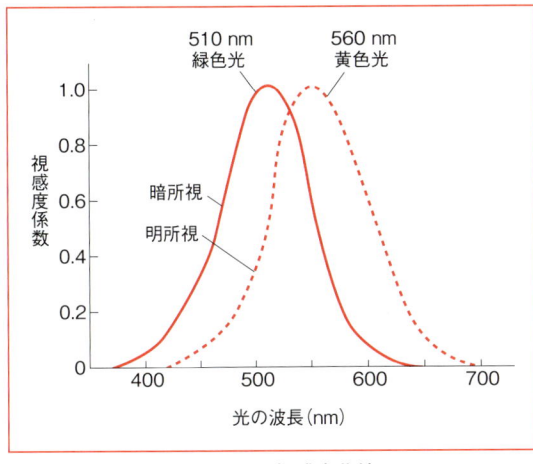

図6-31 視感度曲線

ている．したがって，錐体では視物質は細胞膜を貫いて存在している．光刺激によって，杆体と同様のカスケード反応が起こる．

4. 明順応と暗順応

映画館から外に出た直後は，まぶしくて眼をあけていられないが，すぐに明るさに慣れてくる．反対に，暗室に入ってすぐは真っ暗で何もみえないが，しばらくするとかすかに物の形がみえるようになる．前者を明順応(light adaptation)，後者を暗順応(dark adaptation)という．図6-30はヒトの暗順応曲線である．中心窩の赤色光に対する順応時間は5分程度だが，網膜周辺部の白色光に対する順応時間は初めの5分までの速い順応のあとに，さらに30分以上経過するゆっくりした順応が続く．杆体は赤色光には応じないから，速い順応(第1相)は錐体の，遅い順応(第2相)は杆体の順応であることがわかる．暗順応曲線上の不連続点をKohlrauschの折れ目という．遺伝的に錐体が欠如した全色盲では第1相はみられない．

明るい所での視覚を明所視(photopic vision)，暗い所での視覚を暗所視(scotopic vision)という．明所視では錐体が働き色覚が生じる．一方，暗所視では杆体が主として働き，色覚はないが，物の大まかな形状は認識できる(正視眼者で視力は約0.1)．このように，視覚が錐体と杆体で二元的に支配されているという考えを，光感覚の二元説(duplicity theory)という．明所視と暗所視の視感度曲線を比較すると，暗所視ではより短い波長の光が明るく見える(図6-

3. 錐体の視物質

錐体には青，緑，赤にそれぞれ最大吸光度をもつ3種類の視物質があり，1つの錐体は1種類の視物質を含む(図6-29)．錐体色素の化学構造もロドプシン類似の化学構造をもつ．3種類の錐体の興奮によって色覚が生じる．これを三色説(trichromatic theory)という．

これらの錐体も杆体同様，オプシンと11-シスレチナールからなる．錐体のオプシンの構造は杆体のそれに類似しており，7回膜貫通型である．錐体も外節に円板様構造があるが(図6-15参照)，杆体のような円板ではなく，細胞膜が深く入り組んだ形状となっ

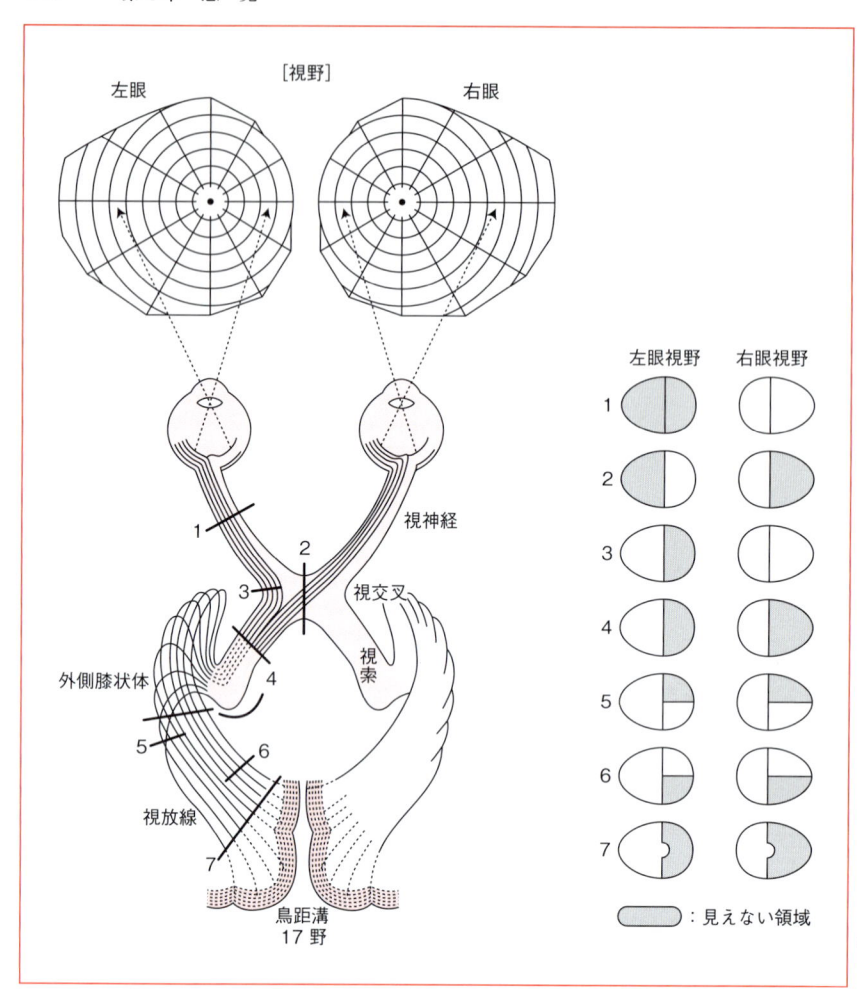

図6-32 視覚伝導路およびその障害による視野欠損
伝導路の1〜7の部位の障害で起こる半盲症を示す．
〔Holmans, 1941〕

31)．これをプルキンエシフト（Purkinje shift）という．夜行性の動物では杆体が大部分を占める．また，昼行性の動物でも，イヌやネコなど種によっては錐体を欠くものがある．これらは二元説を支持する証拠である．

L. 視覚系の情報処理

1. 伝導路

網膜を出た視神経は視交叉（optic chasm）を通り，視床の外側膝状体でニューロンを交代する．次にここから伸びる視放線となって後頭葉の視覚野にいたる（図6-32）．

視覚の伝導路でも，受容野からの線維が層状配列を保ちながら視覚野にいたる．網膜の鼻側からの視神経は視交叉で交差するが，耳側からのものは交差せず，同側を上行する（部分交差）．また，網膜の上側からの視神経は伝導路の下側を，下側のものは上側を上行する．

視覚の経路には，上記の外側膝状体を経由する経路のほかに，網膜を出たのち，上丘や視床枕など外側膝状体以外を経由して二次，三次視覚野にいたる経路がある．これは，定位反応や反射行動などに関与すると考えられる．

2. 形状認知のしくみ

網膜内の種々の細胞がニューロン結合して光覚の情報処理を行っていることはすでに述べた．視細胞レベルでは単に視野全体の明暗や色光のon, offに応答するにすぎないが，網膜を出る神経節細胞では円または同心円の受容野をもつようになる（図6-33）．神経節細胞は形態や応答特性などから，大型のY細胞（外側膝状体および上丘へ投射），中型のX細胞（外側膝

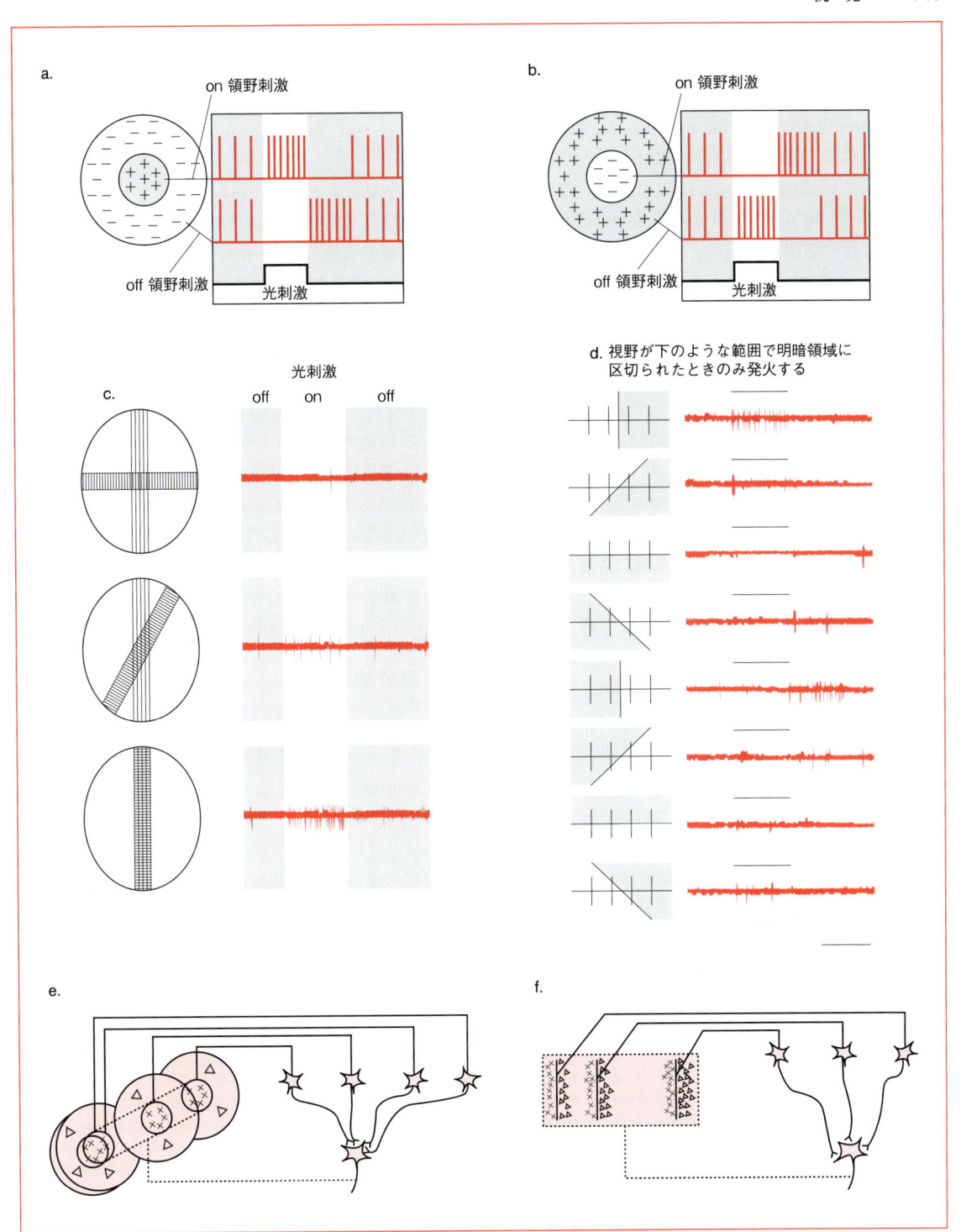

図6-33 視覚伝導路のニューロンの応答

a：on中心/off周辺型神経節細胞，b：off中心/on周辺型神経節細胞，c：方位検知型の単純型細胞[1]，d：方位検知型の複雑型細胞[2]，e：単純型細胞の構成模式図[2]，f：複雑型細胞の構成模式図[2]．

〔[1] Hubel DH, Wiesel TN：Shape and arrangement of column in cat's striate cortex. J Physiol **165**：559, 1963. [2] Hubel DH, Wiesel TN：Receptive fields, binocular interaction and functional architecture in the cat's visual cortex. J Physiol **160**：106-154, 1962〕

状体へ投射），小型のW細胞（上丘および周辺の中脳核へ投射）に分類され，それぞれ，動き検出器，パターン検出器，視覚反射や眼球運動調節の働きをすると考えられている．外側膝状体ニューロンは，Y細胞，X細胞と類似した受容野と応答特性をもつ．

　HubelとWiesel（1962）は，一次視覚野（17野）には，その応答パターンから単純型細胞（simple cell），複雑型細胞（complex cell），超複雑型細胞（hypercomplex cell）があることを明らかにした．単純型細胞（図6-33c）は，受容野の中央の細長いスリット状の光にもっともよく応答する方位検知型である．複雑型細胞（図6-33d）は，明暗境界部（edge）の特定の傾きに反応する方位検知型である．超複雑型細胞は単純型細胞や複雑型細胞と類似した反応を示すが，図形の端や角（スリットの長さ）に選択的に反応する特徴をもつ．複雑型細胞や超複雑型細胞には，スリット状の光が特定の方向に移動したときにだけ応答するものもある．単純型細胞は17野に，複雑型細胞は18野，19野に多い．

　視覚野のニューロンがこのような受容野をもつのは，下位レベルの同じタイプの受容野をもつニューロンが一定の配列に従って，上位レベルのニューロンに収束するためと推測される（図6-33e, f）．つまり，外側膝状体ニューロンは視覚野の単純型ニューロンへ，単純型は複雑型へ，複雑型は超複雑型へと直列的に収束すると考えられる．また，これに並行して，単純型ニューロンはX細胞からの，複雑型ニューロンはY細胞からの入力をそれぞれ受けるという並列型の情報処理回路も存在すると考えられている．このように，光情報は視細胞から高次中枢にいたる過程で，点から線へ，線から面の知覚へと情報処理され，視像の形状認知を可能にしている．

3. 色　覚

　ヒトは可視光線（波長約380〜770 nm）を感受できることによって，それを反射するさまざまな物体の形や色を識別している．錐体には赤，緑，青の光にそれぞれもっともよく応答する3種類があることはすでに述べた（三色説）．視覚系の二次以降のニューロンは，赤と緑，青と黄（緑＋赤）など補色関係にある2つの色光に対し，興奮または抑制という相反する応答を示す［反対色説（opponent color theory）］．視覚野の単純型ニューロンも色対比型応答を示す（図6-34）．すなわち，視細胞で受けた光刺激を，視神経にいたるまでに，①赤か緑か，②青か黄か，③明るさの程度の情報に変えられ，X，Y細胞を経由して中枢に伝達される．

4. 残像と対比

　太陽を見たあと視線をほかに移しても，少しの間，太陽像が見える．このように光刺激停止後も光覚が残る現象を残像（after-image）という．刺激光と同色の残像がある場合を陽性残像（positive after-image）という．陽性残像に続いて，刺激光と補色の陰性残像（negative after-image）が起こる．

　強い光を見たあとで弱い光をみると，あとの光が単独で見たときよりも弱く感じる（継時対比）．また，明るさの違う2つの光が隣り合っている場合，その境界部では明暗の差が強調されてみえる（同時対比）．こうした対比現象は色光刺激でもみられ［色対比（color contrast）］，対比される光が刺激光の補色に類似してみえる．

　残像現象や色対比は網膜内での側方抑制（lateral inhibition）によって説明される（128頁参照）．

M. 立体視

　私たちはまわりの景色に奥行きを感じ，物が立体的にみえる．これを立体視（stereopsis）［または両眼視（binocular vision）］という．物の大きさや輪郭の明瞭さ，影など経験的手がかりがこれを助けるが，立体視は視覚野の両眼性細胞（binocular cell）の働きに依存している．両眼性細胞には，両眼の網膜上の対応点（網膜の中心から同方向同距離にある点）を受容野にもつものと（図6-35），両眼視差（binocular disparity）（両眼網膜上の対応のわずかなずれ）に応答するものがある．これらの細胞からの情報が統合されて立体視覚が生じると考えられる．

　視覚野では生後，シナプス形成の可塑性（plasticity）（38頁参照）が高い時期がある．ヒトでも，出生後から乳幼児期までに眼疾患などによって単眼または両眼への視覚刺激が妨げられると，立体視機能が障害されることがわかっている．

　視覚に頼らず物体の三次元の形態を認知する能力を立体認知能（stereognosis）という．これには触・圧覚と大脳皮質（中心後回後部の頭頂葉）が関与するといわれる．盲人では立体視を補うべく，こうした系が代償的によく発達しているものと思われる．

視覚　151

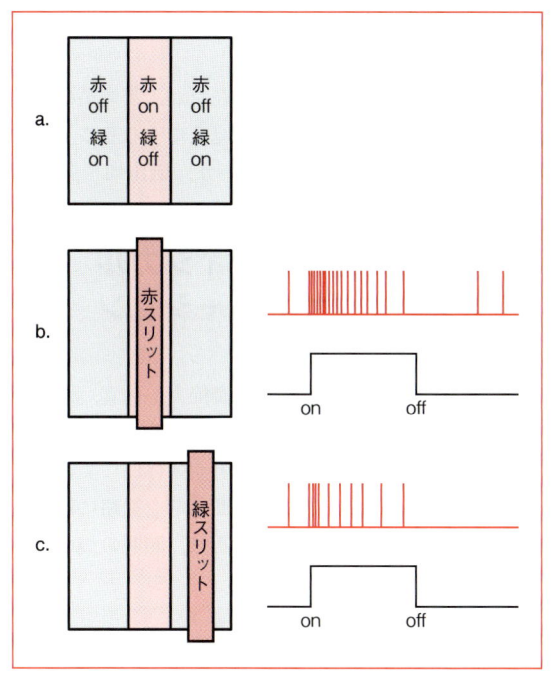

図6-34　単純型細胞の色対比に対する反応
a：赤と緑に色対比性をもつ視覚野単純型細胞の受容野，b：赤on野に赤色光スリットが与えられたときの応答，c：赤off野に緑色光スリットが与えられたときの応答．
〔Michael CR：Color vision mechanisms in monkey striate cortex：simple cells with dual opponent-color receptive fields. J Neurophysiol 41：1233-1249, 1978〕

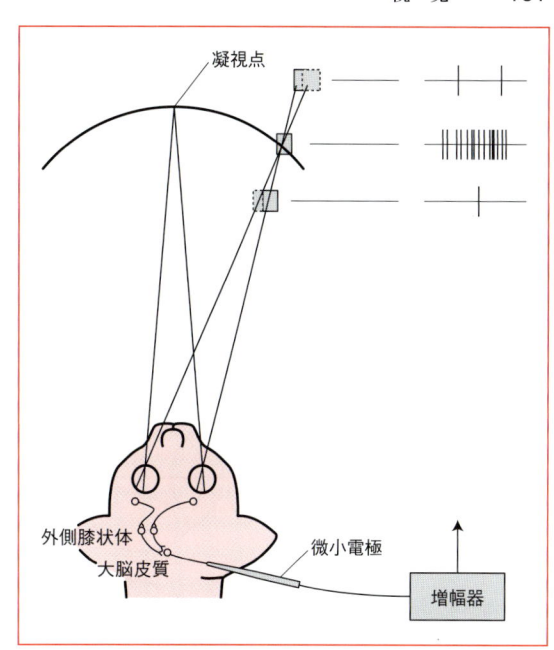

図6-35　両眼視差と視覚野ニューロンの応答
このニューロンは両眼視差がゼロのときに反応する．両眼視差を検知して反応する視覚野ニューロンもある．
〔Nikara T, Bishop PO, Pettigrew JD：Analysis of retinal correspondence by studying receptive fields of binocular single units in cat striate cortex. Exp Brain Res 6：353-372, 1968〕

II　視覚系の異常

A.　結像異常

網膜における結像異常は，屈折異常(refraction anomaly)や斜視(strabism)などによる．

正視眼では平行光線の焦点面が網膜に一致するので鮮明な像が得られる(図6-36a)．これに対して，眼球の形や屈折力に異常があると像は不明瞭になる．眼軸が短く網膜より後ろで結像する場合を軸性遠視(図6-36b)，逆に眼軸が長すぎて網膜の手前で結像する場合を軸性近視(図6-36d)という．屈折性の遠視や近視もある．遠視は凸レンズで，近視は凹レンズでそれぞれ矯正する(図6-36c, e)．

角膜の曲率が方向によって一様でないものを乱視(astigmatism)とよぶ(正乱視)．角膜に不規則な歪みがある場合は不正乱視という．正乱視は円柱レンズで，不正乱視はコンタクトレンズで矯正する．

両眼の視線を1点にそろえることができない場合を斜視といい，物が二重に見える〔複視(double vision)〕．これは両眼の共役運動を調節する脳幹ニューロンの機能不全，または外眼筋自体の不全による．

B.　夜盲症

杆体機能障害やロドプシンをつくるビタミンAの欠乏で夜盲症(night blindness)になる．夜盲症では暗順応曲線は第1相しか現れない．

C.　色覚異常

色覚異常には色盲(color blindness)と色弱がある．色盲は一般に先天性疾患で，全色盲と部分色盲がある．前者は色覚がなく明暗しか判別できない．後者は三原色のうち2色の色覚しかなく，2色の混合色しか見えない．部分色盲のうち赤色盲を第一色盲，緑色盲を第二色盲，黄青色盲を第三色盲という．色弱(異常三色型色覚)は，錐体の最大吸収波長が正常な場合

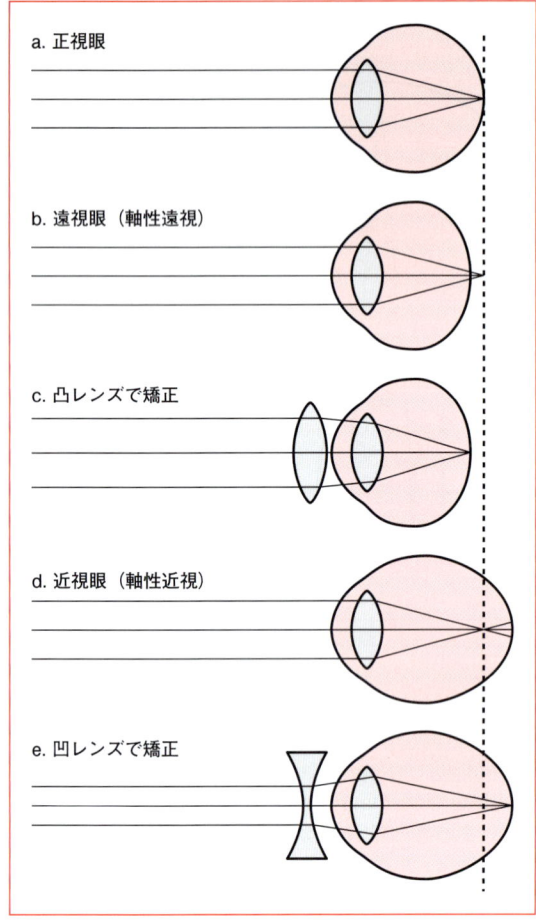

| a. 正視眼 |
| b. 遠視眼（軸性遠視）|
| c. 凸レンズで矯正 |
| d. 近視眼（軸性近視）|
| e. 凹レンズで矯正 |

図6-36　結像異常

よりシフトしているために色覚異常をきたすものと考えられている．

D. 視野欠損

　視覚伝導路の障害部位によって視野欠損の部分が異なることを半盲症（hemianopsia）という（図6-32）．これは視交叉（optic chiasm）（部分交叉）と，視覚野にいたるまでのニューロンの層状配列があることによる．一方の視野が完全に欠損する場合を同名半盲（図中の1は左側半盲），両眼の反対側が欠損する場合を異名半盲（図中の2は両耳側性半盲）などという．障害部が視放線より中枢側にある場合にのみ，黄斑回避（黄斑部の視野欠損がないこと）が認められる（図中の7）．この原因は，視放線部では黄斑部からの線維が広い領域を占めることから障害されにくいためであろうと考えられている．

E. 皮質盲

　視覚伝導路の途中の経路は健在だが，後頭葉の視覚野のみに障害があるために眼が見えなくなることを皮質盲（cortical blindness）という．脳出血や脳軟化症などでみられる．

III 視覚系のフィジカルイグザミネーション

　眼の検査には，視力，視野，調節力，色覚，対光反射，角膜反射などがある．ここでは，この章で学習した知識に関連した検査で，看護者が主体的に実施できる検査の方法と正常・異常の判断基準を簡略に紹介する．対光反射以外の視機能の検査は，照明のついた明るい部屋で明順応状態で行う．

A. 外眼部の観察

　角膜の凹凸と透明度，虹彩の形と膨隆の有無，涙点の腫脹・発赤などを観察する．また，眼瞼を反転させて眼球結膜と眼瞼結膜，強膜の色や腫瘤の有無を観察する．

B. 視力検査

　視力表のランドルト環の切れ目の位置を答えさせる．遮眼子を使って片目ずつ実施する．視力表自体の照明も十分であること．視力1.0以上は正視である．

C. 調整力

　近点計または定規を用いて近点距離と遠点距離を測って調節力を算出する．

D. 視野検査

　図6-37のような視野計を用いて視野の範囲を片目ずつ調べる．屈折異常がある場合は矯正眼で行う．被検者の顎と眼の位置を固定したら，中央の1点を注視させ，指標を周辺から中心に少しずつ動かしていき，色が識別できたときの視角（°）を記録する．白色の指標は網膜上の杆体視野を，赤，青，緑，黄に着色された指標は錐体視野をそれぞれ調べるために用いる．白色の指標が視野から消失する範囲（図6-20に示した位置）が盲点である．

　視野検査によって，視野の狭窄や欠損，半盲の有無など視覚伝導路の異常を判定する．

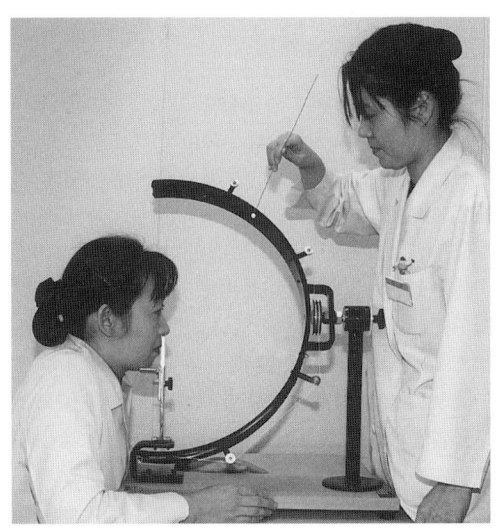

図6-37　視野計を測る

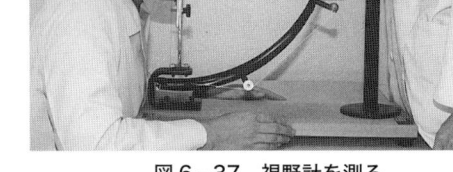

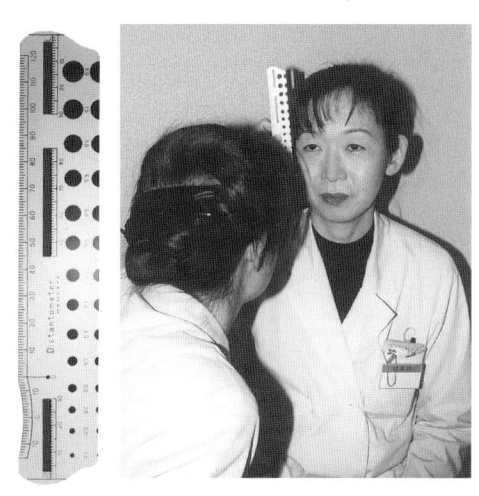

図6-38　瞳孔計を測る

E. 角膜知覚検査

角膜知覚計または清潔な綿糸などを用いて被検者の角膜を刺激し，瞬目反射（角膜反射）を観察する．裸眼で片目ずつ検査すること．角膜知覚検査によって，顔面神経核の機能，角膜知覚低下や眼筋麻痺の有無などを判断する．眼科領域の術後の知覚検査としても用いられる．

F. 瞳孔検査

被検者が正面を向いた状態で，瞳孔計を用いてまず瞳孔径を測る（図6-38）．次いで片眼を閉じさせ，もう一方の眼にペンライトの光をあて，瞳孔径を測る（直接光反射）．直後に，閉眼していた眼の瞳孔径も測る（共感性光反射）．眼を変えて同じ検査を行う（交互対光反応試験）．また，輻輳反応による瞳孔緊張の有無も観察する．部屋の照明による影響を防ぐために，検査者は被検者の眼より低い位置から検査する．被検者にあらかじめ固視目標を与えておく．

瞳孔不同の有無と程度，光反射の有無と迅速性を調べることによって中脳の機能を，交互対光反応試験によって視神経障害を判定する．

G. 眼底検査

直像眼底鏡（図6-39）を用いて，被検者の瞳孔を覗き眼底血管を観察する．被検者に瞳孔位置を保持させ，眼底鏡からの観察光を網膜上で少しずつずらしていくようにする．両眼を調べること．眼底局部の微細病変の有無を判定する．

H. 色覚検査

色覚検査表を用いて色覚異常の有無を調べる．プライバシー保護のために，色覚検査は個室で1対1で行われるのが望ましい（検査によってはじめて異常が発見される場合もある）．色覚異常がある場合，先天性か後天性かを判断するために異常の左右差も比較する．

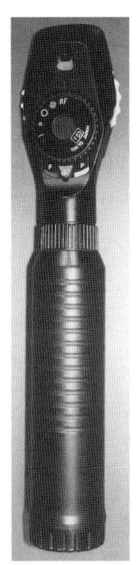

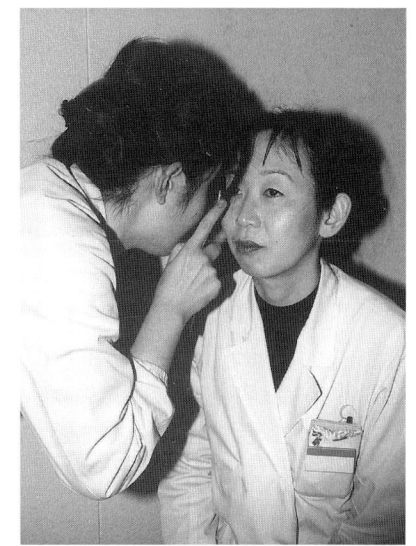

図6-39　眼底鏡で眼底の動脈を観察する

I. フリッカー融合頻度

　眼精疲労度を判断する指標として，フリッカー融合頻度（flicker fusion frequency）（フリッカー値）が使われる（422頁参照）．フリッカー融合頻度とは，点滅する刺激光の明滅頻度を上げていき，持続光に見える最小の頻度をいう．眼精疲労の代表的なものとして，眼を使う職業や遠視，老視に多い調節性眼精疲労，斜視や輻輳不全にみられる筋性眼精疲労などがある．

　図6-40は光強度と網膜上の部位によるフリッカー臨界融合頻度曲線である．フリッカー値の判断は，他者との比較よりも，個々の身体状態による値を比較するのが適当といわれる．

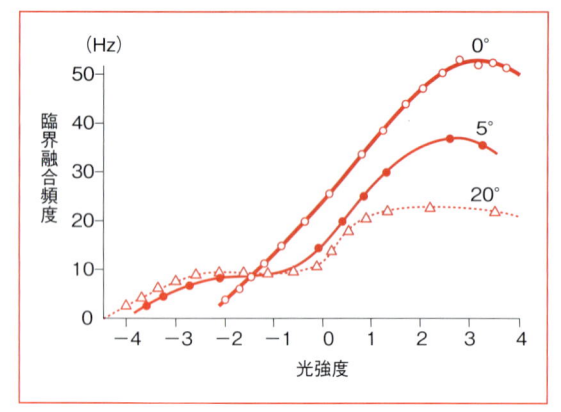

図6-40　フリッカー臨界融合頻度

各曲線は中心窩（0°）および，そこから5°，20°離れた部位でそれぞれ得られた．
〔大地陸男：生理学テキスト，161頁，文光堂，東京，1992〕

KEYWORD

視覚　光感覚　水晶体　外眼筋　網膜　黄斑　中心窩　視細胞　外節　錐体　杆体　視神経　涙液　カメラ眼　視角　視野　盲点　遠近調節　屈折力　調節力　近点　遠点　視力　瞳孔括約筋　瞳孔散大筋　縮瞳　散瞳　直接光反射　共感性光反射　輻輳反応　眼球運動　サッケード運動　追跡運動　生理的眼振　外節膜　光反応カスケード　視物質　ロドプシン　レチナール　明所視　暗所視　明順応　暗順応　視覚伝導路　外側膝状体　形状認知　一次視覚野　色覚　残像　対比　立体視　両眼視差　屈折異常　夜盲症　視野欠損　皮質盲　眼底検査　色覚検査　フリッカー融合頻度

学習課題

☐ 光が網膜に到達する経路を解剖学的に述べなさい
☐ 視細胞の種類と，それぞれの特徴を説明しなさい
☐ 近くを見る仕組みを説明しなさい
☐ 網膜に到達する光の量はどのように調節されているか
☐ 眼球運動の種類と，それぞれの特徴を説明しなさい
☐ 光刺激を受けた視細胞ではどのような現象が起こっているか
☐ 明順応，暗順応について説明しなさい
☐ 色覚はなぜ生じるか，また色盲はなぜ起こるか
☐ 視物体が立体的に見えるのはなぜか
☐ 近視や遠視はどのように矯正されるか
☐ 視覚伝導路を述べなさい

6-5 聴覚

学習目標
1. 聴覚の伝導路がいえる
2. 音波の振動が有毛細胞を興奮させるまでの過程がわかる
3. 音を聞き分けるしくみがわかる
4. 難聴の種類がいえる

I 聴覚系の形態と機能

A. 聴覚系の形態
1. 外耳と中耳

ヒトの聴覚器は外耳（external ear），中耳（middle ear）と内耳（inner ear）からなる．外耳とは耳介と外耳孔（external auditory meatus），外耳道（external auditory canal），鼓膜（tympanic membrane）までをいう（図6-41）．鼓膜は直径約1cm，厚さ0.1mmの和紙様の薄膜である．中耳は鼓膜と蝸牛の卵円窓（oval window）［または前庭窓（vestibular window）］で仕切られた空間で，耳管（auditory tube）から咽頭に通じる．中耳にはツチ骨（malleus），キヌタ骨（incus），アブミ骨（stapes）の3つの耳小骨（auditory ossicle）があり，それぞれ関節で連結されている．ツチ骨は鼓膜に，アブミ骨は卵円窓に，それぞれ接する．

2. 内耳

内耳は蝸牛，前庭器官，半規管からなる（図6-41）．蝸牛（cochlea）は骨迷路の一部で2と3/4回転のらせん形の筒状構造をもつ．蝸牛の内部は基底膜（basilar membrane）と前庭膜（vestibular membrane）とによって3つに仕切られている（図6-42a）．2つの膜に挟まれた中央の管を蝸牛管（ductus

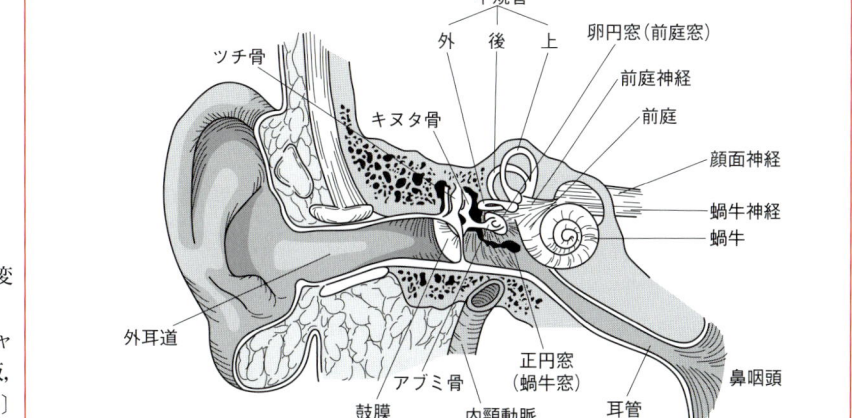

図6-41 耳の断面図
ヒトの耳．蝸牛の向きを変え，耳小骨筋を除いた．
〔岡田泰伸ほか（訳）：ギャノング生理学，原書22版，177頁，丸善，東京，2006〕

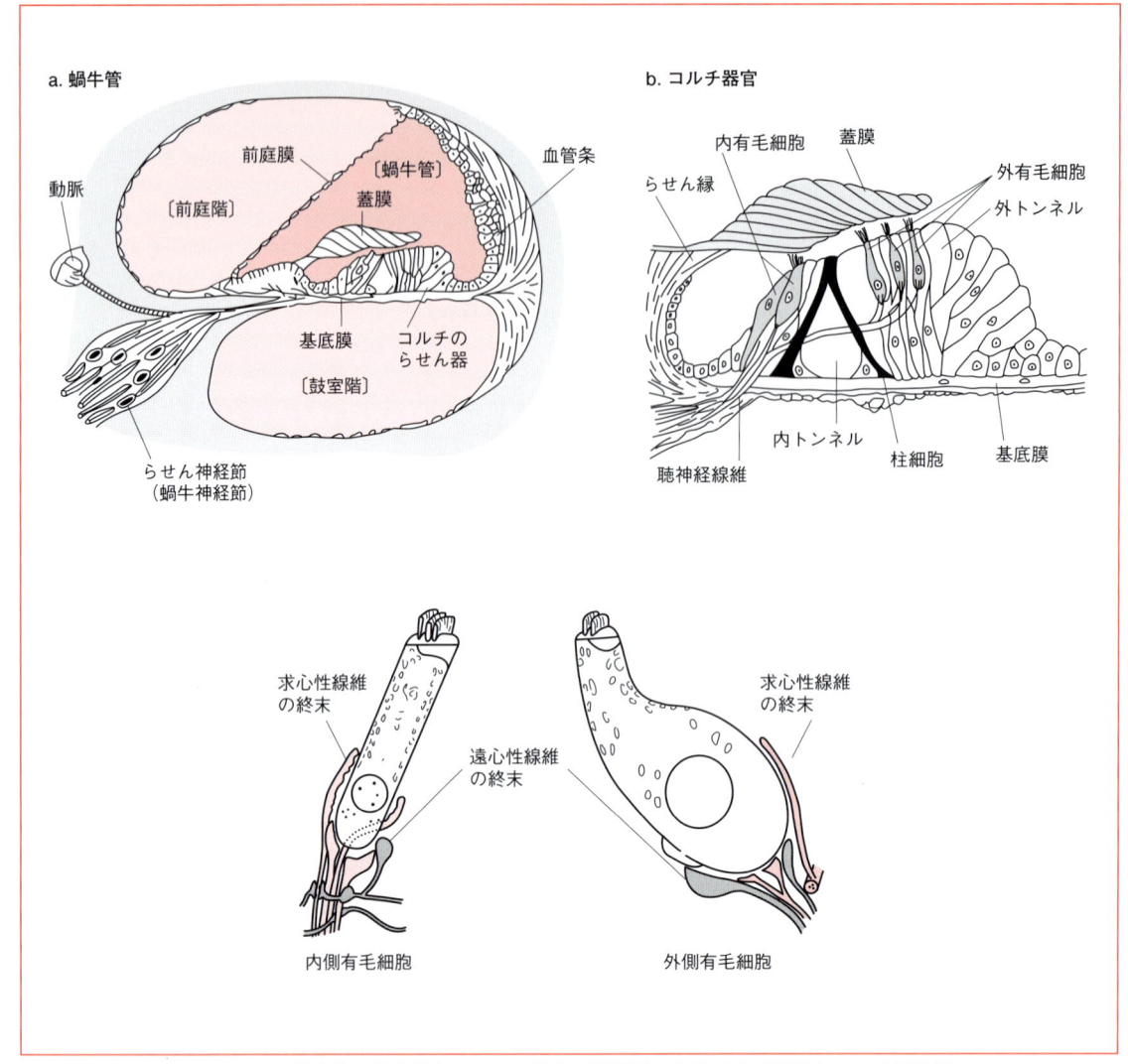

図6-42 蝸牛管，基底膜上のコルチ器官の断面図，および有毛細胞とその支配神経
a, b：内有毛細胞は1～2列，外有毛細胞は3列に並ぶ．有毛細胞は支持細胞（Hensenの細胞など）および柱細胞で基底膜上に支えられ，有毛細胞の間隔に触れている．c：求心性線維（赤色）と遠心性線維（黒）の分布走行を示す．図はシナプス接合部．外側と内側細胞では，遠心性と求心性線維の結合のしかたが異なる．
〔a, b：真島英信：生理学，改訂第18版，232頁，文光堂，東京，1986〕

cochlearis），上側を前庭階（scala vestibuli），下側を鼓室階（scala tympani）という．前庭階と鼓室階は蝸牛頂で連なり外リンパ（perilymph）で，蝸牛管内は内リンパ（endolymph）で，それぞれ満たされている．蝸牛管の基底膜上にはコルチ器官（organ of Corti）（らせん器官）とよばれる音の受容部位がある．そこでは内有毛細胞（inner hair cell）と外有毛細胞（outer hair cell）が基底膜上の内トンネルを挟んで並び，細胞の有毛部が蓋膜（tectorial membrane）に接している（図6-42b）．内有毛細胞と外有毛細胞は受容細胞でありながら，遠心性支配も受けている（後述）（図6-42c）．

B. 音波の伝導

1. 鼓膜から外リンパへ

音波とはヒトに聞こえる周波数（可聴領域）の音をいう．音波は耳介から外耳道を通り，まず鼓膜を振動させる．鼓膜の振動は3つの耳小骨を振動させ，卵円窓から前庭階の外リンパに音圧を減衰させることなく伝えられ[*1]，空気中の音波の振動エネルギーの

図6-43 音波の伝達
音は鼓膜を振動させた後，ツチ骨→キヌタ骨→アブミ骨に伝達され，卵円窓（または前庭窓）を経て外リンパ液の振動となる（赤矢印）．振動は正円窓（蝸牛窓）から抜けるしくみになっている．外リンパの振動は内リンパを振動させ，コルチ器官におよぶ．
〔金子章道，岩村吉晃：知覚．人体機能生理学（杉晴夫編），改訂第3版，231頁，南江堂，東京，1997より一部改変〕

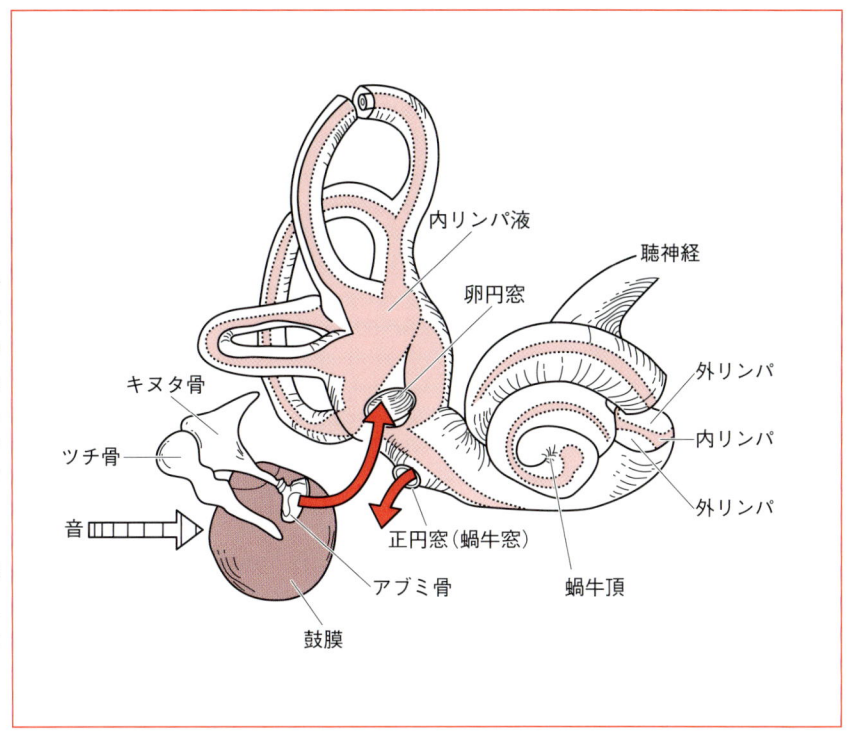

約80％が内耳のリンパ液の振動エネルギーとして伝達される．外リンパの振動は蝸牛頂まで伝わって，そこから鼓室階を下って正円窓から外に抜ける（図6-43）．

外耳道からの音波のほかに，頭蓋骨の振動もリンパに伝達される［骨伝導（bone conduction）］．

2. 基底膜から有毛細胞へ

卵円窓の振動エネルギーは前庭階の外リンパを振動させるが，このとき同時に蝸牛管の基底膜が振動する．基底膜上を振動が伝播する現象を進行波（traveling wave）とよぶ．進行波の振幅は蝸牛底部（base）では小さいが，頂部（apex）に進むにつれて次第に大きくなる（図6-44a）．

また，基底膜の領域と音信号の周波数との間には特定の対応関係があり，基底膜各部位は特定の周波数の音に対して最大の振幅で振動する（図6-44b）．すなわち，蝸牛底部では高音に，蝸牛頂部では低音に対する感度が，それぞれ最大となる［場所説（place theory）］．

周波数に応じて固有の基底膜が振動すると，そこに位置するコルチ器官も振動する．コルチ器官の内・外有毛細胞の有毛部は蓋膜に付着しているため，基底膜が振動すると有毛部が変位する．これによって有毛細胞（機械受容器）が興奮し，音波の受容が成立する．

3. 蝸牛の電気現象

a. 蝸牛内電位

外リンパ液は脳脊髄液に似たイオン組成（Na^+濃度＞K^+濃度）である．一方，蝸牛管を満たす内リンパ液は，蝸牛管壁の血管条辺縁細胞のイオンポンプによって，ほぼこの逆の組成を維持している．このため，蝸牛管内は鼓室階・前庭階に対して80〜100 mV陽性である．この直流電位を蝸牛内電位［endocochlear potential（EP）］という．有毛部の変位で蝸牛有毛細胞（静止電位は-60 mV）に受容器電位（起動電位）が生じるが，この電位はEP存在下の方が，はるかに大きい．このことから，蝸牛内電位には有毛細胞の音信号に対する感受性を高める働きがあると考えられている．

[*1] 鼓膜とアブミ骨底の面積比は約17：1．耳小骨連鎖における'てこ比'は1.3：1である．このしくみによって，音圧は約22倍（両者の積）に増大される．

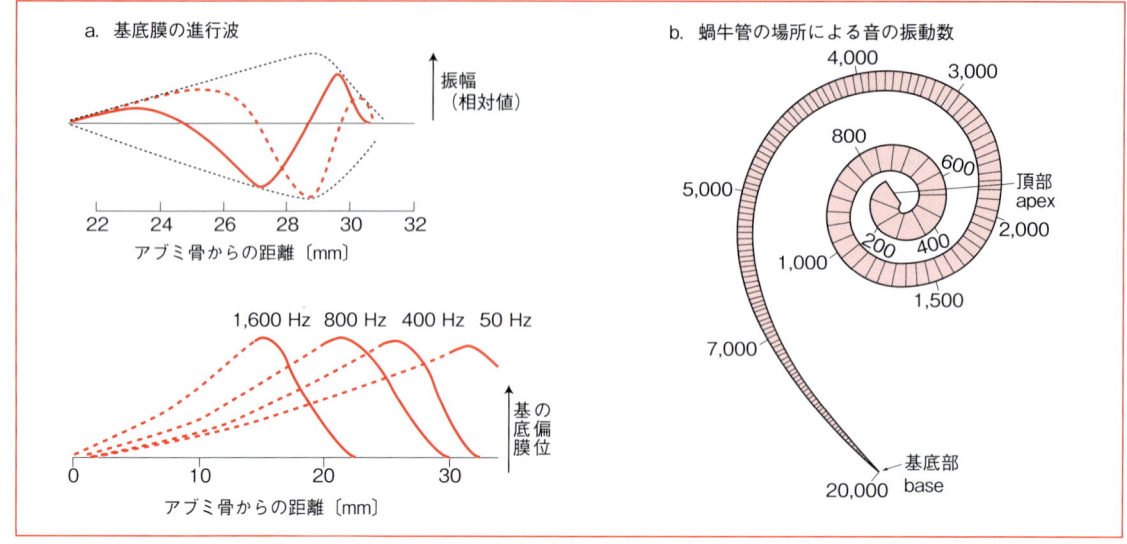

図 6-44 進行波

a）上：実線と点線とは2つの時点における波を表す．破線は次々の時点における波のピークをつないでできた波の"包絡線"を示す．
a）下：アブミ骨の振動によって液体の波動が生ずるが，これに原因する基底膜の偏位を示す図．振動数は各カーブの上に書いてある．
b）蝸牛管における周波数分布の特徴
〔a：Ganong WF：ギャノング生理学，原書22版（岡田泰伸ほか訳），184頁，丸善，東京，2006〕
〔b：渡辺俊男：視聴の学説．生きていることの生理学，264頁，杏林書院，東京，1988より一部改変〕

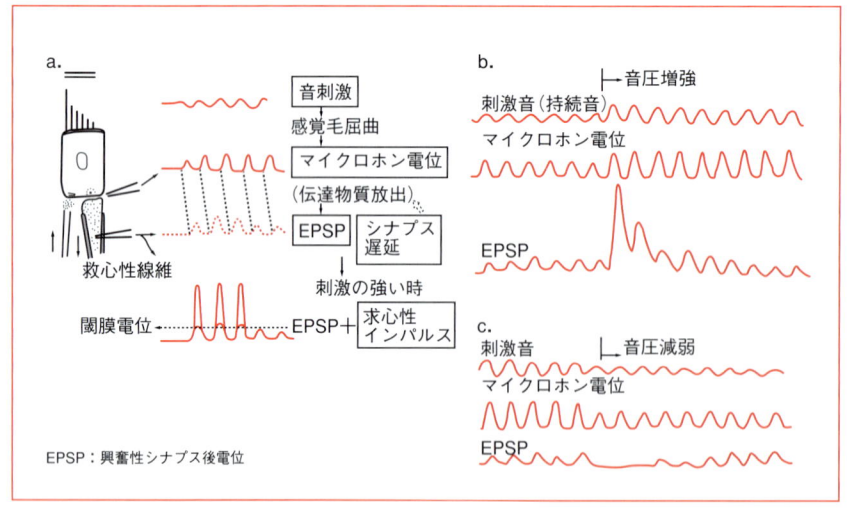

図 6-45 マイクロホン電位
a：マイクロホン電位の測定，b，c：刺激音とマイクロホン電位，聴神経EPSPの関連（a，b，c：松裏より）
〔大森治紀：聴覚．標準生理学，第6版（本郷利憲，廣重力，豊田順一監修），248頁，医学書院，東京，2005より一部抜粋〕

b．蝸牛マイクロホン電位

有毛細胞は音波による基底膜の振動に同期して興奮するので，起動電位もこれに同期して起こる（位相同期放電）．この電位は，音波に対応したマイクロホンの電位変化に似ていることから，蝸牛マイクロホン電位〔cochlear microphonic potential（CM）〕とよばれる（図6-45）．ヒトにおけるCMは可聴周波数領域の20,000Hz[*2]を越えると同期性が低下してくる．

4．上行性伝導路と聴覚中枢

聴覚の上行性伝導路はらせん神経節細胞に始まり，延髄，下丘，視床の内側膝状体（medial geniculate

body)を経て一次聴覚野(auditory cortex)にいたる(図6-46).この間,4〜6個のニューロンを経由する.一側の耳からの情報は上オリーブ核より上位では両側のニューロンに伝達され,41野のほとんどのニューロンは両耳からの入力を受ける.一部のニューロンは対側の耳からの入力で興奮し,同側の耳からの入力で抑制される.聴覚系のニューロンは刺激の時間的変化に敏感で,持続的な音に対しては一過性にしか反応しない.この傾向は上位に行くにしたがって強くなり,聴覚野ではニューロンはON-反応またはOFF-反応が多くなる.また,聴覚野のニューロンには,純音より複雑な音のみに特異的に反応するものが多い.

C. 音波と聴力

1. 音波の性質

音波は空気中を伝搬する縦波である.すなわち,まず,音源の振動によって空気の分子密度に高低が形成され,これが次々と隣接する分子に伝播して形成された波動(疎密波)が音波である.

物理的な音の性質として,大きさ・高さ・音色がある.音の大きさ(loudness)は音波の振幅(amplitude)と,音の高さ(pitch)は音波の振動数[周波数(frequency)]と,それぞれ関係がある.音色[音質(timbre)]は音波の波形として表れる.

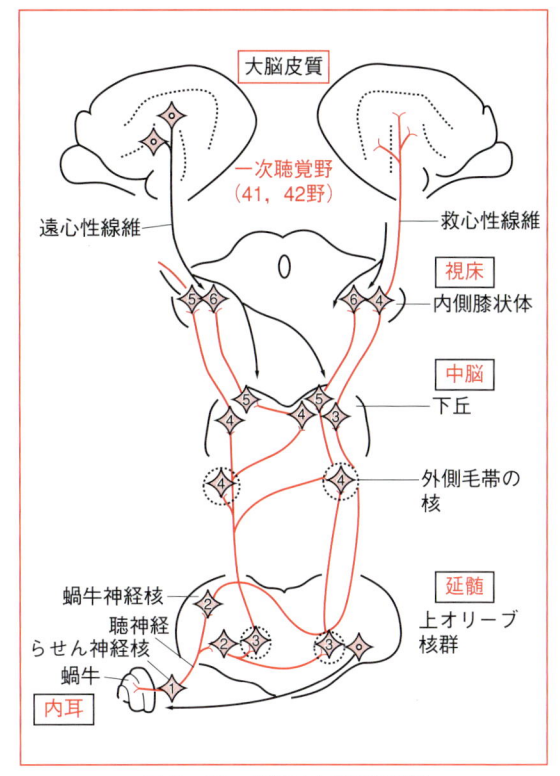

図6-46 聴覚の上行性伝導路
数字はシナプスの次数を示す.赤線は求心性線維,黒線は遠心性線維.
〔金子章道:聴覚.人体機能生理学,改訂第4版(杉 晴夫編),229頁,南江堂,東京,2003より一部改変〕

2. 聴力

a. 聴野

ヒトの可聴周波数領域は20〜20,000 Hzの範囲である(図6-47).ヒトにとって最も感度が高い音は1,000〜4,000 Hzの範囲で,話声や生活音に相当する.音の大きさ(loudness)の測定には音圧レベル[sound pressure level(SPL)]を用いる.音圧(P_1)と基準音圧(P_0)の大小関係を比較するとき,n(dB) = $20 \log P_1/P_0$で表す.このとき,P_1はP_0よりn dB(デシベル)大きいという.P_0は1 kHzの音の聴覚閾に相当する音圧で,0.0002 dyne/cm^{2}である.140 dBの音はコルチ器官を破壊するという.

b. 音源定位

音波が左右の耳に到達する時間差で,音源の位置を知ることができる[音源定位(auditory localization)].また,前方から聞こえる音と後方からの音では音質が違う.これには耳介の形状と耳介表面からの音波の反射が関係している.

c. マスキング

ある周波数の音が聞こえているとき,他の周波数の音に対する聴力が低下する現象をマスキング[masking(effect)]という.対比される2音の周波数が近いほど,音圧の低い音(小さな音),高周波数音(高い音)ほどマスキングが起こりやすい.

d. 遠心性抑制系

一次聴覚野を刺激すると,内側膝状体からの聴覚入力が抑制される.また,延髄の上オリーブ核からの遠心性線維は外有毛細胞の興奮を抑制する(Fex, 1962).これらの抑制系は意識的に聴覚感度を調整するさいに働くと考えられている.

[*2] Hz(ヘルツ)は1秒間の振動波の周波数を表す.

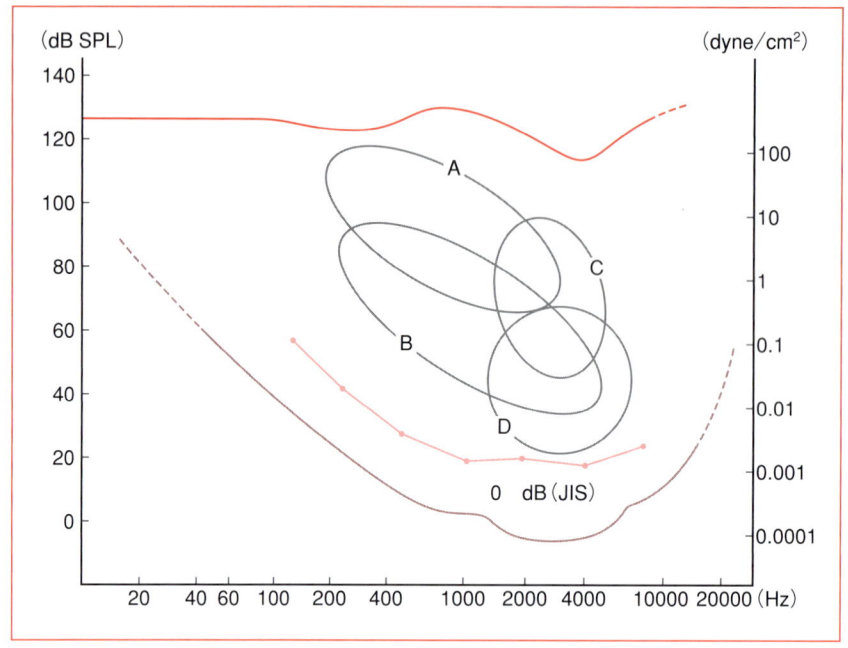

図6-47　ヒトの可聴範囲

縦軸音圧目盛の0dB SPLは，1kHzでは，0.0002 dyne/cm^{2}に相当する．
横軸は周波数(Hz)．
0dB(JIS)はJIS規格による聴力検査の正常基準値を各周波数で表した曲線．
中央に円く囲まれた言語音は，Aが有声母音，Bがささやき，Cが有声子音，Dが無声子音に含まれる領域．
ヒトは言語音に都合よい聴力をもっている．
〔金子章道：聴覚．人体機能生理学，改訂第4版（杉　晴夫編），222頁，南江堂，東京，2003より一部改変〕

e. 漏斗現象

ある周波数の音に対する応答は，その前後の周波数の音に対する応答が抑制されることによって誇張される．この現象を漏斗現象(funneling phenomenon)という．このしくみによって，興奮野の周囲に時間的・空間的に抑制野を生じさせて，音の微妙な変化に鋭敏に応答することができる．

II 聴覚系の異常

1. 難聴 (hypoacusis, deafness)

a. 伝音(性)難聴 (conductive hearing loss)

外耳から中耳伝音系の障害によって起こる難聴で，骨導聴力は正常であるが気導聴力が低下する（図6-48a）．補聴器で音を増幅させて改善できる．

b. 感音(性)難聴 (perceptive hearing loss)

内耳から大脳皮質にいたる聴覚伝導路の障害によって起こる難聴で，骨伝導・空気伝導ともに低下する（図6-48b）．

c. 混合(性)難聴 (combined hearing loss)

伝音難聴と感音難聴が混在する難聴である．老人性難聴の多くは混合難聴である．

2. 耳痛 (otalgia, ear ache)

耳に生じる痛みの総称で，急性中耳炎など耳自体に痛みの原因がある場合と，急性咽頭炎などからの放散痛の場合がある．求心路は外耳支配の三叉神経・迷走神経，中耳支配の三叉神経・舌咽神経である．耳前部の圧迫，耳介の牽引，咀嚼運動で増強する．

3. 耳漏 (otorrhea, aural discharge)

外耳道から排泄される漿液性または膿性の分泌物の

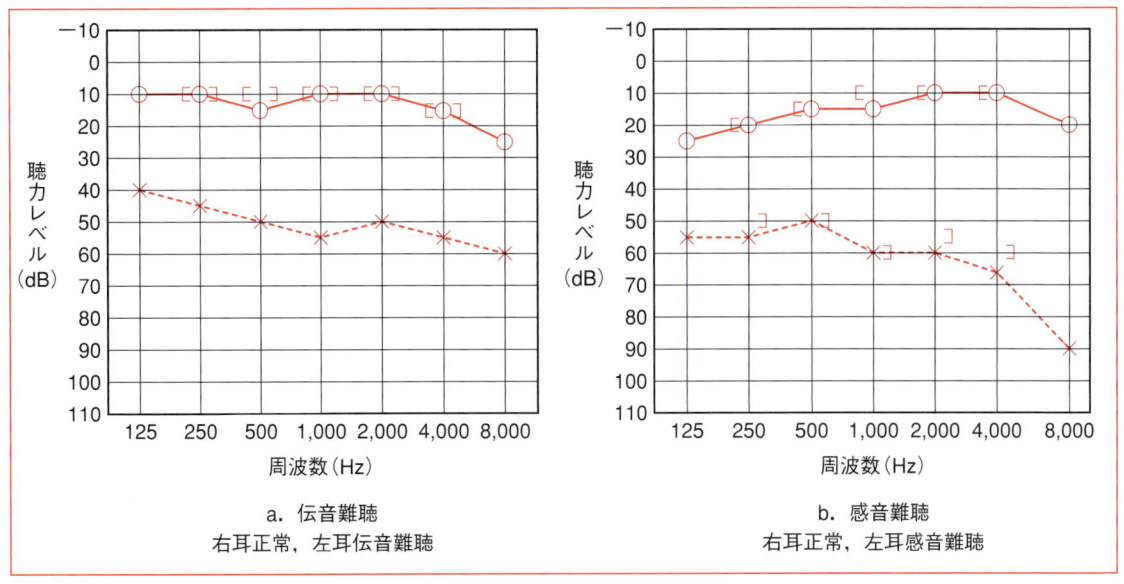

図6-48 伝音難聴と感音難聴のオージオグラム

a. 伝音難聴
右耳正常，左耳伝音難聴

b. 感音難聴
右耳正常，左耳感音難聴

○：右耳気導聴力，×：左耳気導聴力，[：右耳骨導聴力，]：左耳骨導聴力
〔小田 恂：感音難聴. 耳鼻咽喉科エキスパートナーシング（森山 寛編），36頁，南江堂，東京，2005〕

総称で，痛みや痒みを伴う．骨破壊を伴うと悪臭が強くなる．

4. 耳鳴（tinnitus, ear ringing）

音刺激の不在下で聴覚路に異常興奮が起こったために生じる音感覚である．伝音系，感音系の障害による．

III 聴覚系のフィジカルイグザミネーション

1. 耳鏡検査

耳鏡を使って外耳道と鼓膜を観察する．

2. 純音聴力検査（pure tone audiometry）

気導聴力検査と骨導聴力検査がある．気導聴力では250〜8,000 Hz，骨導聴力では500〜4,000 Hzの純音を用いて聴覚閾値を測定する（図6-48）．

3. インピーダンス聴力検査

外耳道に一定の音を入れ，鼓膜で反射される音圧を測定し，伝音機能や耳小骨筋反射[*3]機能を調べる．

4. 耳管機能検査

外耳の気圧を変化させながら音を聞かせ，鼓膜の感度（易振動性）を調べる．耳管の換気能・排泄機能を知るために行われる．

[*3] 中耳筋反射ともいう．音刺激または顔面の皮膚刺激（三叉神経支配）によって中耳筋（顔面神経支配）が収縮する反射．異常に大きな音に対して，中耳骨筋，なかでもアブミ骨筋が反射性に収縮し，鼓膜の緊張（伝導性）を抑制する．このことから，耳小骨筋反射はアブミ骨筋反射ともよばれる．

162　第6章　感覚

KEYWORD

🔑鼓膜　🔑卵円窓（前庭窓）　🔑耳管　🔑耳小骨　🔑蝸牛　🔑基底膜　🔑蝸牛管　🔑内リンパ　🔑外リンパ　🔑コルチ器官　🔑有毛細胞　🔑空気伝導　🔑骨伝導　🔑進行波　🔑場所説　🔑蝸牛内電位　🔑蝸牛マイクロホン電位　🔑音圧レベル　🔑音源定位　🔑マスキング　🔑遠心性抑制系　🔑漏斗現象　🔑伝音（性）難聴　🔑感音（性）難聴　🔑純音聴力検査

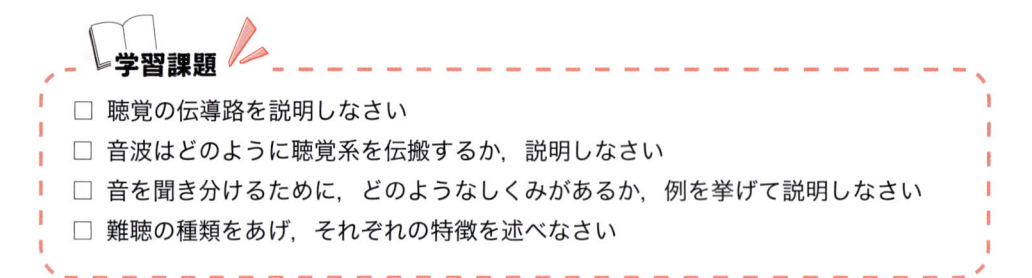

学習課題

- ☐ 聴覚の伝導路を説明しなさい
- ☐ 音波はどのように聴覚系を伝搬するか，説明しなさい
- ☐ 音を聞き分けるために，どのようなしくみがあるか，例を挙げて説明しなさい
- ☐ 難聴の種類をあげ，それぞれの特徴を述べなさい

6-6 平衡感覚

学習目標

1. 前庭器官の名称と働きがいえる
2. 角加速度，重力加速度の受容の仕組みがいえる
3. 平衡感覚の上行性伝導路がいえる

I 前庭器官の形態と機能

A. 前庭器官

前庭器官は卵形嚢（utricle）と球形嚢（saccule），半規管（semicircular canals）からなり，身体の平衡調節・運動調節をおこなう（図6-49）．

1. 卵形嚢と球形嚢

卵形嚢と球形嚢の受容器は平衡斑（macula staticae）で，重力の方向と対に水平面と垂直面に直角に位置している（図6-50）．平衡斑には受容器細胞として有毛細胞があり，その感覚毛は炭酸カルシウム［耳石（otolith）または平衡石］を乗せたゼラチン様物質（耳石膜）の中に伸びている．

2. 半規管の形態

半規管には前，後，外側の3つがあり，互いに直

平衡感覚 163

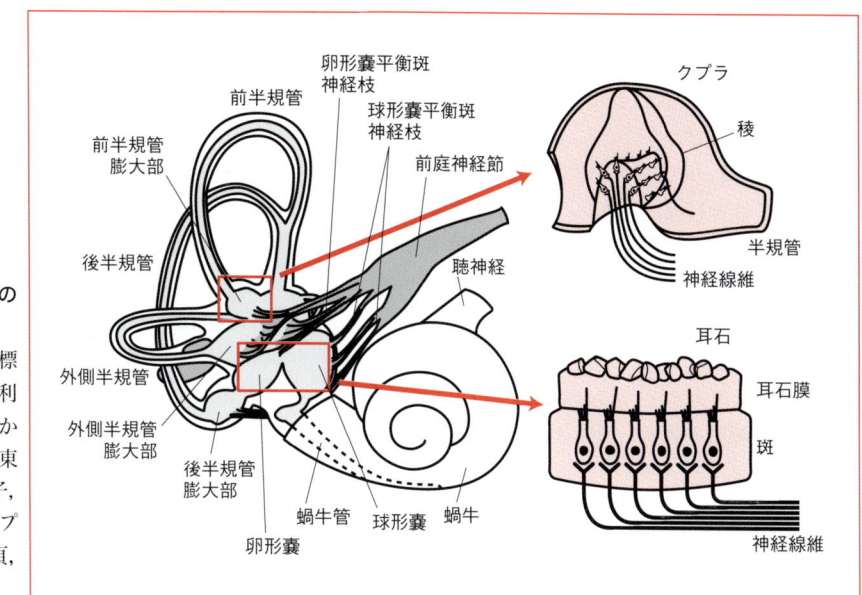

図6-49 内耳前庭器官の断面図
〔松裏修四：平衡感覚．標準生理学，第4版（本郷利憲，廣重 力，豊田順一ほか編），237頁，医学書院，東京，1996および貴邑冨久子，根来英雄：前庭感覚．シンプル生理学，改訂第4版，99頁，南江堂，東京，1999より〕

交する3つの面上に位置する（図6-50）．膨大部稜（crista ampulla）は各半規管基部の膨大部にある．膨大部稜は有毛細胞と支持細胞からなり，ゼラチン様の仕切りで覆われている．有毛細胞の基底部には内耳神経前庭神経部の求心神経線維がシナプスを形成している．

B. 平衡感覚の受容と上行性伝導路

1. 前庭有毛細胞の働き

前庭器官は共通の受容器（前庭有毛細胞）をもつ．この有毛細胞には求心性線維と遠心性線維のシナプス様式が大きく異なるⅠ型とⅡ型がある（図6-51）．両者に共通するのは，受容部に1本の長い運動毛（kinocilium）と，それより短い数十本の不動毛（stereocilia）をもつことである．図のように運動毛の方向にリンパが流れたとき有毛細胞が興奮して，半規管では角加速度を，球形嚢・卵形嚢では重力加速度をそれぞれ感知する．一方，運動毛とは逆方向のリンパ流では，有毛細胞は過分極して自発性発射も抑制される．また，左右の三半規管は線対称に位置するので有毛配列の極性も逆となっている．その結果，その結果，頭部の回転刺激はより強調されて中枢へ伝達される．前庭器官からの一次求心性線維(前庭神経)はその大半が前庭神経核（nucleus vestibularis）に終止する．

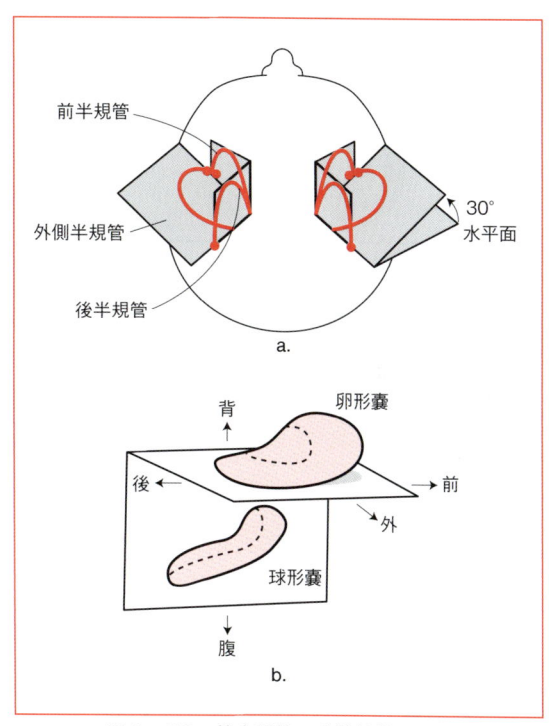

図6-50 前庭器管の立体的位置関係
a：「前」および「後」半規管はそれぞれ対側の「後」および「前」半規管と平行な面内に位置する．左右の外側（水平）半規管は互いに同一平面内に位置するが，前方へ30°もち上がっている．b：卵形嚢は水平に位置するが前方でややもち上がっている．球形嚢はほぼ垂直面に位置する．
〔伊藤文雄：生理学〈図説〉，175頁，東西医学社，東京，1983〕

2. 平衡斑と頭位の関係

平衡斑は頭の位置の変化や全身の動きにより刺激される．頭部を動かすことにより重い耳石と平衡斑の位置関係にずれが生じて感覚毛が傾き，これが刺激となって求心性神経線維にインパルスが発生する（図6-52）．

3. 半規管と頭の回転

頭部を回転させると，半規管のリンパは慣性により管壁の回転より遅れる．この遅れがリンパの流れをつくり，有毛細胞を刺激し興奮させる．前および後半規管と外側半規管が互いに直交するため，頭部の三次元運動の角加速度ベクトルが感知できる（図6-50）．

C. 前庭核の関与する神経回路

高次中枢からの動作指令または身体のゆらぎにより頭位が変化すると，直線・重力加速や回転加速が加わり，耳石器や半規管が刺激され，それらの求心性信号が前庭神経核と小脳に送られる．前庭神経核からの出力は前庭動眼反射や緊張性迷路反射を引き起こすと同時に，高次中枢に伝達され，頭の位置や動きの感覚を生じる（図6-53）．

II 前庭機能の異常

前庭機能の異常により身体の平衡保持が困難になる．眩暈（めまい）（dizziness, vertigo）では回転運動，傾斜，沈下，上昇感覚の錯覚のため，自覚的には周囲がまわる感じ，外界が上下左右に移動する感じが起こる．船酔いや乗り物酔い（動揺病）（motion sickness）は，前庭への過度な刺激で引き起こされた前庭神経の強い活動が自律神経系の反応を誘発して，眩暈，悪心，発汗が生じる[1]．メニエール病（Ménière's disease）では回転性の錯覚が起こり身体の平衡感覚がつかめず，転倒や障害物への衝突なども生じる[1]．聾唖（deafmutism）では内耳障害のために前庭機能も障害され，迷路感覚や迷路性反射に障害がみられる[2]．

平衡感覚は自己意識とも関係することが分かってきた（4章，73頁参照）．前庭感覚器系の障害のある患

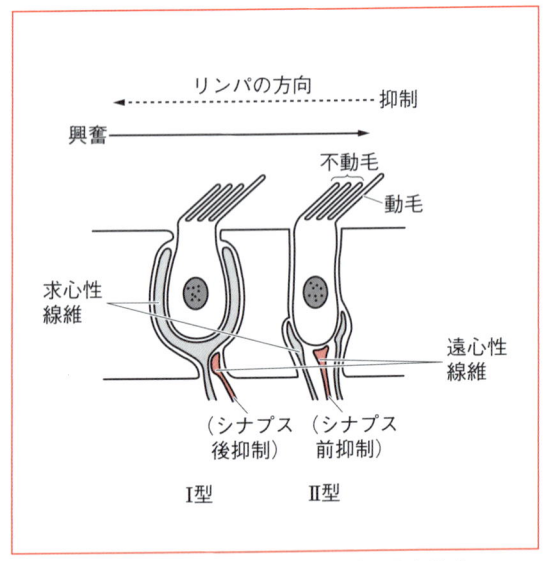

図6-51 前庭有毛細胞の形態と興奮様式

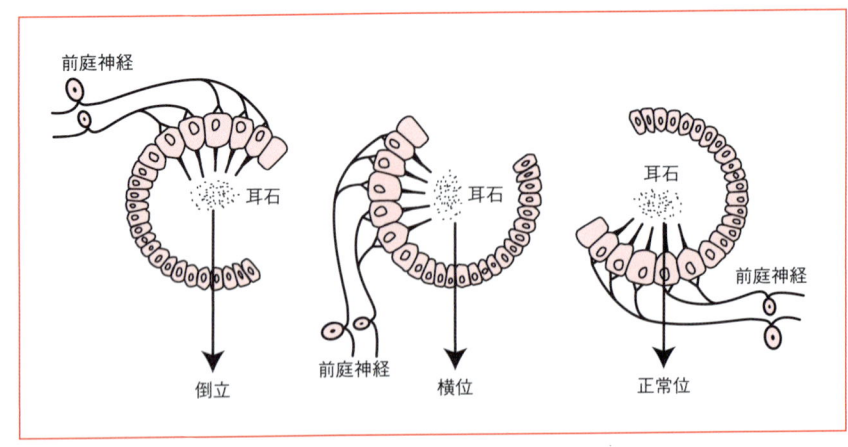

図6-52 耳石と頭位の関係

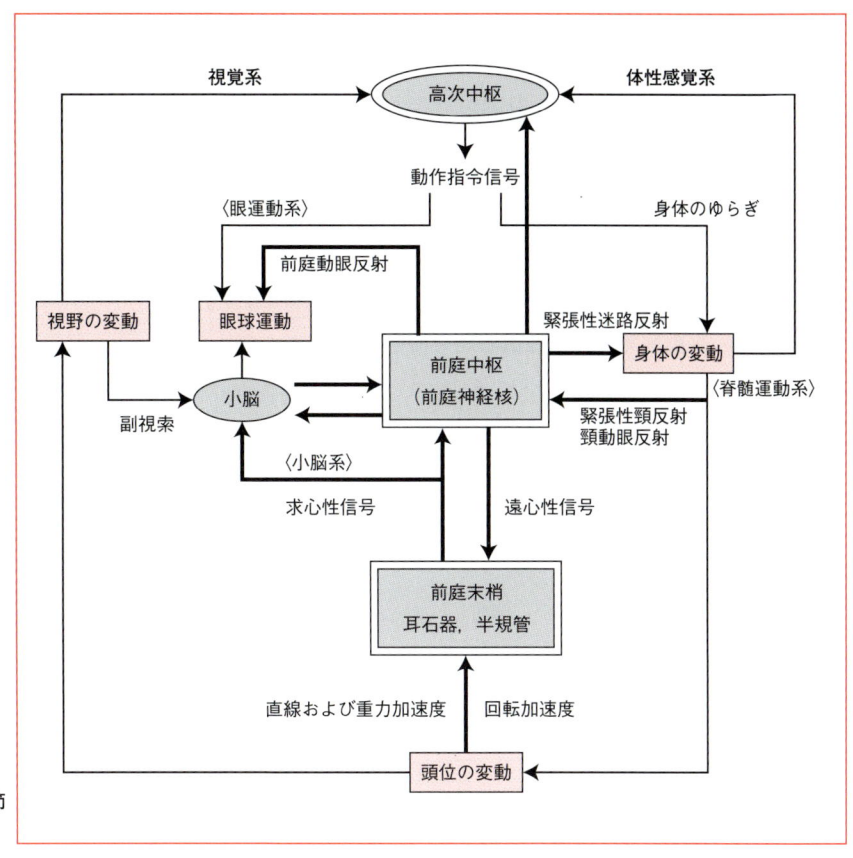

図6-53 前庭系の平衡調節機構

者は身体像や自己認識が脅かされ，強い不安に陥る．

III 平衡感覚系のフィジカルイグザミネーション

A. 眼球運動

眼球の律動的運動を眼球振盪（眼振）（nystagmus）という（144頁参照）．前庭機能検査によって生理的眼振を起こさせ，病的眼振の有無を調べる．眼球運動の検査には，視運動性眼振，温度試験（caloric test），眼振計による眼振の検討などがある．温度試験では，患者の耳に冷水または温水を注入して生じる眼振を観察して異常を判断する．正常な場合，冷水が注入された耳の反対側方向に，また温水が注入された耳と同側方向に向かう眼振を生じる．

B. 偏倚現象の検査

前庭脊髄反射のバランスを観察するために閉眼したとき，身体が左右どちらかに偏っているかを調べる．

C. 立ちなおり検査

平衡機能障害では，その障害は視覚が代償する．開眼と閉眼で身体の動揺の程度を比較して障害の有無を調べる．

▷ 文　献 ◁

1) 海野徳二，小松浩子：耳鼻咽喉疾患患者の看護（成人看護学13），第8版，99頁，医学書院，東京，1997
2) 松裏修四：平衡感覚．標準生理学，第4版（本郷利憲，廣重　力，豊田順一ほか編），219-224頁，医学書院，東京，1996

KEYWORD

🔑平衡斑　🔑耳石　🔑前庭有毛細胞　🔑角加速度　🔑重力加速度　🔑眩暈

学習課題
- □ 前庭器官の種類と，それぞれの働きを述べなさい
- □ 平衡感覚の上行性伝導路を説明しなさい

6-7　味　覚

学習目標
1. ヒトの味覚受容のしくみが説明できる
2. 味覚の神経機構がわかる．

I　味覚系の形態と機能

A. 味受容のしくみ

1. 味受容器の形態

　味の受容器 (gustatory receptor) の大半は舌表面にある．舌の表面には多数の舌乳頭 (小さな突起状組織) が分布する．舌乳頭には，舌の前3分の2の部位に高密度に分布する茸状乳頭 (fungiform papilla)，舌根部に約10個，逆V字形に並ぶ有郭乳頭 (vallate papilla)，そして左右の舌縁部に数個ずつ葉状乳頭 (foliate papilla) があるほか，軟口蓋や喉頭蓋にも分布する (図6-54)．これらの乳頭の中には紡錘形の味蕾 (taste buds) が含まれている (成人で数千～1万個)．味の受容器である味細胞 (taste cell) は，この味蕾の中に数十個ずつ存在するといわれる．

2. 味の受容

　唾液中に溶けた味物質 (tastant) は味細胞先端部の味毛 (taste hair) の受容部位に結合する．これによって味細胞に受容器電位が発生し，味神経の興奮となって中枢へ伝達され，味覚が生じる．

[*1] GTP結合タンパク質ともいう．グアノシン三リン酸 (GTP) と結合して活性化されるタンパク質で，細胞膜の受容体に結合して受容器を活性化させ，情報伝達に重要な働きをする．1960年代にGilmanとRodbellによって発見された (1994年，ノーベル賞)．
　Gタンパク質共役型受容体による情報伝達はイオンチャネル型受容体に比べて緩徐だが，シグナリング・カスケード (一連の連鎖的化学反応) によって広範囲な情報伝達を担う (1章18頁を参照)．

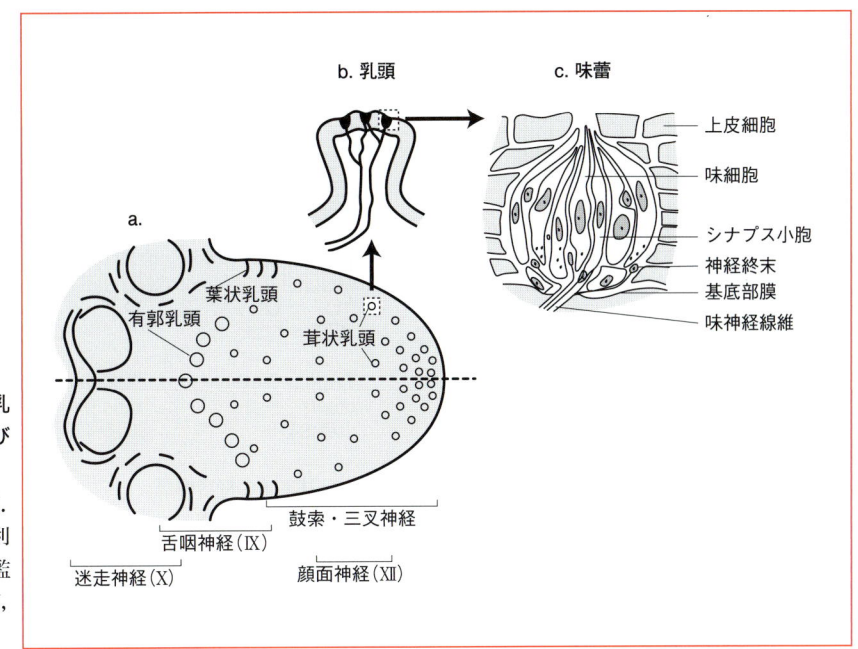

図6-54 舌の神経支配, 乳頭の分布および味蕾の構造
〔小川 尚：味覚と嗅覚. 標準生理学, 第6版(本郷利憲, 廣重 力, 豊田順一監修), 302頁, 医学書院, 東京, 2005〕

B. 基本味と味覚

1. 5基本味

ヒトが感じるに味は甘味(sweet), 塩味(salty), 酸味(sour), 苦味(bitter), 旨味(umami)の5種類あり, これらを5基本味(primary tastes)という. このうち, 甘味, 苦味, 旨味はGタンパク質共役型受容体[*1]で受容され, セカンドメッセンジャーを介して細胞を脱分極させ, インパルスを発生させる. セカンドメッセンジャーには環状ヌクレオチド(cAMP, cGMP)やイノシトール三リン酸(IP_3)などがある. これに対して, 塩味と酸味はイオンチャネル型受容体[*2]で受容され, 同様に脱分極を起こさせてインパルスを生じる(図6-55).

2. 味覚の上行性伝導路

舌の前2/3の味蕾からの味神経線維は鼓索神経から顔面神経(第Ⅶ脳神経)を, 舌の後ろ1/3からの線維は舌咽神経(第Ⅸ脳神経)を, 下咽頭と喉頭蓋からの線維は迷走神経(第Ⅹ脳神経)をそれぞれ介して延髄の孤束核(nucleus solitarius)に入り, 二次ニューロンにシナプスする(図6-56). 二次ニューロンの軸索は同側の内側毛帯を上行し, 視床の後内側腹側核(VPM核)(ventral posteromedial nucleus)にシナプスする. 二次ニューロンの一部は視床下部や辺縁系にも投射する. 視床からの三次ニューロンは中心後回最下部の大脳皮質一次味覚野(43野)に終わり, 味の認知が行われる. 一方, 味の統合や記憶などの高次情報処理は眼窩前頭皮質[*3]で行われる.

C. 味覚の特性

ある味物質と水との味の違いを区別できる味質溶液の最小濃度を検知閾(detection threshold), どんな味であるかを識別できる味質溶液の最小濃度を認知閾(cognitive threshold)という. 味物質の認知閾には著しい個人差がある.

[*2] イオンチャネル型受容体はリガント結合をもつ. リガントとは細胞膜表面に分布する受容体膜タンパク質に特異的に結合する細胞外分子のことをいう. 酵素反応における鍵(酵素＝リガント)と鍵穴(基質＝受容体)の関係と同様に, このタイプの型受容体では, 味質と受容体がリガント結合することによって細胞内に情報が伝達される.

[*3] 連合野の1つ. 二次味覚野であるとともに, 嗅覚系からの投射もあり, 味覚と嗅覚の連合処理が行われると考えられている.

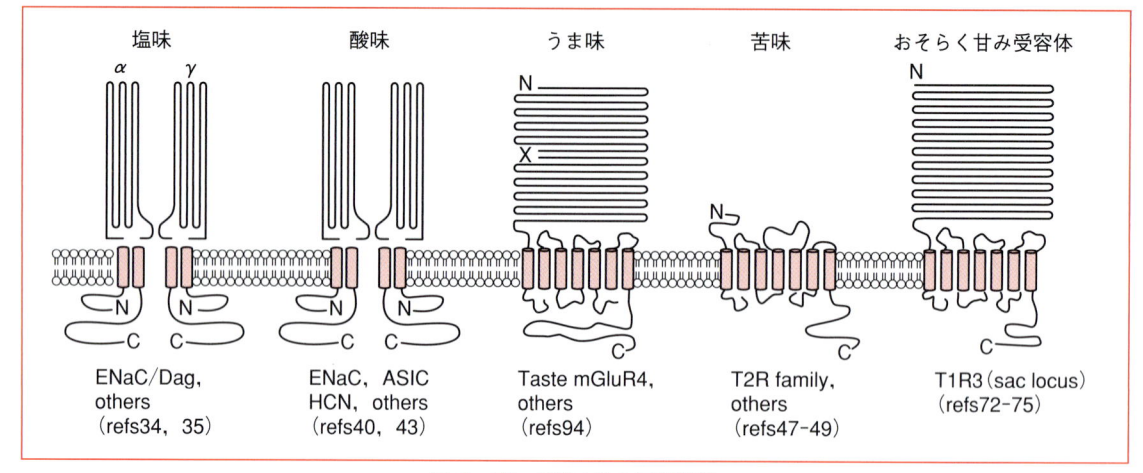

図6-55 5基本味の受容機構

塩味: ENaC/Dag, others (refs34, 35)
酸味: ENaC, ASIC HCN, others (refs40, 43)
うま味: Taste mGluR4, others (refs94)
苦味: T2R family, others (refs47-49)
おそらく甘み受容体: T1R3 (sac locus) (refs72-75)

〔Lindemann B: Receptors and transduction in taste. Nature 413: 221, 2001 を一部改変〕

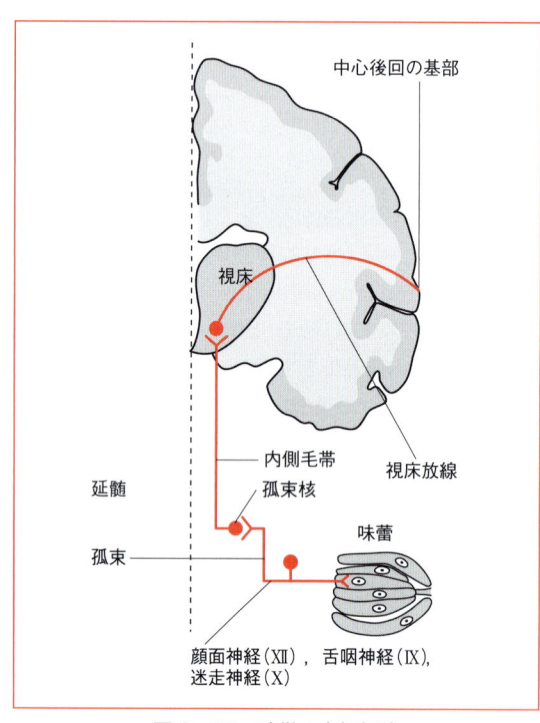

図6-56 味覚の中枢経路

中心後回の基部、視床、内側毛帯、視床放線、延髄、孤束核、孤束、味蕾、顔面神経(Ⅶ)、舌咽神経(Ⅸ)、迷走神経(Ⅹ)

表6-4 味質の閾濃度

味質	味物質	閾濃度(μmol/L)
苦味	硫酸キニーネ	8
苦味	ニコチン	16
酸味	塩酸	900
酸味	酢酸	2,300
甘味	ブドウ糖	80,000
甘味	ショ糖	10,000
甘味	サッカリン	23
塩味	食塩	10,000

〔Pfaffmann: Chemical senses, Part2. Taste. Handbook of Sensory Physiology, Vol.Ⅳ, p.84-87, Springer, Berlin, Heidelberg, New York, 1971 より抜粋〕

一般に、味覚の順応は速いことが知られている。一つの基本味覚に順応すると、同種の味質刺激の感受性が低下する現象を交叉順応(cross adaptation)という。交叉順応は味細胞の味物質受容部位が単一であるために起こる。塩味物質間、酸味物質間では、それぞれ交叉順応が生じることが知られている。甘味と苦味では交叉順応現象を証明しにくいことから、これらの味覚の受容部位は味細胞に複数存在すると推測される。フェニルチオ尿素［phenylthiocarbamide (PTC)］は苦味物質の1つであるが、キニーネの苦味は感じてもPTCの苦味閾値が非常に高いPTC味盲が存在することはその例である。

Ⅱ 味覚の異常

味覚異常(dysgeusia)には味覚減退(hypogeusia)、異味症(本来の味とは違う味を感じること)、味盲(taste blindness)などがある。上述したPTC味盲のように遺伝するものもあるが、味覚異常の多くは

後天性で，味蕾の障害，味物質の受容障害，亜鉛の欠乏*4 などが原因で起こる．加齢や薬剤の内服などに起因する味覚異常もある．

III 味覚のフィジカルアセスメント

問診によって食習慣や食物の嗜好を知るとともに，口腔内を観察し，唾液の分泌状態や舌苔の有無を調べる．

味覚の異常は味覚検査によって精査することができる．味覚検査法には電気検査法，全口腔法，滴下法，濾紙ディスク法がある．いずれも味覚の認知閾を測定して，異常の有無を判定する方法である．味覚の認知閾は味質ごとに異なる（表6-4）．

---

*4 亜鉛にはDNA合成やタンパク質合成に必要な酵素活性を高める働きがある．そのため，血液中の亜鉛濃度が低下すると味蕾細胞の再生が遅延し，その結果として味覚の感受性が低下する．

KEYWORD

味覚　味蕾　味細胞　味質　受容体　基本味　孤束核　一次味覚野　検知閾　交叉順応　味旨

学習課題

☐ 基本味とは何か
☐ 味覚の受容器はどこに，どのように分布しているか
☐ 味覚の上行性伝導路を述べなさい

6-8 嗅覚

学習目標
1. 匂い物質の受容のしくみがいえる
2. 嗅覚の上行性伝導路がいえる
3. ヒトの嗅覚の特徴がいえる

I 嗅覚系の形態と機能

A. 嗅上皮と匂い受容

　嗅覚（olfactory sensation）は匂い物質（odorant）（気体状の分子）が嗅細胞（olfactory cell）を刺激することによって生じる．匂い物質は鼻孔から鼻腔内に入り，上鼻甲介の上後方部に位置する嗅上皮（olfactory epithelium）で受容される（図6-57a）．嗅上皮は上鼻甲介と鼻中隔の間に位置する約2.5 cm^{2}の淡黄褐色の組織で，嗅細胞（olfactory cell），支持細胞（supporting cell），基底細胞（basal cell）からなる（図6-57b）．匂い物質はボーマン腺（Bowman's gland）から分泌される粘液層に溶け，これが嗅細胞先端部の嗅線毛（olfactory hair）の受容体タンパクに結合し，シグナル伝達によって起動電位（受容器電位），ついで活動電位を発生する（図6-58）．

B. 嗅覚の神経機構

　嗅神経線維（一次ニューロン）は篩板（の小孔）を通過し，嗅球（olfactory bulb）に達する．ある匂い物質と結合する受容体をもつ嗅細胞は共通の嗅糸球体（glomerulus）に投射する（図6-59）．このことから，嗅糸球体は特定の匂い物質に応答する（匂い識別能をもつ）と考えられる．僧帽細胞（mitral cell）と房飾細胞（tufted cell）は糸球体で嗅細胞とシナプスを形成して（二次ニューロン），嗅球を出て外側嗅索（lateral olfactory stria）となる．そして，視床を経由せず，直接に嗅皮質（olfactory cortex）にいたる（図6-59）．サルでは嗅球から前梨状皮質・扁桃核から，①視床背内側核－眼窩前頭皮質中央後部にいたる経路と，②視床下部外側部－眼窩前頭皮質外側後部にいたる2つの経路が推定されている[1]．僧帽細胞はまた，顆粒細胞を介して近隣の僧帽細胞の活動を修飾する．このような回路によって，匂い物質の識別感度を高める働きをすると考えられる．

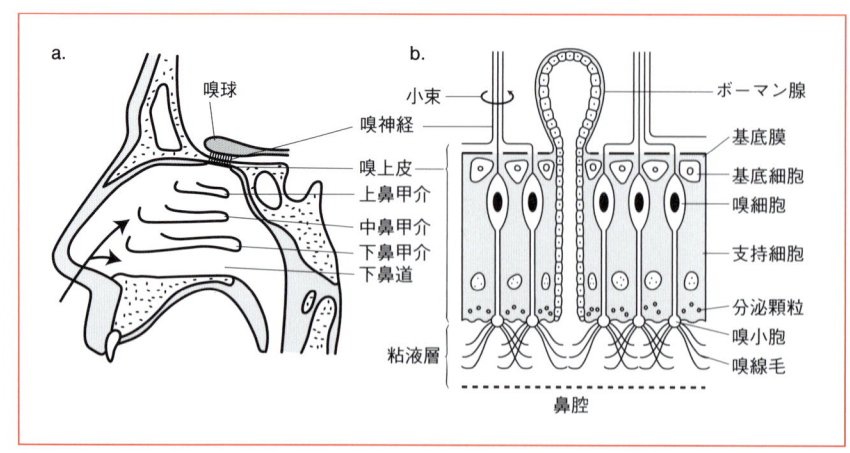

図6-57　鼻腔と嗅上皮の断面図
　a：鼻腔内における嗅上皮の位置と嗅球との関係，b：嗅上皮の構造．
〔小川　尚：味覚と嗅覚．標準生理学，第6版（本郷利憲，廣重　力，豊田順一監修），310頁，医学書院，東京，2005〕

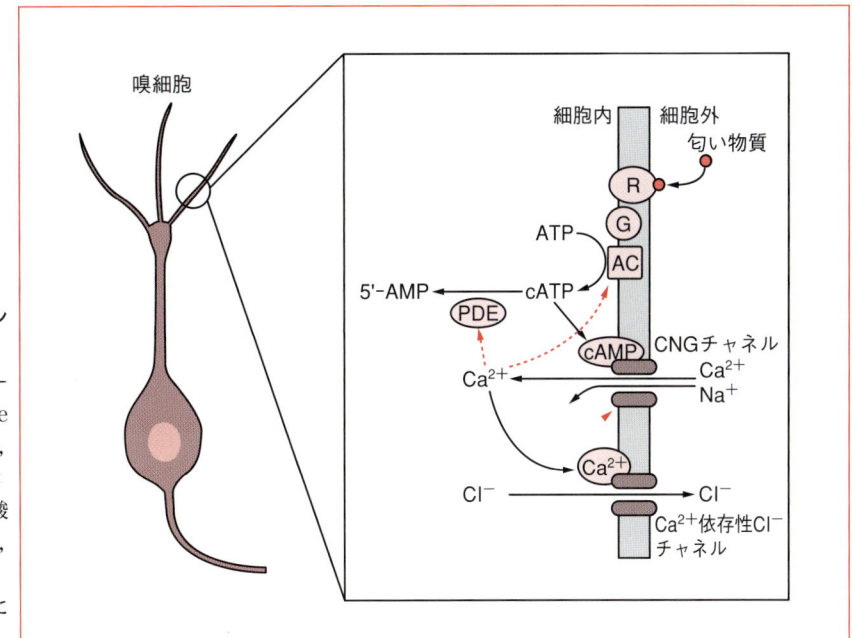

図6-58 嗅細胞におけるシグナル伝達

AC：アデニル酸シクラーゼ，CNGチャネル：cycle nucleotide-gated channel，G：G-タンパク質，PDE：phosphodiesterase（リン酸ジエステルの加水分解酵素），R：匂い物質受容部位．
（筑波大学中谷敬氏の厚意による）

図6-59 嗅球の神経回路

特定の匂い物質受容体をもつ嗅細胞は特定の嗅糸球体に集まる．僧帽細胞と房飾細胞は嗅糸球体からの二次ニューロンとなって嗅皮質へ投射する．糸球体周辺細胞と顆粒細胞は僧帽細胞と興奮性および抑制性シナプスを形成している．

白矢印：興奮性伝達，黒矢印：抑制性伝達

〔Mori K, Nagao H, Yoshihara Y：The olfactory bulb-codeng and processing of odor molecular information. Science **286**：711, 1999より〕

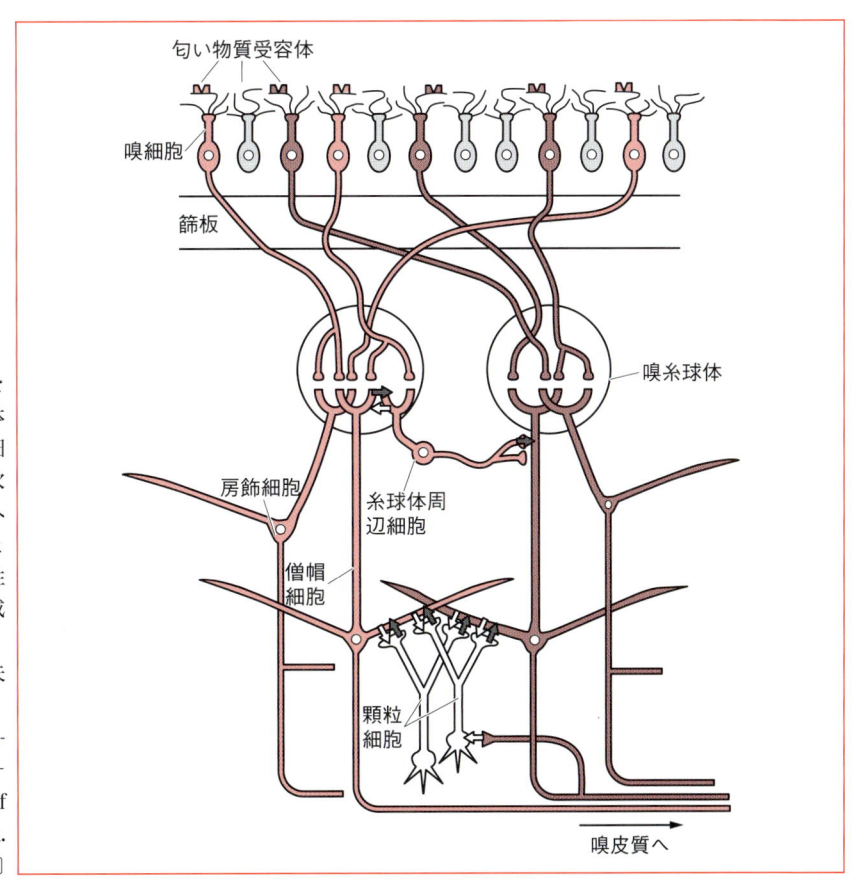

表6-5 匂い物質の認知閾

物質名	匂いの質	閾値(mg/L)
エチルアセテート	果実	0.686
エチルメルカプタン	腐ったキャベツ	0.046
アミルアセテート	バナナ油	0.039
ピリジン	焦げ	0.032
n-酪酸	汗	0.009
ベンゼン	灯油	0.0088
硫化水素	腐敗卵	0.00018
クマリン酸	新鮮な干し草	0.00002
シトラール	レモン	0.000003
トリニトロ-tert-ブチルキシレン	ジャコウ	0.000000075

〔Amerine MA, Pangborn RM, Roessler EB : Principles of Sensory Evaluation of Food, p.186, Academic press, New York, 1965 より抜粋〕

ヒトの嗅覚中枢は個体維持や種族保存などの本能的な役割というよりは、社会的・鑑賞的な感覚として動物とは異なる進化を遂げてきたと思われるが、明らかな証拠は見出されていない.

C. 嗅覚の特性

嗅細胞は細胞体と軸索をもつニューロンでもあり、約30日で再生される. 嗅細胞の匂い受容体は数千種類あるといわれるが、細胞毎に異なる匂いに反応することが分かっている.

嗅覚の順応は速い. 匂い刺激の受容後わずか1秒で嗅細胞の約半数が順応し、その後、感受性は緩やかに低下する. これには Ca^{2+} イオン流入による CNG チャネルの抑制などが関係している(図6-58).

II 嗅覚の異常

嗅覚異常には嗅覚消失(anosmia)、嗅覚脱出(または嗅覚鈍麻)(hyposmia)、嗅覚過敏(hyperosmia)、錯嗅(praosmia)(匂いを間違える)などがある. 鼻疾患による場合と、嗅覚伝導路の障害による場合がある.

III 嗅覚のフィジカルイグザミネーション

何らかの匂いの存在がわかる匂い物質の濃度を検知閾(detection threshold)、何の匂いかを判定できる濃度を認知閾(perception threshold)という. 検知閾・認知閾ともに匂い物質によって異なる(表6-5).

嗅覚検査(olfactometry)には基準嗅覚検査と静脈性嗅覚検査がある. 基準嗅覚検査では、特定の種類と濃度の匂い物質を浸透させた試験紙を左右の鼻孔に別々に近づけて、匂いを判定する. 静脈性嗅覚検査では、静脈内にアリナミンを投与して、嗅覚が生じてから消失するまでの時間を計る. 正常な場合は、10秒ぐらいから匂いが生じ、約2分間持続する.

▷ 文 献 ◁

1) 高木貞敬：嗅覚の中枢機構. 神経研究の進歩 **24** : 1155-1175, 1980

KEYWORD
嗅覚　匂い物質　嗅上皮　嗅細胞　嗅球　嗅皮質　検知閾　認知閾

学習課題
□ 嗅覚受容器はどこにあるか
□ 嗅覚の上行性伝導路について述べなさい
□ 匂いの検知閾と認知閾について説明しなさい

6-9 内臓感覚

学習目標
1. 臓器感覚と内臓痛覚の違いが説明できる
2. 内臓感覚の上行性伝導路がいえる

I 内臓感覚系の形態と機能

　胸腔や腹腔などにある臓器から起こる内臓感覚(visceral sensation)には，臓器感覚(organic sensation)と内臓痛覚(visceral pain)がある．図6-60は動物で腹腔内臓器を刺激して，内臓神経中の感覚神経活動を記録したものである．図のように内臓神経の受容野は広いことから，臓器感覚は局在性に乏しいことがわかる．しかし，このように機械的刺激で臓器支配の感覚神経が興奮しても，臓器感覚が意識にのぼることは少ない．

A. 臓器感覚

　大脳皮質で知覚される臓器感覚には空腹(飢餓)(hunger)，悪心(吐き気)(nausea)，渇き(thirst)，性感覚(sexual sensation)，尿意(desire for micturition)，便意(desire for defecation)などがある．これらの感覚は種族保存や個体維持などの本能行動と関係する．意識にのぼらない臓器感覚には，血圧，血液中のガスやグルコース(ブドウ糖)の濃度，血漿浸透圧などがある．これらの臓器感覚は脊髄や脳幹を中枢とする内臓-内臓反射(心臓反射，血管反射，呼吸反射など)を誘発したり，視床下部と大脳辺縁系による神経系と内分泌系との機能統合を促すなどして，生体の恒常性維持に寄与している．

図6-60　内臓神経中の求心性インパルス

ヒキガエルの内臓神経からの活動電位の記録．横線の入った部分に機械的刺激を与えた．

〔Nijima A：Afferent impulses in the vagal and splanchnic nerve of toad's stomach, and their role in sensory mechanism. Jpn J Physiol **12**：25-44, 1962〕

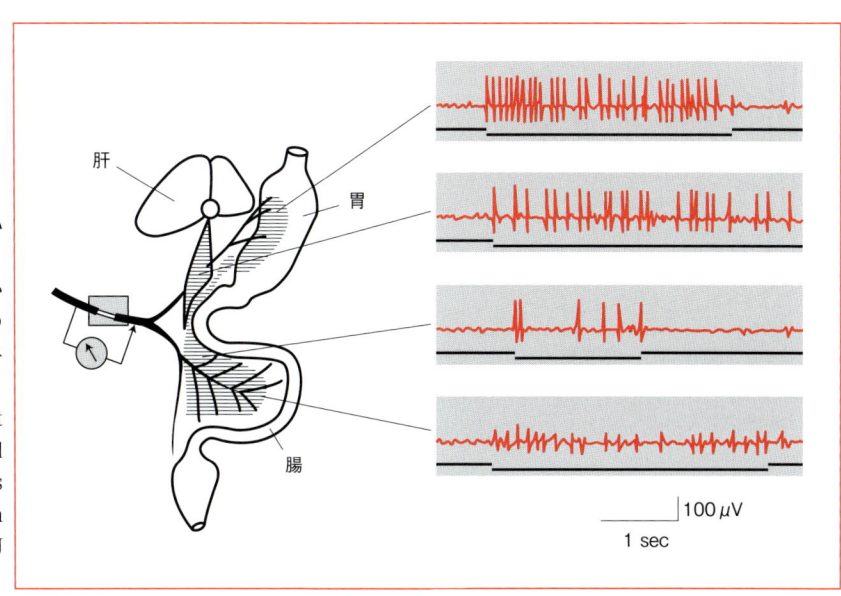

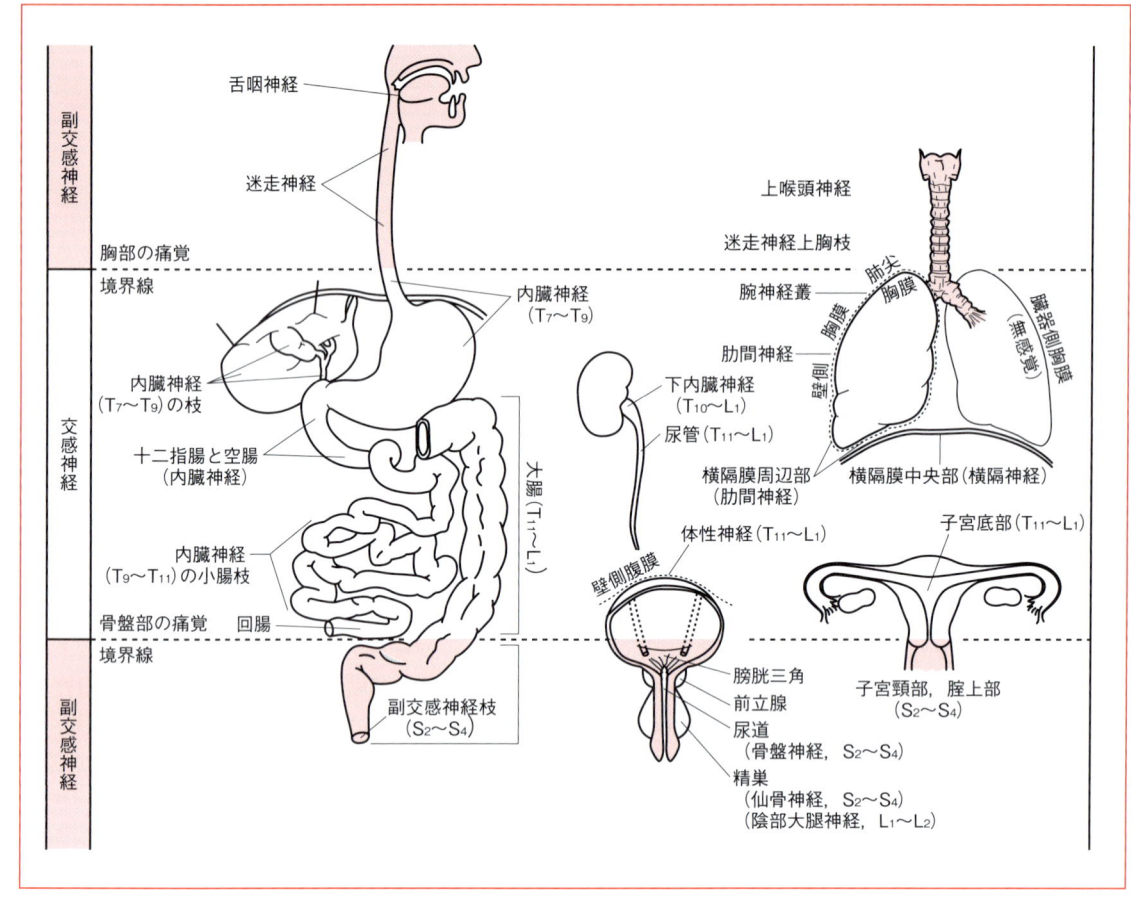

図6-61 内臓痛覚系の神経支配
〔White A : Physiology and Biophysics, 19th ed (Ruth TC, Patton HD eds), Saunders, Philadelphia, 1965〕

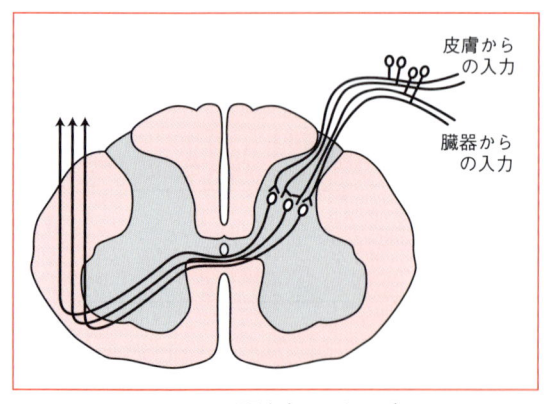

図6-62 関連痛のメカニズム
脊髄後角のニューロンには，皮膚からの入力と臓器からの入力が収束している．

B. 内臓痛覚

消化管を切断したり電気凝固しても痛覚は生じない．内臓痛覚は，内臓平滑筋が強く収縮したり（能動的収縮）強く伸展された場合（受動的伸展）や，その栄養血管が虚血を起こしたときに生じる．肺にも刺激性の気体や塵粒子などによって興奮する侵害受容器がある[1]．

内臓痛覚の受容器は自由神経終末で，求心性神経はⅢ群またはⅣ群線維である．図6-61に示すように，内臓痛覚の求心路は自律神経中にある[*1]．すなわち，頸部は迷走神経（副交感神経），胸・腹部は内臓神経

[*1] 神経系の発生・分化において，同一臓器において，自律神経と，その支配領域に受容野をもつ求心性線維が共通の経路を走行するようになったと考えられる．すなわち，自律神経線維中では上位から指令が下行性に，内臓支配の求心性線維は受容器の興奮が上行性に，それぞれに独立した神経線維として共通路を走行する．

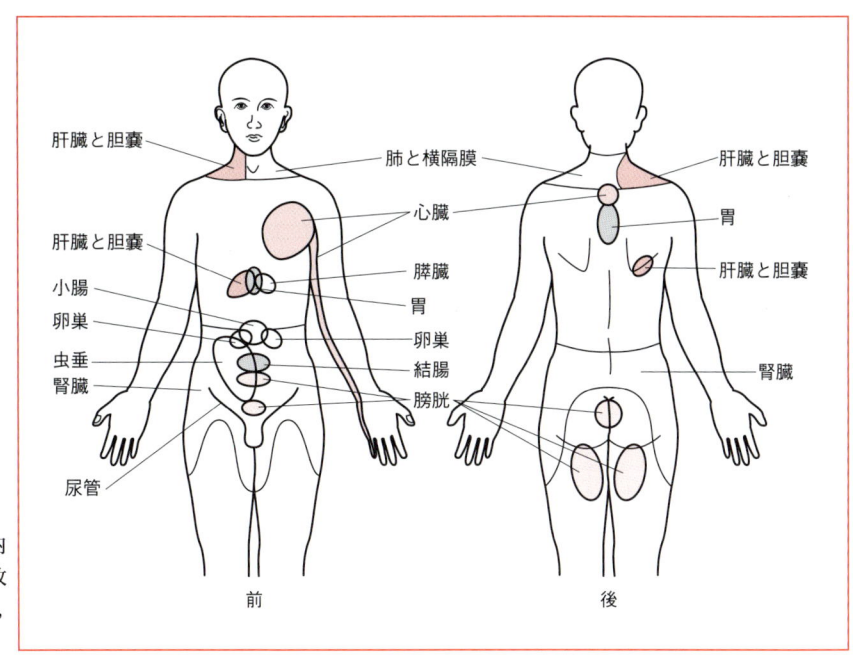

図6-63 関連痛
〔貴邑冨久子, 根来英雄：内臓感覚. シンプル生理学, 改訂第5版, 117頁, 南江堂, 東京, 2005〕

（交感神経），骨盤部は骨盤神経（副交感神経）がそれぞれ求心路である．

内臓痛覚も深部痛覚同様，局在性に乏しい鈍い痛みで，周囲に放散する．胆石や尿管結石，虫垂炎の痛みなど，内臓痛覚を伴う疾患は多い．

C. 内臓感覚の受容器

内臓痛覚の受容器である自由神経終末のほかに，頸動脈と大動脈弓にある圧受容器（baroreceptor）と化学受容器（chemoreceptor），触刺激に応じる腸間膜の機械受容器（パッチニ小体），肺の伸展受容器（stretch receptor），心肺部圧受容器，視床下部や肝臓のグルコース受容器，視床下部の浸透圧受容器（osmoreceptor）などがある．自律神経中を通る内臓感覚の求心性線維にはⅡ，Ⅲ，Ⅳ群線維が混在する．

D. 内臓感覚の上行路

内臓からの感覚神経は内臓支配の自律神経を通って脊髄に入る．その後，体性神経系と同じく脊髄視床路を上行し，大脳皮質でも体性感覚と同じ中心後回に投射する．

Ⅱ 内臓感覚系の異常

内臓疾患による異常感覚（痛み）が皮膚分節性に体表に投射して，皮膚の痛みとして感じられることを関連痛（または連関痛）（referred pain）という．たとえば，心臓から起こる痛みは左胸壁から上肢の体幹側にかけて，尿管結石の痛みは鼠径部の皮膚に投射される．関連痛は，臓器からの痛覚線維と皮膚からの痛覚線維が，脊髄後角の同じ外側脊髄視床路のニューロンにシナプスしているために起こると考えられる（図6-62）．関連痛のあるときには，痛みの発生源が皮膚か臓器かを中枢レベルでは判断できないが，ふだん体験することの多い皮膚上の痛みとして知覚するのであろうと推測されている．皮膚分節と臓器との対応はよく知られており，内臓疾患の診断に利用されている（図6-63）．

一方，内臓疾患による炎症が壁側腹膜におよぶと，筋分節性に体壁の筋が収縮する現象を筋性防御（muscular defense）という．たとえば虫垂炎や胆石症，膵臓炎などでは，腹壁筋が強く緊張して硬くなるが，これは患部を保護しようとするための反射現象と考えられている．

III 内臓感覚系のフィジカルイグザミネーション

関連痛や筋性防御の機序を根拠に，痛みの体表投射部位や腹壁筋の緊張によって，病変を起こした内臓を推測することができる．

また，触診技術によって腹腔内臓器の位置や大きさ，圧痛（体表の圧迫で生じる痛み）の観察ができる．たとえば虫垂炎の疑いがある場合には，虫垂根部の腹壁直上部にあたるマックバーニーの圧痛点（McBurney point）を体表から指で圧迫して痛みの有無を確かめ診断に役立てる（図6-64）．

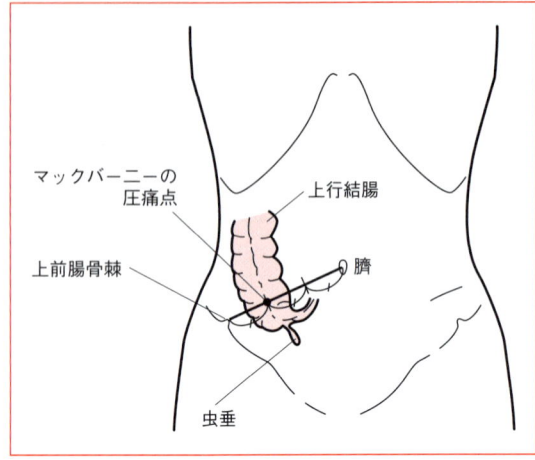

図6-64 マックバーニーの圧痛点

▷ 文　献 ◁

1) Schmidt RF（編），岩村吉晃，酒田英夫，佐藤昭夫ほか（訳）：感覚生理学，第2版，64-67頁，金芳堂，東京，1989

KEYWORD

🗝臓器感覚　🗝内臓痛覚　🗝圧受容器　🗝機械受容器　🗝伸展受容器　🗝グルコース受容器　🗝浸透圧受容器　🗝関連痛　🗝筋性防御

学習課題

□ 臓器感覚にはどのようなものがあるか
□ 内臓痛覚について説明しなさい
□ 関連痛とはどのような現象か
□ 内臓感覚の上行性伝導路を述べなさい

7 循環系

学習目標

1. 全身をまわる血液の流れがいえる
2. 心臓の構造がいえ，心臓内の血液の流れを説明できる
3. 刺激伝導系の意味ならびに心電図のなりたちがわかる
4. 心周期とは何か，また心機能の指標は何かがわかる
5. 血管の種類と構造の違いがいえる
6. 種々の血管の特徴と機能の違いがわかる
7. 血圧の意味ならびに測定方法を説明できる
8. 静脈系の働きがいえる
9. 循環系の調節機構がわかる
10. 神経系の調節には何が含まれ，どのように調節しているかわかる
11. 液性調節には何が含まれ，どのように調節しているかわかる
12. 特殊領域の循環系の特徴が説明できる

循環系（cardiovascular system）の機能は身体のすべての組織へ常に血液を循環させることである．生体が生き，かつ正常に機能するためには，各組織・器官の細胞が必要としている酸素や栄養分を受け取り，不要な代謝産物を洗い流すなどの物質の交換を行わなければならない．循環系は安静時や運動時など異なる状況下で，そのときどきに応じて組織へ適切な量の血液を送ることができる．

循環系は心臓と血管から構成される．心臓が血液を送り出すポンプの役割をし，心臓から送り出された血液は血管を通って全身の細胞に流れていく．そこで物質交換をした後，また血管を通って心臓に戻ってくる．

循環系には2つの異なった系があり，それぞれ体（大）循環系（systemic circulation）と肺（小）循環系（pulmonary circulation）とよばれている（図7-1）．いずれの系も心臓に始まり心臓に終わるが，機能的には2つのポンプ機能に分けられている．体循環系は身体のあらゆる組織に血液を供給し，栄養素や代謝産物の交換を行っている．体循環系の血液は左心室を出て大動脈を通り，動脈に枝分かれし最終的に細動脈とよばれる細い血管を流れる．細動脈はさらに細かく分かれて毛細血管となり，ここでガスや栄養素，代謝産物の交換が行われる．物質交換は濃度差や圧勾配による拡散によって行われる．毛細血管が集合して細静脈，静脈となり，最終的には下大静脈と上大静脈となり，心臓の右心系に戻る（図7-2）．この左心室を出た血液が全身をまわって右心房に戻ってくるまでが体循環系で，循環するのに平均約50秒間かかる．

肺循環系は血液と肺胞との間で酸素と二酸化炭素のガス交換を行うところである（図7-2）．右心室から肺動脈を通って左右の肺に分かれる．肺の中で毛細血管となり，細静脈，静脈となり左心系に戻る．肺循環系は体循環系と異なり1周するためにかかる時間はわずか約4～5秒と短い．

肺動脈を除いたすべての動脈は高濃度の酸素を含有し（動脈血），これを組織に運んでいる．静脈は酸素が少なく二酸化炭素が多い血液（静脈血）を心臓に戻

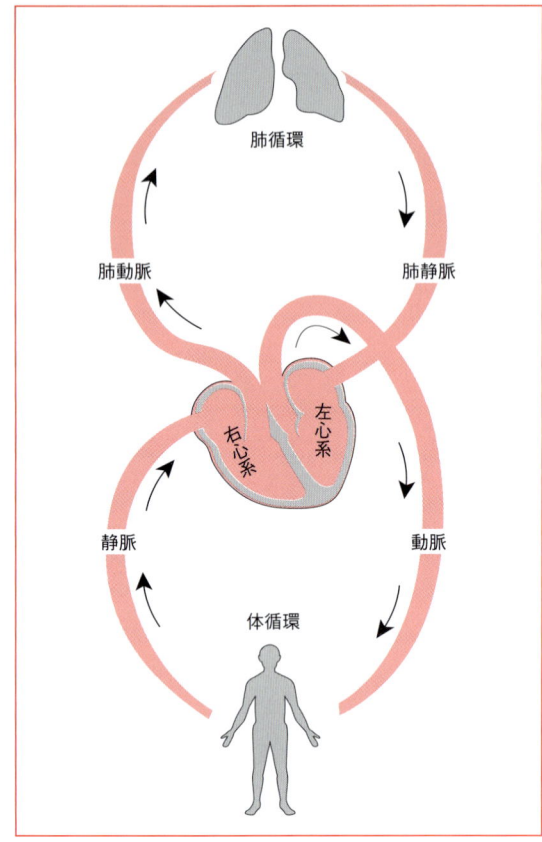

図7-1 循環の全体像

表7-1 安静時と運動時の心拍出量と局所血流量

	血流量[mL/min]	
	静止, 直立	運動
心拍出量	5,900	24,000
血液が流入する器官		
心　臓	250	1,000
脳	750	750
活動時の骨格筋		20,850
非活動時の骨格筋	650	
皮　膚	500	500
腎臓, 肝臓, 胃腸など	3,100	600

数値は安静時および最大の酸素消費をきたした等張性筋肉運動時のものである.
〔Mitchell JH, Blomqvist G：Maximal oxygen uptake. N Engl J Med 284：1018-1022, 1971〕

す働きがある.

　心臓が血管を介して血液を全身に送り出す機能は2つのポンプ系が担っている. 体循環系に血液を供給しているのが心臓の左心系で, 肺循環系に血液を供給しているのが右心系である. 体循環系は肺循環系よりも大きいので強い力で押し出さなくてはならない. しかし循環系は閉鎖回路であるため, ある一定の時間あたりに肺循環系を流れる血液量は体循環系のそれとは等しいはずである. すなわち心臓の左側と右側は同じ量を拍出していることになる. 正常な成人が安静にしているとき, 心臓から送り出される血液量は平均5L/minである. 体循環系に送り出された血液は, 各臓器・器官が必要としている血液量に応じて流れていく. 安静時に多くの血液が送られる器官は, 腎臓（心臓から拍出された血液の約25%）, 肝臓（約25%）, 脳（約15%）, 心臓（約5%）, 骨格筋（約17%）などである. しかし, この送られる血液量は種々の状況で異なってくる. たとえば, 食事をすれば肝臓をはじめとする消化器系への血流量は増加し, 運動をすれば消化器系への血流量は減少し, 骨格筋へ送られる血液が多くなる. 運動中は心臓から送り出される血液量自体が増加し, 時には25L/minになることもある（表7-1）.

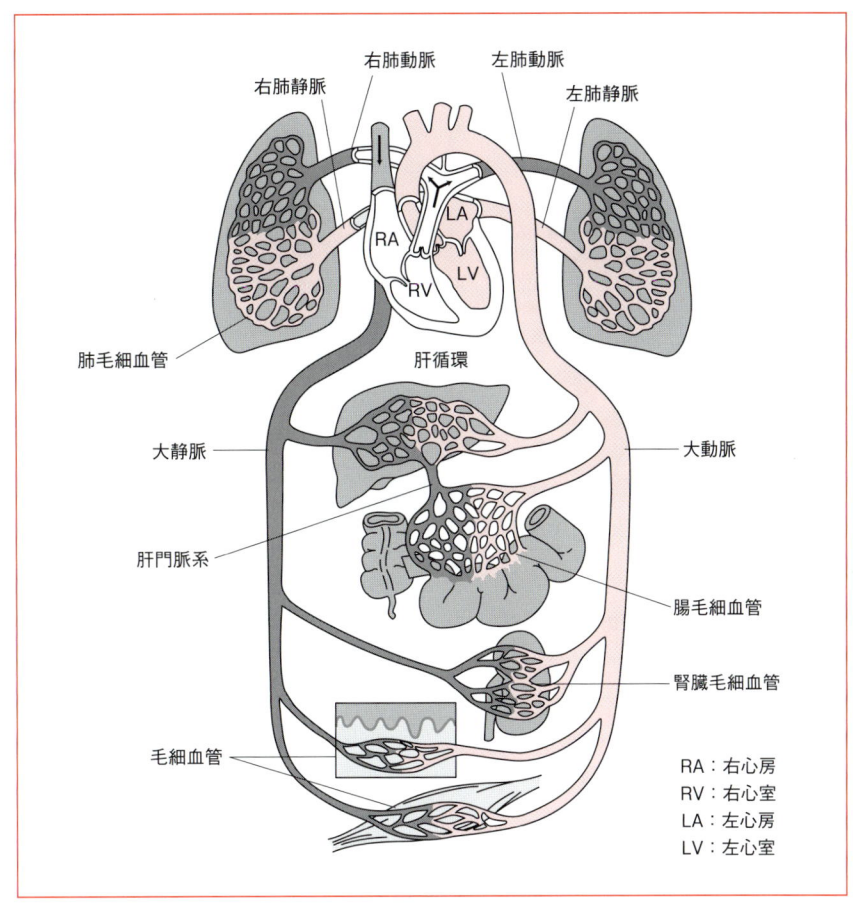

図7-2 血液循環の経路
〔MaCance KL, Huether SE：Pathophysiology, 3rd ed, p.970, Mosby, St Louis, 1997を改変〕

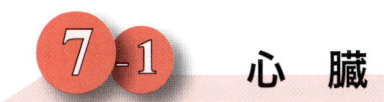

7-1　心　臓

I　心臓の形態と機能

A．心臓の形態

心臓は胸部の中心の縦隔内で左右の肺の間にある．大きさは成人の場合握りこぶし大で，平均重量は280g程度（男性）である．

1．心臓の外観

心臓の約2/3は身体の左側に位置し，心膜（pericardium）とよばれる2枚の結合組織性の膜に囲まれている．外側の心膜と内側の心膜の間は心膜腔とよばれ，中には漿液とよばれる液体があり，心臓が収縮・弛緩する際の摩擦を防いでいる．

心臓壁は外側から内側にかけて心外膜（epicardium），心筋層（myocardium），心内膜（endocardium）の3層からなっている．このうち心筋層がもっ

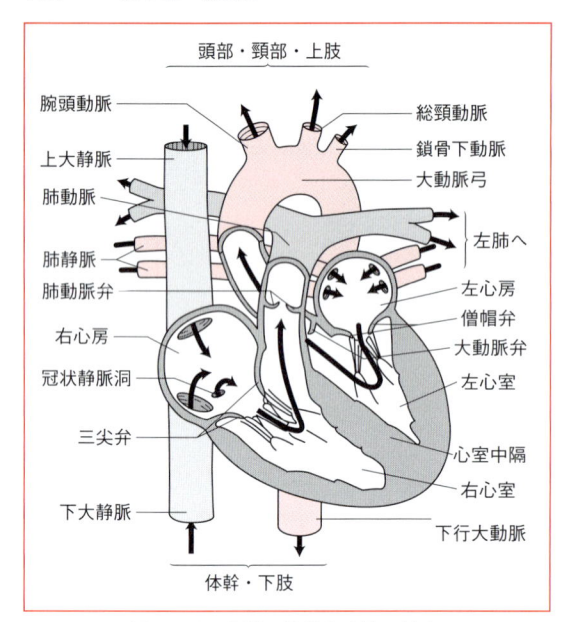

図7-3　心臓の構造と血液の流れ

とも厚く，直接のポンプ機能の役割を担っている．

2. 心臓の解剖

心臓内は左右の心房と心室の4つの部屋に分かれている（図7-3）．上部はそれぞれ右心房（right atrium），左心房（left atrium）とよばれ，これらは心房中隔（interatrial septum）によって隔てられている．下の2つは右心室（right ventricle）と左心室（left ventricle）とよばれ，心室中隔（interventricular septum）によって分けられている．また，左右の心房と心室は弁によって分けられている．つまり心臓を分けているのは中隔と弁ということになる．

心房-心室間にある弁は房室弁［atrioventricular (AV) valves］とよばれる．右心房と右心室間にあるAV弁は弁尖が3つに分かれていることから三尖弁（tricuspid valve）とよばれている．左心房と左心室間にあるAV弁は2つの弁尖からなっていることから，二尖弁（bicuspid valve）あるいは僧帽弁（mitral valve）とよばれている．心室が収縮すると，押し出される血液の力によってこれらの弁は押し上げられ閉じる．これによって心室から心房内への血液の逆流を防いでいる．

心室とそこから出ている血管との間にある弁は，半月あるいは三日月形をしていることから半月弁（semilunar valve）とよばれている．半月弁には右心室と肺動脈の間の肺動脈弁（pulmonary valve）と，左心室と大動脈の間の大動脈弁（aortic valve）がある．心室が収縮すると強制的に半月弁が開き，肺動脈や大動脈に血液が送り出される．心室が弛緩するとすぐに血管内の血液の圧によって弁が閉じる．これによって心室内への血液の逆流を防いでいる．このように弁は血液を1方向へ流す働きがある．

全身から戻ってきた血液は下大静脈あるいは上大静脈から右心房に入り三尖弁を通って右心室に流れる．次いで肺動脈弁を通って肺動脈へと進む．左右の肺内でガス交換を行った後，肺静脈を経て左心房へ，そして僧帽弁を通って左心室に流れる．血液は左心室から大動脈弁を通って大動脈へ送り出され全身に流れていく（図7-3）．

3. 心筋の特徴

心筋の構造は骨格筋と同じ横紋筋であるが，機能上は平滑筋と同じ不随意筋である．骨格筋は筋細胞レベルで全か無かの法則に従って収縮するが，心筋は心筋細胞1つ1つではなく心筋全体のレベルでこの法則が適用される．つまり心臓が1つの単位として収縮するかまったくしないかである．これは心筋細胞どうしの接合部が境界膜とよばれる特殊な構造をしており，通常の細胞間より細胞間隙が狭くなっているからである（ギャップ結合，31頁参照）．したがって脱分極[*1]が細胞から細胞へと伝わるため，機能的には一体となって働く．これを機能的合胞体（functional syncytium）という．

心筋には固有心筋と特殊心筋の2種類がある．上記に述べた心筋の収縮は固有心筋によるものである．それに対して，特殊心筋は自分で脱分極しインパルスを発生することができる（これを自動能とよぶ）．特殊心筋は後で述べる刺激伝導系を構成する心筋である．

4. 心臓に分布する血管

安静時の心筋の酸素消費は約 $8\,mL/100\,g/min$ で，他の組織よりも多い．心筋へは左右の冠状動脈（coronary artery）が血液を供給している（図7-4）．冠状動脈は大動脈弁直後の上行大動脈から起始する．右

[*1] 細胞膜の内側は外側に比べて電位が低く，細胞外をゼロ電位とすれば細胞内は負に帯電している．この現象を膜の分極といい，分極の程度が減少することを脱分極という．

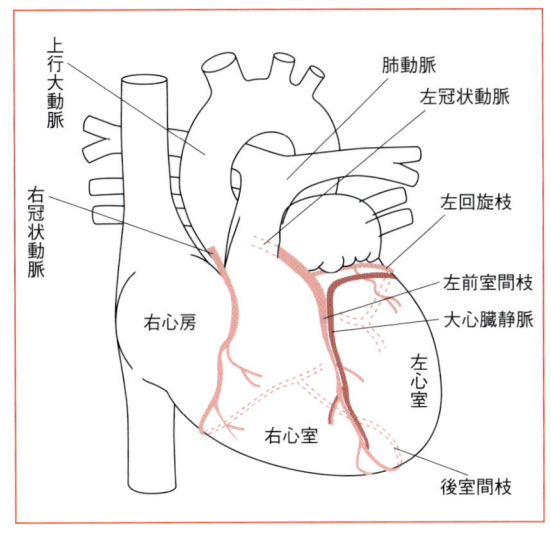

図7-4 冠状循環

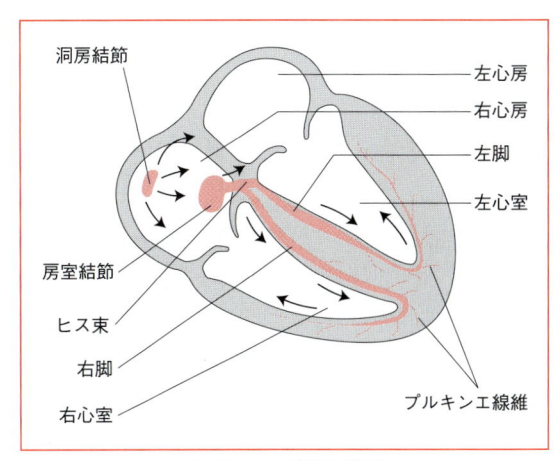

図7-5 刺激伝導系
インパルスは洞房結節で発生し，房室結節，右脚・左脚，プルキンエ線維へと矢印方向に進む．

冠状動脈は右心房・右心室へ，左冠状動脈は左前室間枝と左回旋枝に枝分かれし，左心房，左心室へ血液を供給している．また静脈は動脈と同様に心壁表面を走行し，最終的に冠状静脈洞として右心房に開口する．

B. 刺激伝導系

1. 刺激伝導系

心臓は，体外に取り出しても，酸素や栄養分を含んだ液の中で還流すると自動的に興奮し拍動しつづけることができる．これは興奮を発生し，それを伝える刺激伝導系（conduction system）による働きで，特殊心筋からなっている．

刺激伝導系は洞房結節[sinoatrial (SA) node]，房室結節[atrioventricular (AV) node]，ヒス束（房室脚）(bundle of His)，プルキンエ線維（Purkinje fiber）によって構成されている（図7-5）．

興奮はまず右心房の大静脈開口部近くにある洞房結節で発生する．これが左右の心房に広がり脱分極を起こし，さらには収縮を引き起こす．その後，興奮は右心房下部にある房室結節に伝わる．房室結節での伝導速度はそれまでより遅いため，房室結節からの興奮の伝導は約0.1秒遅れてしまう．この遅れによって心室の収縮が始まる前に心房が完全に収縮を終えることができる．房室結節を通過した興奮はヒス束から左右に枝分かれして心室中隔の両側を下行し，心室の心尖部へと向かう．さらに細い枝のプルキンエ線維となり固有心筋へと興奮を伝える．興奮がいったん房室結節を出るとその伝導は速く，左右の心室で脱分極が起こり同時に収縮する．

このように洞房結節など特殊心筋でみられる自発的に興奮する特徴的な電位はペースメーカー（歩調取り）電位（pacemaker potential）とよばれている．この律動的に発生する興奮が固有心筋に伝わり収縮する．

洞房結節だけでなく房室結節など刺激伝導系の他の部位もまた自動能を持っている．しかし，洞房結節は毎分約70回の割合で規則正しく興奮するのに対し，房室結節は40〜60/min，残りの部分は15〜40/minの割合で興奮する．したがって，正常ではこれらの組織が閾値に達する前に洞房結節からの興奮によって脱分極を起こすため，洞房結節以外の組織がそれぞれのペースで活動電位を発生する機会はない．このため洞房結節がペースメーカーとされている．洞房結節がなんらかの理由で働かなくなると，次に早い律動的な拍動を示す部位が心臓のペースメーカーとして働くことになる．

2. 心筋の電気的特徴

洞房結節には自動能があり，これによって興奮が発生し心収縮が引き起こされる．これはCa^{2+}やK^+に対する洞房結節の細胞膜の透過性が自然に変化することによる．

通常，静止時でも細胞内から細胞外へK^+が漏れ出ており，これによって細胞内は負（マイナス）に維持されている（静止膜電位）．特殊心筋の場合，K^+に対する細胞膜の透過性が徐々に低下し，K^+の流出が減

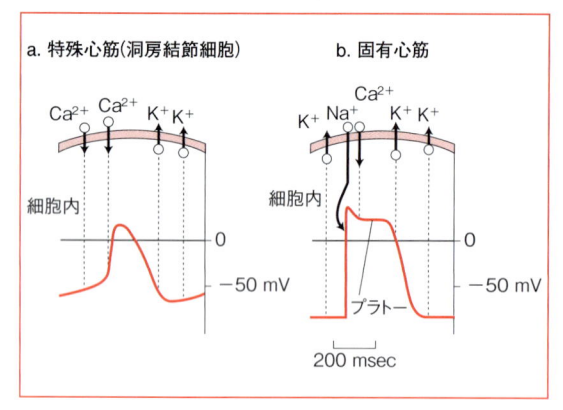

図7-6　心筋の活動電位とイオン変化

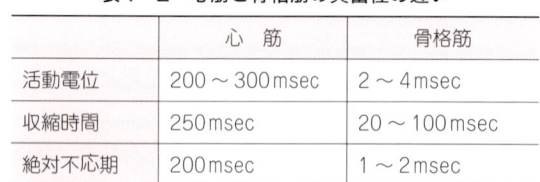

表7-2　心筋と骨格筋の興奮性の違い

	心筋	骨格筋
活動電位	200〜300 msec	2〜4 msec
収縮時間	250 msec	20〜100 msec
絶対不応期	200 msec	1〜2 msec

少してくる．これに伴って徐々に膜電位が上がり，脱分極が起こってくる．あるレベルに達するとCa^{2+}が細胞内へ流入し，閾値に達した後，活動電位が発生する（図7-6a）．洞房結節や房室結節での活動電位は主としてCa^{2+}の流入によって引き起こされ，Na^+流入によるところが少ないのが特徴である．

それに対して固有心筋の活動電位は，細胞膜のイオン透過性が変化し，まずNa^+が細胞内に流入することによって起こりはじめる．Na^+の流入によって脱分極が起こると，続いてCa^{2+}が流入する．この流入により，活動電位にプラトーとよばれる平らな部分が出現する（図7-6b）．その後，細胞内からK^+が流出し，膜電位は徐々に低下して（再分極）元の静止膜電位に戻る．細胞内に流入したNa^+はNa^+-K^+ポンプによって能動的に細胞外に出され，替わりにK^+が細胞内に入って元どおりになる．

骨格筋と比べると心筋の活動電位，収縮ならびに絶対不応期の時間はいずれもかなり長い（表7-2）．とくに不応期が長いことは心筋が連続的に収縮する（強縮が起こる）ことを防いでいる．

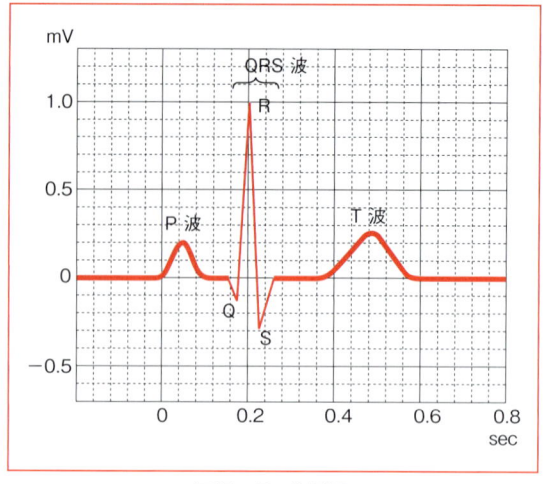

図7-7　心電図

C．心電図

　心臓が収縮する際に起こるこの興奮の伝導は身体中に弱い電流を発生する．体表面に電極を置くことによってこの電気的活動を記録することができる．この記録が心電図［electrocardiogram（ECG）］である．つまり心電図は心筋収縮を起こす電気的な変化を体表面から記録したものである．典型的な心電図の波形が図7-7に示されており，P，Q，R，S，T波の5つの波からなっている．最初のP波は心房収縮に先行する脱分極を表している．正常では上向きの波形である．次のQRS波は心室収縮に先行する脱分極で，最後にあるT波は，心室の再分極を表している．心房の再分極はQRS波と重なっているため心電図上はわからない．時にT波の後で小さな上向きのU波があることもある．

　P波からQRSの開始までのP-R（またはP-Q）間隔は，心房筋の興奮開始から心室筋の興奮開始までの時間に相当し，その大部分は興奮が房室結節を伝導している時間である．QRS間隔は心室が脱分極する時間に，そしてST部分は心室筋が全体的に脱分極している時間にそれぞれ相当する．もし心室筋に障害があると，この部分が上昇したり下降したりする．

　心電図の記録によって刺激伝導系や心筋の異常が反映されることから，心電図は診断に用いられる．診断目的で行う場合は異なる12部位から記録する12誘導が用いられる．

　12誘導は四肢からの6ヵ所の記録と胸部からの

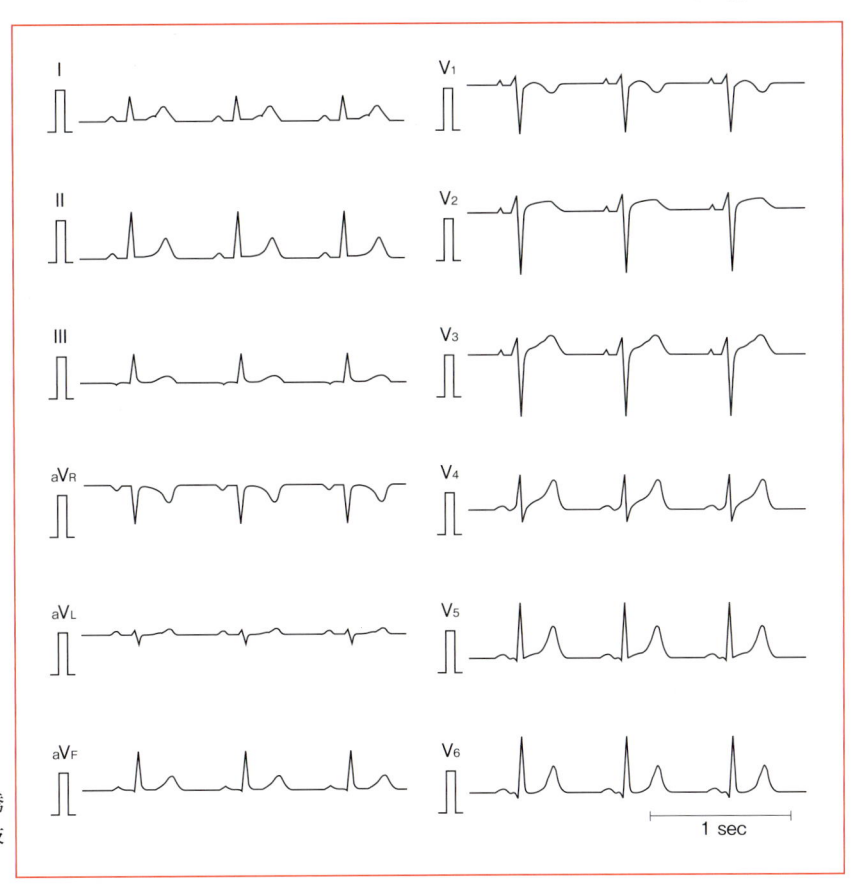

図7-8 心電図の12誘導
Ⅰ〜Ⅲ：標準肢誘導（双極誘導），aV_R〜aV_F：増高単極肢誘導，V_1〜V_6：単極胸部誘導．

6ヵ所の記録である．この12誘導は同じ電気的な興奮の現象を異なる部位から記録したものである．記録した各点での電流がわずかに異なるため，波形も各誘導間で異なる（図7-8）．

1. 標準肢誘導

双極誘導で，心臓から電気的に等距離の2点間での電位差を記録したものである．第Ⅰ〜Ⅲ誘導がある．第Ⅰ誘導は左手と右手の間，第Ⅱ誘導は右手と左足の間，第Ⅲ誘導は左足と左手の間の電位差を表す（図7-9a）．

2. 単極誘導

単極誘導とは電気的に0の不関電極と各測定部との間の電位差を記録したもので，単極肢誘導と単極胸部誘導の2つがある（図7-9b, c）．単極肢誘導の抵抗を1つ除いて電位を大きくしたものを増高単極肢誘導という．増高単極肢誘導のaV_Rは右手，aV_Lは左手，aV_Fは左足からの記録をそれぞれ表す．胸部誘導はV_1〜V_6誘導として表され，図7-9cに電極の位置を示している．胸部誘導は心臓の水平面を観察することになる．V_1とV_2は右心室を，V_3とV_4は心室中隔と左心室の前壁を，V_5とV_6は左心室の前部と外側をみることになる．

単極誘導で電極を装着している部位に活動電位が向かってくるようであれば，心電図上は上向きの波形（＋電位）となる．逆に活動電位が電極装着部位から遠ざかっていく場合は下向きの波形（－電位）となる．

3. ベクトル心電図

心房で発生した興奮波は三次元的に心室へ伝わっていくが，この過程を1本のベクトルとして表したものがベクトル心電図（心ベクトル）である（図7-10）．標準肢誘導の場合，電極を装着する左手，左足，右手を結んでできる三角形を正三角形に置き換え，その重心に心臓があるとする．この三角形をアイントーベン

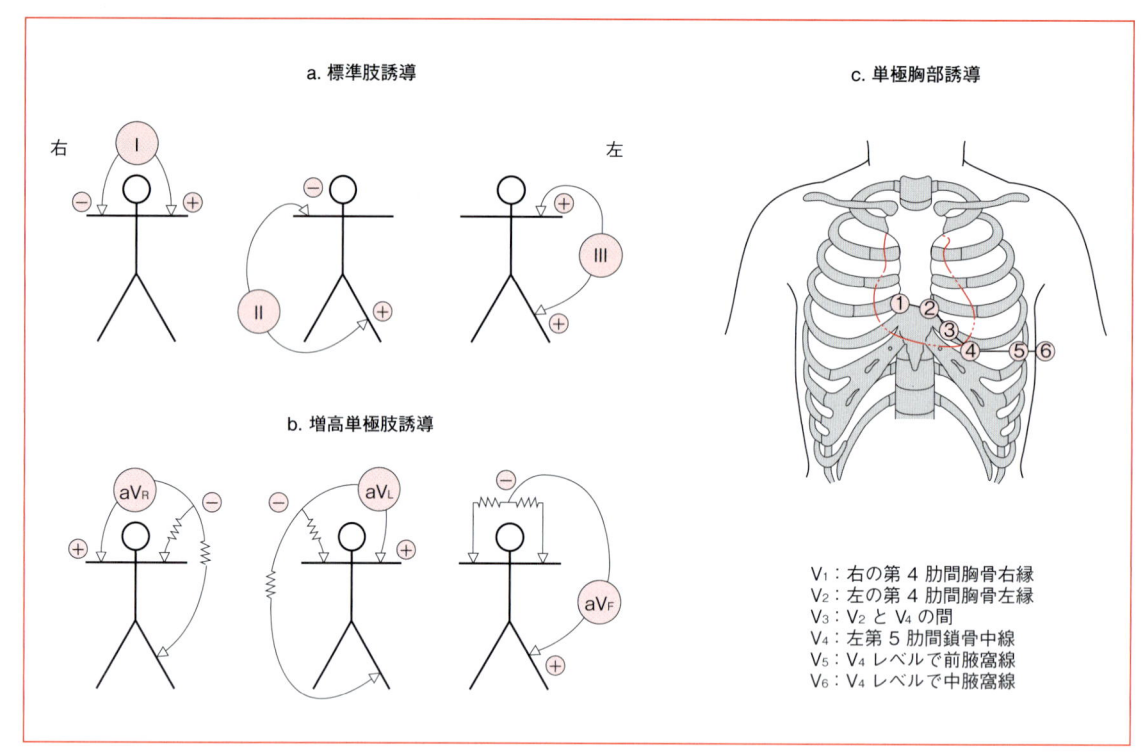

図7-9 心電図の測定法

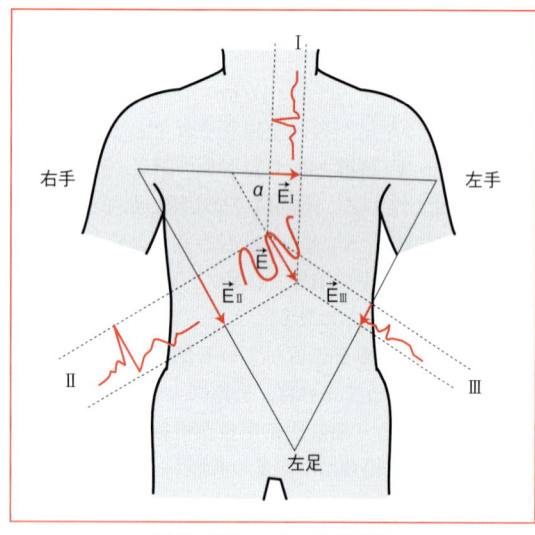

a. 標準肢誘導

c. 単極胸部誘導

V₁：右の第4肋間胸骨右縁
V₂：左の第4肋間胸骨左縁
V₃：V₂とV₄の間
V₄：左第5肋間鎖骨中線
V₅：V₄レベルで前腋窩線
V₆：V₄レベルで中腋窩線

b. 増高単極肢誘導

図7-10 ベクトル心電図
$\vec{E}$＝心ベクトル

の三角形（Einthoven's triangle）という．標準肢誘導のベクトルでは各Ⅰ〜Ⅲ誘導の電位の大きさをⅠ，Ⅱ，Ⅲとすると，常にⅡ＝Ⅰ＋Ⅲが成立する．これによりベクトルの向きやその角度から心臓の位置や電気的情報，刺激伝導系の異常などがわかる．

D. 心周期

心臓は収縮と弛緩を繰り返している．これを心拍動といい，心拍動の周期を心周期（cardiac cycle）という（図7-11）．

心臓が収縮している時期を収縮期（systole），弛緩している時期を弛緩期（または拡張期）（diastole）という．血液を送り出すのは主として心室の収縮と弛緩の繰り返しによることから，通常，単に収縮期・弛緩期というと心室の収縮・弛緩に相当する．

1. 収縮期

洞房結節で発生した興奮波は房室結節を通過して心室に達し脱分極を起こす．心室の脱分極は心電図上はQRS波として表される．この脱分極が心室の収縮を引き起こし，心室内圧を上げる．心室内圧が心房内圧を上回ると開いていた房室弁が押し上げられて閉じ，心房への血液の逆流を防ぐ．同時に肺動脈弁と大動脈弁が開き，肺動脈と大動脈へそれぞれ血液が拍出され

表7-3 心拍数と心臓活動各相の持続時間

	心拍数	
	75/min	200/min
心周期	0.80 sec	0.30 sec
収縮期	0.27 sec	0.16 sec
弛緩期	0.53 sec	0.14 sec

〔Ganong WF(星 猛, 林 秀夫, 菅野富夫ほか訳):医科生理学展望(原題:Review of Medical Physiology), 第20版, 592頁, 丸善, 東京, 1996を改変〕

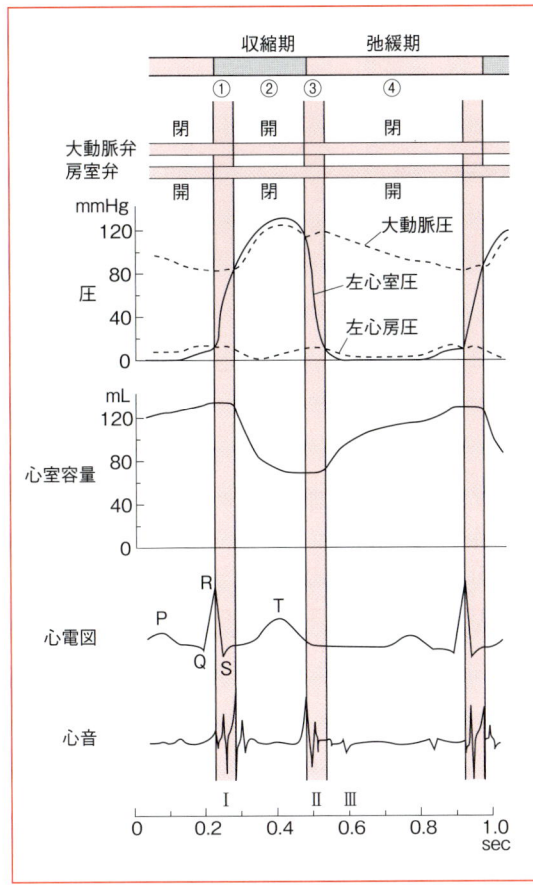

図7-11 心拍動に伴う諸現象
①等容性収縮期, ②駆出期, ③等容性弛緩期, ④充満期

ると同時に心室内圧は急激に低下していく. このとき肺動脈や大動脈内の血液も末梢へ流れていくため, 大動脈圧も徐々に低下していく. 一方, 心室が収縮している間, 静脈から心房に血液が流れ込んで来るため心房内圧はゆっくりと上昇する. 心室内圧が心房内圧よりも高く, 房室弁も閉じている短い時期が等容(量)性弛緩期である. この時期の心室内の血液量は一定のままの状態である. 心室内圧が心房内圧より低下すると房室弁が開き, 心室に血液が充満しはじめる(充満期あるいは流入期).

心房と心室が弛緩している間, 上・下大静脈から右心房へ, 肺静脈から左心房へ血液が流れてくる. 心房へ血液が流入すると心房内圧は心室内圧よりも上昇していく. これによって房室弁が開き, 心房から心室へと血液は流れる. この間, 肺動脈圧や大動脈圧が各心室圧よりも高いため肺動脈弁と大動脈弁は閉じたままである. これによって血液が心室内に充満する.

心拍数が75/minのときの心周期は0.8secである. 通常, 心室弛緩期(0.5sec)のほうが心室収縮期(0.3sec)よりも長い. 運動して心拍数が上昇しているときは収縮期よりも弛緩期が短縮する(表7-3). しかし, 心室の充満は主として弛緩期早期に起こることから, 時間が短縮されても心室に血液が充満するうえでさほど障害とはならない. すなわち, 通常, 心房がまとまって収縮する前に心室内には約80%の血液が貯留しており, 心房が収縮することによって心室が満杯になる.

心室が収縮する直前の弛緩終了時, 各心室内に貯留している血液量は拡張終期心室容積(end-diastolic ventricular volume)とよばれ, 心室の1回の仕事量の決定に重要な役割を果たす要因である.

健康な成人男性の安静時における拡張終期心室容積

る. 心室内圧が上昇し房室弁が閉じ, 半月弁が開くまでのわずかなこの時期を等容(量)性収縮期という. 心室内圧が肺動脈圧や大動脈圧を上回ると半月弁が開き心室駆出が起こる(駆出期あるいは拍出期). 血液の駆出は最初は速く, 次第にゆっくりとなる. 各心室が収縮することによって駆出された血液量は1回拍出量(stroke volume)とよばれている.

心室の収縮が起こり血液が拍出されると, 肺動脈圧と大動脈圧は上昇する. 収縮期が終了に近づくにつれ, 心室からの血液の駆出率は低下し, 肺動脈と大動脈の内圧はそれぞれの心室内圧を上回ってくる. これによって肺動脈弁も大動脈弁も閉じ, 心室内への血液の逆流を防ぐと同時に血液の駆出も終わる.

2. 弛緩期

肺動脈弁と大動脈弁が閉じ, 心室筋が弛緩しはじめ

```
心拍出量 ＝ 心拍数 × １回拍出量
```

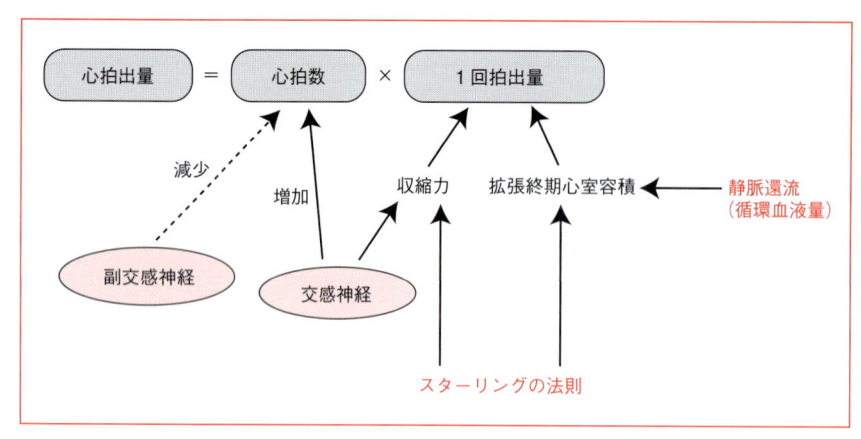

（副交感神経 減少 … 心拍数）
（交感神経 増加 → 心拍数）
（交感神経 → 収縮力 → １回拍出量）
（拡張終期心室容積 → １回拍出量）
（静脈還流（循環血液量）→ 拡張終期心室容積）
（スターリングの法則）

図 7-12 心拍出量に影響する因子

は 120～130 mL である．

弛緩期中，大動脈や肺動脈中の血液は移動しているため，肺動脈圧や大動脈圧は低下している．しかし，それぞれ大動脈弁，肺動脈弁が閉じていることと動脈壁が弾性をもつため，各心室内圧の変動と違って動脈圧が 0 mmHg になることはない．

3. 心音 (heart sound)

収縮開始時に房室弁が閉じることによって起こる乱流や，大動脈弁の開放などによって起こる振動が第Ⅰ心音である．収縮が終了し，弛緩期が開始されると肺動脈弁と大動脈弁が閉じる．これらの弁の閉鎖ならびに拍出された血液による動脈壁の振動が第Ⅱ心音をつくっている．

このように，各心周期中聴診器を胸部に当てると２つの心音を聞くことができる．これらの心音は心尖部でもっともよく聴取される．正常な心臓でも，これらの２つの心音のほかに別の心音を聞くこともある（Ⅲ音）．

心臓の弁が障害されると心臓内の血液の流れが妨げられる．弁が完全に開かない場合（狭窄），あるいは逆に完全に閉じない場合（閉鎖不全）がこれに相当し，このような場合には正常な心音とは別の心音が聞こえる．異常に狭くなった弁を通過するとき，あるいは逆流が起こるときに聞こえる異常な心音を心雑音 (heart murmur) といい，弁異常の診断に役立つ．弁異常が長く続くと心臓のポンプ機能にも障害が起こる．

E. 心拍出量

心拍出量 [cardiac output (CO)] とは左心室あるいは右心室が１分間に拍出する血液量のことである．通常 L/min として表され，１回ごとの収縮によって拍出される１回拍出量に１分間の拍出数 [心拍数 (heart rate)] を掛けて計算される（図 7-12）．

心拍出量 ＝ １回拍出量 × 心拍数

たとえば成人の場合，安静時心拍数を 70/min とすると，１回拍出量は約 70（～80）mL であるため，心拍出量は 70/min × 0.07 L ≒ 5.0 L となり，安静時の心拍出量は１分間あたり５L ということになる．運動するとこれが 25～35 L/min にまで増加する．運動しているときの筋肉，あるいは消化を行っているときの胃腸系などは酸素を多く必要としており，このような場合その程度に応じて心拍数あるいは１回拍出量を増加させ，心拍出量を増やす．

心拍出量を体表面積で割った値を心係数 [cardiac index (CI)] といい，基準値は約 3 L/min/m^2 である．乳幼児の心拍出量と成人の心拍出量は身体の大きさが異なるため直接比較することはできない．しかし心係数はすでに身体の大きさを考慮した値なので直接比較することができる．

1. １回拍出量

正常な心臓では，心室が１回収縮するときに拍出される血液量は収縮直前の心室内の血液量，つまり拡張終期心室容積に影響される．収縮前の心室により多くの血液が貯留していればそれだけより多くの血液が拍出されることになる．さらにこの拡張終期心室容積は全身から心臓に戻ってくる静脈還流量に影響される．つまり，静脈還流量が拡張終期心室容積を変えることによって１回拍出量を，さらには心拍出量にも影響

を与えることになる．

そのほか，1回拍出量に影響を与えている要因に自律神経系がある．交感神経は洞房結節や刺激伝導系，心房・心室の心筋を支配している．交感神経が興奮するとその神経終末からノルアドレナリンが遊離され，心房と心室の収縮力を増す．

通常，心室は心室内にある血液をすべて拍出するわけではない．したがって拡張終期心室容積は変わらなくても，収縮力が増加すると1回拍出量は増加する．通常，拍出後残った血液量（成人男子の場合50〜60 mL）は収縮終期心室容積（end-systolic ventricular volume）といい，収縮力が増すとこれらの血液も拍出され心室内の血液量はより減少する．つまり1回拍出量は増加する．したがって収縮終期の血液量は心筋の収縮力に依存していることになる．

それに対して，副交感神経の迷走神経は心室の収縮力に対して大きな抑制効果を示さない．

副腎髄質から分泌されるアドレナリンやノルアドレナリンも交感神経刺激時と同様の作用をもつ．

2．心拍数

心拍出量に影響するもう1つの要因は心拍数の変化で，これは神経性に調節されている．交感神経の興奮は心筋収縮力だけでなく，収縮の速さをも上げ，心拍数を高める．迷走神経はその神経終末からアセチルコリンを放出させて洞房結節に作用し心拍数を減少させる．その結果，心拍出量が変化するのである．

心拍数が上昇すると，心室が血液を充満するのに使う時間が減少する．さらに，収縮が速ければ1心周期の時間のうちほとんどは血液の充満に使われる．

1回拍出量と心拍数は密接な関係にある．たとえば大出血などで循環血液量が減少した場合，静脈還流量が減少するために1回拍出量は低下してしまう．しかし，毎分拍出量を維持するために反射的に心拍数の上昇が起きる．

3．スターリングの心臓の法則

心筋は弛緩したときの筋長に従って発生する張力が異なってくる．これを心臓にあてはめたものがスターリングの法則（Starling's law of heart）で，拡張終期心室容積によって，さらには静脈還流量によって決定される．静脈からより多くの血液が戻ってくれば，心臓はそれだけ心筋線維が強く伸展される．心筋が伸ばされればそのぶん元に戻そうとする力が増し，収縮力が増加する．その結果，多くの血液を拍出することができる．このように心臓内の血液量に依存して収縮力が調整される．

II 心臓の異常

A．心筋梗塞・狭心症

心筋が正常に働くためにはその時々の活動状況に応じた心筋への酸素供給が行われなければならない．心筋へ適切な血液量が送れなくなると心筋の虚血（ischemia）を引き起こし，筋組織は壊死を起こしてしまう．

冠状動脈の閉塞が心筋虚血を起こした際の最初の徴候は，運動などをして酸素需要が増加したときに起こる胸痛である．これを狭心症（angina pectoris）という．通常，胸骨上部に息苦しさを感じたり，しばしば左側の腕，肩や頸部，あるいは反対側の腕や肩にも関連痛が起こる場合もある（175頁参照）．一般に胸痛は運動時，心筋の酸素需要が増加したとき冠状動脈が細くなって起こる．活動を中止し，血流が心筋の要求する酸素を運ぶようになると胸痛は治まる．この診断は運動負荷中の心電図を記録することにより明らかとなる．すなわち，心筋が虚血に陥ると心電図上ST部分が変化する（図7-13a）．

冠状動脈が完全に閉塞すると，その先の心筋には血液は流れていかず筋肉は死んでしまう．壊死を起こした心筋の部位を梗塞とよび，これらの一連の過程を心筋梗塞（myocardial infarction）という．

アテローム性動脈硬化（211頁参照）などがあると，運動などで心筋の酸素消費が突然増加した場合，動脈が完全に閉塞した状態と同じになることがある．大きな血管が閉塞すると虚血を起こしている心筋領域で種々の変化が生じる．中心部の心筋は壊死を起こし，強い持続性のある胸痛を伴う．痛みは放射状に腕や頸部に広がる．狭心症と違ってこの胸痛は運動を中止したり休んでも治まらず，恐怖やショックなどからしばしば嘔気，呼吸困難，発汗を伴う．軽度の虚血がある場合はわずかではあるが心室は収縮する．しかし壊死組織の周囲は障害され，収縮しない．この部位は安静時には側副路からの血液供給があるが，運動中はなくなる．したがって心筋の壊死の広がりを防ぐためには安静を保つことが必要である．

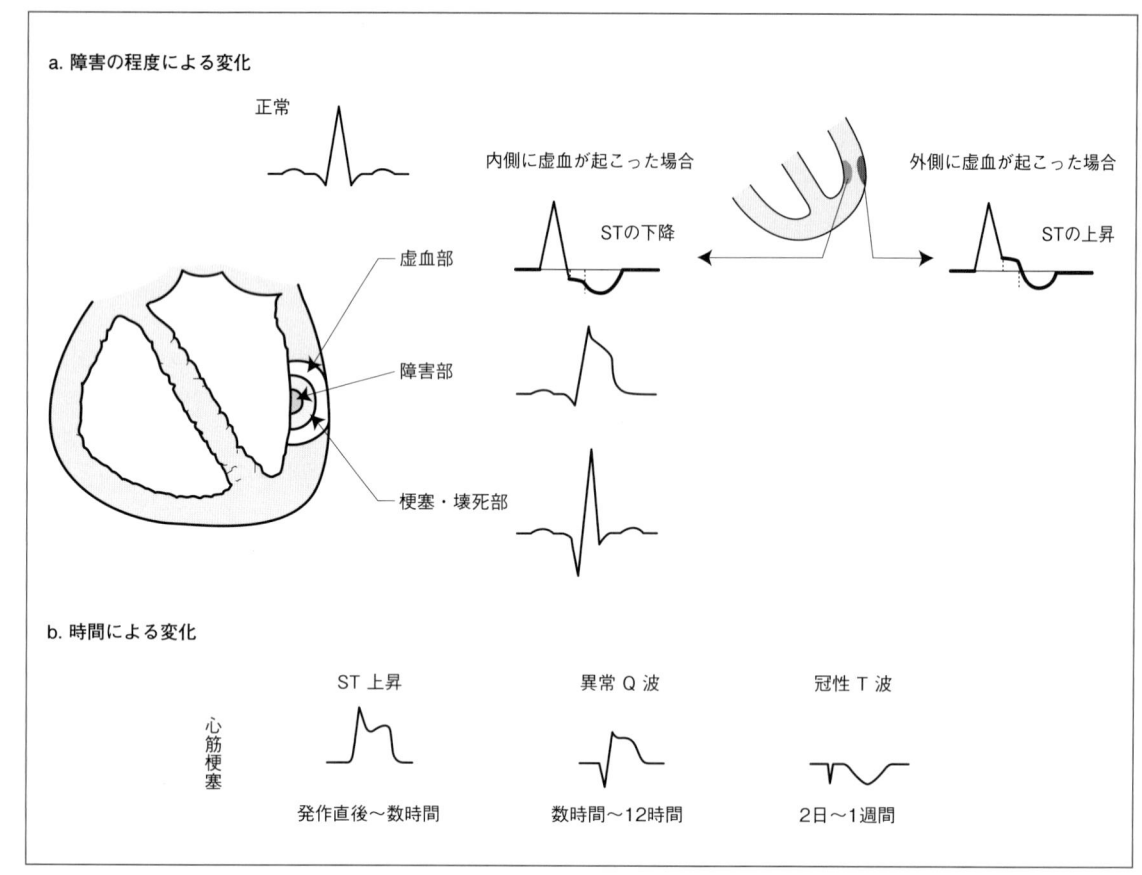

図7-13 心筋梗塞時の心筋障害とそれに伴う心電図の変化

　心電図が心筋梗塞の診断の重要な手がかりになる．発作時ほとんどの場合，ST部分の上昇がみられる．この心電図上の変化は時間とともに変化していく（図7-13b）．

B. 不整脈

1. 洞性不整脈（sinus arrhythmia）

　心電図上PQRST波が規則正しく出て，しかもその拍動も規則正しいが，その拍動数が正常と異なっている場合をいう．心拍数が60/min以下の場合を徐脈（bradycardia），100/min以上の場合を頻脈（tachycardia）という．生理学的には睡眠時に下がり，発熱時や運動したりすると上昇する．また，正常に呼吸している場合でも，吸息時には頻脈，呼息時には徐脈となる．これは吸息時に横隔膜が収縮し，胸腔内圧がより陰圧になることによって腹腔内から胸腔内へ，さらには右心房への静脈流入量が増加するため，多くの血液量を送り出そうと反射性に心拍数が上昇することによる．深呼吸時に顕著にみられ，これを呼吸性不整脈（respiratory arrhythmia）という（図7-14）．

2. リズムの異常

　心房細動［atrial fibrillation（af）］：心房が規則正しく収縮しておらず，小さく不規則に振動しているような状態（300～600/min）．心室も一定間隔で収縮できない．心電図上は基線が揺れていること，P波がないこと，R-R間隔が不規則であることが特徴である．

　心房粗動［atrial flutter（aF）］：心房が速い頻度で興奮している状態．心房細動と違って心房自体はまとまって収縮している．心電図ではP波が鋸歯状の尖った波形（F波）を示す．

　心室頻拍［ventricular tachycardia（VT）］**と心室**

心　臓　189

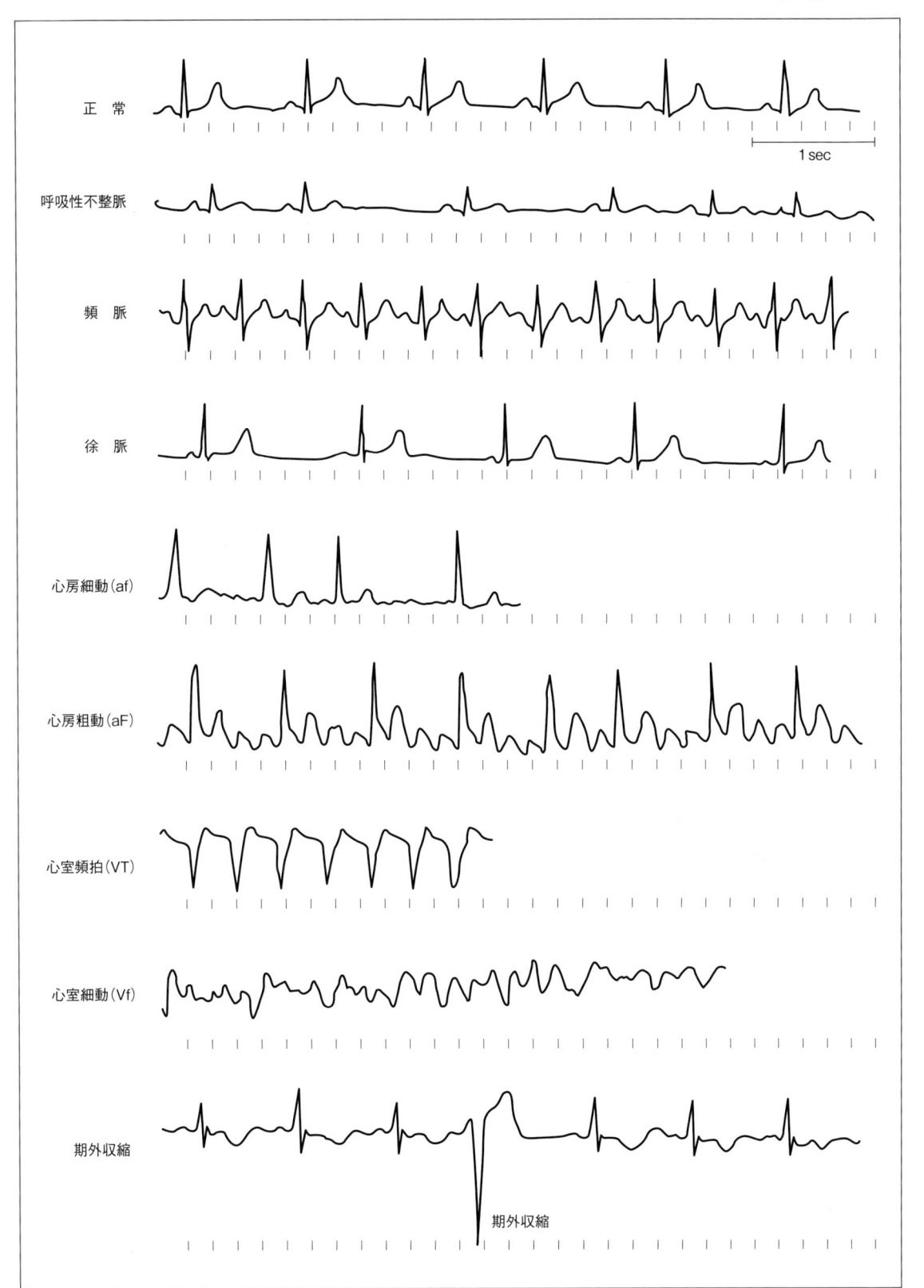

正　常

呼吸性不整脈

頻　脈

徐　脈

心房細動(af)

心房粗動(aF)

心室頻拍(VT)

心室細動(Vf)

期外収縮

期外収縮

1 sec

図 7-14　不整脈

a. 各房室ブロックにおける心電図
Ⅰ度房室ブロック（PR間隔の延長）

Ⅱ度房室ブロック（Wenckebach型房室ブロック）

Ⅲ度房室ブロック（P-P間隔，R-R間隔はそれぞれ関連なく一定）

b. Ⅲ度房室ブロック時に装着するペースメーカー

図7-15 刺激伝導系異常時の不整脈
〔小沢友紀雄：心電図トレーニング，改訂5版，154-156頁，中外医学社，東京，1997〕

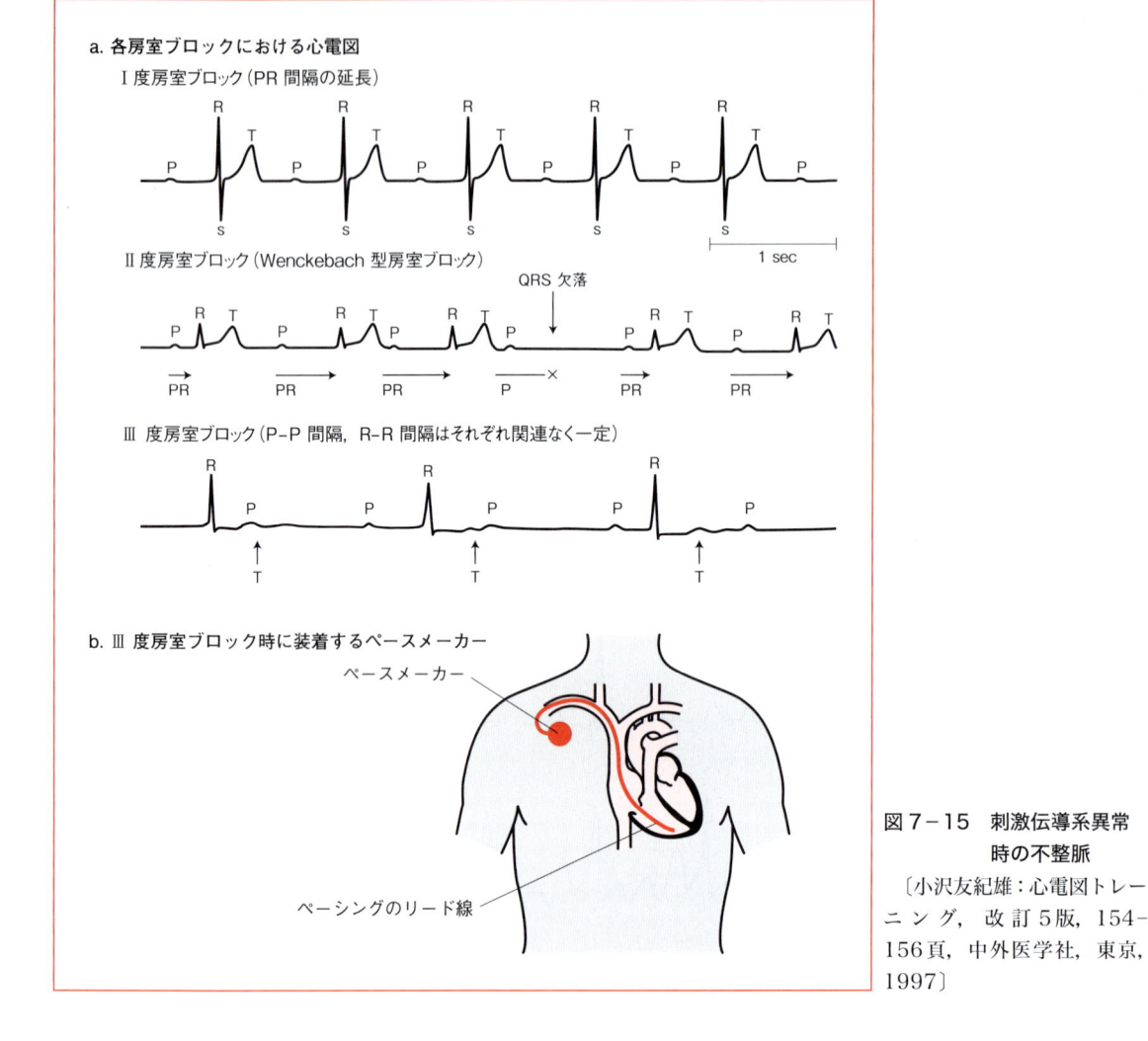

細動［ventricular fibrillation（Vf）］：心室頻拍は心室が規則正しく，頻回に拍動している状態．この場合，心室内に血液が十分貯留しないうちに収縮することになり，全身に血液が必要なだけ流れていかない．つまり心拍出量が減少し，心不全に陥ってしまう．また，心室細動に移行しやすい．心室細動は心室が細かく動くだけで拍出能力はなく（心停止状態），この状態が数分続けば急死する．心電図上はまとまったQRS波やT波は認められない（図7-14）．

3. 期外収縮 (extrasystole or premature contraction)

心筋の一部の限局した領域で正常よりも興奮性が増し（異所性興奮），洞房結節からの興奮が到着する前に活動電位が発生し収縮してしまう場合をいう．異所性興奮の発生部位により心房性，房室結節性と心室性がある．心室性期外収縮では，正常な収縮が心室からの逆行性興奮で打ち消されて代償性休止（脈拍が一回飛ぶ）がみられるのが特徴である．

心室が十分に血液を充満していないため，期外収縮が起こった場合，拍出される血液量は少ない．したがって末梢への脈波は弱く，橈骨動脈では触れないこともある．これを結代という．この場合，心拍動と脈拍を同時に測定すると，心拍数に比べて脈拍数は少ないことがわかる（代償性休止）．

4. 刺激伝導系の異常

刺激伝導系のなかでインパルスが障害されることが

ある．このような現象を心ブロック(heart block)という．もっとも一般的な心ブロックは房室ブロック[atrioventricular (AV) block]で，房室結節，ヒス束や脚枝の障害，心房から心室への伝導が遅延したり，あるいは完全に遮断されたりする場合もある．これらは虚血による伝導系組織の障害，種々の薬物による伝導機能の低下などによって起こる．程度によってⅠ～Ⅲ度の房室ブロックに分けられる（図7-15a）．

興奮は心房から心室へ伝えられるが，その伝導速度が低下しているのがⅠ度の房室ブロックである．心電図上はP-Q間隔の延長として表される．Ⅱ度の房室ブロックは心房から心室への伝導の遅延が徐々に大きくなり，心房から心室へ興奮がつながらないことがときどき起こる状態である．心電図上ではP-Q間隔の延長とQRS波の欠損が特徴である［ウェンケバッハ(Wenckebach)型房室ブロック］．

興奮が完全に遮断された状態をⅢ度の房室ブロックという．心房の収縮と心室の収縮は完全に解離してしまう．心房は洞房結節の刺激によって正常な割合で収縮し続けるが，インパルスが心室に伝わらない状態である．したがって心室内でもっとも早く自動能をもった刺激伝導系の組織が心室のペースメーカーとして働きはじめるが，通常，心室内で自動能をもった部位の拍動数は40/min以下である．これでは心臓から十分な量の血液を拍出することができず，脳循環，冠状循環あるいは腎臓などで虚血を起こしてしまう．

完全房室ブロックを起こした場合，人工ペースメーカーの植え込み術が行われる．これは皮下に植え込まれたペースメーカーからリード線を心臓内に植え込み，電気を送って規則正しく収縮させる（図7-15b）．

人工ペースメーカーと携帯電話の使用については以前から問題にされてきた．現在の携帯電話では22 cm以上ペースメーカー本体から離れると誤作動を起こさないとされており，ペースメーカーを植え込まれた患者も，植え込まれた反対側の耳で携帯電話を聞くと使用は可能である．家庭で電化製品を使用する場合，電磁調理器（電子レンジ），IH炊飯器，低周波・高周波治療器などはペースメーカーに異常をきたす可能性があるとされており，注意を要する．

5．電解質の異常

低カリウム(K)血症，高カリウム血症いずれにおいても心筋の興奮性と伝導率を低下させる．これは心

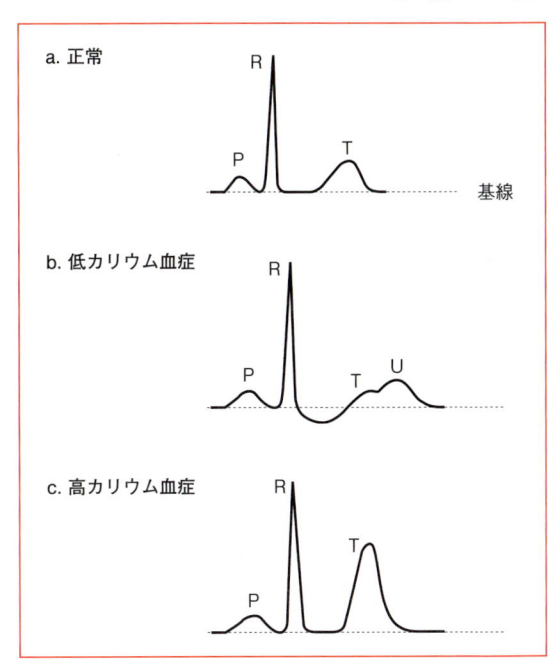

図7-16 血清カリウム異常時の心電図
低カリウム血症時はSTが低下し，T波に続いてU波が出現する．高カリウム血症時にはT波が高くなり，そのほかQRS波が広がる．

停止にもつながる．低カリウム血症，高カリウム血症のときにみられる心電図を図7-16に示す．低カリウム血症の場合ST部分が低下し，新たにU波が出現してくる．高カリウム血症の際にはT波が大きくなり，より重症になると幅の広いQRSが出現する．

C．心不全

心拍出量は静脈還流量によって影響を受ける．しかし，これはあくまで心臓が正常にかつ効果的に働いている場合である．心臓のポンプ機能が障害されると，たとえ静脈還流量が十分でも，身体の必要度に見合っただけの適切な心拍出量を供給できない．このような場合を心不全(heart failure)という．

心臓は連続した左右別々のポンプ機能を持っている．したがって心臓の片側だけが心不全を起こす場合もありうる．たとえば心筋梗塞は左側のみに大きな影響を与えるし，呼吸器疾患は右心系に影響する．心臓の片側が心不全になった場合，圧と量の変化は左右それぞれ独自に起きる．両側の心不全が起こった場合をうっ血性心不全(congestive cardiac failure)という．

1. 左心不全

左心不全の場合，左心系から拍出される血液量が右心系が全身から受け取る血液量よりも低下してしまう．左心室から十分な血液が拍出されないために左心房内の血液量と内圧が増加し，続いてこれが肺静脈，肺毛細血管に起こってくる（図7-17a）．肺の毛細血管に血液がうっ血すると肺毛細血管圧の上昇が起こる．血漿膠質浸透圧（約28 mmHg）を超えると毛細血管から間質腔や肺胞へ水が漏れ出てしまう．間質腔や肺胞に水が貯留した状態は肺浮腫とよばれ，肺でのガス交換が妨げられ，呼吸困難（dyspnea）を伴ってくる．このときの呼吸困難を軽減するためによくみられるのが起坐呼吸である．左心室から血液がスムーズに拍出されないため，臥位になってさらに静脈還流が増加してくると，ますます肺うっ血が増強するため起坐呼吸が起こる．身体を起こすことによって静水圧により静脈還流が低下するため多少は楽になる．重症になると肺領域に貯留した水によって血液を酸素化できず生命を脅かすことになる．

また心拍出量が低下するため組織に十分な血液を送ることができず，各組織に障害が起こる．とくに腎臓ではその機能が低下し，尿量が減少して体内への水分貯留が起こり，ますます心臓に負担がかかることになる．

よって左心不全の徴候は肺循環系の高血圧と呼吸困難といえる．心拍出量が低下しているため組織に適切な酸素を送ることができず，また肺循環での血液の貯留により肺浮腫，続いてガス交換の低下が起こるためである．

2. 右心不全

右心不全は右心室から拍出される血液量が体循環から戻ってくる血液量よりも低下した状態である．右心室に血液が停滞して，これが右心房へとおよぶ．これによって体循環系の血液量が増加し，静脈圧の上昇が起きる（図7-17b）．毛細血管圧が上昇し，これが間質腔への水の移動を引き起こす．これは静水圧が高い部位，たとえば足首，臥位になっている場合には仙骨部などで浮腫となって現れる．肝臓や脾臓もまた血液の貯留によって肥大化する．

右心不全の場合には右心房圧や中心静脈圧が増加する．右心室のポンプ機能が低下すると左心系への血液の流れも低下し，続いて心拍出量の低下，つまり左心不全の場合と同様な結果となる．

III 心臓のフィジカルイグザミネーション

1. 心電図

① 目的：心臓における興奮の発生，その伝導状態を測定することにより心機能を評価する．
② 方法：心臓が発生する電流を心電計を用いて体表面より記録する（図7-9）．
③ 判断：記録されたPQRST波形より刺激伝導系の異常，不整脈の有無，心肥大，心筋虚血等の有無などがわかる．

2. 心臓カテーテル検査

① 目的：心血管系の血行動態や心内圧の測定，血液酸素含有量を測定することにより心機能を評価する．
② 方法：末梢の静脈あるいは動脈から心腔内にカテーテルを挿入し，心内圧を測定する．スワン・ガンツカテーテルでは熱希釈法などを用いて心拍出量を測定することができる（図7-18）．
③ 判断：心房，心室あるいは肺動脈の各内圧，さらには大血管系の血液ガス分析による心機能評価，心臓の動きなど器質的変化や解剖学的奇形の有無など．肺うっ血の有無，低心拍出量症候群の有無

3. 心エコー（超音波）検査

① 目的：心臓血管の形態や機能，循環動態を非観血的に評価する．
② 方法：超音波を発信し，異なる組織によって反射され戻ってくる音波がその強さに応じて電気的信号に変換され，それをブラウン管で見る．
③ 判断：右→左短絡の有無，血流速度の異常，乱流の発生の有無

4. 冠状動脈造影法

① 目的：虚血性心疾患の診断，予後の判定，治療方針の決定．
② 方法：末梢動脈よりカテーテルを冠状動脈口まで挿入し，造影剤を注入して冠状動脈を観察する．
③ 判断：冠状動脈の狭窄・閉塞の有無

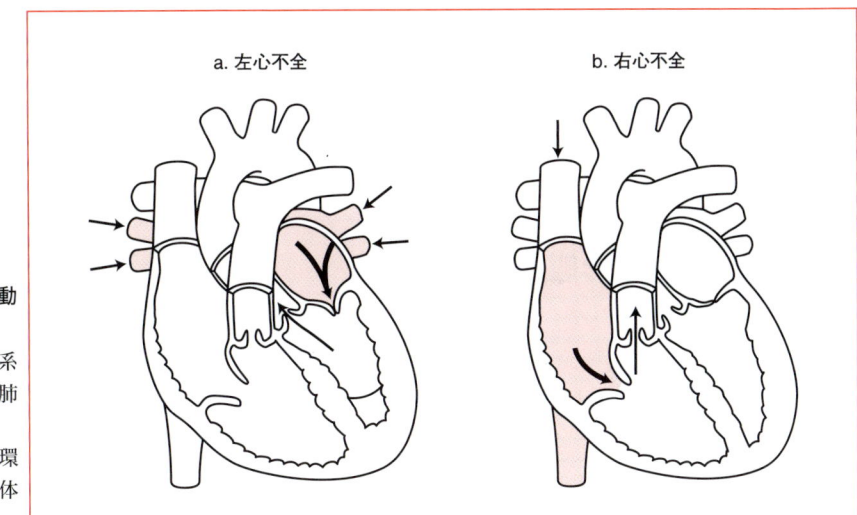

図7-17 心不全時の循環動態
　a：左心不全時は体循環系への拍出が低下するため，肺循環系にうっ血が起こる．
　b：右心不全時には肺循環系への拍出が低下するため体循環系に浮腫が起こる．

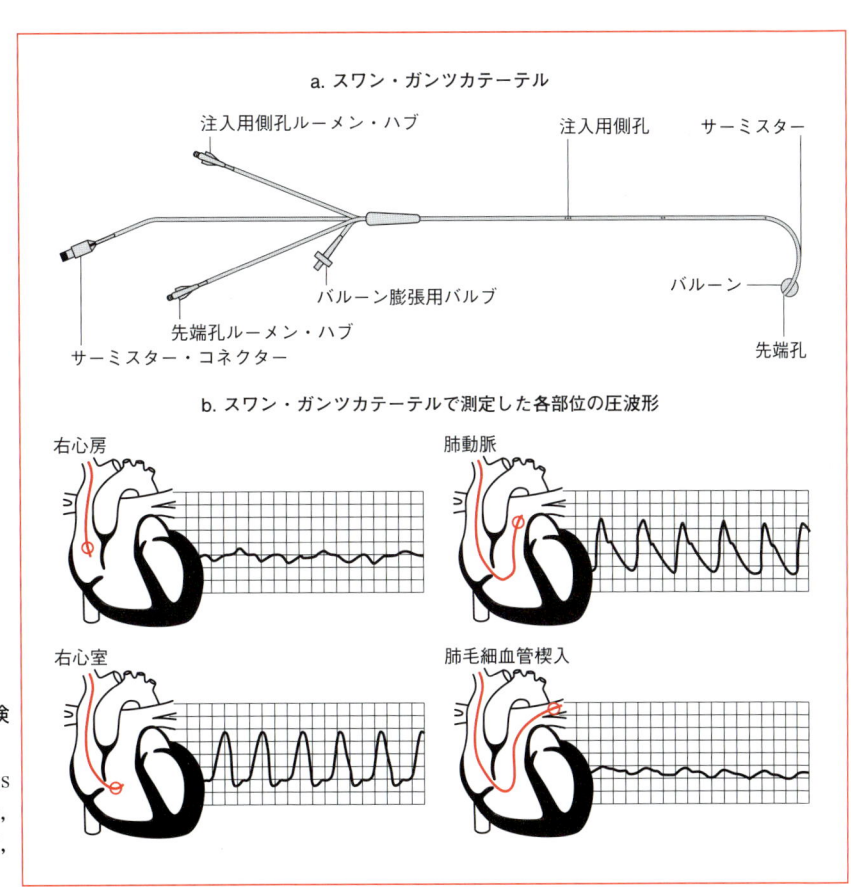

図7-18 心臓カテーテル検査
〔福井次矢（訳）：Nurses Clinical Library 循環器，37-51頁，医学書院，東京，1987より改変〕

7-2 血管

I 血管の形態と機能

A. 血管の種類と形態

血管は心臓に始まり，全身の組織を還流して再び心臓に戻る管状の閉鎖回路である．管内には血液が流れており，酸素や栄養素あるいは代謝産物，ホルモンなどを運搬している．血管は心臓を出た後，その径を変えつつ，またそれぞれの役割に応じた血管壁の特徴を持っている．心臓を出た血液を運搬するのが動脈，逆に心臓に戻る血液を運ぶのが静脈で，その中間にあるのが毛細血管である．まずはその血管の種類とその特徴を簡単に述べる．

1. 血管の形態

基本的に動脈と静脈の血管壁は3層構造をしている．もっとも内側は内膜（intima）とよばれ，内皮細胞や結合組織からなっている．中間の層は中膜（media）とよばれ，主に平滑筋と弾力組織で，一番外側の外膜（adventitia）は結合組織から構成されている（図7-19）．

2. 血管の種類と特徴

大動脈（aorta）と動脈（artery）は比較的直径が大きく，弾力性や伸展性に富んでいる．血管径が大きいことから抵抗も低く，容易に血液が流れていく．心臓が収縮し大動脈に血液が送りだされると，弾力線維が伸展し血管が拡張する．収縮が終わると弾力線維を伸ばす力は低下し元の大きさに戻る．この弾力線維の性質により次々に血液が先の血管に送られる．動脈がさらに枝分かれして細動脈（arteriole）になると，内径は約10μmと細くなり，血管壁は平滑筋組織の占める割合が多くなる（図7-20）．このような構造上の特徴から細動脈は血流の流れにもっとも抵抗する部位であり，抵抗血管（resistance vessel）ともよばれている．細動脈は全末梢血管抵抗［total peripheral resistance（TPR）］が決まる場所でもある．

毛細血管（capillary）は血液と各細胞との間でガス，溶質，栄養素，代謝産物の交換を行う部位であることから，交換血管（exchange vessel）ともよばれている．この機能を行うために構造も内膜1層からなっている．毛細血管は直径が平均6〜8μm，長さ750μm程度で密な血管網を構成している．

静脈系は毛細血管網から血液を集めて心臓に戻す働きを持っている．毛細血管が集まり細静脈（venule），さらに集まり静脈（vein），そして大静脈（venacava）となって心臓につながっている．動脈と同様に血管壁は3層構造をしているが，動脈壁に比べると平滑筋組織が少なく，血管壁は薄いため内径は動脈より大きい．さらに伸展性が高く血管径も大きいため抵抗は低い．循環血液量の約75％が静脈系にあることから，静脈のことを容量血管（capacitance vessel）ともいう（図7-20）．

3. 微小循環

細動脈から毛細血管へと移行する間には前毛細血管括約筋（precapillary sphincter）とよばれる平滑筋が存在する（図7-21）．この括約筋が弛緩すると血管径は大きくなり毛細血管へ多くの血液が流れるようになる（図7-21a）．逆に括約筋が収縮すると血液は流れなくなる（図7-21b）．このように前毛細血管括約筋は各組織で必要に応じて血流の調節を行っている．たとえば，運動しているとき骨格筋に流れている

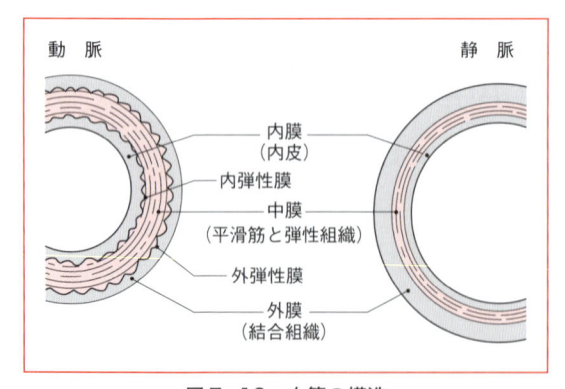

図7-19 血管の構造

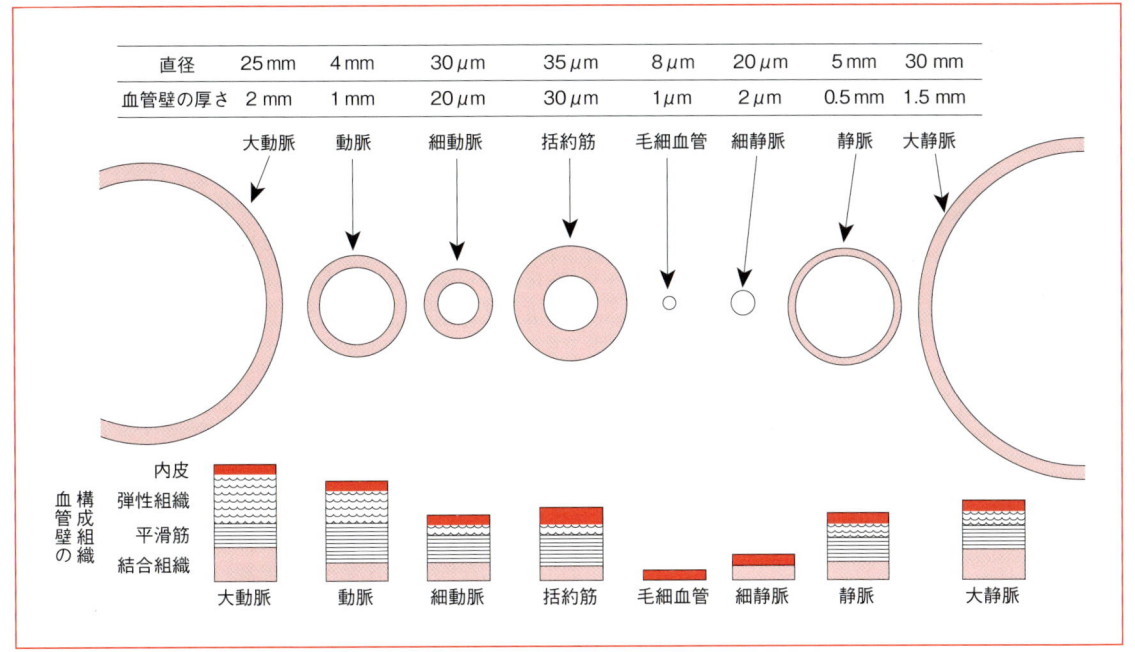

図7-20 血管の種類とその特徴
〔Hinchliff S, Montague S：Physiology for Nursing Practice, p.356, Baillieré Tindall, London, 1988を改変〕

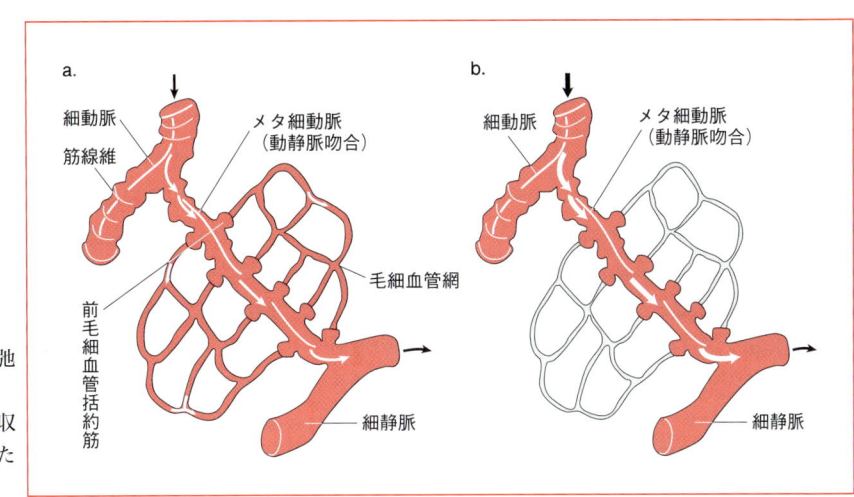

図7-21 微小循環の構造
a：前毛細血管括約筋が弛緩している状態.
b：前毛細血管括約筋が収縮して動静脈シャントがはたらいている状態.

血管の括約筋が弛緩することによって血流は増加し，物質交換がより多くできるようになる．また，毛細血管を通らずに細動脈から細静脈に流れているところを動静脈吻合といい，皮膚の血管に多い（後述）．

正常な状態では毛細血管の内外を種々の物質が移動するが，血漿量や間質液量自体はほとんど変化しない．これは毛細血管壁から出ようとする液体の力と間質腔から毛細血管へ入ろうとする液体の力がほぼ等しいか

らである．その結果，濾過によって毛細血管から出る液体量は戻る量とほぼ等しいことになる．この力関係には3つの要因がかかわっている．①毛細血管の動脈側と静脈側にかかる静水圧，②血漿と間質液における膠質浸透圧，③血管壁の性質，の3つである．

毛細血管壁を通して間質腔に溶質や溶媒を押しだすのが静水圧（あるいは毛細血管圧）で，動脈側で35 mmHg，静脈側で15 mmHgである（図7-22）．

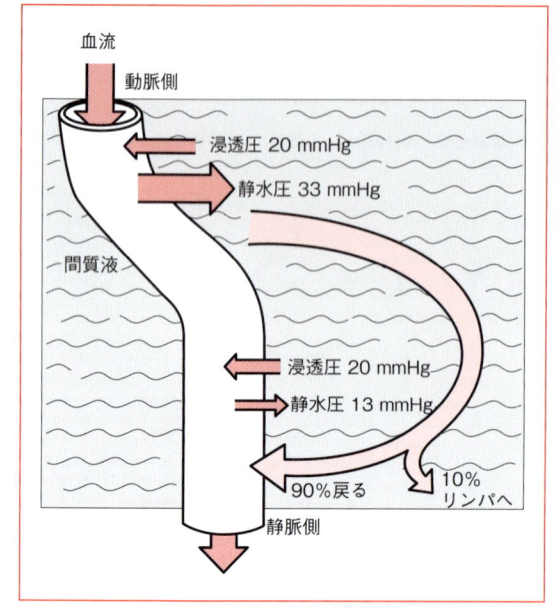

図7-22 微小循環
〔Applegate E：The Anatomy and Physiology Learning System, p.265, Saunders, Philadelphia, 1995を改変〕

毛細血管内の圧は常に一定ではなく，細動脈の血管緊張度とそれに伴う抵抗に依存している．血圧が静水圧であることから心臓に対する位置によっても異なってくる．また，組織のその機能によっても異なってくる．たとえば腎糸球体の毛細血管圧は約45 mmHgであるのに対し，肺では8 mmHgしかない．腎臓の機能は尿を生成することである．その第1段階として尿細管へ水分や溶質を濾過するために血圧が高いのである．肺はガス交換を行う場所で，水や溶質の交換はさほど重要ではなく，血圧は低い．

逆に間質液が毛細血管方向へ押す静水圧は動脈側，静脈側いずれも約2 mmHgである．

血漿膠質浸透圧による間質腔から毛細血管内への液体の移動する力は約25 mmHgである．逆に血漿と比べて間質液中にはタンパク質は少ないため毛細血管から間質腔への膠質浸透圧による力は約5 mmHgと少ない．

これらの要因を考慮すると，毛細血管側から間質腔へ移動する力は，動脈側では静水圧が35−2＝33 mmHg，逆に毛細血管内に入ろうとする力が膠質浸透圧25−5＝20 mmHgで，差し引き33−20＝13 mmHgとなり毛細血管から間質腔へ水の移動が

起こる．静脈側では静水圧は15−2＝13 mmHg，膠質浸透圧が25−5＝20 mmHgで，膠質浸透圧が静水圧を上回っているため逆に間質腔から毛細血管内に水が移動することになる．このように動脈側で間質腔に出た液体のほとんどは静脈側で再吸収され，残りの液体はリンパ管に吸収される（図7-22）．

もしこの状態がくずれると血漿と間質液との間に変化が起こる．たとえば，大出血などで毛細血管圧が低下すると毛細血管外に水を押しだす力が低下し，液体は毛細血管内に貯留していくことになる．また，血漿タンパクが低下し膠質浸透圧が低下すると，血管から多くの水分が出て間質腔に貯留し浮腫（edema）を起こすこともある．

炎症などを起こしている組織ではヒスタミンやブラジキニンといった物質が局所的に遊離される．これらによって血管壁の透過性が亢進し，血管から間質腔への水分や物質の移動が増加する場合がある．

B. 血　流

血流（blood flow）は単位時間あたり（mL/min）に血管，器官などを流れている血液量のことである．全循環系を考えた場合，循環系は閉鎖回路であることから血流は心拍出量と等しいはずであり，実際，安静時はほぼ一致している．しかしそれぞれの器官の血流量にはかなりのばらつきがあり，これはその器官の活動程度など必要度に応じて変わる．

血管の長さと抵抗には直線的な関係があり，血管の長さが長ければ長いほど抵抗は大きくなる．通常，健康な人では血管内の血液の粘性と長さは変動することはなく一定である．それに対して血管径はしばしば変化し末梢血管抵抗を変える重要な因子となっている．管を流れる液体のうち壁に近い部分の液体の流れは，血管壁との摩擦によって比較的ゆっくりである．それに対して中心部の液体は速く流れる．また，管の大きさも関係する．細い管であればあるほど多くの液体が管の壁と摩擦を起こし流れが妨げられるため流れは遅くなる．流れの抵抗は管の内径の4乗に反比例する〔ポアズイユの法則（Poiseuille's law）〕．たとえば圧が一定の場合，内径が2倍になると抵抗は1/16になり，流れやすくなる（図7-23）．つまり，心臓に近い大血管ほど末梢血管抵抗は少なく，直径の小さな細動脈ほど大きな血管抵抗をもつことになる．

血流は循環系のなかの2点間の圧差に比例する．したがって圧差が大きければ大きいほど血流の速度は速

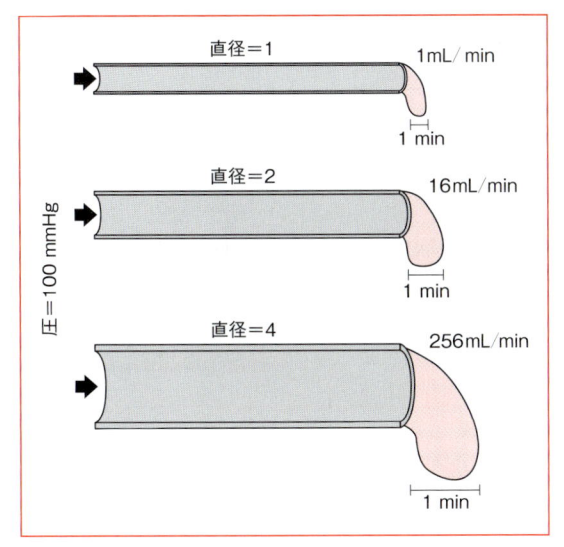

図7-23 血管径と血流量との関係
単位時間あたりに流れる血液量は，直径の4乗に比例する（ポアズイユの法則）．

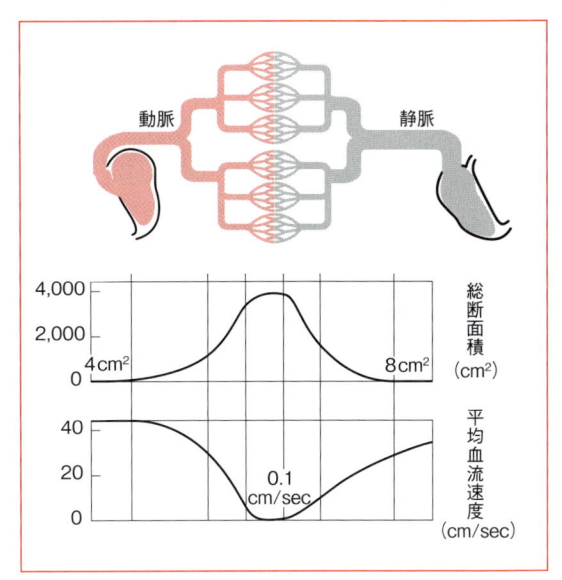

図7-24 体循環系の分枝と横断面積，血流速度

くなり，逆に圧差が小さくなると血流は減少する．たとえば，血圧100 mmHg と50 mmHg の地点があると，この2点間の圧差はΔ50 mmHg で速く流れる．ところが血圧20 mmHg と15 mmHg の2点間では圧差がわずかΔ5 mmHg しかないので流れはゆるやかになる．

また血流は末梢血管抵抗に反比例する．もし抵抗が大きければ血流は減少し，逆に抵抗が小さければ血流は増加する．これらの関係は以下のとおりである．

血流＝圧差／末梢血管抵抗

血流に影響するこれら2つの要因のうち，圧差よりも抵抗のほうが重要である．それは組織に血液を供給している細動脈が拡張（すなわち抵抗は減少）すると組織への血流は増加するからである．

血液が単位時間あたりどれだけ移動するかを示したものが血流速度（cm/sec）である．血流速度は血管断面積と反比例する．つまり全断面積が小さいほど血流は速い．心臓から出た大動脈が枝分かれして細くなるに従って断面積の合計は徐々に大きくなる．したがってより末梢に行くほど血流速度は減少する（図7-24）．毛細血管のそれぞれの血管径は細くても断面積を全部合わせれば大動脈よりも大きい．つまり多くの血液量を保持していることになる．たとえば，大動脈の断面積は約4 cm^2 で，平均の血流速度は約40 cm/sec である．それに対して，毛細血管の全断面積は約4,000 cm^2 で血流速度は約0.1 cm/sec と非常に遅い．毛細血管の血流速度が遅いことは，組織と血液間で物質交換するための時間が増えることである．毛細血管が集まって細静脈，静脈となるに従って，全血管断面積は減少するため血流速度は増加する．大静脈の断面積は約8 cm^2 で血流速度は骨格筋ポンプの活動状態に応じて10～30 cm/sec と変動する．

血流を測定する方法はいくつかある（図7-25）．電磁血流計は磁場内を動く導体に電位が発生し，その大きさが導体の運動速度に比例するという原理に基づく．超音波血流計は超音波のドプラ（Doppler）効果を利用する方法で，血管外から血流中に超音波を投射し，赤血球からの反射波を測定する．レーザードプラ血流計も同様の原理でレーザー光を用いてその反射光を測定したものである．これらはいずれも「血流量が多いとその中に流れている赤血球も多いという原理」に基づく．人の血流量を測定する場合，容易に用いられるのは超音波血流計とレーザードプラ血流計である．電磁血流計の場合は血管を露出しなくてはならないため，手術時など使用が限定される．

C. 血　圧

血圧（blood pressure）は血液の流れによって起こる血管壁にかかる圧のことである．各血管にはそれぞれの血圧値がある．動脈圧，毛細血管圧，静脈圧がそ

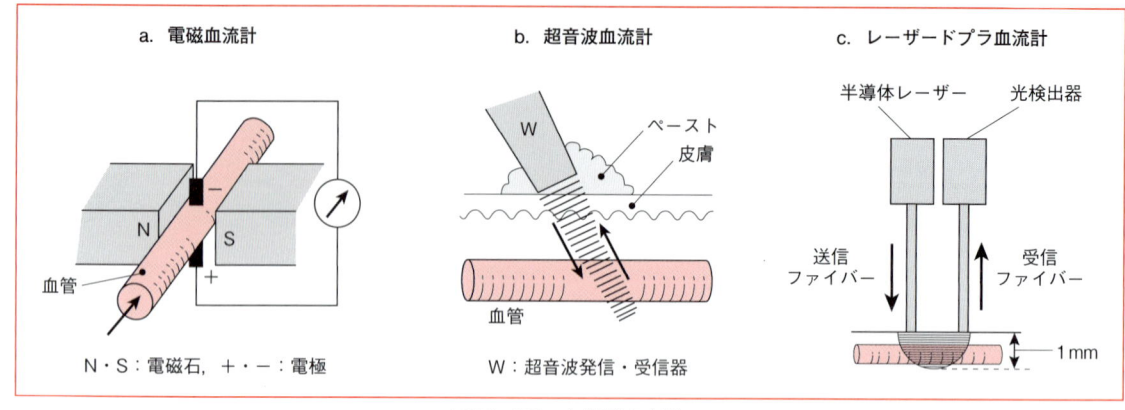

図7-25 血流測定方法
〔中山 沢:図説生理学テキスト,第2版,185頁,中外医学社,東京,1991を改変〕

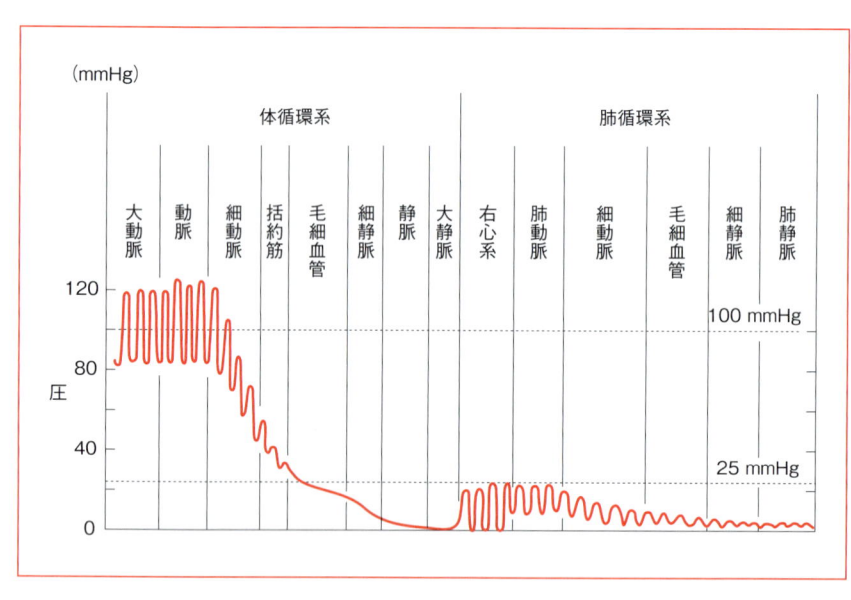

図7-26 循環系の各部位における血圧

の例である．大動脈から体循環の終点の右心房に進むに従って血管内の圧は低下する（図7-26）．

通常，血圧という場合，動脈圧のことをいう．生きるために脳や心臓など組織に必要な血液を運ぶためにも動脈圧は重要である．もし血圧が低下すると組織に流れていく血液量が低下し，その結果，栄養分や酸素を供給できなくなってしまう．

1. 最高血圧と最低血圧

動脈圧は心周期中を通じて変動する．心室が収縮し体循環や肺循環内に血液を送りだすと，この血液が動脈壁を伸展させ血圧を上げる．収縮が終わると伸展した血管壁は受動的に元に戻る．大動脈弁が閉じ，十分な量の血液が動脈内にあるうちに次の心室収縮が起こるため血圧は決して0にはならない．このように

[*1] 収縮期血圧・拡張期血圧とは直接法（動脈内の血圧を歪トランスデューサーで直接測る）で測定した血圧値のことである（212頁参照）．これに対して，上腕動脈などをマンシェットで加圧する間接法で測定した血圧値を最高血圧・最低血圧とよぶ．後者は動脈の弾性の影響を受けやすいので，厳密にいえば両者の値は等しくない（後者のほうがやや高目に出る）．

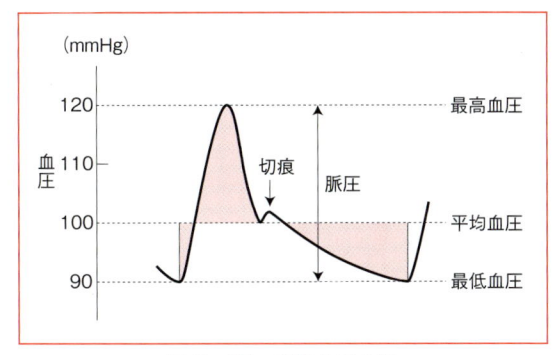

図7-27 動脈血圧曲線
平均血圧を示す破線の上と下の色アミの部分の面積は等しい．

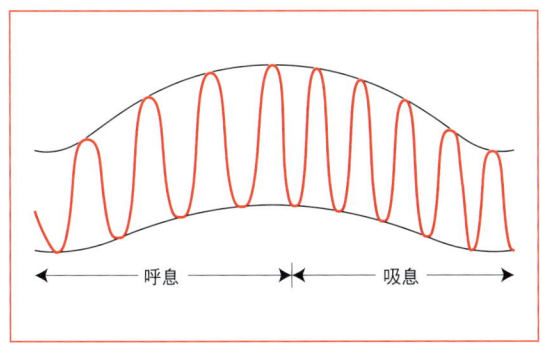

図7-28 呼吸による血圧の周期的変動

心室の収縮・弛緩に伴って，大きな動脈の圧は上がったり下がったりする．心室収縮後に圧は最大になり，この圧のことを最高(収縮期)血圧[systolic blood pressure(SBP)]という(図7-27)＊1．大動脈内の圧が左心室内の圧を上回ったとき大動脈弁が閉じる．これによって重複性陥凹(切痕)(dicrotic notch)ができる．大動脈弁が閉じた後，血液が細動脈，毛細血管，静脈へと流れていくに従って血圧は低下する．次の収縮が始まる前の血圧がもっとも低下し，このときが最低(弛緩期あるいは拡張期)血圧[diastolic blood pressure(DBP)]である(図7-27)．

最高血圧と最低血圧との差を脈圧(pulse pressure)といい，120/80 mmHgの血圧であれば脈圧は40 mmHgとなる．脈圧は心臓の1回拍出量と動脈の弾力性に影響される．平均血圧(mean blood pressure)は最高血圧と最低血圧の単純な平均値ではなく，最低血圧＋脈圧/3で表される．したがって120/80 mmHgの血圧の場合，平均血圧は93 mmHgとなる．つまり平均血圧は1心周期を通じての血圧の時間的平均を表しており，収縮期が拡張期よりも短いので単純な平均値とはならない．

2. 血圧に影響を与える因子

血圧は以下の式で表される．

　　血圧＝心拍出量×全末梢血管抵抗

したがって，心拍出量あるいは全末梢血管抵抗に影響を与える要因はすべて血圧にも影響する．心拍出量に影響する要因には，まず循環血液量があげられる．循環血液量が増加すると1回拍出量や心筋の収縮力が増し血圧は上昇する．

全末梢血管抵抗は血流に対する抵抗のことで，末梢血管，とくに細動脈で抵抗はほとんど決まる．動脈硬化などで血管壁の弾性が低下したり血管が収縮して血管径が細くなった場合には，末梢血管抵抗が上がり血圧も上昇する．また血液の粘性が増加しても血圧は上昇する．

正常な場合でも呼吸によって血圧は変動する．呼息時に血圧が上昇し吸息時に血圧は低下する(図7-28)．吸息時には胸腔内圧が下がるため血液の静脈還流が増加するが，それは肺血管床などにプールされるため，心拍出量はかえって減少し，血圧は下がる．逆に呼息時にはプールした血液が拍出され，血圧は上昇する(呼吸性血圧変動)．深呼吸時に顕著にみられる．

D. 脈 拍

心室が収縮するたびに血管内圧の上昇と血管壁の伸展が波動として末梢に伝わる．これが脈波(pulse wave)であり，血管内圧の波動を圧脈波，血管内径の波動を容積脈波という．内圧の伝播に伴うこの血管壁の拡張は体表面に近いところにある動脈であればどこでも触れることができる．これが脈拍(pulse)である．図7-29に示している部位が脈拍を触れることのできる部位で，臨床上もっとも頻繁に使われるのが橈骨動脈である．

E. 静 脈

静脈系は血液を心臓に戻すのが一番の働きである．通常，血管内の血液の流れは，心臓のポンプ作用によるものであるが，静脈系の場合はそれ以外にもある．

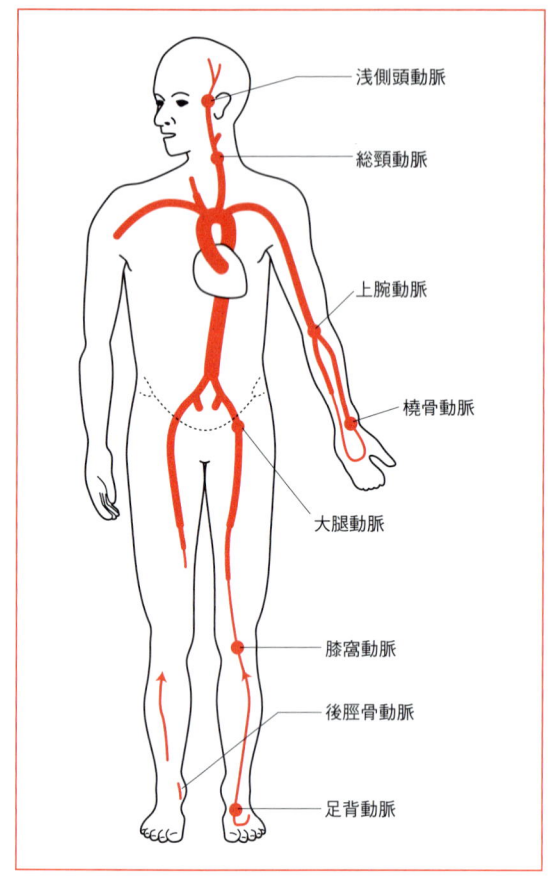

図7-29　脈拍の触れる部位

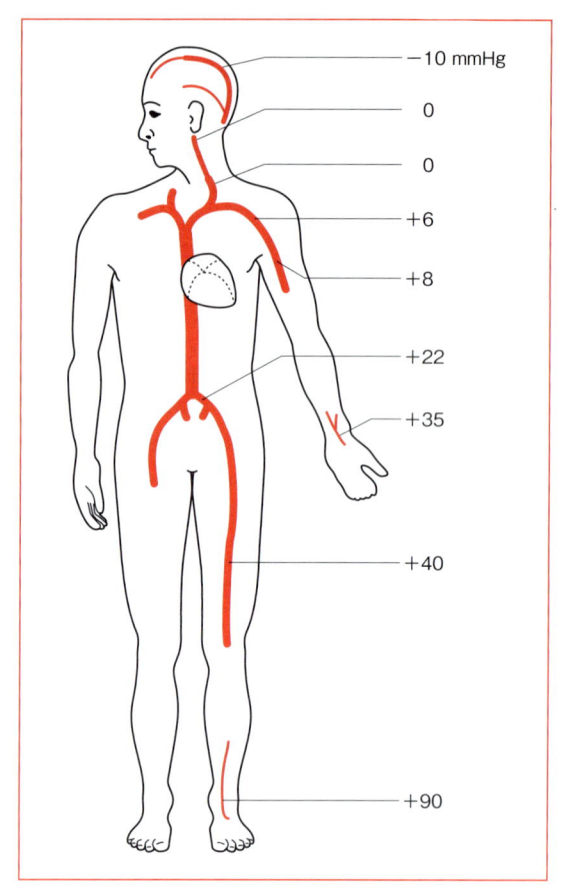

図7-30　立位での静脈圧

1. 重力の影響

　立位の場合，心臓より下の部位ほど重力の影響を受け内圧が高くなっている（図7-30）．血液量も下方ほど多く血管は拡張した状態となる．しかし実際には交感神経の作用によって静脈血管は収縮し，さほど拡張は起こっていない．静脈血管が適度に収縮していることは後述するように静脈還流において重要な意味をもつ．また，この場合，心臓と足先とではかなりの圧差ができているが，この圧差によって血液を心臓に戻すわけではない．

　静脈への重力の効果は頸部で観察できる．坐位あるいは立位時，頸部の静脈は心臓より5〜10 cm高い位置にあり，静脈を観察することはできないが，臥位になると静脈は怒張する．これは下肢からの還流とはちがって，立位時には頭部から心臓への還流は重力によって助けられているが，臥位になるとこの重力による助けがなくなり，流れが停滞してしまうからである．

2. 静脈還流

　心拍出量は静脈還流（量）（venous return）に依存するので，生きるためには常に適切な量の静脈血が心臓に戻ることが必要である．もし，静脈還流量が減少すると心拍出量や血圧は低下してしまう．静脈還流を維持するためにいくつかの機構が働いている．臥床時には重力による影響がないので，静脈血管壁の緊張度は低下している．したがって，臥位から起き上がるときめまいを感じたりふらついたりするのは，急激な立位で静脈還流がうまく行われず，心拍出量や血圧が一時的に低下してしまうからである．このような場合は誰かが支えてゆっくりと起きなければならない．

　静脈系の血流はわずかの圧勾配で起こり，抵抗や血管径のわずかの変化でも心臓への戻りに影響する．圧

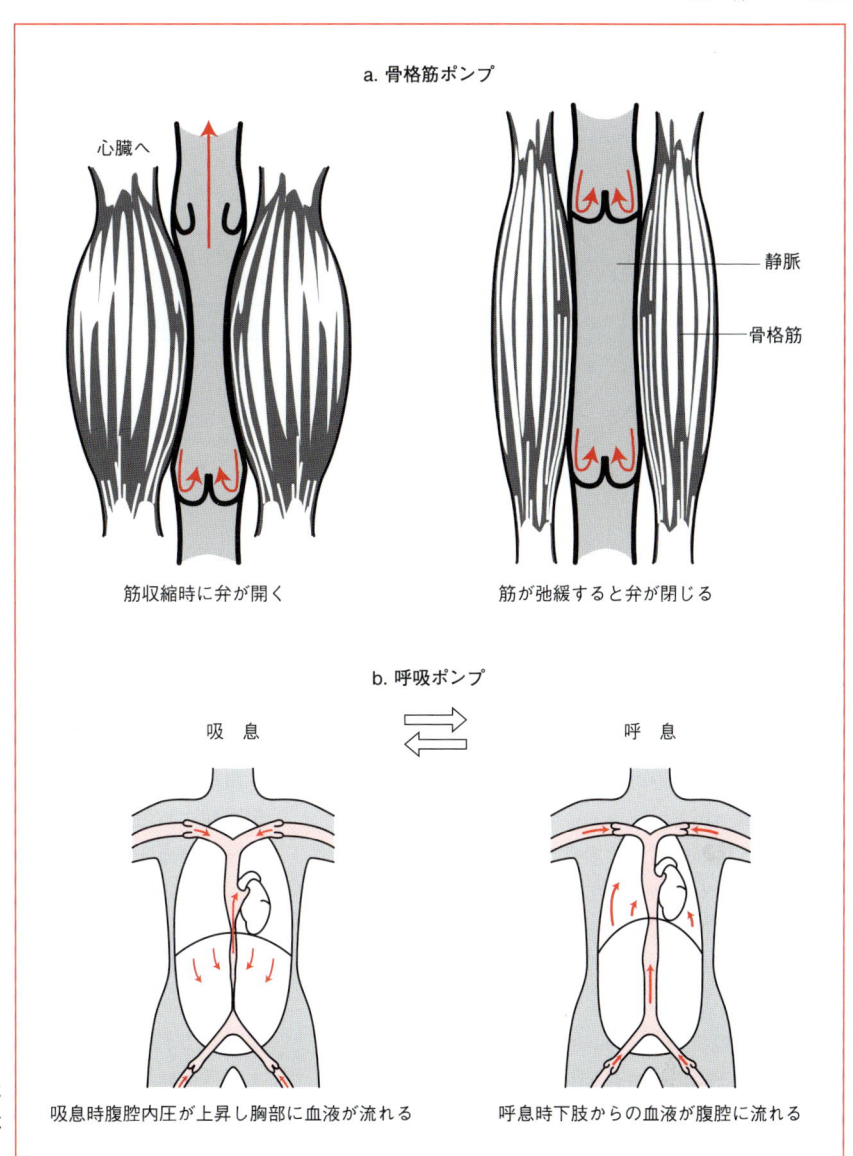

図7-31 骨格筋ポンプと呼吸ポンプによる静脈還流

勾配がある場合にのみ流れが起こるため，静脈内の圧は常に右心房内の圧よりも高くなくてはならない．とくに心房が収縮し血液を心室に押し出した後，心房内圧はもっとも低下しており静脈と右心房の圧差は大きくなるため，静脈還流は増加する．また，収縮した心臓が弛緩する際の吸引作用も働き，静脈還流量が増す．

静脈還流は骨格筋ポンプと呼吸ポンプによっても助けられている（図7-31）．下肢の骨格筋が収縮すると静脈が圧迫され，これによって血液が心臓方向へ押される．さらに逆流を防ぐために多くの弁があ

る（図7-31a）．骨格筋の収縮は表在性血管から深部血管へ血液を送るのにも役立っている．このように脚を動かしたり，筋肉を収縮させることによって多くの血液を心臓へ押し上げているのである．起立しているときの静脈圧は90 mmHgであるのに対し，歩くと25 mmHg程度となる．長時間同じところに起立していると，筋ポンプがはたらかず静脈還流が減少する．これによって脳血流に変化が生じ気絶することもある．また，下肢の静脈内圧が上昇し，間質腔への水分の移動が増加し浮腫が生じる場合もある．

呼吸は規則的に胸腔内圧を変化させる．吸息時，横

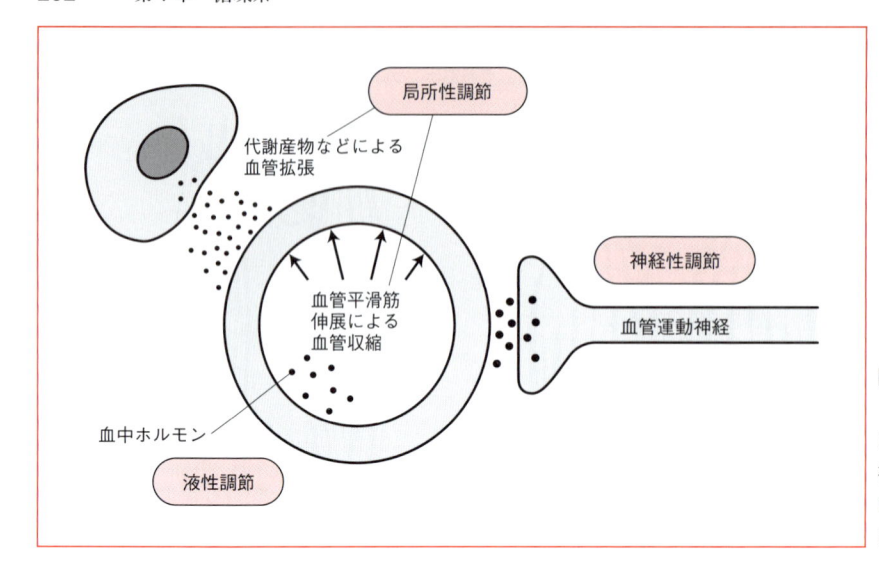

図7-32 循環系の調節因子
代謝産物や血管平滑筋伸展による局所性調節，血管運動神経による神経性調節，血中ホルモンなどによる液性調節によって血管径が調節される．

隔膜が腹部に低下することによって，腹腔内圧が上昇し腹腔内の血液を胸部へ押し上げている．逆に呼息時，横隔膜が元に戻るに伴って上昇した腹腔内圧が低下し，下大静脈を拡張するため下肢からの血液が吸引される．この繰り返しによって下肢→腹腔→胸腔へと血液が心臓へ戻る．

このように静脈還流は通常，骨格筋ポンプや呼吸ポンプによっても維持されている．循環血液量を適切に保つことが心拍出量や血圧の維持に重要であり，異常事態には静脈系の容量を変えることによって対応している．脱水や出血のように血液量が低下すると瞬時に血管収縮が起こる．皮膚，肝臓，脾臓のような血液を貯蔵している臓器の血管が収縮し，循環血液中に血液を押しだし，少しでも循環血液量を増加させ，静脈還流を維持しようと働く．

上・下大静脈が右心房に入る付近の血管内圧が血液量を反映している．血圧は種々の状況下で反射性に変化するため，血圧よりも中心静脈圧［central venous pressure（CVP）］あるいは右心房圧が循環血液量のよい指標である．

F. 循環系の調節

循環系の機能はそれぞれの臓器にその活動状況に見合った血流を供給することである．これをうまく行うためには，心臓のポンプ機能，すなわち心拍出量，血圧そして末梢血管抵抗を調節することが重要である．これによって異常事態に陥っても即座に，また時には長期にわたって平常に保つことができる．このような循環調節機構には主に局所性，神経性，液性調節の3つがある（図7-32）．

1. 局所性調節

組織への血流が低下すると代謝活動が低下し，これが長期にわたるとその組織は死んでしまう．同様に高血圧で還流圧が高くても血管壁が破裂する可能性があるため危険である．このような局所的な血圧・血流量の変化には直接血管平滑筋を刺激して筋原性反応を起こす自己調節機構が働くことが重要である．血管平滑筋は血液が多量に流れてくると受動的に伸展するが，すぐにこれに抵抗して元に戻ろうと血管収縮を起こす．逆に伸展性が低下し血流の低下が起こってくると血管拡張を起こして組織への血流を増やそうとする．このように筋原性の調節機構は体血圧が変化しても組織への還流量は一定に保とうとするものであり，瞬時に働く調節系である．

また，化学的な要因によっても血流量の局所的な調節が行われる．代謝が盛んな組織から遊離されるアデノシン，乳酸，二酸化炭素は直接血管平滑筋に作用して血管拡張を起こす．これによって血流量が増加し，代謝産物を早く洗い流すと同時に，多くの酸素や栄養分を受け取ることができる．プロスタグランジンや炎症時に放出されるヒスタミンやキニンなども血管拡張を起こし，局所調節にかかわっている．逆に血管収縮を起こす物質にはセロトニンがある．これは血管が損傷した際に血管壁に膠着した血小板から分泌され，血管を収縮させることによって止血を助ける．

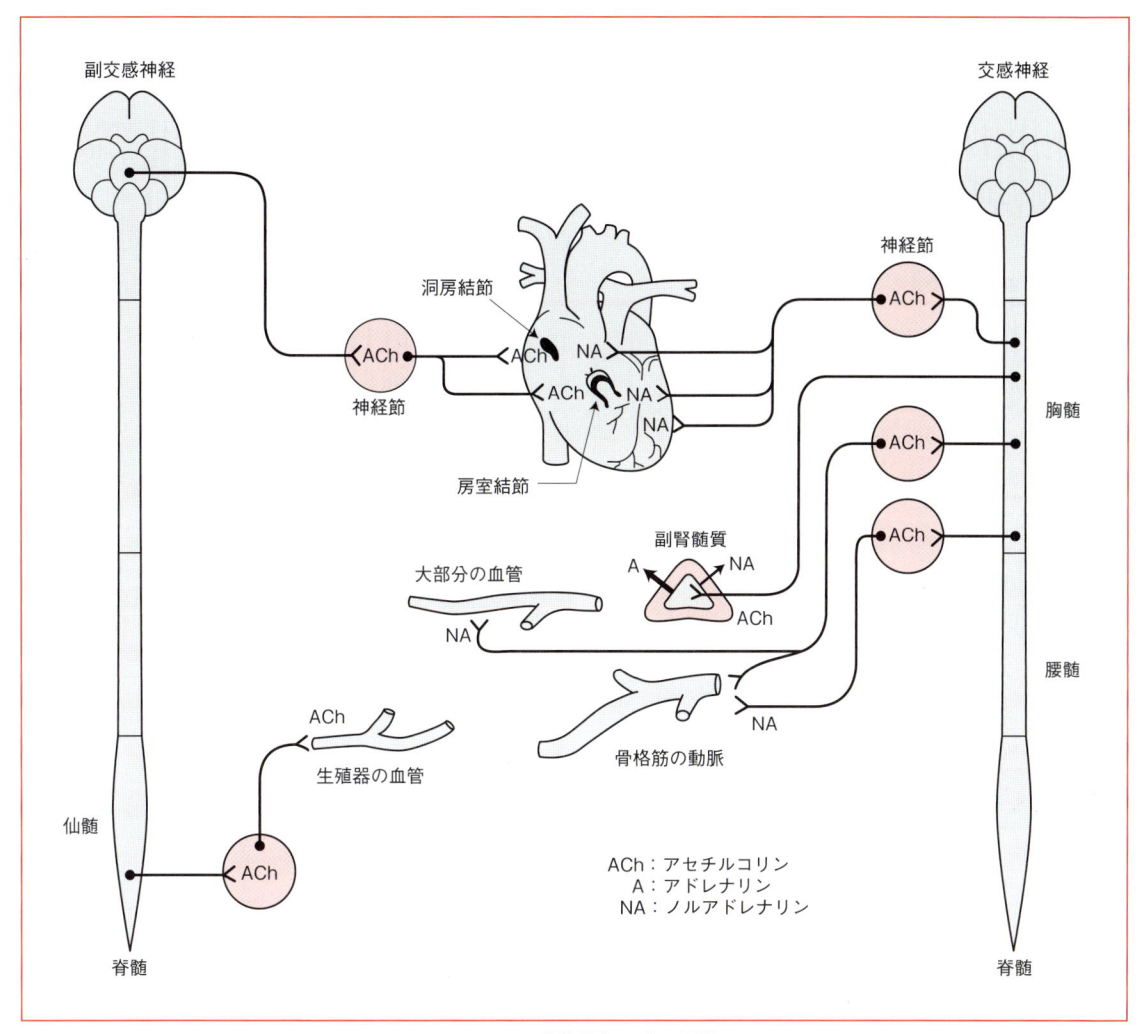

図7-33 自律神経による調節

また内皮細胞から遊離される物質も血管平滑筋に作用し効果をもたらす．エンドセリン（endothelin）とよばれるペプチドは強力な血管収縮物質の1つとして知られている．一酸化窒素（NO）は血管拡張作用を持っている．これは以前には内皮細胞由来血管拡張因子[endothelium-derived relaxing factor (EDRF)]とよばれていた．この物質は血流が増加したときに遊離されたり，またアセチルコリンやブラジキニンなどの血管拡張作用にも関与しているが，すぐに破壊されるため作用効果は短い．

2．神経性調節

循環調節の主な効果器は心筋と血管平滑筋で，これらを調節している神経系は自律神経の交感神経系と副交感神経系である（図7-33）．副交感神経系は脳幹部と仙髄から出ており，心臓と生殖器官や頭部・顔面の血管を支配している．それに対し交感神経系は脊髄の胸・腰髄から出て，心臓ならびにほぼ全身の血管を支配している．また副腎髄質にも作用し，アドレナリン分泌を促進することによって心血管系に効果をもたらす．

脳幹部から出ている第X脳神経の迷走神経が副交感神経として働いている．心臓に対してその終末部よりアセチルコリンを遊離して，心拍数の減少を引き起こす（図7-34）．逆に，交感神経は心収縮力の増加と心拍数の上昇をもたらす．つまり交感神経系は心機能を高めるように働いているのである．

副交感神経の血管への作用はごく限られた領域のみ

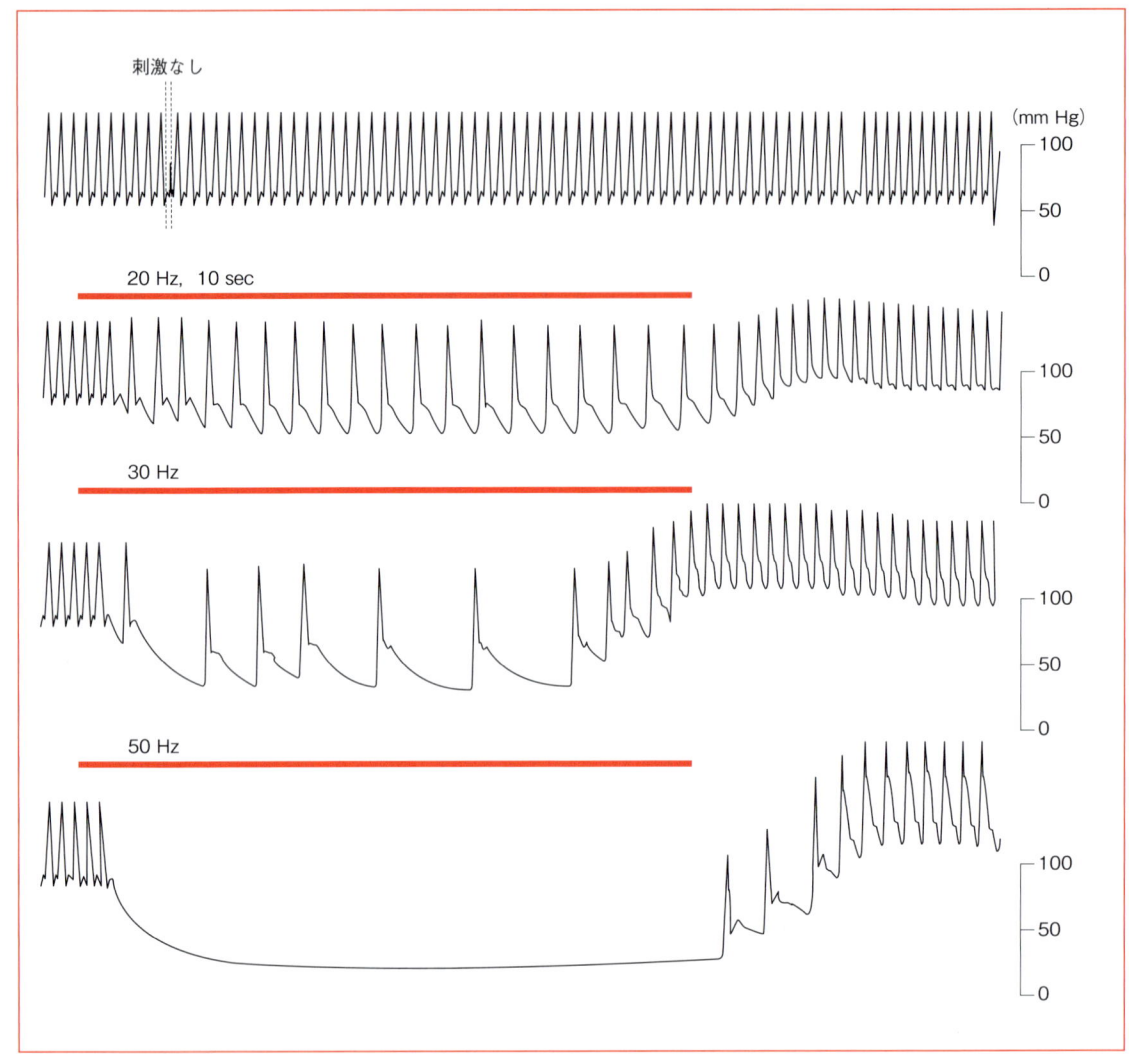

図7-34 心臓への迷走神経刺激の効果

ウサギの迷走神経を電気刺激（1 msec パルス幅，6 V，10 sec）したときの動脈圧波形．刺激を強くすると（迷走神経の活動が高まると）心臓は止まる（50 Hz）が，刺激終了と同時に回復する．

である．頭部，顔面と生殖器官の血管に対しては拡張作用をもつ．ただしこのようにごく一部の血管作用のみなので，副交感神経活動が亢進した際の血管拡張による血圧の低下は起こらない．

脊髄の第1胸髄から第2腰髄にかけて出ている交感神経遠心性線維は，ほぼ全身の血管平滑筋を支配しているが，とくに細動脈の支配が強い．細動脈を支配している交感神経は常に活動しており，これによって細動脈は常に適度に収縮している．これは血管緊張（vasomotor tone）とよばれ，これによってある程度の血圧を維持することができる．交感神経活動が亢進すると血管は収縮し，その結果血圧が上昇する．逆に交感神経活動が低下すると，平滑筋は弛緩し血圧は低下する（図7-35）．交感神経終末部からはノルアドレナリンが遊離され，血管壁のαレセプターに作用し強い血管収縮を引き起こす．ほとんどの血管にはαレセプターが存在するため，交感神経の興奮によって血管収縮が起こるが，骨格筋の血管は異なっている．骨格筋の血管にはβレセプターが多く存在するため，交感神経活動が亢進しノルアドレナリンがβレセプターに作用すると逆に血管拡張をもたらす．

また交感神経は副腎髄質を刺激してアドレナリン

やノルアドレナリンの分泌を促進する作用を持っている．これらが分泌されると交感神経興奮時と同様の効果がある．

交感神経が出ている胸髄より上部で脊髄を切断すると血圧はショックレベル（約50 mmHg）にまで低下する．このことは脊髄より上位レベルの神経組織が交感神経活動を維持し調節していることを示している．この部位を血管運動中枢（vasomotor center）という．これに迷走神経が起始している部位を加えた領域を循環中枢あるいは心臓血管中枢（cardiovascular center）といい，延髄に存在する．神経系を介した代表的な反射には動脈圧受容器反射，化学受容器反射，心肺受容器反射などがある．

動脈圧受容器反射（図7-36）：大動脈弓や頸動脈洞の血管壁には血圧の変化を感知する動脈圧受容器（baroreceptor）が存在する．血圧が上昇すると血管壁が伸展され，これを感知して求心性の舌咽神経や迷走神経を介して循環中枢に伝えられる．循環中枢は上昇した血圧を元に戻そうと自律神経系に反射性反応，すなわち迷走神経の活動の亢進と交感神経活動の低下を引き起こす．その結果，心拍数の減少，血管拡張，副腎髄質からのカテコールアミン分泌の減少が起こり血圧が低下する．血圧が低下した場合はこの逆が起こる．

化学受容器反射（図7-37）：大動脈弓や頸動脈洞には血液中の酸素分圧を感知する末梢性化学受容器（chemoreceptor）が存在する．脳幹部には二酸化炭素の変動を感知する中枢性化学受容器が存在する．血液中の酸素が低下したり，二酸化炭素が上昇するとこれらの受容器が感知し，求心性の神経活動が亢進し脳幹部の呼吸中枢に伝えられ，換気活動の亢進が起こる．それと同時に循環中枢にも情報は伝えられ，脳や心筋などの重要な臓器に血液（酸素）を送ろうとする反射性反応を起こす．末梢性化学受容器を刺激すると横隔神経活動は増加し，換気の亢進が起きる．それと同時に交感神経活動を増加させ，血圧上昇をもたらす

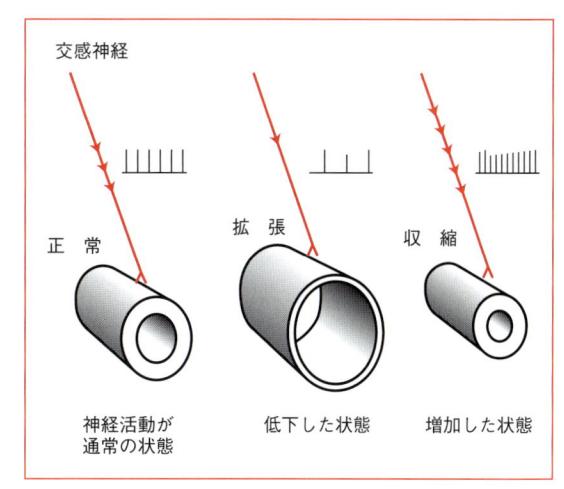

図7-35　交感神経の血管系への作用

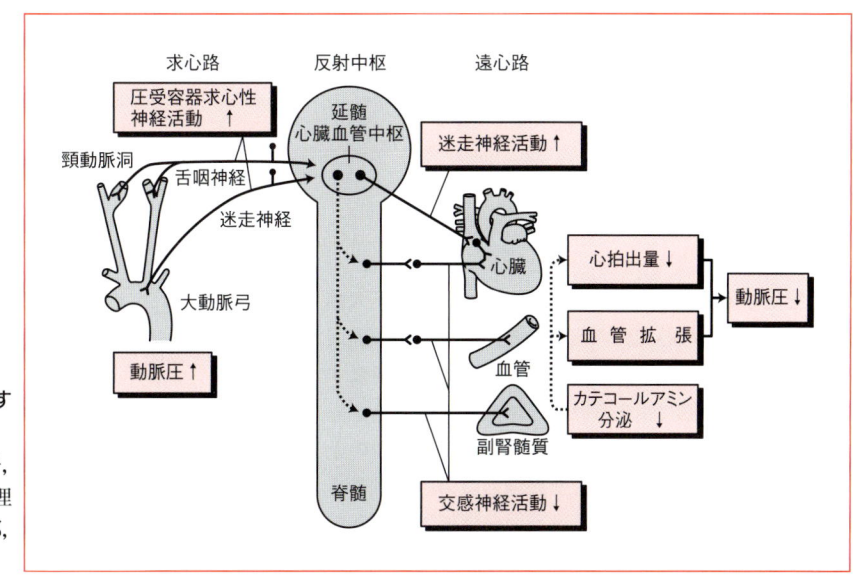

図7-36　血圧上昇に対する圧受容器反射
〔佐藤昭夫，佐藤優子，五嶋摩理：自律神経生理学，81頁，金芳堂，京都，1995〕

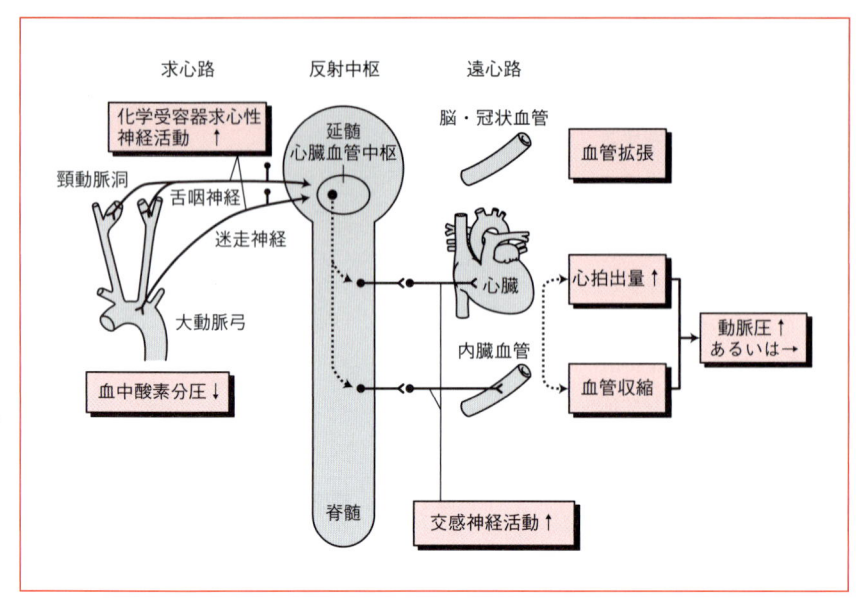

図7-37 酸素低下に対する化学受容器反射
〔佐藤昭夫，佐藤優子，五嶋摩理：自律神経生理学，82頁，金芳堂，京都，1995〕

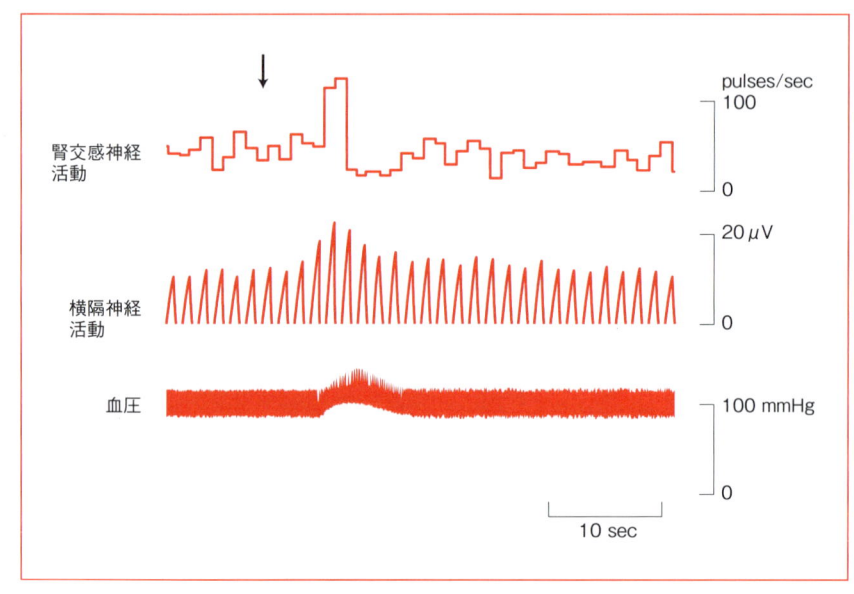

図7-38 末梢性化学受容器を刺激した際の循環反応
ウサギの総頸動脈からNaCN（シアンソーダ）（5μg）を頸動脈洞付近に投与した際の交感神経活動，横隔神経活動，血圧の反応．↓の時点で投与している．
〔Terui N, Saeki Y, Kumada M：Barosensory neurons in the ventrolateral medulla in rabbits and their responses to various afferent input from peripheral and central sources. Jpn J Physiol 36：1141-1164, 1986〕

（図7-38）．

心肺受容器反射（図7-39）：右心房の上・下大静脈流入部付近には心肺受容器がある．これは循環血液量を監視する受容器で，静脈還流量の増加で興奮する．この情報が脳に伝えられると増加した血液量を心臓が送り出せるよう交感神経活動を高めて心拍数の上昇をもたらす．また，増加した循環血液量を減らそうと下垂体後葉から抗利尿ホルモンの分泌低下を引き起こす．心房，大静脈圧の上昇による頻脈を発見者の名をとってベインブリッジ反射（Bainbridge reflex）という．

3．液性調節

ホルモンによる調節で，局所性ならびに神経性調節と比べて効果の出現ならびに作用期間が長期にわたる調節機構である．副腎髄質から分泌されるアドレナリンやノルアドレナリンは心臓・血管に対して交感神経と同様の働きをもつ．

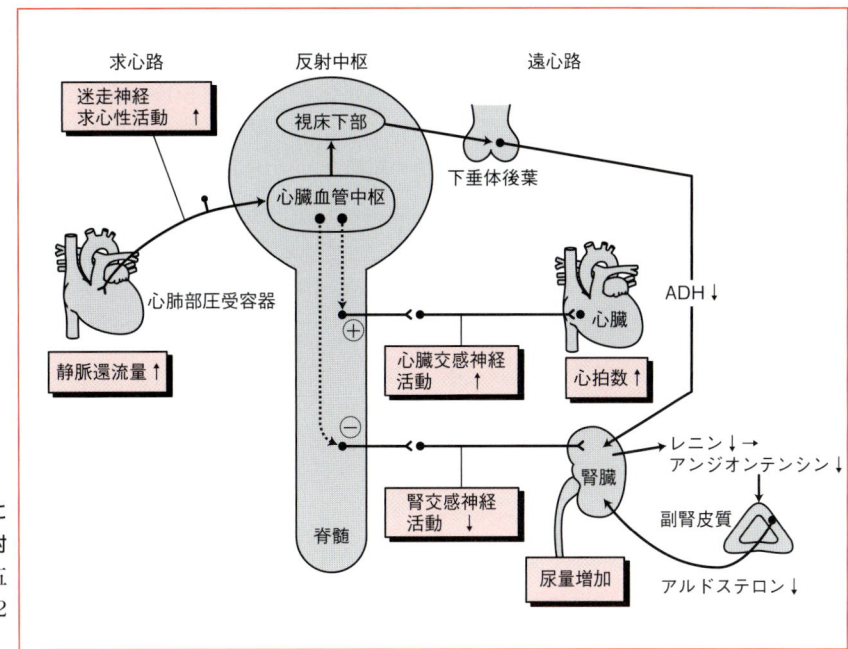

図7-39 心肺受容器刺激によって起こる反射
〔佐藤昭夫，佐藤優子，五嶋摩理：自律神経生理学，82頁，金芳堂，京都，1995〕

心房から分泌されるペプチド型のホルモン，心房性ナトリウム利尿ペプチド[atrial natriuretic peptide(ANP)]は利尿を促進することによって循環血液量を低下させ，血圧を下げる働きがある．アルドステロンと拮抗作用をもち，腎臓でナトリウムや水の分泌を促進する．逆に抗利尿ホルモン[antidiuretic hormone(ADH)]（バソプレシン）は視床下部下垂体後葉から分泌され，腎臓に働いて水の再吸収を促進する作用がある．結果として循環血液量を増加させ血圧を上昇させる作用をもつ．生理学的な濃度では抗利尿作用のみを示すが，異常事態が起こって分泌が促進され高濃度になると強力な血管収縮作用を示す．

体血圧の低下などによって腎臓への血流が低下すると腎臓からレニンが血中へ分泌され，これが血液中で肝臓で生成されたアンジオテンシノゲンの作用によりアンジオテンシンⅠに，さらには変換酵素によってアンジオテンシンⅡに変化する．このアンジオテンシンⅡは強力な血管収縮を起こし血圧を上昇させる．また，アルドステロンの分泌をも刺激し血液量の調節にも関与している．

G. 特殊領域の循環
1. 冠状循環

心筋への血液供給は，心臓自体が収縮し拍出した血液によって供給される．他の体循環系と異なる点は，一般臓器の血管では心収縮が起こった時点で血流量が増加するのに対し，冠状血管は心室が収縮すると血管が圧迫され心筋内の血流は低下するが，心臓が弛緩すると血流が増加することである．

冠状血管が枝分かれする際，吻合がない点も特徴の1つである（図7-40）．一般臓器の血管では吻合があるため，どこかの血管が閉塞しても他の枝から血液

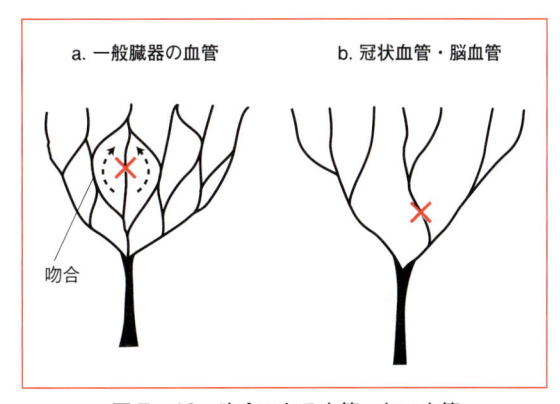

図7-40 吻合のある血管・ない血管
a：多数の分岐と吻合があると血管が詰まっても血液は流れる．
b：吻合がないと血管が詰まると末梢へ血液は流れない．

は供給されるためその先の組織に血液は流れていく．しかし，吻合のない冠状血管では，それより先の末梢には血液が流れていかないため，放っておくと壊死を起こしてしまう(梗塞)．

また自己調節機構(autoregulation)が他の組織より発達している．一般臓器の血管内を流れる血流量は血圧にほぼ比例する．しかし冠状循環を流れる血流は血圧が60〜150 mmHgと幅広く変動しても一定に保つことができる(図7-41)．したがって，多少血圧が低下しても心臓への血流は維持できることになる．これは筋原性ならびに代謝性調節機構によるもので，脳循環や腎臓でもこのような調節機構がよく発達している．

2. 脳循環

脳への血液は左右の内頸動脈と椎骨動脈によって供給されている．脳底部で内頸動脈と椎骨動脈がウィリス(Willis)の動脈輪を形成し，合流したのち脳内の各実質へ血液を供給している(図7-42a)．

脳は体内でもっとも代謝活動の盛んな組織であるが，栄養素を貯蔵しておくことはできないため常に同じ血流量が必要となる．脳への総血流量は平均750 mL/minと心拍出量の約15%を占めている．生命維持に重要な臓器のため，冠状循環と同様自己調節機構がよく働いており，血流量はほぼ一定に保たれている．血圧が低下すると神経細胞に適切な量の血液を送るため脳血管は拡張する．逆に血圧が上昇すると高い圧によって脆い血管が破裂しないよう血管は収縮

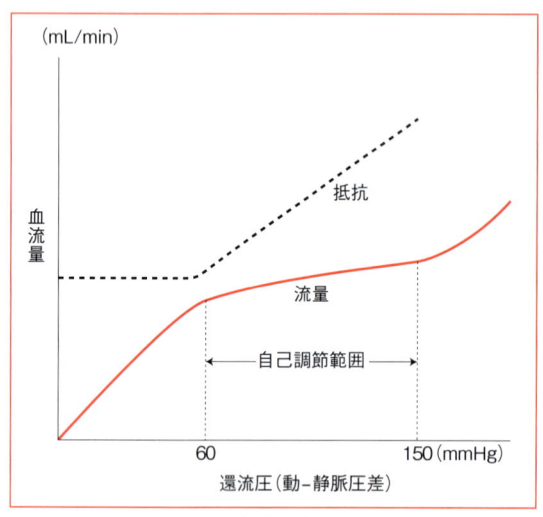

図7-41 血流の自己調節機構
動脈圧がある範囲内で変化しても血流はほぼ一定に保たれる．脳，腎臓でも顕著に観察される．

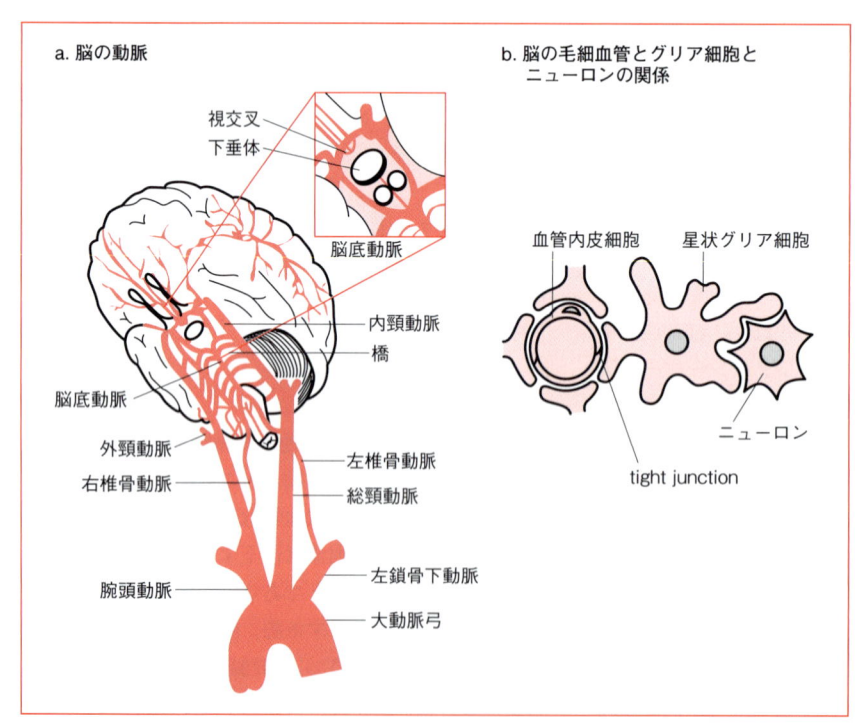

図7-42 脳循環の特徴
a：脳の動脈．
b：脳の毛細血管とグリア細胞とニューロンの関係．

する．また，冠状循環同様，吻合がないのも特徴である．

脳の環境を一定に保つために血液脳関門（blood-brain barrier）という保護機構がある．一般臓器の毛細血管は細胞と接しており物質交換が行われやすい状況であるが，脳内では毛細血管と神経細胞との間にグリア細胞が存在し，あらゆる物質が毛細血管を透過して神経組織に作用しないようになっている（図7-42b）．また，毛細血管壁の内皮細胞が連なっていること，毛細血管を取り囲んでいる基底層が比較的厚いこともこの機能にかかわっている．

酸素や二酸化炭素，水はこの血液脳関門を容易に通過し，グルコース（ブドウ糖）や必須アミノ酸のような栄養素やいくつかの電解質は内皮細胞を通って能動的に移動する．尿酸やクレアチニンなどの代謝産物，タンパク質，ある種の毒物や薬物は神経組織に入らないようになっている．脂溶性物質は比較的容易に通過するので，アルコールやニコチン，麻酔薬などは容易に脳に作用する．

第Ⅲ脳室や第Ⅳ脳室周辺は血液脳関門がなく，毛細血管から容易に神経組織に物質が移動する．このような領域の1つに脳幹部の最後野があり，ここは有毒な物質に対して血液を監視する働きがある．また，水分調節，体温調節，代謝活動を調節している視床下部の正中隆起（median eminence）部では，血液中の化学物質を調べるために血液脳関門が欠けている．血液脳関門は胎児や新生児では完全ではなく，毒性物質が容易に脳組織に作用するため，成人ではみられないような障害が起こることもある．

3. 肝循環

肝臓へ流れる血液には2種類の経路がある．1つは腹腔動脈の分枝である肝動脈で，体循環系から動脈血を運ぶ．もう1つは門脈（portal vein）で，脾静脈，上腸間膜静脈によって供給され，胃や消化管上部からの静脈血を運ぶ．肝臓からは肝静脈を経て，下大静脈を通って心臓に戻る（179頁，図7-2）．消化管で消化吸収された栄養素は門脈を介していったんすべて肝臓に運ばれる．

安静時，肝臓へ流入する血液量のうち肝動脈からは約500 mL/min，門脈からは約1,000 mL/minと，門脈からの血流量のほうが多い．しかしながら，血圧については肝動脈は体血圧に近く約90 mmHgであるのに対し，門脈は静脈系なので平均10 mmHg程度しかない．肝機能が低下すると門脈系に影響が出て，門脈圧の上昇が起こる．

4. 肺循環

肺循環系は短く，肺動脈や細動脈は静脈や細静脈に類似した構造をしている．つまり血管壁は薄く血管径が大きい．血管抵抗も低いため血圧も低く，体循環系の血圧の約1/5しかない（体循環系の120/80 mmHgに対して25/10 mmHg）．肺動脈圧は常にほぼ一定で，大動脈圧が上昇してもほとんど変化しない．

5. 皮膚循環

皮膚への血液供給は，細胞へ酸素や栄養素を送るほか，体温調節や血液を貯留する働きがある．栄養素や酸素の供給はこれらの必要度に応じて自己調節機構によって起こるが，後の2つは神経性に調節されている．

皮膚の表面に近いところでは広範な静脈叢があり，血流量は体温に応じて50〜2,500 mL/minと変化する．また毛細血管を通過しないで細動脈から細静脈に流れる動静脈吻合［シャント（shunt）］が指先，手掌部，つま先，足底部，耳，鼻などに豊富に存在している．中枢神経内にある体温調節中枢からの指令を受けた交感神経によって調節されている．

皮膚表面が熱にさらされたり，体温が上昇したりすると，視床下部の体温調節中枢が皮膚血管の拡張を起こし，温かい血液を皮膚表面にたくさん流し熱を放出するように働く．逆に体温が低下したり，寒いところにさらされると皮膚血管は収縮し熱の放散を防ぐ．

6. 胎児循環

母体と胎児は胎盤をはさんでまったく別々の独立した循環系を持っている．この胎盤を通して，酸素と二酸化炭素，栄養素と代謝産物の物質の交換が行われ，血液自体が混じることはない（図7-43）．

胎盤と胎児とは臍動脈と臍静脈でつながっている．臍静脈は新鮮な酸素を含んだ血液を胎盤から肝臓を経由して胎児に運ぶ．しかし臍静脈を通る血液のほとんどは肝臓を通過して静脈管に入る．肝臓を経由した肝静脈と静脈管は下大静脈に入り，ここで胎児の下半身から戻ってきた酸素の少ない血液と合流することになる．この混合血は右心房に入る．出生後，肝臓は栄養代謝において重要な役割をもつが，胎児の段階ではこ

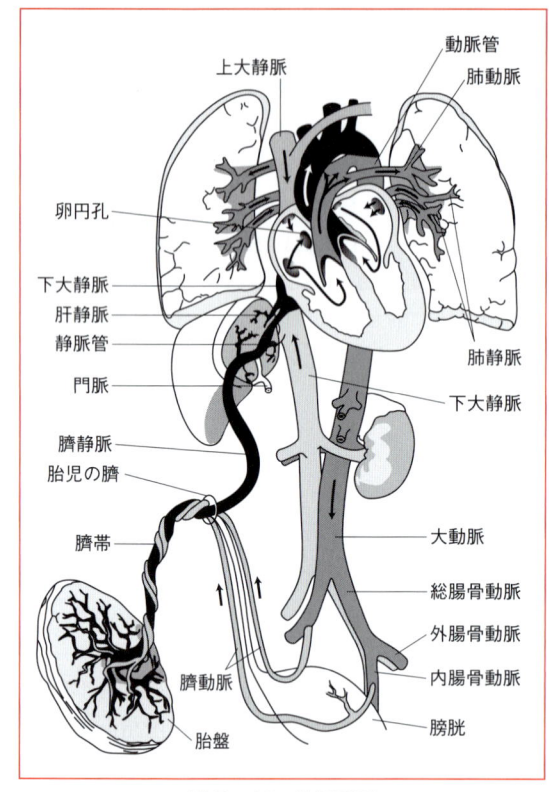

図7-43 胎児循環

表7-4 血圧の年齢による変化

年齢（歳）	血圧（mmHg）	
	収縮期	拡張期
新生児	80	46
10	103	70
20	120	80
40	126	84
60	135	89

健常人25万人から得られた血圧の平均値．
〔Durkin N：An Introduction to Medical Science, MTP Press, Lancaster, 1979〕

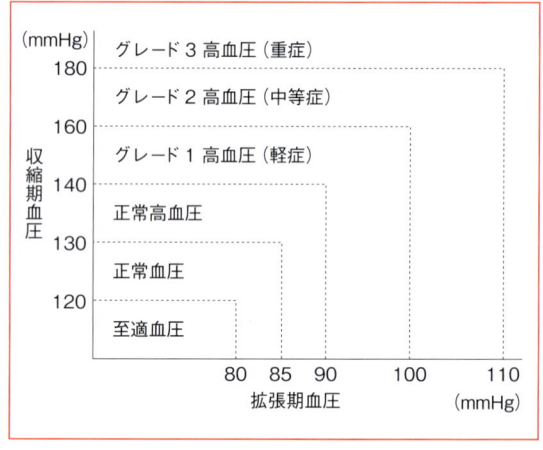

図7-44 血圧値の分類
（注）坐位で測定した値．
〔WHO/ISH（世界保健機関／国際高血圧学会），1999〕

れらの機能は母親の肝臓が行っているため，肝細胞の生育を行うためにのみ肝臓に血液が流れる．

また胎児の肺は機能していないため，肺循環を通らないような2つのシャントがある．右心房に入った血液の一部は，心房中隔に開存している卵円孔を通って直接左心房に流れる．右心室に入った残りの血液は成人同様肺動脈へと送りだされる．しかし肺動脈から大動脈につながっている動脈管によって，血液は肺へ流れることなく，大動脈に送られる．大動脈を流れていった血液は最終的に臍動脈に達する．ここから代謝産物が多く酸素の少ない血液を胎盤の絨毛膜の毛細血管に戻すのである．卵円孔も動脈管も生後閉塞する（図7-43）．

II 循環系の異常

A．血圧の異常

血圧は年齢，性別，種族や生理学的な状態，遺伝的な要因などによって異なってくる．表7-4のように年齢が高くなるに従って血圧も上昇する．また，男性のほうが女性よりも高い傾向がある．米国では黒人のほうが白人よりも高いとされている．

1．高血圧

WHO（1999）が定めた高血圧症（hypertension）は図7-44のとおりである．高血圧が起こる場合，腎疾患や内分泌疾患などの二次的作用によって起こるものもあり，これらは二次性高血圧症（secondary hypertension）とよばれている．この場合，原疾患を治療すれば血圧も正常に戻る．しかしほとんどはそれ以外の原因がはっきりとわからない高血圧で，本態性高血圧症（essential hypertension）とよばれている．本態性高血圧症の場合，遺伝的な要因や環境など

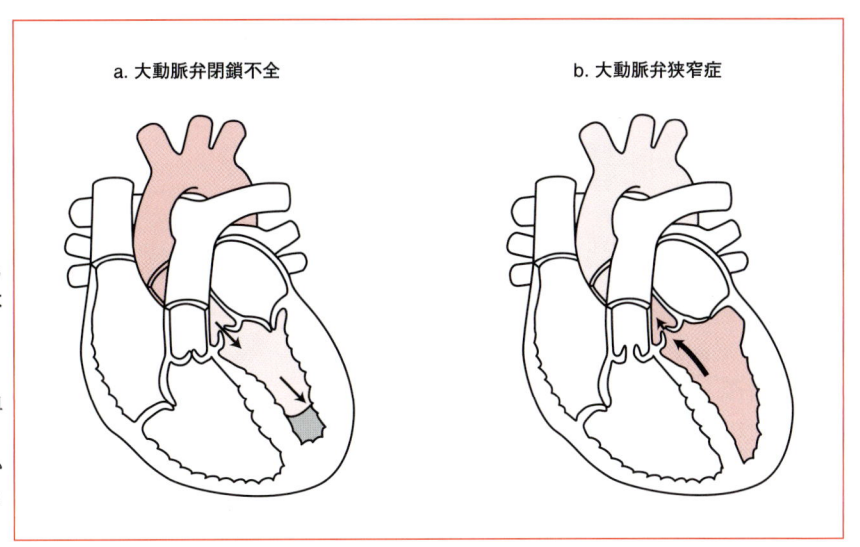

図7-45 脈圧異常が起こる大動脈弁閉鎖不全・狭窄症
　a：完全に閉鎖しないため、いったん大動脈に拍出した血液が心室内に戻ってくる．
　b：大動脈弁が完全に開かないため、大動脈に血液がスムーズに拍出されない．

種々の要因が重なっていると考えられている．レニン分泌の亢進によるアルドステロン産生の増加や食塩の過剰摂取による細胞外液量の増加，交感神経活動の亢進なども含まれる．治療として，高血圧となるメカニズムに応じて利尿剤，交感神経遮断薬あるいはアンジオテンシン変換酵素阻害剤などの薬物投与が行われる．

2．低血圧（hypotension）

血圧が低い場合をいうが，めまいや気絶など一過性に起こる場合以外まれである．

3．脈圧異常

循環血液量によって脈圧は変動し，循環血液量が増加すれば脈圧も増加し，逆に減少すると脈圧は小さくなる．

脈圧異常が起こる器質的な疾患の代表としては大動脈弁閉鎖不全と大動脈弁狭窄症がある．大動脈弁閉鎖不全は心室の収縮が終了したのに大動脈弁が完全に閉鎖せず，いったん大動脈に拍出された血液が心室に逆流してしまう疾患である（図7-45a）．したがって，まず最低血圧の低下が起こる．さらに逆流してきた血液と左心房から普通に流入する血液とが混じり合うため，1回拍出量が増加し最高血圧も上昇してくる．その結果，脈圧が増加してしまう．

正常では左心室収縮期圧は大動脈の最高血圧とほぼ一致している．ところが大動脈弁が収縮時完全に開かない大動脈弁狭窄症の場合，左心室が収縮しても出口（大動脈弁口）が狭いため大動脈に血液がいきおいよく流れていかない（図7-45b）．その結果，左心室収縮期圧と動脈圧との間に差が生じる．最高血圧が低下してしまうため脈圧が減少する．

B．動脈瘤

動脈瘤（aneurysm）はなんらかの原因で血管壁が局所的に拡張する疾患である．大動脈には常にストレスがかかっているため動脈瘤を起こしやすい．アテローム性動脈硬化が動脈瘤のもっとも共通した原因で，実際，動脈瘤の半分以上の患者にアテローム性動脈硬化と高血圧が併発している．動脈壁の構造により真性，仮性そして解離性動脈瘤に分類することができる．真性動脈瘤は動脈壁の3層すべてが拡張しており，血管壁が弱くなっている．仮性動脈瘤は外傷の結果起こる場合が多い．解離性動脈瘤は動脈壁の層が解離し，血液が動脈壁内に侵入して形成される．（図7-46）．

C．動脈硬化

動脈硬化（arteriosclerosis）は動脈壁が硬くなった状態で，血管壁を構成している平滑筋や弾性組織が線維組織に置き換わったり，石灰化が起こったりした状態である．伸展性がなくなるために心収縮時に血液が多く流れてきても動脈硬化を起こした血管の血管径はほとんど変化しない．これにはアテローム性動脈硬

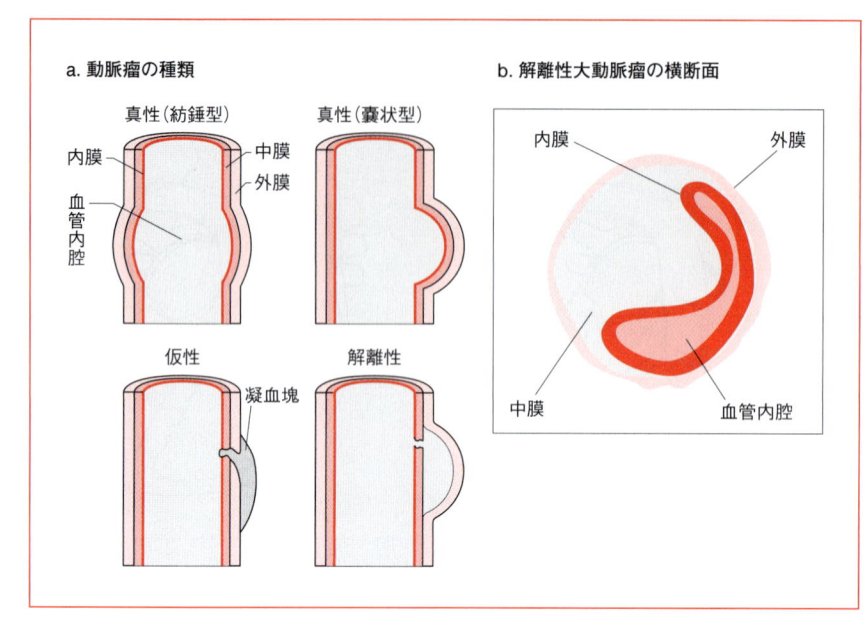

図7-46 動脈瘤の種類と解離性動脈瘤

各動脈瘤を示す縦断面．真性動脈瘤（紡錘型・状型）は血管壁が脆くなることによって起こる．仮性動脈瘤と解離性動脈瘤は血管壁の損傷を伴う．
〔MaCance KL, Huether SE：Pathophysiology, 2nd ed, p.945, Mosby, St Louis, 1994〕

化も含まれる．

アテローム性動脈硬化（atherosclerosis）は脂肪や他の物質が粥腫斑を形成し，中〜大動脈の内膜に沈着し動脈が硬くなった状態である．このような動脈の内膜は厚くなり，平滑筋細胞，膠原組織や弾性組織，さらに脂肪，とくにコレステロールなどが動脈壁に蓄積してしまう．どのようにして粥腫斑が形成されるのかについては明らかにされていない．

D．ショック

ショック（shock）という言葉は脊髄ショック，電撃ショックなど幅広く使用されているが，ここでは循環性ショックの意味で使用する．ショックに陥る原因としては種々の要因があるが，心拍出量の減少による組織の血流不足が共通にみられる症状である．血液量の減少によって起こる血液減少性ショックには出血性ショック，手術性ショック，火傷性ショック，創傷ショックなどが含まれる．いずれも心拍出量の低下，血圧低下，頻脈をはじめ脈が細い，皮膚は蒼白で冷たいなどの症状がみられる．それに対して，アナフィラキシーショック（anaphylactic shock）や敗血症性ショック（septic shock）などは血液の絶対量はあるものの，血管拡張が著明なため末梢に血液が貯留し，心拍出量が相対的に減少してしまう状態である．末梢血管が拡張しているため血液減少性ショックと比べて皮膚は温かい．

III 循環系のフィジカルイグザミネーション

1．血圧測定

直接測定法と間接測定法がある．直接法はカテーテルを直接動脈内に挿入し直接測定するものである．この際，橈骨動脈が頻繁に使われる．カテーテルをトランスデューサーに接続し，動脈圧を持続的にモニターする．

間接法は水銀血圧計などを用いる一般的な血圧測定法で，よく使われるのが上腕部である．カフ（マンシェット）を上腕に巻き，被検者の血圧値よりも高くゴム球を使って膨らませる．カフの末梢付近に聴診器を置き，音を聞きながら徐々にゴム球の空気を抜き圧を下げていくと脈拍に同期した音［コロトコフ音（Korotkoff's sound）］が聞こえてくる（図7-47）．この時の値が最高血圧である．その後どんどん圧を下げていくと音が変化するが，最後には聴取できなくなる．これが最低血圧である．これは圧を高く上げると上腕部は圧迫され血流が遮断されているため音が聞こえないが，圧を下げ血液が流れ始めたところで最初のコロトコフ音が聞こえてくる．圧を下げていくと血管が全開するようになるので再度聞こえなくなる．

血圧は古くよりmmHgの単位で表される．血圧が

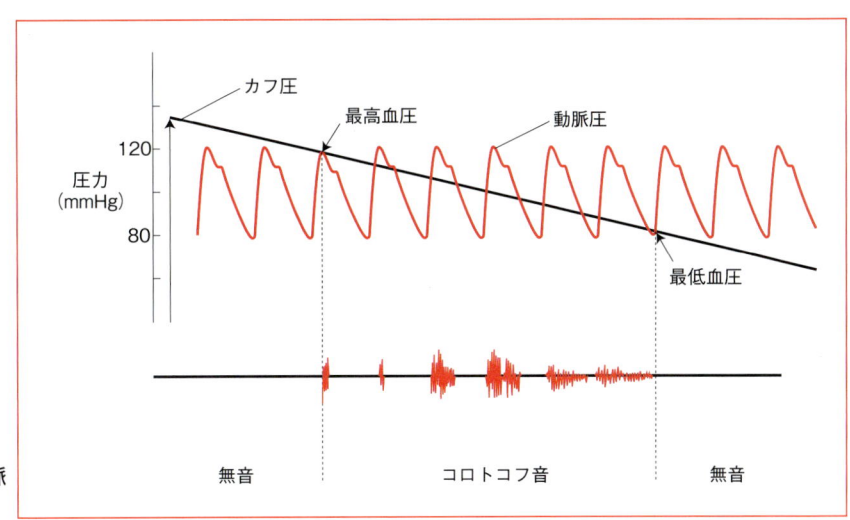

図7-47 聴診法による動脈圧の測定

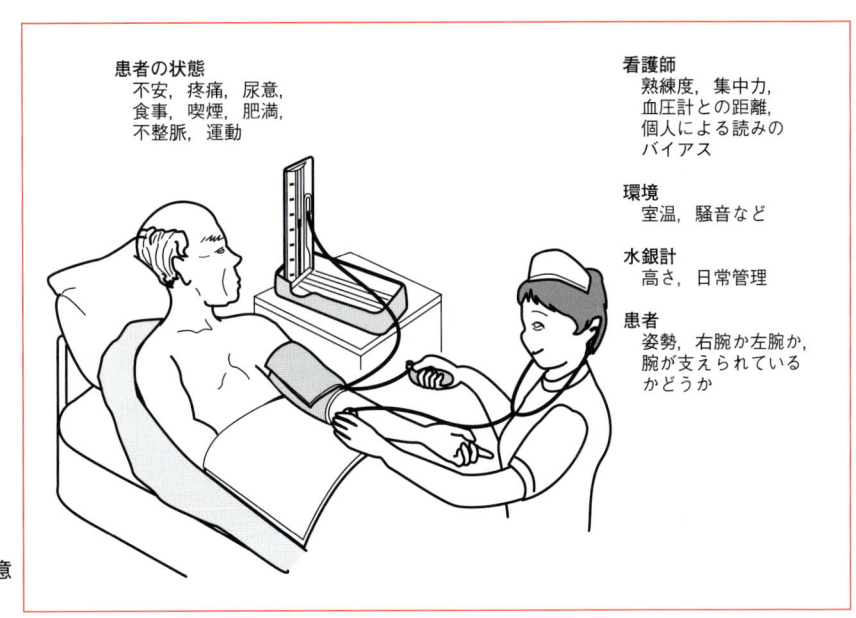

図7-48 血圧測定時の注意事項

100 mmHgというのは，血液によって生じる力が水銀（Hg）を100 mm押し上げる圧ということになる．言い換えると水を1,360 mm（1.3 m）噴水のように押し上げる圧に相当する．血圧は種々の条件下で異なり，さらには測定者の技術によっても多少変化する．図7-48に血圧に影響する要因が表されている．とくに白衣性高血圧症といって，自宅では正常の血圧なのに病院で白衣を着た医療従事者に測定されると高血圧を示す場合がある（図7-49）．

2. 中心静脈圧の測定

静脈圧は動脈圧と違って反射性に制御されず，静脈還流さらには心機能をそのまま反映している．静脈圧として中心静脈圧が頻繁に計測される．通常，非侵襲的な方法でカテーテルを鎖骨下静脈，内頸静脈などに挿入して，カテーテルの先端を右心房入口に置き（挿入後，胸部X線で確認する），圧を測定する（図7-50a）．トランスデューサーを用いて持続的に測定することもできるが，間欠的に測定する場合，必ず0点を仰臥位で第5肋間中腋窩線，すなわち心臓と同

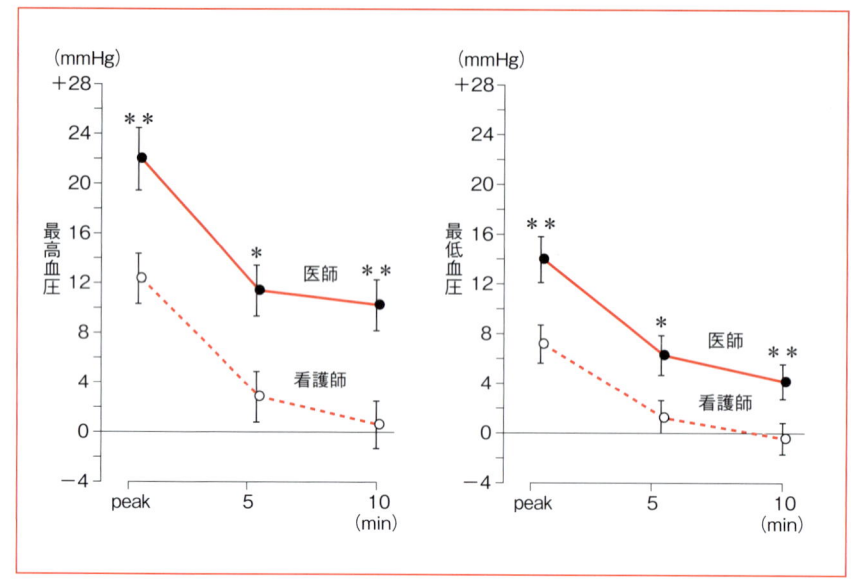

図7-49 医師と看護師による血圧測定値の相違

おのおのの対照期からの血圧の増加量を示す．

〔Mancia LC, Parati G, Pomidossi G et al：Alternating reaction and rise in blood pressure during measurement by physician and nurse. Hypertension 9：209, 1987〕

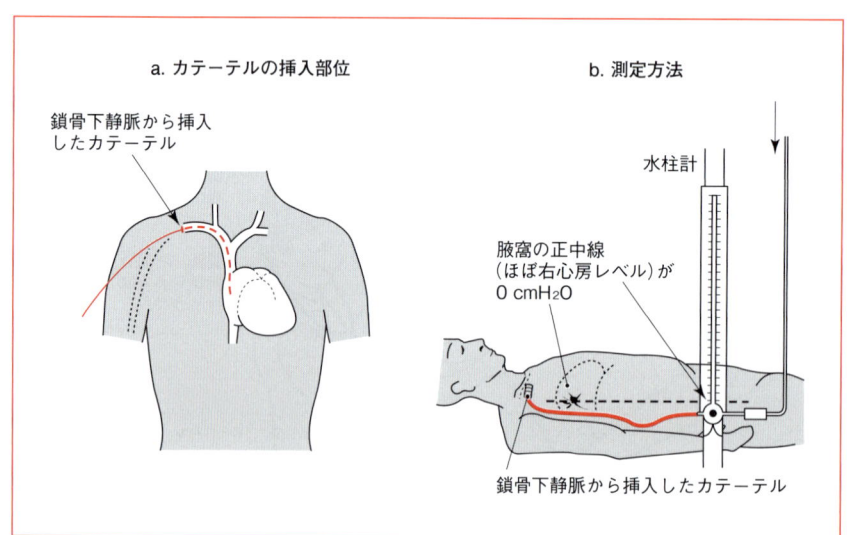

図7-50 中心静脈圧の測定

じ高さに合わせることが重要である（図7-50b）．正常は0〜10 cmH$_2$Oである．右心室の機能低下があると右心房内の圧が上昇し，続いて中心静脈圧の上昇が起こる．

心臓への血液還流も中心静脈圧が指標とされる．循環血液量が増加すると中心静脈圧も増加する．循環血液量が低下した際の輸液管理などに使われる．

3．アンギオグラフィー（血管造影法）

① 目的：造影剤を血管に注入することによって血管の形態，血流の程度を測定する．
② 方法：脳循環や冠状循環を観察する場合は大腿動脈からカテーテルを挿入し造影剤を注入して描出する．
③ 判断：血管の狭窄や閉塞の有無，血管の走行状態などの異常の有無

7-3 リンパ系

I リンパ管の形態と機能

A. リンパの形態

リンパ系はリンパ（液），リンパを輸送するリンパ管，リンパ組織を含む器官から構成される．

もっとも小さなリンパ管は毛細リンパ管（lymphatic capillary）とよばれ，囊状になって間質腔に存在している（図7-51）．毛細リンパ管壁は内皮細胞から構成されており，中のリンパが1方向に流れるよう弁がついている．毛細リンパ管が集合リンパ管に，それが合流して主幹リンパ管となり，最後は静脈に注ぎ込む（図7-52）．右リンパ本幹（right lymph truct）には身体の右上部1/4からのリンパが集められ，右鎖骨下静脈に流れ込む．胸管（thoracic duct）は残りの部分からのリンパを集め，左鎖骨下静脈に合流している．集合ならびに主幹リンパ管の所々にはリンパ節がある．

B. リンパの機能

リンパ系には主に3つの機能がある．まず余分な間質液を血液中に戻すことである．動脈側の毛細血管から出た水分の約90％は静脈側から血液中に戻る．残りの10％が間質液となったり，リンパ管に吸収される．また，小さなタンパク分子が毛細血管壁から漏れ出ると間質液の膠質浸透圧が上昇し，毛細血管への水の戻りを妨げ間質腔に水が貯留してしまう．これが続くと浮腫が起こる．毛細リンパ管が余分な水分やタンパク質を取り込み，静脈に戻すことによって水分調節を行っているのである．間質腔からリンパ管に入った液体はリンパとよばれる．リンパは血漿と同様の成分をした液体である．

2つめの機能は消化管からの脂肪と脂溶性ビタミンの吸収と輸送，そしてこれらを静脈に戻すことである．

3つめは生体防御機能である．リンパ節や他のリンパ器官がリンパ中に侵入してきた細菌・毒素など有害物質を濾過して異物を取り除く働きがある．

II リンパ系の異常

A. リンパ浮腫

リンパ管やリンパ節の先天性発育不全または二次的な狭窄や閉塞などによってリンパ流の阻害と減少のために生じた浮腫のこと．

図7-53は下肢のリンパ管が閉塞して生じた浮腫の様子である．全身のリンパ機能が障害されると24時間以内に死亡するともいわれている．熱帯地方では住血糸状虫の幼虫がリンパ管内に寄生するフィラリア症という疾患がみられる．これが広範に及ぶと間質液の排出が障害され，浮腫を生じる．

B. リンパ管炎

リンパ管の炎症であるが，ほとんどの場合その近くの組織の炎症も合併している．リンパ管炎の進行は感染が広がっていることを意味し，重篤に陥る場合が多い．原因としては外傷部などから溶血連鎖球菌やブドウ球菌などが侵入することによって起こる．

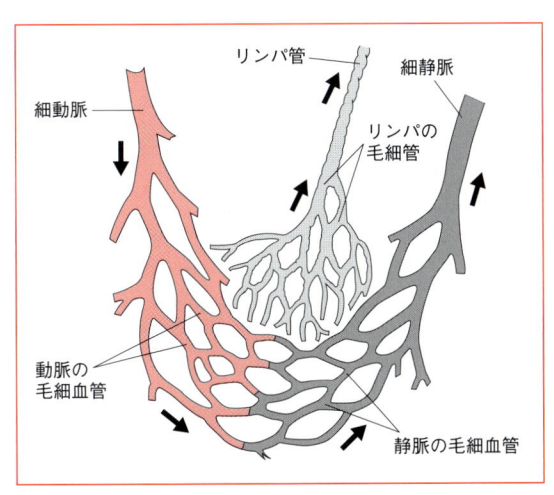

図7-51　リンパ循環

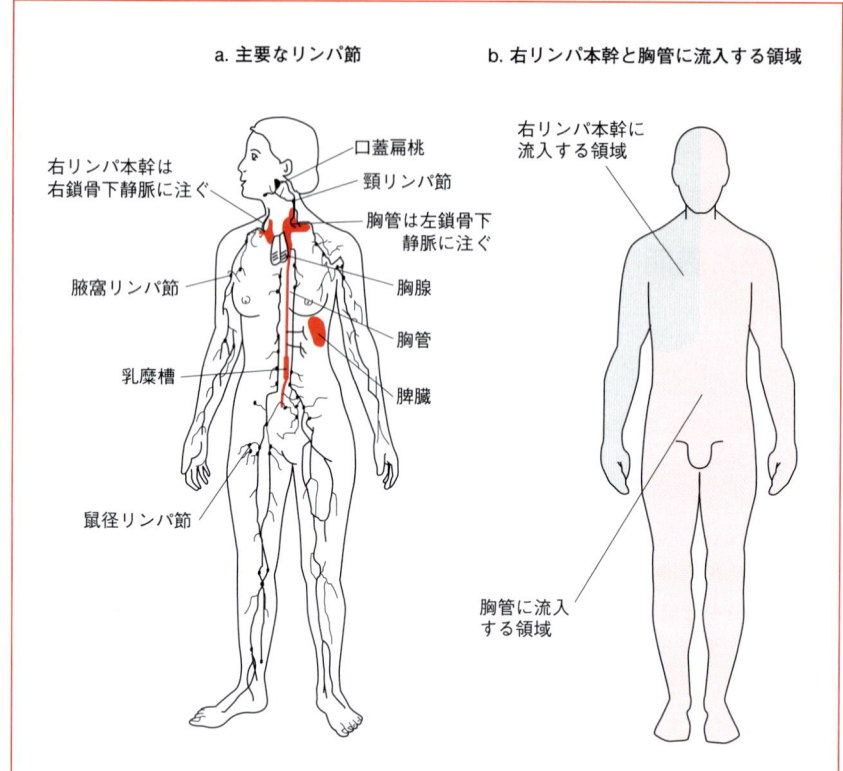

図7-52 リンパ系の全体像

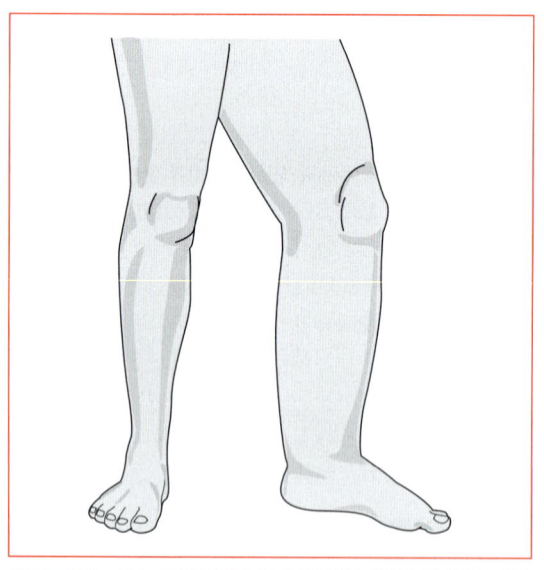

図7-53 リンパ管の不全による下肢の浮腫(11歳女子)
〔Mayerson HS:Sci Am 208:80-90:1963〕

III リンパ系のフィジカルイグザミネーション

■リンパ管造影
① 目的：リンパ管ならびにリンパ節の構造を評価する．
② 方法：足背のリンパ管から造影剤を注入し鼠径部，骨盤腔および傍大動脈リンパ節とリンパ管を描出する．
③ 判断：リンパ節の大きさ，構造異常，リンパ管閉塞などの有無

文献

1) Applegate E：The Anatomy and Physiology Learning System, 2nd ed, p.255-269, Saunders, Philadelphia, 2000
2) Hinchliff S, Montague S：Physiology for Nursing Practice, p.315-391, Baillière Tindall, London, 1988
3) 本郷利憲，廣重 力，豊田順一（監）：標準生理学，第6版，511-621頁，医学書院，東京，2005
4) 岡田泰伸ほか：医科生理学展望，第20版，572-653頁，丸善，東京，2002
5) MaCance KL, Huether SE：Pathophysiology, 3rd ed, p.968-1130, Mosby, St Louis, 1998
6) Marieb EN：Human Anatomy& Physiology, 6th ed, p.644-774, Benjamin/Cummings, California, 2005
7) 真島英信：生理学，改訂第18版，355-432頁，文光堂，東京，1986
8) 佐藤昭夫，佐藤優子，五嶋摩理：自律神経生理学，33-108頁，金芳堂，京都，1995
9) 佐藤昭夫：人体の構造と機能，第2版（佐藤昭夫，佐伯由香編），22-78頁，医歯薬出版，東京，2003

KEYWORD

循環系　体循環系　肺循環系　機能的合胞体　冠状動脈　刺激伝導系　特殊心筋　洞房結節　ペースメーカー電位　自動興奮　歩調取り　自動能　不応期　心電図　12誘導　心周期　心音　心拍出量　心拍数　スターリングの法則　狭心症　心筋梗塞　不整脈　期外収縮　代償性休止　心ブロック　人工ペースメーカー　循環血液量　微小循環　動静脈吻合　膠質浸透圧　浮腫　血流　末梢血管抵抗　血流速度　血圧　動脈圧　静脈圧　収縮期血圧　拡張期血圧　脈圧　静脈還流　脈波　脈拍　ポンプ作用　骨格筋ポンプ　呼吸ポンプ　自己調節機構　血管運動中枢　心臓血管中枢　動脈圧受容器反射　大動脈弓　頸動脈洞　化学受容器反射　心肺受容器反射　ベインブリッジ反射　心房性ナトリウム利尿ペプチド　抗利尿ホルモン　レニン・アンジオテンシン・アルドステロン系　冠状循環　脳循環　血液脳関門　肝循環　肺循環　皮膚循環　胎児循環　高血圧　低血圧　動脈瘤　動脈硬化　コロトコフ音　中心静脈圧　リンパ系　リンパ浮腫

学習課題

- □ 血液が全身をどのように循環するかを循環器系の構成要素とともに説明しなさい
- □ 血液がどのように心臓内を循環するか，心臓の構成要素とともに説明しなさい
- □ 心筋の特徴と刺激伝導系について説明しなさい

- ☐ 心電図のなりたちと，その波形の意味を説明しなさい
- ☐ 心周期について説明しなさい
- ☐ 心機能の指標には何かあるか
- ☐ 血管の種類と構造の違いを述べなさい
- ☐ 各血管の役割を述べなさい
- ☐ 血圧の意味と，その測定方法を説明しなさい
- ☐ 静脈還流のメカニズムを説明しなさい
- ☐ 循環系の調節機構を説明しなさい
- ☐ 循環の神経性調節には何がかかわり，どのように調節しているか
- ☐ 循環の液性調節には何が含まれ，どのように調節しているか
- ☐ 脳循環の特徴を説明しなさい
- ☐ 胎児循環の構造と特徴を説明しなさい

8 血液

学習目標

1. 血液の主な機能がわかる
2. 血液の構成成分の働きがいえる
3. 血液の生成から寿命までの過程がわかる
4. 赤血球内にあるヘモグロビンの働きがいえる
5. 赤血球が破壊された後の処理過程を説明できる
6. 白血球が行っている生体防御機構を説明できる
7. 血管が損傷したときの止血作用の一連の反応を説明できる
8. 血液型の意味がいえ，それが輸血時や妊娠時にどのように影響するかがわかる

I 血液の形態と機能

血液は体内を循環し，酸素や二酸化炭素，栄養素などを運搬する働きがある．このような血液の働きは，生体が正常な機能を維持するために不可欠である．

A. 血液の働き

血液の働きはそれを構成しているものに関係している．

1. 物質運搬

血液の働きの第一は物質の運搬であり多くの物質を運び，代謝に関係している．運搬されるものは酸素（O_2），二酸化炭素（CO_2），栄養素，代謝産物，ホルモン，ビタミンおよび電解質などである．また，血液は熱も運び，外部環境との間で熱の交換が行われるので体温の維持にも関係してくる．

2. 体液量および酸・塩基平衡の維持

血漿中のタンパク質（血漿タンパク）は毛細血管を通過することができないので，膠質浸透圧（colloid-osmotic pressure）を生じ，この浸透圧が毛細血管周辺での体液の移動に関与している．また，血液は生体に加えられたり，体内で代謝の結果生じた酸や塩基に対し，体液のpHが変化しないように働く緩衝作用を持つ（239頁参照）．

3. 防衛作用

生体が病原体に感染すると病原体と特異的に結合できる物質［抗体（antibody）］を産生する．抗体は感染を防御する作用がある．抗体を産生させるものを抗原（antigen）といい，産生された抗体が抗原に結合することを抗原抗体反応という（251頁，および10章免疫参照）．血液の有形成分の1つである白血球には食作用があり，異物を処理する．

4. 止血作用

血漿中のフィブリノゲンおよび血液の有形成分の血小板には血液凝固作用がある．

B. 血液の組織と性状

1. 組成と量

血液のサンプルを抗凝固剤の入った試験管に入れ沈殿させる，もしくは遠心分離器で分離すると約45％の細胞成分（血球）と55％の血漿（plasma）（液体成分）に分離される（図8-1，表8-1）．

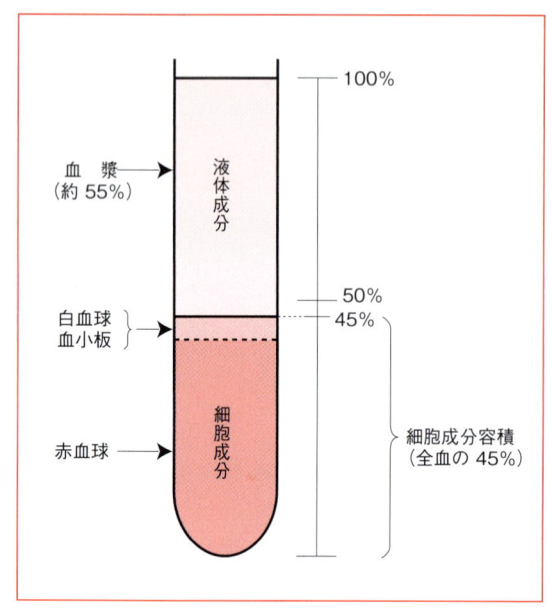

図8-1 血液の組成

表8-1 血液の性状

	男性	女性
ヘマトクリット（%）	45	40
血液量（mL/kg体重）	75	65
比重	1.057	1.053
浸透圧（mOsm/L）	275〜290	

表8-2 血漿の性状と組成

組成	（%）	性状	
水	90	比重	1.026
タンパク質	8	粘性	1.5〜1.75
無機イオン	0.9	pH	7.35〜7.45
他の有機物	1.1	H^+濃度	35〜45 nmol/L

a. ヘマトクリット [hematocrit (Ht)]

ヘマトクリットとは全血あたりの細胞成分（主に赤血球）の容積比のことである．

まず採取した静脈血に抗凝固剤を加え遠心分離したのち赤血球の占める容積比をヘマトクリットとする（測定値は％で示す）（表8-1）．

b. 血液量 (blood volume)

血液量は成人で体重の6〜8％（1/12〜1/13）を占める（表8-1）．新生児や小児の場合はこの割合が多少高くなる．白血球や血小板の容積は少ないので，全血量は赤血球量と血漿量の総和として考えられる．

c. 比重 (specific gravity)

全血の比重は1.050〜1.066で，主として赤血球の量によって左右される．また，血漿の比重は約1.03で，主として血漿タンパク量に関係している．比重の測定には比重1.055を中心に0.001刻みで変化させた硫酸銅が使用され，血液を1滴入れることで測定される．これは血漿タンパクが硫酸銅と反応し表面に薄い凝固膜をつくることを利用したもので，この血液滴が沈降も浮上もしないときの溶液の比重を血液の比重とする．

d. 赤血球沈降速度 [erythrocyte sedimentation rate (ESR)]

血液中の細胞成分（赤血球）が沈降する速度である．1時間の基準値は男性で1〜7 mm，女性で3〜11 mmである．この沈降速度は，赤血球の比重増加，赤血球数の減少（貧血），赤血球が集合しやすいとき，あるいは炎症反応のような血漿グロブリンの増量，アルブミンの減少時などに促進する．

血液1.6 mLにクエン酸ナトリウム3.8％，0.4 mLを加え，血沈棒（内径2.5 mm，高さ20 cm，ガラス管）に立て1〜2時間室温で放置し，上端の血漿部分の長さを読み，沈降速度とする．

2. 性 状

血液は静脈血では暗赤色，動脈血では鮮紅色で，細胞成分を含む不透明な液体である（表8-2）．

a. 粘性 (viscosity)

水を1とした相対粘度は血漿では1.5〜1.75，全血で4.71である．血漿の粘性は血漿タンパクの量と組成で決まる．全血の場合は，血漿および血球成分，とくに赤血球によって決まる．血液の粘性は血流に対する末梢血管抵抗となる．そのため，赤血球増多症［多血症（polycythemia）］では循環障害を生じうる．

b. 浸透圧 (osmotic pressure)

浸透圧には晶質浸透圧と膠質浸透圧がある[*1]．前者はNa^+やCl^-などの電解質の濃度で，後者はアルブミンやグロブリンなどの血漿タンパク質（主にアル

表8-3 血漿の無機イオン濃度

イオン	濃度（mmol/L）
Na$^+$	135～146
K$^+$	3.5～5.2
Ca^{2+}	2.1～2.7
Cl$^-$	98～108
HCO$_3^-$	23～31
HPO$_4^{2-}$	0.7～1.4

表8-4 赤血球に関する標準値

直径（μm）	7.72±0.61
厚さ（μm）	1.0～2.0
比重	1.097
数（個/mm^3）	男性500万 女性450万
MCV（μm^3）	～90
MCH（ρg）	33
MCHC（g/dL）	30

ブミン）の濃度で，それぞれ決まる．晶質物質は毛細血管壁（細胞の隙間）を自由に移動できるので，血漿と組織間液（いずれも細胞外液）の電解質組成はほぼ等しい．血液（循環血漿）の晶質浸透圧は275～290 mOsm/Lである（表8-1）．

一方，血漿タンパク質は毛細血管壁を通過できないので（膠質浸透圧が生じる），毛細血管の静脈側では組織間液（水）が血管内に引き込まれて，血液中の水分が保たれる（196頁，図7-22参照）．

c. pH（水素イオン濃度指数）

血液のpHは7.4に保たれているが，これには緩衝系の働きが関与している（239頁参照）．

C. 血液の成分

1. 細胞成分

血液の約45％は細胞成分で，そのほとんどは赤血球，他は白血球および血小板である．

a. 赤血球 [erythrocyte, red blood cell (RBC)]

赤血球は血液の細胞成分のほとんどを占める．

1) 性状

正常赤血球数は男性で500万個/mm^3，女性で450万個/mm^{3}である．成熟した赤血球は厚さは1～2 μm，直径約7 μmの円盤状の細胞である（表8-4）．赤血球数，ヘマトクリット値，ヘモグロビン（Hb）量の相互関係から得られる平均赤血球恒数は貧血の種類の判定に使用される．

・平均赤血球容積 [mean corpuscular volume (MCV)]

$$MCV = Ht \times 10^7/RBC\,(\mu m^3)$$

・平均赤血球血色素 [mean corpuscular hemoglobin (MCH)]

$$MCH = Hb \times 10^7/RBC\,(pg)$$

・平均赤血球血色素濃度 [mean corpuscular hemoglobin concentration (MCHC)]

$$MCHC = Hb \times 10^2/Ht\,(g/dL)$$

赤血球は変形可能で，直径約6 μmの毛細血管を通過することができる．

成熟赤血球は核をもたないので，新しくタンパク合成をすることも細胞分裂することもできない．

2) 生成と崩壊

a) 造血 (hematopoiesis)

造血機能は胎生3週目ころより卵黄嚢で生じ，その後，肝臓・脾臓で行われる．肝臓は出生前の数週間まで活動的な造血部位である．胎生4ヵ月ごろからは骨髄が造血部位に加わり，出生後も継続して造血を行う．出生直後は全身の骨髄（赤色骨髄）で造血が行われている．思春期までは大腿骨，脛骨および上腕骨などの長管骨で行われるが，その後，長管骨の赤色骨髄は不活性化し，脂肪組織化して黄色骨髄に置き換えられ，造血は椎骨，腸骨および胸骨などの扁平骨で行われるようになる（図8-2）．

b) 分化と成熟

血球はすべて幹細胞（stem cell）から分化する．この幹細胞にはすべてのタイプの血球になりうる多能性幹細胞（multipotent stem cell）が存在し，これよ

[*1] Na$^+$やCl$^-$などの電解質は結晶化するために晶質浸透圧と名付けられた．これに対して，高分子なうえに純度が不均一で結晶化しない血漿タンパク質による浸透圧を膠質浸透圧とよぶ．

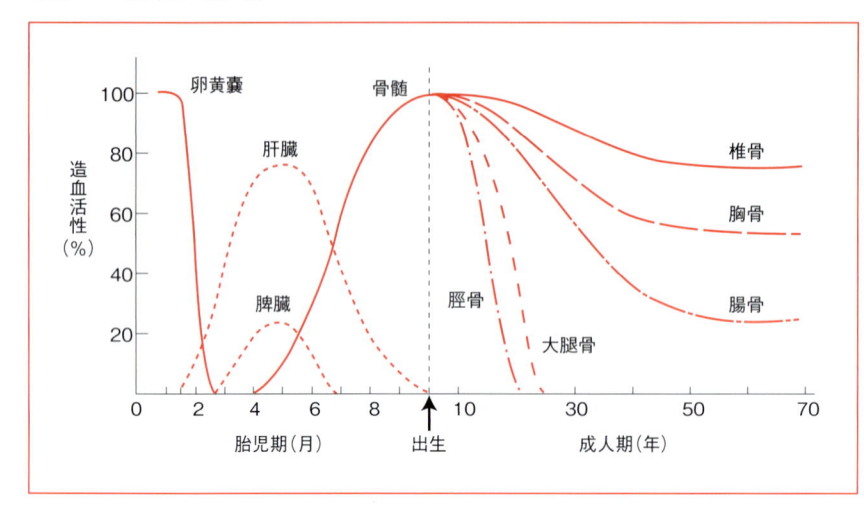

図8-2 造血の変遷
脛骨，大腿骨は骨幹部での推移を示す．
〔Wintrobe, MM：Clinical Hematology, Lea & Febiger, Philadelphia, London, 1993 より改変〕

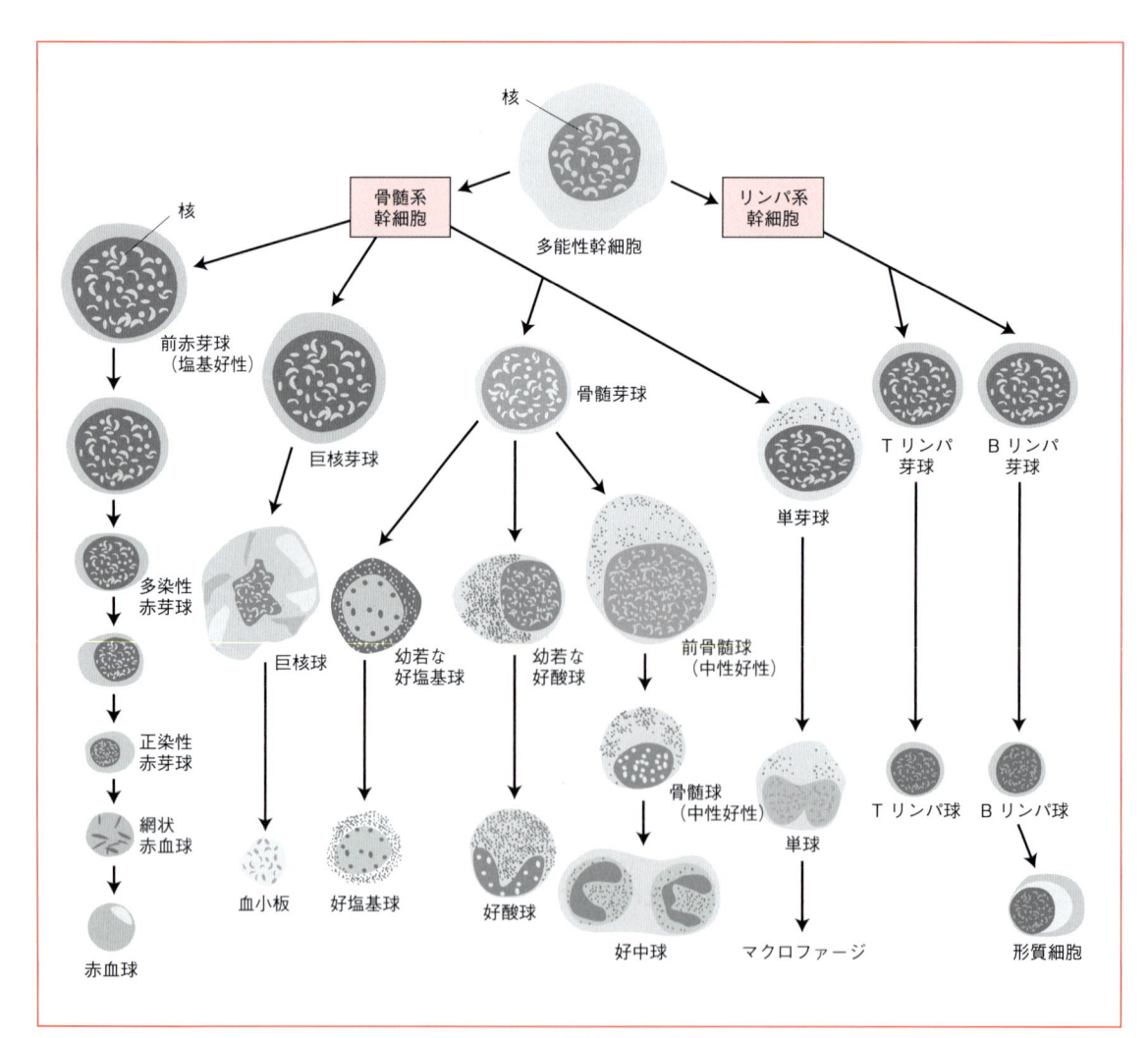

図8-3 血液幹細胞の分化
〔藤田尚男，藤田恒夫：標準組織学総論，第3版，199頁，医学書院，東京，1988 より改変〕

り，一部はリンパ系幹細胞となり，その他は骨髄性幹細胞となる．赤血球は骨髄系幹細胞から分化し（図8-3），前赤芽球（proerythroblast）になる．これはきわめて大きいので，大赤芽球（megaloblast）ともよばれる．前赤芽球は鉄を取り込んで赤芽球（erythroblast）となり，骨髄を出て血管に入る前に核を失って赤血球となる．幼若な赤血球には網状の構造物がみられ，これを網状赤血球（reticulocyte）とよぶ．この網状の構造物は赤血球が成熟するにつれ消失する．網状赤血球は健康成人の循環赤血球数中2％以下であるが，新生児では約2～6％存在する．造血が急速に必要となる出血時や赤血球の溶血後には，網状赤血球は増加する．

循環する赤血球数は一定範囲内で維持され調節されている．これらの造血を調節する因子にはエリスロポエチン（erythropoietin），ホルモンおよび補助因子がある．エリスロポエチンは糖タンパクで，34,000の分子量をもち，低酸素の刺激により90％以上は腎臓の傍糸球体装置で生成されたのち，肝臓で不活性化され，尿中に排泄される．エリスロポエチンは骨髄に作用して造血を促進する．甲状腺ホルモン，甲状腺刺激ホルモン，コルチゾル，副腎皮質刺激ホルモンおよび成長ホルモンはエリスロポエチンの生成を促し，造血機能を促進する．

男性ホルモンであるアンドロジェンは造血反応を刺激し，逆に女性ホルモンのエストロジェンは抑制する．このため，女性は月経による血液の喪失に加えて，男性より赤血球数やヘモグロビン量が少ないという性差が生じる．

造血の補助因子としてはアミノ酸や鉄，ビタミンB_{12}などがある．赤血球新生の材料であるアミノ酸の不足，ヘモグロビンの材料の鉄の欠乏で貧血が起こる．ビタミンB_{12}と胃の内因子［キャッスル内因子（Castle intrinsic factor）］の結合は抗貧血ビタミンとして知られており，肝臓で蓄えられ赤血球の成熟に関与する．

c）寿命と処理

赤血球の寿命は100～120日である．古くなった赤血球は脾臓内で溶血するか，マクロファージによって貪食され破壊される．

溶血（hemolysis）とは赤血球膜が破れて内容が細胞外に溶出する現象のことである．この溶血に対する抵抗度をみる方法を浸透圧抵抗試験（osmotic fragility test）という．0.25～0.75％の範囲でさまざまな濃度のNaCl溶液中での溶血率（％）を測定算出し，浸透圧抵抗曲線（osmotic fragility curve）を得る（図8-4）．

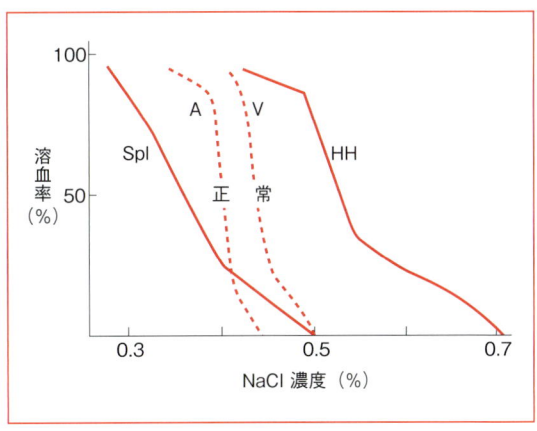

図8-4　赤血球の浸透圧抵抗曲線
A，V：正常動・静脈血，Spl：脾摘出患者，HH：遺伝性溶血性黄疸患者．
〔古河太郎，本田良行（編）：現代の生理学，第3版，503頁，金原出版，東京，1994より改変〕

正常赤血球の内容の浸透圧は約300 mOsm/Lで，0.88％のNaCl溶液の浸透圧に等しい．このNaCl濃度を下げると細胞内外の浸透圧差が生じ，赤血球内に水が入る．その結果，NaCl濃度が0.45～0.5％になると抵抗の弱い赤血球が溶血しはじめる．遺伝性溶血疾患では抵抗曲線の右偏がみられる．

3）ヘモグロビン［hemoglobin（Hb）］

ヘモグロビンは男性で14～16 g/dL，女性で12～15 g/dLであり，ヘム（heme）という鉄を含む物質とグロビン（globin）というタンパク質が結合してできたもので，分子量は65,000前後である．グロビン鎖は2種類のポリペプチド鎖2対からなり，各鎖に各1分子のヘムが結合している．成人では主成分HbAは$\alpha_2\beta_2$という構造をもち，このほかに微小成分HbA_2（$\alpha_2\delta_2$）および胎児ヘモグロビンHbF（$\alpha_2\gamma_2$）がある．胎児ヘモグロビンのHbFはHbAに比べるとO_2と結合しやすい．各ヘムにある二価のヘム鉄はO_2と1：1の可逆的結合をし，酸素化ヘモグロビン［オキシヘモグロビン（oxyhemoglobin）］をつくる（図8-5）．1 molのヘモグロビンは4 molのO_2を運ぶことができる．一酸化炭素（CO）もO_2同様このヘムに結合するが，O_2よりも250倍の親和性をもつ．COの結合によりヘモグロビンはO_2運搬が

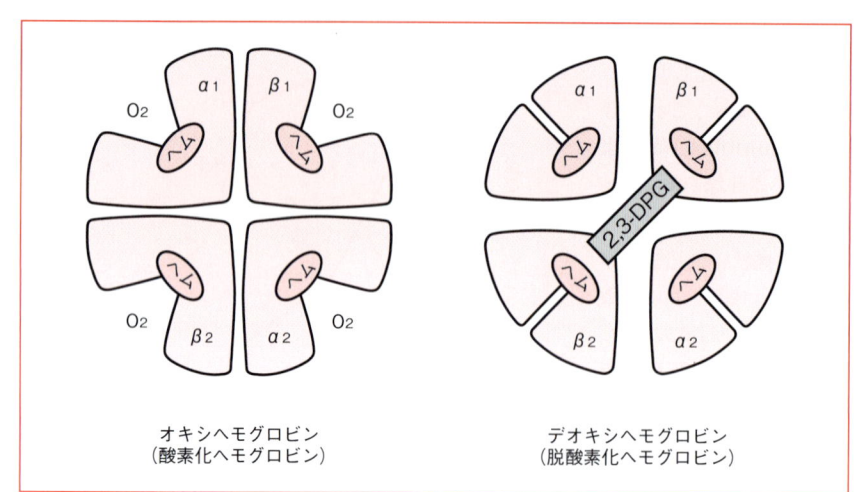

図8-5 酸化ヘモグロビンと脱酸素化ヘモグロビンの構造
〔Hinchliff SM et al：Physiology for Nursing Practice, 2nd ed, p.336, Bailliére Tindall, London, 1996 より改変〕

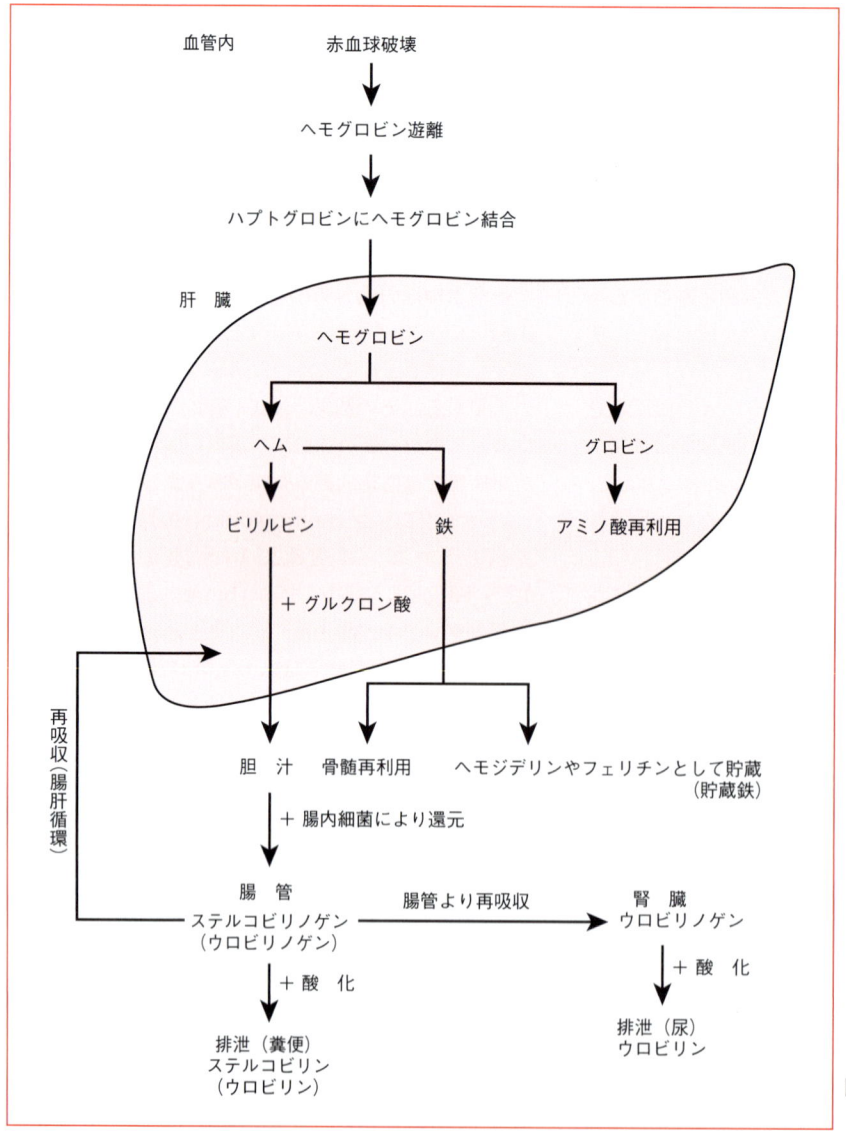

図8-6 ヘモグロビン破壊のまとめ

できなくなり，その結果，強い低酸素血症（hypoxemia）を生じる．

血管内で赤血球が破壊されるとヘモグロビンが遊離し，血液中のハプトグロビン[*2]に結合し肝臓へ運ばれ処理される（図8-6）．

老朽化した赤血球は肝臓や脾臓の細網内皮系で破壊され（溶血現象），遊離したヘモグロビンはヘムとグロビンに分解される．ヘムのなかの鉄は血中にある鉄結合タンパクのトランスフェリンと結合して，一部は骨髄へ行き新しいヘモグロビン合成に利用され，一部は貯蔵鉄として肝臓に蓄えられる．ヘムのポルフィリンの部分は再利用されず，ただちに還元された不溶性のビリルビン（bilirubin）（間接型）となり，血漿アルブミンに結合して肝臓に運ばれる．間接型ビリルビンは肝細胞でグルクロン酸抱合され，水溶性の抱合型ビリルビン（直接型）に変換されて胆汁中へ排泄される．これが腸管に出てくると，腸内細菌によりステルコビリノゲン（ウロビリノゲン）になり，さらに酸化されてステルコビリンという茶褐色の色素になり，糞便中に排泄される．ステルコビリノゲンは腸管を通過するうちに，一部が吸収され肝臓にもどり，再び胆汁中に排泄される．これを腸肝循環という．腸で吸収されたものの一部は腎臓より尿中に排泄される．

4）作　用

赤血球中のヘモグロビンは O_2 や CO_2 を運搬する．ヘモグロビンによる O_2 運搬機能を調べるために O_2 解離曲線（oxygen dissociation curve）が用いられる（図8-7）．この O_2 解離曲線はヘモグロビンの O_2 飽和度と O_2 分圧（Po_2）の関係を示す．この図からわかるように，O_2 分圧の低下があっても，60 mmHg 程度までは O_2 飽和度の低下はない．一方，組織のように O_2 分圧が低くなると，解離曲線は急峻になり，わずかな O_2 分圧の低下でもヘモグロビンの O_2 と結びつく力は急激に減る．ヘモグロビンの O_2 飽和度は酸・塩基平衡にも関与している（240頁参照）．

b．白血球 [leukocyte, white blood cell（WBC）]

白血球は有核性で運動性に富み，異物や病原体から生体を守るために働いている．健康成人の白血球数は6,000〜8,000/mm³ である．新生児では成人の約2倍であるが，10歳くらいで成人の値に近づく．

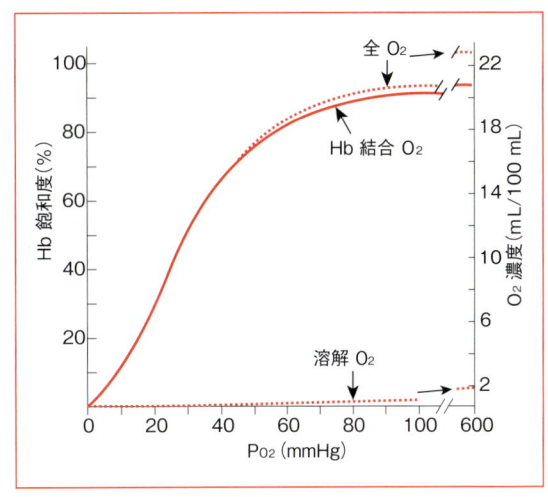

図8-7　O_2 解離曲線
pH7.4, 37℃での O_2 解離曲線（実線）．
血液全 O_2 濃度は 15 g/100 mL のヘモグロビン濃度で示されている．

1）分類と役割

表8-5に白血球の分類および作用について示す．白血球は好中球（neutrophil），好酸球（eosinophil）および好塩基球（basophil）の顆粒球（granulocyte）とリンパ球（lymphocyte），および単球（monocyte）の5種類に分類される．

白血球には食菌・消化作用と免疫機能がある．前者は好中球や単球により，後者はリンパ球によって行われる．

好中球はリソソームという異種タンパクを分解する酵素をもち，侵入した細菌・異物を処理する（食作用）．組織では単球がマクロファージ（macrophage）となり，細菌を貪食するなど強力な食作用を示す．好中球も単球も遊走性があり，アメーバ様運動で病原菌に近づくことができる．このときの準備段階として，血漿成分中にある補体という物質が細菌に作用して好中球と細菌を接触しやすくする．この作用をオプソニン化（opsonization）という．好中球は細菌を貪食すると死滅し，組織の残骸と一緒になって膿（pus）となる．

好酸球はアレルギー反応に関与し，ヒスタミンを分解する働きがあると考えられている．

好塩基球顆粒はヒスタミンとヘパリンを含むことか

[*2] 血清糖タンパクの1つ．血中の遊離ヘモグロビンと結合して，ヘモグロビンの尿への移行を防ぐ．

表 8-5 白血球の分類

白血球	(個/mm³)	構　造	作　用
白血球数	4,000〜11,000		
顆粒球			
好中球 　　（40〜75％）	2,000〜7,500	細胞質が淡いピンクに染色．細かい顆粒がある．深紫の核が3〜7葉となり，細いひも状の核がつながる．	貪食作用．炎症反応で増加．
好酸球 　　（1〜6％）	40〜400	細胞質は赤い顆粒がある．核は青紅色に染色．核は2つに分葉する．	不明．アレルギー反応で増加．
好塩基球 　　（0〜1％）	0〜100	細胞質に青紫の顆粒がある．核は2〜3葉に分葉し，深青色である．	顆粒内にヒスタミンがあり，炎症部位で放出され，ヒスタミンは血管を拡張する．
無顆粒球			
単球 　　（2〜10％）	200〜800	灰青色の細胞質．黒青から紫色の核．	食細胞．組織ではマクロファージに分化．慢性感染症で増加．
リンパ球 　　（10〜40％）	1,500〜4,000	細胞質は淡い蒼色でわずかに存在．核は深紫色で球状である．	免疫細胞．Bリンパ球とTリンパ球．Tリンパ球はBリンパ球の活性化を行う．

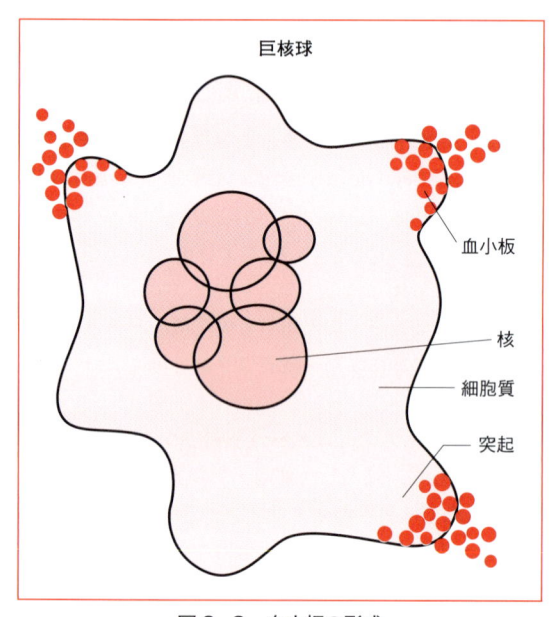

図 8-8　血小板の形成
〔Hinchliff SM et al：Physiology for Nursing Practice, 2nd ed, p.347, Baillière Tindall, London, 1996 より改変〕

ら，アレルギー反応や中性脂肪の代謝に関与すると考えられている．

単球（マクロファージ）は抗原提示細胞（antigen-presenting cell）の1つでもある．

リンパ球はTリンパ球（T lymphocyte）〔胸腺（thymus）由来〕とBリンパ球（B lymphocyte）〔主として骨髄（bone marrow）で産生される〕とに区別される（247頁参照）．

2）生成と崩壊

白血球も赤血球同様骨髄中の幹細胞から生じる（図8-3）．リンパ系幹細胞からはBリンパ球とTリンパ球が生じ，骨髄系幹細胞からは顆粒球または単球となる幹細胞に分化する．さらにコロニー刺激因子（CSF）が顆粒球・単球系細胞の分化・増殖を促進する．

寿命を迎えた細胞は消化管を通して糞便中に，また，呼吸器の分泌物のなかに混じって体外に排泄される．

c. 血小板

血小板は血液細胞のなかでもっとも小さい円形の細胞である．無色で核がなく，直径は2〜4 μm，容積は7 μm³ である．健康成人の血小板数は15万〜40万個/mm³ である．

1）構造と機能

光学顕微鏡下で血小板は円形にみえる．透明な細胞質で，この細胞質中には多くの顆粒を含み，この顆粒の中央部分は濃厚に染色される．血小板は微小管，アクチン，ミオシンおよび2種の顆粒などを含む．顆粒には血液凝固に関係する物質もしくは酵素が含まれる．

血小板の主な機能は止血である．血管が障害されると障害部位に血小板が凝集して（platelet aggregation），まず止血（hemostasis）が，次いでその部分を修復する機構が生じる．

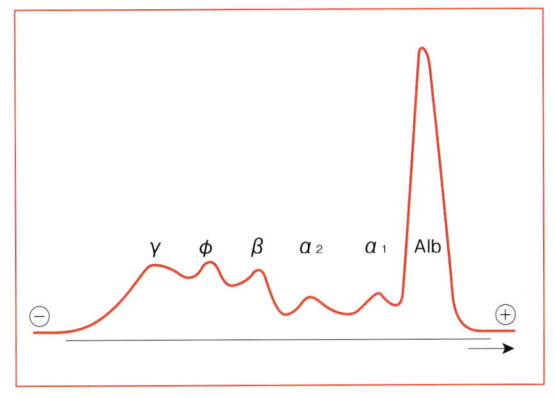

図8-9 血漿タンパクの電気泳動
セルロース・アセテート膜，pH8.0，250V，5mA，45分間，5℃（矢印は泳動方向）．φ分画（線維素原）は血清中には存在しない．
〔志賀　健：組成と性状．標準生理学，第4版（本郷利憲，廣重　力，豊田順一ほか編），432頁，医学書院，東京，1996〕

表8-6　血漿タンパク

種　類	濃度（g/dL）	％
総タンパク	7.1（6.5〜8.0）	100
アルブミン	4.5（3.8〜4.8）	51〜65
グロブリン	3.5（3.2〜5.6）	30〜54
α_1-グロブリン	（0.1〜0.4）	（2〜5）
α_2-グロブリン	（0.3〜1.2）	（7〜13）
β-グロブリン	（0.5〜1.1）	（8〜14）
γ-グロブリン	（0.5〜1.6）	（12〜25）
フィブリノゲン	（0.2〜0.4）	（　〜6.5）

（注）定量法によって濃度はいくぶん異なる．

2）生成と崩壊

血小板もまた骨髄で産生される．巨核球という大きな細胞の細胞質がちぎれて，血小板となる（図8-8）．この巨核球は骨髄で多能性幹細胞から分化した前段階細胞である巨核芽球から成熟する．1つの巨核球から4,000の血小板を産生するが，血小板の放出によって細胞質がなくなり，残った核部分は壊れて細網内皮系細胞に貪食されるといわれている．

また，血小板の産生にはトロンボポエチン（thrombopoietin）といわれる液性増殖因子が必要である．

全身の血小板の2/3は循環血液内にあり，残りの1/3は脾臓内に貯蔵されている．血小板の寿命は7〜10日で，マクロファージによって破壊され，主に脾臓と肝臓で処理される．

2. 血　漿

血漿（plasma）は淡黄色でかすかに乳白色の液体で，全血液量の約55％を占める（図8-1）．

血漿中には凝固因子が含まれているため，空気への曝露は刺激となり凝血が生じる．血漿からフィブリノゲンのような凝固因子を除いたものが血清（serum）である．

a. 血漿タンパク質（plasma protein）

血漿中の総タンパク量は7〜8g/dLである．血漿タンパクは分子の大きさ，親水性および荷電状態で主な3つのグループ（アルブミン，グロブリン，フィブリノゲン）に分類され，さらに，グロブリンはα，βおよびγに分けられる（図8-9，表8-6）．この血漿総タンパク量やそれぞれの割合は疾患で明らかに変化する．

血漿タンパクの機能を以下に示す．

① 血管内浸透圧への影響：血漿タンパクの存在は膠質浸透圧を生じる．肝疾患やタンパク栄養障害により生じた血漿タンパクの産生減少，ネフローゼや重症の熱傷などによる身体からの血漿タンパクの喪失増加，および炎症やアレルギー反応による毛細血管壁の孔の増加などで血漿タンパクが減少すると，膠質浸透圧の低下を引き起こす．

② 粘性への関与：血漿の粘性は血漿内にタンパク質が存在することによる．

③ 輸送：水に不溶性の多くの物質は血漿タンパクと結びつくことによって運搬される．

④ タンパクの貯留：低栄養もしくはタンパク欠乏時にタンパク源として使用される．

⑤ 血液凝固：血漿タンパクは凝固因子を含んでいるので凝固に関連がある．

⑥ 感染防御：γグロブリンは抗体を含み，各抗体には特異タンパクがあり，特別な抗原を不活性化する．

⑦ 酸塩基平衡の維持：血漿タンパクは緩衝系として働き，pHを維持する．

b. 無機イオン

血漿中の無機イオンは細胞外液のものと一致している．陽イオンはNa^+で，陰イオンはCl^-やHCO_3^-が主なものである（表8-3）．血漿電解質濃度の変化は細胞機能にも影響する（241頁参照）．

表8-7 血液凝固因子

因　子		産生部位	主な機能
第Ⅰ因子	フィブリノゲン	肝臓	トロンビンによってフィブリンに変換される
第Ⅱ因子	プロトロンビン	肝臓 ビタミンKに依存	プロトロンビン活性因子によってトロンビンに変換される
第Ⅲ因子	組織因子	損傷細胞	外因性過程によって第X因子を活性化するため，カルシウムイオンの存在で第Ⅶ因子と第Ⅶ因子複合体をつくる
第Ⅳ因子	カルシウムイオン	食事や骨から得られる	プロトロンビン活性化の形成．安定化したフィブリンの形成に必要
第Ⅴ因子	不安定な因子 プロアクセレリン	肝臓	内因性と外因性過程とによって，プロトロンビン活性の形成に必要．活性化した第X因子と複合体をつくる
第Ⅵ因子	なし	—	
第Ⅶ因子	安定化した因子 プロコンベルチン	肝臓 ビタミンKに依存	外因性過程で第X因子を活性化するためにトロンボプラスチンと複合体をつくる
第Ⅷ因子	抗血友病A因子（AHG）	内皮細胞 肝臓？	分子量の違いで異なった特性 低分子：Cは内因性過程からプロトロンビン活性化の形成に必要 高分子：Ⅷ R-AgもしくはⅧ R-WF．血小板凝集を生ずる
第Ⅸ因子	クリスマス因子 抗血友病B因子（PTC）	肝臓 ビタミンKに依存	内因性過程からプロトロンビン活性化の形成に必要
第X因子	スチュアート因子	肝臓 ビタミンKに依存	この因子の活性は内因性と外因性過程両方でプロトロンビン活性化に重要
第Ⅺ因子	抗血友病C因子（PTA）	肝臓	第Ⅸ因子を活性化する
第Ⅻ因子	ヘーゲマン因子	肝臓	内因性過程からプロトロンビンの活性化に必要
第ⅩⅢ因子	フィブリン安定化因子	肝臓	カルシウムイオンの存在で安定化フィブリンの形成
その他	プロカリクレイン 高分子キニノゲン	肝臓	

D. 血液凝固

血管が損傷され出血が生じた場合，創部が小さければ血液は数分後には固まってしまう．この現象を血液凝固（blood coagulation）という．

1. 凝固因子

凝固因子はローマ数字で示される（表8-7）．第Ⅵ因子は欠番で，第ⅩⅢ因子まで存在するが，これらは1940年から1950年の間に発見された．

ほとんどすべての凝固因子は肝臓で産生される．また，ビタミンKは第Ⅱ因子，第Ⅶ因子，第Ⅸ因子および第X因子の産生に重要で，ビタミンKが欠乏する とこれらの因子の産生ができず，出血傾向となる．

2. 血液の凝固

血管が傷害されるとそこから出血を生じ，血液凝固系が機能しはじめ，血管内から止血（hemostasis）が行われる．止血の機序は4段階に分けられる（図8-10）．

① 血管収縮
② 血小板血栓の形成（formation of platelet plug）
③ フィブリン血栓［凝固（coagulation）］
④ フィブリン溶解（fibrinolysis）

a. 1期：血管収縮（筋原性反射）

傷害後すぐに，損傷された血管の収縮が生じ，近く

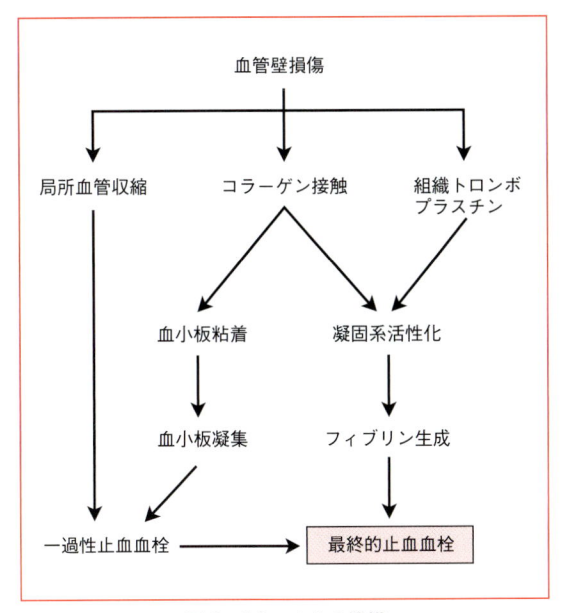

図 8-10　止血の機構

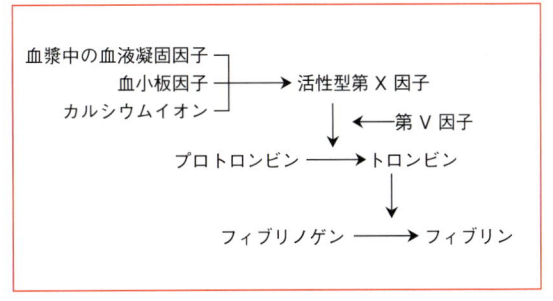

図 8-11　凝固の過程

の小さな血管に広がり血管収縮を起こす．血小板からセロトニンやトロンボキサン A_2 が遊離され，血管収縮反射を強める．毛細血管壁には平滑筋がないが，毛細血管が出血した場合は前毛細血管括約筋（precapillary sphincter）の収縮反射によって毛細血管を流れる血流が減少する．

b. 2期：血小板血栓の形成

小さな血管損傷であれば，血小板血栓によって止血することができる．内皮細胞，弾性線維および膠原線維に血小板が接触すると，血小板はその部分に付着し，損傷部を塞ぐ．この血小板凝集はセロトニンや凝固因子などの多くの物質によってもたらされる．また，血小板によってプロスタグランジン前駆物質から産生されるトロンボキサン A_2 も血小板を凝集させる方向に作用し，血管を収縮させることによって止血を促進する．

c. 3期：フィブリン血栓［凝固（coagulation）］

新しい凝固は柔らかいゼリーのようなかたまりである．これを血餅（clot）という．この過程は第Ⅰ因子から第ⅩⅢ因子の12の因子が働いている．最終的にはフィブリンという白い線維が析出して血球，血小板などに絡みついて凝固が完成する．その主な過程は以下の3つからなる（図8-11, 12）．

① プロトロンビン活性因子（prothrombin activator）の形成：プロトロンビン活性因子の形成は2つのメカニズムによって生じる．1つは組織損傷によって生じ，組織トロンボプラスチンが遊離し，これが第Ⅶ因子や Ca^{2+} に働き，第Ⅹ因子を活性化する機構で，外因性機構といわれる．もう1つは内因性機構とよばれるもので，膠原線維に血液が触れることにより第Ⅹ因子の活性化が生じる機構である．活性化Ⅹ因子に対して，血小板リン脂質，第Ⅴ因子および Ca^{2+} が作用するとプロトロンビン活性因子となる．

② トロンビン（thrombin）形成：プロトロンビン活性因子がプロトロンビンに作用するとトロンビンが形成される．

③ フィブリン（fibrin）形成：フィブリノゲンにトロンビンが作用すると可溶性のフィブリンが形成され，Ca^{2+} が働いて不溶性フィブリンができ，凝固が完成する．

d. 4期：フィブリン溶解（fibrinolysis）

血液凝固を放置するとタンパク分解酵素プラスミン（plasmin）の作用によってフィブリン線維が溶解し，凝血も消失する．プラスミンは凝血中には前駆物質であるプラスミノゲン（plasminogen）の形で存在しているが，血液が凝固するとその場で活性化される．プラスミノゲンは肝臓で合成され，血漿などの体液に存在する．

プラスミノゲン活性化物質（plasminogen activator）はさまざまな組織に分布しており，活性化した第ⅩⅡ因子はプラスミノゲンをプラスミンに活性化するのに関与する．たとえば，尿，精液，胆汁，涙などに含まれており，尿にみられるものをウロキナーゼという．子宮内の分泌液にも多量の活性物質が含まれており，月経時に子宮内凝血を融解する．

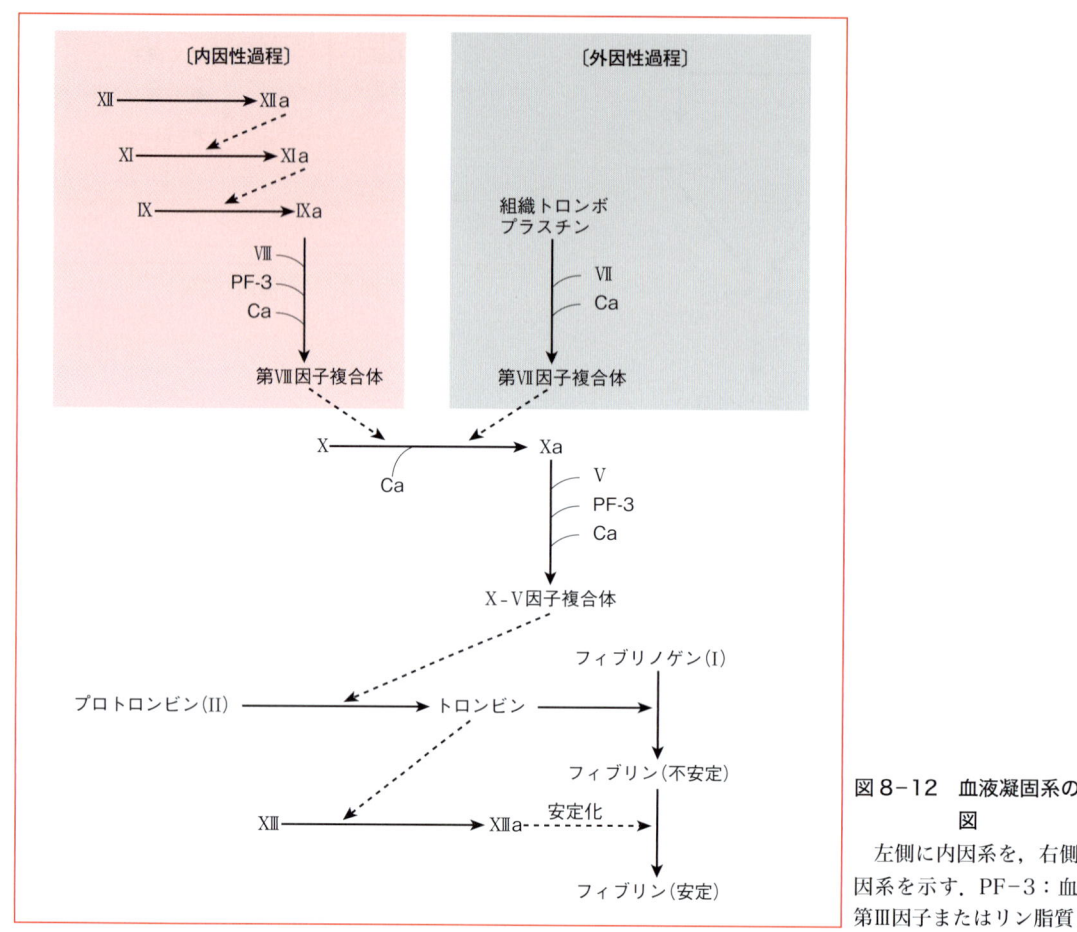

図8-12 血液凝固系の概念図
左側に内因系を，右側に外因系を示す．PF-3：血小板第Ⅲ因子またはリン脂質

コラム

—プラスミノゲン活性化抑制抑制因子—

プラスミノゲン活性化抑制抑制因子[plasminogen activator inhibitor-1 (PAI-1)]はプラスミン産生を抑制することによってフィブリンの溶解（線溶系）を抑制するポリペプチドである．プラスミンは血栓溶解，組織の損傷修復，血管新生などにもかかわっており，これらが抑制されることで深部静脈血栓症や心筋梗塞のリスクが高まる．実際，動脈硬化や心筋梗塞，肝疾患，悪性腫瘍，重症感染症などで血中濃度が上昇することが示されている．

表8-8 血液型，抗原と抗体

遺伝子型	血液型	抗原	抗体
AAまたはAO	A	A	抗B
BBまたはBO	B	B	抗A
AB	AB	AとB	なし
OO	O	なし	抗Aと抗B

表8-9 血液型の判定

抗A血清	抗B血清	血液型
＋	－	A
－	＋	B
＋	＋	AB
－	－	O

＋：凝集，－：凝集なし

E. 血液型と輸血

1. 血液型 (blood type)

ヒトの赤血球表面には遺伝的に決定された400以上の異なった抗原が発見されている．抗原は抗体の形成を刺激するものである．

これらの抗原は血液中の赤血球，白血球および血小板に見出されるが，とくに赤血球表面に特別な抗原[凝集原 (agglutinogen)]があるかないかによって血液型が分類されている．

a. ABO式

ABO式血液型では，赤血球膜のA, B2つの凝集原に基づいてA, B, ABおよびOの4つの血液型に分類される．A型はさらにA_1（全体の約80％）とA_2（約20％）に区別されるので，細かく分類すると，ABO式血液型にはA_1, A_2, B, A_1B, A_2BおよびOの7型があることになる．この抗原は血液のほかにも，唾液，精液，汗，羊水などの体液や分泌物および唾液腺，膵臓，腎臓，肝臓，肺および精巣などの組織に存在する．

表8-8はABO式血液型の分類を示す．ABO式血液型にはA, B, ABとOの4つの表現型があり，同じ表現型のA型でも遺伝子型はAAとAOがある．

ABO式血液型の日本人の発生頻度は，A型が40％，B型が20％，AB型が10％そしてO型が30％である．国によってこの分布は多少異なる．

これら血液型の判定（表8-9）には，抗Aと抗Bそれぞれ2つの血清を使用し，抗Aのみで凝集するか，抗Bのみか，また抗Aと抗B両方とも凝集する，もしくはしないかでA, B, ABおよびO型を決定する．

b. Rh式血液型

ABO式血液型の発見後，輸血はほぼ成功していた．しかしながら，ABO式血液型が一致しているのに輸血反応に苦しむ人や，同じ血液型の児を出産したにもかかわらず，児が重篤な溶血性貧血であったりと，臨床的問題は残されていた．1939年，ラントシュタイナー (Landsteiner) とヴィーナー (Wiener) がアカゲザルの赤血球をウサギに注射し，それによって新しい抗体を見出した．この抗体に赤血球を混ぜると，ほとんどが凝集を生じた．凝集した赤血球にはRhの抗原が存在しており，この抗原をもつ人はRh陽性 (Rh^+) とされ，抗原をもたない人はRh陰性 (Rh^-) とされた．Rh抗原には，C, D, E, c, d, eの6種類があることが知られている．このうちD抗原がもっとも広く分布し，かつ抗原性がもっとも強い．日本人では99.3％が陽性である．

Rh式血液型の問題は輸血時や妊娠時に生じる．Rh陰性の人は自然に抗Rh抗体を産生することはないが，Rh抗原陽性の血液を輸血されると，抗Rh抗体を産生する．このため，2度目に輸血をうけると不適合反応が生じ，赤血球が破壊される．

c. 血液不適合妊娠

Rh陰性の母親とRh陽性の父親の場合，多くの胎児はRh陽性となる．これが抗原として作用し，母親の血中には抗体が産生される．初産の場合，母親の血液の抗体の力価は高くないので胎児は無事出産されることが多いが，第2子以降では力価が高くなっているために凝集反応が起こり，流産するか生まれても重篤な黄疸，貧血を伴う．これを胎児赤芽球症 (erythroblastosis fetalis) あるいはRh溶血性疾患という．

ABO式血液型についてもRh型と同様の機序で血液型不適合妊娠が生じうるが，Rh因子に比べて異種抗原に対する抗体産生能力が弱いのか，あるいは全血液による希釈によるものなのか，Rh因子の場合ほど顕著ではない．

2. 輸血

循環血液量の減少（出血）や赤血球の減少（貧血）の場合に輸血が行われる．これ以外にも，血液中の成分の不足を補うために，その成分のみを選択的に投与す

輸血は臨床でよく使用される治療であるが，さまざまな副作用を生じるので危険も伴う．不適合輸血の際には輸血赤血球は受血者の血管内で凝集を起こし，溶血（hemolysis），さらに溶血性黄疸（hemolytic jaundice）を生じる．凝集した赤血球は血管を閉塞する．また，溶血によるヘモグロビン尿（hemoglobinuria）により腎機能障害を起こすこともある．輸血を行う場合，不適合輸血を避けるために交差適合試験（crossmatching test）が行われる．これは供血者，受血者のそれぞれから抗凝固剤を含む試験管に採血し，遠心分離器で赤血球と血漿に分ける．供血者の赤血球と受血者の血漿を等量ずつ混合（おもて試験–主試験）し，他方，供血者の血漿と受血者の赤血球を混合（うら試験–副試験）して，いずれにおいても凝集しないことを確かめる．

輸血後GVHD *3〔移植片対宿主病（graft versus host disease）〕にも注意が必要である．これは，供血者のHLA（ヒト白血球型抗原）と受血者のそれが似ているときや，受血者の免疫能が低いときなどに，供血者のリンパ球が受血者の全身の組織を攻撃・破壊する疾患である．最近では輸血の際には，供血者の血液からリンパ球を排除して，赤血球や血小板などの成分輸血が一般的となっているが，わずかに残存するリンパ球が増殖して受血者の免疫応答で排除しきれなくなり，アレルギー症状が出現して輸血後GVHDを発症することがある．そのため，予防的に自己血輸血の使用や，近親者間で輸血をしないことなどが行われる．

II 血液の異常

A．赤血球の異常

赤血球の増加した状態を赤血球増多症（多血症）といい，骨髄の癌の場合に認められる．また，生理的反応として，高地などの低酸素状態に曝露された場合に生じる．赤血球が増加することでO_2運搬を維持しようとする反面，赤血球増加により血液の粘性が高まり流速が減少し，循環不全に陥る場合もある．

逆に赤血球の減少は貧血を生じる．貧血はこの赤血球の減少とともに，ヘモグロビンの減少によって生じ，体内での酸素運搬能が低下した状態である．

貧血は次の3つの場合に生じる．
① 赤血球形成障害（disorder of erythropoiesis）：これは赤血球生成に必要な材料の不足で，とくに鉄，ビタミンB_{12}，あるいは葉酸の欠乏である．また，赤血球の成熟に関与しているエリスロポエチンの不足，さらに，骨髄で鉄を利用できなくする炎症や悪性腫瘍などでも赤血球の生成が障害される．
② 赤血球の破壊亢進：これは溶血性貧血（hemolytic anemia）という．原因には鎌形赤血球などの遺伝性疾患，アレルギー性疾患などが考えられている．
③ 循環血液量の減少：大量の血液が失われる場合にも貧血がみられる．これを出血性貧血（hemorrhagic anemia）という．

B．白血球の異常

細菌や異物の存在により白血球が動員され，白血球の増加が認められる．白血球数が$11,000/mm^3$以上のことを白血球増多症（leukocytosis）といい，逆に抗癌剤などの使用により白血球数の減少した場合を白血球減少症（leukopenia）という．

白血球の増加は生体にとっての防御機構として必要な反応であるが，異常な白血球が増加する伝染性単核症（infectious mononucleosis）や白血病（leukemia）の場合もありうる．白血病では，白血球造血組織が癌化することで異常かつ未熟な白血球が多数みられる．この増加した未熟な白血球は機能的にも未熟であるため，白血病患者は感染しやすい．また，造血機能が抑制されるため，貧血や血小板の産生の抑制による出血傾向も同時にみられる．

C．出　血

出血性疾患は，毛細血管の脆さ，血小板減少や凝固因子の不足によって生じる．

毛細血管の脆弱化は，自己免疫疾患およびペニシリンやアスピリンなどの薬物の影響が考えられる．

血小板減少症（thrombocytopenia）は血中の血小板が減少している状態で，しばしば出血がみられ，皮

---

*3 臓器移植後の合併症で，臓器提供者（ドナー）の臓器が臓器受給者（レシピエント）の臓器を異物として認識し，免疫応答することによってレシピエントに起こる症状をいう．レシピエントの臓器がドナーの臓器に対して免疫応答する拒絶反応とは，攻撃側と攻撃を受ける側が逆である．

皮に細かい紫斑(しはん)(purpura)が認められる．これは，骨髄腫瘍，放射線療法および薬剤による骨髄の障害で認められる．

種々の原因によって血管内凝固機序が活性化され，全身の血管に血栓が多発して，血中の凝固因子や血小板が高度に消費され，結果として出血傾向を起こすことがある．このことを播種性血管内凝固［disseminated intravascular coagulation (DIC)］という．

凝固因子はほとんど肝臓で生成されるので，肝疾患により凝固因子の生成ができない場合には出血傾向がみられる．また，凝固因子の産生にはビタミンKが必要であるが，このビタミンKの欠乏でも凝固因子が産生されず，出血傾向をみる．また，遺伝的に凝固因子が欠如している場合は血友病(hemophilia)である．血友病には第Ⅷ因子の欠乏する血友病Aと第Ⅸ因子が欠乏する血友病Bがある．これらは伴性劣性遺伝形式をとり，男性1万人に1人の割合で生じる．血友病患者の治療には新鮮血漿の輸血や不足している因子の投与が必要である．このため患者は輸血などの治療により，肝炎，AIDSなどのウイルス性疾患に感染し，社会問題となっている．

Ⅲ 血液のフィジカルイグザミネーション

A. 視診

1. 皮膚

皮膚の色は身体の部位，また，人によってさまざまである．貧血や出血傾向にある場合に皮膚の変化を観察することは重要である．

貧血(anemia)：皮膚は蒼白(そう)となる．ヘモグロビンの減少および赤血球の減少による．とくに7 g/dL以下となると蒼白ははっきりとわかる．手掌や粘膜に顕著に生じる．また，溶血性貧血の場合は黄疸を伴う．黄疸時には皮膚，粘膜および強膜に黄色の色調変化が認められる．

出血(bleeding, hemorrhage)：出血はその大きさで斑状出血(ecchymosis)(1 cm以上)，紫斑(1 cm以下)，および点状出血(petechiae)(2 mm以下)と分類される．また，出血が生じると皮膚の色調変化がみられる．たとえば斑状出血の場合，最初は暗赤色から暗青色となり，色あせ，そして黄色となる．このような色調変化をみるのに圧視法がよく使用される．これは，毛細血管拡張症と出血を見分けるのに使用され，皮膚の上にガラス板を置くと，血管拡張症ならば白くなるが，出血の場合は白くならない．

2. 眼瞼結膜 (palpebral conjunctiva)

眼瞼結膜は眼瞼の裏面をおおい，血管に富み，ピンク色をしている．貧血の際には赤みを失い白っぽく見える．下眼瞼結膜を検査するときは，患者に上を見させておいて下眼瞼を強く引っ張り結膜を観察する．

3. 爪

爪には全身性疾患の変化が現れるが，そのなかには血液成分の異常による変化もみられる．爪をみるときには色，形状の異常，すべての爪に変化があるか，左右対称か，また爪床にも変化があるかなどがポイントとなる．爪の色は一般的にピンクであるが，貧血が生じているときは白っぽくなる．また，貧血時には爪の厚さにも変化がみられ，薄くなり，脆い爪を示す．

B. 触診

1. リンパ節

リンパ節は頭頸部や腋窩，乳房，上肢(肘リンパ節)，鼠径部，下肢(膝窩リンパ節)にあり，正常なヒトでは触れないかわずかに触れるのみである．触診の仕方は，第2,3,4指の指腹を使い，そっと円を描くように動かす．リンパ節を触診する際には，局在性かそれとも全身性か，大きさはどのくらいか，硬さや性状はどうであるか，痛みを伴うか，腫脹の経過はどうであるか，また脾腫がみられるかなどに注意する．血液疾患のうち，とくに白血病においてリンパ節腫脹がみられる．

2. 脾臓

脾臓はやわからく，かつ腹部の後部領域に位置するので，通常，健常成人では触れない．もし，脾臓が触れる場合は腫大していることを意味する．触診の仕方は右手を左季肋部，前乳頭線上に置き，深く腹式呼吸を行わせる．左手は左側腹部にあてがい，脾部を上方に持ち上げる．呼吸に合わせて右手を肋骨弓下に挿入すると，呼吸性移動とともに腫瘤として触れる．軽度の脾腫は右側臥位で行うと触診しやすい．脾腫は白血病や溶血性貧血のときに認められる．

C. 聴　診

貧血に伴い，頻脈，収縮期雑音（systolic cardiac murmur）および静脈ハム音（venous hum）が認められる．収縮期雑音とはⅠ音とⅡ音の間に聴取される雑音をいう．静脈ハム音は静脈雑音ともいわれるが，患者に坐位をとらせ，胸鎖乳突筋下縁で頸静脈を聴診すると聞かれる雑音で，これらは無害性雑音（innocent murmur）である．

D. 臨床検査

本章「血液の組織と性状」（219頁）参照．

KEYWORD

血漿　血清　赤血球　白血球　血小板　リンパ球　血漿タンパク質　ヘマトクリット値　ヘモグロビン　ビリルビン　チアノーゼ　貧血　血液凝固　血液型不適合妊娠

学習課題

- □ 血清と血漿の違いは何か
- □ 血液の働きを説明しなさい
- □ ヘマトクリット値の増加は酸素運搬にどのような影響を与えるか
- □ 赤血球の形状は赤血球が作用する上でどのような利点があるか
- □ ヒトの造血部位は胎生期からどのように変化するか
- □ 赤血球の生成に必要な因子は何か
- □ 赤血球が破壊され，処理される過程について説明しなさい
- □ 新生児の生理的黄疸が生ずる理由について説明せよ
- □ 貧血とはどういう状態か．また，その原因にはどのようなものがあるのか．貧血時に生体内で生じていることを説明しなさい
- □ 生体内に異物が侵入したときの顆粒球の働きを説明しなさい
- □ 生体内に異物が侵入したときのリンパ球の働きを説明しなさい
- □ 血管が損傷して血液凝固が終了するまでの過程を説明しなさい
- □ Rh^-の母親とRh^+の父親の夫婦で，妊娠時に考えられる危険は何か

9 体 液

学習目標

1. 体液の組成と体液の分布がわかる
2. 体液の移動のしくみがわかり，特に毛細血管での体液の移動について説明できる
3. 体液平衡のしくみと，平衡が障害されたときの生体の状態がわかる
4. 酸・塩基の平衡がどのように調節されているかわかる
5. 酸・塩基の不平衡を調節するしくみがわかる

　体液（body fluid）とは体内にある水溶液のことで，成人では体重の約60％を占める．体液の2/3（40％）は細胞内液（intracellular fluid），残りの1/3（20％）は細胞外液（extracellular fluid）からなる．細胞外液が海水の成分に類似しているのは太古の生命が海水から誕生したことに由来する．すなわち，生物の進化の過程で，海水の環境は細胞外液として生物の体内に持ち込まれた．細胞外液は細胞が営む生命活動（代謝）に最適な状態を常に提供する場として機能する．こうした働きから，細胞外液は内部環境ともよばれている．内部環境の恒常性を保つこと［ホメオスタシス（homeostasis）］は個体の生命維持に不可欠である．

I 体液の組成と機能

A. 体液とは

1. 体液の区分と量

　成人では，細胞外液（体重の20％）は5％が血漿，残りの15％は組織間液からなる．一般に，肥満者では脂肪が多いので体液の割合は少なく，逆に痩せている人では多い．体液量は年齢によってもことなる．たとえば新生児の体液量は体重の70％〜85％（細胞内液は40％〜50％，外液は30％〜35％）であるが，高齢者の体液量は50％（細胞内液30％，細胞外液20％）である．

2. 体液の組成

　体液の主成分は水で，電解質やタンパク質が溶解している．細胞外液と内液では電解質組成が著しくことなるが（図9-1），共通の特徴は，それぞれに陽イオンと陰イオンの和が等しいことと，電気的中性が保たれていることである．イオン組成の違いは，細胞内液では陽イオンとしてK$^+$，陰イオンとしてはリン酸イオンとタンパク質が多いが，細胞外液では陽イオンとしてNa$^+$，陰イオンとしてCl$^-$やHCO$_3^-$が多い点である．

　体液中の電解質やタンパク質の存在で浸透圧が生じる．電解質やブドウ糖によって生じる浸透圧を晶質浸透圧，タンパク質などによる浸透圧を膠質浸透圧（colloid osmotic pressure）という．前者は細胞膜を境界とした細胞内外での，後者は毛細血管壁での，それぞれ物質の移動の際に重要な役割をする（219頁参照）．

3. 体液の移動

　体液は様々な力によって組織間を移動する．その力として，濾過，拡散，浸透がある．

a. 濾 過

　圧力による水の移動を濾過（filtration）という．たとえば血圧による血管内から血管外への水の移動がそれである．組織圧による体液の移動も濾過現象である．

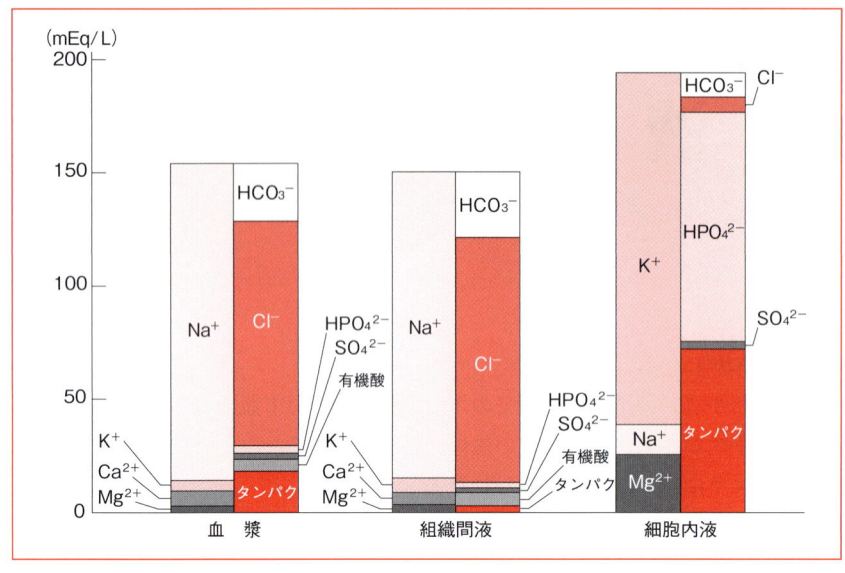

図9-1 体液組成
〔貴邑冨久子，根来英雄：シンプル生理学，280頁，南江堂，東京，1995〕

b. 拡 散

水は通過できるが溶質は通過できない性質を持つ膜を半透膜(semipermeable membrane)という．動物の細胞膜は半透膜に近い性質をもつ．体液中の溶質のうち，細胞膜を通過できる比較的低分子のものは，高濃度側から低濃度側に移動する．この現象を拡散(diffusion)という．拡散によって膜内外の濃度は均一になる．

c. 浸 透

タンパク質などの高分子は細胞膜(半透膜)を通過できない．そこで，水を移動させることによって膜内外の濃度を一定にする．この現象を浸透(osmosis)といい，水を移動させる力を浸透圧(osmotic pressure)とよぶ．浸透圧は溶質の粒子数に比例する．1 mol，1 Lの水溶液の浸透圧を1 Osmol/Lと表す．

血液には毛細血管壁を通過できないタンパク質などの高分子があるため浸透圧(膠質浸透圧)が生じる．血漿浸透圧(晶質浸透圧)は285〜295 mOsm/Lに保たれている．

d. 毛細血管における体液の移動

毛細血管と組織間の液の移動には，毛細血管血圧(静水圧)，組織圧(間質液圧)，血漿内のタンパク質による血漿膠質浸透圧，そして，組織内のタンパク質による組織液膠質浸透圧の力が関係する．静水圧をPc，組織圧をPi，血漿膠質浸透圧をΠ(パイ)c，組織液膠質浸透圧をΠiとし，血管内から間質へ水を移動させる力をFとすると，Fは

$$F = (Pc - Pi) - (\Pi c - \Pi i) \quad \cdots\cdots (1)$$

で表される．図9-2にそれぞれの標準値を入れて，毛細血管における水の移動のようすを示した．このように，水は毛細血管の動脈側から組織側に濾過される力と，静脈側から血管内に再吸収される力が等しいことによって，血漿と組織液の間の体液平衡が保たれている．これをスターリング(Starling)の法則という．

B. 体液の働き

体液の主成分である水はさまざまな物質を溶解することができるので，化学反応の場となり，代謝に必要な物質を運搬・供給し，老廃物を排泄することができる．

また，体液には溶媒である水だけではなく，電解質，タンパク質および糖質などが溶け込んで浸透圧を生じるため，細胞の形状を維持することができる．

C. 体液の調節

1. 水分出納

ヒトの1日の水分摂取量と排泄量は図9-3に示すように釣り合っている．摂取量には代謝によってできた水を，また，排泄量には呼気や皮膚からの蒸散をそれぞれ含める．このような水分出納のバランスが崩れると，浮腫(edema)(摂取量＞排泄量)や，脱水

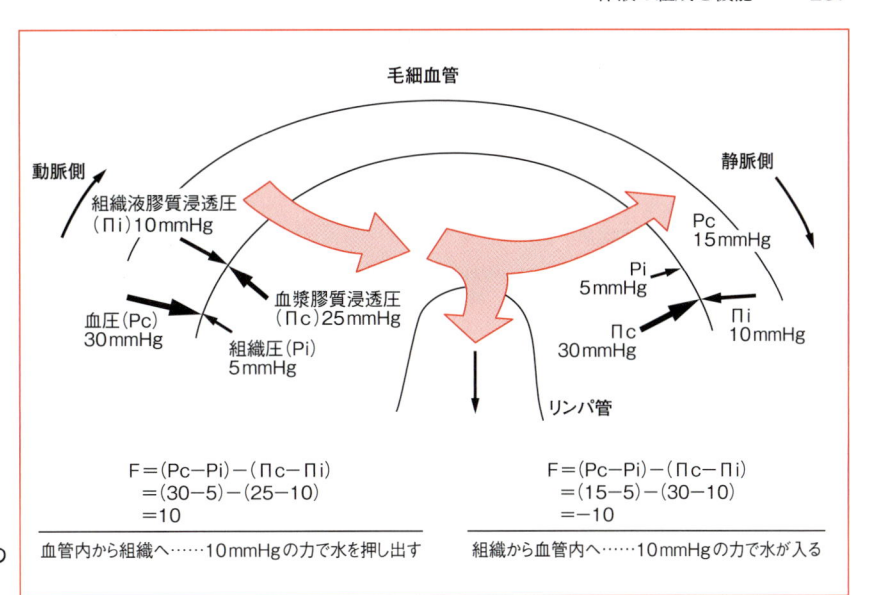

図9-2 毛細血管での体液の移動

動脈側
組織液膠質浸透圧（Πi）10 mmHg
血圧（Pc）30 mmHg
血漿膠質浸透圧（Πc）25 mmHg
組織圧（Pi）5 mmHg

静脈側
Pc 15 mmHg
Pi 5 mmHg
Πc 30 mmHg
Πi 10 mmHg

リンパ管

$F = (Pc - Pi) - (\Pi c - \Pi i)$
$= (30 - 5) - (25 - 10)$
$= 10$
血管内から組織へ……10 mmHgの力で水を押し出す

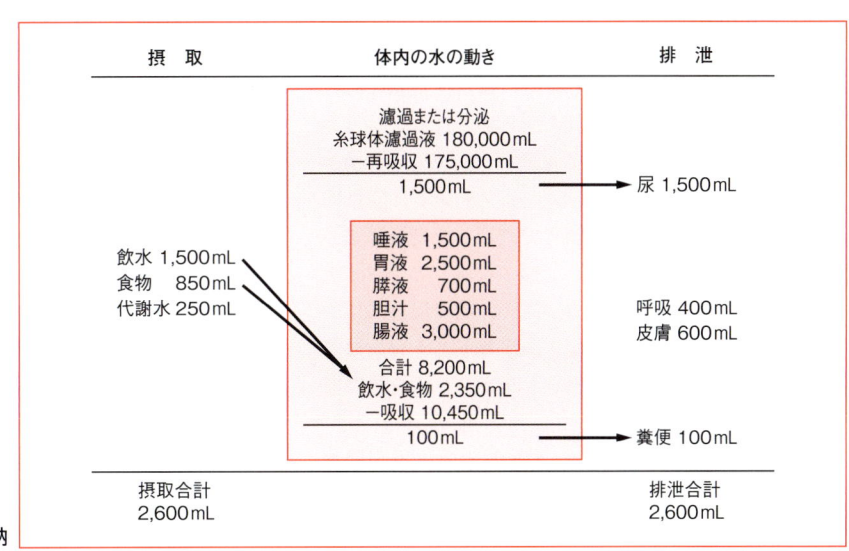

$F = (Pc - Pi) - (\Pi c - \Pi i)$
$= (15 - 5) - (30 - 10)$
$= -10$
組織から血管内へ……10 mmHgの力で水が入る

図9-3 水分出納

摂取	体内の水の動き	排泄
	濾過または分泌 糸球体濾過液 180,000 mL －再吸収 175,000 mL 1,500 mL	尿 1,500 mL
飲水 1,500 mL 食物 850 mL 代謝水 250 mL	唾液 1,500 mL 胃液 2,500 mL 膵液 700 mL 胆汁 500 mL 腸液 3,000 mL	呼吸 400 mL 皮膚 600 mL
	合計 8,200 mL 飲水・食物 2,350 mL －吸収 10,450 mL 100 mL	糞便 100 mL
摂取合計 2,600 mL		排泄合計 2,600 mL

(dehydration)（摂取量＜排泄量）をきたす（後述）．

2. 体液調節の機序

体液は摂取量と排泄量を等しくすることで一定に保たれる．電解質，特にNa^+の調節にはアルドステロン（aldosterone）や心房性ナトリウム利尿ペプチド［atrial natriuretic peptide (ANP)］などのホルモンが関与する．

a. 水分量の調節

体内の水分量は図9-4aのようなしくみで調節されている．すなわち，水分が不足すると，血液の浸透圧が上昇する．その結果，視床下部の浸透圧受容器が興奮して口渇感が生じ，飲水行動をとる．同時に，下垂体後葉からバソプレシン［抗利尿ホルモン；antidiuretic hormone (ADH)］が分泌され，腎臓の遠位尿細管と集合管からの水の再吸収を促す結果，尿生成が抑制される．

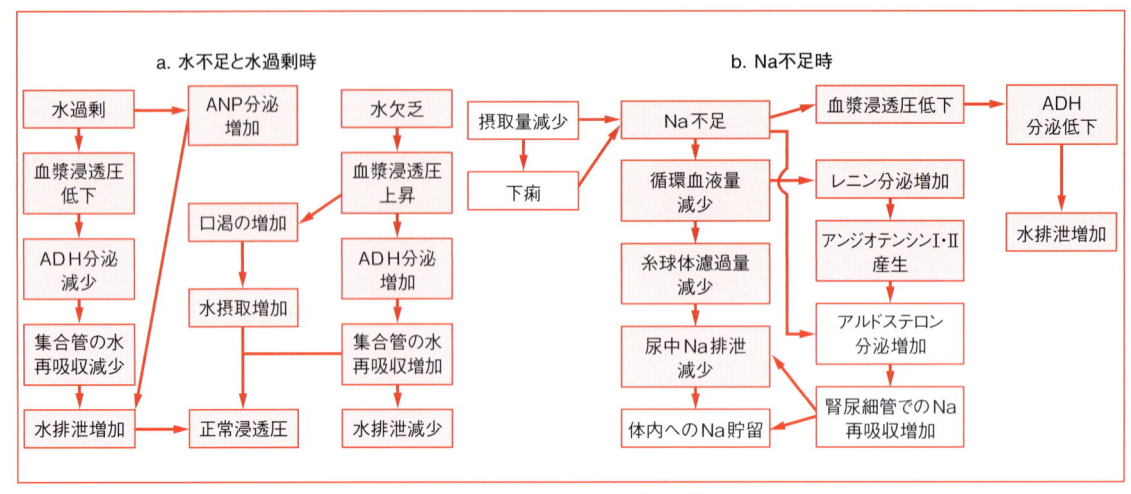

図9-4　水及び電解質の調節

水分の摂取不足や大量の発汗などによって体液が不足すると循環血液量も減少する．そこで，循環血液量を維持する機転が働く．すなわち，腎動脈血流が減少すると傍糸球体装置（腎糸球体の輸入細動脈にある顆粒細胞）からレニン（renin）が分泌される．レニンは血液中のアンジオテンシノゲン（angiotensinogen）に作用し，これをアンジオテンシンⅠに変換する．アンジオテンシンⅠは肺まで到達して変換酵素の働きでアンジオテンシンⅡに変換される．アンジオテンシンⅡは血管収縮作用をもつほか，副腎皮質に作用してアルドステロン分泌を促す．アルドステロンは腎臓の遠位尿細管や集合管に働き，ナトリウムを再吸収するとともに水も引き込む．

一方，体内の水が過剰になると循環血液量が増加する．このとき，心臓への静脈還流量（venous return）も増加するので右心房は伸展される．これにより大静脈付近の心房や肺静脈など低血圧の血管に分布する心肺部圧受容器（低圧受容器）*1 が刺激され，心房性ナトリウム利尿ペプチド（ANP）が分泌される*2．ANPは腎尿細管におけるナトリウムと水の排泄を促進する．水の過剰で血液は低張となれば，浸透圧受容器への刺激は消失する．その結果，ADH分泌は抑制され，尿排泄の生成と排泄が促進される．

循環血液量が減少すると心肺部圧受容器が興奮してADH分泌を促進するため，尿量の減少，循環血液量の増加，そして血圧上昇が起こる．反対に，循環血液量が増加するとADH分泌が抑制されて尿量が増加し，循環血液量が減少する．

b．電解質の調節

細胞外液で最も多い陽イオンはNa^+である．Na^+濃度は体液量や血液の浸透圧に影響する．以下に，体液のNa^+濃度を一定に保つ機構について説明する（図9-4b）．

Na^+が欠乏すると副腎皮質から主にアルドステロンが分泌され，腎臓の集合管に作用し，Na^+の再吸収が促進される．逆に，Na^+が過剰になると，心房から分泌されたANPが遠位尿細管や集合管に作用してNa^+の排泄が促進される．

大量に発汗するとNa^+と水分が欠乏する．この場合，腎血流量の減少で糸球体濾過量も減るので，Na^+の排泄も抑制される．同時にレニン-アンジオテンシン-アルドステロン系を経て，遠位尿細管や集合管からのNa^+再吸収が促進される（前項参照）．

これとは逆に，塩分や水分を過剰摂取すると，循環血液量が増加して心肺部圧受容器が刺激され，心房性ナトリウム利尿ペプチドの分泌により，アルドステロ

---

*1 血圧上昇時に興奮する頸動脈洞や大動脈弓の圧受容器（baroceptor）が高圧受容器とよばれるのに対して，こうよばれる．高圧受容器からの反射は血圧や心拍数を調節するが，低圧受容器からの反射は体液量を調節する．この機能から，低圧受容器は容量受容器ともよばれる．

*2 右心房細胞の顆粒に存在するホルモン．右心房の伸展刺激で分泌される．1981年にカナダのde Boldが発見した．

ン分泌を抑制するとともに，Na^+の再吸収を抑制することでNa^+を体外へ排出する．

II 酸・塩基平衡

A. 酸・塩基と水素イオン濃度

　生命活動は細胞内の化学反応により営まれている．その大半は一定の環境条件を必要とする酵素反応である．そのため，細胞内外の水素イオン濃度（pH）は一定に保たれており，この状態を酸・塩基平衡という．

　一般に，酸（acid）は水溶液中で水素イオン（H^+）を供給する物質，塩基（base）は水素イオンを受け取る物質である（Brønsted-Lowryの説）．酸と塩基の間では，

　　$HA \rightarrow H^+ + A^-$ ……（1）
　　（但し，HA；酸，H；水素，H^+；水素イオン，
　　　A^-；塩基）

という反応式が成り立つ．

　体液（血液）の水素イオン濃度は40〜45 nmol/Lに保たれている．一般にはこれを常用対数に変換して（$[H^+]=40$として計算），

　　$pH = -\log[H^+]$
　　　　$= -\log(40 \times 10^{-9})$
　　　　$= -\log 40 + 9\log 10$
　　　　$≒ 7.40$

と表す．このように体液は弱アルカリ性であるが，これは細胞内の代謝産物が酸性であることによる．

　式（1）には質量作用の法則が成り立つので，

　　$K = [H^+] \times [A^-]/[HA]$ ……（2）
　　（Kは解離定数）

となる．式（2）の左辺を入れ替えて，

　　$[H^+] = K[HA]/[A^-]$ ……（3）
　　（Hendersonの式）

さらに，式（3）をpHで表すと

　　$pH = pK + \log[A^-]/[HA]$ ……（4）
　　（Henderson-Hasselbalch式）

となる．この式によると，pHを決定する因子は$[A^-]$

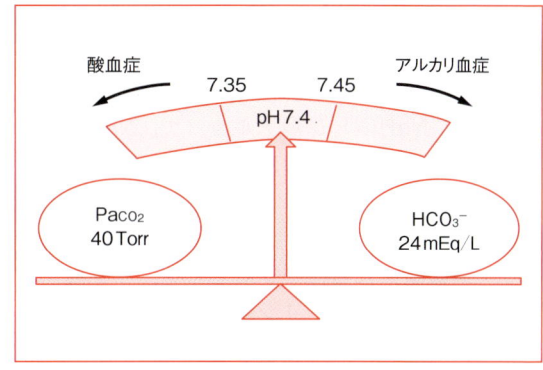

図9-5　酸と塩基のバランス

　それぞれの基準値はpH7.35〜7.45，Pa_{CO_2} 35〜45 Torr，HCO_3^- 22〜26 mEq/Lである．Henderson-Hasselbalch式では，pH7.4のときPa_{CO_2}とHCO_3^-はそれぞれ図に示す値となって，均衡を保つが，Pa_{CO_2}とHCO_3^-が増減すれば均衡が崩れる．

　なお，図中のTorrはmmHg，mEq/Lはmmol/Lに等しい．

と[HA]，つまり，酸と塩基のバランスが関係することがわかる．つまり，pHが7.35以下になるのは$[A^-]$が少ないか，[HA]が多い場合であり，逆にpHが7.45以上になるのは，$[A^-]$が多いか，[HA]が少ない場合である．血液のpHが7.35未満を酸血症［アシデミア（Acidemia）］，7.45以上をアルカリ血症［アルカレミア（Alkalemia）］という（図9-5）．

B. 緩衝作用

　体液の酸・塩基平衡を保つ働きを緩衝系（buffer system）という．緩衝系には体液（血液）によるものと，呼吸器系や腎臓が関与するものがある．

1. 体液の緩衝系

　体液中の緩衝作用は弱酸（HA）とそのナトリウム塩（NaA）によって行われており，具体的には重炭酸緩衝系，リン酸緩衝系，血漿タンパク緩衝系，ヘモグロビン緩衝系の4つがある．血漿では前3つの緩衝系が，赤血球内ではヘモグロビン緩衝系が，それぞれ機能している．

a. 炭酸-重炭酸緩衝系

　重炭酸緩衝系は炭酸（H_2CO_3）と重炭酸塩（$NaHCO_3$）からなる．たとえば，強酸である塩酸（HCl）は$NaHCO_3$と反応し，NaClとH_2CO_3となるが，強酸のHClが弱酸のH_2CO_3に変化したことになる．H_2CO_3はさらにH_2OとCO_2に分解され

るので，CO_2 が呼気中に排泄されれば体内の pH は変化しない．また，NaOH のような強アルカリが入ってくると H_2CO_3 と作用し，$NaHCO_3$ と H_2O に変換される．$NaHCO_3$ は弱アルカリで，NaOH の強アルカリに比べると pH の変動を少なくすることができる．

b．リン酸緩衝系

リン酸緩衝系は無機リン酸として，リン酸二水素イオン（$H_2PO_4^-$）とリン酸一水素ナトリウム塩（$NaHPO_4^-$）からなっている．酸である $H_2PO_4^-$ は H^+ を1つ切り離して塩基の HPO_4^{2-} となる．また，塩である $NaHPO_4^-$ は HPO_4^{2-} と Na^+ になり，これらが緩衝系として働く．

c．血漿タンパク緩衝系

タンパク質は酸の性質をもつ −COOH（カルボキシル基）と塩基である −NH_2（アミノ基，塩基）をもつ，両性電解質である．しかし，タンパク質はアミノ酸が結合したものであるため，実際にはタンパク鎖の末端部分のみが酸・塩基として働き，緩衝作用を持つ．また，血液の pH が弱アルカリ性なので，血漿タンパクの緩衝系は $^-OOC-R-NH_3^+$ の形で存在する．$^-OOC-R-NH_3^+$ は NH_3^+ の H^+ を1つ切り離し酸として，また ^-OOC は H^+ を受け取って塩基として作用する．

d．ヘモグロビン緩衝系

ヘモグロビン緩衝系は，$HHb^+ \rightarrow H^+ + Hb$（Hb はヘモグロビン）の反応によって，血液中で強力な緩衝作用を発揮する．Hb は酸素と結合するため，血液中には酸化ヘモグロビンと脱酸素化ヘモグロビンの2種類が存在するが，後者の緩衝能力のほうが強力である．脱酸素化ヘモグロビンは組織で酸素を遊離してでき，組織で産生された二酸化炭素と結合して（カルバミノ化合物）体液の pH が酸性に傾くのを防ぐ役割を果たしている．

2．生理的緩衝系

体液に酸や塩基が負荷されたとき，上述の体液の緩衝作用がまず働く．その後，呼吸による緩衝作用が働き，さらに遅れて腎臓における緩衝作用が働く．呼吸や腎臓でも炭酸−重炭酸緩衝系が関係しており，重要な緩衝系であるといえる．

a．呼吸による緩衝系

代謝によって生じた CO_2 は重炭酸イオンおよびカルバミノ化合物として，また，そのまま血液内に溶解することで運搬される．多くは CO_2 に水（H_2O）が反応して H_2CO_3 となり，その後，炭酸脱水酵素の働きで H^+ と HCO_3^-（重炭酸イオン）に分かれて運ばれていく．肺へ運ばれた HCO_3^- は再び CO_2 にもどり，濃度勾配によって血液から肺胞へと拡散していく．体内で代謝が亢進し CO_2 がたくさん産生されれば，換気量を増やして CO_2 を体外へ排出する．

b．腎臓による緩衝系

腎臓では水溶性物質の排泄が行われるとともに，体内に必要なものは再吸収される．たとえば代謝によって産生された酸性物質は腎臓から排泄されるが，酸性物質を中和する HCO_3^-（塩基）などは腎臓から再吸収される．具体的な働きは尿細管における H^+ の分泌，HCO_3^- の再吸収，アンモニア（NH_3）の分泌などである．

近位尿細管，遠位尿細管および集合管のすべてから H^+ は尿細管腔内へ分泌される．H^+ は尿細管腔内の HPO_4^{2-} と結合して $H_2PO_4^-$ となり，これに Na^+ が結合して NaH_2PO_4 となって尿中に排泄される．H^+ はまた，尿細管細胞から産生されたアンモニアと結合してアンモニウムイオン（NH_4^+）として尿中に排泄される．

このほかに，尿細管腔内に分泌された H^+ は尿細管腔内の HCO_3^- と結合し，H_2CO_3 となる．これが H_2O と CO_2 に分解され，水はそのまま尿中へ入る．CO_2 は上皮細胞内に取り込まれ，細胞内の水と結合して H_2CO_3 となり，さらに H^+ と HCO_3^- に分かれて，HCO_3^- が体内へ戻される．

III 体液調節の異常

A．体液量の異常

体液の量は摂取量と排泄量で調節される．摂取量が排泄量を上回れば体内に水分が貯留した状態（浮腫）となり，逆に，摂取量が排泄量を下回れば体内に水分が不足した状態（脱水）となる．

1．浮　腫

浮腫は皮下組織に体液が貯留した状態をいう．浮腫（edema）が発生するしくみには，血管が関与する局所因子と内分泌機能などが関与する全身性因子とがある（図9−6）．

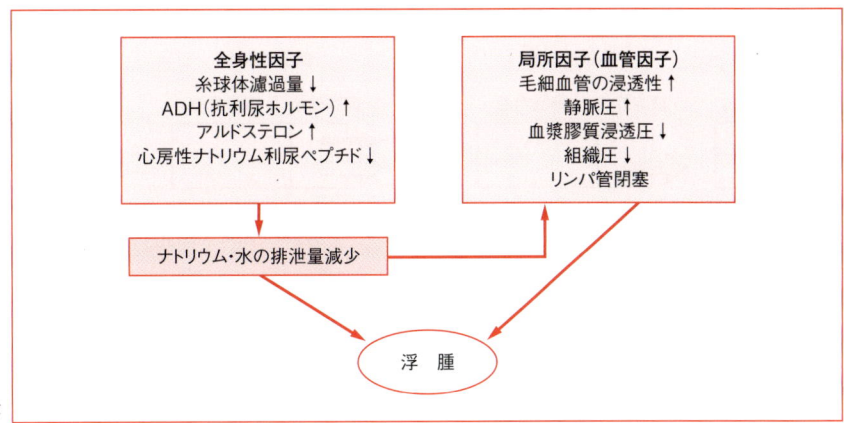

図9-6 浮腫の発生機序

a. 局所因子

毛細血管での水の移動の仕組みは血圧, 血液内の膠質浸透圧, そして組織液中の組織圧に依存することは前に述べた（図9-2）. これらのバランスが崩れると浮腫が起こる. すなわち, 図9-6に示すように血圧（特に静脈圧）上昇, 膠質浸透圧または組織圧の低下[*3], さらにリンパ流の阻害などによって, 体液が組織に貯留して浮腫を生ずる.

b. 全身性因子

水分調節に働くホルモンが関与して起こる浮腫がある. 下垂体後葉ホルモンである抗利尿ホルモン（ADH, もしくはバソプレシン）の分泌過剰, 腎臓の遠位尿細管や集合管に働きナトリウムの再吸収を促すアルドステロンの分泌過剰, またナトリウムと水の排泄を促す心房性ナトリウム利尿ペプチドの分泌低下などがそれである. このほかに腎不全などで腎機能低下が低下すると, 尿量が減少して体内に水や老廃物が貯留する. この場合には, 人工腎臓を使って水や老廃物の除去をしなければ生命が危機に陥る.

2. 脱 水

脱水（dehydration）は体内の水分不足の状態で, 水分の摂取量低下や排泄量増加により生ずる. 脱水には単純に体液の溶媒となる水のみが不足する場合（高張性脱水）, 体液の溶質である塩分が欠乏しそれによって生ずる脱水（低張性脱水）, そして体液の溶媒と溶質がバランスよく欠乏する脱水（等張性脱水）の3種類がある（図9-7）.

a. 高張性脱水

体液の水分が欠乏することで生ずる脱水で, 細胞外液の水が減少する. 細胞外液が高張となるため水が細胞内から細胞外へ移動して, 細胞内液が欠乏する.

b. 低張性脱水

体液の塩分が欠乏して細胞外液が低張となるため, 細胞外から細胞内に水が移動する. 細胞外は水が欠乏するが, 細胞内は水が貯留した状態となる.

c. 等張性脱水

体液の塩分と水分が同じ割合で減少している場合で, 血漿の電解質濃度は正常である. したがって細胞内外の浸透圧は変化せず, 細胞外液量のみが減少した状態となる. このため循環血液量の減少による血圧低下がみられる.

B. 電解質の異常

血液中の電解質濃度が異常をきたすと, 表9-1のような症状がみられる. 体液バランスとともに血液検査データにも注意する.

C. 酸・塩基平衡の異常

体液の酸・塩基のバランスが障害されると, 血液が酸性やアルカリ性に傾く.

[*3] 低栄養でタンパク質が欠乏した場合など

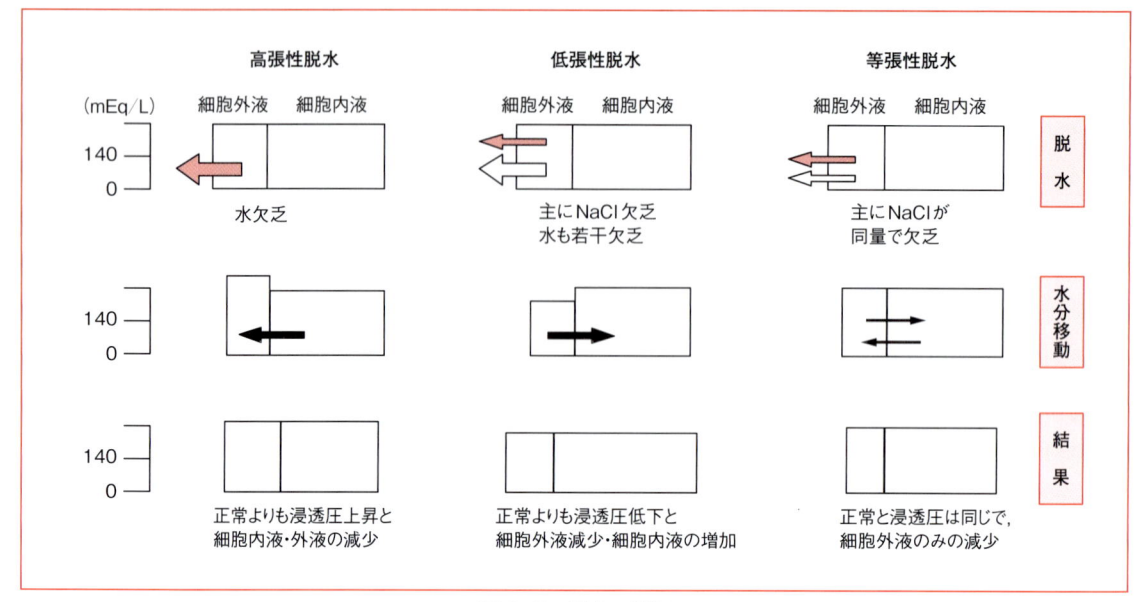

図9-7 脱水の分類

	高張性脱水	低張性脱水	等張性脱水
脱水	水欠乏	主にNaCl欠乏 水も若干欠乏	主にNaClが 同量で欠乏
水分移動	（細胞外液→細胞内液）	（細胞内液→細胞外液）	（移動なし）
結果	正常よりも浸透圧上昇と 細胞内液・外液の減少	正常よりも浸透圧低下と 細胞外液減少・細胞内液の増加	正常と浸透圧は同じで、 細胞外液のみの減少

上段：色付きの矢印は細胞外液からの水分の喪失を示し、白抜きの矢印は細胞外液の溶質（塩分）が欠乏したことを示す。
中段：黒の矢印は細胞外液と細胞内液の浸透圧濃度差からの水の移動の様子を示す。

表9-1　電解質異常の症状

高ナトリウム血症 ＞145 mEq/L	低ナトリウム血症 ＜135 mEq/L	高カルシウム血症 ＞10.1 mg/dL	低カルシウム血症 ＜8.9 mg/dL
イライラ感，興奮，痙攣，昏睡 口渇 皮膚紅潮，微熱 高血圧，呼吸困難 粘膜乾燥 乏尿	腹痛 悪心 頭痛 意識レベル低下 皮膚弾力性低下 高血圧または起立性低血圧	多尿 傾眠，錯乱，混迷 食欲不振，悪心，イレウス 骨の痛み 筋力低下 不整脈	知覚異常，攣縮，痙攣 腹痛，下痢 トルソーおよびクボステック徴候 不安，錯乱，イライラ感 上気道喘息
高カリウム血症 ＞5mEq/L	低カリウム血症 ＜3.5mEq/L	高クロール（塩素）血症 ＞108 mEq/L	低クロール（塩素）血症 ＜96 mEq/L
イライラ感 腹痛，下痢（初期） 知覚異常（初期） 下肢の筋力低下	筋緊張および筋力低下 腸蠕動音の低下 知覚異常 弱い不整脈	速く深い呼吸 脱力感 意識レベルの低下 （傾眠，嗜眠，昏睡）	テタニー 呼吸抑制 興奮，イライラ感 攣縮 全身痙攣，昏睡 不整脈
高リン酸血症 ＞4.5mg/dL	低リン酸血症 ＜2.5mg/dL	高マグネシウム血症 ＞2.5mEq/L	低マグネシウム血症 ＜1.5mEq/L
低カルシウム血症を伴うとき： テタニー，反射亢進 食欲不振，悪心，嘔吐 筋力低下 カルシウム沈着を伴うとき： 乏尿，視力障害 不整脈	全身的筋力低下 弱い脈拍 胸部痛 知覚異常 消化器運動低下 混乱，痙攣，昏睡 慢性的な骨の痛み	皮膚紅潮，発汗 筋力低下，麻痺 腱反射の低下 目のかすみ 傾眠，まどろみ，昏睡 低血圧，徐脈	混乱，不安定，妄想，幻覚 頻脈，高血圧 悪心，嘔吐，食欲不振 腱反射亢進 テタニー 痙攣

表9-2 アシドーシスとアルカローシス

	アシドーシス pH＜7.35		アルカローシス pH＞7.45	
	代謝性	呼吸性	代謝性	呼吸性
原発性	HCO_3^- ↓	P_{CO_2} ↑	HCO_3^- ↑	P_{CO_2} ↓
代償性	P_{CO_2} ↓	HCO_3^- ↑	P_{CO_2} ↑	HCO_3^- ↓

1. アシドーシスとアルカローシス

血液が酸性に傾いた状態（pH＜7.35）を酸血症［acidemia（アシデミア）］，アルカリ性に傾いた状態（pH＞7.45）をアルカリ血症［alkalemia（アルカレミア）］という．これに対して，血液を酸性にするような病態のことをアシドーシス（acidosis），アルカリ性にするような病態のことをアルカローシス（alkalosis）という（表9-2）．

2. 呼吸性と代謝性

体液の酸・塩基平衡は体内の酸と塩基の量で決定される．これらを一定にするために体液中の緩衝系のほか，呼吸や腎臓も重要な働きをすることはすでに述べた．

体液の酸・塩基平衡が崩れる原因は呼吸性と代謝性に大別できる．Henderson-Hasselbalchの式（239頁，式（4））に，緩衝作用の中で最も重要な重炭酸緩衝系の反応をあてはめて考えると，

$$pH = pk' + \log HCO_3^-/H_2CO_3$$

となり，pHはHCO_3^-とH_2CO_3とのバランスで決定することになる．HCO_3^-は腎臓から再吸収され，H_2CO_3はCO_2となって肺で調節される．よって，pHの低下を認めると同時にP_{CO_2}の上昇がある場合（HCO_3^-は無変化）は呼吸性アシドーシス（respiratory acidosis）である．呼吸性アシドーシスは換気量が減少したことで生じる．

一方，P_{CO_2}は変化していないがHCO_3^-が減少していれば代謝性アシドーシス（metabolic acidosis）である．代謝性アシドーシスは腎不全や，糖尿病などで酸性物質が蓄積した場合に起こる．

また，pHの上昇とP_{CO_2}の低下（HCO_3^-は無変化）を認めるは呼吸性アルカローシス（respiratory alkalosis），他方，P_{CO_2}は一定だがHCO_3^-が増加した場合は代謝性アルカローシス（metabolic alkalosis）である．呼吸性アルカローシスは過換気を行ってCO_2が過剰に排出された場合，代謝性アルカローシスは嘔吐で胃液が失われた場合などに，それぞれ認められる．

3. 代償作用

酸・塩基平衡障害でpHが変化しても体内の内部環境を一定の状態に維持することが生体の機能維持に必要である．代謝を円滑に行うためにはpHは一定の状態である必要がある．そのためpHの変化が即座に調節される機構が働く．呼吸性アシドーシスでpHが低下した場合は，腎臓からの酸の排泄を増加させ，かつHCO_3^-をより効率よく再吸収することでpHを一定に保つことができる．

また，糖尿病などで多量の酸性物質が体内に貯留した場合，増加した水素イオンによって呼吸が促進されて（換気が亢進する）CO_2の排泄を促し，pHを正常値に戻すことができる．同様に，アルカローシスの場合も代償作用が働く．

IV 体液調節のフィジカルイグザミネーション

A. 視 診

脱水では，まず皮膚や口腔内の乾燥の有無を観察する．重度の脱水では唾液分泌が減少して（自浄作用の低下），細菌が繁殖しやすくなる．また眼窩の落ち込みが見られる．塩分欠乏など高張性の脱水の場合は，皮膚緊張（tugor）は保たれているが，眼窩が落ち込んでくる．

一方，浮腫では眼瞼が腫れぼったくなる．循環器

系の異常による浮腫では心臓より下の部分（手・下腿など）に浮腫が生じやすいが，朝の起床時には顔面にも浮腫が見られる．長期臥床患者では，鉛直方向に水分が貯留するため，背中に浮腫が見られることがある．腹水では腹部膨満が見られる．仰臥位では側腹部が膨隆し，立位では下腹部の膨隆が目立つ．臍の突出が見られる場合もある．

B. 触 診

前腕や胸骨上の皮膚をつまんで放すと，脱水により皮膚緊張が低下している状態では，つまんだときにできたしわが消退しにくい（図9-8）．

浮腫では眼瞼をつまんだあとの戻りが悪く，手が握りにくい．また下肢の浮腫では，脛骨前面の皮膚を指で押さえたあとの凹みが戻りにくい（図9-9）．

C. 聴診と打診

腹水の貯留か，鼓腸のための腹部膨満かは，打診や聴診により判断する．腹部を軽打して濁音（腹水が貯留している場合）か，鼓音（腹水がない場合）かを聞き分ける．また，仰臥位の患者の側腹部を片手で押さえ，もう一方の手で側腹部に波動を起こさせる方法もある．患者を四つん這いにして腹部に聴診器を置き，背中を指ではじくと，腹水がある場合には聴診音に波動様の変化が生じる．

D. その他

1. 身体測定

脱水では体重減少，浮腫では体重増加，腹水では腹囲の増加を，それぞれ認める．これらは同時に測定して評価する．

2. 水分の出納

体液バランスのアセスメントでは，水分の摂取量と排泄量を正確に観察する必要がある．飲水量，食事内容，点滴などから摂取した総水分摂取量と，尿，糞便，汗，吐物，ドレーンなどからの排液量を加えた総排泄量を，1日ごとに集計して比較観察する．

3. バイタルサイン

a. 体 温

発熱により不感蒸泄が増加して脱水となりやすい．脱水になると循環血液量が減少して熱の運搬が遅延し，発汗が抑制されるため，熱はさらに体内に留まる．

b. 脈拍・血圧

脱水では循環血液量と心拍出量が減少するので，血圧が下がり脈の緊張度も低下する．また，血圧低下によって心拍数が反射性に増加する．

さらに，脱水状態では血液の粘性が高くなるので末梢血管抵抗が増す．この場合，拡張期血圧が上昇する．血流が悪くなるので組織への酸素運搬能も低下する．

一方，体液量が増加し循環血液量が増えると血圧

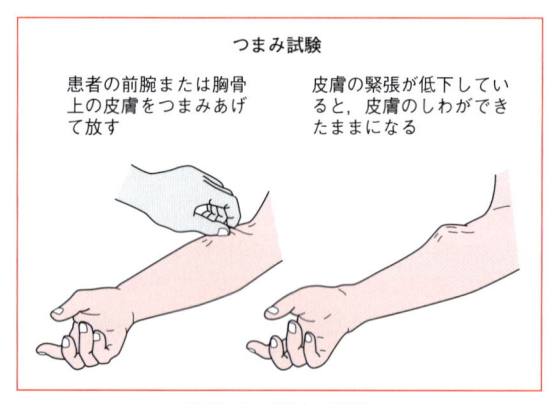

図9-8 脱水の評価
〔山門　實（編）：ナースのための水・電解質・輸液の知識（JJNスペシャルNo.42），20頁，医学書院，東京，1994〕

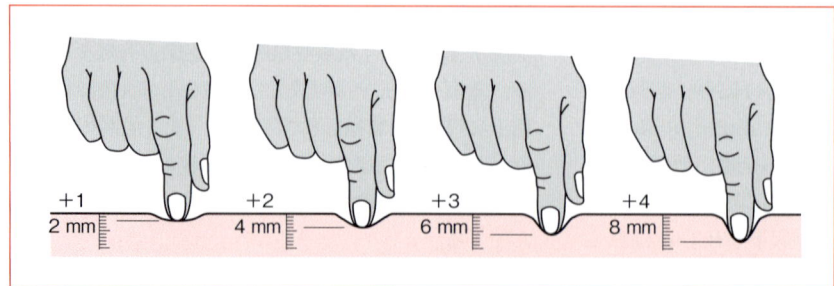

図9-9 浮腫の評価
〔Elkin M：Nursing Interventions and Clinical Skills, p.174, Mosby, St Louis, 1996〕

が上昇する．血中 K^+ 濃度が上昇すると心筋の静止電位が上昇して活動電位が起こりにくくなる結果，不整脈を生ずる．高カルシウム血症では心収縮力が強くなって血圧が上昇し，徐脈が起こる．

c. 呼 吸

呼吸性のアシドーシスやアルカローシスでは，呼吸を抑制する疾患があるか，過換気（hyperventilation）を起こしているかを観察する必要がある．一方，代謝性のアシドーシスやアルカローシスでは，これらの状態を代償するために，呼吸により酸・塩基のバランスをとろうとする．たとえば，糖尿病による代謝性アシドーシスの場合は，体内で増加した H^+ が化学受容器（chemoreceptor）を刺激して換気を亢進し，CO_2 排泄を促す．左心不全で重篤な肺浮腫に陥ると，水分が肺胞内に移行し呼吸困難（dyspnea）をきたす．そのような場合には，ファウラー位（上体をやや起こした坐位姿勢）をとると呼吸が楽になる．

d. 意識レベル

水分過多による低ナトリウム血症では脳浮腫を，より稀ではあるが脱水による高ナトリウム血症では脳細胞の縮小を，それぞれきたし，いずれも意識レベルが低下する（表9-1）．

4. 外頸静脈の怒張（中心静脈圧）

頭部に枕を当てて30〜45°挙上し，胸骨角の高さから内・外頸静脈が虚脱する部位までの距離を測る．外頸静脈の怒張があるとこの距離が延長する．3cm以上ある場合には中心静脈圧が上昇している可能性があり，体液過剰を疑う．

5. 末梢静脈

末梢の静脈を観察することによって体液量を推測する．たとえば，通常，手を挙上すると数秒間で血流が低下して表在性静脈の怒張が消失する．怒張消失時間が延長する場合は水分や血液量の過剰を疑う．反対に，上げた手を下ろすと血流が戻り，再び静脈の怒張が観察される．血流の戻りが遅延する場合は，脱水などによる低ナトリウム血症を疑う．

6. 尿検査

尿の量，比重，pHを測定して腎臓の機能を調べ，水・電解質バランスや酸・塩基平衡状態を推測する．

KEYWORD

細胞内液　細胞外液　浸透圧　脱水　浮腫　視床下部　浸透圧受容器　口渇　ADH　心房性ナトリウム利尿ペプチド　pH　H^+ 濃度　酸・塩基平衡　アシドーシス　アルカローシス　緩衝系

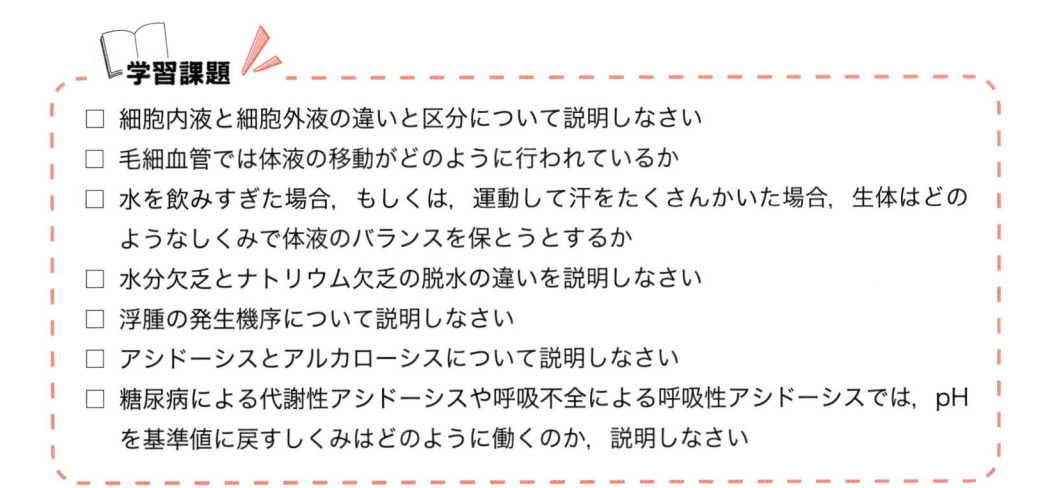

学習課題

- □ 細胞内液と細胞外液の違いと区分について説明しなさい
- □ 毛細血管では体液の移動がどのように行われているか
- □ 水を飲みすぎた場合，もしくは，運動して汗をたくさんかいた場合，生体はどのようなしくみで体液のバランスを保とうとするか
- □ 水分欠乏とナトリウム欠乏の脱水の違いを説明しなさい
- □ 浮腫の発生機序について説明しなさい
- □ アシドーシスとアルカローシスについて説明しなさい
- □ 糖尿病による代謝性アシドーシスや呼吸不全による呼吸性アシドーシスでは，pHを基準値に戻すしくみはどのように働くのか，説明しなさい

10 免 疫

学習目標

1. 免疫系の特徴と，生体防御のメカニズムがわかる
2. 免疫系細胞の種類と機能がわかる
3. 非特異的防御機能と特異的防御機能がわかる
4. 細胞性免疫と体液性免疫の働きについて理解し，その違いがわかる
5. 免疫系の異常によって起こる病態のメカニズムを考えることができる

免疫 (immunity) とは"疫から免れる"という意味をもつ言葉で，生体の異物に対する防御機構を示している．免疫は体表面の防御機構を突破して体内に侵入した病原体を破壊したり，病原体から産生される毒素を除去して生体を防御する働きがある．また，正常細胞の突然変異によって生じた異常細胞を破壊し，がん疾患を引き起こさないような生体の保護の働きも果たしている．

I 免疫系の形態と機能

異物を認識し，破壊する機能をもつ生体のシステムを総称して免疫系 (immune system) とよぶ．免疫を司るのは，全身の臓器に分布している白血球 [white blood cell (WBC), leukocyte] と，多くの補助細胞からなる免疫系細胞であり，①好中球 (neutrophil) とマクロファージ (macrophage) を主とする食細胞 (phagocyte) による食作用，②病原体の破壊を助ける補体系 (complement system) の作用，③Bリンパ球 (B lymphocyte) [B細胞 (B cell)] の活性化と抗体 (antibody) の産生，④Tリンパ球 (T lymphocyte) [T細胞 (T cell)] の活性化，⑤サイトカイン (cytokine) [*1] などの産生，によって生体を防御している．免疫系細胞の中でもっとも重要な役割を果たすのは，リンパ球 (lymphocyte) とマクロファージである．

A. 免疫系の特徴

生体外からの異物の侵入に対して効果的な防御機能が働くためには，自己 (self) と非自己 (non-self) を識別できることが重要で，この能力を有することが免疫系の基本的特徴の1つである．通常は自己分子に対して免疫系は反応しない．これを免疫自己寛容 (immunological self-tolerance) というが，この特徴があるために，移植された臓器は非自己とみなされ排除されてしまう．

免疫系の研究は，感染症である麻疹から回復したヒトが二度と麻疹には罹らないという観察がきっかけとなった．生体が抗原 (antigen) とはじめて接触すると，数日遅れてその免疫応答が現れ，それが指数関数的に高まって，やがてゆっくりと低下する．これを一次免疫応答という (図10-1)．それから間をおいて再び同じ抗原にさらされると，一次免疫応答よりも急速で強い応答を示す二次免疫応答が生じる．その結果，抗体量が急激に増加し，免疫応答にかかわる細胞が活性化され，抗原から生体をすみやかに防御する．一次免疫応答と二次免疫応答の違いは免疫系が抗原との出会いを記憶していたために生じたもので，二次免疫応答は抗原特異的な免疫記憶を反映している．その

[*1] 各種の細胞が分泌し，細胞の増殖・分化や細胞間相互作用に関与する液性の生理活性物質（ポリペプチド）の総称．

ため，麻疹に罹ると，麻疹には二度と罹患しないという現象が起こる．このように，免疫系には記憶能力があり，アミノ酸が1個違うだけでも抗原を区別できるために，何百万種類もの異なる非自己抗原に対して特異的な抗体をつくることが可能となる．

B. 免疫系の構成要素

免疫の特徴である抗原特異性の決定に働く細胞はリンパ球という白血球である．ヒトの体内には$2×10^{12}$個のリンパ球が存在し，それらのリンパ球はリンパ液，胸腺（thymus），リンパ節，脾臓，虫垂などの末梢リンパ節組織に多数存在する．リンパ球には抗体を産生し，液性免疫応答に関与するBリンパ球と，直接，細胞に働きかける細胞性免疫に関与するTリンパ球などがある．

1. リンパ球

a. リンパ球の発生と分化

リンパ球はすべての血液細胞をつくりだす多能性造血幹細胞（pluripotent hemopoietic stem cell）から生じる．幹細胞（stem cell）とは無制限に分裂を続けることができる未分化の細胞であり，分裂してきた娘細胞は特定の細胞に分化する．リンパ球をつくりだす幹細胞は主に造血器官［胎児では肝臓，成人では骨髄（bone marrow）］に存在している（図10-2）．B細胞は造血器官のなかで幹細胞から分化してつくられるが，T細胞は前駆細胞が血液を通って胸腺に移動した後に胸腺で分化する．このように胸腺，造血器官は前駆細胞からリンパ球がつくられる場所なので，一次（中枢）リンパ器官（primary lymphoid organ）と呼ばれている．リンパ球の多くは一次リンパ器官でつくられてまもなく死んでしまうが，他は血液を通ってリンパ節，脾臓，胃，腸管，気道，皮膚にみられる上皮付随リンパ組織などの二次（末梢）リンパ器官に移動する．二次リンパ器官（secondary lymphoid organ）にある成熟したT細胞とB細胞には，未感作細胞（naive cell），記憶細胞（memory cell），エフェクター細胞（effector cell）の少なくとも3つの成熟段階があり，それらが混在している（図10-3）．

はじめて抗原に出会った未感作細胞は，刺激されて増殖し積極的に免疫応答にかかわるエフェクター細胞と，抗原刺激を受けても活性化されなかった細胞に分かれ，活性化されなかった細胞は増殖・成熟して記

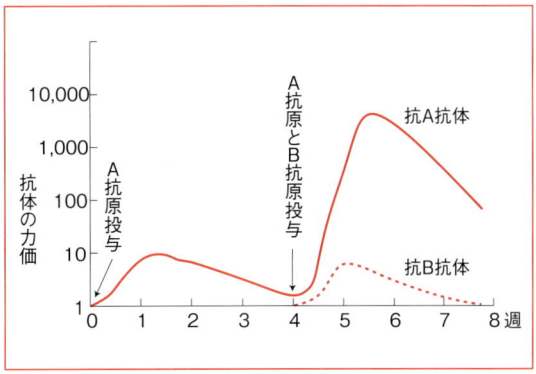

図10-1 一次免疫応答と二次免疫応答
二次免疫応答は特異的であり，一次免疫応答よりも急速で程度も大きい．

憶細胞となる．未感作のB細胞とT細胞は電子顕微鏡で見ても区別がつかないほどよく似ており，赤血球［red blood cell（RBC），erythrocyte］よりもやや大きい程度で，核が大部分を占めている．一方，抗原刺激によって活性化されたB細胞とT細胞は形態学的に区別できる．未感作細胞と記憶細胞は何年も生き続けることができるが，記憶細胞は同じ抗原に出会うとすぐにエフェクター細胞となり，活性化されるとプログラムされた細胞死［アポトーシス（apoptosis）］によって数日以内に死んでしまう．

b. リンパ球の種類

1）Bリンパ球（B細胞）

B細胞はファブリキウス嚢（bursa of Fabricius）という鳥類特有の消化器リンパ器官で発見されたことから，嚢（bursa）の頭文字をとってB細胞とよばれる．B細胞は生涯を通じて骨髄で多数つくられ，抗原によって刺激されると分泌型抗体を産生する形質細胞（plasma cell）となり，液性免疫応答に関与する．B細胞から分泌された抗体は血流中を循環して体液に浸透するため，遠く離れた細胞にも働くことができる．

2）Tリンパ球（T細胞）

造血組織から胸腺に移動した前駆細胞は胸腺でT細胞に分化するが，有用な受容体［レセプター（receptor）］をもつ細胞しかT細胞に分化できないために，前駆細胞の95％以上は死んでしまう．また，胸腺からのリンパ球の移動は，ほとんどが発生の初期に起こることから，成体から胸腺を除いても免疫応答への影響は少ない．

T細胞は表面に抗体様の受容体を発現しており，この受容体を介して標的細胞の表面に提示された非自

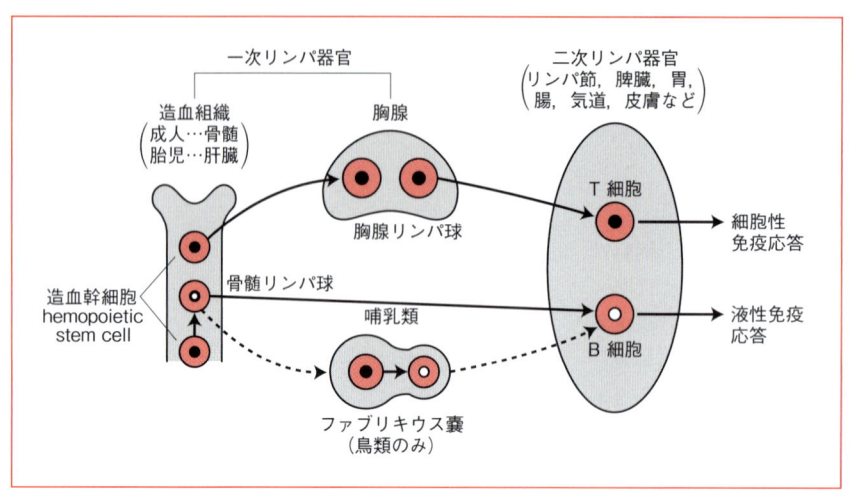

図 10-2　リンパ器官におけるリンパ球の分化

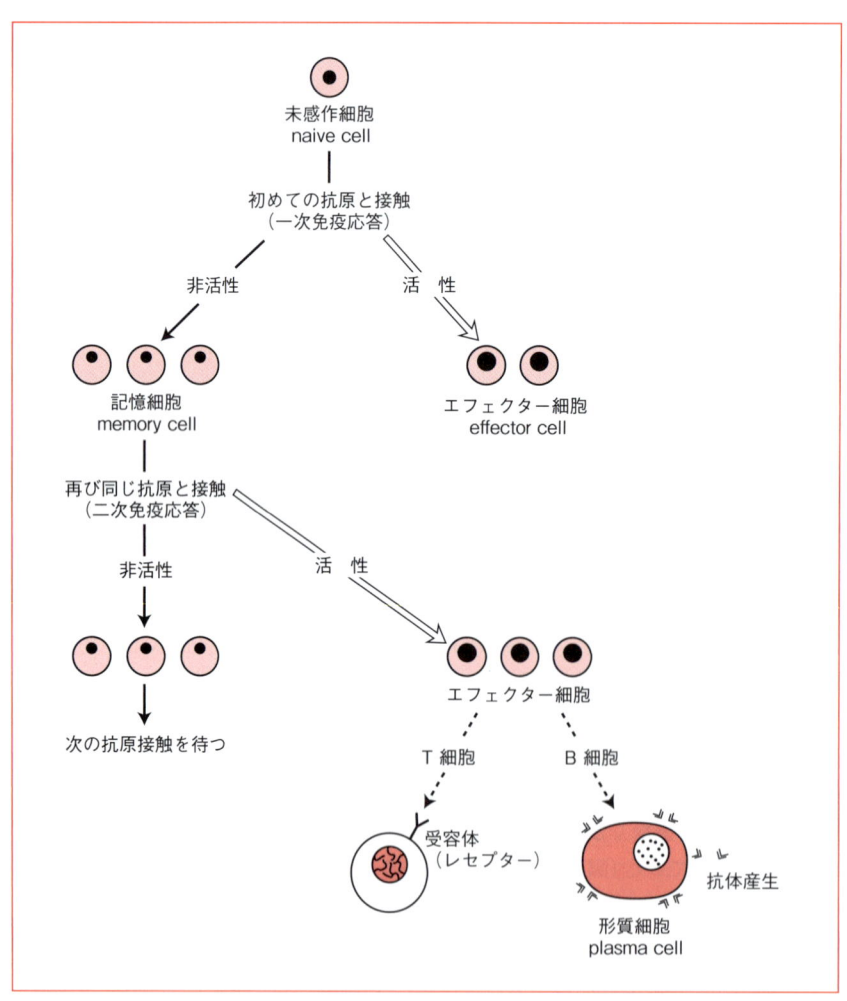

図 10-3　リンパ球の分化

己タンパク抗原のペプチド断面を認識する．そのため，標的細胞には，ペプチド断片を細胞表面に運んでT細胞に対して提示するような特別なタンパク質が存在しなければならない．この特殊なタンパク質は主要組織適合複合体遺伝子〔major histocompatibility complex (MHC) gene〕にコードされているため，MHCタンパクとよばれる．

T細胞には細胞傷害性T細胞〔cytotoxic T (Tc) cell〕とヘルパーT細胞〔helper T (T$_H$) cell〕がある．細胞傷害性T (Tc) 細胞はウイルスや細胞寄生性細菌のように，宿主細胞内で増殖して非自己抗原をつくるために，抗体が作用できないような病原体に対して細胞表面タンパクなどを用いて直接防御する．一方，ヘルパーT (T$_H$) 細胞はリンホカイン (lymphokine) やインターロイキン〔interleukin (IL)〕などのサイトカインを分泌して，非自己抗原をつくる細胞を取り込んだ他の白血球を助け，病原体やその毒性産物に対する応答を制御するのに重要な役割を果たしている．

活性化したT$_H$細胞は機能的に異なるT$_H$1細胞とT$_H$2細胞の2つの細胞種に分化する．T$_H$1細胞はTc細胞を活性化して感染標的細胞を破壊したり，マクロファージを活性化して侵入した微生物を捕食・破壊する能力を増幅する．一方，T$_H$2細胞はB細胞を活性化させ抗体の分泌を刺激したり，好酸球の補助に関与する．このようにT$_H$細胞は細胞性免疫や液性免疫を指揮する監督のような仕事をしている．

3) ナチュラルキラー（NK）細胞

NK細胞 (natural killer cell) には細胞傷害活性が自然に備わっており，正常な細胞をまったく傷つけることなく腫瘍化した細胞やウイルス感染細胞を捜し出して破壊し，排除する能力をもっている．NK細胞はT細胞と異なって抗原特異的な受容体を発現していないが，細胞表面に発現しているMHCタンパクの発現量を感知し，発現量の少ない細胞を選択的に殺すため，Tc細胞の攻撃から逃れた病原体もNK細胞に殺されて，排除される．

2. 顆粒球

顆粒球 (granulocyte) は好中球 (neutrophil)，好塩基球 (basophil)，好酸球 (eosinophil) に分けられる．好中球は核に多数の突出物があるので多形核白血球〔polymorphonuclear luecocyte (PMN)〕ともいい，血液中の白血球の70%を占めるが，骨髄から血液中に出ると短命で，1日1.6×10^9個が入れ替わる．好中球は食細胞であり，とくに細菌を捕食して感染を防御する．好塩基球はヒスタミンを分泌して炎症反応を起こす．好酸球はウイルスなどの寄生生物の防御に働き，アレルギー性の炎症反応にも関係する．

3. 単球

単球 (monocyte) は血液中に入り，分化してマクロファージとなり，肺臓，肝臓，脾臓，リンパ組織に付着し，細網（内）皮系 (reticuloendothelial system) として外から侵入した異物を取り除く濾過器の役割を果たしている．また，単球からは表皮に存在するランゲルハンス細胞 (Langerhans cell) などの樹状細胞 (dendritic cell) も生じ，リンパ球に対する抗原提示を行う．

4. 補体

補体系 (complement system) は約20種類の相互に作用しあう水溶性タンパクからなる．抗体の作用を補足し増強することから補体と呼ばれる．補体系の主要機能は侵入した微生物細胞の膜を攻撃し破壊することであり，細菌感染から生体を防御するのに大切な働きをする．

補体は主として肝臓でつくられ，血液と細胞外液中を循環しており，免疫応答や侵入した微生物によって直接的に活性化されるまでは大部分が不活性状態に保たれている．補体が活性化されると，最終的には後期補体成分[2]が集合して大きなタンパク複合体である膜傷害性タンパク複合体を形成し，微生物の膜に穴を開けて破壊する．

補体の標的は微生物の細胞膜であるので，細菌などの侵入によって初期補体成分[2]が活性化される（図10-4）．初期補体成分の活性化は，微生物表面の抗原に結合したIgGまたはIgM抗体によって活性化される第1経路 (classical pathway)，マンナン結合レクチンによって開始されるレクチン経路，微生物表面の多糖類によって活性化される第2経路 (alternative pathway) の3つの経路に分けられる．いずれの経路でも初期補体成分は補体の中心成分であるC3

---

[2] 補体系（C1～C9までの主要成分がある）は図10-4のような一連の反応を経て機能する．C3と活性化するまでを初期補体成分，膜に侵襲する反応の最終産物を後期補体成分と呼ぶ．

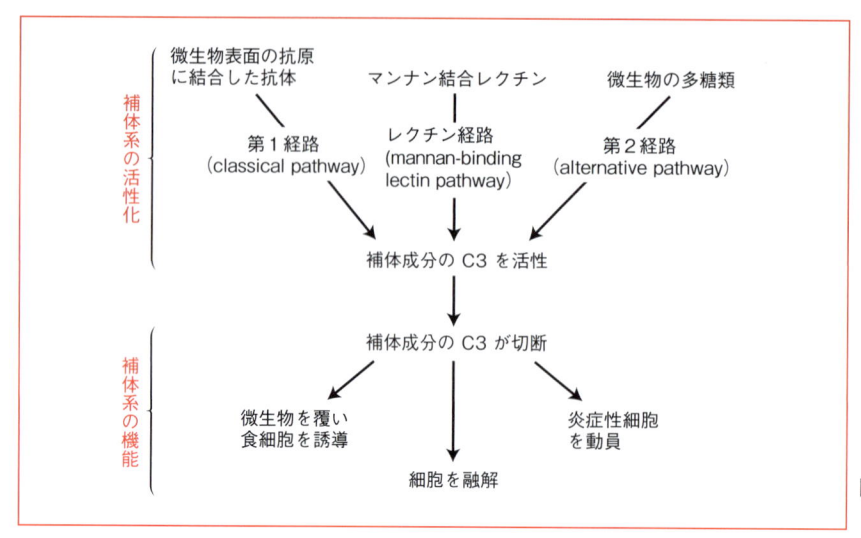

図10-4 補体系の活性化と機能

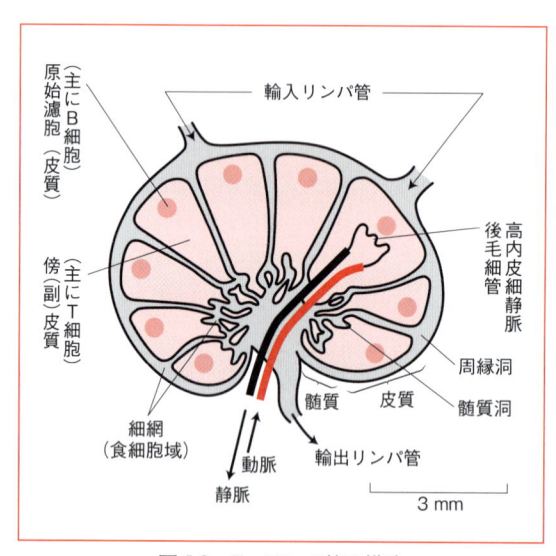

図10-5 リンパ節の構造

に働き、C3分子が切断されると後期補体成分の局所的集合の開始とさまざまな白血球の動員を引き起こし、微生物細胞の捕食誘導を促進する．後期成分は微生物の細胞膜に膜傷害性複合体を形成し、侵入した微生物を殺す．

5. リンパ節

リンパ節はソラマメ状の形をした臓器であり、外層をなす皮質と内部の髄質からなり、細網とよばれる繊維状の組織網がリンパ節内を張り巡っている（図10-5）．この細網にマクロファージや樹状細網細胞が付着し、細網組織と付着した細胞が抗原を吸着する．活動していないリンパ節の皮質には原始濾胞とよばれるB細胞固有の領域と、それに隣接したT細胞領域である傍皮質領域がある．血流に乗ってリンパ節の皮質内に入ったB細胞は原始濾胞に移動し、T細胞は傍皮質領域にとどまることから、リンパ節のリンパ球領域はB細胞とT細胞で満たされている．

6. リンパ系

大多数のT細胞とB細胞は、血液と二次リンパ器官の間を連続的に循環している（図10-6）．リンパ循環系とリンパ臓器から構成されるものをリンパ系という．リンパ系の重要な働きとしては、①全身から抗原を集めリンパ臓器に送り込む、②すべての抗原を抗原特異的なリンパ球に短時間のうちにさらす、③免疫応答の産物である抗原特異的なエフェクターT細胞と体液性抗体を血流や組織に送り出すことの3つがあげられる．

リンパ系の循環 血液細胞のうちリンパ球のみが、特殊な内皮細胞をもつ後毛細管高内皮細静脈（post-capillary high endothelial venule）から血流外へ移動してリンパ節に移動する．リンパ節から出たリンパ球はリンパ節とリンパ管を接続している小リンパ管に集まり、さらに他のリンパ節を通過しながら下流に向かう．リンパ球は次第に大きくなりながら最後に主リンパ管に入り、そこから血液に戻っていく．このように、常にリンパ球が循環することによってリンパ球と抗原が接触できるだけでなく、適切なリンパ同志が

出会えるようになっている．そして，リンパ球は抗原によって活性化されると，新しい受容体を獲得し，リンパ器官でなく非リンパ組織を通って炎症部位に移動するようになる．

C．自然免疫

病原体の侵入に対する免疫応答が現れるまでには時間がかかるため，最初の数時間から数日間は自然免疫(innate immune system)［食細胞(phagocytosis cell)による病原体の捕食］が働く．病原体の侵入は体表面を覆う皮膚，上皮，粘液などによって防御されるが，体内に侵入してきた病原体は補体やマクロファージ，好中球などの食細胞によって破壊・消化される．

食細胞の機能は以下に述べる走化性による食細胞の遊走，オプソニン作用，取り込み，細胞内での殺菌と消化に分けられる．

1．走化性による食細胞の遊走

補体は抗原抗体結合体に付着し活性化されC3ができる(図10-4)．C3が活性化してできるC3aは走化因子として働き，C3bは微生物の表面に付着し食作用(phagocytosis)を促進する．また，抗原刺激によって活性化したTリンパ球からもPMNの走化因子，マクロファージの走化因子，マクロファージ活性化因子などが出される．

2．オプソニン作用

病原細菌の表面には食作用を阻止する物質があるが，このような細菌の抗食作用に対して，より食作用を受けやすくすることをオプソニン作用(opsonization)という．オプソニン作用は，特異抗体による作用，特異抗体と抗原の結合に補体が結合することによる食細胞と病原菌の付着効率の上昇，病原菌細胞膜の多糖類による補体の活性化の3つのいずれかによってもたらされる．

3．取り込みと細胞内での殺菌と消化

付着した微生物は細胞質内に取り込まれ，空胞内に閉じ込められる．続いてリソソーム(lysosome)顆粒がファゴソーム(phagosome；食菌空胞，貪食空胞)に向かって移動し，融合してリソソームの中に含まれる多種類の酵素がファゴソーム内に放出される．これらの酵素作用によっても微生物は殺され消化され

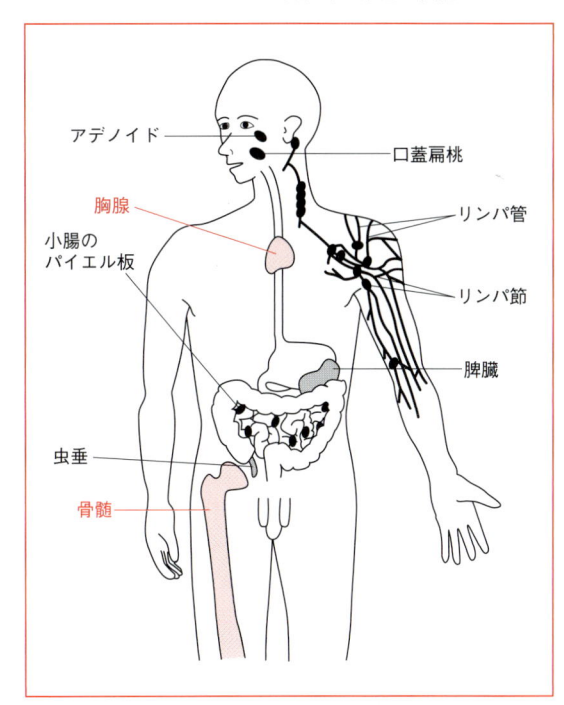

図10-6　一次リンパ器官と二次リンパ器官
前者は色付部分，後者は黒点部分である．

るが，空胞内の低いpHと食作用による食細胞の代謝活性の著しい高まりによって酸化代謝が急上昇し，微生物は殺される．

D．免疫系の細胞間認識と抗原認識

免疫系の細胞間認識と抗原認識に関与するタンパク質には，抗体，T細胞受容体，MHCタンパク，種々の補助受容体がある．

1．抗原の構造と機能

a．構　造

抗原(antigen)とは免疫応答を誘発する物質のことで，「抗体産生を引き起こすもの」という意味をもち，タンパク質や多くの多糖類などの巨大分子が抗原となる可能性が高い．抗原分子の中で抗体分子やリンパ球受容体の抗原結合部位と結合する部分を抗原決定基(antigen-binding site, antigenic determinant)またはエピトープ(epitope)とよぶ．ほとんどの抗原には抗体産生やT細胞応答を刺激する多様な抗原決定基がある．それらの中には抗原性がとくに高く，その決定基に対する反応が全反応を支配してしまうようなものもあり，このような決定基を免疫優性で

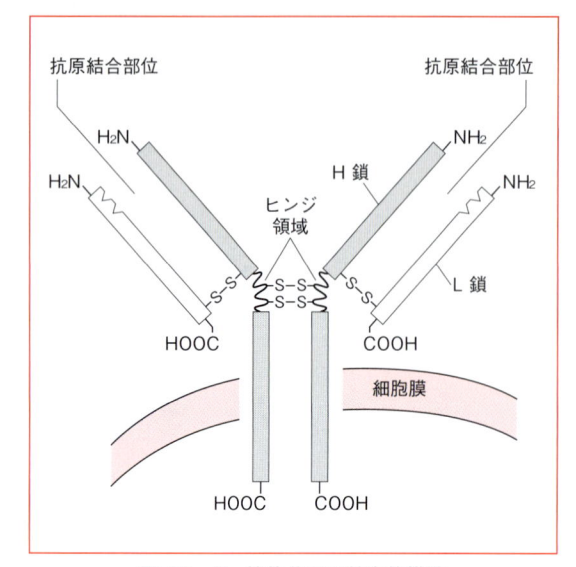

図 10-7　抗体分子の基本的構造

あるという．

1種類の抗原決定基でも，多数のクローン（1個の細胞や個体から分裂を繰り返してできる細胞や個体集団）のリンパ球を活性化することができる．

b．リンパ球と抗原の出会い

リンパ球と抗原が出会う確率を上げるために，特殊化した抗原提示細胞が二次リンパ器官に抗原を集める．消化管を経て侵入した抗原はパイエル板（Peyer patch）や虫垂などの消化付随リンパ組織で捕捉され，皮膚や気道から侵入した抗原は扁桃などのリンパ臓器で処理されて，リンパ液によって近くのリンパ節に運ばれる．また，血管内に侵入した抗原は脾臓，肝臓，肺にある洞様血管壁のマクロファージによって濾過される．循環を繰り返すリンパ球がリンパ臓器を通過するときに処理された抗原と遭遇し，免疫応答が開始される．

2．抗体の構造と機能

抗体（antibody）は B 細胞によって合成される何百万種類もの異なった分子で，それぞれが異なるアミノ酸配列と異なる抗原結合部位をもつ．新しくできた抗体は最初は分泌されず，B 細胞の細胞膜に存在し，抗原の受容体として働く．B 細胞の細胞膜には，このような受容体が細胞1個におよそ 10^5 個存在する．そして抗体分子の抗原結合部位に抗原が結合すると，細胞内部へシグナルが伝達される．

未感作 B 細胞や記憶 B 細胞が抗原によって活性化されると，増殖，成熟し抗体分泌細胞となる．活性化 B 細胞は，小さなリンパ球のときから抗原受容体として，細胞表面につくられているものと同一の結合部位をもつ水溶性の抗体を多量に産生して分泌する．そして成熟の最終段階では大きな形質細胞になって，毎秒約2,000分子もの抗体を分泌する．このように形質細胞のタンパク合成機能の大部分は抗体産生であり，それ以上には成長も分裂もできず，数日後には死んでしまう．

高等脊椎動物の抗体には IgA，IgD，IgE，IgG，IgM の5つのクラスがあり，これらをまとめて免疫グロブリンとよぶ．血液において免疫グロブリンはアルブミンに次いでもっとも多量に存在するタンパク成分であり，全血漿タンパク重量の約20％を占める．

a．構　造

抗体分子の基本的構造は Y 字型で，同一の2本の L 鎖（light chain）と H 鎖（heavy chain）の4本のポリペプチド鎖から構成され，L 鎖と H 鎖は非共有結合と共有結合（ジスルフィド結合）によって結び合わされている（図10-7）．免疫グロブリンは独自の H 鎖をもっており，それぞれの H 鎖は IgA 分子が α 鎖，IgD が δ 鎖，IgE が ε 鎖，IgG が γ 鎖，IgM が μ 鎖である．さらに IgG には IgG1，IgG2，IgG3，IgG4 の4つのサブクラスがあり，それぞれ固有の γ 鎖をもっている．抗体のヒンジ領域（hinge region，ちょうつがいの部分を指す）と尾部は独特な立体構造を示しており，特有の性質を現す．

抗体分子は左右対称であり，通常，L 鎖と H 鎖が共同して両腕の先端にそれぞれ抗原結合部位を形成している．抗体分子のヒンジ領域で，2つの抗原結合部位間の距離を変化させることによって抗原分子を架橋することができる（図10-8）．抗体分子の対称性は，分泌された抗体が抗原分子と架橋を形成するときに重要である．また，Y 字型の抗体分子の尾部は補体の活性化や食細胞への結合などさまざまな機能に関与しており，抗原結合部位は同じでありながら尾部の異なる抗体も産生される．

b．機　能

抗体はウイルスや細菌毒素を不活性化したり，侵入した微生物や寄生虫を殺す働きをもつ補体系や種々の白血球を動員して，生体を感染から防御している．抗体と抗原の結合は可逆的である．抗体の親和性は抗原決定基が1個の抗原結合部位に結合する強さを反映

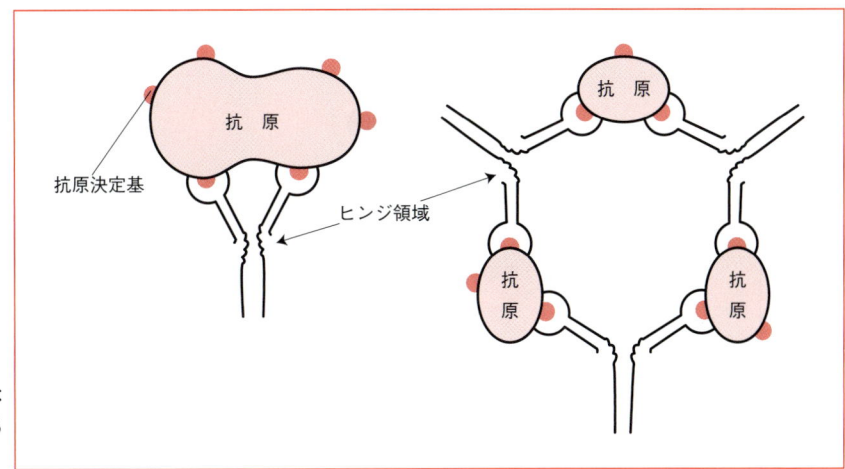

図10-8 抗体分子の柔軟なヒンジ領域による架橋

表10-1 ヒトの免疫グロブリンの性質と機能

性質	抗体のクラス				
	IgM	IgD	IgG	IgA	IgE
H鎖（重鎖）	μ	δ	γ	α	ε
L鎖（軽鎖）	κまたはλ	κまたはλ	κまたはλ	κまたはλ	κまたはλ
胎盤通過	−	−	++	−	−
機能	①補体結合反応 ②マクロファージ食作用の促進 ③Bリンパ球の膜レセプター	①抗原の細胞表面受容体	①補体結合反応 ②マクロファージ食作用の促進	①上皮組織で障壁	①肥満細胞や好塩基球を活性化 ②寄生虫の追い出し

するものであり，結合部位の数とは無関係である．しかし，親和性が等しい場合は，結合部位を多くもっている分子のほうが強い結合力を示して効果的に機能する．

5つの免疫グロブリンは異なった機能をもつ（表10-1）．IgAは唾液，涙，乳汁，気管支分泌液，胃腸分泌物の主要な抗体であり，細胞外液から分泌上皮細胞を経由して分泌液中に輸送され，いくつかの上皮細胞で微生物の侵入を防御する．

IgEは組織の肥満細胞（mast cell, mastocyte）や血液中の好塩基球の表面に局在する受容体と結合し，抗原の受容体として働く．そして，抗原が結合すると生物学的活性をもつヒスタミンなどの多様なアミンを分泌し，血管の拡張や透過性の増大を引き起こす．そのため，IgEは花粉症，喘息，蕁麻疹などのアレルギー性疾患と深くかかわっている．肥満細胞は好酸球を誘引して活性化する因子を分泌し，好酸球はIgE抗体で覆われている寄生虫を殺す．

IgGは血液中の主要な免疫グロブリンで，二次免疫応答の際に大量に産生され，補体系を活性化する．マクロファージや好中球の特異的受容体にも結合して，捕食・破壊するというオプソニン作用を発揮する．また，IgGは胎盤を通して母体から胎児に移行できる唯一の抗体である．母体の血液と接触している胎盤の細胞にはIgGと結合して胎児への移行を媒介する受容体があるが，他のクラスの抗体はこの受容体に結合しないため胎盤を通過できない．IgGは母親の乳汁中にも分泌され，新生児の消化管からも血液中に取り込まれて感染から防御する．

IgMは成熟過程のB細胞の表面に最初に現れる抗体であり，一次抗体応答の初期に血液中に分泌される主要な抗体でもある．抗原にIgMが結合すると，オ

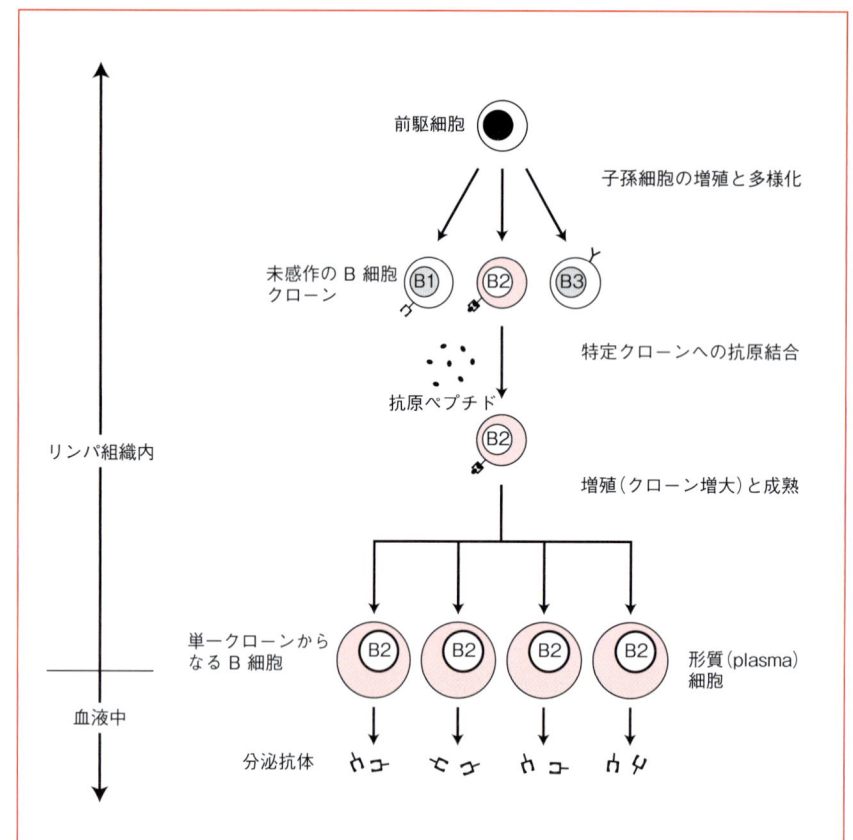

図 10-9 クローン選択説

プソニン作用や補体結合反応により，抗原細胞を破壊する．

IgD は IgM と同じ抗原結合部位をもち，主に抗原の細胞表面受容体として機能するといわれているが，特有な機能については不明である．

c. 抗体の多様性と特異性のできるしくみ

免疫系の最大の特徴は，何百万種類もの異なる非自己抗原に対して特異的に反応する抗体をつくることである．ヒトは抗原による刺激がなくても少なくとも 10^{15} 種類もの抗体分子をつくることができると推定されている．免疫系がどのようにして多様な特異的抗体を産生するのかについては，1950年代にクローン選択説（clonal selection theory）で説明されている（図 10-9）．

クローン選択説の"クローン"という言葉は特定の抗原特異的受容体タンパクを1種だけつくるように決められた祖先細胞が複製することを示す．クローン選択説では，免疫応答時に非自己抗原と反応する細胞が特異的に選択されるが，各リンパ球は特定の抗原と出会う前の分化の段階で，すでにその抗原と反応するように用意されているといわれている．現在では T 細胞または B 細胞の抗原特異的受容体をコードする遺伝子は，抗原と出会う前の免疫系細胞の分化初期に，H 鎖と L 鎖の組み合わせや遺伝子の連結に伴うヌクレオチドの欠失，付加などの独特な様式の遺伝的組み換えによって，何百万種類もの抗原結合部位を生じさせることがわかっている．免疫系が無限ともいえるほどの抗原に応答できるのは，この多様な受容体のためである．非自己抗原は抗原特異的受容体を発現し，その抗原に応答するように運命づけられている特定の細胞のみを刺激するために，免疫応答の特異性が現れる．

3. T 細胞と主要組織適合遺伝子複合体（MHC）

a. 抗原提示細胞

T 細胞は抗原提示細胞［antigen-presenting cell（APC）］内で分解されて断片になったタンパク質だけを認識して活性化される．T 細胞が活性化された

表10-2 T細胞表面に存在する主な補助レセプターならびに補助タンパク

補助レセプターならびに補助タンパク	発現する細胞	標的細胞のリガンド	機能
CD3	すべてのT細胞	—	抗原-MHC複合体がT細胞レセプターに結合したときにシグナル伝達を補助
CD4	ヘルパーT細胞	クラスII MHC	抗原提示細胞やB細胞への接着を促進 T細胞にシグナルを伝達する
CD8	細胞傷害性T細胞	クラスI MHC	感染標的細胞への接着を促進．T細胞にシグナルを伝達する
CD28	多くのヘルパーおよび細胞傷害性T細胞	B7タンパク	T細胞にシグナルを供給
CD40リガンド	エフェクターヘルパーT細胞	CD40	マクロファージやB細胞の活性化を補助
LFA-1	T細胞を含むほとんどの白血球	ICAM-1	細胞間接着を促進

めには抗原提示細胞の表面に抗原が示されなければならない．抗原提示細胞には樹状細胞，B細胞，マクロファージがあり，これらの細胞は，非自己抗原をT細胞に提示するMHCタンパクや補助刺激タンパク，T細胞と結合する細胞接着因子分子を発現している．

b．MHCタンパクとT細胞の活性過程

MHCタンパクは移植反応の主要な標的抗原として定義された．ヒトでは最初に白血球で実証されたのでHLA抗原（human histocompatibility leukocyte antigen；ヒト組織適合性白血球抗原）とよばれる．MHCタンパクの注目すべき性質として，①T細胞の介在する移植反応下においては優位的に認識される標的抗原である，②ウイルス抗原に応答するT細胞の割合は0.001％であるのに対し，非自己のMHCタンパクに応答するT細胞の割合は0.1％を超えるほど非自己のMHCタンパクを認識できるT細胞の割合が高い，③MHCタンパクをコードする遺伝子は多型に富んでいる，という3つがあげられる．

MHCタンパクには，クラスI MHCタンパクとクラスII MHCタンパクという，構造も機能も異なる2つの種類がある．クラスI MHCタンパクはほとんどの有核細胞で発現されており，細胞傷害性T（Tc）細胞に対して非自己ペプチドを提示する．一方，クラスII MHCタンパクはB細胞，マクロファージなどの抗原提示細胞などの細胞外液から非自己抗原を取り込んでヘルパーT（T$_H$）細胞と相互作用する特殊な細胞でのみ発現されており，T$_H$細胞に対して非自己ペプチドを提示する．T細胞の最初の活性化は，普通，T細胞が適当な標的細胞表面上のMHCタンパクに結合した非自己ペプチドを認識したときに起こるが，T細胞の結合能は低いために，接着を強め，安定させるために付随受容体が必要となる．

T細胞を活性させるためにはさらに補助受容体が必要であり（表10-2），T$_H$細胞にはCD4が発現してクラスII MHCタンパクと結合し，Tc細胞にはCD8が発現してクラスI MHCタンパクと結合する．成熟した抗原提示細胞はペプチド-MHC複合体に結合したタンパクや補助刺激タンパクを介してT細胞に2種類のシグナルを出して，増殖と分化を促進する．しかし，未分化な抗原提示細胞はペプチド-MHC複合体に結合したタンパクを介したシグナルしか出さないため，T細胞は死滅または不活性化されてしまう．これが自己抗原に対する寛容をもたらすことになる．

活性化されたTc細胞は直接感染細胞を破壊して微生物を排除し，T$_H$細胞はサイトカインを分泌して他のリンパ球やマクロファージ，Bリンパ球を活性化する．T$_H$細胞が産生するサイトカインを表10-3にまとめた．抗原濃度が下がって免疫応答がおさまってくると，活性化されたT細胞の多くがアポトーシスによって死滅し，記憶細胞と寿命の長いエフェクター細胞のみが残る．

表 10-3 ヘルパーT細胞が産生する主なサイトカインの種類と機能

サイトカイン	産生細胞	標的細胞	作用
IL-2	T_H1細胞	T細胞, NK細胞, B細胞	細胞の増殖・分化・活性化
IL-4	T_H2細胞	B細胞, T_H2細胞	B細胞の分化・増殖, IgMからのクラススイッチを促進させ, IgG1抗体, IgE抗体の産生を促進 T_H2細胞の増殖・分化を促進
IL-5	T_H2細胞	B細胞, 好酸球	B細胞の分化・増殖(IgM・IgA・IgG3の産生), 好酸球の増殖・分化・活性化
IL-10	T_H2細胞	マクロファージ, T_H1細胞, 樹状細胞	IFN-γ産生を抑制 マクロファージからのサイトカインの産生を抑制 T細胞のMHCクラスⅡ分子発現を抑制
IL-13	T_H2細胞	B細胞, マクロファージ	B細胞の分化・増殖, マクロファージの炎症性サイトカイン産生の抑制
γ-インターフェロン	T_H1細胞	B細胞, NK細胞, マクロファージ, 内皮細胞	マクロファージ, MHC遺伝子, NK細胞の活性化, T_H2細胞のCD40の発現を抑制し, IgEの産生を抑制
TNF-α	T_H1細胞	T細胞, NK細胞, マクロファージ, 内皮細胞	腫瘍細胞を障害, マクロファージとNK細胞の活性, 局所の炎症を誘導

感染した微生物に刺激された樹状細胞は補助刺激タンパクやサイトカインを産生し, 末梢リンパ管に移動した後にT_H細胞を活性化し, T_H1細胞またはT_H2細胞に分化させる. どちらに分化するかは樹状細胞が分泌するサイトカインによって決まる. T_H1細胞は感染部位に移動して, γ-インターフェロンと腫瘍壊死因子α[tumor necrosis factor-α(TNF-α)]を分泌し, マクロファージを活性化させたり, B細胞にIgG抗体を分泌させて病原体を死滅させる. T_H2細胞はインターロイキン[interleukin(IL)]を分泌したり, B細胞の抗体産生能を高め, IgEやIgGなどを分泌させる. T_H1細胞によるγ-インターフェロンはT_H2細胞の分化を抑制し, T_H2細胞が産生するIL-4とIL-10はT_H1細胞の分化を抑制する.

c. ヘルパーT細胞によるB細胞の活性化

T_H細胞が活性化してB細胞と接触すると, T_H細胞の中心体とゴルジ体(Golgi body)がB細胞のほうに片寄って, T_H細胞からB細胞に向けて膜結合シグナル分子と分泌シグナル分子が関与したシグナルが伝達される. 活性化T_H細胞の表面に発現している膜結合シグナル分子は, CD40リガンド(ligand)という膜通過型タンパクである. 活性化T_H細胞のCD40リガンドとB細胞表面のCD40タンパクの相互作用はT_H細胞がB細胞を活性化して増殖させ, 記憶細胞と抗体分泌細胞に成熟させるために必要である. CD40リガンドに異常がある場合, 重い免疫不全となる.

活性化T_H細胞から分泌されるシグナルはB細胞を活性化して増殖, 成熟させるだけでなく, B細胞がつくりだす抗体のクラス切り換えをすることもある. IL-4はそのようなシグナルの1つであり, B細胞を活性化して増殖・成熟を刺激するとともに, IgEとIgG1抗体産生へのクラス切り換えを起こさせる. T_H細胞は, T細胞を活性化した抗原に特異的な膜結合抗体をつくるB細胞を活性化するが, B細胞の活性化には, 膜結合Ig分子への抗原結合シグナルやT_H細胞からのシグナルなど, 複数のシグナルが必要である. このようなT細胞とB細胞の相互作用による活動の増強によって, 強力で高度に選択的な免疫応答が引き起こされる.

4. 免疫機構による生体防御

a. 免疫系の非自己抗原と自己抗原識別能の獲得

自己の巨大分子に対して免疫系が応答を示さないことを自然免疫寛容(natural immunological tolerance)という. これは, 発生初期の一次リンパ器官で,

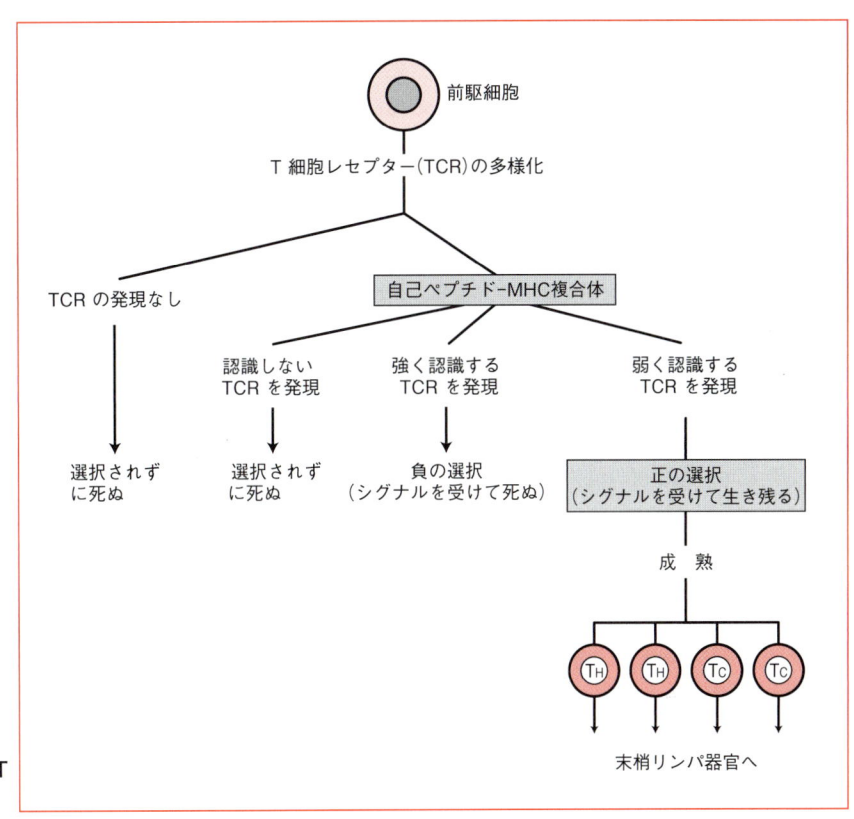

図10-10 胸腺で起こるT細胞の選択

自己由来の巨大分子の抗原決定基と反応する多数のリンパ球が除去，または不活性化されるために生じる．しかし，免疫系ができあがる以前から継続的に非自己抗原が存在すると，その非自己抗原に対しては長期間にわたって免疫応答をしなくなり，これを獲得免疫寛容（acquired immunological tolerance）という．このように，免疫系は元来，非自己抗原と自己抗原のどちらにも応答できるのであるが，分化の初期に自己抗原には応答しないように，非自己と自己を識別できるようになることが明らかになっている．

b. 非自己移植片拒絶の機序

臓器移植の際に多くのT細胞が非自己MHCタンパクに応答し，非自己の移植片を拒絶するしくみについては，MHCタンパクが非自己抗原と結合してT細胞に提示する際の役割を知ることで理解できる．

T細胞は自己のMHCタンパクと結合した抗原に対して応答するが，非自己のMHCタンパクと結合した抗原には応答しない．これは胸腺内でT細胞が分化する間に，未熟T細胞のうち，自己MHCタンパクが提示する非自己ペプチドを認識する能力をもつものが選択されて生き残る正の選択が行われるためである（図10-10）．自己MHCタンパクと非自己MHCペプチドを認識するT細胞だけを選択するためには，まず，①胸腺内で自己のペプチド-MHC複合体に強く結合するT細胞を確実に殺し，②自己のペプチド-MHC複合体に弱く結合するT細胞を生き残らせて，③まったく結合しないT細胞を殺すことが必要であり，①を負の選択，②を正の選択という．正の選択は主に胸腺上皮細胞で起こり，負の選択は樹状細胞やマクロファージなど，骨髄由来で胸腺に移動した細胞の表面で起こる．

MHCタンパクをコードする遺伝子座（染色体上で遺伝子が占める位置）は5個以上あり，おのおのに同じ遺伝子の異なった型である対立遺伝子が100個以上存在する．そのため2つの個体が同一のMHCタンパクのセットをもつことはきわめてまれである．このことから，臓器移植の提供者（donor）と受容者（recipient）を適合させることは非常に困難となる．

c. がんに対する免疫反応

免疫不全症候群や免疫抑制療法を受けた患者に発が

んの頻度が高いことから，発がんと免疫機能障害には関係があることが臨床的に考えられている．免疫学的研究手法の発達によって解析が進み，多くの免疫関連細胞とサイトカインのカスケード（cascade）*3によりがん細胞は破壊されることが示されている．

がん細胞抗原と結合したT_H細胞がマクロファージやB細胞を活性化し，がん細胞を非特異的に破壊したり，TNF-αを産出して破壊する．また，NK細胞やT_C細胞もマクロファージやT_H細胞の産出するサイトカインによって増殖・分化し，がん細胞を破壊する．さらにB細胞はT_H2の産生するIL-4とがん細胞抗原によって活性化され，IL-5，IL-6により増殖・分化してがん特異的抗体を産出し，がん細胞を破壊する．がんの免疫学的治療に用いられる種々の免疫促進剤は，このカスケードのいずれかの過程への作用によってがん細胞破壊促進効果を発揮させようとするものである．また，最近では遺伝子治療も行われるようになってきた．遺伝子治療はがん細胞へ非自己遺伝子を導入することで免疫原性を増強させたり，エフェクターT細胞にNK細胞などの遺伝子を導入することによりエフェクターT細胞の作用を増強させ，治療効果を狙うものである．

II 免疫系の異常

免疫とは異物を排除して生体を防御する現象であり，炎症は生体の防御反応である．炎症の病態は異物反応や抗原抗体反応などの免疫反応と，それらに由来する化学伝達物質によって媒介される．また，サイトカインは種々の炎症細胞，免疫細胞，血管内皮細胞，線維芽細胞などの相互作用に重要な役割を果たし，発熱や血中好中球増多などの炎症に伴う全身反応にも関与している．平常は生体を防御する免疫も，常に生体にとって有利に働くとは限らない．免疫機能を担う細胞組織系の異常によって病的状態が生じることもあり，その重要なものとしては，アレルギー，免疫不全症，自己免疫疾患があげられる．

A．アレルギー

免疫応答は生体にとっては防御的な意味をもつが，全身的あるいは局所的な免疫応答のうち，組織傷害性をもたらし，生体に疾病を引き起こすことがある．このような状態をアレルギー（allergy）といい，引き起こされた疾患をアレルギー疾患という．塵埃，花粉，真菌，ダニなどのようにアレルギー反応を引き起こす物質をアレルゲン（allergen）とよぶが，アレルゲンは外来の物質だけではなく，自己の成分もアレルゲンとなる場合がある．アレルギー反応は表10-4に示すように4つの型に分類される．

I型アレルギー反応は，抗原によってIgEが誘発されると，表面にIgEに対する受容体をもつ肥満細胞や好塩基球に結合する．そして再度，抗原がこのIgE抗体と結合すると，細胞内の生化学反応が活性化され，細胞からヒスタミン，ブラジキニンなどのアレルギー反応の化学作用物質が放出される．これらの化学作用物質には，血管の透過性の亢進，血管拡張作用，平滑筋の収縮，腺分泌の亢進，炎症細胞の遊走などの作用がある．これらの作用によってアレルギー反応が発現し，鼻水，流涙，かゆみ，蕁麻疹などの症状が生じ，気管支喘息，アレルギー性鼻炎，アトピー性皮膚炎，薬剤アレルギーなどの疾患をもたらす．

また，抗原が直接血流に入るようなペニシリンなどの抗生物質，局所麻酔剤，ヨード剤などの注射やハチなどに刺されたときには，数分から数十分後のごく短いうちに反応を示し，これをアナフィラキシー（anaphylaxis）反応ともいう．気道の痙攣，喉頭浮腫などにより呼吸困難，末梢循環不全，血圧低下，ショックなどを起こし，しばしば呼吸停止や心停止をきたして死にいたることもある．

II型アレルギー反応は，細胞自体が抗原となったり，抗原性物質が細胞表面に付着して抗原抗体反応が起こり，それに補体が結合して細胞傷害または細胞融解が生じるものをいい，抗原曝露から症状発現までの期間はさまざまである．たとえば，ペニシリンの服用により，ペニシリンが赤血球の膜に付着し抗原となり，これに対する抗体が産生されて抗原抗体反応が起こり，さらに補体が加わって溶血性貧血が引き起こされる．疾患としては薬剤による溶血性貧血，新生児溶血性貧血，血小板減少性紫斑病などがある．また，抗体自身が膜抗原に結合することによって細胞機能に刺激的または抑制的に作用する反応もあり，これは生理機能発現に関与する受容体に対する抗体の働きによるものであるとされている．甲状腺機能亢進症では甲状

---

*3 原義は段々になった滝．階段状に活性化反応が強まること．

表 10-4 アレルギーの分類

アレルギー反応の型		標的臓器	反応, 疾患	関与因子			
				抗体	細胞	補体の必要性	化学伝達伝達物質
即時型	I アナフィラキシー反応	腸管, 皮膚, 肺	PK反応[*1], アナフィラキシーショック, 腸管アレルギー, 喘息, 蕁麻疹, 鼻炎, アトピー	IgE, その他のIg	肥満細胞 好塩基球	なし	ヒスタミン SRS-A[*2] ブラジキニン PAF[*3] セロトニン ECF-A[*4]
	II 細胞傷害性反応	赤血球 白血球 血小板	溶血性貧血 再生不良性貧血 血小板減少症	IgG IgM (IgA)	ナチュラルキラー(NK)細胞 T細胞 多核白血球 貪食細胞	あり	補体活性化
	細胞刺激性反応	甲状腺, 膵, 神経終末板	甲状腺機能亢進症, インスリン抵抗性糖尿病, 重症筋無力症	レセプター刺激性Ig	マクロファージ	なし	
	III 免疫複合体反応(アルサス型)	血管, 皮膚, 関節, 腎臓, 肺	アルサス反応, 血清病, SLE, 膜性糸球体腎炎, リウマチ熱, 関節リウマチ	抗原抗体複合体 IgG, IgM, IgA(IgE)	貪食細胞 多核白血球	あり	補体活性化 走化性因子 タンパク分解酵素 活性アミン
遅延型	IV 遅延型過敏症(細胞性免疫反応)	皮膚, 肺, 甲状腺, 中枢神経系など	ツベルクリン反応, 接触性皮膚炎, 結核, 甲状腺炎, アレルギー性脳炎, 同種移植拒絶	液性伝達因子	感作リンパ球(T細胞) マクロファージ	なし	サイトカイン

[*1], プラウスニッツ・キュストナー (Prausnitz-Küstner):患者血清を希釈し,患者以外に皮内注射したのち,同部に検査したい抗原(卵白など)を皮内注射して起こる反応をいう.
[*2], SRS-A (slow-reaching substance of anaphylaxis):アナフィラキシー遅延反応物資
[*3], PAF (platelet-activating factor):血小板活性化因子
[*4], ECF-A (eosinophil chemotactic factor of anaphylaxis):好酸球走化因子

腺のTSH (thyroid stimulating hormone;甲状腺刺激ホルモン)受容体に,インスリン抵抗性糖尿病では膵臓のインスリン受容体に,また重症筋無力症では神経‐筋接合部のACh(アセチルコリン)受容体に対する自己抗体が認められる.

III型アレルギー反応は,抗原抗体反応によって形成された免疫複合体による反応であり,免疫複合体は補体を活性化し,組織傷害を引き起こす.血管内で免疫複合体が形成されると,血管の透過性を亢進させ,マクロファージやリンパ球を集めて細胞破壊を促したり,血小板による血栓形成を起こさせ,血管炎,出血,壊死,好中球浸潤などのアルサス(Arthus)反応(免疫複合体反応)を引き起こす.免疫複合体病変としては,全身性エリテマトーデス(SLE),リウマチ熱,

急性糸球体腎炎,関節リウマチ,ウイルス感染に続発する腎炎などがあげられる.

IV型アレルギー反応は,遅延型アレルギー反応ともいわれ,抗体や補体の関与なしに特異抗原に感作されたT細胞がサイトカインを放出して反応を起こす場合と,T細胞による直接の細胞傷害によって引き起こされる.ツベルクリン反応がその代表的なものであり,臓器移植に対する拒絶反応や悪性腫瘍に対する免疫反応にもIV型反応が関係している.疾患としては結核,真菌症,接触性皮膚炎,多くの自己免疫疾患があげられる.

B. 自己免疫疾患

抗体は非自己に対してのみつくられるものであるが,なんらかの理由により自己認識機構が障害されるとT細胞やB細胞が自分自身の組織抗原に対して反応してしまい,自己の構成成分と特異的に反応する自己抗体や自己感作リンパ球を産生し,生体を傷害する場合がある.このような反応を自己免疫反応とよび,この反応によって引き起こされる疾病を自己免疫疾患とよぶ.なぜ自己の構成成分を傷害する抗体が産生されるかについては,自己組織がなんらかの原因によって変化するという抗原側の問題と,生体側に抗体産生組織の異常が起こるためという2つの考え方がある.

抗原側の変化としては,①隔絶自己抗原の免疫系への接触,②自己体成分の変化,③交差反応(cross reaction)*4 が考えられる.免疫寛容は胎生期から自己抗原が抗体産生組織と絶えず接触しているために起こるのであるが,水晶体や精子などは抗原が抗体産生組織から隔絶されているために免疫寛容が得られていない.しかし,生後,外傷や感染などにより組織が破壊されると,組織抗原が血中に逸脱して,抗体産生組織と接触するため自己抗体が産生され,この自己抗体が組織を傷害して交感性眼炎などの自己免疫疾患が生じる.また,外傷や感染などによって自己の体成分が変化すると,抗体産生組織は非自己と認識してしまい,自己抗体を産生して自己免疫疾患を引き起こす.さらに自己体成分と類似した抗原構造を有する外来抗原に対し,交差反応を生じる抗体が産生されるために自己免疫疾患が生じることもある.A群β型溶血性連鎖球菌(溶連菌)とヒト心筋には共通抗原が存在するために,A群β型溶血性連鎖球菌の感染によって生じる溶連菌細胞壁抗体が心筋と交差反応してリウマチ性心筋炎が発症するのはその代表例である.

抗体産生組織の異常としては,腫瘍化や感染症による抗体産生組織の突然変異,免疫調節T細胞のウイルス感染や突然変異,老化などによる破綻があげられる.その結果,自己抗体が不必要に産生されて自己免疫疾患を引き起こす.

自己免疫疾患には慢性甲状腺炎のように単一臓器に特異的な自己抗体をもつ疾患から,全身性エリテマトーデスのように,種々の臓器と反応する自己抗体をもつために傷害が全身的に生じる場合がある.このような多臓器障害をもつ自己疾患のうち,全身性エリテマトーデス,全身性強皮症,リウマチ熱,関節リウマチ,結節性多発性動脈炎,皮膚筋炎のように,全身の結合組織に系統的にフィブリノイド(fibrinoid;類線維素)変性をきたす疾患を膠原病という.

C. 免疫不全症

感染に対する抵抗性が減弱して感染症が反復して起こることを特徴とする病態を免疫不全といい,生体に抗原刺激があっても,抗体産生や細胞性免疫の成立といった免疫応答が行われず発症する疾患群を免疫不全症という.これらの状態は,遺伝子の異常,リンパ系や骨髄の腫瘍など,免疫抑制剤,放射線照射などによって免疫機構を構成する細胞,体液性成分の欠損や欠陥が引き起こされるために生じる.原発性免疫不全症は,①Bリンパ球系の機能異常による体液性免疫不全症候群,②Tリンパ球系の機能異常による細胞性免疫不全症候群,③体液性および細胞性免疫不全症候群,④食細胞の機能不全による食細胞機能不全症候群,⑤補体系の異常による補体異常症に分類される.原発性免疫不全症の多くは先天的,遺伝的であるが,いくつかの原因遺伝子については解析が進んできて,遺伝子治療という新たな治療法の展開をもたらしている.

免疫不全が後天的な病因によって生じたものを後天性免疫不全症(263頁 看護生理学トピックス)といい,その臨床像は複雑である.ホジキン病(Hodgkin disease),骨髄腫,リンパ組織の腫瘍,重症栄養障害,免疫抑制剤投与などによる免疫に関与する臓器そのものの原因によって起こる免疫不全症と,ネフローゼ症候群や筋強直性ジストロフィーのように免疫グロブリンの排泄が促進されたり,代謝が亢進した結果,血清

---

*4 ある抗原に対する抗体が,別の抗原に対しても結合反応を示すこと.

中の免疫グロブリンが低下することによって免疫不全症が生じる場合がある．

　免疫系が侵されると感染症に罹りやすいが，化膿菌による感染には体液性免疫が主体となって防御しており，結核菌や真菌による感染には細胞性免疫が主体となって防御していることから，感染した菌によって障害されている免疫反応系を推測することができる．

III 免疫系のフィジカルイグザミネーション

　免疫系が侵されると感染症に対する抵抗力が減弱し，全身性の組織や臓器に障害を及ぼす．それに伴う全身反応として発熱，発汗，倦怠感，脱力感，頭重感，食欲不振，体重減少などをきたすことから，これらの自覚症状に注意する．

A．問診，視診，触診

a．リンパ節ならびに免疫系組織

　感染によってリンパ節部分の腫脹，発赤を観察できる場合もあるが，通常，リンパ節は視診では観察できない．触診でリンパ節の部位，数，形，大きさ，硬さ，可動性，熱感，発赤，圧痛について鑑別する．体位は仰臥位か坐位で，両側のリンパ節に指を当て，筋肉の上から指腹で円を描くように動かして触れたり，母指と残りの指で筋肉の前縁と後縁からはさむようにして触れる方法がある．強く押さえすぎると，リンパ節をより深い組織へ押しやってしまい，触れなくなることがあるので注意を要する．リンパ節を触診できる部位を図10-11に示した．

　胸腺は中枢性免疫臓器として重要な意味をもち，胸部X線写真によって判断することができる．小児期で胸腺の陰影がない場合は，細胞性免疫の異常が考えられる．胸腺低形成症では，右大動脈弓の異常が存在することが多いため，心臓や血管系の異常にも注意する．

b．皮膚

　疼痛や瘙痒感についての問診を行い，皮膚の湿潤，乾燥，肌理，浮腫などの全体像を評価し，皮疹の有無，部位，形状，数，大きさ，硬さを観察する．

　麻疹，風疹，水痘などの感染症や膠原病による皮膚，皮疹の特徴について把握しておく．肛門周囲の痛みや潰瘍についての問診も行い，必要に応じて観察する．

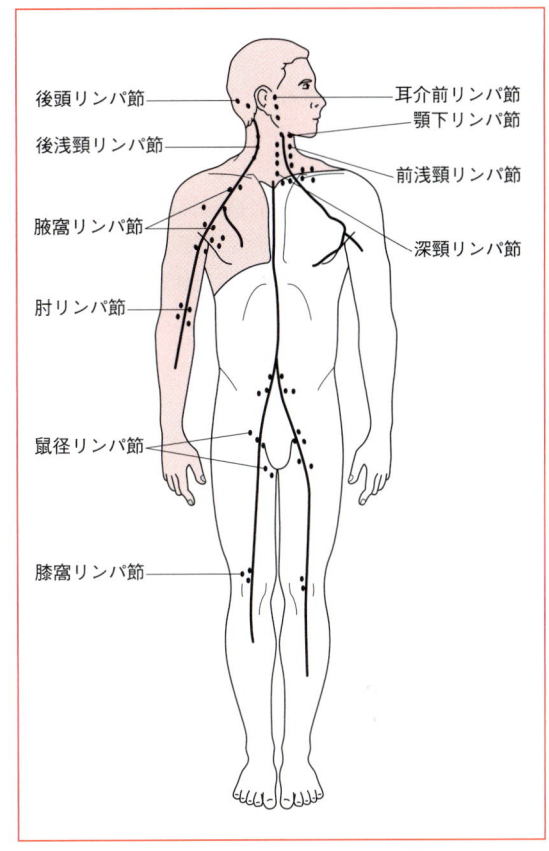

図10-11　触診できるリンパ節

c．口腔

　免疫機能の低下に伴う感染症によって，食欲低下をきたし栄養状態の悪化を引き起こす．口腔粘膜の白斑，水疱，潰瘍の有無についての視診と，疼痛，味覚の変化，嚥下時痛についての問診を行う．カンジダ症や毛状白斑症の場合，舌に除去できない白斑が生じる．

d．消化器

　下痢，腹痛，食欲不振，体重減少の有無について観察し，血液生化学検査のデータを参考に，栄養状態の評価を行う．

e．呼吸器

　さまざまな感染症による肺炎や非感染性肺病変を併発しやすいため，息切れ，胸痛，呼吸困難などの問診と，胸部X線による肺の状態を把握し，呼吸音の聴診や呼吸数，呼吸の深さ，咳嗽，喘鳴，皮膚の変調，発熱について調べる．

f. 中枢神経

感染による脳症をきたすことがあるため，記憶力，集中力，平衡感覚や運動失調，行動の異常の有無について観察する．

g. 運動器

自己免疫疾患を発症すると抗原抗体複合物が関節などに沈着し障害を引き起こす．問診，視診，触診によって，発熱，関節の疼痛・発赤・腫脹・変形などの炎症症状について調べ，関節可動域，日常生活動作についての判定を行う．

B. 臨床検査

免疫反応の原因，生体の防御機能の評価のためには，血液学的検査と細胞学的検査によって白血球減少症，血小板減少症，貧血，感染症の原因菌などを把握しておくことが重要である．

C. アレルギー検査

アレルギーの原因物質と感作状況を把握する．皮膚試験として，プリック（刺皮）法，皮内注射法，掻爬法，パッチテストがあり，抗原に感作されている場合には反応が起こり，その程度によって評価する．

KEYWORD

🗝免疫自己寛容 🗝自然免疫寛容 🗝獲得免疫寛容 🗝多能性造血幹細胞 🗝好中球 🗝マクロファージ 🗝補体系 🗝Bリンパ球 🗝抗原 🗝抗体 🗝Tリンパ球 🗝主要組織適合複合体（MHC） 🗝ヘルパーT（T_H）細胞 🗝T_H1細胞 🗝T_H2細胞 🗝CD4 🗝CD8 🗝細胞傷害性T（Tc）細胞 🗝サイトカイン 🗝ナチュラルキラー（NK）細胞 🗝オプソニン効果 🗝免疫グロブリン 🗝アレルギー 🗝免疫不全

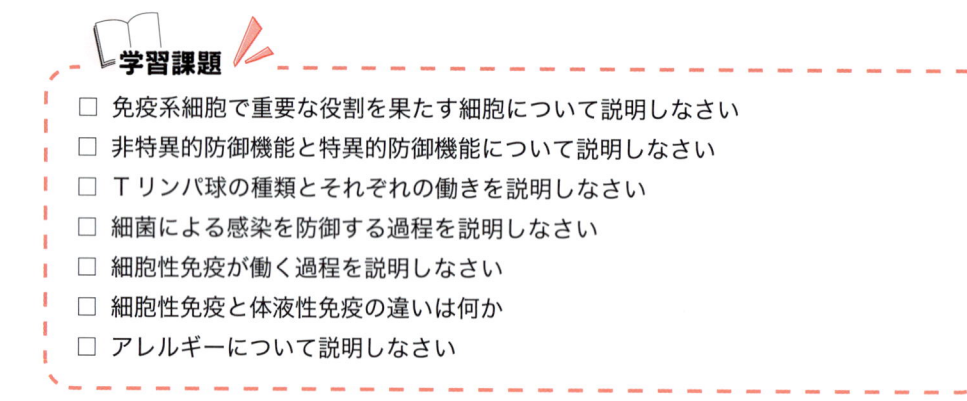

学習課題

- ☐ 免疫系細胞で重要な役割を果たす細胞について説明しなさい
- ☐ 非特異的防御機能と特異的防御機能について説明しなさい
- ☐ Tリンパ球の種類とそれぞれの働きを説明しなさい
- ☐ 細菌による感染を防御する過程を説明しなさい
- ☐ 細胞性免疫が働く過程を説明しなさい
- ☐ 細胞性免疫と体液性免疫の違いは何か
- ☐ アレルギーについて説明しなさい

看護生理学トピックス

後天性免疫不全症候群［acquired immunodeficiency syndrome：AIDS（エイズ）］

　1981年に米国においてカポジ肉腫（Kaposi sarcoma）とカリニ肺炎を合併した若いホモセクシャルの患者が相次いで報告された．一般的にはカポジ肉腫は高齢者に，まれに発症する進行の緩やかな悪性腫瘍であり，カリニ肺炎は健康なヒトでは発症しない．その後，同様の症状を示す患者が急速に増加し，免疫系に異常があることがわかり，後天性免疫不全症候群［acquired immunodeficiency syndrome：AIDS（エイズ）］と命名された．今日では，アフリカやアジアを中心に世界中に蔓延している．

　1983年にフランスのモンタニエ（Montagnier）によって原因ウイルスであるヒト免疫不全ウイルス（human immunodeficiency virus：HIV）が分離された．HIVはレトロウイルスに属するRNA型ウイルスである．まずHIVが標的細胞に侵入するためにはCD4とケモカイン受容体が必要であることから，HIVはCD4をもつヘルパーT（T_H）細胞に侵入する．レトロウイルスはRNAを遺伝情報としてもち，宿主に侵入すると宿主の細胞内で複製するために，まず逆転写酵素によってRNAからDNAが合成され，このDNAが宿主細胞の核の中のDNAへ組み込まれる．ウイルスDNAが宿主のDNAへいったん組み込まれると，完全に宿主と同化してしまい，宿主側の遺伝子の一部として子孫細胞に受け継がれていくのがレトロウイルスの特徴である．HIVが増殖すると，主な標的細胞であるCD4細胞，すなわちT_H細胞が減少してくる．T_H細胞は細胞性免疫および液性免疫を指揮しているため，T_H細胞が傷害されると免疫系のネットワークが崩壊し，免疫不全が引き起こされる．エイズはHIV感染後に引き起こされる免疫系の異常のため，元来，宿主がもっている感染防御機構が有効に働かず，その結果としてさまざまな感染症やそれに派生する疾患が発症した状態である．

　HIVは感染後，宿主の約800ヵ所の全身のリンパ節，扁桃，精巣，腸のリンパ節，脳神経系で増殖し，免疫系を崩壊してカポジ肉腫，カリニ肺炎，悪性リンパ腫，内臓のカンジダ症などに加え，微生物に感染しやすくなり，まれにしか発症しない感染症を引き起こし，感染者は死にいたる．これらの日和見感染症は図に示すようにCD4陽性リンパ球数と関連がみられる．HIVの重要な特徴の1つとして，宿主細胞内での複製における逆転写の過程で，1日に10^4〜10^5回といわれるほどの遺伝子の突然変異が起こる[1]ため

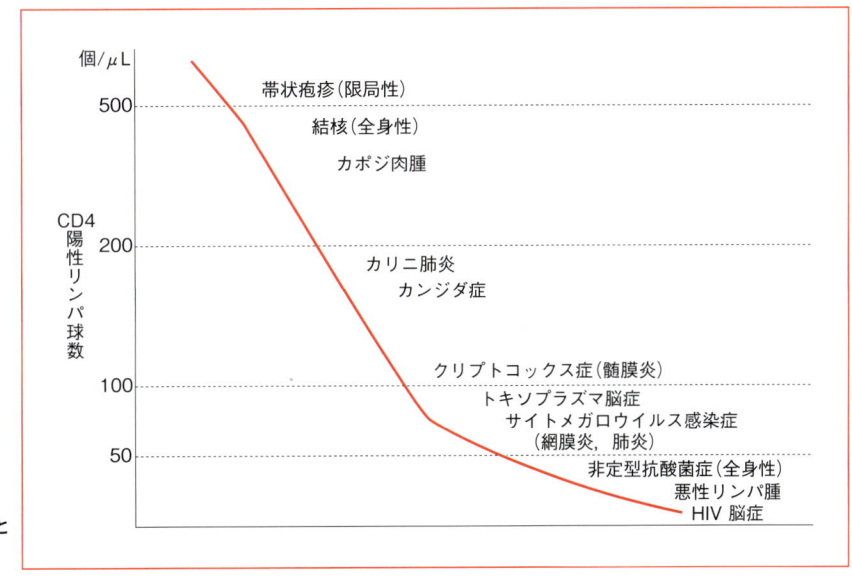

図　CD4陽性リンパ球数と日和見感染症との関係

に，免疫系からうまく逃れて生存・増殖しつづけることができる．HIV感染後は一過性に血液中のウイルスが急激に増加するが，その後1ヵ月以内にウイルスは減少し，無症候状態となる．この無症候期に検出されるHIVはマクロファージに親和性をもち，緩やかに増殖する．そして，数年間あるいは数十年間続く無症候期の間，HIVは徐々に増加しエイズを発症する．無症候期のウイルスに対して，エイズ患者から分離されたHIVはT細胞への親和性が優勢であり，増殖速度が速いというように，ウイルスの姿は変化している．この変異によってT細胞だけでなく，マクロファージやグリア細胞，神経系の細胞などにも感染能をもつようになり，中枢神経系にも機能障害を引き起こし，エイズ脳症などの複雑な症状を引き起こす．さらに，血液脳関門［blood-brain barrier：BBB］を構成している内皮系細胞や星状細胞にも感染し，BBBのもつバリア機能を障害することによって，サイトメガロウイルスなどの他の病原体の中枢神経系への侵入を容易にする．

　HIV感染後の治療としては，エイズの発症予防と発症したエイズの治療を目的とした，①抗ウイルス薬，②日和見感染症の予防あるいは合併した日和見感染症や悪性リンパ腫に対する治療に分けられる．現在，抗ウイルス薬としては核酸系逆転写酵素阻害剤，非核酸系逆転写酵素阻害剤，プロテアーゼ阻害剤がある．これらの抗ウイルス薬はHIVを殺すのではなく，増殖を抑制するだけである．治療によって血漿中のHIVが検出されなくなっても，感染静止CD4陽性リンパ球の半減期から，感染した細胞が体内から完全に消滅するのには60年はかかると推定される．そのため，抗HIV薬治療は一生継続しなければならない．また，日和見感染症に対する治療法も発達し，感染症は治療によって一時的には回復する．しかし，免疫機能が損なわれているために，続発する感染症を予防することはむずかしく，常に感染症予防や治療のための薬剤が必要である．

　ワクチンの接種は，一般的に，感染症の病原体に対する抗体産生を誘発，促進し，その感染症を予防するために用いられる．しかしHIVの場合，感染後6週間程度で抗体が産生されるが，抗体が産生されてもHIVは排除されない．これは変異しやすいHIVの性質によるものである．このためエイズワクチン開発には，変異してもHIVの性質を不変に保持している部分を探し出さなければならないことから，有効なワクチンの開発にはいたっていない．

　エイズの流行を阻止する方法としては，現在のところHIV感染予防の正しい知識の啓蒙と普及がもっとも重要である．HIVを媒介するものは血液，体液，乳汁であり，涙や汗による感染はほとんどないといってよい．感染の過程を正しく理解し，性交渉，汚染された血液や汚染された注射針，感染した母親の妊娠・出産など，感染の危険性が高い行為について正しい予防法をとることが重要である．

　ソーシャルサポートと免疫能の直接的な関係については現在のところ明らかにはされていない．しかし，ソーシャルサポートの低いHIV感染者においてCD4陽性細胞の数の低下が大きかった[2]ことから，ソーシャルサポートは細胞性免疫を高める可能性のあることが示されている．医療者は病気とともに生きる人の側に立って「共生」する態度が必要である．

▷ **文　献** ◁

1) Coffin JM：HIV population dynamics *in vivo*：implication for genetic variation, pathogenesis, and therapy. Science **267**(5197)：483-489, 1995
2) Theorell T, Blomkvist V, Jonsson H et al：Social support and the development immune function in human immunodeficiency virus infection. Psychosom Med **57**：32-36, 1995

11 呼　吸

1. 呼吸器官の気道，肺および胸郭の構造の特徴がいえる
2. ガス交換を行う上で必要な呼吸運動のしくみがわかる
3. 肺胞-血液間のガス交換について学び，血液中のガス組成を維持するしくみがわかる
4. 血液による酸素および二酸化炭素の運搬機序が説明できる
5. 呼吸調節の機構について，受容器−中枢−効果器のそれぞれを説明できる
6. 環境が変化した際の呼吸調節がわかる
7. 肺機能検査のそれぞれを説明できる

I　呼吸器系の形態と機能

　生き物は外界とガス交換を行って細胞活動を営み，恒常性を維持している．そのため，呼吸が数分間停止しただけで生命は危機的状態に陥る．ヒトが呼吸によって体内に酸素を取り込み，炭酸ガスを排出するしくみは二十世紀までにほぼ解明された．ここではヒトにおける物理化学的なガス交換や神経学的な呼吸調節などのしくみ，呼吸器系の障害，さらに呼吸機能の検査法などについて解説する．

A．呼吸器系の形態

　呼吸器系は肺（lung），気管支（bronchus），気管（trachea），喉頭（larynx），咽頭（pharynx）および鼻腔（nasal cavity）または口腔（oral cavity）から構成されている．それらはさらに輪状軟骨の部分を境に上気道と下気道に分けられる（図11-1）．上気道は鼻腔，口腔，咽頭とその周辺で，下気道は喉頭，気管，気管支，肺により構成されている．空気は口腔（口呼吸）または鼻腔を通して肺に達するが，解剖学的な違いにより生後6ヵ月までは鼻呼吸しかできない．

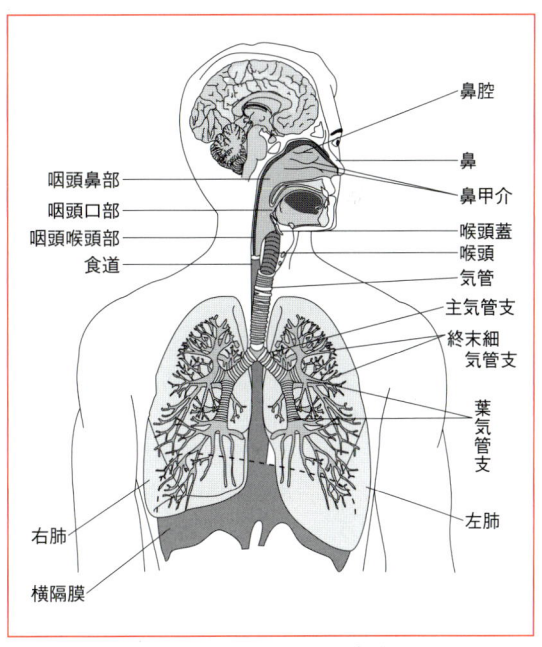

図 11-1　呼吸器系の解剖
〔Hinchliff SM et al：Physiology for Nursing Practice, 2nd ed, p.533, Baillière Tindall, London, 1996より改変〕

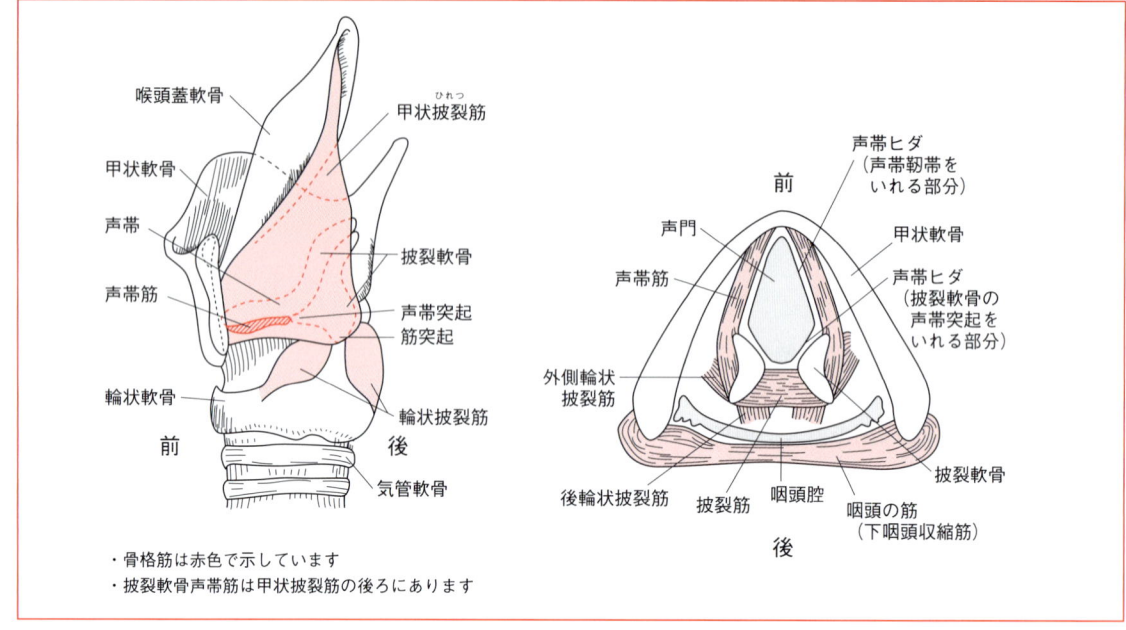

図11-2 喉頭軟骨と喉頭部の水平断

1. 鼻

鼻（nose）の形は骨と軟骨で形成されており開口部は外鼻孔といい，鼻中隔で左右に分けられている．ここは線毛上皮細胞で覆われているため，吸入空気を下気道に送る際に，吸入空気を加湿・加温し，外部から入ってくる異物や細菌を排除する働きを行う．上鼻甲介には嗅覚受容器が存在する（170頁参照）．

2. 咽頭

口腔と鼻腔の後部を咽頭（pharynx）といい，咽頭鼻部，咽頭口部，咽頭喉頭部の3つの部分に分けられる．咽頭と食道の接合部は消化管でもっとも狭い場所で，餅などがつまりやすい部位である．咽頭口部には口蓋扁桃（palatine tonsil）がある．咽頭は空気の導管として働くとともに，食塊を食道に嚥下する器官としても働く．さらに，咽頭扁桃により外部からの異物や細菌を排除する．

3. 喉頭

喉頭（larynx）の開口部は声門である．それらは軟骨でできており，甲状軟骨，輪状軟骨などで構成されている（図11-2）．喉頭蓋は葉型の弾力性に富んだ軟骨で，甲状軟骨に付着している．喉頭には発生器官である声門がある．喉頭蓋は食塊を嚥下するときに閉じ，喉頭内に食塊が入っていくのを防ぐ．異物が喉頭に入ってくると咳反射が生じて取り除く．

4. 気管および気管支

気管（trachea）は喉頭に続く円筒状の導管で，第4～5胸椎の高さで左右の主気管支に分かれる（気管分岐部）．気管の前壁は16～20個の馬蹄状の軟骨が連なっているが，後壁には軟骨がなく粘膜と筋肉（平滑筋）のみからなる（図11-3b）．右の主気管支は左に比べて短く広く垂直位である（図11-3a）．このため気管に異物が入った場合，異物は右の気管支に入りやすい．

気管支（bronchus）は肺門から肺に入る．右の主気管支は上葉，中葉，下葉の3つの気管支に，左主気管支は上葉と下葉の2つの気管支にそれぞれ分かれる．それらはさらに細気管支に分かれて肺胞（alveolus）に入る．主気管支から終末細気管支までの部分は空気を伝導するだけでガス交換にかかわらないため，解剖学的死腔（anatomical dead space）と呼ぶ（導性呼吸気道）．ガス交換はここより末梢で行われる（呼吸帯）．

気管支は平滑筋で，吸気時には弛緩して気道を広げ，呼気時には収縮して狭くする．気管支平滑筋の調

呼吸器系の形態と機能　267

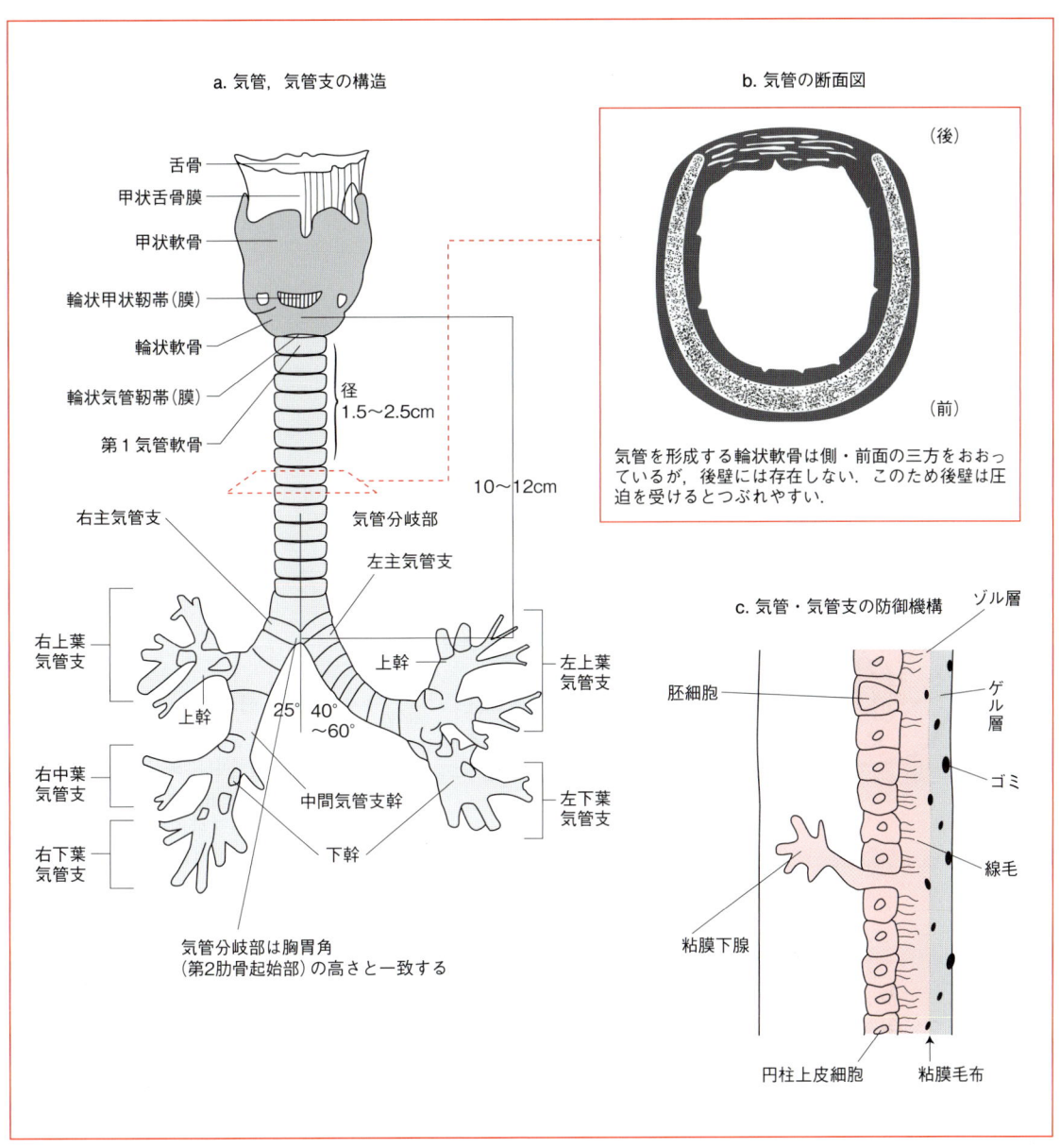

図11-3　気管と気管支

a. 気管，気管支の構造

- 舌骨
- 甲状舌骨膜
- 甲状軟骨
- 輪状甲状靱帯（膜）
- 輪状軟骨
- 輪状気管靱帯（膜）
- 第1気管軟骨
- 径 1.5〜2.5cm
- 10〜12cm
- 右主気管支
- 左主気管支
- 気管分岐部
- 右上葉気管支
- 左上葉気管支
- 上幹
- 25°　40°〜60°
- 右中葉気管支
- 中間気管支幹
- 左下葉気管支
- 右下葉気管支
- 下幹
- 気管分岐部は胸骨角（第2肋骨起始部）の高さと一致する

b. 気管の断面図

（後）
（前）

気管を形成する輪状軟骨は側・前面の三方をおおっているが，後壁には存在しない．このため後壁は圧迫を受けるとつぶれやすい．

c. 気管・気管支の防御機構

- ゾル層
- 胚細胞
- ゲル層
- ゴミ
- 線毛
- 粘膜下腺
- 円柱上皮細胞
- 粘膜毛布

〔中江純夫：絵でみる呼吸と循環（JJNスペシャル No.53），8頁，医学書院，東京，1996より改変〕

節は自律神経系の支配下で行われ，βレセプターが関与する．すなわち，アドレナリンは気管支を弛緩させ，副交感神経の伝達物質であるアセチルコリン，肥満細胞（mast cell）から分泌されるヒスタミンおよびタバコのような侵害刺激は気管支を収縮させるように働く．

　気管・気管支の内側には分泌腺細胞と線毛上皮細胞がある．上皮細胞の表面は水分量の多いゾル層と粘度の高いゲル層の2層で覆われている．これらは体内からの水分喪失を防ぎ，気道への侵害物を防御している（図11-3c）．線毛細胞の線毛は毎分600〜1,000回で運動して粘液，喀痰および異物を口方向に輸送する．

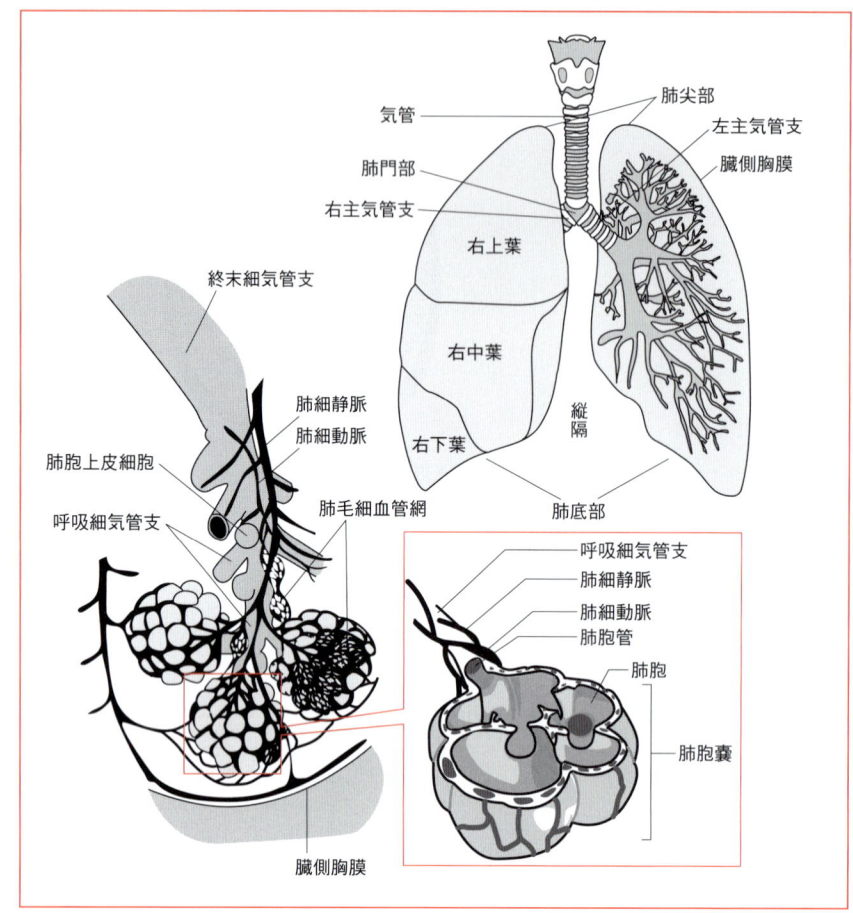

図11-4 肺，肺の構造，肺と毛細血管
〔中江純夫：絵でみる呼吸と循環（JJN スペシャル No.53），13頁，医学書院，東京，1996より改変〕

5．肺

肺（lung）（図11-4）は胸腔内に1対非対称に位置する．横隔膜に接する部分を肺底（base of lung），上部の尖った部分を肺尖（apex of lung）という．右肺は上葉，中葉，下葉の3葉からなり，左肺は上葉と下葉の2葉からなる．

各肺は胸膜（pleura）とよばれる漿膜で覆われている．胸壁の内側に付着している壁側胸膜（parietal pleura）と肺の外表面を覆っている肺胸膜［臓側胸膜（visceral pleura）］とからなり，少量の液体を含む胸膜腔（pleural cavity）によって隔てられている．胸膜液があるために呼吸により肺が動くとき摩擦が少なくなり，臓側と壁側の2枚の胸膜がぴったりとくっつく．胸膜腔内は陰圧に保たれている．肺表面は胸郭の内壁にしっかりと付着し，胸郭の動きを肺に伝えることができる．

成人では肺は約3億の肺胞があり，その総表面積は約40〜80m^{2}である．肺胞のまわりには毛細血管が分布する（図11-4）．肺胞上皮細胞にはtype I 細胞とtype II 細胞がある．肺胞の上皮細胞の95％はガス交換に関係するtype I 細胞で，残りの5％は表面活性物質［サーファクタント（surfactant）］を分泌するtype II 細胞である．肺胞は球形で，その表面は液体の膜で覆われているので，吸入空気との間に界面ができ表面張力と内圧が生じる．肺胞のサーファクタントによって，肺が収縮すると表面張力が小さくなり肺胞細胞の虚脱が防がれている．新生児呼吸窮迫症候群［respiratory distress syndrome of newborn, infantile respiratory distress syndrome（IRDS）］では肺のサーファクタントが減少もしくは欠如しているため，肺が虚脱し呼吸不全を生じる．

肺には弾性があり，吸気時には拡張する．このときの肺の弾性もしくは伸びやすさのことを肺のコ

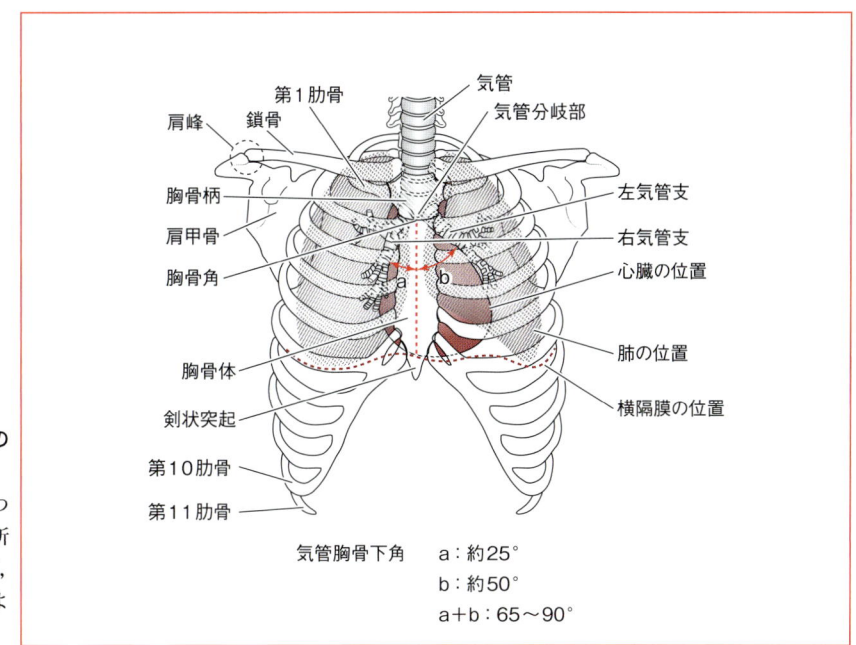

図11-5 胸部の骨格と肺の位置

〔星野一正：臨床に役立つ生体の観察―体表解剖と局所解剖，第2版縮刷版，159頁，医歯薬出版，東京，1987より一部改変〕

気管胸骨下角　a：約25°
　　　　　　　b：約50°
　　　　　　　a＋b：65〜90°

ンプライアンス(compliance)といい，肺に空気圧をかけたとき容積がどれくらい変化するかを示す指標である(L/cmH_2O)．コンプライアンスが高いということは肺が拡張しやすいこと，コンプライアンスが低いとは拡張しにくいことをそれぞれ意味する．

B. 呼吸系の生理

1. 呼吸運動

肺は胸郭の中に位置する．胸郭は12個の胸椎，12対の肋骨，胸骨，横隔膜および肋間筋から成る（図11-5）．

呼吸運動(respiratory movement)は吸息相と呼息相からなり，主要なものと補助的なものの2つのタイプの筋肉が関与する．横隔膜と外肋間筋は吸息相の主要な筋肉である．補助的な筋は吸気を増強させるようなとき，たとえば，肋骨や胸骨を挙上するのを助けるために働く斜角筋，胸鎖乳突筋，僧帽筋や大小胸筋などである．

肺の拡張は，肺自体の弾性により収縮しようとする性質と，胸壁の広がろうとする性質のバランスによって生じる．安静時の呼息相でも胸膜腔内圧は大気圧に比べて陰圧($-2〜-5\,cmH_2O$)である．

吸息時には横隔膜と外肋間筋が収縮する（図11-6, 7）．これにより胸郭が前後左右，また上下方向に広がる．このことにより胸膜腔内圧はさらに陰圧(−

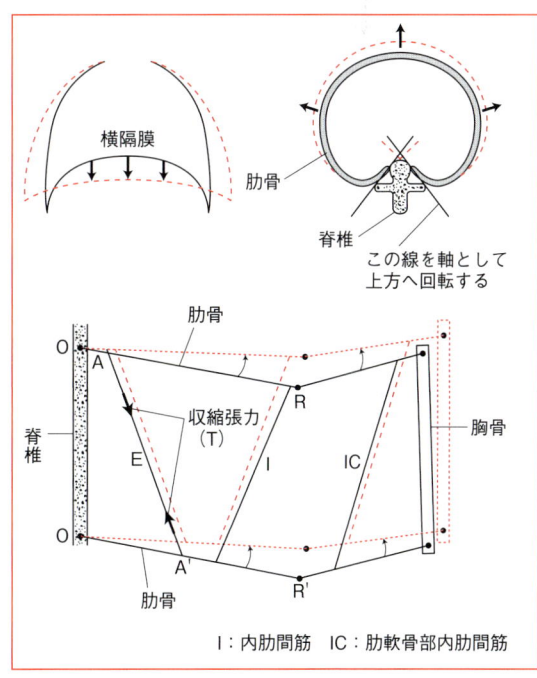

図11-6 肋骨の横隔膜の動き

安静吸息時の呼吸筋の運動と胸郭の拡大．吸息時に動く方向を→で示す（上，左右）．肋間筋の収縮による肋骨の移動（側面からみたもの，下）．外肋間筋(E)の収縮によって肋骨(R, R′)が上方へ動く．

I：内肋間筋　IC：肋軟骨部内肋間筋

〔福田康一郎：呼吸系の機能的形態学と呼吸運動．標準生理学，第4版(本郷利憲，廣重 力，豊田順一ほか編)，568頁，医学書院，東京，1996より改変〕

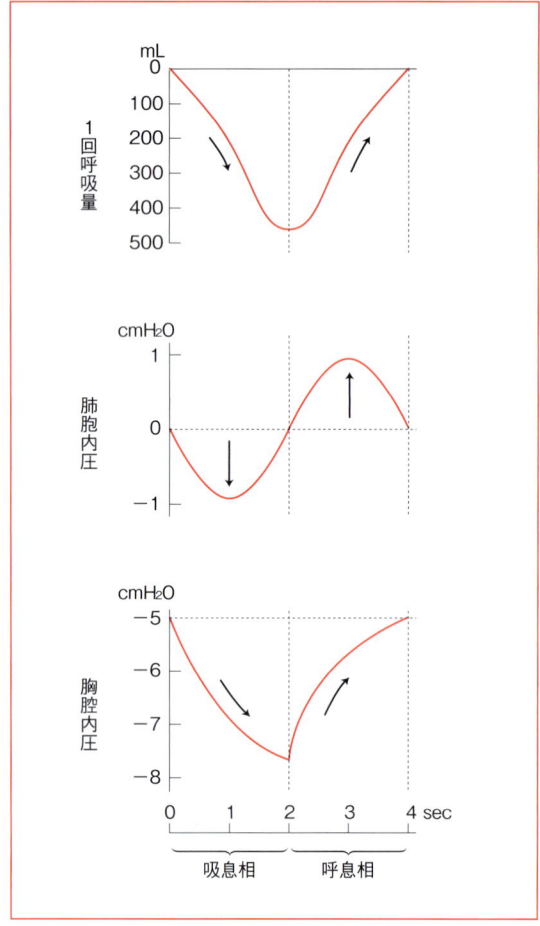

図11-7 呼吸筋の収縮・弛緩に伴う呼吸気量，肺胞内圧，胸腔内圧の変化

肺胞内圧（0＝外気圧）が外気圧よりも低くなると外気が肺胞に入り（吸息），逆に外気圧よりも高くなると気体は外界へ出てゆく（呼息）．

〔名津井悌次郎：新版生理学（現代看護学基礎講座3），111頁，真興交易医書出版部，東京，1994〕

$6\sim -8\,cmH_2O$）となるので，肺は受動的に拡張する．1回の吸気により約 500 mL の空気が肺内に取り込まれる（図11-7）．

安静呼吸時には呼息は受動的に行われる．吸息筋が弛緩すると胸郭は小さくなり，かつ肺に弾性があるので肺は元に戻ろうとし，空気が体外へ押し出される．呼息では主に内肋間筋と腹横筋が収縮し，腹直筋や腰方形筋が補助呼吸筋として働く．

吸気の際に横隔膜を使い腹部を膨らませて行う呼吸を腹式呼吸といい，肋骨を上げて行う呼吸を胸式呼吸

という．乳児や小児は典型的な腹式呼吸を行い，妊婦は胸式呼吸を行っている．

■ 呼吸生理学で使用される記号

1次記号と2次記号：呼吸生理の分野でよく使用されるものに1次記号と2次記号がある．2次記号は気相に関するものと血液相に関するもの，および化学物質の種類に対するものがある（表11-1）．

気体は温度や圧力によって体積が変化するので，室温の場合と体温の場合の量を単純に比較することはできない．そこで，これらの測定をどのような条件で測定したかが重要になってくる．

- ATPS：室温，そのときの大気圧，室温での水蒸気圧で飽和された状態．
- BTPS：37℃，測定時の大気圧（PB），37℃の水蒸気飽和状態．
- STPD：0℃, 760 mmHg, 水蒸気を含まない状態．

酸素摂取量（$\dot{V}O_2$）や二酸化炭素排出量（$\dot{V}CO_2$）はSTPDで示し，肺気量や換気量はBTPSで表される．水蒸気は気体であるが，理想気体の法則に従わず，その分圧は温度だけで決定されるとして，体温37℃での飽和水蒸気圧を 47 mmHg として考える．

2. 肺換気（pulmonary ventilation）

安静時に1回に吸入される量あるいは呼出される量を1回換気量［tidal volume（V_T）］といい，約 500 mL である．1分間に肺から排出されるガス量を分時換気量［minute ventilation（$\dot{V}_E$）］といい，V_T × 呼吸数［frequency（f）］で求められる．1回換気量が約 500 mL で呼吸数 12 回の場合は，肺換気は約 6,000 mL/min である．しかし，吸入された空気がすべて肺胞に到達するのではない．1回換気量のうち約 150 mL は死腔内に留まり，ガス交換に使用されないまま呼気時に大気中に吐き出される．死腔には解剖学的死腔と生理学的死腔（physiological dead space）とがある．生理学的死腔は実際にガス交換に関与しなかったガス量のことである．健康なヒトの場合，両者の体積はほぼ一致するが，病的状態では差が生じてくる．

1分間に実際に肺胞に入ってくる新鮮な空気の容量を肺胞換気量（alveolar ventilation）とよぶ．それは次のように計算される．

（V_T －死腔）× f ＝肺胞換気量

たとえば，（500 － 150）× 12 ＝ 4,200（mL/min）

となる．このように，肺換気は6,000 mL/minであるが，実際肺胞でガス交換される量は4,200 mL/minである．1回換気量が小さいほど，死腔内に無駄に浪費される割合が多くなるため，浅くて速い呼吸は一般に効率がよくない．人工呼吸器もしくはシュノーケルなどの外部の装置をつけたときには，さらに死腔が増加し換気の効率が損なわれる．

3. 肺胞のガス交換と肺の血液循環

大気中の空気の約21％はO_2，約79％がN_2で，水蒸気とCO_2もわずかに含まれる．空気が気道を通るときに水蒸気により湿り気を与えられ，ガス分圧がわずかに減少する．また，肺胞から血液中に持続的にO_2を拡散し，血液からはCO_2を拡散している．その結果，肺胞気のガスの構成はO_2は約14％，CO_2は約5.6％，そしてN_2は約80％となる．

■ ガス交換

肺胞と肺の毛細血管の間のガス交換は拡散(diffusion)によって行われる．ガスは分圧の高いほうから低いほうへ移動する．肺胞と毛細血管が接する表面積は$40〜80 m^2$（テニスコート1枚分の広さ）で，肺胞の壁から毛細血管の壁までの厚さは$0.5〜0.7 μm$と非常に薄くなっている．

単位時間あたりのCO_2排出量あるいはO_2摂取量は次の式で求められる．

■ 分時CO_2排出量（$\dot{V}_{CO_2}$）

$$\dot{V}_{CO_2} = \dot{V}_A (C_{ACO_2} - C_{ICO_2})$$

$\dot{V}_A$は分時肺胞換気量，C_{ACO_2}は肺胞CO_2濃度，C_{ICO_2}は吸気のCO_2濃度である．$\dot{V}_A = 4,200$ mL/min，$C_{ACO_2} = 5.6$ vol％，$C_{ICO_2} ≒ 0$とすると，$V_{CO_2} ≒ 235$ mL/minとなる．これは37℃のときの容積なので，標準状態（0℃，1気圧，STPD）に換算すると$235/1.21 ≒ 194$で，安静時の分時CO_2排出量は約200 mL/minとなる．

■ 分時酸素摂取量（$\dot{V}_{O_2}$）

$$\dot{V}_{O_2} = \dot{V}_A (C_{IO_2} - C_{AO_2})$$

$\dot{V}_A$は分時肺胞換気量，C_{AO_2}は肺胞O_2濃度，C_{IO_2}は吸気のO_2濃度である．$\dot{V}_A = 4,200$ mL/min，$C_{AO_2} = 14$ vol％，$C_{IO_2} = 21$％とすると，$\dot{V}_{O_2} = 294$ mL/minである．これは37℃のときの容積なので，標準状態（0℃，1気圧，STPD）に換算すると$294/1.21 ≒ 243$で，安静時の分時O_2摂取量は約250 mL/minである．

このようにO_2摂取量とCO_2排出量は，吸入気と肺胞気のO_2およびCO_2濃度の差と肺胞換気量によって決定される．

■ 呼吸商[respiratory quotient(RQ)]，[respiratory exchange ratio(RR)]

肺毛細血管のO_2摂取量とCO_2排出量の比を呼吸商（RR）といい，次の式で表される．

$$呼吸商（RR）= CO_2排出量/O_2摂取量 ≒ 0.8$$

この呼吸商はガス交換率を表す．

組織におけるガスの拡散はフィック(Fick)の拡散の法則に従う．肺胞-毛細血管壁間での単位時間あたりの拡散によって移動する物質量は肺胞-肺毛細血管間の両側の物質濃度勾配および面積に比例し，壁の厚さに反比例する．つまり，物質の濃度差が大きく，拡散面積が広ければ，拡散しやすいが，逆に壁が厚けれ

表11-1　呼吸生理学で使用される記号

おもな1次記号（大型頭文字を使用）
- V：ガス容量
- $\dot{V}$：単位時間あたりのガス容量の変化
- P：圧
- $\bar{P}$：平均圧
- C：血中ガスの濃度
- F：乾燥ガス中のガス分画
- Q：血液量
- $\dot{Q}$：単位時間あたりの血流量
- S：飽和度
- R：ガス交換率

気相に関する2次記号（小型の頭文字を使用）
- A：肺胞気
- B：大気
- D：死腔
- E：呼気
- I：吸気
- T：1回換気

血液相に関する2次記号（小型の小文字を使用）
- a：動脈血
- v：静脈血
- $\bar{v}$：混合静脈血
- c：毛細管
- csf：脳脊髄液

ば拡散しにくくなる．

■肺での血液循環

　肺循環（pulmonary circulation）の第1の働きはO_2とCO_2を運搬することによりガス交換をすることである．

　右心室から肺動脈を経て肺毛細血管でガス交換を行い，肺静脈を経て左心房に戻るまでの循環経路を肺循環という．肺動脈は還元化された血液を運ぶ唯一の動脈である．肺循環系は低圧系で，肺動脈圧は25/8 mmHgと，動脈圧（約120/80 mmHg）に比べて低い．また，肺の血管は伸展性が高く，貯血機能が大きい．肺毛細血管内圧は平均6～9 mmHg，血漿膠質浸透圧は約25 mmHg，組織圧は0 mmHg，そして組織の膠質浸透圧は血漿膠質浸透圧の1/2である．これらを総合して考えると，肺では血管から組織や肺胞に水が漏れ出ることはない．しかし，毛細血管圧が25 mmHg以上に増加したならば，毛細血管から組織のほうへ水が移動する．この場合，体液は肺胞内に移動し，肺浮腫（pulmonary edema）を生じ，ガス交換が障害されることにより低酸素血症（hypoxemia）や呼吸困難感（dyspnea, respiratory distress）が生じる．

4．換気と血流

　安静時の健康成人の肺胞換気は約4 L/min，肺の毛細血管血流は約5 L/minで，換気血流比［ventilation/perfusion ratio（$\dot{V}_A/\dot{Q}$ ratio）］は0.8となる（図11-8a）．

　換気量が減少し，血流が正常ならば，換気血流比は減少する．このときガス交換は行われているが，肺胞換気でのO_2供給が少ないため，肺胞内のO_2分圧は低下し，CO_2分圧が上昇する．逆に換気量は正常で，血流が減少すると換気血流比は増加し，肺胞内の酸素が十分交換されず，肺胞内のO_2分圧の上昇とCO_2分圧の減少が起こる．このような場合はガス交換ができないので肺胞死腔（alveolar dead space）という．

　肺の領域によって換気血流比に変化がみられるが，これは重力の影響で換気と血流の不均等が生じるためである（図11-8b）．肺全体の換気血流比（$\dot{V}_A/\dot{Q}$）はほぼ0.8である．

　重力によって換気血流比が変化すると，O_2分圧やCO_2分圧にも影響する（図11-8c）．

　臨床上みられる換気血流比不均等は動脈血O_2分圧（PaO_2）を低下させ，低酸素血症を招き，組織へのO_2供給を減少させる（図11-9）．換気血流比不均等の判定には，PaO_2，肺胞気-動脈血酸素分圧較差（A-aDO_2），PaO_2/FIO_2比および$PaCO_2$の上昇が指標となる．

5．血液によるガス運搬

　肺でガス交換された血液は心臓に戻り，左心室から全身の組織へ運ばれる．また，組織で産生されたCO_2は肺胞から体外へ排出される（図11-10）．

a．O_2運搬

　血液中のO_2濃度（溶存O_2）は，そのO_2分圧（PO_2）に比例する．

$$溶存 O_2 (vol\%) = 0.003 \times PO_2$$

　PO_2は約100 mmHgであるから，溶存O_2は約0.3 vol％ということになる．心拍出量を5 L/minとすると，その総量は15 mLとなり，このO_2が1分間に供給される．一方，組織が必要なO_2は約250 mL/minで，これだけでは不足する．そこで，赤血球中のヘモグロビンがO_2運搬の働きをしている．ヘモグロビンは1 g/dLで1.34 mLのO_2を運ぶことができる．ヘモグロビン分子の4個のヘムにはそれぞれ1分子のO_2（1 mol 22.4 L）が結合することができる．ヘモグロビンの1 molの分子量を66,800とすると，22.4（L）×4（mol）/66,800＝0.00134（L）となり，上述のように約1.34 mLである．血中ヘモグロビンは14～16 g/dLであるので，1.34×15＝20.1 mL/dLとなる．これは溶存O_2の量に比べるとはるかに多く，ヘモグロビンがO_2運搬に重要な役割を果たしている証拠である．

　血液中のヘモグロビンとO_2分圧との関係はHb＋$O_2 \rightleftarrows HbO_2$［酸素化ヘモグロビン，オキシヘモグロビン（oxyhemoglobin）］という可逆的な反応式で表される．O_2分圧とHbO_2［ヘモグロビン飽和度もしくはO_2飽和度（O_2 saturation）］との関係を示したものがO_2解離曲線（oxygen dissociation curve）である（図11-11）．解離曲線はPCO_2，H^+（もしくはpH），温度および2,3-ジホスホグリセリン酸［2,3-diphosphoglycerate（2,3-DPG）］[*1]などの影響を受け，図11-11に示すように温度が上昇し，PCO_2分圧が高まると右へ[*2]，また，減少すると左へ移動する．2,3-DPGは高所での慢性低酸素状態や慢性肺疾患などの場合に増加する．妊娠中にもこの増加はみられる．これは胎盤を通して胎児にO_2遊離を

a. 肺胞単位での換気量-血流量比の変化とP_{O_2}, P_{CO_2}の変化

吸入気　$O_2:150$　$CO_2:0$

換気なし	静脈血	正常	動脈血	血流なし
$O_2:40$ $CO_2:45$	$O_2:40$ $CO_2:45$	$O_2:100$ $CO_2:40$	$O_2:100$ $CO_2:40$	$O_2:150$ $CO_2:0$

$\dot{V}_A/\dot{Q}=0$　←$\dot{V}_A/\dot{Q}$減少　$\dot{V}_A/\dot{Q}≒0.8$　$\dot{V}_A/\dot{Q}$増加→　$\dot{V}_A/\dot{Q}=$無限大

血流

b. 肺領域における換気量と血流量の分布(立位の場合)

肺尖部にいくほど血流量は換気量に比べて急速に低下し、結果として両者の比である$\dot{V}_A/\dot{Q}$は大きくなる

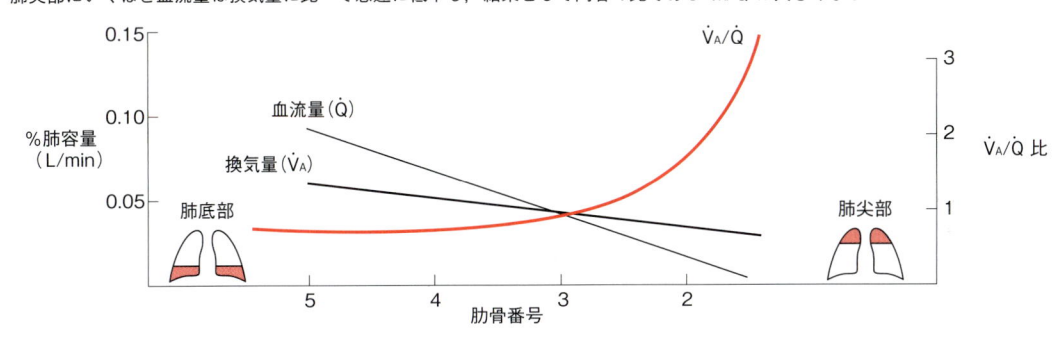

%肺容量 (L/min)　血流量($\dot{Q}$)　換気量($\dot{V}_A$)　$\dot{V}_A/\dot{Q}$　$\dot{V}_A/\dot{Q}$比
肺底部　肺尖部　肋骨番号

c. 肺の各領域における換気量-血流量比のパターンおよび酸素分圧と炭酸ガス分圧の変化(立位の場合)

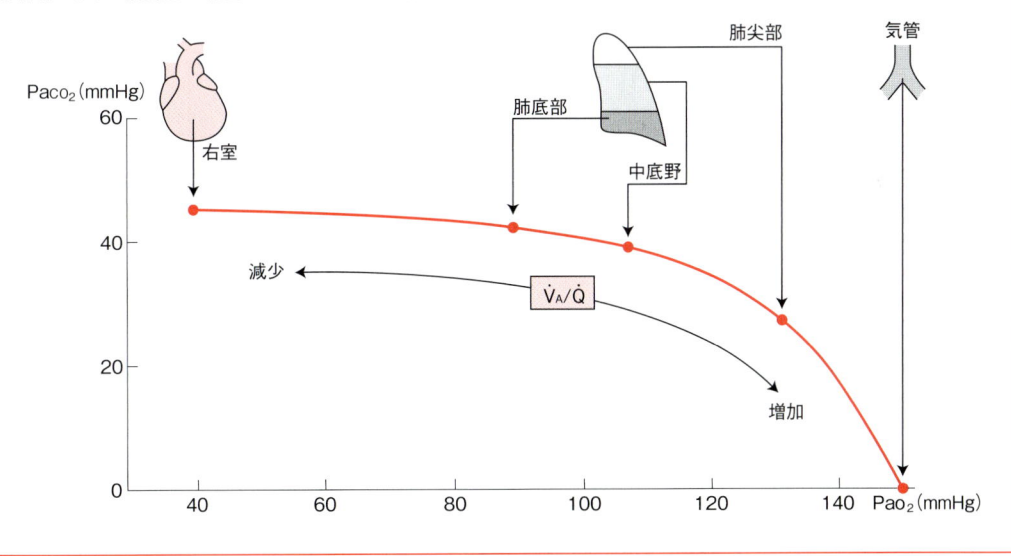

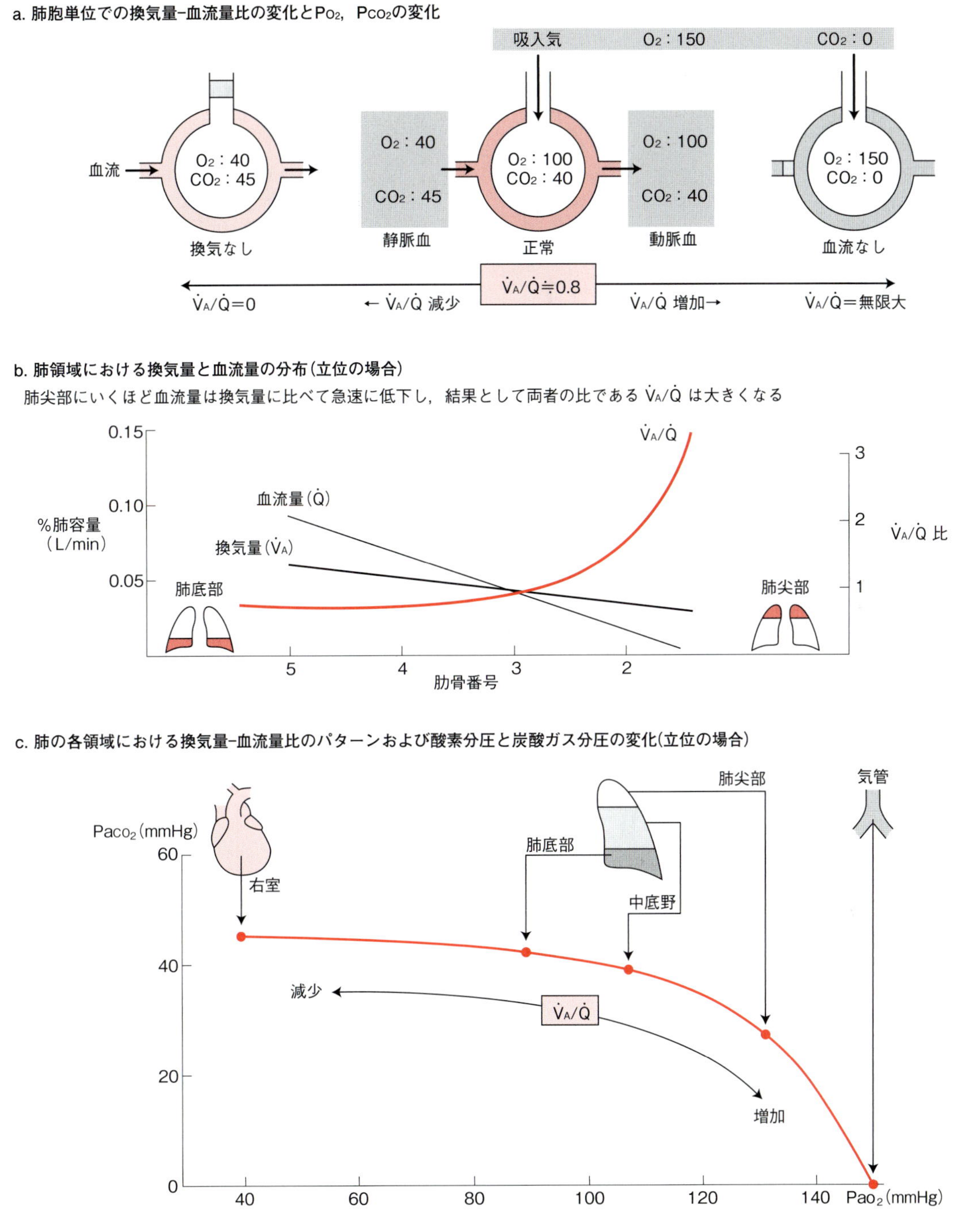

P_{aCO_2}(mmHg)　右室　肺底部　中底野　肺尖部　気管
減少　$\dot{V}_A/\dot{Q}$　増加
P_{aO_2}(mmHg)

図 11-8　換気血流比

〔中江純夫:絵でみる呼吸と循環(JJN スペシャル No.53), 49頁, 医学書院, 東京, 1996〕

[*1] 赤血球代謝の代謝産物.

[*2] P_{CO_2}が高まるときの解離曲線の右方偏位を，発見者の名をとって Bohr 効果(1904)という. P_{CO_2} の高い(pH の低い)組織ではヘモグロビンの酸素親和性が低下し，酸素が放出される.

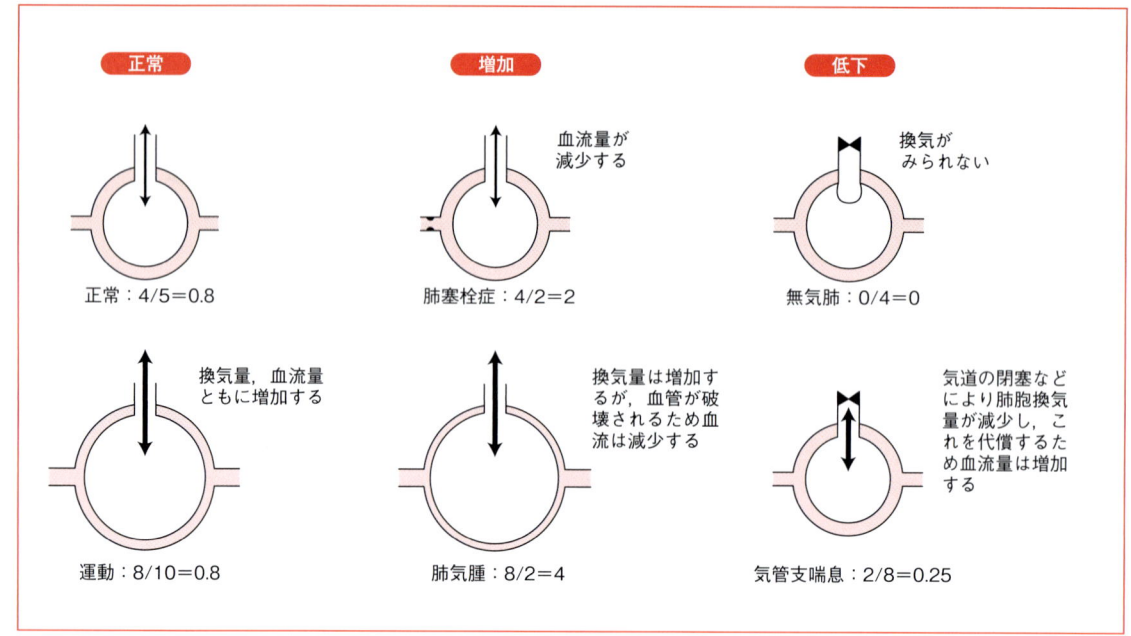

図11-9 換気血流比不均等

正常
- 正常：4/5＝0.8
- 運動：8/10＝0.8　換気量, 血流量ともに増加する

増加
- 肺塞栓症：4/2＝2　血流量が減少する
- 肺気腫：8/2＝4　換気量は増加するが, 血管が破壊されるため血流は減少する

低下
- 無気肺：0/4＝0　換気がみられない
- 気管支喘息：2/8＝0.25　気道の閉塞などにより肺胞換気量が減少し, これを代償するため血流量は増加する

臨床上みられる主な換気量−血流量比異常（$\dot{V}_A = 4$ L／分, $\dot{Q} = 5$ L／分として）．
〔中江純夫：絵でみる呼吸と循環（JJN スペシャル No.53），医学書院，51頁，東京，1996〕

図11-10 O_2とCO_2の運搬

呼気
P_{O_2}＝15.6 kPa(117 mmHg)
P_{CO_2}＝3.9 kPa(29 mmHg)

吸気
P_{O_2}＝21.2 kPa(159 mmHg)
P_{CO_2}＝0.04 kPa(0.3 mmHg)

肺胞気
P_{O_2}＝13.3 kPa(100 mmHg)
P_{CO_2}＝5.3 kPa(40 mmHg)

P_{O_2}＝13.3 kPa(100 mmHg)
P_{CO_2}＝5.3 kPa(40 mmHg)

P_{O_2}＝5.3 kPa(40 mmHg)
P_{CO_2}＝6.1 kPa(46 mmHg)

細胞
P_{O_2}＝5.3 kPa(40 mmHg)
P_{CO_2}＝6.1 kPa(46 mmHg)

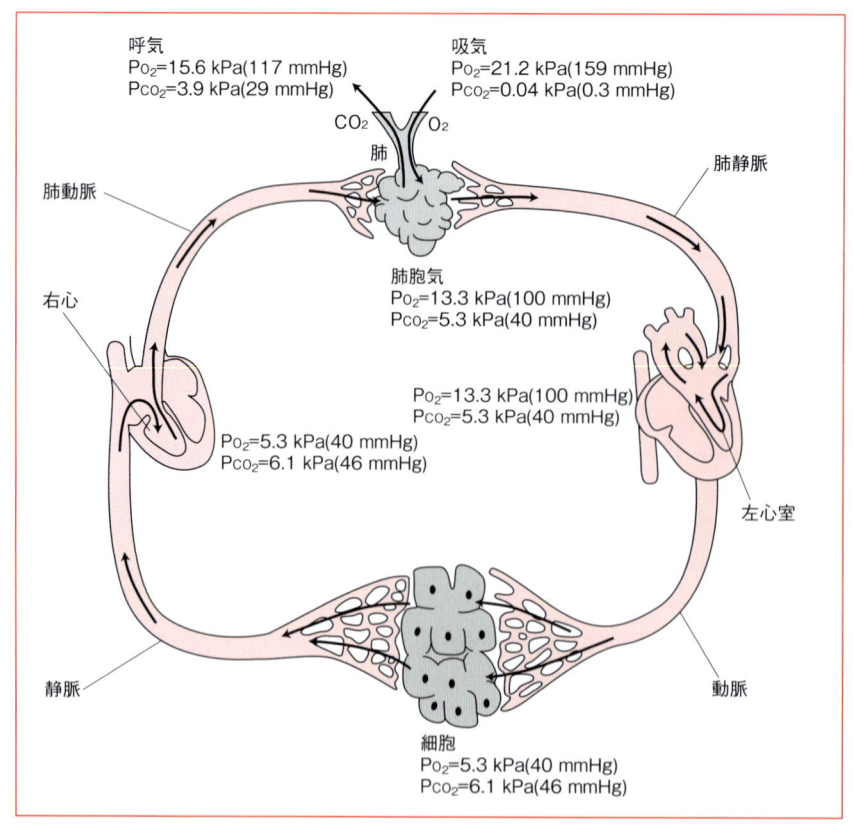

肺動脈／肺静脈／右心／左心室／静脈／動脈／肺

〔Hinchliff SM et al: Physiology for Nursing Practice, 2nd ed, p.557, Baillière Tindall, London, 1996 より改変〕

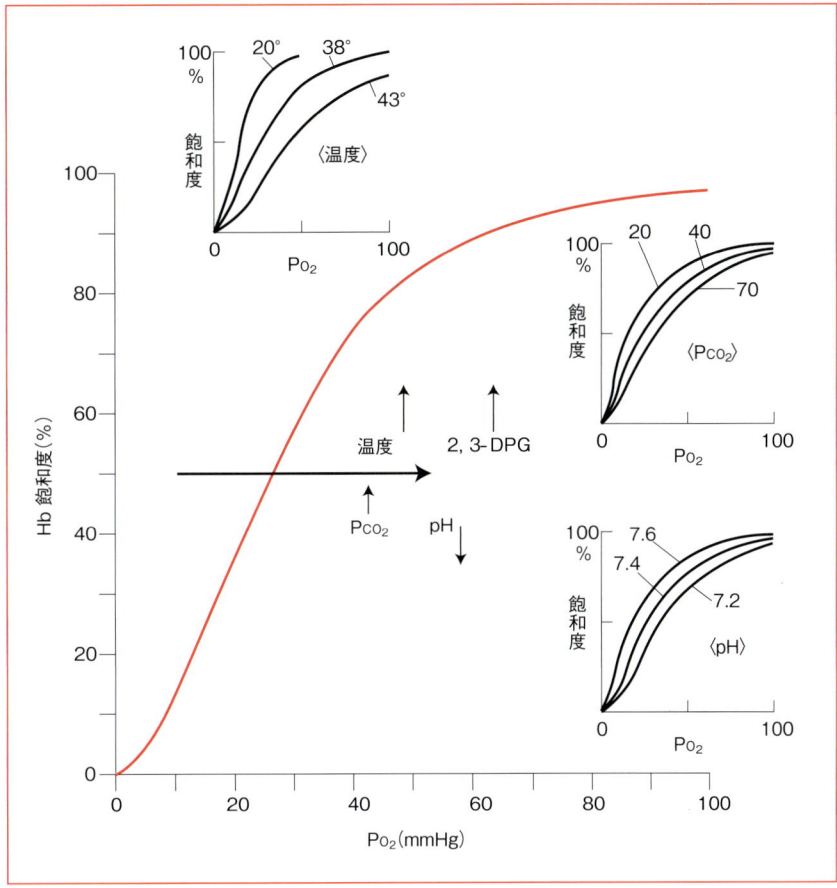

図11-11 O₂解離曲線
〔West JB：Respiratory Physiology, Williams & Wilkins, Baltimore, p.74, 1989 より改変〕

促進させる．

　胎児と母親のヘモグロビンのタイプは異なる．胎児のヘモグロビンはHbFであり，O₂との親和性が高い．HbFは生後1年で成人のヘモグロビンであるHbAに置き換わる．

　一酸化炭素（CO）はO₂よりはるかにヘモグロビンとの親和性が高い．そのためCOを含む空気を呼吸すると急激に低酸素血症となり，生命が危険に陥る．一酸化炭素ヘモグロビン（HbCO）は鮮紅色を呈すので，一酸化炭素中毒の患者の皮膚はピンク色にみえる．

b．CO₂運搬

　体内代謝によって生じたCO₂は，静脈血によって肺に運ばれ排出される．CO₂排出量は安静時で約200 mL/min である．

　血液中のCO₂は，溶解CO₂（約9％），重炭酸塩（約80％），およびタンパク質と結合したカルバミノ化合物（約11％）の3つの形で存在する（図11-12）．

　動脈側の毛細血管血のP_{CO_2}は40 mmHgである．組織では代謝によって生じたCO₂があるので，毛細血管よりP_{CO_2}が高い．この分圧勾配によってCO₂が毛細血管に移動して，静脈血でのP_{CO_2}は46 mmHgとなる．CO₂は水と反応してH₂CO₃となるが，この反応には時間がかかるために，大部分はCO₂の状態で存在する．

　CO₂は組織から血漿へ，さらに赤血球中に拡散する．その際，赤血球中にある炭酸脱水酵素（carbonicanhydrase）の作用により水和される（CO₂ + H₂O ⇌ H₂CO₃）．このH₂CO₃は直ちに電離し，

$$H_2CO_3 \rightleftharpoons H^+ + HCO_3^-$$

となる．この反応は酵素なしにすみやかに進む．これらのイオン濃度が増加するとHCO₃⁻は血漿中に拡散する．一方，H⁺は赤血球膜を通りにくいので，赤血

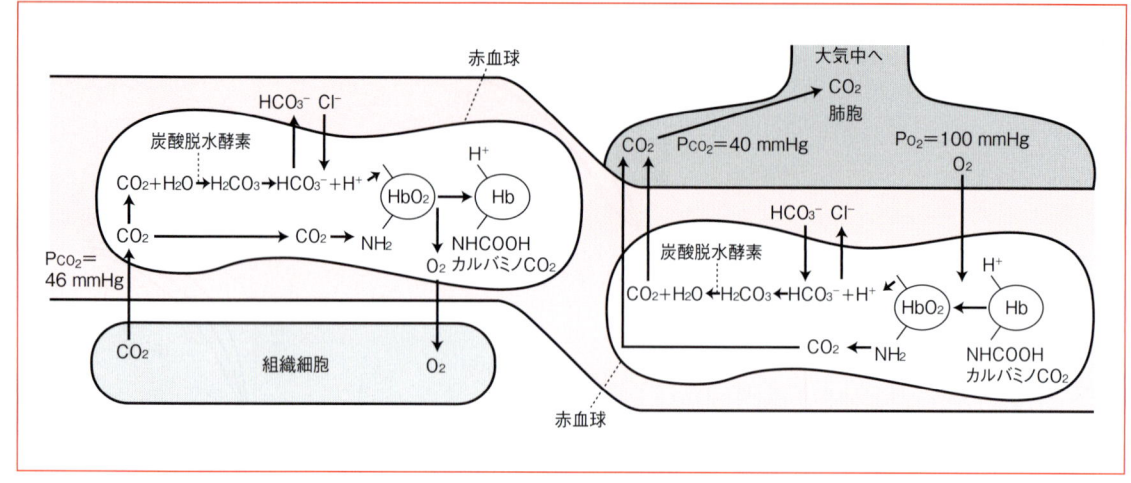

図11-12 CO_2 の運搬
〔Schmidt RF, Thews G (eds):Human Physiology, 2nd ed, p.587, Springer-Verlag, Berlin, Heidelberg, 1989 より改変〕

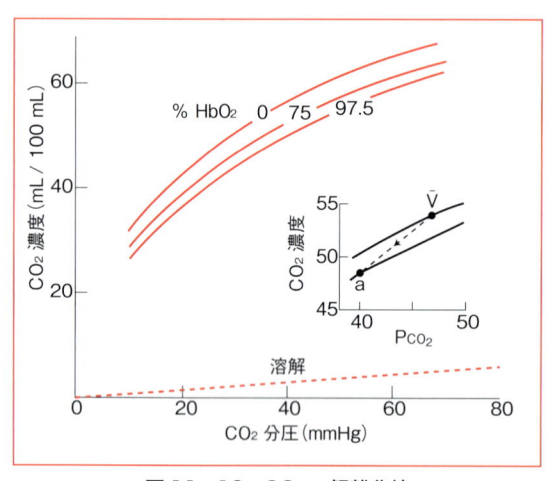

図11-13 CO_2 の解離曲線
〔West JB:Respiratory Physiology, p.77, Williams & Wilkins, Baltimore, 1989 より改変〕

球内にとどまる.そのため,赤血球内の電気的中性を保つために,Cl^- が血漿中から赤血球内に入ってくる.これを塩素シフト(chloride shift)という.また,ヘモグロビンが効果的な緩衝作用をもち,H^+ と反応して,

$$HbO_2 + H_2O + CO_2 \rightleftarrows HHb + O_2 + HCO_3^-$$

となり,H^+ を中和する.

CO_2 が血漿タンパクの終末アミノ基に結合することにより,カルバミノ化合物が形成される.

もっともよく結合する相手はヘモグロビンで,

$$Hb \cdot NH_2 + CO_2 \rightleftarrows Hb \cdot NH \cdot COOH$$

となり,カルバミノヘモグロビンが形成される.これは還元ヘモグロビンに顕著にみられ,末梢血管で O_2 を遊離した後のヘモグロビンは CO_2 と結合する.

血液中の CO_2 総量と P_{CO_2} の関係を示したものを CO_2 解離曲線という(図11-13).CO_2 解離曲線は O_2 解離曲線に比べると直線的である.Hb の O_2 飽和度が低いほど CO_2 含量が高くなり,逆に O_2 飽和度が高ければ,CO_2 含量は低くなる.つまり,肺でガス交換され P_{O_2} の増加が生じると,CO_2 の遊離が促進される.これをホールデン効果(Haldane effect)という.

6. 呼吸調節

呼吸調節(control of ventilation)の重要な役割は血中 O_2 および CO_2 濃度を一定に維持することである.この呼吸の調節機構は次の3つから成る.
① 情報を感知し,中枢性呼吸調節系(central controller)に伝えるセンサー(sensor)
② 情報を集め,インパルスとして効果器(effector)に伝える中枢性呼吸調節系
③ 換気を遂行する効果器としての呼吸筋

橋(pons),延髄(medulla),脊髄に呼吸を維持する中枢のあることは動物の脳切断や部分切除実験によって,明らかにされた(Legallois, 1812).

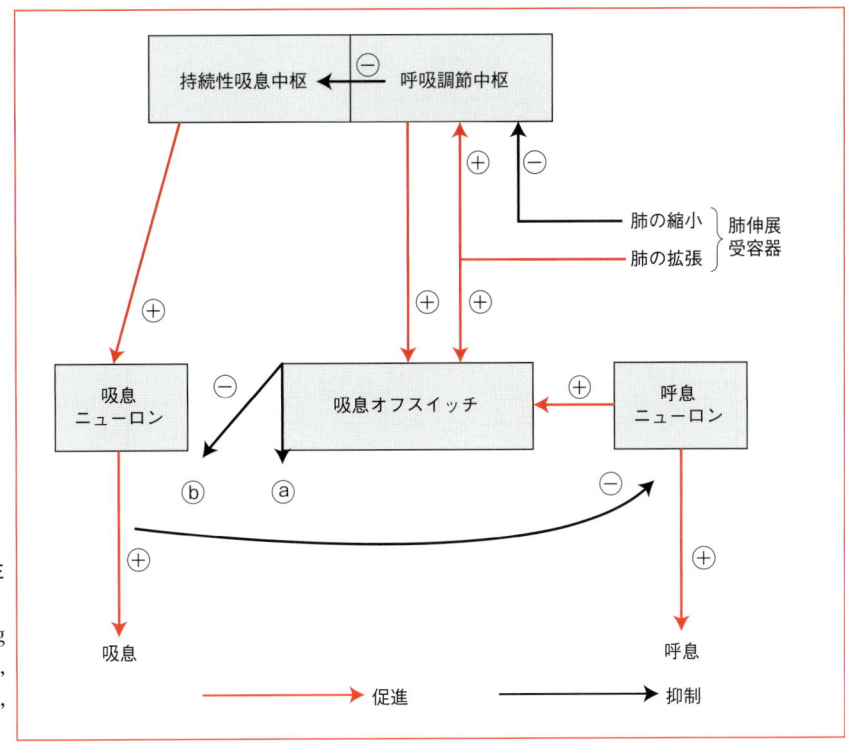

図11-14 呼吸のリズム発生
〔Hinchliff SM et al：Physiology for Nursing Practice, 2nd ed, p.569, Baillière Tindall, London, 1996より改変〕

　呼吸中枢（respiratory center）はリズム中枢（rhythmic center），持続性吸息中枢（apneustic center），呼吸調節中枢（pneumotaxic center）からなる．リズム中枢は延髄にあり，呼息ニューロンと吸息ニューロンからなる．持続性吸息中枢および呼吸調節中枢は橋に存在してリズム中枢に刺激を送る．呼吸のリズム発生のようすを（図11-14）に示す．吸息のオフスイッチが入っていない状態ならば，吸息が生じる（図11-14のⓐ）．スイッチが入りⓑの位置に来ると吸息を抑制して（吸息が止まる），それと同調して呼息ニューロンへの抑制が解除されて呼息が始まる．

　多くの因子が相互に関与している呼吸調節の全体像を図11-15に示す．ここに示すように，呼吸調節系は大きく分けて化学調節，神経性調節および行動性調節の3つに分類される．これらの調節系はすべて呼吸中枢からの出力に影響を与える．

a．化学調節

　呼吸の化学調節に関与する受容器（receptor）は末梢性化学受容器（peripheral chemoreceptor）と中枢性化学受容野（central chemoreceptor）がある．末梢性化学受容器には，頸動脈体〔carotid body（CB）〕と大動脈体（aortic body）がある（図11-16）．頸動脈体は左右の頸動脈分岐部にあり，第Ⅸ脳神経の舌咽神経を介して延髄に情報を伝える．大動脈体は大動脈弓に位置し，第Ⅹ脳神経の迷走神経を介して中枢を刺激する．

　末梢性化学受容器はPCO_2の増加およびpHの低下などにも反応するが，低酸素刺激にもっともよく反応する．中枢性化学受容野は第Ⅸ，第Ⅹ脳神経の起始部で，延髄の腹側にあり（図11-17），PCO_2やpHに敏感に反応し，呼吸中枢や血管運動中枢を刺激する．

b．神経性調節

　呼吸の神経性調節は神経回路を介する反射系で行われる．その受容器は胸郭内にあり，大半が迷走神経を介して中枢を刺激する．迷走神経の末端は気道や肺の粘膜内および粘膜下に存在する受容器につながっている．これらの受容器には肺伸展受容器（pulmonary stretch receptor），刺激受容器（irritant receptor），J受容器（J receptor）がある．

　肺伸展受容器は吸息時に肺胞が伸展されると興奮し，その信号は迷走神経を介して延髄に送られる．その結果，吸息は抑制され，呼息に切り替わる．これをヘーリング・ブロイヤー反射（Hering–Breuer's

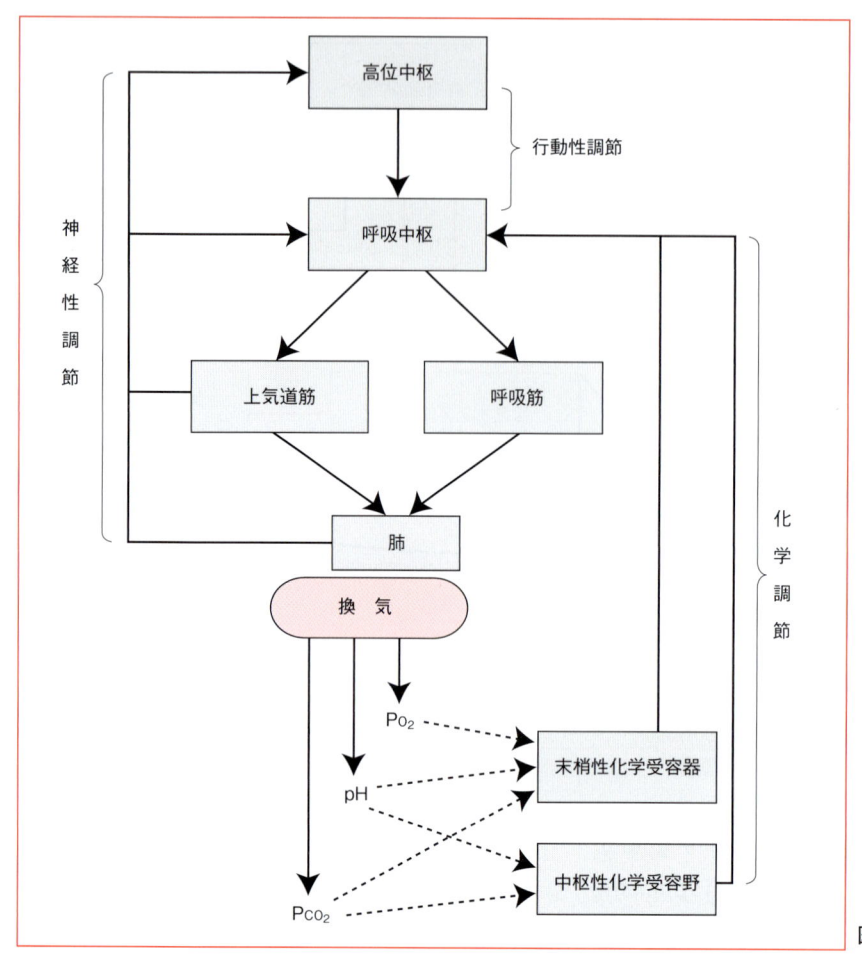

図11-15　呼吸調節の全体像

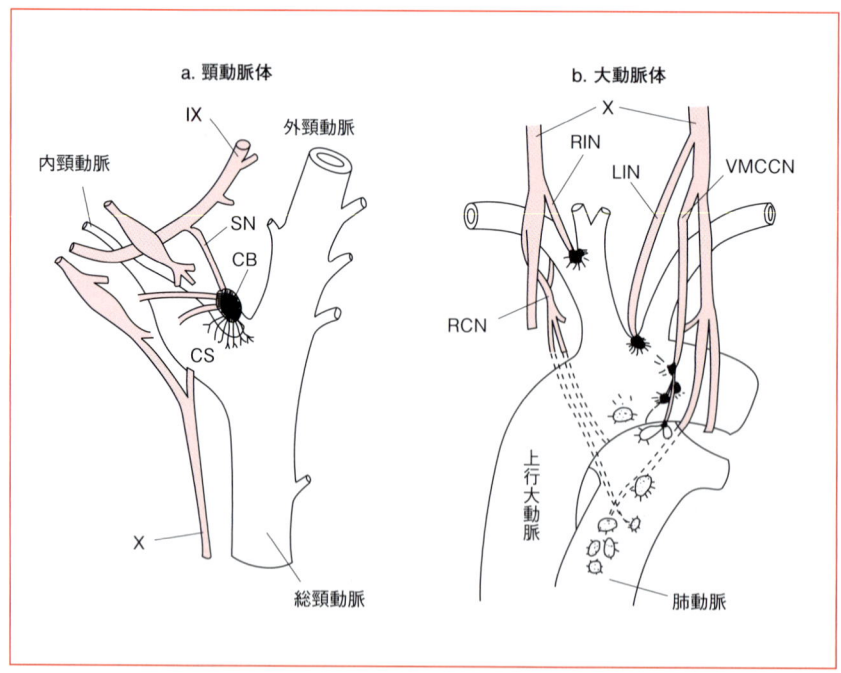

図11-16　末梢性化学受容器
　頸動脈体化学受容器からの求心性神経線維は頸動脈洞圧受容器からの求心性神経線維とともに洞神経(SN)，舌咽神経(IX)を上行し中枢に達する．大動脈体化学受容器は大動脈壁および肺動脈壁に広く散在し，その求心性神経線維は迷走神経(X)を上行し中枢に達する．

CB：carotid body, SN：sinus nerve, CS：carotid sinus, LIN：left innominate nerve, RIN：right innominate nerve, RCN：recurrent cardiac nerve, VMCCN：ventromedial cervical cardiac nerve.
〔福田康一郎：呼吸の化学調節．標準生理学，第4版(本郷利憲，廣重　力，豊田順一ほか編)，607頁，医学書院，東京，1996〕

reflex）という．

刺激受容器は気道上皮細胞の間に存在し，有毒ガス，タバコの煙，吸入粉塵および冷たい空気によって刺激される．

J受容器は毛細血管に近接した肺胞壁にあると考えられており，肺循環中の化学物質に反応する．J受容体の興奮で，浅くて速い呼吸になるが，刺激が強すぎると呼吸停止をきたす．

c．行動性調節

呼吸は感情，食事摂取時の嚥下運動など大脳皮質の働きによって影響を受ける．また，意識的に呼吸パターンを変えることもできる．このような大脳の活動に伴う呼吸調節機構を行動性調節という．呼吸困難感を認識するのも大脳の働きであるが，機能局在は不明である．

7．環境による呼吸の変化

外界の環境変化に対して，生体は内部環境を維持し，かつ環境変化に対して順応しようとする．これは広い意味で適応（adaptation）といい，狭い意味の適応は生体の環境変化に対する反応を意味する．外界刺激が慢性的になると，生体は馴れを生じてくる．これを馴化（acclimatization）という．しかし，もっとも劇的な環境変化は出生時の胎児に対する変化であろう．

a．出生時の第1呼吸

出生時の胎児は母体からの分離に伴い，液体肺から空気肺への変化，循環器系の変化，さらに自ら神経系・自律神経系を機能させ調節を行うよう働かなければならない．

胎児の肺は胎生期を通じて肺胞細胞から継続的に分泌される液体に満たされている．出生後の第1呼吸には呼吸刺激と肺内の液体の排出が必要である．この肺内液は胎児が産道を通る際に排出される．胎盤との分離によりこれまでの胎盤とのガス交換が妨げられる結果，低酸素血症および高炭酸ガス血症を生じ，これらが呼吸刺激となり産声が聞かれる．

肺の膨張は最初は不均一であるが，胎生後期に肺のtype II細胞より分泌されるサーファクタントにより肺胞が拡張しやすくなる．

b．運動時の呼吸

運動すると全身の組織へのO_2需要が増加し，生成されたCO_2が排出され体熱が放散するために，呼吸循環器系の働きが促進される．運動による換気反応に

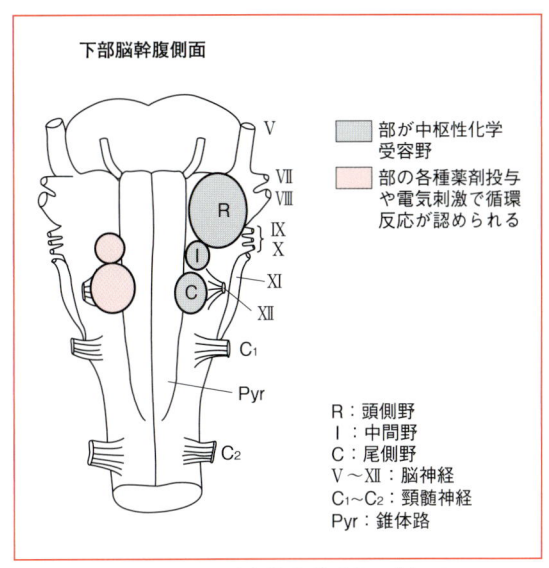

図11-17 中枢性化学受容野（ネコ）
〔福田康一郎：呼吸の化学調節．標準生理学，第4版（本郷利憲，廣重　力，豊田順一ほか編），607頁，医学書院，東京，1996より改変〕

は2つあり，それぞれに，神経性調節と化学調節が関与している．

第1の特徴は，一定の仕事量の運動をすると図11-18に示すように，O_2摂取量が運動開始後の一定期間ゆるやかに上昇して一定値に達することである．$\dot{V}O_2$が定常状態に達するまではエネルギー代謝に見合うだけのO_2摂取がなく，生体にとってはO_2不足の状態となっている．これをO_2不足（O_2 deficit）という．運動をやめたとき$\dot{V}O_2$はすぐには低下せず，O_2負債（O_2 debt）といわれる変化を示す．これは運動初期の

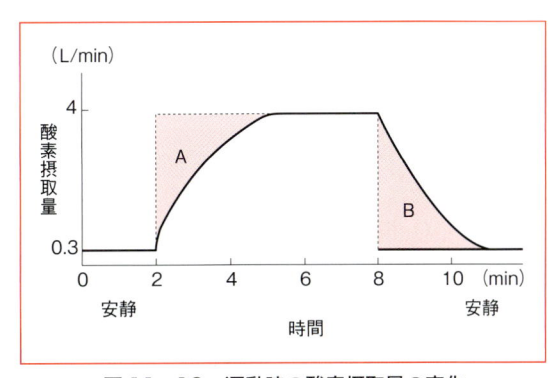

図11-18 運動時の酸素摂取量の変化
A：酸素需要量，B：酸素摂取量

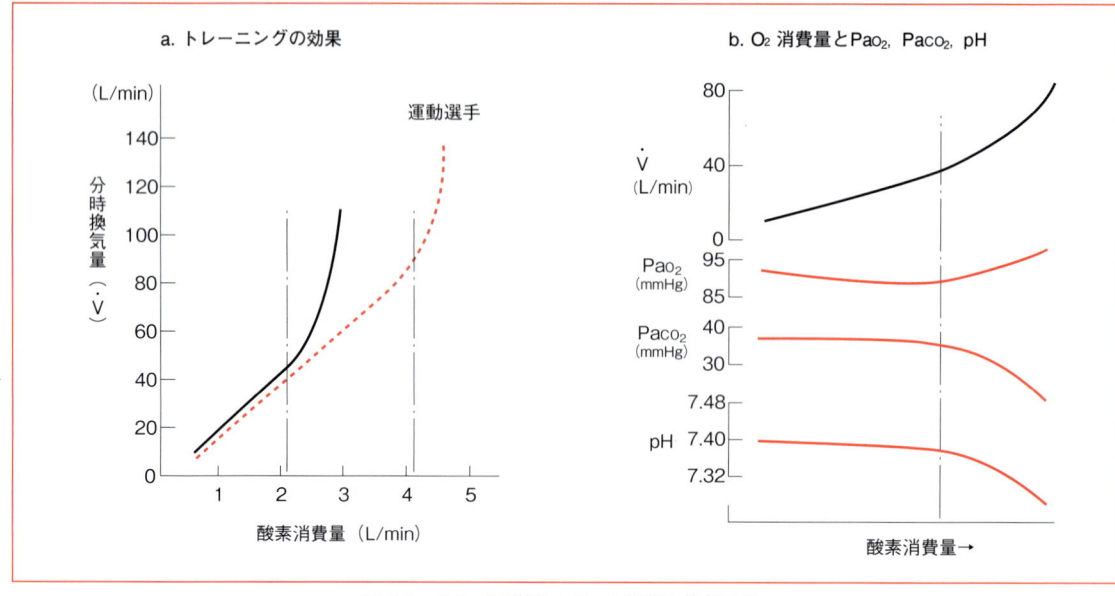

図11-19 運動時のO₂の消費と換気変化

a. トレーニングの効果

b. O₂消費量とPaO₂, PaCO₂, pH

〔西野　卓：環境に対する呼吸の適応．標準生理学，第4版（本郷利憲，廣重　力，豊田順一ほか編），609頁，医学書院，東京，1996〕

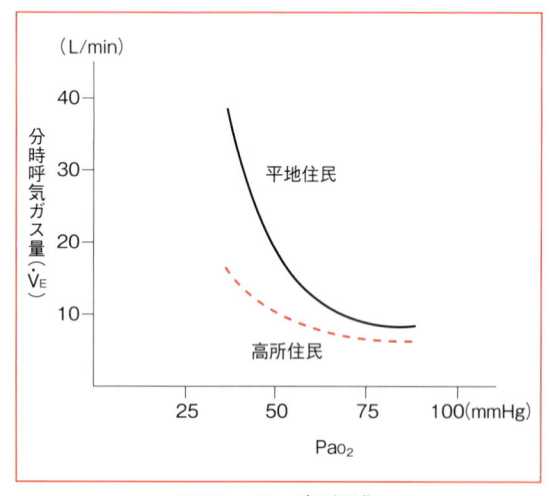

図11-20 高所馴化

〔西野　卓：環境に対する呼吸の適応．標準生理学，第4版（本郷利憲，廣重　力，豊田順一ほか編），610頁，医学書院，東京，1996〕

O_2不足への借りを返すという意味である．

　第2の特徴は，運動負荷を徐々に強くしていくと換気亢進とO_2摂取量の関係が中等度の運動までは直線的であることである．中等度以上の運動を負荷することで，これら換気亢進とO_2摂取量との間に直線関係がなくなる．この時点は代謝性アシドーシスが呼吸刺激として生じる点として考えられている（図11-19）．トレーニングを受けたヒトとそうでないヒトを比べる（図11-19a）と直線性がなくなる点に違いがみられ，トレーニングによりO_2摂取の効率を高め，激しい運動時でも代謝性の変化が起きにくいような機構が働いていると考えられる．

c. 高所馴化

　高所になるにつれて大気圧は減少していき，大気中の酸素濃度は減少する．高度約3,000 mで大気圧は523 mmHgとなる．大気のO_2は21％なので，PO_2は110 mmHg，肺胞内のPAO_2は68 mmHgとなる．このような慢性的な低酸素状態に置かれると過剰換気が生じ，呼吸性アルカローシスの状態を生じるが，脳脊髄液のpHは重炭酸イオンの移動で部分的に回復し，動脈血pHも腎臓からの重炭酸塩の排泄によって正常に回復する．こうしたしくみによって過換気が持続され，低酸素血症に対応できる．

　平地住民と高所住民の低酸素応答を比較すると，後者には低酸素に対する換気の亢進の程度が少ない（図11-20）．これらのメカニズムについてはまだ明らかにされていない．

　高所での馴化に関しては，過換気により呼吸性アルカローシスが生じるためO_2解離曲線は左へ偏位する（図11-11）．しかし，低酸素状況下では赤血球の代謝の亢進から2,3-DPGが増加し，O_2解離曲線を右へ偏位させる．この右方偏位は組織でO_2を供給しやすくなるという利点がある．このほか，馴化により末

梢組織での毛細血管数が増加したり，細胞内の酸化酵素が変化するという報告がある．また，低酸素刺激により腎臓でのエリスロポエチンの分泌が亢進し，これが骨髄に働きかけ，赤血球生成を促進するともいわれている．

d. 圧による影響

ボイル（Boyle）の法則では温度が一定であれば圧力と体積は反比例する（$p_1v_1 = p_2v_2$）．したがって，10 m 潜水して2気圧（水平面は1気圧）になると，体内のガス容積は1/2になる．この圧自体はバランスがとれている限りは無害であるが，肺，中耳，頭蓋骨洞のようなガス腔が外側と交通を失うと，圧差によって潜水時には圧迫，上昇時には過膨張が生じる．このような気圧による障害を気圧外傷（barotrauma）とよぶ．水面に上昇するとき，過膨張による肺破裂を避けるために息を吐きながら上昇することが大切である．

圧に関する障害には減圧症（decompression sickness）がある．血液や組織に大量に溶け込んだ気体は，水中から減圧浮上する際にヘンリー（Henry）の法則に従って気泡を形成する．したがって，減圧浮上する際には，ゆっくりと時間をかけて環境圧を下げながら血液や組織にとけ込んだN_2を呼気から排泄する必要がある．

8. 酸・塩基平衡（acid-base balance）

血液のpHは正常では7.4に保たれている．これは酸と塩基のバランスがとれて平衡状態にあるからである．このバランスをとる機構が体内にあり，呼吸もそのなかの1つである．

酸・塩基平衡障害（acid-base disorder）には呼吸性障害と代謝性障害がある．呼吸性障害は肺胞低換気による血中CO_2分圧の上昇により酸が体内に蓄積し呼吸性アシドーシスを生じるものと，吸入O_2濃度の低下もしくは過換気による血中CO_2分圧の低下で酸が体内から排泄されて呼吸性アルカローシスを生じるものとがある（243頁参照）．

II 呼吸器系の障害

A. 上気道の障害

上気道の障害でよくみられるのは閉塞である．気道閉塞により換気障害が起き，低酸素血症を招く．上気道閉塞がもっとも生じやすい場所は咽頭喉頭部で，意識障害患者の中枢神経系の異常による筋緊張の低下で生じる舌根の沈下，腫瘍や炎症からの浮腫，吐物や食物などの異物による閉塞などがある．上気道が閉塞すると呼吸停止を起こし，チアノーゼが出現する．

健康な人でも，眠っているとき，とくにレム睡眠期には無呼吸が認められることがある．睡眠時に長い無呼吸が生じたり，何回も無呼吸になる場合，睡眠時無呼吸症候群（sleep apnea syndrome）といわれる．これには呼吸中枢の障害によって生じる中枢型と，上気道の閉塞によって生じる閉塞型があり，通常はそれぞれが混在していることが多い．無呼吸のなかで多くみられる閉塞型は，肥満した，よくいびきをかく人に多く，胸郭の呼吸運動が止まっていないのに口もしくは鼻の気流が止まる．典型的なものは，ディケンズの『二都物語』に登場する太ったピックビック少年をモデルにしたPickwickian症候群である．

B. 気管支の疾患

気管支の疾患には，気管支炎，喘息および気管支拡張症などがある．

気管支炎（bronchitis）は急性のものと慢性のものに分けられる．急性気管支炎の大部分はウイルスによるが，なかには肺炎双球菌や溶レン菌などの細菌も原因となる．気管支の慢性炎症は喘息とともに閉塞性換気障害に分類される．閉塞性換気障害では気管・気管支の狭窄，細小気管支の狭窄・攣縮によって換気が障害され，1秒率が低下する．

気管支喘息（bronchial asthma）は1993年の日本アレルギー学会によるガイドラインで，「広汎かつ種々の程度の気道閉塞と気道の炎症により特徴づけられる．気道閉塞は軽度のものから致死的な高度のものまで存在し，自然または治療により可逆的である．気道炎症はリンパ球，肥満細胞，好酸球など多くの炎症細胞が関与し，気道粘膜上皮の損傷を示し，種々の刺激に対する気道の反応性亢進を伴う」と定義づけられている[1]．発症原因には遺伝的素因と環境因子の両方が関与している．

気管支拡張症（bronchiectasis）は気管支の異常な拡張が不可逆的にみられ，咳，痰，喀血および繰り返す肺炎などの臨床症状を呈するものをいう．囊状，円柱状および瘤状の形状によって，また限局性かびまん性か，先天性か後天性かによって分類される．罹患部

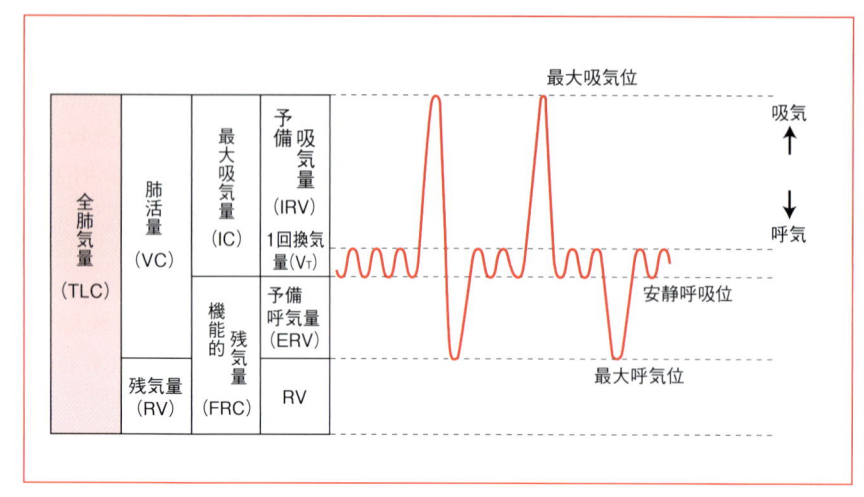

図11-21 スパイロメーターによる肺気量測定と肺気量分画
〔西野 卓：肺気量と換気力学．標準生理学，第4版（本郷利憲，廣重 力，豊田順一ほか編），575頁，医学書院，東京，1996〕

は下葉に多く，両側性が多い．

C．肺の疾患

　肺の疾患には上述した閉塞性換気障害のほかに拘束性換気障害もみられる．閉塞性換気障害には肺気腫（emphysema）がある．肺気腫は慢性閉塞性肺疾患［chronic obstructive pulmonary disease（COPD）］で，肺胞隔壁が破壊され肺胞が大きくなり，慢性炎症の結果，肺胞の弾性が失われ，呼気時に気道がつぶれて空気の流出を妨げる．肺気腫の原因は環境汚染による侵害刺激とされているが，α_1-アンチトリプシンとエラスターゼのような組織タンパクを分解する酵素のアンバランスが起こる．α_1-アンチトリプシンは肺胞から分泌される血漿タンパクで，エラスターゼの作用を抑制して破壊から肺胞の壁の結合組織を守り，肺気腫を防ぐ．

　拘束性換気障害では，胸郭のコンプライアンスの低下や肺の膨張障害のために全肺気量と肺活量が減少する．肺実質の病変としては，肺水腫，肺線維症，間質性肺炎があり，肺実質外病変では，血胸，気胸，胸水，胸膜肥厚，胸郭の変形および神経筋疾患がある．

　これら以外の肺疾患として肺がんがある．原発性肺がんは気管支上皮細胞に由来するがんで，ごくまれにtype II肺胞上皮細胞に由来する．他臓器がんと異なり多彩な組織型を示し，腺がん，扁平上皮がん，大細胞がん，小細胞がんの4つに分類される．このうち小細胞がんは無治療できわめて増殖が速く，転移もしやすく，放射線療法や化学療法に感受性が高いという特性がある．

III 呼吸器系のフィジカルイグザミネーション

A．肺機能検査

　肺機能検査（lung function test）とは，呼吸機能を測定する検査であり，肺におけるガス交換全般についての検査である．

■肺気量分画

　肺気量分画は，1回換気量（VT），予備呼気量（ERV），予備吸気量（IRV）および残気量（RV）で示される（図11-21）．残気量以外はスパイロメーターによる測定で求められ，残気量はガス希釈法（図11-22）で求められる．上述の4つを組み合わせることにより，肺活量（VC），機能的残気量（FRC），全肺気量（TLC），最大吸気量（IC）の各分画も測定できる．肺気量分画はBTPSで表される（表11-2）．

■肺活量［vital capacity（VC）］と努力肺活量［forced expiratory volume（FEV）］

　最大吸気位からゆっくりと最大呼気位まで呼出させたガス量が肺活量で，実測値と性別，年齢，身長から算出された予測値を比較して何%であるかを計算して比較する．この値は%肺活量（% VC）といい，80%未満は拘束性障害である（図11-23）．

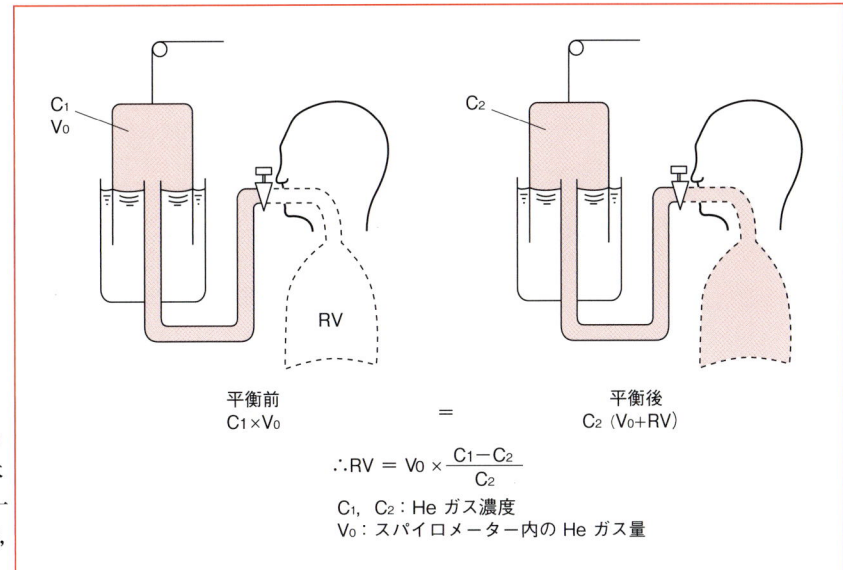

図 11-22 残気量の測定法（He ガス法）
〔西野 卓：肺気量と換気力学．標準生理学，第 4 版（本郷利憲，廣重 力，豊田順一ほか編），575 頁，医学書院，東京，1996〕

平衡前　　　　　　　　　平衡後
$C_1 \times V_0$　＝　$C_2 (V_0 + RV)$

$$\therefore RV = V_0 \times \frac{C_1 - C_2}{C_2}$$

C_1, C_2：He ガス濃度
V_0：スパイロメーター内の He ガス量

表 11-2 肺気量

名　称	略　号	基準値（成人，20～30歳，仰臥位）
予備吸気量（inspiratory reserve volume）	IRV	3,100 mL（BTPS）
1 回換気量（tidal volume）	V_T	500 mL
予備呼気量（expiratory reserve volume）	ERV	1,000 m/L
残気量（residual volume）	RV	1,300 mL
最大吸気量（inspiratory capacity）	IC	3,600 mL
機能的残気量（functional residual capacity）	FRC	2,300 mL
肺活量（vital capacity）	VC	4,600 mL
全肺気量（total lung capacity）	TLC	5,900 mL

〔西野 卓：肺気量と換気力学．標準生理学，第 4 版（本郷利憲，廣重 力，豊田順一ほか編），575 頁，医学書院，東京，1996〕

一方，最大吸気位から最大呼気位までをできるだけ早く一気に呼出させた場合の呼出量を努力肺活量という（図11-24）．この時の最初の 1 秒の呼出量を 1 秒量（$FEV_{1.0}$）といい，1 秒量の努力肺活量における比率（$FEV_{1.0}/FEV \times 100$）を 1 秒率（$FEV_{1.0}$%）という（表11-3）．1 秒率が 70％未満のものが閉塞性換気障害である（図11-23）．

■機能的残気量［functional residual capacity (FRC)］と残気量［residual volume (RV)］
　機能的残気量は安静呼気位において肺，気道系に存在する空気量を示す．残気量は最大呼出したときになお肺内に残存するガス量である．

■死　腔
　この死腔（dead space）は導入気道の容積を意味する．基準値は約 150 mL である．死腔の容積測定には，ファウラー（Fowler）法がある（図11-25）．被検者はバブルボックスを介して呼吸し，N_2 分析器で口唇部の N_2 を連続的に測定する．100％ O_2 を 1 回吸入させたあとは肺胞ガスにより死腔ガスが洗い出され，N_2 濃度はしだいに増加する．やがてガス濃度

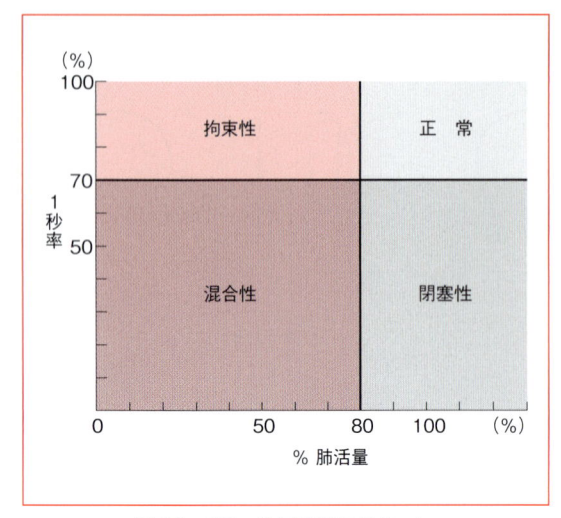

図 11-23 換気障害のパターン
〔西野　卓：肺気量と換気力学．標準生理学，第4版（本郷利憲，廣重　力，豊田順一ほか編），576頁，医学書院，東京，1996〕

表 11-3　努力肺活量（FEV）

項　目	略　号	正常値
努力肺活量		
1秒量	$FEV_{1.0}$	3.0〜4.0 L
3秒量	$FEV_{3.0}$	3.5〜4.8 L
1秒率	$FEV_{1.0}\%$*	80〜85%
3秒率	$FEV_{3.0}\%$	97〜99%
最高瞬間呼出速度	PEF（Wright）	500〜622 L/min
	（Goldsmith）	315〜420 L/min
平均最大呼出速度	MMEF**	25〜75%
		2.7〜4.5 L/sec

*努力肺活量の比率，すなわち，
$$FEV_{1.0}\% = \frac{FEV_{1.0}}{FEV} \times 100$$
を1秒率という．3秒率もこれと同様．
**努力肺活量の25〜75%までを呼出した点の平均の最大呼出速度．
〔西野　卓：肺気量と換気力学．標準生理学，第4版（本郷利憲，廣重　力，豊田順一ほか編），576頁，医学書院，東京，1996〕

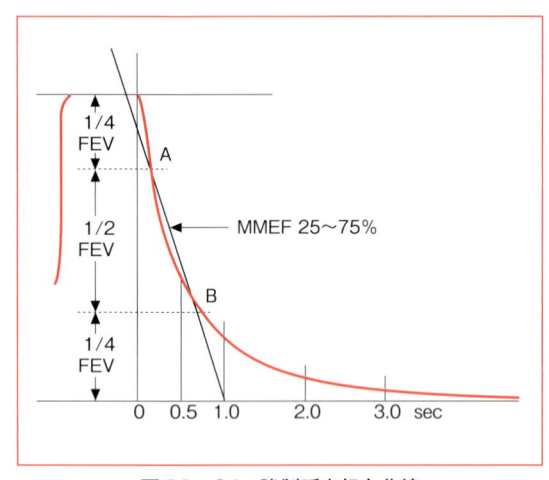

図 11-24　強制呼出努力曲線
FEV：努力肺活量，MMEF：平均最大呼出速度
〔西野　卓：肺気量と換気力学．標準生理学，第4版（本郷利憲，廣重　力，豊田順一ほか編），576頁，医学書院，東京，1996〕

はほぼ均一となり，この部は純粋肺胞ガスによりなるため肺胞平坦部とよばれる．呼気ガス中の N_2 濃度をプロットし，図のように A＝B となるように引いた垂直の波線までのガス量が死腔の容積である．この方法では，実際に導入気道の中で死腔から肺胞気に移行するまでの中間点を測定している．

B. 視　診

視診（inspection）では，呼吸パターンと，皮膚と全体の外形や胸郭の左右対称性をアセスメントする．

1. 外　形

口唇や爪床の色の観察によりチアノーゼの有無，また爪の形（ばち状指）により低酸素血症の有無を知る．胸郭は対称的で，成人の場合，1：2〜5：7で横径より前後径が小さい．健常新生児，肺疾患患者，高齢者では胸郭は丸く，ビール樽状胸（barrel chest）とよばれる（図11-26）．また，先天性胸郭異常の場合には漏斗胸（funnel chest）といわれ，胸骨下半分の陥没がみられる．

2. 呼吸の状態

正常時には男性と小児は横隔膜を使って呼吸し，女性は胸郭を使って呼吸する．もし患者が努力呼吸をするならば，頸部の呼吸補助筋（胸鎖乳突筋，斜角筋および僧帽筋）を使って呼吸する．また，呼出がうまくいかない場合は呼気相の延長がみられるが，そのときには腹部を使用している．健常成人の安静時の呼吸数は12〜20回/minで規則的である．脈拍に対する呼吸の比は正常では1：4である．多呼吸は成人

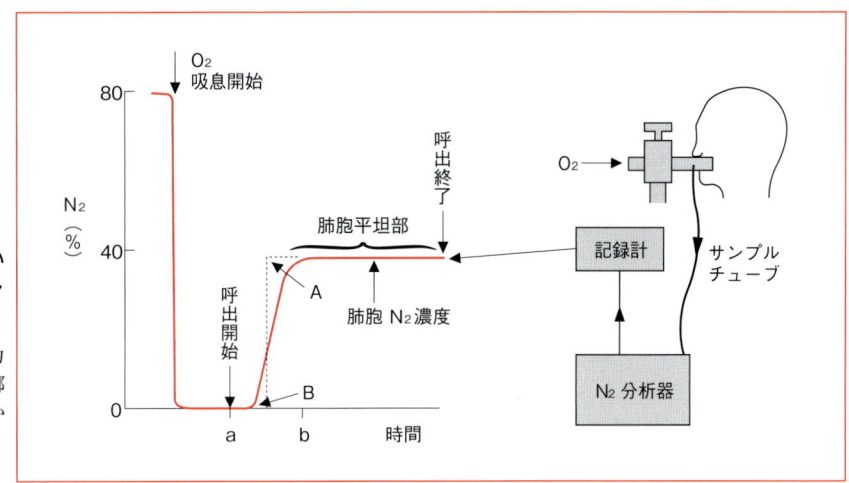

図11-25 N₂分析計を用いたV_D測定（ファウラー法）の原理

〔西野 卓：肺気量と換気力学．標準生理学，第4版（本郷利憲，廣重 力，豊田順一ほか編），577頁，医学書院，東京，1996〕

で20回/min以上，徐呼吸は成人で10回/min以下の呼吸をいう．呼吸困難とは苦痛を伴う呼吸で，主観的現象である．呼吸困難は起坐位をとると，呼吸が楽になる［起坐呼吸（orthopnea）］（図11-27）．呼吸困難の患者を臥位にすると呼吸筋の活動が不十分になり，さらに肺への静脈還流が増加し，肺うっ血を増強させ，換気量を減少させるために息苦しさが増強する．

異常の呼吸パターンについて図11-28に示す．チェイン・ストークス呼吸（Cheyne-Stokes breathing）は過換気，浅い呼吸，無呼吸と変化し，重篤な状態でみられる．クスマウル呼吸（Kussmaul breathing）は回数と深さの両方が増加し，代謝性アシドーシスのときに出現する呼吸である．ビオー呼吸（Biot breathing）は浅い呼吸が無呼吸によって中断されるもので，健康な人でもみられるが，中枢神経系の疾患の人にみられる．

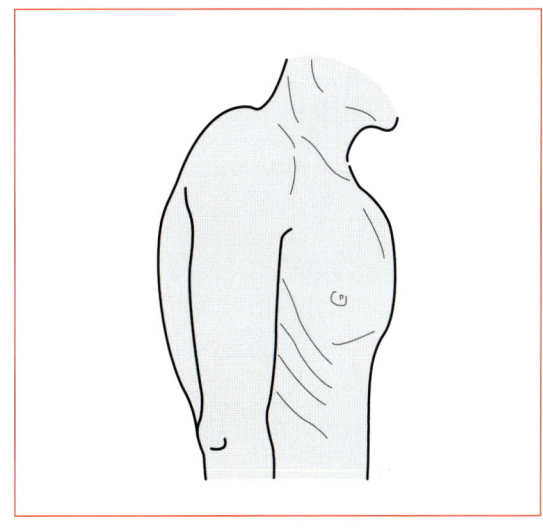

図11-26 ビール樽状胸

C．触　診

胸部の触診（palpation）は皮膚と皮下の構造，胸郭の拡張，声音振盪音および気管の位置をアセスメントするために行われる．

1．呼吸による胸郭の伸展性

坐位をとらせて，胸郭拡大の程度を前方もしくは後胸部から調べる．図11-29に示すように，両手母指を脊椎の棘突起の近くに置き，左右対称の位置に両手を当ててしっかり押さえる．患者に深呼吸させ，両手母指が左右対称性に離れるかどうかをみる．深吸気中，母指はさらに3〜5cm離れる．母指の動きに左右差があれば片側の胸郭に呼吸に伴う運動制限があることを示す．

2．声音振盪（vocal fremitus）

患者を低音で発声させ，胸壁面の音の伝導を両手で感じとり，音の強弱より胸郭の異常を推察しようとする触診法である．健常な人では左上葉が右上葉に比して若干弱いとされるがほとんど左右差がない．左右差

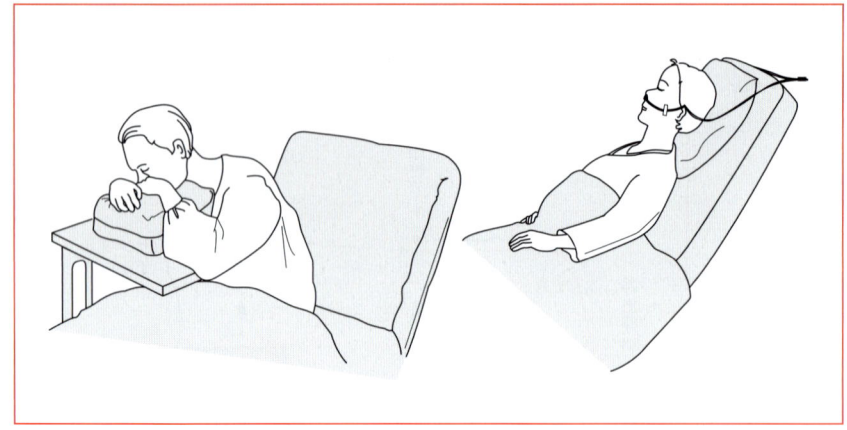

図11-27 起坐位

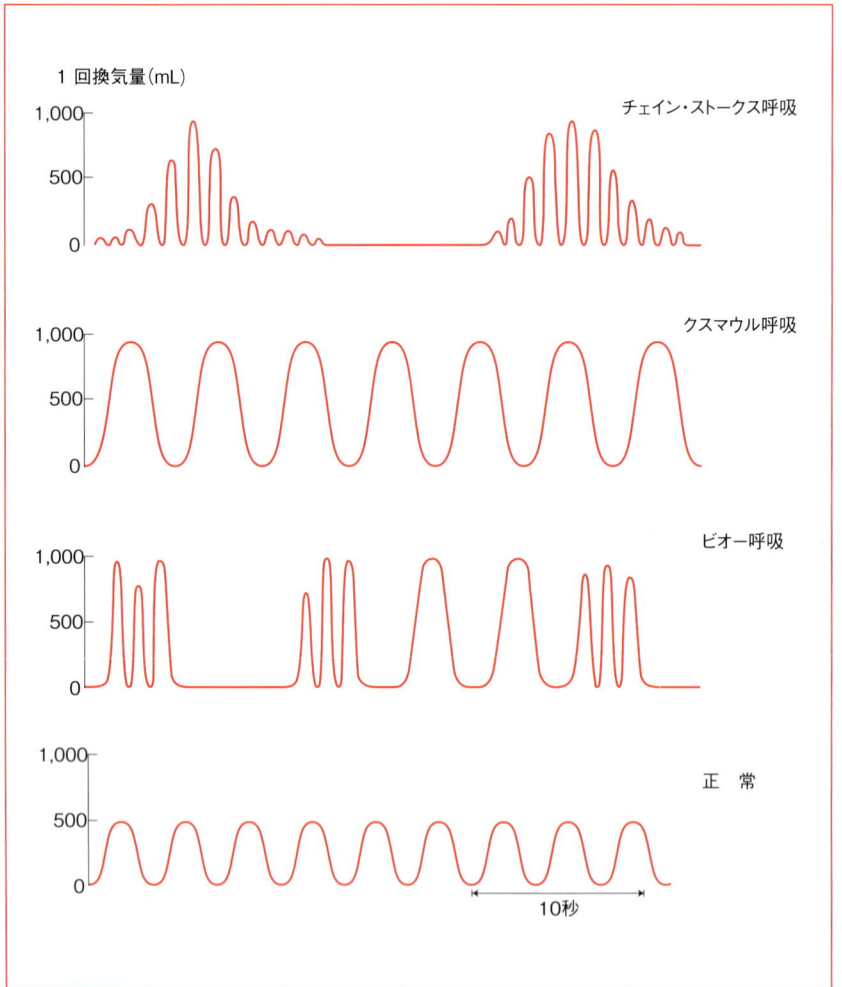

図11-28 異常呼吸の各型

- チェイン・ストークス呼吸
- クスマウル呼吸
- ビオー呼吸
- 正常

1回換気量(mL)

10秒

がある場合は，減弱側で喉頭から胸壁への音の伝達が妨げられていることを示す病変としては，胸水貯留，無気肺および気胸などが考えられ，一側の気管支閉塞による無気肺の場合は，声音振盪は消失する．

3. 体表面の握雪感（snow-ball crepitation）

体表面を手で圧迫するように触診すると「ギュギュ」「ブツブツ」というあたかも雪を握ったように感じる．縦隔気腫や皮下気腫のみられる場合の特徴的な触診所見である．浮腫の場合は握雪感を触診しない．

D. 打　診

打診（percussion）は下にある構造を評価するために対象物を叩いて，打診音や触診の振動による音響の性質から胸郭病変を知る診察法である．

一般に指指打診法（finger-finger percussion）がよく使われる．打診の仕方はまず左手中指の中節部分を患者の体表面に密着させる．その背面をほぼ直角に屈曲させた右手中指の指の先端で打つ．叩打は右手首のスナップをきかせて軽くはずむように行う．打診の部位は図11-30に示す．前胸部，背部ともに上方から下方へ左右の打診音を対比しながら進めていく．打診で肺の境界の低下は肺気腫患者にみられ，上昇は胸水貯留，無気肺，横隔膜挙上，肝腫大および腹水貯留などが考えられる．

E. 聴　診

胸部の聴診（auscultation）で，呼吸器系の機能と呼吸経路の障害物の存在の有無を知ることができる．

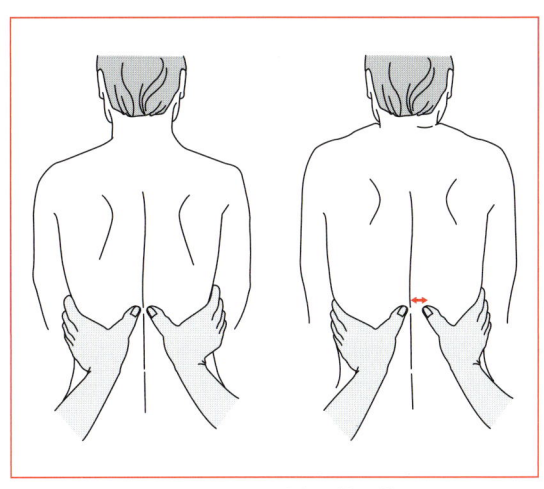

図11-29　胸郭の伸展性

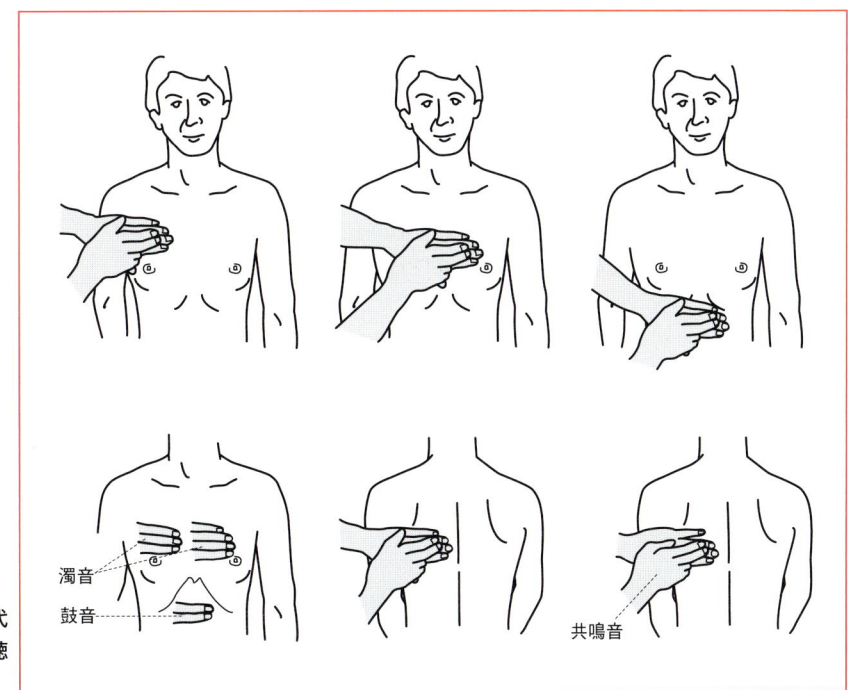

図11-30　指指打診法と代表的な打診音聴取部位

表11-4 ラッセル音について

分類			聴診時の特徴
ラ音	coarse crackle	湿性ラ音 大水泡音 中水泡音	断続性で爆発的な音
	—	小水泡音 捻髪音	—
	fine crackle	ベルクロラ音	
水泡音	rhonchus	呻吟音 類鼾音 飛蜂音	連続性の音 低調 いびきをかくような音
喘鳴	wheeze	乾性ラ音 笛声音 飛箭音 咿軋音	連続性の音 高調 "ヒューヒュー"いう音

〔田村康二：診察のしかた，167頁，金原出版，東京，1991〕

肺の聴診には聴診器が用いられる．胸部の聴診には聴診器の膜型のほうが頻繁に使用される．膜型は高調な異常呼吸音の聴取に適している．

肺胞呼吸音は正常に機能している肺から聞こえる音で，比較的低い．吸息の音は呼息の音よりもはっきりしていて，長さも約2.5倍長い．気管支音は気管支や気管の壁に空気が通るときの渦巻き音である．気管支音は大きな気管支，とくに右肺尖と前胸部胸骨縁ならびに後胸部肩甲骨間で聴取される．成人で肺の末梢部で気管支音が聴取される場合は病的状態と考えられる．

健康な肺では異常音は聴かれない．ラッセル音［rales, Rasseln（ラ音）］は表11-4に示すように，ラ音，水泡音（rhonchus）および喘鳴（stridor）に分類される．ラッセル音は小さな気管支あるいは肺胞に発生する断続的なパチパチという音で，肺胞に空気が流れ込むときに突然，気道が開いて出てくる音である．水泡音は比較的大きな気管支を空気が通るときに出る音で，いびきをかくようなガラガラという音で，呼吸相の早期に現れる．喘鳴は部分的な気道閉塞によるピッチの高い，ヒューヒューという音である．呼息でより大きく，持続して聞こえる．

▷ 文 献 ◁

1) 牧野荘平（監）：日本アレルギー学会アレルギー疾患治療ガイドライン．成人喘息の診断と治療，95年改訂版，16-62頁，ライフサイエンス・メディカ，東京，1995

KEYWORD

🔑胸郭　🔑呼吸運動　🔑肋間筋　🔑横隔膜　🔑胸膜腔内圧　🔑コンプライアンス　🔑拡散　🔑分時換気量　🔑肺胞換気量　🔑換気血流比　🔑解離曲線　🔑酸素飽和度　🔑酸素運搬能力　🔑化学調節　🔑神経性調節　🔑末梢化学受容器　🔑中枢化学受容野　🔑頸動脈小体　🔑大動脈体　🔑低酸素血症

学習課題

- ☐ 気管の構造について示し，その働きを説明しなさい
- ☐ 呼吸運動のしくみを説明しなさい
- ☐ サーファクタントはどこで分泌されるか．また，どのような作用しているか
- ☐ 分時換気量と肺胞換気量の違いは何か
- ☐ 肺胞と血管でのガス交換が効率よく行われるためにはどのような条件が必要か
- ☐ 酸素運搬能力について以下の条件では血液中にどのくらいの酸素が運搬できるか
    1) Hb 15 g/dL, PaO_2 30 mmHg, SaO_2 57 % のときの血液 100 mL 中の酸素含有量はいくらか
    2) Hb 8 g/dL, PaO_2 100 mmHg, SaO_2 98 % のときの血液 100 mL 中の酸素含有量はいくらか
- ☐ 低酸素血症の原因を具体的に示しなさい
- ☐ 低酸素もしくは高炭酸ガス血症の場合に換気はどのように調節されているか
- ☐ 出生後，児に生ずる酸素の供給について胎児の時と比べて説明しなさい
- ☐ % VC と 1 秒率の基準値はどれくらいか．また，それらの異常はどのような疾患と結びつくか

12 消化と吸収

学習目標

1. 消化と吸収の過程がわかる
2. 消化と吸収に関わる器官とその特徴がいえる
3. 消化管の構造と機能が説明できる
4. 消化に関わる器官と各器官の機能と，消化のメカニズムがわかる
5. 吸収に関わる器官と各器官の機能と，吸収のメカニズムがわかる
6. 消化・吸収に関するフィジカルイグザミネーションと，消化・吸収の異常がわかる

　生命を維持するためには，生体は常にエネルギーとなる栄養素を取り入れなければならない．そして摂取した栄養素をエネルギー源として利用するためには，からだを構成する細胞が取り入れられるような小さな分子に分解する必要がある．その分解過程を消化 (disgestion) という．消化された分子が消化管の上皮細胞に取り込まれる過程を吸収 (absorption) という．吸収された分子は血液やリンパに入り，全身の細胞に運搬され，エネルギー源として利用される．このような栄養素の消化・吸収の過程は，食物摂取 (ingestion)，咀嚼 (mastication)，嚥下 (swallowing)，消化，吸収，排泄 [排便 (defecation)] に分けられる．

　摂取された食物の消化・吸収は口腔 (oral cavity)，食道 (esophagus)，胃 (stomach)，小腸 (small intestine)，大腸 (large intestine) [盲腸と直腸以外の大腸は結腸 (colon) ともいう]，肛門 (anus) といったすべてが連続した管状構造の臓器である消化管や歯 (teeth)，舌 (tongue)，唾液腺 (salivary glands)，肝臓 (liver)，胆嚢 (gallbladder)，膵臓 (pancreas) などの消化を助ける付属器官によって営まれる (図12-1)．

I　消化器系の構造と機能

A. 消化管の構造と機能

1. 消化管の構造

　食道下部から肛門管にいたる消化管 (digestive tract) は，基本的に粘膜 (mucosa)，粘膜下組織，筋層，漿膜 (serosa) の4層で構成されている (図12-2)．

　粘膜は消化管の内腔を覆っており，消化管内容物と直接接している．粘膜は粘膜上皮細胞，粘膜固有層，粘膜筋板から構成される．口腔 (oral cavity)，咽頭 (pharynx)，食道 (esophagus)，肛門管 (anal canal) の上皮細胞は保護機能を有しており，胃や小腸の上皮細胞には粘液を分泌する外分泌細胞やホルモンを分泌する腸管内分泌細胞も存在する．消化管の上皮細胞は5日～7日ごとに剥離するが，すぐに再生される．粘膜固有層には，消化管から吸収された栄養素を他の組織に輸送するために，たくさんの血管やリンパ管が存在する．また，この層に存在するリンパ小節には免疫系に関与する細胞が多く存在し，粘膜関連リンパ組織 [mucosa-associated lymphatic tissue (MALT)] として生体防御の機能を果たしてい

る．粘膜筋板は薄い平滑筋層で，胃や小腸の粘膜ヒダを形成することによって消化管の表面積を広げて，食塊と粘膜面との接触の機会を増やしている．また，平滑筋層が運動することによって消化・吸収の機能を促進している．

筋層と粘膜筋板は粘膜下組織によって結合している．粘膜下組織は血管やリンパ管に富んでおり，腸管神経叢の一部を構成する粘膜下神経叢(submucosal plexus)を有している．粘膜下神経叢には，粘膜と粘膜下組織を支配する知覚性と運動性の腸管ニューロンと，副交感神経節後ニューロンのほか，交感神経節後ニューロンが存在しこれらが粘膜の運動と粘膜上皮細胞の分泌を調節している．

消化管の筋層は口腔，咽頭(pharynx)，食道上部，中部や外肛門括約筋(external sphincter muscle of anus)のように嚥下や排便などを随意性に調節する骨格筋と，それ以外の消化管を構成する不随意性の平滑筋に分けられる．消化管の平滑筋の特徴は骨格筋に比べて直径が3～4μmと小さく，収縮は緩慢で，自動性を有することである．そして消化管平滑筋の大部分は機能的合胞体(functional syncytium)を形成しており，一部の筋線維の興奮が次々と隣接筋線維に伝播される．このような消化管平滑筋の運動によって，食物の機械的な破砕，消化液との混合，消化管内の輸送が行われる．また，消化管平滑筋には，内輪走筋層と外縦走筋層があり，これらの筋層の間には筋層間神経叢[myenteric plexus(アウエルバッハ神経叢；Auerbach's plexus)]が存在して，消化管運動の収縮リズムや緊張の強さを調節している．

漿膜は消化管の表層を覆って，腹腔と骨盤腔に消化管を吊り下げている．横隔膜より下にある漿膜は腹側腹膜といわれ，腹膜の一部を形成している．

2．消化管の運動とその調節

消化管は運動することによって摂取した食物を輸送し，消化液と混和して消化・吸収を促進する．消化管平滑筋の運動は，交感神経(sympathetic nerve)および副交感神経(parasympathetic nerve)からなる自律神経系(autonomic nervous system)によって支配されている(図12-3)．さらに自律神経系以外にも消化管特有の内在神経系(enteric nerve system)が存在し，消化管の運動を外来神経から独立して制御する．

腹部を支配する交感神経は，脊髄の灰白質から出た

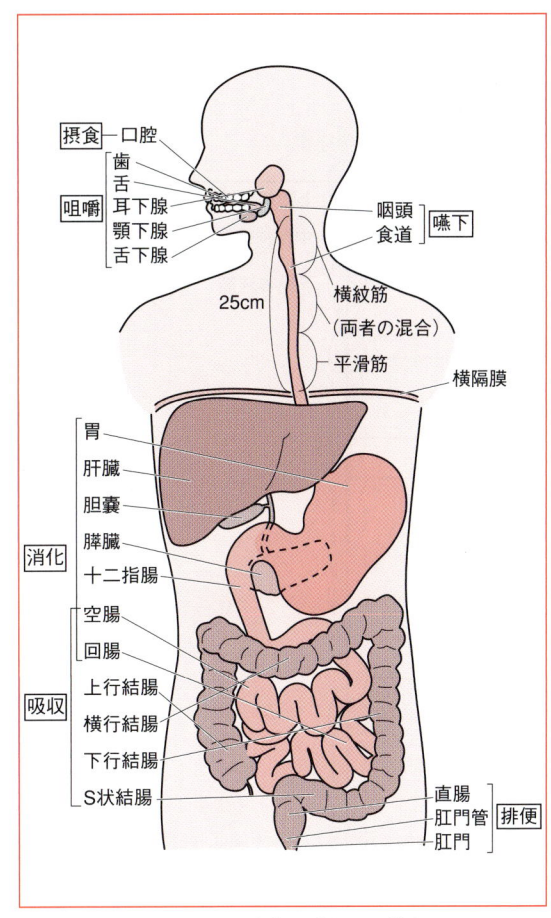

図12-1 消化器系とその働き

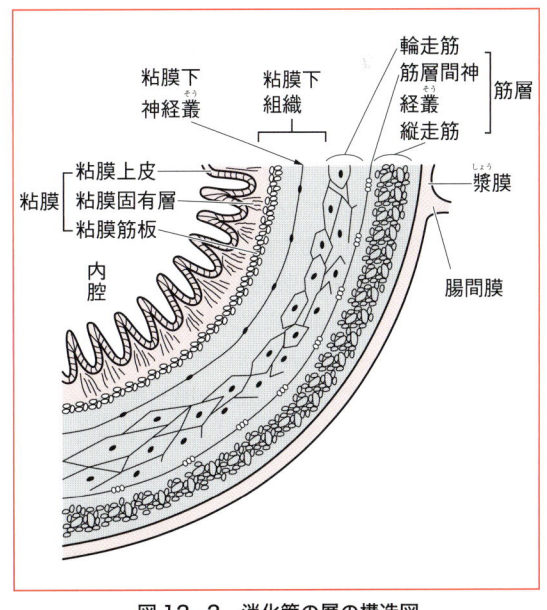

図12-2 消化管の層の構造図

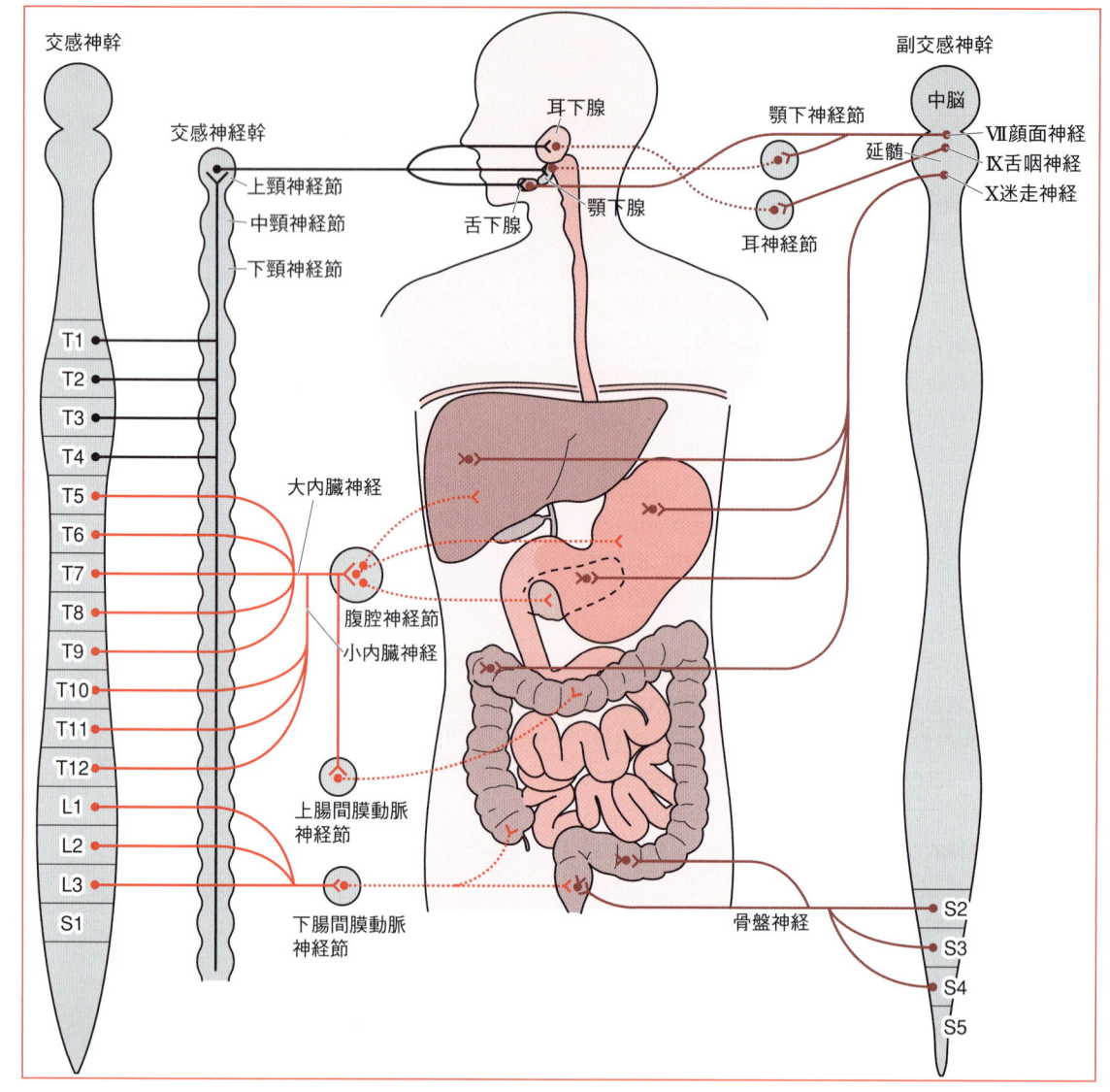

図12-3 消化管の運動

節前線維が交感神経幹でシナプスを形成せずに通過して、内臓の前脊髄神経節である腹腔神経節，上腸間膜動脈神経節，下腸間膜動脈神経節などでシナプスを形成し，そこから節後線維が腹部の臓器に広がる．また，消化器を支配する副交感神経系は脳幹や仙骨神経から出ている．延髄の節前線維は迷走神経を経て臓器内またはその近くにある神経節に達して節後線維となり，胃などの臓器へのびている．仙骨神経の節前線維は骨髄神経叢を経て骨盤神経となって[*1]骨盤腔内の器官へと広がっていき，同様に，各臓器周辺にある神経節から節後線維となる．

消化管の運動の調節は液性調節（humoral regulation）と神経性調節（nervous control）にわけられる．液性調節では胃腸のホルモン分泌によって腸管の運動が促進または抑制される．神経性調節に関与する副交感神経は消化管平滑筋の活動を促進し，括約筋を弛緩させて消化液の分泌を亢進させる．一方，交感神経は消化管平滑筋の運動を抑制し，括約筋を収縮させ

[*1] イヌでは骨盤神経節で多くの節前線維がニューロンを交替し，節後線維（骨盤神経）が臓器壁に侵入して，さらにニューロンを交替することが知られている．

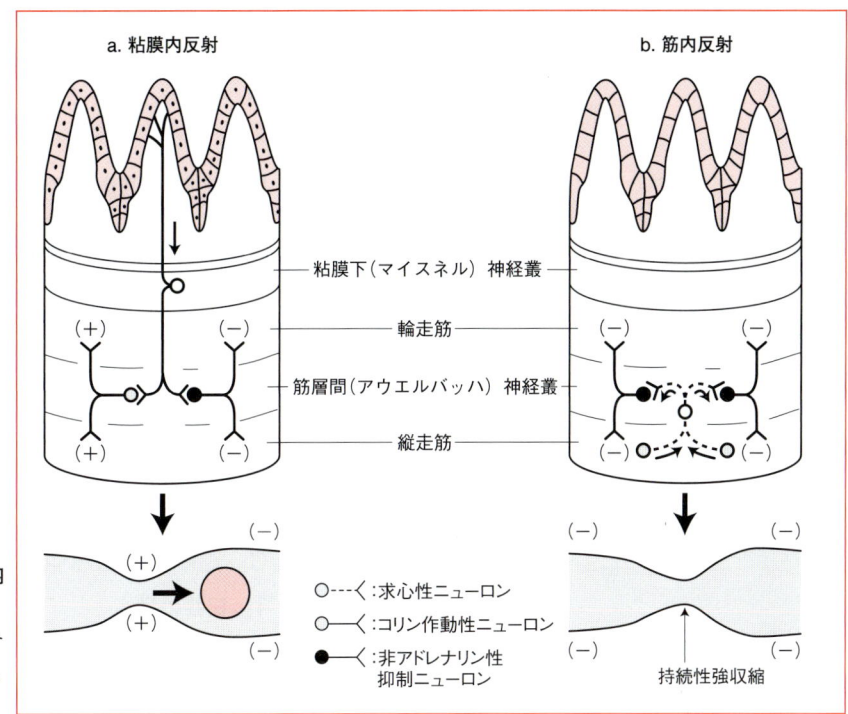

図12-4　粘膜内反射と筋内反射
〔中山　沃：図説生理学テキスト，229頁，中外医学社，東京，1984〕

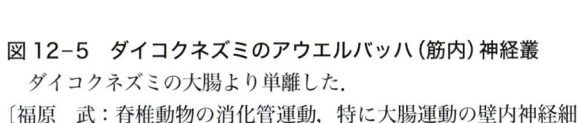

図12-5　ダイコクネズミのアウエルバッハ（筋内）神経叢
ダイコクネズミの大腸より単離した．
〔福原　武：脊椎動物の消化管運動，特に大腸運動の壁内神経細胞による調節．日本平滑筋誌12：97-110，1976〕

る．このように，交感神経と副交感神経はバランスを保ちながら拮抗的な作用をおよぼして，消化・吸収を調整している．また，抑制神経系と促進神経系の相反作用によっていくつかの反射が発現する．この反射は外来神経を介して運動を調節する腸外反射（extrinsic reflex）と，内在神経が関与する腸内反射（intrinsic reflex）に分けられる．

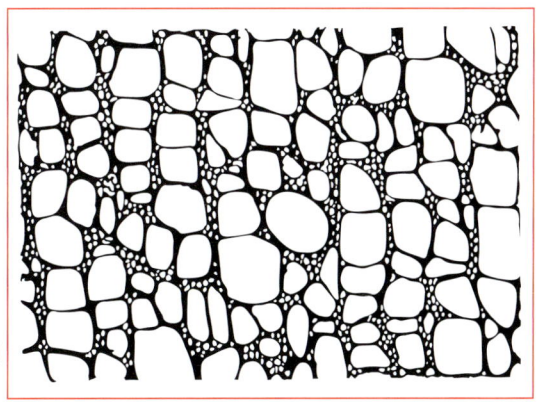

腸内反射には粘膜内反射（mucosal intrinsic reflex）と筋内反射（muscular intrinsic reflex）がある．消化管壁が内容物の通過で刺激されると粘膜内反射が起こる（図12-4a）．このとき，刺激部より口側の輪走筋と縦走筋が収縮し，肛門側では両筋が弛緩する．消化管壁全体にわたって分布する壁内神経叢によってこの反射は連続的に起こる（図12-5）．これが腸蠕動の起こるしくみと考えられている．

筋内反射は消化管壁が強く収縮するか伸展されたときに起こる（図12-4b）．この反射によって収縮または伸展部位の口側および肛門側の運動が抑制される．これは腸蠕動の持続的な異常亢進によって起こるイレウスに対する防御反応の1つと推測されている．

消化管の運動のパターンは，口側から肛門側へ食物を移動させる推進運動（propulsive movement）と

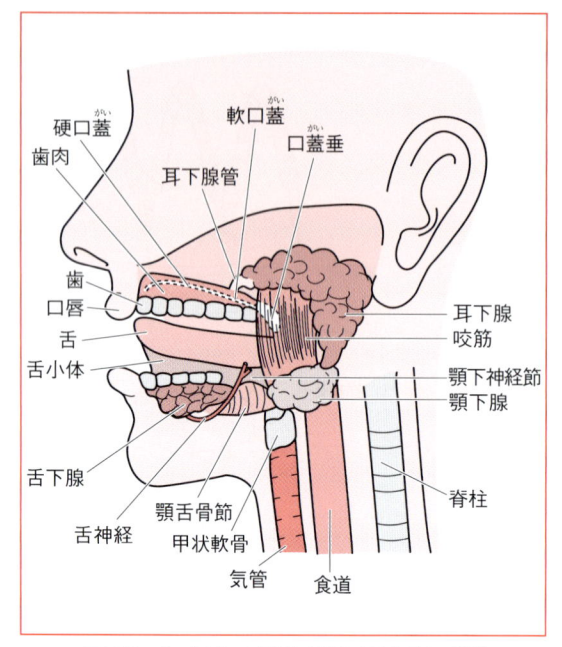

図12-6 摂食・咀嚼に関連する器官の構造

蠕動運動(peristalsis movement)，食物と消化液の混和に関係する分節運動(segmental movement)と，振子運動(pendular movement)に分けられ，これらの運動によって機械的消化(mechanical digestion)を行い，化学的消化(chemical digestion)を助けている．

蠕動運動は食道，胃，小腸，大腸の消化管全体でみられる．この蠕動運動によって，消化管内容物は肛門側へと移動する．

分節運動とは，ある間隔をおいて輪走筋が同時に収縮と弛緩することによって分節をつくり，その間で食塊を前後に動かすことによって，消化管内容物と消化液と混ぜ合わせる働きをする運動である．この運動は主に小腸でみられ(大腸でもみられる)，内容物が消化液と混和するだけでなく，粘膜との接触効率も高めることによって，消化吸収を促進させる．

大腸には蠕動の他に，形態的特徴に依存する推進運動がみられる．すなわち，結腸の縦走筋層にある結腸紐の収縮によって袋状の結腸膨起ができ，それが消化物によって拡張され，単一性あるいは多膨起性に収縮する結果，腸管内の内容物は次々と膨起を移動して肛門側へ送られる．これを膨起推進運動と呼ぶ．

振子運動は内容物を混和するほかに，腸内容物がほとんどないときにみられる運動で，小腸の縦走筋が収縮と弛緩を周期的に起こすことによる．

これらの運動の他に，消化管には肛門側から口側へ向かう逆方向の蠕動があるが，この運動を逆蠕動とよぶ．逆蠕動は大腸では通常みられるが(311頁参照)，小腸・胃・上部食道では嘔吐時に出現する．

B. 食欲と摂食行動

消化・吸収の機能は，栄養源となる食物が口腔内に取り込まれること(摂食)から始まる．栄養が不足すると空腹感を感じ，食物を摂食する摂食行動が引き起こされ，栄養素が十分に摂取されると満足感を感じ，摂食行動は終了する．

摂食行動の動機づけは，本能や情動を司る大脳辺縁系が関与しているため，食欲には怒りや恐怖，ストレスなども大きく影響する．

C. 咀嚼に関わる生体の構造と機能

1. 口腔の構造

口腔は消化管の始まりであり，口唇(lips)，頬(cheeks)，上部は硬口蓋，軟口蓋，舌(tongue)，歯(tooth)，唾液腺(salivary grand)で構成され，後部は口峡を経て咽頭へとつながる(図12-6)．

口唇は口腔の開口部を取り巻いており，外側は皮膚，内側は粘膜で覆われている．皮膚と粘膜の間は非角化重層扁平上皮で，その下の表面近くを毛細血管が存在しているために，血管の色が透けてみえる．口唇と歯肉は口唇の内側の上下にある口唇小帯(labiel frenulam)(上辰小帯と下唇小帯)で連結している．口腔の壁は頬で，口腔と同様に外側は皮膚で内側は粘膜からなる．

口腔の上壁は硬口蓋と軟口蓋によって形成されている．前上壁の硬口蓋は口腔と鼻腔の間の隔壁になっており，上顎骨と口蓋骨を粘膜が覆う構造のために硬い．その一方，後上壁の軟口蓋には骨がなく，咽頭鼻部と咽頭口部の間にある筋に膜状に覆われている．軟口蓋の後部正中には，筋性突起である口蓋垂が垂れ下がっている．

舌は粘膜で覆われた骨格筋である舌筋によって形成される付属消化器官である．舌は舌小帯で口腔底に固定されている．舌の上面は舌乳頭とよばれる角化上皮の突起で覆われている．舌乳頭のうち糸状乳頭は舌表面全体に分布しており，舌のざらざらした感じはこの乳頭による．茸状乳頭，そして葉状乳頭，有郭乳頭には味覚受容器である味蕾(taste bub)がある(116項 6章味覚を参照).

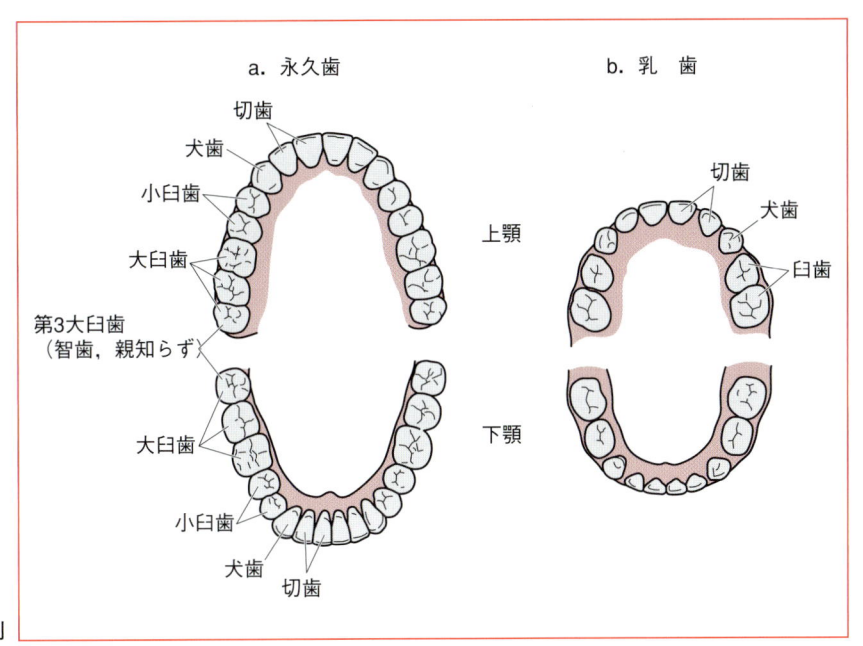

図12-7 歯列

歯は歯肉より上に露出している歯冠部と，歯肉に覆われた歯槽に埋め込まれている歯根部から構成される象牙質の付属消化器官である．歯冠部の象牙質はエナメル質で覆われており，歯根部はセメント質で覆われている．

乳歯（milk teeth）は生後6ヵ月頃から生え始め，全部で20本になるが，乳歯は6歳から12歳までの間に全て永久歯に生え変わる（図12-7）．永久歯の本数は32本で，乳歯の第2臼歯は第2小臼歯に生え変わり，永久歯の大臼歯は顎の発達に合わせて第2小臼歯の後ろに生える．

唾液腺は口腔内に唾液を分泌する細胞あるいは器官である．唾液腺は，耳下腺，顎下腺，舌下腺といった大量の唾液が分泌される大唾液腺と，口唇腺，頰腺，臼歯腺，舌腺などの，唾液分泌としての機能に乏しい小唾液腺に分けられる．

2. 口腔の機能

口腔から摂取された食物は舌で動かされながら，歯で機械的に噛み砕かれて，唾液と混ざり，飲み込みやすい硬さと大きさになる．唾液に含まれる消化酵素によって，炭水化物の中のデンプンは消化される．このように口腔は咀嚼を中心として，消化を助ける．

a. 咀嚼

咀嚼は咀嚼筋（咬筋，側頭筋，内側翼突筋，外側翼突筋），舌骨上筋群，舌骨下筋群による上顎に対する下顎の運動であり，顔面筋や舌筋，頸部の筋も協調的に働いて機能を果たす（図12-6）．食べ物を咀嚼するときは，顎関節を中心として下顎を持ち上げ口を閉じる閉口筋群（咬筋，側頭筋，内側翼突筋）と，下顎を引き下げ口を開く開口筋群（外側翼突筋，顎二腹筋）が働く．これらの筋は主に三叉神経支配である．

咀嚼時には顎は一定のリズムで上下，左右，前後に動く．咀嚼運動は随意運動であるが，そのリズムは脳幹（橋・延髄）の咀嚼中枢でつくられ，食べ物の硬さや量，口腔内の位置を感知する口腔内の種々の受容器によって調節される．反射性咀嚼運動のうち，圧に対する機械受容器や筋紡錘（筋の長さの受容体）による咀嚼圧の調節を閉口反射といい，侵害受容器（痛覚受容体）を介した口を開ける反射を開口反射という．この顎の動きに合わせて，切歯と犬歯で食物を噛み切り，小臼歯と大臼歯で食物をすりつぶす．咀嚼による食物の粉砕によるセルロース膜の破壊や食物粒子の表面積の増加によって，消化酵素が働きやすくなり，消化を助ける．

舌は下顎の咀嚼運動と協調して動き，自分自身の形態を変化させながら口腔内での咀嚼を補助するだけでなく，味覚を含む感覚受容器によって摂食物の安全性を評価する機能もある．

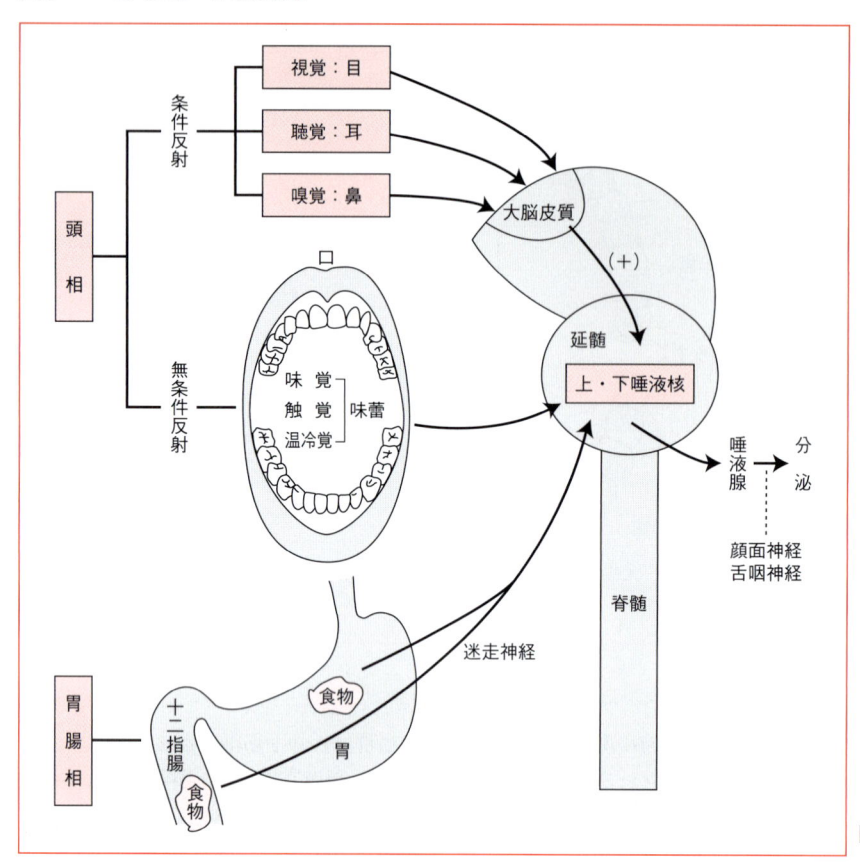

図12-8 唾液分泌の過程

b．唾液の機能

口腔内での消化はごくわずかであるが、唾液に含まれる唾液アミラーゼ（salivary amylase）（耳下腺から分泌）と舌リパーゼ（lingual lipase）（舌腺から分泌）の2つの消化酵素がある．

唾液の分泌量は1日約1～1.5Lで、その99.5％は水であり、その他にナトリウムイオン、カリウムイオン、塩素イオン、重炭酸イオン、リン酸イオン、免疫グロブリンA（IgA）、細菌溶解性リゾチーム[*2]、デンプン分解酵素である唾液アミラーゼなどが含まれる．唾液の分泌の調整には交感神経と副交感神経が関与しており、交感神経刺激では主として粘液性で少量の、副交感神経刺激では漿液性で大量の唾液分泌が起こる．耳下腺を支配する副交感神経は延髄の下唾液核から舌咽神経を経て鼓索神経となり、耳神経節で節後線維となって耳下腺にいたる（図12-3）．顎下腺と舌下腺を支配する神経は上唾液核から顔面神経を経た節前線維が顎下神経節で節後線維となって分布する．

交感神経は胸髄から始まり、上頸神経節で節後線維となってそれぞれに到達する．

唾液分泌の過程は頭相と胃腸相に分けられる（図12-8）．食物が唾液に溶けて舌の味蕾を刺激すると顔面神経および舌咽神経を介して、唾液の分泌が促進される．このような分泌は無条件反射による頭相の分泌である．また、梅干を見たり、思い出すと唾液が分泌されるように、唾液分泌は嗅覚や視覚の刺激などによっても促されるが、これは頭相の大脳皮質が関与する条件反射による分泌である．また、胃腸相とは食物が胃・十二指腸内で消化されることによって起こる迷走神経反射としての唾液分泌である．

炭水化物は単糖類、二糖類、デンプンのような高分子の多糖類に分けられるが、炭水化物が吸収されるためには単糖類に分解されなくてはならない．唾液アミラーゼはデンプンを二糖類にまで分解する．また、舌リパーゼは脂肪の消化に関与しており、胃内でも失活することなく、トリグリセリドを脂肪酸とジグリセリ

[*2] 加水分解酵素の1つ．細菌の細胞壁の多糖類を分解する．涙や鼻汁、母乳などにも含まれる．

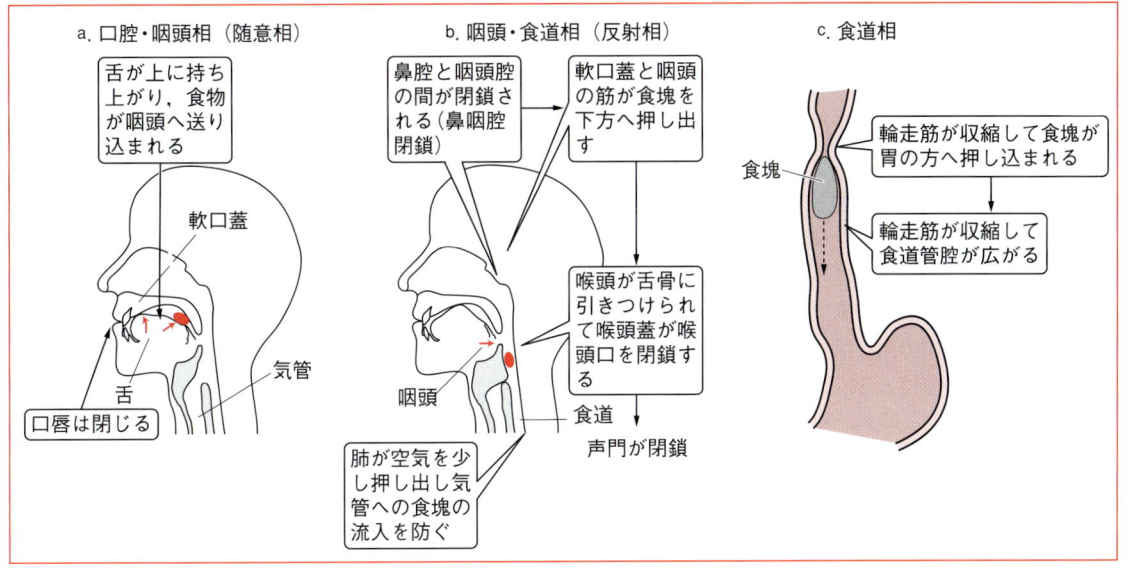

図12-9 嚥下運動

ドに分解する．唾液には消化以外にも，口腔内の湿潤，歯の衛生，味覚受容器の刺激，刺激物の中和・希釈，感染防御などの機能がある．

D. 嚥下に関わる生体の構造と機能

口腔内で咀嚼され，唾液と混ざってやわらかくなった食物は，口腔から咽頭，食道を通って胃に送り込まれる．この食物が飲み込まれる過程を嚥下（swallowing, deglutition）といい，この過程では消化・吸収は行われない．

1. 咽頭と食道の構造

a. 咽頭の構造

咽頭は後鼻孔から，喉頭から食道まで続く漏斗状の管である．長さは成人で約12 cmで，鼻腔に接する上咽頭には，左右両側壁に耳管咽頭口があり，中耳とつながっている．中咽頭は口腔からつながる部分，下咽頭は前面にある喉頭を介して気管につながる部分で，喉頭と接する部分を喉頭口とよぶ．咽頭と食道との境界は第6頸椎の高さである．

b. 食道の構造

食道は，下咽頭の咽頭喉頭部の下端から始まり，気管の背部で，脊柱の前方の縦隔を通過し，横隔膜の食道裂孔（esophageal）を貫いて，第10～12胸椎の高さで胃の噴門部に移行する約25 cmの筋性のつぶれた管である．このように食道は気管や横隔膜に接しているために，形態学的に狭くなっている部位があり（生理的狭窄部位），食道の上部3～4 cmを上食道括約部，横隔膜の直上の食道の最下部で胃との接合部から2～5 cmの狭窄部を下食道括約部という．

食道壁は内側から，粘膜，粘膜下組織，筋層，外膜で覆われており，粘膜部分は非角化重層扁平上皮で保護されており，食塊による化学的刺激や物理的刺激から食道を保護している．食道の筋層は内層の輪走筋と外層の縦走筋からなり，上部1/3は骨格筋，中部1/3は骨格筋と平滑筋の混合，下部1/3は平滑筋である．外膜は疎性結合組織であり，食道を周囲に密着させている．

食道の骨格筋の神経支配は舌咽神経と迷走神経で，平滑筋は迷走神経に支配されている．節前線維は食道壁内の2つの筋層の間で節後ニューロンとシナプスをつくっており，食道の運動は，これらの外来神経と壁内神経叢（myenteric plexus）によって調節されている．

2. 嚥下運動とその調節

嚥下は随意相（voluntary stage），反射相（pharyngeal stage），食道相（esophageal stage）の3期にわけられる．

まず，摂取物は咀嚼の過程を経て舌背に集められ，舌が軟口蓋へ押しつけるように動くことによって，食塊は咽頭へ押し込まれて嚥下が起こる随意相から始ま

る（図12-9a）．そして食塊が咽頭口部に入ると，咽頭後壁，扁桃，口蓋垂，軟口蓋などにある触覚受容器が刺激されて，不随意性の咽頭反射が起こり，食塊が食道口まで送り込まれる咽頭相となる．食塊が咽頭口部を刺激すると，脳幹の延髄と橋下部にある嚥下中枢からの指令で，軟口蓋が挙上して口蓋垂が移動し，咽頭と鼻腔との通路を閉鎖する（図12-9b）．さらに舌根が挙上して喉頭が引き上げられて声門が閉じ，気道はふさがれて，呼吸運動が制止する．それと同時に咽頭喉頭部と食道の間の開口部が拡がり，食塊は咽頭喉頭部を通過して食道に入る．食塊が鎖骨レベルを過ぎるころに口腔，咽頭，喉頭の筋肉は弛緩して気道が開き，呼吸が開始される．このようにして食塊は誤嚥されることなしに，口腔から胃に送り込まれる．

嚥下の最後である食道相は，気道の輪状軟骨についている上食道括約筋を食塊が通過することによって始まる不随意性の運動である（図12-9c）．この運動は食道の輪走筋と縦走筋の収縮と弛緩による連続した蠕動運動によって食塊が胃のほうに下降し，食塊が胃に送り込まれるまで繰り返される．そのため咽頭を通った食物は重力の影響を受けずに胃に送り込むことができるのである．

下部食道括約筋は嚥下時には弛緩して食塊を胃に入りやすくする．その一方，静止時には下食道括約筋部を中心に噴門切痕や粘膜雛襞*3によって閉鎖しているため，胃から食道への逆流を防ぐことができる．

E. 消化と吸収に関わる生体の構造と機能

1. 消化と吸収のメカニズム（図12-10）

消化は咀嚼や攪拌による機械的消化と酵素を用いた化学的消化に分けられ，主に胃，小腸，大腸といった消化器とそれに付随する肝臓，胆嚢，膵臓の働きによって営まれる．胃や腸の平滑筋の運動による機械的消化で食塊は細かく粉砕され，消化器や付属する器官から分泌される消化酵素によって化学的消化が起こり，食物中の炭水化物，脂質，タンパク質，核酸などの巨大分子が吸収可能な小さな分子に分解される．

消化によって細かく分解された栄養素が粘膜の上皮細胞から取り込まれる過程を吸収という．吸収された栄養素は毛細血管やリンパ管から全身に運搬される．全ての栄養素の90％は小腸で吸収され，10％が胃と大腸で吸収される．

a. 消化液分泌のメカニズム

消化腺は主に消化酵素を含む消化液を分泌する漿液腺，主に粘液を分泌する粘液腺，両者が混在する混合腺の3種に分類される．ヒトの消化腺からは，1日におよそ7Lの消化液が分泌されており，その成分は水分，塩類，酵素，ムコ多糖類*4，ムコタンパク質*4などの有機物である．

消化液の分泌のメカニズムは神経性と体液性に（表12-1），神経性機序は中枢性と局所の反射にそれぞれ分けられる．中枢性反射は，外来神経を介して行われる反射である．また，局所の反射は腸内反射ともいわれ，消化管内の食物による摩擦，圧迫，伸展などの機械的刺激によって，内在神経叢を介して消化液の分泌を促す．一方，胃液の一部，膵液，胆汁などの分泌は体液性機序によるものが重要で，主として消化管壁内で生成される特有のホルモンが血液内に入って体内を循環した後に，特定の消化液の分泌を促す．

消化液の分泌様式は開口分泌（exocytosis），能動輸送（active transport），受動輸送（passive transport）に分けられる．開口分泌はタンパク質，ムコタンパク質のような高分子の有機物質の分泌でみられる．有機物質は細胞内のリボソームで合成され，分泌顆粒中で濃縮，蓄積される．神経性刺激，体液性刺激が起こると，分泌顆粒は細胞膜の方に移動して細胞膜と癒合する．癒合した細胞膜の一部に細胞外に向かう開口部ができて，そこから顆粒内容物を分泌する．この分泌には細胞内のCa^{2+}やサイクリックAMP（cAMP）が関与している．

能動輸送と受動輸送は無機イオンの分泌の際にみられる．消化液中の無機イオンは分泌細胞の種類により組成が異なり，細胞膜間における濃度勾配や細胞膜の中に存在する担体を介した輸送によって分泌される．

b. 吸収のメカニズム

吸収のメカニズムは受動輸送である拡散（diffusion）と促通拡散（facilitated diffusion），共輸送（cotransport），能動輸送（active transport）に分けられる（図12-11）．

受動輸送とは濃度勾配による物質移動であり，溶質であるイオンや，やや大きい非イオン分子の細胞膜通過は拡散によって起こる．受動輸送にはエネルギーは

[*3] 襞状の上皮組織をいう．消化管粘膜は概してこの構造をもつ．

[*4] ムコ（mucous）とは粘液性のという意味．消化液の粘性はムコ多糖類やムコタンパク質を含むことによる．

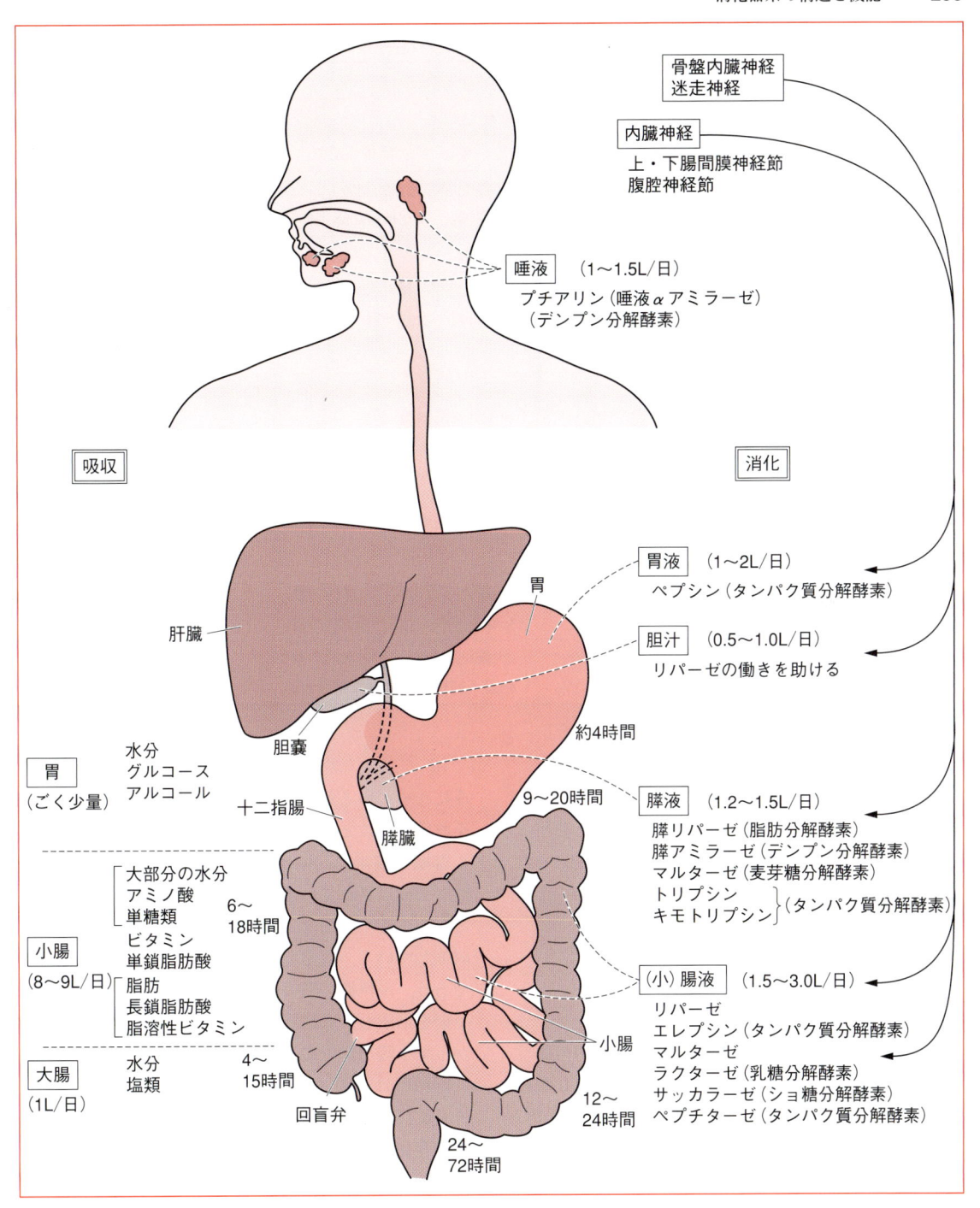

図12-10 食物の消化と吸収

骨盤内臓神経
迷走神経

内臓神経
上・下腸間膜神経節
腹腔神経節

吸収

消化

唾液（1～1.5L/日）
プチアリン（唾液αアミラーゼ）
（デンプン分解酵素）

肝臓
胆嚢
胃
十二指腸
膵臓
小腸
回盲弁

胃
（ごく少量）
水分
グルコース
アルコール

小腸
（8～9L/日）
大部分の水分
アミノ酸
単糖類
ビタミン
単鎖脂肪酸
脂肪
長鎖脂肪酸
脂溶性ビタミン

大腸
（1L/日）
水分
塩類

約4時間
9～20時間
6～18時間
4～15時間
12～24時間
24～72時間

胃液（1～2L/日）
ペプシン（タンパク質分解酵素）

胆汁（0.5～1.0L/日）
リパーゼの働きを助ける

膵液（1.2～1.5L/日）
膵リパーゼ（脂肪分解酵素）
膵アミラーゼ（デンプン分解酵素）
マルターゼ（麦芽糖分解酵素）
トリプシン
キモトリプシン｝（タンパク質分解酵素）

（小）腸液（1.5～3.0L/日）
リパーゼ
エレプシン（タンパク質分解酵素）
マルターゼ
ラクターゼ（乳糖分解酵素）
サッカラーゼ（ショ糖分解酵素）
ペプチターゼ（タンパク質分解酵素）

要らないが，濃度勾配が必要である．促通拡散とは細胞膜の中に存在する担体とよばれるものによって行われる拡散をいう．促通拡散の多くはホルモンによって調節されている．

能動輸送とは細胞膜内外の濃度勾配に逆らって低濃度から高濃度への領域へと物質が移動する現象である．この移動にはエネルギーが必要であり，エネルギーは細胞内で生成されるアデノシン三リン酸［adenosin triphosphate（ATP）］の分解によって供給される．

表12-1 消化液分泌のメカニズム

消化液	分泌機序		体液性分泌
	神経性分泌		
	条件反射	無条件反射	
唾液	（食物想像，視・聴・嗅覚） 視・聴・嗅覚中枢，大脳皮質連合野の刺激	（口腔粘膜の機械的刺激） 顔面神経，舌咽神経，迷走神経の刺激	
	→延髄→顔面神経，舌咽神経，交感神経を介して分泌		
胃液	（食物想像，視・聴・嗅覚） 視・聴・嗅覚中枢，大脳皮質連合野の刺激	（味覚，口腔，胃粘膜内機械的・化学的刺激） 顔面神経，舌咽神経，迷走神経の刺激	ガストリン
	→延髄→迷走神経を介して分泌		
膵液	（食物想像，視・聴・嗅覚） 視・聴・嗅覚中枢，大脳皮質連合野の刺激	（味覚，口腔，胃粘膜内機械的・化学的刺激） 迷走神経の刺激	セレクチン コレシストキニン
	→延髄→迷走神経を介して分泌		
胆汁	（食物想像，視・聴・嗅覚） 視・聴・嗅覚中枢，大脳皮質連合野の刺激	（味覚，口腔，胃粘膜内機械的・化学的刺激） 迷走神経の刺激	コレシストキニン
	→延髄→迷走神経を介して分泌		
小腸液		（小腸粘膜機械的・化学的刺激） 粘膜下神経の刺激→腸液分泌	エンテロクリニン ビリキニン
大腸液		（大腸粘膜機械的・化学的刺激） 粘膜下神経の刺激→大腸液分泌	

　共輸送は，担体が2つの異なった溶質を輸送するために，どちらか1つの溶質の能動輸送系を利用することによって起こる．共輸送も濃度勾配に逆らった輸送であるが，共輸送に関わる担体には，両方の溶質に結合する部位が必要である．

2. 胃の構造と機能

a. 胃の構造

　胃は横隔膜直下にあり，食道と小腸の最初の部位である十二指腸との間に位置するJの字形をした約25 cmの消化管である．胃の凹状の内側縁を小彎，膨らんでいる外側縁を大彎という（図12-12a）．食道からの入り口を噴門（cardia）といい，それに続く左上の丸い部分を胃底（fundus），その下方の中心にある大きな部分を胃体（body），角切痕（incisura angularis）と幽門の間を幽門管部，十二指腸への出口を幽門（pylorus）という．

　胃の位置や形は絶えず変化しており，吸気時は横隔膜によって下方に押され，呼気時には上方に引き上げられる．空腹時の胃の粘膜は収縮して大きなヒダのようになっているが，拡張すると約1.2～1.6 Lの食物を貯蔵することができる．

　胃壁は縦走筋，輪走筋，斜走筋という3つの平滑筋層で構成されている．斜走筋層は胃体にのみ限局して存在する．幽門部分は幽門括約筋によって，通常は収縮している．胃を覆っている漿膜の一部は臓側腹膜であり，小彎側の臓側腹膜は肝臓の上方にまで伸びて小網を形成し，大彎側の臓側腹膜は大網として垂れ下がって小腸全体を覆っている．

　胃粘膜は粘膜固有層と粘膜筋板から構成されている（図12-12b）．膜固有層の表面には円柱上皮細胞層が存在し，円柱上皮細胞層が粘膜固有層に向かって陥入して，胃腺といわれる分泌腺を形成する．

　胃は副交感神経の迷走神経，交感神経の内臓神経（splanchnic nerves）と外層の縦走筋と内層の輪走筋の間にある壁内神経叢（アウエルバッハ神経叢）によって支配されている．

b. 胃における消化・吸収のメカニズム

　胃の主な機能は消化であり，胃の上皮細胞層は物質を透過させないので，胃には吸収機能はほとんどな

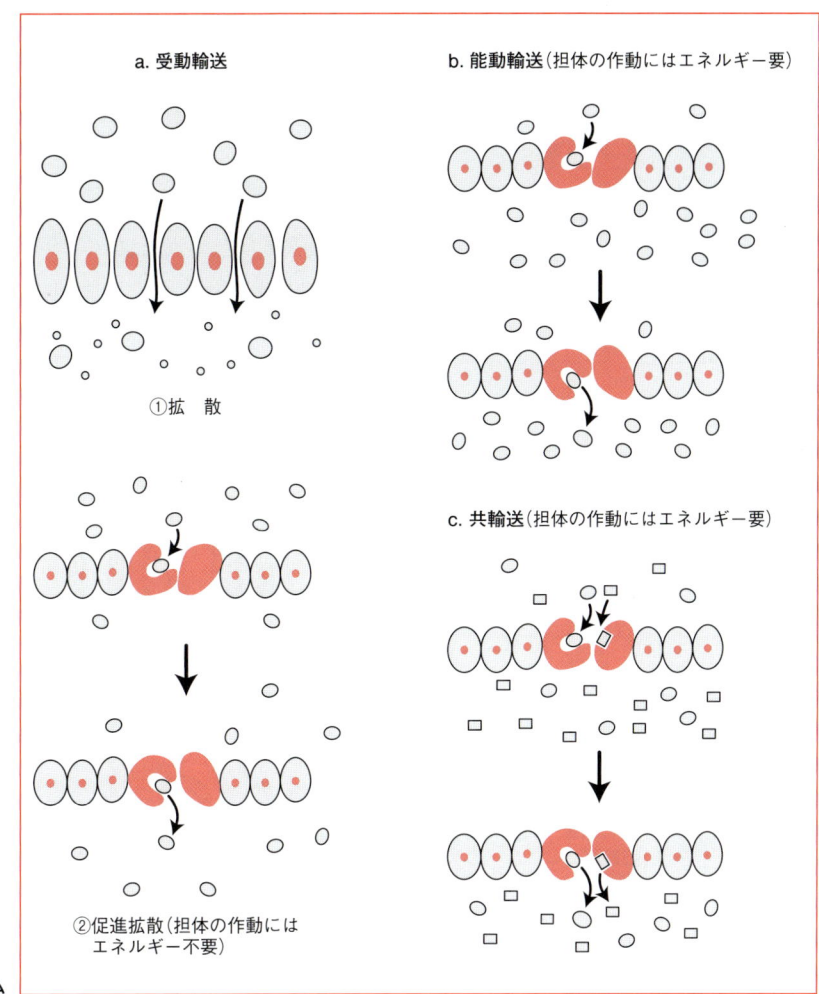

図12-11 吸収のメカニズム

い．ただし，小量の水，イオン，短鎖脂肪酸，アルコールなどを吸収することはできる．

　胃に食塊が入ると，胃は反射的に弛緩する．その間，食物は胃底にとどまって胃液に混合されることなく，口腔で分泌された唾液アミラーゼによる消化が続く．この胃体部の弛緩には迷走神経が関与している．食塊によって胃壁が伸展されると，胃液が分泌され，混合波といわれる弱い蠕動運動が3回/分の周期で胃体部に起こる．蠕動波は胃体部から幽門部に向かって強さを増しながら伝播する．この蠕動運動によって食塊は幽門部へ運ばれるが，蠕動波によってくびられる胃の直径の方が幽門の直径より大きいので，胃内容の大部分が胃の中を逆流して撹拌される．この胃内での撹拌による機械的な消化で食塊は柔らかくなる．さらに，胃液による化学的消化で，食塊は半液体状の糜粥となる．

　胃腺には噴門腺，胃底腺，幽門腺の3種類があり，粘膜下組織にある粘膜下神経叢（マイスネル神経叢）に支配されている．胃液は1日1～2L分泌される．

　噴門腺と幽門腺には頸部粘液細胞（neck mucous cell）が存在し，粘膜を保護する粘液を分泌している．胃底腺にはビタミンB_{12}を吸収するのに必要な内因子と塩酸を産生する壁細胞（parietal cell），ペプシノゲン（pepsinogen）と胃リパーゼ（gastric lipase）を分泌する主細胞（chief cell），粘液を分泌する頸部粘液細胞がある．壁細胞から分泌される塩酸は食塊を殺菌するとともに，胃液を強酸性（pH2）に維持することによって，主細胞から分泌されるペプシノゲンを活性型のペプシン（pepsin）に変換させる．ペプシンは胃で分泌される唯一のタンパク質分解酵素であり，アミノ酸のペプチド結合を切断してより小さなペプチドの断片にまで分解するが，pHが高くなると失活する．さらにペプシンは胆汁と膵液の放出を促進

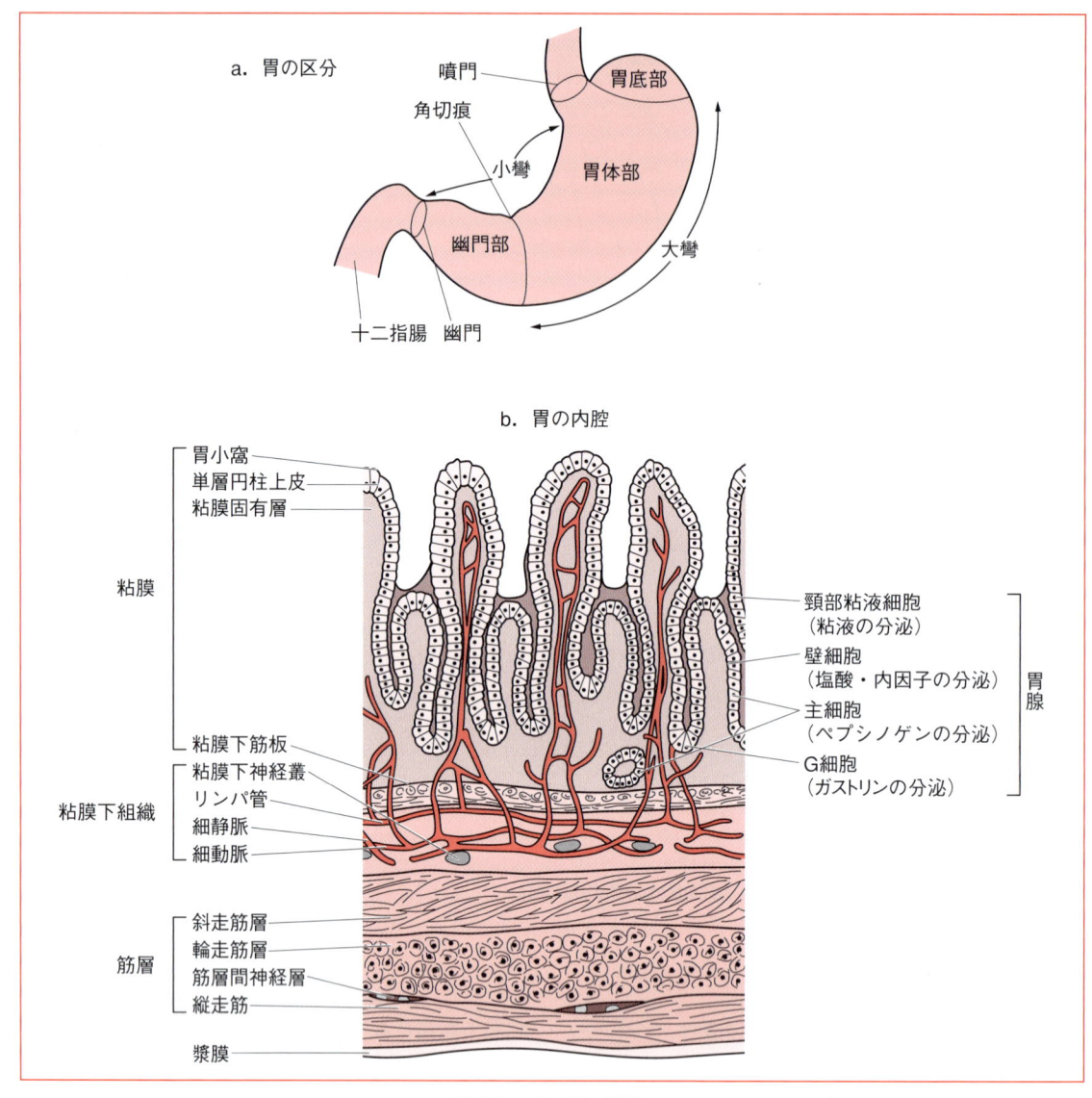

図12-12 胃の構造

a. 胃の区分: 噴門、胃底部、角切痕、小彎、胃体部、幽門部、大彎、十二指腸、幽門

b. 胃の内腔
- 粘膜：胃小窩、単層円柱上皮、粘膜固有層
- 粘膜下組織：粘膜下筋板、粘膜下神経叢、リンパ管、細静脈、細動脈
- 筋層：斜走筋層、輪走筋層、筋層間神経層、縦走筋
- 漿膜
- 胃腺：頸部粘液細胞（粘液の分泌）、壁細胞（塩酸・内因子の分泌）、主細胞（ペプシノゲンの分泌）、G細胞（ガストリンの分泌）

するホルモンの分泌を刺激する．胃内が強酸性状態に保たれていても，頸部粘液細胞から分泌されるアルカリ性の粘膜層による保護などによって胃粘膜は傷害されることはない．胃から分泌されるもう1つの酵素は主細胞から分泌されるリパーゼである．この酵素はpH5～6で最もよく機能し，ミルクに含まれる脂肪分子の短鎖トリグリセリドを脂肪酸とモノグリセリドにまで分解する．

胃液分泌の調節は頭相，胃相，腸相の3相に分けられ，神経性とホルモン性によって制御されている（図12-13）．

頭相（cepharic phase）は，胃に食物が入る前に匂いを嗅いだり（嗅覚），おいしそうな食事を見たり想像したりすること（視覚）で誘発される条件反射と，舌表面で感知される刺激（味覚と触覚）による無条件反射によって起こる分泌に分けられる．この相では，大脳皮質と視床下部の摂食中枢からの刺激が延髄に送られ，迷走神経を介して壁細胞から塩酸を胃内に分泌する．同時に胃幽門部からガストリンを血液中に放出し，胃酸分泌を促す．一方，空腹感，恐怖感などの情動反応が起こると，交感神経系の刺激によって胃における消化は遅延する．

胃に食物が入ってくると，胃壁の伸展受容器が刺激され反射性機序[*5]やホルモン性機序[*6]によって胃液

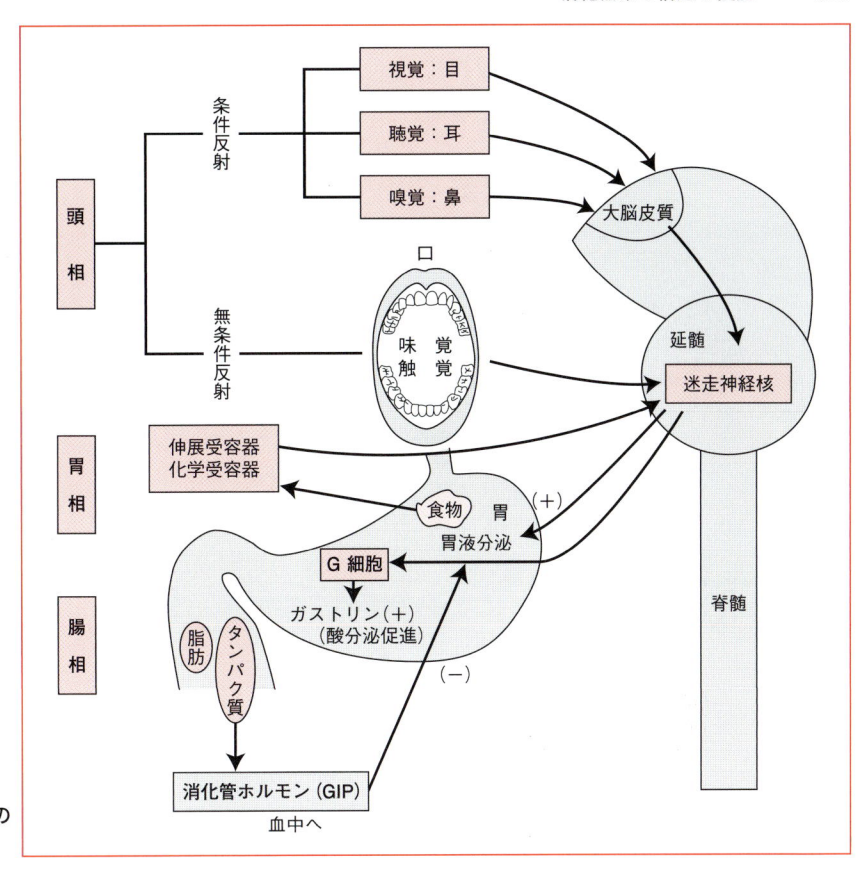

図12-13 胃液分泌調整のメカニズム

の分泌が始まる．これを胃相（gastric phase）という．胃液の神経性分泌は，食物による胃壁の伸展受容器の刺激と，摂取されたタンパク質によるpHの上昇によって化学受容器が活性化されて生じる．また，幽門洞にはガストリン細胞（G細胞）といわれる内分泌細胞が存在し，分解されたタンパク質分解産物による幽門部付近の粘膜の刺激や，胃内のpHの上昇による副交感神経の反射活動によって，ガストリンを分泌する．このガストリン分泌により蠕動運動が起こり，胃液の分泌が亢進される．また，ガストリンは下食道括約筋の収縮を強め，胃の運動を活発にし，幽門括約筋と回盲括約筋を弛緩させたり，壁細胞からさらに塩酸の分泌を促す．

幽門は幽門括約筋によって通常は閉鎖した状態になっているが，食物が幽門に到達して蠕動運動が起るたびに数mLの糜粥（びしゅく）が幽門括約筋を通じて，十二指腸に押し出される．小腸に到達した糜粥は小腸粘膜にある腸管内分泌細胞を刺激し，セクレチン（seretin）とコレシストキニン［cholecystokinin（CCK）］の2種類のホルモンを放出させる．セクレチンは胃液分泌を抑制し，コレシストキニンは糜粥の胃からの放出を抑制する．このように，小腸にある受容体が関与している腸相（intestinal phase）は，胃の運動を阻害して胃から放出される糜粥の十二指腸への移動を遅らせる．

胃での糜粥の停滞時間は食物の種類によって異なり，炭水化物，タンパク質，脂肪の順に長くなる．また，糜粥のpHが低かったり，脂肪酸やアミノ酸が多いと，胃からの排出時間は遅くなる．これらの調節は十二指腸の受容器，胃腸反射，ペプチドホルモンによって行われている．通常，液状のものでは食後10分ほどで胃から十二指腸に送られるが，一般的な1回分の食事は食後4時間で十二指腸に送られる．しかし，脂肪の多い食事では6時間以上かかることも

---

*5 迷走神経－迷走神経反射．壁内神経系による局所反射．
*6 神経性に，あるいは消化産物によるG細胞が刺激され，ガストリンが放出される．

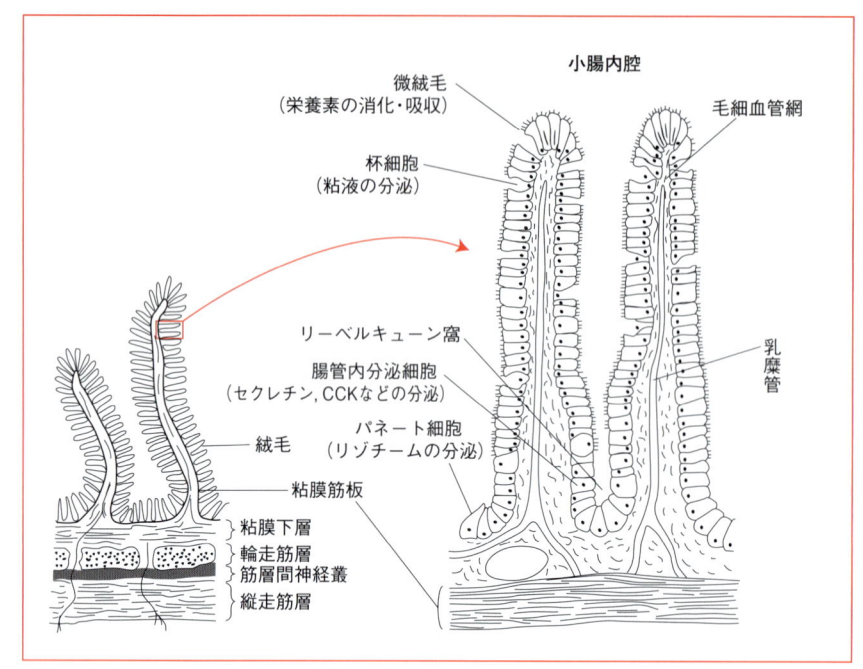

図12-14 小腸の構造

3. 小腸の構造と機能

小腸には，胃から送られてきた酸性の糜粥を十二指腸で膵液や胆汁と混ぜる機能と腸液を分泌して消化を完了させ，さらに吸収も完了させる機能がある．膵臓・肝胆道系は消化管ではないが，付属器官として消化液を分泌して消化機能に関与している．

a. 小腸の構造（図12-14）

小腸は胃幽門に続き，回盲弁（iluocecal valve）で大腸と連結する，直径約3〜4 cm，長さは約5〜7 mの細長く柔らかい管状の器官である．小腸は口側から十二指腸（duodeum），空腸（jejunum），回腸（ileum）の3つの部分に分けられる．十二指腸には腸間膜がなく後腹壁に付着しているが，空腸と回腸は小腸間膜によって後腹壁に吊り下げられた構造になっているために可動性がある．

十二指腸は胃の幽門括約筋から空腸までの約25 cmの長さの臓器であり，口側から上部，下行部，水平部，上行部に分けられる．胃幽門部から約10 cmの下行部の部位にファーター乳頭（Vater's papilla）があり，ここに膵管と総胆管がY字状に合流して開口し，膵液と胆汁が流れ込む．

空腸は十二指腸が腹膜腔に出てくる部位にあるトライツ靱帯（ligament of Treiz）から始まる．空腸と回腸には境界はなく，腹膜腔内にある小腸の口側2/5を空腸，肛門側3/5を回腸といい，回腸は盲腸に突出した回盲弁で大腸と連結している．回盲弁は2枚の弁構造をしており，盲腸の内容物が回腸に逆流するのを防いでいる．

小腸の筋層は外層の薄い縦走筋と内層の厚い輪走筋の2層の平滑筋で構成されている．

小腸壁は粘膜，粘膜下層，筋層，漿膜の4層構造で，消化と吸収の機能を果たすために，粘膜と粘膜下組織の構造は特殊化している．すなわち，十二指腸の近位部から回腸の中央部分までの粘膜には高さ1 cmの隆起する輪状ヒダが存在し，その表面には0.5〜1 mmの長さの絨毛（villi）が並んでいる．粘膜上皮は単層円柱上皮細胞で覆われており，その表面には刷子縁といわれる構造の無数の微絨毛があり，この微絨毛によって小腸粘膜の表面積は200 m^2 にもなる．また，粘膜上皮には栄養素を吸収する吸収上皮細胞，粘液を分泌する杯細胞，ホルモンを分泌する腸管内分泌細胞，殺菌作用のあるリゾチームを分泌するパネート細胞が存在する．

粘膜の絨毛にはそれぞれ細動脈，細静脈，毛細血管網，毛細リンパ管である乳糜管（lacteal）が存在しており，吸収した栄養素を全身に送り出している．また，絨毛と絨毛の間には腸液を分泌する腸腺が陥入する腸陰窩がある．

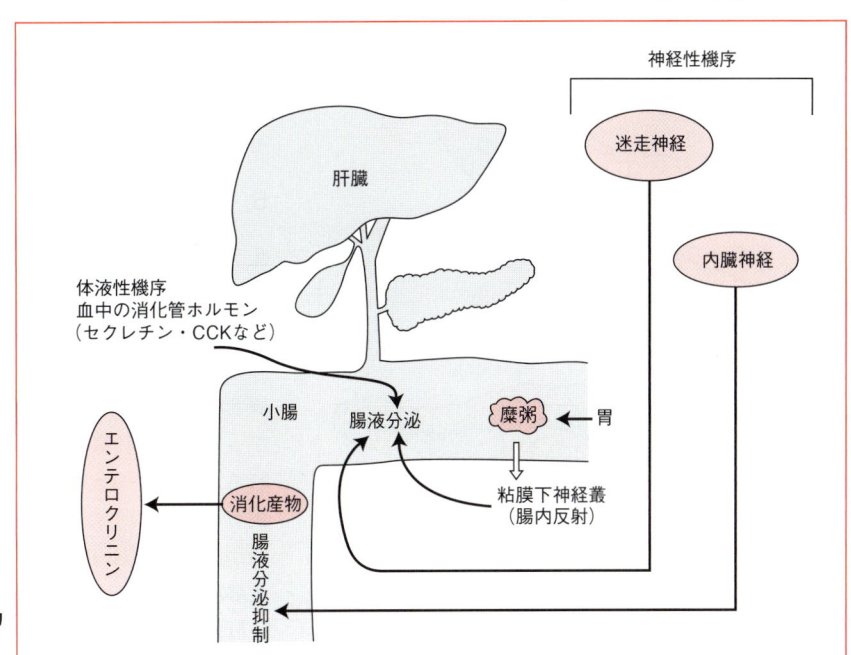

図12-15 腸液分泌のメカニズム

b．腸液分泌のメカニズム

腸液は1日平均2.4L分泌される．十二指腸上部には粘膜下組織にブルンナー腺（Brunner's gland）が密集しており，アルカリ性の粘液を分泌して酸性の胃液から十二指腸上部の粘膜を保護している．また，小腸全体に分布するリーベルキューン窩（Lieberkuhn crypt）からは血漿と電解質濃度がほぼ同様の等張で粘液，酵素を含んだ弱アルカリの腸液が分泌されている．

小腸液の分泌は神経性機序と体液性機序によって調節されている（図12-15）．神経性機序による腸液の分泌は，糜粥による腸管の拡張や蠕動運動の亢進による粘膜下神経層を介した腸内反射で生じる．また，迷走神経の刺激も分泌を促進する．体液性機序は生成されたエンテロクリニン（enterocrinin），ビリキニン（villikinin），セクレチン，コレシストキニン（CCK）などの消化管ホルモンが血中に分泌され，血行を介して腸液の分泌を促進する．

小腸上皮細胞の微絨毛の刷子縁はタンパク質分解酵素のペプチダーゼ（peptidase），炭水化物分解酵素のラクターゼ（lactase），マルターゼ（maltase），スクラーゼ（sucrase），α-デキストリナーゼ（α-dexistrinase），脂肪分解酵素のリパーゼ（lipase）など，栄養素を消化する種々の消化酵素を含んでいる．この微絨毛での消化を膜消化という．これらの酵素は小腸粘膜細胞に限局し，腸管内には放出されずに，細胞膜表面で加水分解する触媒となり，栄養素を分解する．（後述の「6．小腸における消化」参照）

4．膵臓の構造と機能

a．膵臓の構造

膵臓（pancreas）は胃の大彎の後方にあり，後腹膜腔に位置する，扁平で細長い臓器である．膵臓は膵頭部，膵体部，膵尾部に分けられ，膵尾部は脾臓に隣接している．そしてホルモンを分泌する内分泌と消化酵素を含む膵液を分泌する外分泌の両方を行っている．

膵液は腺房（acini）とよばれる細胞集団によって産生され，それにつづく導管に分泌されて，主膵管から，十二指腸のファーター乳頭部に流れ込む（図12-16）．このファーター乳頭部にある括約筋をオッディー括約筋（Oddi sphincter）という．オッディー括約筋は平滑筋からなる輪走筋で，膵液，胆汁の流出を調節している．また内分泌腺部は膵島［ランゲルハンス島（islets of Langerhans）］とよばれる．

膵液は無色透明で，pH7.0〜8.0の弱アルカリ性で，1日約1〜2L分泌されている．膵液の成分は水，電解質，重炭酸，消化酵素で，血漿とほぼ等張である．

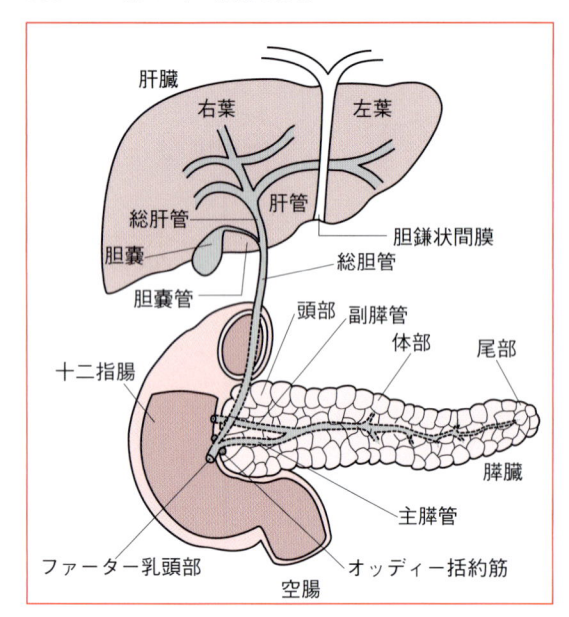

図12-16 肝臓・胆嚢・膵臓の構造

物分解酵素としては膵アミラーゼ（pancreatic amylase）[アミロプシン（amylopsin）], 脂肪分解酵素には膵リパーゼ（pancreatic lipase）やホスホリパーゼ（phospholipase）がある．

5. 肝胆道系の構造と機能

a. 肝臓の構造

肝臓（liver）は横隔膜の下に位置し，右上腹部のほとんどを占めている身体のなかでもっとも大きな器官である．重さは成人で約1,200〜1,400gで，横隔膜と後壁から微細な腸間膜である肝鎌状間膜で吊り下がっている．肝臓は肝鎌状間膜で右葉，左葉にわけられる．（図12-16）．肝臓の下面には肝門とよばれる，固有肝動脈，門脈，リンパ管，総胆管，神経の出入り口がある．肝臓の後上面からは肝静脈が出ており，下大静脈に注ぐ．

肝臓は5万〜10万個の肝小葉から構成されており，1個の肝小葉には約50万個の肝細胞がある．その間を走る洞様毛細血管（sinusoids）を灌流する血液を介して代謝が行われる．このように，肝臓は栄養の代謝や解毒作用などの機能への関与が大きいが，消化器官としての機能は胆汁の産生と胆管への分泌である．

肝細胞は肝臓に流れ込んだ門脈血や動脈血から必要な栄養分を取り込み，取り込んだ後の血液から肝胆汁を産生し分泌する．肝胆汁は1日約500mL分泌されるが，その成分はほとんどが水分で，そのほかに胆汁酸（bile acid）[*7]，胆汁酸塩（bile salt）[*8]，胆汁色素，脂質，無機塩類などが含まれる．産生された肝胆汁は肝管を経て総胆管へ流れ，一時的に胆嚢に貯留された後に，総胆管から十二指腸に注がれる．

b. 胆汁分泌のメカニズム

胆嚢は肝臓の下面に存在するナス形の嚢状器官で，ヒダのある粘膜，平滑筋，漿膜でできているため伸縮性があり，その容積は平均30〜50mLである．胆嚢は胆嚢管で総胆管につながっている．胆嚢の大きさに対して，流入する肝胆汁の量ははるかに多い．そして胆嚢内壁の微絨毛を有する粘膜円柱上皮細胞で水および無機電解質が再吸収され，有機成分が4〜5倍に濃縮される．胆嚢は肝臓から分泌された胆汁を貯蔵し，胆嚢壁から分泌されている粘液と混合して，特

b. 膵液の分泌

膵液の分泌は神経性と体液性に調節されており，頭相，胃相，腸相にわけられる（図12-17）．頭相では，食事時の咀嚼や嚥下に伴う刺激（無条件反射）や，食事のことを考えることによって起こる条件反射によって迷走神経が刺激されて膵液が分泌される．

胃相では，胃内に食塊が移送されることによる刺激が迷走-迷走神経反射を介して膵液分泌を促し，酵素分泌を増加させる．また，ガストリンはCCKと同様に働くために，ガストリンの放出による体液性の刺激でも膵液の分泌は促進される．

腸相では，十二指腸，小腸のS細胞から分泌されるセクレチンと小腸上部に分布するI細胞から分泌されるCCKの2つのホルモンの働きが主となる．セクレチンは酸による十二指腸粘膜の内分泌細胞の刺激で放出され，主として外分泌腺の導管細胞に働いて水と重炭酸イオンの分泌を促進する．CCKは，腺房細胞を刺激し酵素の分泌を促進させるほかに，胆嚢の収縮作用ももつ．

膵液中の酵素のほとんどは加水分解酵素で，三大栄養素の消化に重要な役割を果たしている．タンパク質分解酵素の主なものとしてトリプシン（trypsin），キモトリプシン（chymotrypsin）などがあり，炭水化

[*7] コレステロールから形成される．
[*8] 胆汁酸がナトリウム塩，またはカリウム塩を形成したもの．

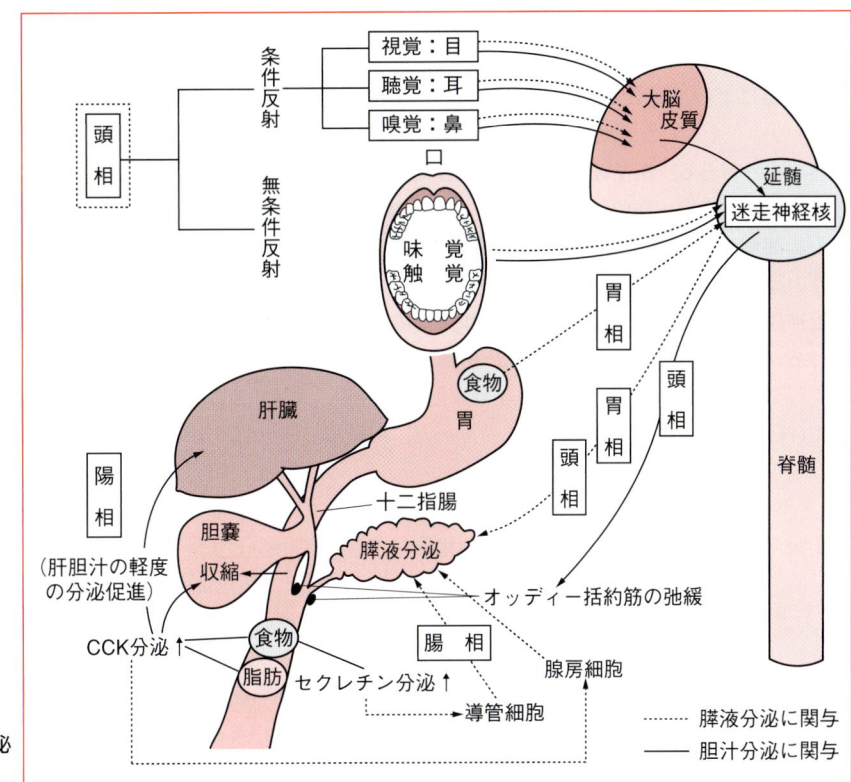

図12-17 膵液と胆汁分泌のメカニズム

有な胆嚢胆汁を形成する．そして1日0.5〜1Lの胆嚢胆汁が総胆管を経て十二指腸に排出される（図12-16）．

胆嚢は蠕動様収縮をするが，胆嚢の収縮圧だけでは胆汁を排出することができず，オッディー括約筋の弛緩が必要である．この調節は頭相と腸相に分けられる．頭相は神経性の機序によるもので，無条件反射や条件反射によって迷走神経の刺激が延髄の胆汁分泌中枢を刺激し，胆嚢を収縮させ，オッディー括約筋を弛緩させる（図12-17）．

一方，腸相には体液性機序が関与しており，脂肪の分解産物が十二指腸の粘膜に触れるとCCKが分泌され，門脈から大循環を介して胆嚢を収縮させ，オッディー括約筋を弛緩させて胆汁の排出を促す．

回腸に達した胆汁酸塩の90〜95％が再吸収され，肝門脈経由で肝臓へ戻される．このサイクルを，腸肝循環（entero-hepatic circulation）という．

再吸収されなかった残りの胆汁酸は糞便とともに排泄される．胆汁酸は便の固さを制御している．

c．胆汁の機能

胆汁はほとんどが水分で，胆汁酸，胆汁酸塩，コレステロール，リン脂質，胆汁色素などを含む，アルカリ性の分泌液である．

主な胆汁色素はビリルビンであるために黄褐色をしている．赤血球のヘモグロビン代謝物の間接ビリルビンが肝臓に運ばれ，肝細胞でグルクロン酸抱合によって直接ビリルビンに変換される．直接ビリルビンはウロビリノゲン，ウロビリンとして便・尿中に排泄されることから，生体にとっては不要な老廃物を排出する役割がある．

胆汁酸塩は，平板状の分子で，その片面にのみ親水性の-OH基をもつ．そのために水中では親水性の面を外に向けて円筒型に会合し，その内部に脂肪酸などを取り込んでミセル（micelle）を形成することができる．ミセルは水溶性の複合体として腸液に溶解しており，脂肪酸の吸収を高める．

6．小腸における消化

a．小腸の運動とその調節

小腸の運動は蠕動運動，分節運動，振子運動に分けられる．蠕動運動と分節運動は胃からの糜粥を消化液と混和させたり，粘膜と接触させて消化吸収を促進させる．分節運動の頻度は十二指腸が最も多く，下部小腸では少ない．食物がほとんど吸収されてしまうと，

分節運動は止まって蠕動運動が起こり、糜粥を小腸の下方に向かって移動させる．小腸の蠕動運動は輪走筋と縦走筋によって起こり，その蠕動波には毎分1～2cmのゆっくりした速度のものと，毎秒2～25cmと速いものがある．振子運動は小腸に内容物がないときに，主として縦走筋の伝導性収縮によって起こる．

小腸運動は内在神経を中心とした神経性および体液性の調節を受けているが，その他の自律神経である迷走神経，内臓神経，そして消化管ホルモンの影響も受ける．また，胃壁の伸展に伴う胃-小腸反射や適度な小腸壁の伸展によっても小腸の運動は促進される．迷走神経の刺激は小腸運動を促進させる一方，内臓神経は小腸運動を抑制する．

b．小腸における化学的消化

小腸では膵液，胆汁，小腸液などの消化液によって化学的消化が行われる．

1）炭水化物の消化

食物中の炭水化物には，砂糖として使われるショ糖［スクロース(sucrose)］，乳汁中にある二糖類の乳糖［ラクトース(lactose)］，穀物に多く含まれる多糖類のデンプンの3種類がある（図12-18a）．摂取されたデンプンは唾液に含まれるプチアリンによって麦芽糖［マルトース(maltose)］やデキストリンに加水分解されるが，その量はわずかである．食塊が胃から十二指腸に移送されると，膵液の膵アミラーゼと混和されて，デンプンがマルトースのような小さなグルコース重合体に変化する．小腸では上皮細胞のラクターゼ，スクラーゼ，マルターゼによって，乳糖はガラクトース(galactose)とブドウ糖［グルコース(glucose)］に，ショ糖は果糖［フルクトース(fructose)］とブドウ糖に，麦芽糖はブドウ糖にそれぞれ分解され，吸収可能な単糖類となる．

2）タンパク質の消化

食物中のタンパク質はペプチド結合によって互いに結合したアミノ酸の長い鎖で形成されている．

タンパク質は最初に胃でペプシンによってポリペプチドに分解される（図12-18b）．次いで，膵液中のタンパク分解酵素であるトリプシン，キモトリプシン，カルボキシペプチダーゼ，エラスターゼが作用し，タンパク質はポリペプチドからトリペプチドやジペプチドに消化される．腸上皮細胞の微絨毛に存在するアミノペプチダーゼとペプチダーゼによってトリペプチドやジペプチド，アミノ酸に分解される．

3）脂肪の消化

食物中の脂肪は大部分が中性脂肪[*9]で，このほかに少量のリン脂質，コレステロール，コレステロールエステルなどがある．舌リパーゼや胃リパーゼによって，胃でも少量の中性脂肪は消化されるが，脂肪の消化の多くは小腸で行われる．十二指腸で胆汁中の胆汁酸塩とレシチンによる脂肪の乳化が行われ，脂肪の粒子が細かくなり，水溶性の消化酵素が粒子表面で作用できるようになる．また，胆汁中の胆汁酸塩は，脂肪の消化最終産物である脂肪成分を溶解して，脂肪の消化が阻害されないよう機能するミセルを形成する．このような胆汁の作用によって，膵リパーゼは中性脂肪のトリグリセリドを加水分解し，モノグリセリドと遊離脂肪酸，グリセロールに分解する．

c．小腸における吸収のメカニズム

絨毛を覆っている上皮細胞に取り込まれた栄養素は毛細血管壁または乳糜管壁から血液中またはリンパ中に入る．

1）糖質の吸収

消化によって単糖類になった炭水化物は腸管粘膜細胞から速やかに吸収される．小腸の単糖類吸収能は非常に高く，消化された単糖類はすべて吸収されて不消化のセルロースと食物繊維が便中に残る．また，ブドウ糖の吸収は腸管粘膜細胞の刷子縁にある，ナトリウムとブドウ糖が特異的に結合する担体を介した共輸送によって行われる．ナトリウムとブドウ糖が同時に担体に結合すると，濃度差によってナトリウムが細胞内に移動し，担体に結合したブドウ糖も一緒に細胞内に移動して門脈血中に移行する．ガラクトースもブドウ糖と同様の機序によって輸送されるが，フルクトースの輸送はナトリウムとは関係せずに上皮細胞を介した拡散によって行われる．

2）タンパク質の吸収

タンパク質は主に十二指腸と空腸で消化・吸収される．吸収は能動輸送によって行われる．アミノ酸の種類によっては輸送体を伴ったNa$^+$依存性の能動輸送によって吸収され，上皮細胞に入る．これらのアミノ酸はトリペプチドやジペプチドが加水分解されてできたアミノ酸とともに拡散によって上皮細胞から移動

[*9] 中性脂肪はモノグリセリド，ジグリセリド，トリグリセリドの総称である．血液中の中性脂肪はその大半がトリグリセリドであるため，中性脂肪はトリグリセリドの意味で使われることもある．

a. 炭水化物

```
口腔        ショ糖    デンプン    乳糖
            │  プチアリン→
            │    │
            │    ↓
            │  マルトース
            │  デキストリン
            │  未分解のデンプン
胃          │    │
            │    │
小腸        │  膵アミラーゼ→
            │    │
            │  マルトース
            │  デキストリン
         スクラーゼ マルターゼ ラクターゼ
刷子縁       │    │    │    │
(膜消化)     ↓    ↓    ↓    ↓
            果糖  ブドウ糖 ガラクトース
            促通拡散 共同輸送 能動輸送
毛細血管     ⇓    ⇓    ⇓
                  門脈
                   ↓
                  肝臓へ
```

b. タンパク質

```
口腔              タンパク質
         ペプシン→
胃       プロテオース，ペプトン，未分解のタンパク質
         トリプシン
         キモトリプシン
         カルボキシペプチダーゼ
小腸    トリペプチド ジペプチド アミノ酸
         ペプチダーゼ→
刷子縁   アミノ酸
         能動輸送  共同輸送
         アミノ酸
毛細血管  ⇓    ⇓
              門脈
               ↓
              肝臓へ
```

c. 脂質

```
口腔
胃        胆汁酸
小腸腔    レシチン
          乳化された脂肪
         膵リパーゼ→
         モノグリセリド グリセロール
         脂肪酸
胆汁酸塩→
         ミセル形成
         拡散      拡散
タンパク質 ジグリセリド
リン脂質   トリグリセリド    小腸上皮細胞
コレステロール
         キロミクロン(開口分泌)
         中心乳糜管(リンパ管)
               ↓
              胸管
               ↓
              静脈
               ↓
              肝臓
```

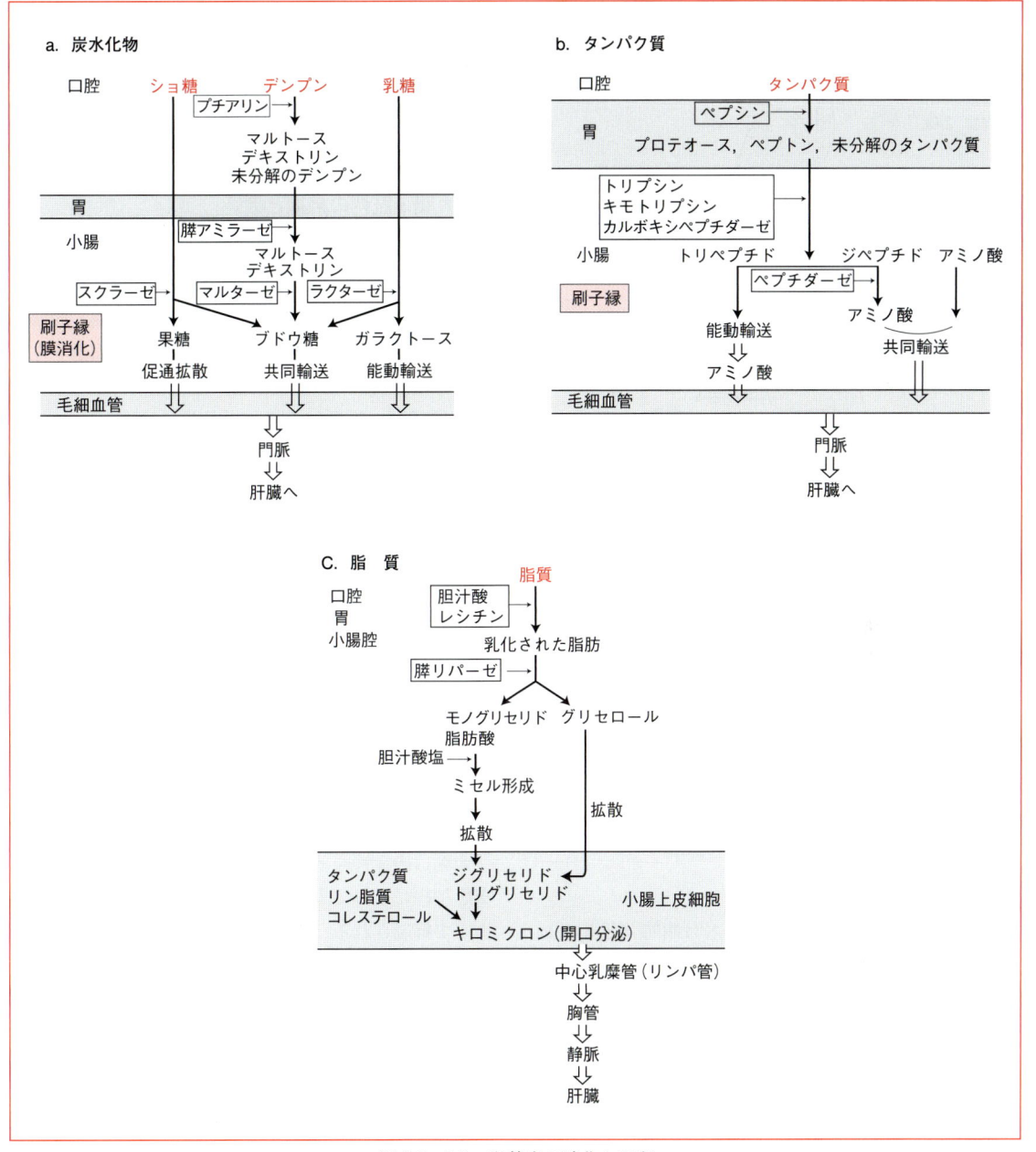

図12-18 栄養素の消化と吸収

し，絨毛内の毛細血管から吸収される．

3) 脂肪の吸収

成人では脂質の95％が単純拡散で小腸から吸収される．食物中の脂肪酸の吸収を十分に行うためには胆汁が必要である．

トリグリセリドは膵リパーゼによって加水分解されモノグリセリドと脂肪酸となる．これらは水溶性でないために胆汁酸塩から形成されたミセルに溶解した形

で腸上皮細胞の刷子縁に接触する．そこで，濃度勾配により上皮細胞膜を拡散して受動的に吸収される．グリセロールはミセルとは別に吸収される．ミセルは糜粥内に残って，このような運搬を繰り返し行う．

小腸上皮細胞内で脂肪酸とモノグリセリドは再びトリグリセリドに合成され，タンパク質，リン脂質，コレステロールなどにより乳状微粒子[キロミクロン(chylomicron)]となり，細胞外に吐出され，リン

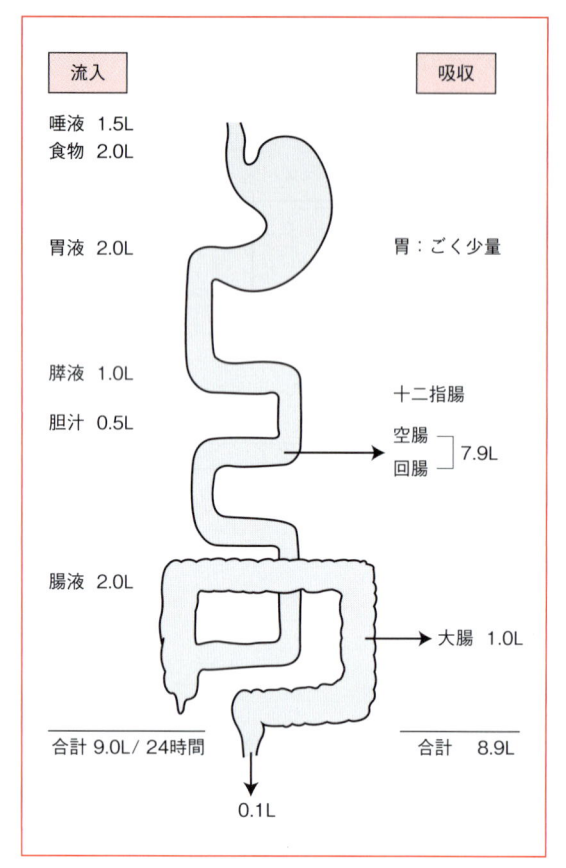

```
流入                              吸収
唾液  1.5L
食物  2.0L

胃液  2.0L                        胃：ごく少量

膵液  1.0L                        十二指腸
胆汁  0.5L                        空腸
                                  回腸      7.9L

腸液  2.0L
                                  大腸  1.0L

合計 9.0L/24時間                  合計  8.9L
                    0.1L
```

図 12-19　腸管の水分バランス

パ管に入る．

4）ビタミンの吸収

脂溶性のビタミン A，D，E，K は脂肪とともに上皮細胞から吸収される．水溶性のビタミン B 類[*10]，ビタミン C などは Na^+ 依存性の担体（共輸送体）によって吸収される．またビタミン B_{12} は胃の壁細胞で産生される内因子（intrinsic factor）と結合して回腸から吸収される[*11]．

5）水分と電解質の吸収

水分は小腸で大部分が吸収されるが，その機序は浸透圧の差による受動輸送であり，低張性から高張性へと移動する．小腸からの水分の吸収は，血液の浸透圧との平衡を保つために，電解質と栄養素を吸収して，その濃度勾配によって行われる．腸管における水の吸収は図 12-19 のようである．

電解質はナトリウム-カリウムポンプ（Na^+-K^+ ATPase）によって上皮細胞から能動輸送される．消化管分泌液中に含まれるナトリウムイオンの多くは，再吸収されるので，便から失われることはない．

F．排泄に関わる生体の構造と機能

1．大腸・肛門の構造と機能

a．大腸の構造

大腸は回盲弁から肛門までの約 1.5 m の管状の器官で，口側よりコイル状の虫垂がついた盲腸，腹部の右側を上行する上行結腸，肝臓の下部から腹部を左側に向かって横断する横行結腸，脾臓の下部から下行する下行結腸，腸骨稜から第 3 仙椎の高さに S の字形に湾曲している S 状結腸，恥骨直腸筋付近部上縁までの直腸，2〜3 cm の肛門管に分けられる（図 12-20）．横行結腸と S 状結腸は間膜をもち後腹壁に固定されていないため，可動性がある．

大腸粘膜は単層円柱上皮，粘膜固有層，平滑筋の粘膜筋板から構成されており，上皮には多くの吸収細胞と杯細胞がある．筋層は内側の輪走筋層と外側の縦走筋層からなり，縦走筋は集まって 3 本の結腸紐（teniae coli）を形成している．結腸紐は大腸の全長よりやや短く，輪走筋と結腸内側の半月ヒダの収縮によって結腸は分節状の結腸膨起（haustra coli）となる．

大腸は内在神経と自律神経の支配をうけており，副交感神経によって大腸の運動は促進され，交感神経によって抑制される．近位結腸は迷走神経，遠位結腸は骨盤神経の支配を受けている．

b．大腸の運動と機能

口から摂取された食物残渣は大腸，とくに S 状結腸に長くとどまり，その間に消化管の内容物から水分が吸収され，糞便が形成されて，食物摂取から 24〜72 時間後に排泄される．

水と電解質は小腸上皮細胞のほかに大腸にも吸収される．大腸の吸収上皮細胞は主に水を吸収し，杯細胞は粘液を分泌して，内容物を通過しやすい状態にする．大腸液には消化酵素はほとんどなく，杯細胞が産生する粘液によって便の肛門への移動を補助したり，糞便内の細菌や刺激性物質から腸壁を保護している．

[*10] チアミン（B_1），リボフラビン（B_2），ピリドキシン（B_6），ビオチン（B_7），ナイアシン，パントテン酸の 6 種で，ビタミン B_{12} を除く．

[*11] これは Na^+ に依存しない．

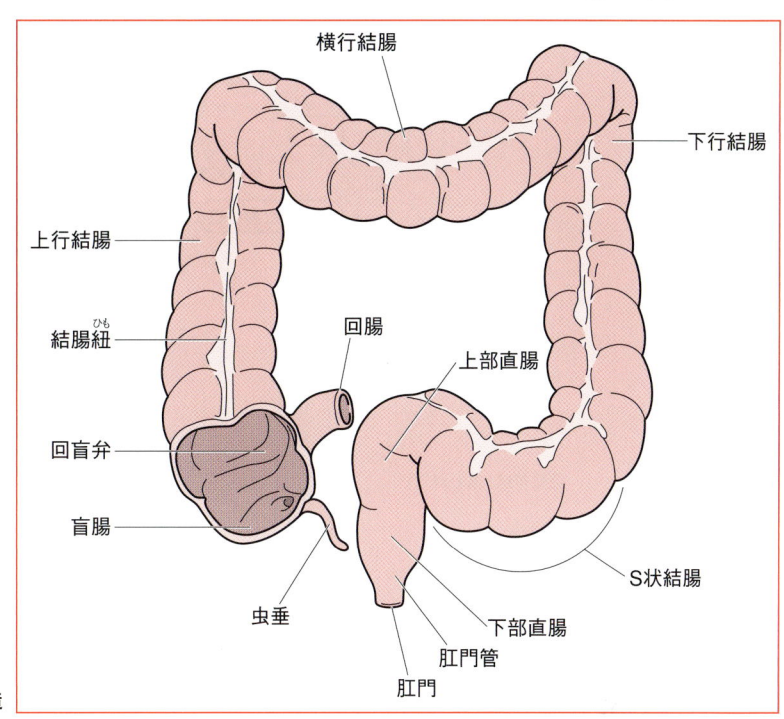

図 12-20　大腸の構造

ただし，常在する大腸内細菌によって水素ガスやメタンガスなどの放出やビタミンKなどのいくつかのビタミンの合成が行われる．

大腸上皮細胞ではNa^+-K^+ ATPase（ナトリウムポンプ）のエネルギーを利用してNa^+が吸収され（それらに伴って電気的平衡を保つためにCl^-も吸収される），Na^+とともに水も吸収される[*12]．また腸内細菌が生産した有機性陰イオンは大腸管腔に分泌され体内に排出される（表12-2）

大腸の運動パターンは蠕動，逆蠕動，分節運動に分けられる．近位結腸では，逆蠕動（antiperistalsis）が起こっているので，内容物の輸送が遅滞し，その結果，水の再吸収が行われやすくなっている．適度に水の再吸収が行われ，内容物が滞留してくると，それが刺激となって，蠕動運動が起こり，糞塊が遠位結腸へ送られる．また，食物が摂取され，胃，特に十二指腸に糜粥が入ると胃-大腸反射（gastro-colic reflex）が起こって，大腸の運動が活発になり小腸の内容物が大腸に移送される．内容物の移送によって大腸の内圧が高まると，大腸の大部分を覆うような力強い収縮波である大蠕動（mass peristaltic movement）が出現

表 12-2　ヒトの回腸流出液と便の電解質組成

	濃度（mmol/L 便中の水溶液）	
	回腸流出液	便
Na^+	128	32
K^+	14	75
NH_4^+	不明	14
Ca^{2+}	18	14
Mg^{2+}	6	24
Cl^-	66	16
HCO_3^-	38	32
陰イオン	8	172

表中の陰イオンは腸内細菌の代謝産物である有機酸が大部分を占めている．
〔Wrong OM, Edmonds CJ, Chadwick VS (eds)：The Large Intestine：Its Role in Mammalian Nutrition and Homeostasis, p.17, Wiley, New York, 1981〕

する．大蠕動は内容物を一挙にS状結腸や直腸へ移送する．大腸では口側から肛門側への蠕動に加え，逆向きの逆蠕動も見られるため，便は結腸内に留まっており，直腸内は通常は空である．直腸に糞塊が達すると，

[*12] 水の輸送はNa^+の吸収に伴い，その浸透圧差を修復するよう受動的に起こる．

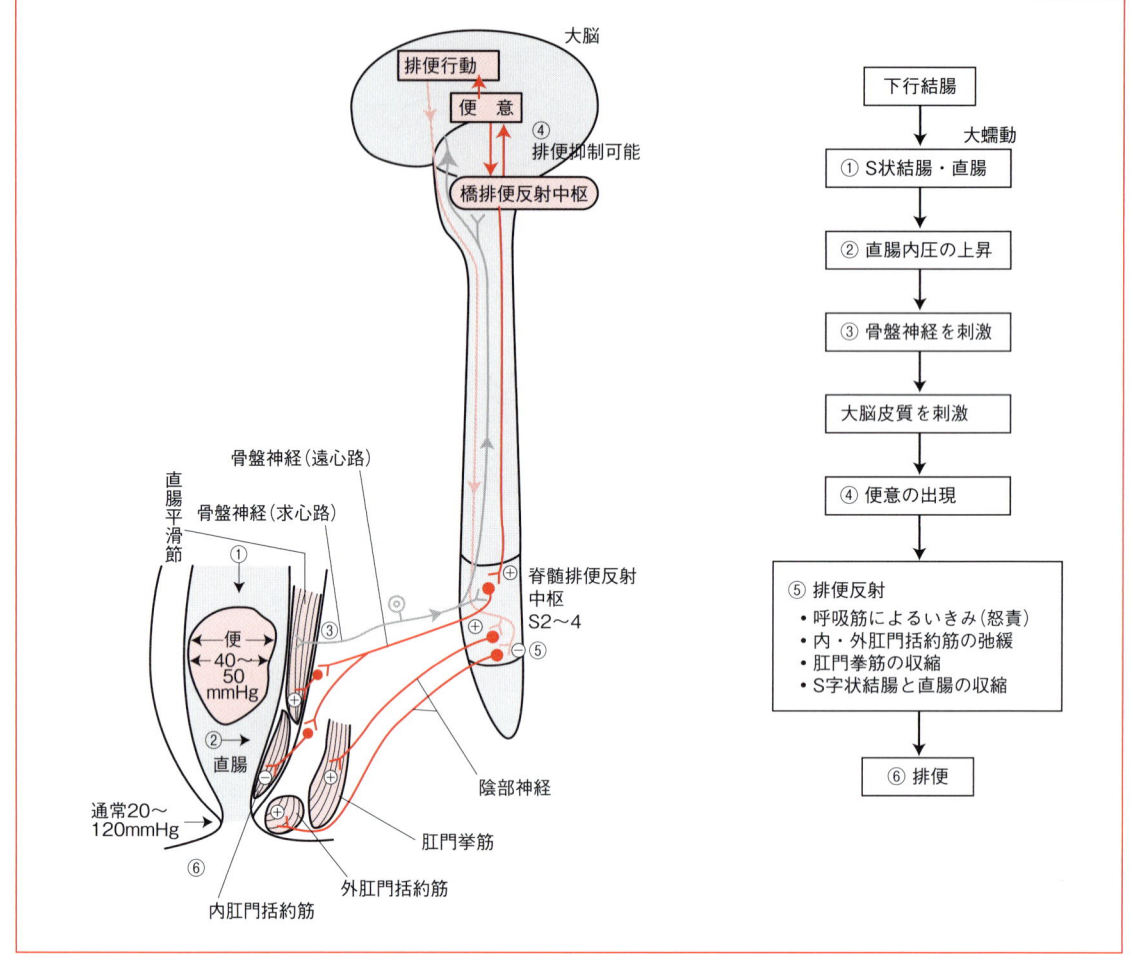

図12-21 排便反射のメカニズム

それによる直腸壁の伸展が刺激となって便意（desire of defecation）が生じる．

c．肛門の構造

消化管の末端は直腸の下端部に続く肛門管（anal canal）である．肛門部の粘膜は重層扁平上皮細胞からなっている．肛門管には不随意性の内肛門括約筋と随意性の外肛門括約筋がある．通常，肛門は内・外肛門括約筋の緊張性収縮によって，20～120 mmHgの圧で閉鎖されている．内肛門括約筋は輪走筋の肥厚した平滑筋で，下腹神経（hypogastric nerve）（交感神経）の活動で収縮し，骨盤神経（pelvic nerve）（副交感神経）の活動で弛緩する．

外肛門括約筋は骨格筋であり，その支配神経は陰部神経（体性神経）であるため，意識的に弛緩と収縮を調節することができる．

2．排便のメカニズム

排便（defecation）とは，消化されなかった食物残渣，粘液，腸内細菌，水分を含んだ糞便（feces）を呼吸および姿勢筋の運動を含む一連の排便反射（defecation reflex）機構の働きによって一気に排出することである（図12-21）．下位の中枢は仙髄（S_2～S_4）にあり，脊髄排便反射中枢という．

糞便の侵入によって直腸内圧が40～50 mmHgに上昇すると，直腸粘膜内の受容器を介して，求心性の刺激が仙髄の脊髄排便反射中枢に伝えられ，骨盤神経を介して，反射性に内肛門括約筋（平滑筋）が弛緩する．また，脊髄に伝わった刺激は脳幹を経て大脳皮質にも伝達されて便意が生じる．しかし便意が生じたとしても，大脳皮質を介して排便反射の上位中枢である橋排便反射中枢（pontine defecation reflex center）の

活動を抑制できるため，排便を我慢することができる．また糞塊が肛門管を通過しようとするとき，情報が大脳に伝達され，陰部神経（pudendal nerve）支配である外肛門括約筋（骨格筋）を随意的に弛緩させ，腹圧をかけ便を排出するか，それとも肛門を閉じて，排便を一時的に遅延させるかを決定することができる．このようにして，便意が起きても排便の排出は調整することができる．そして次の大蠕動の波が直腸に到達したときには，再び排便反射が誘発される．

便を排出してもよい状況が整うと，便の排出を補助するために，呼息位で声門を閉じ，横隔膜や腹直筋などの呼吸筋（呼息筋ならびに吸息筋）を同時に収縮させて，腹腔内圧を上昇させる"いきみ（straining）"動作を行う．いきみと同時に内・外肛門括約筋が弛緩し，肛門挙筋を収縮させて肛門を引き上げ，S字状結腸と直腸が強く収縮することによって便が排出される．

II 消化・吸収の異常

A．嘔吐

嘔吐（vomiting）とは胃・腸管の内容物が口腔から強制的に吐き出される反射性運動であり，異物などに対する生体の防御反応として起こる場合と，病的異常によって起こる場合がある．嘔吐は胃や腸などの消化管の異変だけでなく，狭心症，脳圧の亢進，尿管結石などの疾患と関連して出現したり，化学療法や放射線治療時の副作用としても起こる．また上部消化管への機械的刺激や化学的刺激，妊娠，乗り物酔い，情動やストレスなどの心因反応としても出現することがある．

嘔吐が起こるときには，吐き気（nausea）（悪心）やむかつきが同時に生じる．悪心とは嘔吐が起こりそうな切迫した感じをいい，むかつきは嘔吐の始まりのことをいう．また，内容物の吐出（expulsion）にいたらない連続的な嘔吐を空えずき（retching）という．延髄の嘔吐中枢（vomiting center）に刺激が伝えられると，横隔膜と腹筋の圧搾によって腹部に力が入って腹腔内圧が高まり，唾液分泌，瞳孔拡大，発汗，顔面蒼白などの自律神経反射が起こる．その結果，食道や胃が弛緩して噴門部が開き，胃の内容物が吐出される．

嘔吐は身体にとって負荷が大きく，嘔吐を繰り返すことによって水分や栄養は不足し，体力の消耗をもたらすだけでなく，胃液が失われてアルカローシスとなって重症化することがある．

B．下痢

下痢（diarrhea）は腸の運動が活発になり，吸収が悪くなるために，水様（水分が90％以上）または泥状（水分が80〜90％）の便が頻回に排出される状態をいう．単なる食べ過ぎや飲み過ぎで起こる場合もあるが，咀嚼が不十分な場合，消化器疾患，自律神経の乱れ，消化管感染，腸管粘膜の炎症などによる腸の蠕動運動の亢進，腸液などの分泌過多，大腸での水分の吸収障害によって起こる（図12-22）．

下痢を起こすと，腹鳴，胃腸痛，肛門部痛，不快感を伴うだけでなく，体内の水分やナトリウムや重炭酸塩などの塩分が失われるため，脱水を起こし，生命に危険をおよぼすこともあるので，十分な観察が必要である．

C．便秘

便秘（constipation）とは，さまざまな原因により大腸内容の通過が遅延したり，直腸からの排出が滞り，水分が吸収されて便が固くなって，便通の減少や排便困難をきたした状態をいう．便秘に伴う随伴症状として，直腸の違和感，食欲不振，呕気，嘔吐，腹痛，下痢，頻尿などがある．

便秘の原因には，加齢や運動不足などによる腸蠕動の低下，自律神経の乱れや薬剤等による腸蠕動運動の減弱，腸管の痙攣，脊髄障害による排便反射の消失など，さまざまな精神的・身体的・社会的要因があげられる（図12-23）．

便秘を機能的に分類すると，大腸の機能障害によるものと，直腸における排便機能の障害によるものに分けられる．大腸の機能障害による便秘には大腸壁の緊張低下などによる弛緩性便秘と，横行結腸以下で結腸が痙攣性に収縮し大腸の内容物の通過が阻害される痙攣性便秘がある．また，腫瘍などによる機械的通過障害によっても便秘が起こる．

直腸の排便機能障害による便秘には習慣性便秘がある．習慣性便秘では直腸に糞便が移送され便意を感じても排便行動をとらず，便意を我慢しつづけると，内容物が多量になっても直腸内圧が上がらなくなり，便は直腸内に停滞する．

D. 鼓腸

鼓腸（meteorism）とは，腸管内に大量のガスが充満して腹部が膨隆した状態をいう．腸内ガスの発生源は飲み込まれた空気や，腸内でつくられたガスや血中から拡散したガスなどである．これらのガスのうち，酸素，二酸化炭素，メタンなどは腸壁から吸収される．

鼓腸を起こす原因は腸内細菌によるガス生成量の増加，循環障害によるガスの吸収の障害，腸管運動の麻痺や腸管の閉塞による排ガスの停滞がある．また，内視鏡検査などで大量の空気が消化器内に送り込まれた場合にも生じる．

鼓腸の原因によっては，疼痛，激しい嘔吐，腹痛，発熱，ショックなどを伴うこともあり，緊急を要する疾患の症状として現れる場合があるので，迅速な診断が必要となる．

E. ダンピング症候群

ダンピング症候群（dumping syndrome）とは，胃切除後に起こる症状で，食塊が胃の中にとどまらず小腸に入ることにより，消化管の蠕動運動が亢進されることによって起こる．食塊が胃で消化されずに高張のまま小腸に入るので，多量の細胞外液が腸内腔に移動する．そのため血漿量が減少し，腹痛，腹満感，脱力，めまい，発汗，吐気などの症状が起こる．これを早期ダンピング症候群といい，食後20〜30分で起こる．

また，食後2〜3時間後に起こる脱水，めまい，発汗などの低血糖症状を後期ダンピング症候群という．後期ダンピング症候群は，急速に糖質が小腸内に流入し，すみやかに糖質が分解されて吸収されるために急激に高血糖となり，その刺激でインスリンが過剰に分泌されるために起こる．

胃切除後のダンピング症状は普通食の摂取がはじまる手術後1〜2週間後に起こることが多いが，手術後数年してから発症する場合もある．そのため，胃切除後は食事の量と食べる速さに注意し，少量ずつゆっくりと時間をかけて食べることが重要である．また，食後は安静にし，低血糖に備えた対策も考える．

III 消化器系のフィジカルイグザミネーション

消化器系の異常に伴って食欲不振，嘔気，嘔吐，腹痛，下痢，便秘などの愁訴を示すことが多い．これらの愁訴は循環器の異常，代謝異常など消化器系以外の異常によっても起こることがあるので注意を要する．また逆に，消化器症状がなくても貧血，体重減少，るいそうなどがある場合は消化器系の異常をきたしている場合があるので注意を要する．消化器系のフィジカルイグザミネーションは以下のように行う（表12-3）

A. 口腔・咽頭

1. 視 診

口腔の形態や動きを観察する．次に口腔内をライトで照らしながら舌圧子を使って，口唇，舌，舌帯，唾液腺，軟口蓋，口蓋垂，咽頭，扁桃などの色調，炎症，出血，腫瘤，舌苔の有無などを観察する．とくに，消化吸収能力のアセスメントでは咀嚼能力をみるために，う歯や欠損歯，義歯の状態も観察する．

2. 聴 診

患者の発声音を観察する．嚥下機能は口唇，舌，咽頭，軟口蓋の動きに左右される．嚥下困難は発音障害，構音障害，声帯麻痺などを一緒に伴うことがある．

3. 嚥下機能テスト

嚥下機能を判断するための安全で簡便な方法として，反復唾液嚥下テスト，水のみテスト，フードテストがある．反復唾液嚥下テストは空嚥下を30秒間繰り返し，30秒間に3回以上できれば正常である．また，水のみテストやフードテストは冷水やプリンの嚥下と，その後，反復嚥下の状態，むせ，口腔内残留などによって判定する．

4. 口 臭

口腔・咽頭のアセスメントでは口臭にも注意する．口臭は口腔疾患だけでなく，肝機能不全時のアセトン臭など，全身疾患によっても起こる場合がある．

B. 腹部

1. 視 診

患者の羞恥心を考慮しながら，腹部を十分に露出させ，皮膚の乾燥，貧血，黄疸など皮膚の色調，ひっかき傷や色素沈着の有無，腹部の形，呼吸による腹壁の動き，腹壁の陥没や膨隆を観察する．

消化器系のフィジカルイグザミネーション　315

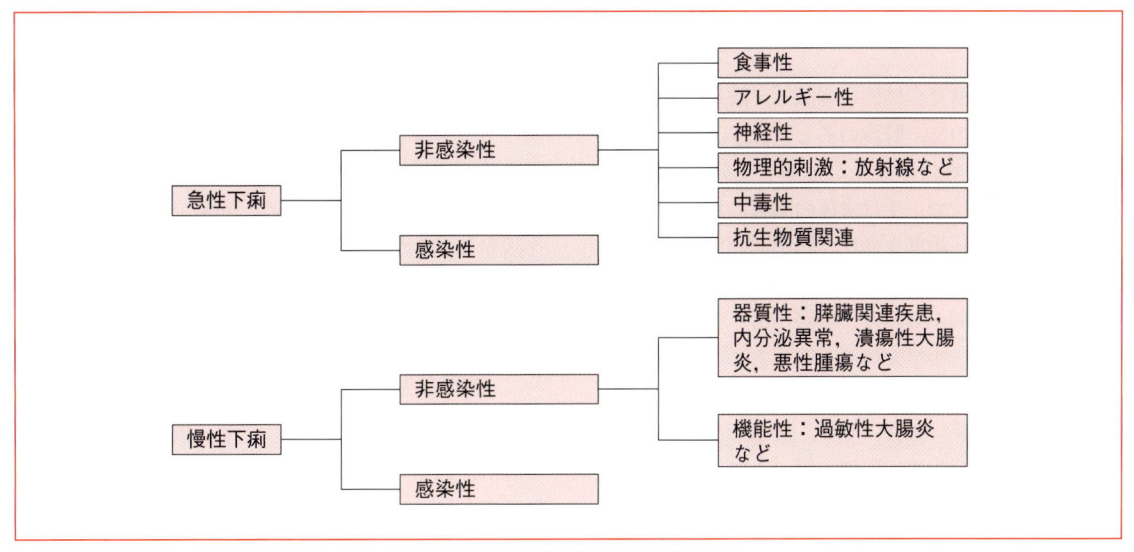

```
急性下痢 ─┬─ 非感染性 ─┬─ 食事性
         │             ├─ アレルギー性
         │             ├─ 神経性
         │             ├─ 物理的刺激：放射線など
         │             ├─ 中毒性
         │             └─ 抗生物質関連
         └─ 感染性

慢性下痢 ─┬─ 非感染性 ─┬─ 器質性：膵臓関連疾患，
         │             │   内分泌異常，潰瘍性大腸
         │             │   炎，悪性腫瘍など
         │             └─ 機能性：過敏性大腸炎
         │                 など
         └─ 感染性
```

図12-22　下痢の分類

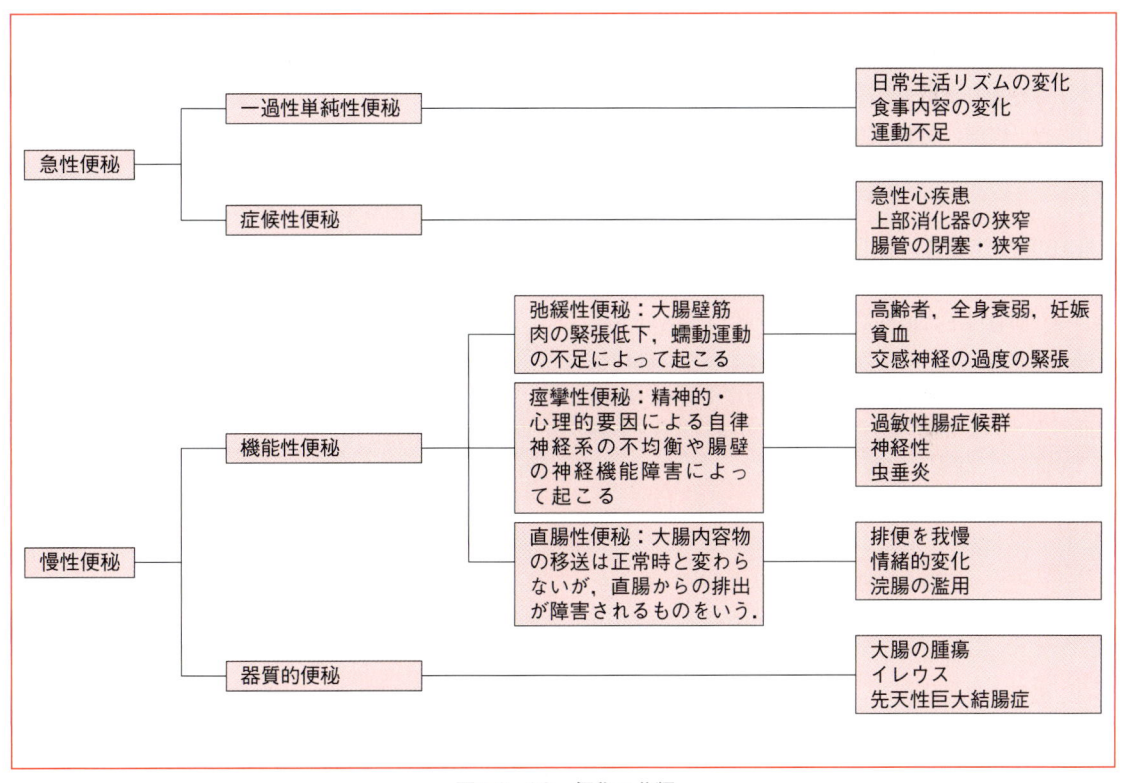

```
急性便秘 ─┬─ 一過性単純性便秘 ──── 日常生活リズムの変化
         │                         食事内容の変化
         │                         運動不足
         └─ 症候性便秘 ─────────── 急性心疾患
                                   上部消化器の狭窄
                                   腸管の閉塞・狭窄

慢性便秘 ─┬─ 機能性便秘 ─┬─ 弛緩性便秘：大腸壁筋 ── 高齢者，全身衰弱，妊娠
         │               │   肉の緊張低下，蠕動運動    貧血
         │               │   の不足によって起こる     交感神経の過度の緊張
         │               ├─ 痙攣性便秘：精神的・
         │               │   心理的要因による自律 ── 過敏性腸症候群
         │               │   神経系の不均衡や腸壁    神経性
         │               │   の神経機能障害によっ    虫垂炎
         │               │   て起こる
         │               └─ 直腸性便秘：大腸内容物
         │                   の移送は正常時と変わら ── 排便を我慢
         │                   ないが，直腸からの排出    情緒的変化
         │                   が障害されるものをいう．  浣腸の濫用
         └─ 器質的便秘 ─────────── 大腸の腫瘍
                                   イレウス
                                   先天性巨大結腸症
```

図12-23　便秘の分類

2. 触診

触診は消化管壁を機械的に刺激して蠕動に影響を与えることがあるので、聴診のあとに行う。

触診を行うためには腹筋が弛緩している必要がある。通常は仰臥位で、手は身体の両脇におくか胸の前に組んでもらい、両膝を曲げ、口を開けて楽な呼吸をさせて腹筋を弛緩させる。触診する手は温めておき、通常は患者の右側から行う。疼痛がある場合は、疼痛のない部位から、手掌全体を腹壁にあててやさしく軽く触る感じで始め、その後、必要に応じて指腹に力を入れ、腹壁の圧痛、弛緩、腫瘤、腹水などを細かく観察する。正常では胆嚢、膵臓、胃、小腸などは触知できない。

正常では触れない腫瘤を触知したら、部位、大きさ、形、表面の正常、硬度、呼吸性の移動、可動性波動の有無、拍動の有無などを観察する。患者の側腹部に手掌をあて、反対側の側腹部を軽く打診し、手掌に波動を感じたら、腹部に液体が貯留していると判断する。このような波動は腹水（ascites）がある場合などにみられるが、腹部の皮下脂肪が多いと脂肪の振動が伝わるので、その場合は介助者に腹部の中央に手をおいてもらう。

肝臓の触診方法は、右手を被検者の頭側に向け、右肋骨弓に平行におく。深呼吸をしてもらい、指先を屈曲させ、肋骨弓下に指を差し込むようにすると肝下縁を触知できる。正常の場合は、肝臓はまったく触れないか、わずかに肝下縁を触知できる程度である。肝臓が触れたら、大きさ、辺縁の性状、表面の性状（平滑か、凹凸か）、硬度、圧痛などを観察する。

3. 打診

鼓腸の程度や肝臓や脾臓などの腫大や腫瘤の存在を確認する。腹部は胃・腸管内にガスが存在しているので、大部分は鼓音を呈するが、貯留しているガスが多いほど鼓腸の程度は増す。また、腹水がある場合も鼓腸が聞かれ、体位の上になっている部分が鼓音で、下が濁音を示す。

4. 聴診

聴診は触診や打診の前に行う。腸管の運動に伴う蠕動音や、腹部の動脈の血流を腹壁から聴診することで観察する。腹腔内圧や腸管内圧に変化を与えないように、聴診器は腹壁に軽くあてる。このとき聴診器が冷たいと患者に不快感を与えるだけではなく、蠕動が早まったりするのであらかじめ温めてから使用する。

腸管内にガスと液体が貯留している場合、これが蠕動につれて腸管内を移動するとき発するゴロゴロした音を腹鳴（borborygmus）（グル音ともいう）または腸音（bowel sound）という。正常では間欠的に腹鳴を観察できるが、腸管が麻痺していると腸音は消失する。腸管の狭窄や閉塞があると腸音は亢進し、高調で金属性の音となる。腸音は聴診器で60秒間聴取する。

C. 直腸と肛門周囲

排便回数、便の色、におい、量、固さ、血液の混入の有無、失禁の有無、肛門部のかゆみや痛みなどの不快感などについて問診する。直腸や肛門の診察は他のどの部位の診察よりも羞恥心を伴うものであるので、露出や言動に注意する。

1. 視診

両手で殿部を開くようにして、肛門の皮膚の発赤、腫脹、浮腫、湿疹、瘻孔の有無、膿や分泌物の有無、裂肛、痔核、手術瘢痕の有無などをみる。また、排便時のようにいきむことによって、内痔核、直腸脱、ポリープなどを観察する。異常のある部位は、肛門輪を中心に時計にたとえて恥骨結合に最も近い位置を12時として表現する。

2. 触診

視診で異常のみられた肛門の部位を触診する。ゴム手袋または指嚢を用いて圧痛、腫瘤、圧迫による分泌物の有無を確認する。

患者の体位は左側を下にしたシムス位、腹臥位で殿部を持ち上げて胸と腹をつけて膝立ちになる膝胸位、または砕石位とする。そして、手袋をした示指に潤滑油をつけ、大きく静かに口呼吸をしてもらって、肛門から直腸内に示指を挿入して、肛門括約筋の緊張度と直腸内部を観察する［直腸指診（digital examination of rectum）］。また、母指との双指診を行うことで肛門輪の狭窄、直腸壁と皮膚の間にある腫瘤、硬結を診察することができる。

指による触診は肛門から6〜10cmまで触知できる。直腸内部を調べるときには薄手で手にフィットした手袋をつけ、直腸壁にそって、指を回転させる。このとき指を曲げて強く圧迫すると不快感や疼痛が出現するので、指は曲げないようにする。内部を観察した

表12-3 消化器のフィジカルアセスメント

観察部位	観察内容
Health History	食事内容，腹痛の有無，嘔気や嘔吐の有無，食習慣の変化，排便習慣の変化，薬剤の使用，排尿の変化，出血の有無，腹痛の有無，腹部の腫脹の有無，腹部の変化に関する自覚症状，腹部の手術の既往の有無，感染症の罹患の有無，倦怠感，家族歴（直腸癌，消化性潰瘍など），排便習慣と便の正常と異常
口腔	口腔の傷，舌苔，義歯，虫歯，口臭，咀嚼，唾液の分泌，口腔・咽頭の疼痛，腫脹
腹部	【視診】腹壁の対称性の変化，膨瘤，拍動 【触診】膝を曲げ，腹部を弛緩し，口呼吸をして，痛みなどのありそうなところは後にして，浅い触診から深い触診の順に行う 手掌全体を皮膚面にあてて観察する きき手を下にして圧迫しながら触知する 腹水の確認：まん中に介助者の手をおいても片側から反対側に波動が伝わる場合は腹水が貯留している． 【打診】腸の含気 【聴診】腸の蠕動の亢進や減弱
肛門	痛みや出血の有無 視診：湿疹，びらん，痔核，痔ろう，創 指診

ら指を抜去し，指先に付着した便や粘液，膿，血液の有無を観察し，終了後は肛門周囲の汚れをふきとる．

KEYWORD

🗝消化管 🗝粘膜 🗝壁内神経叢 🗝粘膜下神経叢 🗝粘膜内反射 🗝食物摂取 🗝咀嚼 🗝嚥下 🗝蠕動 🗝逆蠕動 🗝機械的消化 🗝化学的消化 🗝吸収 🗝能動輸送 🗝Na^+-K^+ ATPase 🗝消化液の分泌 🗝頭相 🗝胃相 🗝腸相 🗝消化酵素 🗝消化管ホルモン 🗝微絨毛 🗝刷子緑 🗝排便 🗝排便反射 🗝嘔吐 🗝下痢 🗝便秘

学習課題

- ☐ 栄養素が消化・吸収されるためにどのような段階があるか述べなさい
- ☐ 消化管の構造について説明しなさい
- ☐ 咀嚼に関わる器官とそれらが関わる消化機能について説明しなさい
- ☐ 嚥下に関わる器官と嚥下のメカニズムについて説明しなさい
- ☐ 機械的消化に関わる器官をあげ，そのメカニズムについて説明しなさい
- ☐ 化学的消化について説明し，消化液を分泌する器官と消化液について述べなさい
- ☐ 吸収に関わる器官をあげ，各栄養素の吸収のメカニズムについて述べなさい
- ☐ 便意と排便のメカニズムについて述べなさい
- ☐ 消化機能の異常によって起こる症状にはどのようなものがあるか
- ☐ 吸収機能の異常によって起こる症状にはどのようなものがあるか

看護生理学トピックス

腸管の運動機能異常

排便の異常の1つである便秘は，原因によって大腸性便秘と直腸性便秘に分けられ，さらに弛緩性便秘，痙攣性便秘，機械的通過障害による便秘に分類される．口から摂取された食物は消化管の蠕動運動によって口側から肛門へと輸送される．この消化管の運動は消化管神経系により支配されており，その神経支配は迷走神経由来を主として，一部は交感神経に由来する器官外からの神経線維である．消化管神経系に対する情緒の影響は大きく，心理社会的ストレスは消化管の運動機能にさまざまな影響を与える．そのメカニズムはまだ十分に明らかにされているとはいえないが，ストレス反応に伴う[corticotropine releasing factor(CRF)]などの関与による自律神経との協調によって機能異常が出現していると推測されている．ヒトにおいて内容物通過状況の1つである口・盲腸通過時間はストレスによって延長する．一方，大腸運動は一般的にストレス負荷によって運動機能亢進が起こる．憂うつ，怒り，敵意あるいは罪の意識など感情の葛藤をもたらすような生活場面では，結腸運動の活動性は増加し，恐怖，驚き，落胆が支配的感情であるときは活動性は低下する．直腸内腔圧が20～25cmH$_2$Oに上昇すると便意を感じ，直腸内容物の量が15～25 mLくらい増加すると強い便意となる．しかし，もし直腸内圧が高まったときに排泄されなければ，感覚機構がその圧に慣れてしまい，同じような圧がかかっても便意は感じられなくなる．このように消化管運動は非常に生理学的な現象であるため，細胞生物学や分子生物学などの基礎的な研究による病態の解明はむずかしく，消化管運動異常の原因についてはほとんどわかっていなかった．

小腸を腸間膜から切り離して温かいタイロード液（温血動物用リンガー液）中に保ち，粘膜を刺激すると正常な蠕動運動がみられる．このことから消化管は自律的な運動を行う器官であって，その動きは局所的な神経系と筋によって決まり，外からの神経はこれを調節するにすぎないことが予測できる．1893年に，腸管や膵臓の組織にクロム銀やメチレンブルーでよく染まる細胞がスペインのカハール(Cajal)によって発見され，カハールの介在細胞(ICCs)と名付けられた．ICCsはすべての消化管筋層のアウエルバッハ神経叢の神経節細胞周囲や輪状筋層に分布している．ICCsの電気生理学的研究によって，消化管の収縮運動の発現と密接な関係をもつ緩徐波(slow wave)が記録されたことから，ICCsは消化管のペースメーカー細胞として働いているといわれてきた．図1に示すように，ICCsは神経と平滑筋細胞の間に存在し，突起によって複数の平滑筋細胞と結合することにより，神経からの情報を多くの平滑筋細胞に伝える役割を果たしていると考えられている．ヒルシュスプルング病(Hirschsprung disease)や小児肥厚性幽門狭窄症の患者においてICCsが減少していることや，潰瘍性大腸炎患者にICCsの形態異常が起こっていることが報告されていることから，ICCsと消化管運動異常疾患は関連のあることが示唆されている[1,2]．

前田ら[3]は血液細胞，生殖細胞，色素細胞の分化や増殖に重要な役割を果たしているレセプター型チロシンキナーゼであるc-Kitという遺伝子の機能を完全にブロックする抗体をマウスに投与したところ，消化管のc-Kit陽性細胞の減少と，図2に示すような消化管運動の低下が起こることを発見した．c-Kit遺伝子の突然変異マウスであるWミュータントマウスにおいても同様の結果が得られた．またヒトにおいてもc-Kit遺伝子の機能喪失性突然変異である限局性白斑症の患者の症状の1つに慢性便秘があることが報告

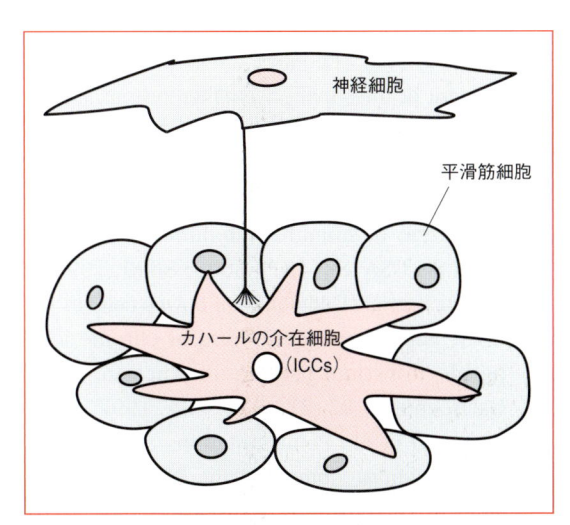

図1 カハールの介在細胞による腸管平滑筋細胞の調節

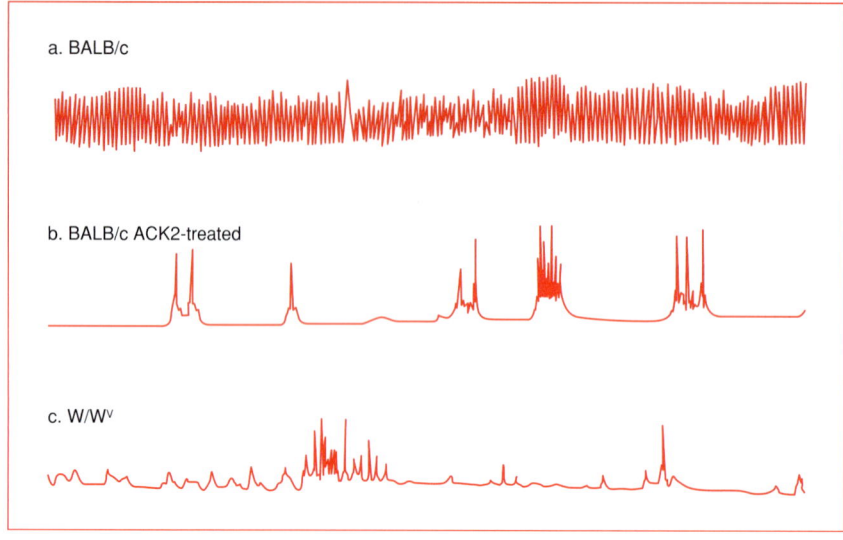

図1 c-Kit 陽性細胞の機能阻害による腸管運動の異常
a：正常，b：抗体による機能阻害，c：c-Kit 遺伝子突然変異マウス．

されている[4]．免疫組織学的検討によって c-Kit 陽性細胞は消化管筋層に突起を広げていることが認められ，その後の研究において c-Kit 陽性細胞は ICCs であることが明らかにされた．

慢性偽腸閉塞症は腸管に器質的閉塞がないにもかかわらず，慢性的な消化管運動低下による腸閉塞症状をきたすが，糖尿病などの全身性疾患によってもたらされるものと原因が明らかでない慢性突発性偽腸閉塞症（CIIP）に分けられる．CIIP 患者の剖検の結果，小腸筋層には c-Kit 陽性細胞がほとんどみられなかったことから，ICCs は腸管のペースメーカーとして腸管運動を調節していることはほぼまちがいないと考えられている[5]．しかし，ICCs のペースメーカーとしての調節機構や平滑筋細胞の支配のメカニズムについては現在はまだ解明されていない．

最近は免疫学や遺伝学などの研究手法の発達により，消化管異常をきたす疾患の原因遺伝子が解明されてきた．c-Kit と同様にレセプター型チロシンキナーゼである Ret 遺伝子がヒルシュスプルング病の原因遺伝子であることが報告されている[6]．

消化管運動機能障害に基づく症状は食事摂取と密接な関連がある．たとえば神経性食欲不振症では高度の便秘と胃運動の機能障害とが観察されるが，神経性食欲不振症の消化管運動機能障害は病態によるものよりも慢性的低栄養状態の結果であるともいわれる．このように，消化管運動機能障害は食事摂取による障害や食事行動回避などの問題，さらにはうつ状態を引き起こしたりして生活の QOL を大きく障害する原因となる．今後の研究により，消化管運動異常の病態が解明されることによって，理論的裏づけがなされた便秘の治療が開発されるものと思われる．

▷ **文　献** ◁

1) Rumessen JJ：Ultrastructure of interstitial cells of Cajal at the colonic submuscular border in patients with ulcerative colitis. Gastroenterology **111**：1447-1455, 1996
2) Vanderwinden JM et al：Interstitial cells of Cajal in human colon and in Hirschsprung's disease. Gastroenterology **111**：901-910, 1996
3) Maeda H et al：Requirement of c-Kit for development of intestinal pacemaker system. Development **116**：369-375, 1992
4) Giebel LB, Spritz RA：Mutation of the KIT (mast/stem cell growth factor receptor) proto-oncogene in human piebaldism. Proc Natl Acad Sci USA **88**(19)：8696-8699, 1991
5) Isozaki K et al：Deficiency of *c-Kit*+ cells in patients with a myopathic form of chronic idiopathic intestinal pseudo-obstruction. Am J Gastroenterol **92**(2)：332-334, 1997
6) Romeo G et al：Point mutations affecting the tyrosine kinase domain of the RET protooncogene in Hirschsprung's disease. Nature **367**(6461)：377-378, 1994

13 栄養と代謝

学習目標

1. 糖質の中間代謝経路がわかる
2. 脂質の中間代謝経路がわかる
3. タンパク質の中間代謝経路がわかる
4. 食品に含まれる三大栄養素1gあたりのエネルギー産生量の計算方法がいえる
5. 基礎代謝量の測定方法がわかる
6. 基礎代謝量に影響を及ぼす要因が説明できる
7. 基礎代謝量と身体活動レベルから1日の消費エネルギー量が算出できる
8. 三大栄養素の中間代謝異常によっておこる疾患がわかる
9. ビタミンの欠乏症がわかる
10. 無機質の欠乏症・過剰症がわかる

　生体が外界から取り入れなければならない物質を栄養素（nutrient），栄養素を取り入れて生命活動を営むことを栄養（nutrition）という．人体が必要とする栄養素には，糖質（carbohydrate），脂質（lipid），タンパク質（protein），無機質（mineral），ビタミン（vitamin）があるが，このうち糖質，脂質，タンパク質はエネルギー源となり，1日の摂取量に占める割合も大きく，三大栄養素といわれる．糖質は一般に$C_m(H_2O)_n$で表され，脂質は脂肪と脂肪類似物質を総称したもので，天然に存在する脂肪は主として中性脂肪（neutral fat）［トリグリセリド（triglyceride）ともいう］であり，タンパク質はアミノ酸（amino acid）が多数結合したものである（図13-1）．

　一方，代謝（metabolism）とは生命を維持するために必要な化学反応を包括して示す用語であり，体内に摂取された栄養素が複雑な過程を経て終末産物となり，体外に排泄されるまでの一連の過程を指す．この過程には，複雑な化合物を簡単な化合物へ分解する過程の異化（catabolism）と，生体内で必要な生体成分を合成する過程の同化（anabolism）がある．代謝には特定の栄養素が体内でどのような化学反応過程をたどるかを観察する場合の中間代謝（intermediary metabolism）と，生体全体としてエネルギー発生の面を論じる場合のエネルギー代謝（energy metabolism）がある．

I 栄養素と代謝系の構造と機能

　消化，吸収された後，栄養素はどのような役割を体内で果たすのだろうか．三大栄養素について，体内で観察される中間代謝経路とその機能について述べる．また，体外からエネルギー代謝について測定する方法とその理論について説明する．

A. 三大栄養素の中間代謝経路と機能

1. 糖質の中間代謝

　糖質は人間にとってもっとも重要なエネルギー源である．糖は糖として最小の単位である単糖類（monosaccharide），オリゴ糖（oligosaccharide）[*1]，そして多糖類（polysaccharide）[*2]に分類される．

　糖質の分解によって生じる主要な単糖はグルコース

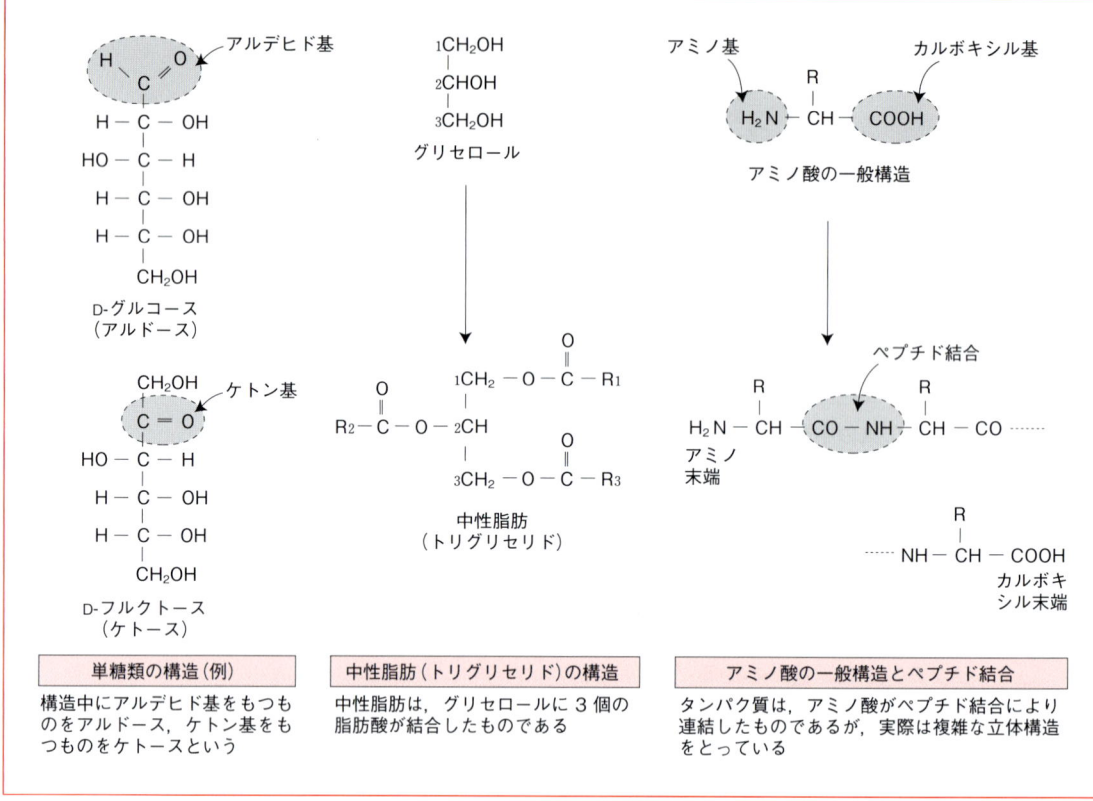

図13-1 三大栄養素の構造

構造中にアルデヒド基をもつものをアルドース，ケトン基をもつものをケトースという

中性脂肪は，グリセロールに3個の脂肪酸が結合したものである

タンパク質は，アミノ酸がペプチド結合により連結したものであるが，実際は複雑な立体構造をとっている

［ブドウ糖（glucose）］であり，中間代謝の主役を果たしている．グルコースは血液や細胞外液にも存在するが，その多くはグルコースの重合した多糖類であるグリコーゲン（glycogen）として肝臓に貯蔵され，血糖維持の調整に使用されている．また，筋肉にも存在し，エネルギー源として貯えられている．

人体は代謝の結果生じるエネルギーを，主にアデノシン三リン酸［adenosine triphosphate（ATP）］として貯えている．これは加水分解されアデノシン二リン酸［adenosine diphosphate（ADP）］になるときに高エネルギーを放出する（図13-2）．

糖質の代謝はグルコースがリン酸化されグルコース-6-リン酸［glucose-6-phosphate（G-6-P）］になるところから始まる．解糖経路（glycolysis）では，G-6-Pは図13-3のような過程を経て，ピルビン酸（pyruvic acid）から乳酸（lactic acid）にな

る．この経路は細胞質に存在し，酸素を必要としない嫌気的経路であり，結果的に1分子のグルコースから2分子のATPを生成する．よって，急激な筋運動や低酸素状態などで無酸素的条件下におけるエネルギーの供給が必要なときには，この経路が促進される．この状態が持続すると，乳酸が蓄積して代謝性アシドーシス（metabolic acidosis）になる．しかし，通常の酸素を十分利用できる条件下ではピルビン酸はミトコンドリア内に運ばれ，アセチルコエンザイムA［acetyl coenzyme A（アセチルCoA）］を経て，TCA回路（tricarboxylic acid cycle）（図13-3）に入る．この反応により，2分子のピルビン酸（つまり，1分子のグルコース）から，30分子のATPが生成される．好気的条件下では，さらに解糖経路（グリセルアルデヒド三リン酸）から6個のATPが生成される．つまり，有酸素的条件下におけるグルコースからのエ

*1 水酸基同士が脱水縮合して生成するグリコシド結合により数個の単糖類が結合したもの
*2 多数の単糖類あるいはその誘導体がグリコシド結合により重合したもの

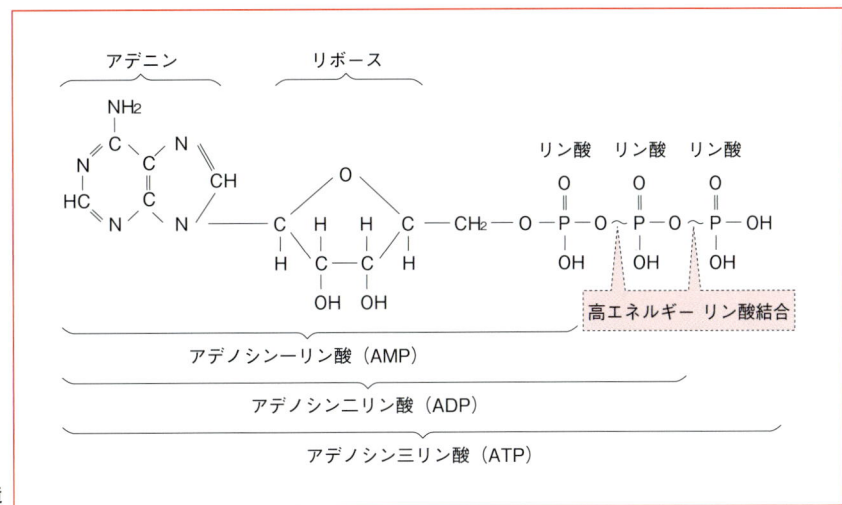

図13-2 ATPの化学構造

ネルギー産生効率はきわめて高い．このATP生成には，電子伝達系（electron transport system）が大きな役割を果たしている．電子伝達系は，基質が酸化を受け遊離した水素を酸素と結合させて水に変える一連の反応系である．この過程で生じる酸化還元反応（oxidation-reduction reaction）に共役してATPが生成される（図13-3）．

このように，糖質はエネルギー源として重要だが，貯蔵量においては約半日分のエネルギーしかないといわれるほど，生体構成成分として占める割合はごく小さい．したがって，糖質が生体に不足した場合には，アミノ酸などからグルコースが生合成される．このことを糖新生（gluconeogenesis）という．経路の概略は図13-3のとおりである．グルコースが不足すると，各組織からアミノ酸が肝臓に運ばれ，グルコースの合成に用いられる．このような体タンパク質の消耗を抑制するために，食事摂取が不足する患者にはグルコースの輸液が用いられる場合が多い．

2．脂質の中間代謝

脂質は中性脂肪などの単純脂質（simple lipid），リン脂質や糖脂質などの複合脂質（conjugated lipid），および単純脂質や複合脂質の加水分解によって生じる誘導脂質（derived lipid）に分類される．食事から摂取する脂質の大部分は中性脂肪が占めている．中性脂肪は脂肪酸（fatty acid）とグリセロール（glycerol）がエステル結合したものである．脂肪酸には，一般に偶数個の炭素をもち分子内に二重結合を

もたない飽和脂肪酸（saturated fatty acids）と，二重結合をもつ不飽和脂肪酸（unsaturated fatty acids）がある．不飽和脂肪酸のなかには人間の体内で合成できず食物から摂取する必要があるために，必須脂肪酸（essential fatty acids）といわれているものが3種ある．

吸収された中性脂肪はキロミクロン（chylomicron）とよばれる脂肪球をつくり，リンパ管から胸管を経て血行中に移行する．脂肪組織や筋肉などに運ばれたキロミクロンは，脂肪酸とグリセロールに分解される．脂肪組織に取り込まれた脂肪酸は，エステル化により中性脂肪となり貯蔵されるが，空腹時など必要によって加水分解されて遊離脂肪酸（free fatty acid）となり，各組織に運ばれ利用される．他の組織では，脂肪酸は主にエネルギー源として利用される．

グリセロールは糖質の代謝系に合流し，ATPを生成する（図13-3）．

脂肪酸はβ酸化（β-oxidation）とそれに続くTCAサイクルによってエネルギーを産生している．β酸化はミトコンドリアのなかで行われるが，その前に脂肪酸はATPを消費してアシルコエンザイムA〔acyl coenzyme A（アシルCoA）〕となる．その後カルニチン（carnitine）と結合することにより，ミトコンドリア内に入る．ここで脂肪酸のβ位の炭素が酸化を受けて，炭素原子が2個少なくなった脂肪酸とアセチルCoAが生成される．これがβ酸化である（図13-4）．この反応は最終産物がアセチルCoA2分子になるまで繰り返し行われる．β酸化の過程1回転で5

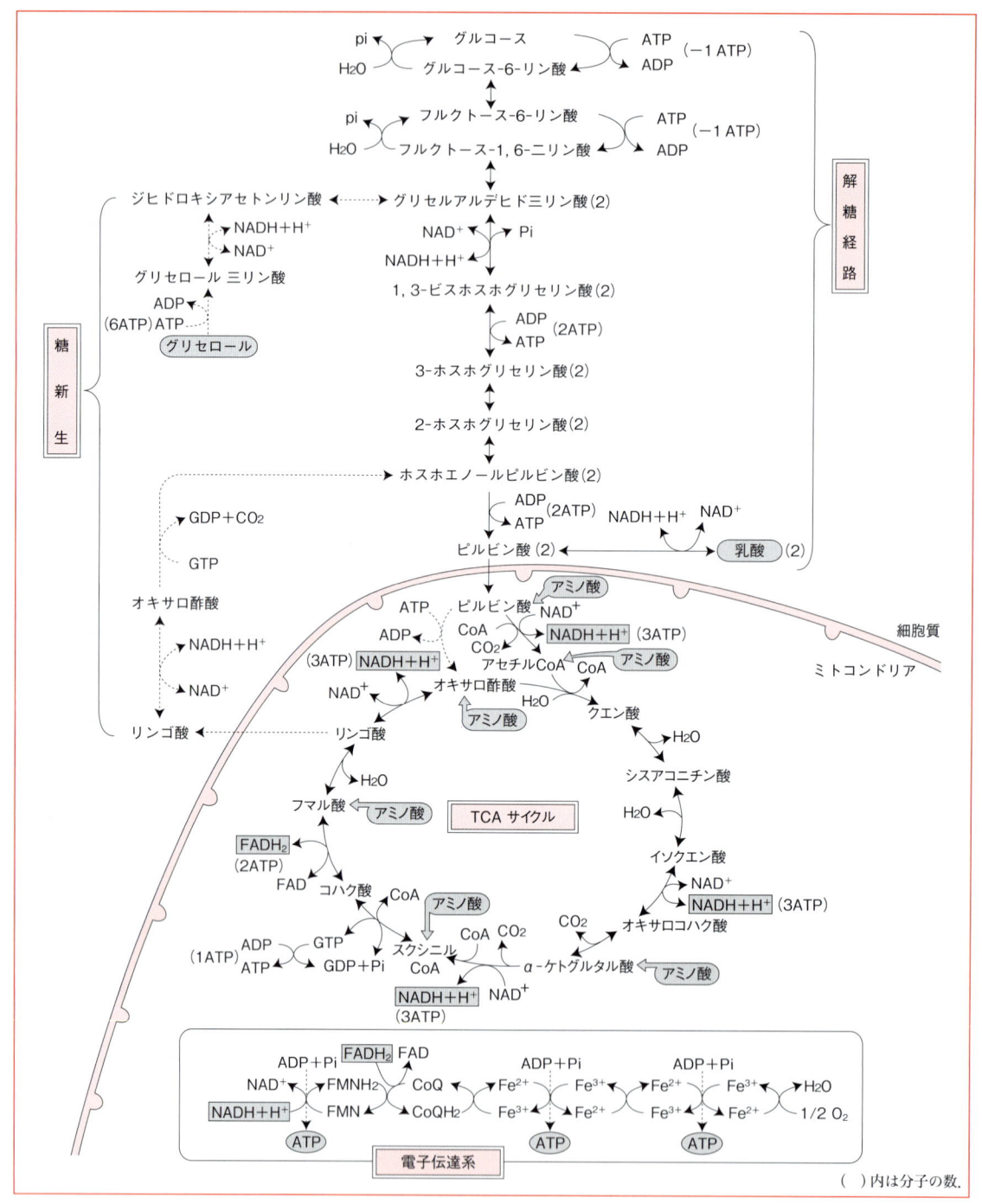

図13-3 糖質代謝の概要

1. 解糖経路は，発見者の名前から Embden-Meyerhof pathway ともいう．（ ）は分子の数．
2. TCA サイクルは，発見者の名前から Krebs cycle ともいう．また，クエン酸回路という場合もある．
3. TCA サイクルにおいて，反応過程で生じる $NADH+H^+$ と $FADH_2$ は電子伝達系に取り込まれ，それぞれ3分子，2分子の ATP 産生に関与する（NAD：nicotinamide adenine dinucleotide, FAD：fravin adenine dinucleotide）．
4. 糖新生は主にアミノ酸や乳酸，グリセロールから行われる．糖新生の主要な経路はほぼ解糖経路の逆行であるが，不可逆反応の経路があるために破線の経路が利用される．アミノ酸がアミノ基を離脱され，糖代謝経路に入る場合どの中間代謝産物となるかを図中に アミノ酸 で示している．
5. グルコース1分子が解糖経路と TCA サイクルを経て完全に代謝されると，計38個の ATP が産生される．

分子のATPが生成される．さらに，アセチルCoAはTCAサイクルに入り，12分子のATPを生成する．したがって，たとえば炭素数16のパルミチン酸（palmitic acid）の場合には，β酸化過程7回，TCAサイクル過程8回で，131分子のATP（β酸化の前に2分子のATPを消費しているので，実質は129分子）が生成される．このように，脂肪酸は高いATP生成能力をもっている．

生体は脂肪酸を合成することができる．脂肪酸の合成はβ酸化とは別の反応系で，細胞質においてアセチルCoAから生合成される．これを行う主要な臓器は肝臓である．

食物中のコレステロール（cholesterol）はそのままの形で吸収され，リンパ管を経て血中に入る．コレステロールは生体膜の成分やステロイドホルモン（steroid hormone），胆汁酸合成の前駆物質として重要である．コレステロールもアセチルCoAを出発材料として生体内で合成することができる．コレステロールの生合成は，主に肝臓で行われる．

さらに，アセチルCoAから生合成されるものにケトン体（ketone body）がある．これは，アセト酢酸（acetoaceti cacid），β-ヒドロキシ酪酸（β-hydroxybutyric acid），アセトン（acetone）の総称である．ケトン体は主に肝臓でアセチルCoAから合成される（図13-4）．しかし，肝臓ではケトン体を再びアセチルCoAに変える反応ができない．よって，肝臓以外でのケトン体利用能力を超えて，肝臓でケトン体が合成される*3と，血中のケトン体が増加し，代謝性アシドーシスになる．ケトン体のうちアセトンが揮発性物質であるため，このような患者の呼気からはアセトン臭がする．

3. タンパク質の中間代謝

タンパク質にはアミノ酸だけで構成されている単純タンパク質（simple protein）と，アミノ酸以外に糖質や金属などを含んでいる複合タンパク質（conjugated protein）がある．また，アミノ酸のなかには人間の体内で合成することができず，食物から摂取しなければならないので必須アミノ酸（essential amino acids）といわれているものが9種ある．

消化吸収されたアミノ酸は門脈を経て肝臓に入る．その後，身体に必要なタンパク質に合成され利用される．一方，すでに生体を構成しているタンパク質も分解されては，それに見合ったタンパク質が再合成されている．食事により体外から供給されたアミノ酸と体内でタンパク質の分解によって生じたアミノ酸は，混じり合ってアミノ酸プール（amino acid pool）を形成し，そこから必要なアミノ酸が供給されていると考えられている．通常の場合，タンパク質は体内に貯蔵されないため，アミノ酸プールの過剰なアミノ酸は分解へと回される．このように，タンパク質は絶えず合成と分解を繰り返しているが，一定量を保っており，見かけ上には変化がないようにみえる．この状態を動的平衡（dynamic equilibrium）という．動的平衡を維持するためには，毎日必要量のタンパク質を摂取しなければならない．タンパク質にしか窒素が含まれていないことを利用して，この動的平衡が保たれているか否かを知ることができる．平均するとタンパク質の質量の約16%が窒素であるため，摂取したタンパク質量から摂取した窒素量がわかる．これと，尿中に排泄された窒素量（これを6.25倍することによって，体内で分解されたタンパク質の量を推測することもできる）を比較する．摂取した窒素量と排泄された窒素量がほぼ等しい場合には，窒素出納（nitrogen balance）が保たれているといい，摂取量のほうが多い場合を正の窒素出納，逆に摂取量のほうが少ない場合を負の窒素出納という．つまり，成長期にある人や手術後の患者，妊婦の場合には正の窒素出納となる．

アミノ酸はアミノ基転移反応（transamination）によってアミノ基がα-ケト酸（α-keto acid）に移され，新しいアミノ酸と新しいα-ケト酸になることができる．この反応を触媒する活性の高い酵素（enzyme）はアスパラギン酸アミノトランスフェラーゼ［asparate aminotransferase（AST）（GOT）］*4と，アラニンアミノトランスフェラーゼ［alanine aminotransferase（ALT）（GTP）］*4である．これらの酵素は通常，細胞の中にあり，血流には少ししかみられないが，肝臓の細胞に損傷が起きると血液に流入するために，肝機能を調べる検査として利用される．

ところで，アミノ基転移反応の重要性は，ほとん

---

*3 飢餓や糖尿病などで糖質代謝が制限され，β酸化が亢進するとアセチルCoAが大量に生成され，ケトン体合成が活発化する．

*4 従来，ASTはグルタミン酸オキサロ酢酸転移酵素［glutamate oxaloacetate transaminase（GOT）］，ALTはグルタミン酸ピルビン酸転移酵素［glutamate pyruvate transaminase（GPT）］と，それぞれよばれていた．

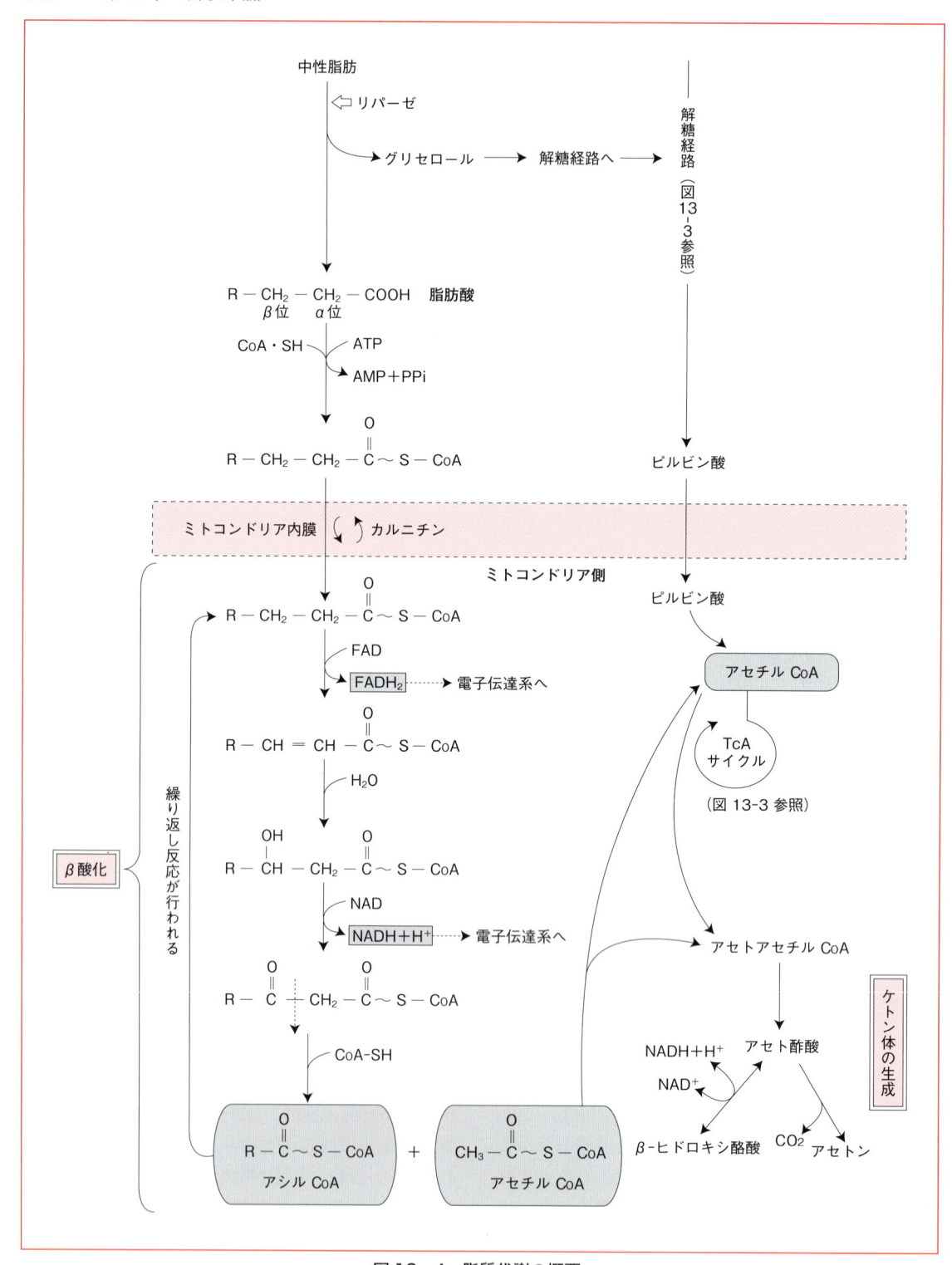

図13-4 脂質代謝の概要
β酸化は，脂肪酸のβ位（3位）が酸化を受けてアセチルCoAを生じるため，こう呼ばれる．

$$\left(\begin{array}{c}\cdots\cdots CH_2\ CH_2\ COOH\\ \beta位\ \alpha位\end{array}\right)$$

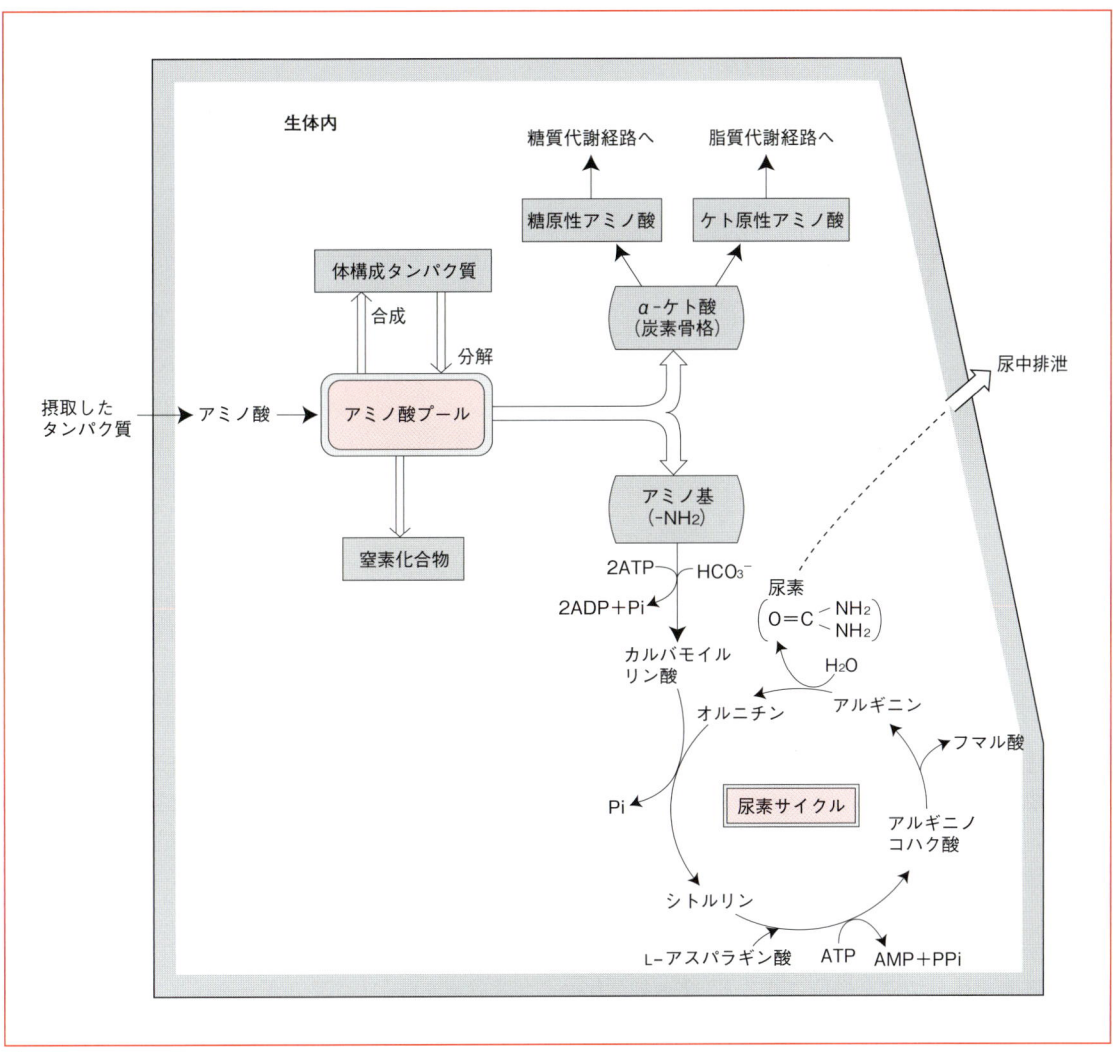

図13-5 アミノ酸代謝の概要
尿素サイクルはオルニチン回路 ornithine cycle ともいう．

どのアミノ酸のアミノ基がα-ケトグルタル酸（α-ketoglutari cacid）に渡されグルタミン酸（glutamic acid）を生じることである．グルタミン酸は酸化的脱アミノ反応（oxidative deamination）を受け，アミノ基がアンモニア（ammonia）となる．アンモニアは人体にとって毒性が強いため肝臓に存在する尿素サイクル（urea cycle）で尿素に変えられ，腎臓から尿中に排泄される（図13-5）．このような過程を経てタンパク質の窒素は排泄されるが，この過程に障害が起きアンモニアの血中濃度が高くなると，昏睡を起こす原因となる．

一方，アミノ基を離した残りの炭素骨格であるα-ケト酸は，糖質または脂質の代謝経路に合流して代謝される（どの段階に合流し組み込まれるのかは図13-3を参照）．グルコースに変換できるものを糖原性アミノ酸（glucogenic amino acid），ケトン体に変化しうるアミノ酸をケト原性アミノ酸（ketogenic amino acid）という．

B．エネルギー代謝の理論と測定方法

1．食品のエネルギー

三大栄養素の中間代謝について前項で述べたが，私たちが実際に摂取するのは，栄養素を含んだ食品である．そこで，各食品から得られるエネルギー量を知

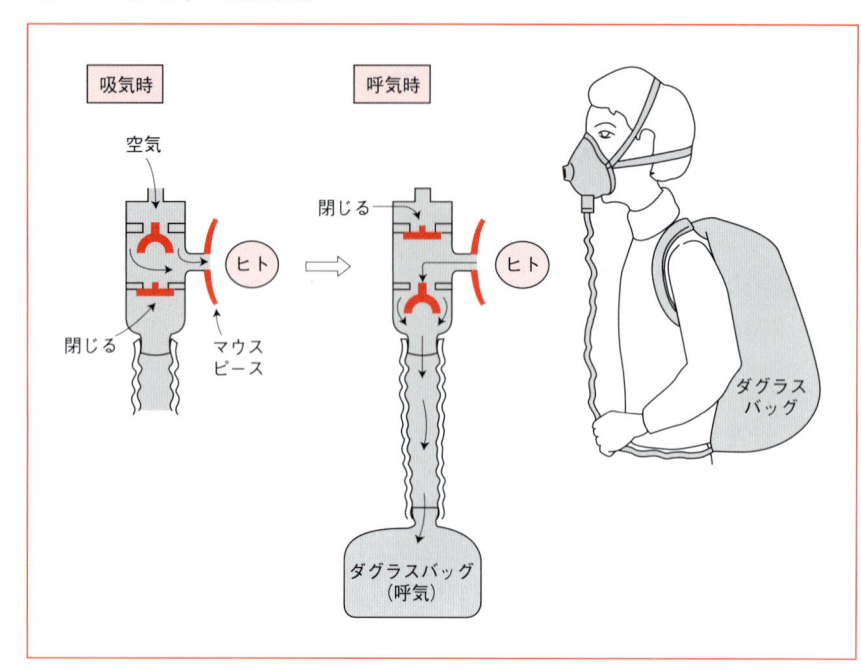

図13-6 ダグラスバッグによる間接熱量測定の概要と原理

この方法では人は普通に空気を吸入すると,図のような弁の開放と閉鎖により,呼気だけがダグラスバッグの中に集められる.一定時間に集められた呼気をガス分析器にかけて,O_2とCO_2濃度を測定する.空気中のO_2,CO_2濃度の差から,O_2消費量とCO_2排出量を算出する.

ることは大切である.人体のエネルギー源のほとんどは三大栄養素から得られる.したがって,各栄養素の1gあたりのエネルギー産生量がわかれば,食品に含まれる三大栄養素の量にこれをかけて総和することによって,食品が生体内で発生するエネルギー量を知ることができる.

各栄養素を体外で完全燃焼させると,1gあたり糖質は4.1 kcal,タンパク質は5.6 kcal,脂質は9.5 kcalのエネルギーを産生する.しかし,実際の生体内では完全に消化吸収されるとは限らないことや,完全燃焼しないで排泄されることがあるため,これらを考慮に入れて糖質4 kcal,タンパク質4 kcal,脂質9 kcalとするアトウォーター係数(Atwater index)が今日では広く用いられている.なお,エネルギーの単位は,国際単位系で表すとkJ(キロジュール)であるが,わが国においては栄養に関するエネルギー量を表す単位として従来からカロリー(calorie)を使用しているため,本項でもkcalを単位として用いる.1 kcalは4.184 kJである.

2. エネルギー代謝の測定方法

a. 直接熱量測定法

人間を熱遮断された部屋に入れ,一定のエネルギー量の食事をとらせた場合,体温が変わらなければ,摂取したのと同量のエネルギーが熱として放散する.これをそのまま物理的に測定する方法が,直接熱量測定法(direct calorimetry)である.装置内を,循環する水の温度差から,発生したエネルギー量を測定する.

b. 間接熱量測定法

栄養素を酸化しエネルギーを産生するために生体は,酸素(O_2)を消費し二酸化炭素(CO_2)を排出しなければならない.そこで,体外からO_2消費量とCO_2排出量を測定することによって,エネルギー代謝量を推定する方法が間接熱量測定法(indirect calorimetry)である.

CO_2排出量とO_2消費量の比(CO_2/O_2)を呼吸商〔respiratory quotient(RQ)〕という.糖質は完全に燃焼すると,

$$C_6H_{12}O_6 + 6O_2 \rightarrow 6CO_2 + 6H_2O$$

となり,呼吸商は1.0である.平均して脂質は0.7,タンパク質は0.8とされている.タンパク質は尿中に排泄された窒素量に6.25(100/16)をかければ,分解された量を知ることができる.また,タンパク質1gが燃焼するのに必要なO_2量は0.95 L,CO_2量は0.76 Lであるから,窒素量より算出されたタンパク質量にかければ,タンパク質の燃焼にかかわるO_2

表 13-1 基礎代謝量

年齢 (歳)	男性			女性		
	基礎代謝基準値 (kcal/kg体重/日)	基準体重 (kg)	基礎代謝量 (kcal/日)	基礎代謝基準値 (kcal/kg体重/日)	基準体重 (kg)	基礎代謝量 (kcal/日)
1～2	61.0	11.9	730	59.7	11.0	660
3～5	54.8	16.7	920	52.2	16.0	840
6～7	44.3	23.0	1,020	41.9	21.6	910
8～9	40.8	28.0	1,140	38.3	27.2	1,040
10～11	37.4	35.5	1,330	34.8	35.7	1,240
12～14	31.0	50.0	1,550	29.6	45.6	1,350
15～17	27.0	58.3	1,570	25.3	50.0	1,270
18～29	24.0	63.5	1,520	23.6	50.0	1,180
30～49	22.3	68.0	1,520	21.7	52.7	1,140
50～69	21.5	64.0	1,380	20.7	53.2	1,100
70以上	21.5	57.2	1,230	20.7	49.7	1,030

〔第一出版編集部（編）：厚生労働省策定日本人の食事摂取基準，2005年版，29頁，第一出版，東京，2005〕

量とCO_2量がわかる．これを全体のO_2量とCO_2量からそれぞれ引き，残りのO_2量とCO_2量で呼吸商を出せば，糖質と脂質の燃焼による呼吸商［非タンパク性呼吸商（nonprotein respiratory quotient）］ということになる．これは糖質単独のときの1.0から脂質単独のときの0.7の間の値をとるので，糖質と脂質の占める割合がわかる．これによって，先に算出されたタンパク質も含めて，各栄養素ごとに燃焼するのに消費したO_2量がすべて求められる．さらに，各栄養素が1LのO_2消費によって発生するエネルギー量は，糖質5.0 kcal，タンパク質4.5 kcal，脂質4.7 kcalなので，各O_2消費量にかけて発生したエネルギー量を求めることができる．実際にO_2消費量とCO_2排出量を測定する方法としては，ダグラスバッグ（Douglas bag）（図13-6）を利用する方法などがある．

3．基礎代謝量

a．基礎代謝量の測定法

体内のエネルギー消費に影響を与える内的・外的要因をできるだけ排除し，人間が生命を維持するために必要な最小限の覚醒時の代謝量を基礎代謝量［basal metabolic rate（BMR）］という．測定条件は次のとおりである．①食後12時間以上経過している．②睡眠を8時間以上とっている．③覚醒後30分を経過している．④室温は20～25℃くらいの中等気温である．⑤安静仰臥して，覚醒している．したがって，早朝空腹時に測定されることが多い．表13-1に日本人の基礎代謝量を示した．

しかし，最近では基礎代謝量を，覚醒時，睡眠時を通じ，生きるために必要な最低のエネルギー代謝量と考え，実態的には睡眠中の代謝量とする説もある．

b．エネルギー代謝率

人間は日常生活のなかでさまざまな運動を行っている．そこで，運動によってどれくらいのエネルギーが消費されるのかがわかれば便利である．この指標となるのがエネルギー代謝率［relative metabolic rate（RMR）］である．これは，次のように表される．

$$RMR = \frac{運動時消費エネルギー量 - 安静時消費エネルギー量}{基礎代謝量}$$

つまり，運動によって増加した消費エネルギー量が基礎代謝量の何倍に相当するかを表している．基礎代謝量がわかれば，RMRを用いることによって各運動時の消費エネルギーを算出することができる．

表13-2　身体活動レベル別にみた活動内容と活動時間の代表例（15～69歳）

		低い（Ⅰ）	ふつう（Ⅱ）	高い（Ⅲ）
身体活動レベル[1]		1.50 （1.40～1.60）	1.75 （1.60～1.90）	2.00 （1.90～2.20）
日常生活の内容		生活の大部分が座位で，静的な活動が中心の場合	座位中心の仕事だが，職場内での移動や立位での作業・接客等，あるいは通勤・買物・家事，軽いスポーツ等のいずれかを含む場合	移動や立位の多い仕事への従業者，あるいは，スポーツ等余暇における活発な運動習慣をもっている場合
個々の活動の分類（時間／日）[2]	睡眠（1.0）	8	7～8	7
	座位または立位の静的な活動 （1.5：1.1～1.9）	13～14	11～12	10
	ゆっくりした歩行や家事等低強度の活動 （2.5：2.0～2.9）	1～2	3	3～4
	長時間持続可能な運動・労働等中強度の活動（普通歩行を含む） （4.5：3.0～5.9）	1	2	3
	頻繁に休みが必要な運動・労働等高強度の活動 （7.0：6.0以上）	0	0	0～1

[1] 代表値．（　）内はおよその範囲．
[2] （　）内は，activity factor（Af：各身体活動における単位時間あたりの強度を示す値．基礎代謝の倍数で表す）（代表値：下限～上限）．
〔第一出版編集部（編）：厚生労働省策定日本人の食事摂取基準，2005年版，35頁，第一出版，東京，2005〕

c. 身体活動レベル

1日のエネルギー消費量を基礎代謝量で除した指数を身体活動レベル［physical activity level（PAL）］という．身体活動レベルは，表13-2に示すとおり「低い」から「高い」までの3段階にわけられている．また，各身体活動における単位時間あたりの強度を身体活動強度［activity factor（Af）］という．基礎代謝量に身体活動強度とその身体活動の時間を乗じることによって，その活動によって消費するエネルギー量を求めることができる．

4. 代謝量に影響をおよぼす要因

a. 体　重

体重が増すほど基礎代謝量も大きくなるが，脂肪組織の代謝活性は低いため，肥満者の場合には単位体重あたりにすると基礎代謝量は低くなる．

b. 体表面積

体表面積が大きくなるほど基礎代謝量も大きくなる．基礎代謝量は体表面積に比例し，体表面積1 m^2 あたりの基礎代謝量はほぼ一定である．

c. 性と年齢

体表面積1 m^2 あたりの基礎代謝量は女性より男性のほうが大きい．女性のほうが脂肪組織が多いためと考えられている．年齢別基礎代謝量（体表面積1 m^2 あたり）は幼児期に高く，その後は低下していく．

d. 睡　眠

睡眠中は神経系の活動低下や筋の緊張低下，内臓活動の緩慢化が起こり，代謝量は低下する．

e. 食事誘発性産熱反応

安静にしていても食後は一時的に代謝量が亢進する．これを食事誘発性産熱反応（dietary induced thermogenesis）［特異動的作用（specific dynamic action)ともいう]という．日本人の通常の食事の場合には，全摂取エネルギー量に占める割合は10％程度である．

f．運　動
代謝にもっとも影響を与えるのは運動である．各運動の強度は前述したRMRやAfで示される．

g．ホルモン
サイロキシンやアドレナリン，ノルアドレナリンの分泌が高まると代謝は亢進する．

h．体　温
体温が上昇すると代謝は亢進する．体温が1℃高くなると代謝は約14％亢進するといわれている．

i．栄養状態
飢餓状態で基礎代謝量は低下するが，急性の場合よりも，慢性の飢餓状態のほうがより基礎代謝量は低下する．

j．妊　娠
妊娠の初期にはほとんど影響を認めないが，後半以降は胎児の代謝量に対応して，約15〜20％の増加がみられる．しかし，体重あたりの代謝量としてみるとあまり変化はない．

k．環境温度
寒い地方に住む人のほうが，暑い地方に住んでいる人より基礎代謝量は高い．日本人の場合には季節変動がみられ，冬に高く，夏に低くなる．その幅は約10％といわれている．

II　栄養と代謝系の異常

栄養素を機能別に大別すると，主としてエネルギーを供給する栄養素は糖質，脂質，タンパク質であり，身体の構成成分となる栄養素はタンパク質，無機質などである．そして，体内で行われる各種化学反応を調節する役割をもつ主なものとして，ビタミン，タンパク質，無機質がある．したがって，栄養素の代謝になんらかの理由で障害が生じたり，栄養素が不足したりすると，人体は正常に機能することができなくなる．

A．三大栄養素の中間代謝異常

1．糖尿病
エネルギー源であるグルコースは各組織の需要に応えられるように，一定範囲の量が常に血液中に存在するように調節されている．この血液中のグルコースを血糖(blood sugar)という．血糖が上昇すると，膵臓からインスリン(insulin)というホルモンが分泌される．インスリンは解糖経路の反応を促進する作用があり，肝臓や筋肉などは解糖が促進されるために，血中からグルコースを細胞内へ取り込む．このようにして血糖の濃度は正常化される．ところが，このインスリンが不足すると，組織へのグルコースの取り込みが少なくなる．これによって，生体は低血糖時と同じ反応を起こし，解糖を抑制し，糖新生を促進する．この結果，血糖の濃度は異常に高くなる．血糖濃度が異常に高いと，腎臓の再吸収能力を超えて糖が尿中に排泄される．このように，高い血糖濃度が持続することを糖尿病(diabetes mellitus)という．また，解糖が抑制されているのを補うために脂質の代謝が亢進し，過剰のケトン体をつくり出す．これが代謝性アシドーシスの原因となる．

2．高脂血症
血液中の脂質が正常よりも増加している状態を高脂血症(hyperlipemia)という．高脂血症は動脈硬化の原因になる．

脂質は水に溶けにくいために，血中ではタンパク質と結合して移動している．これらは比重によって，キロミクロン，超低密度リポタンパク質[very lowdensity lipoprotein(VLDL)]，低密度リポタンパク質[low density lipoprotein(LDL)]，高密度リポタンパク質[high density lipoprotein(HDL)]に分けられる．とくにコレステロールは動脈壁の細胞に過剰に取り込まれると動脈硬化の要因になるといわれている．リポタンパク質のうちLDLは組織にコレステロールを運ぶ役割をしており，逆にHDLは細胞から過剰なコレステロールを抜き取る役割をしている．

3．肥　満
肥満(obesity)とは，体構成成分のなかで脂質が過剰に蓄積した状態である．身長と体重から割り出される指標は目安とはなるが，一定％以上超えているからといって必ずしも肥満とはいえない．肥満は消費エネルギー量より摂取エネルギー量が過剰であるために，体脂肪の蓄積が増大することによって起こる．

4．痛　風
痛風(gout)は，プリン塩基［プリン環骨格をもつ

アデニン(adenine)とグアニン(guanine)]の最終代謝産物である尿酸(uric acid)が体内に過剰に蓄積されることによって起こる．尿酸は水に溶けにくい性質があるため，組織中に蓄積し結晶を形成することもある．

5. アミノ酸の先天性代謝異常

生体内で起こる化学反応は酵素の存在によって反応が速められスムーズに行われている．ところが，酵素はきわめて特異的に限定された物質のみに作用する．そこで，酵素が先天的に欠損（または著しい活性低下）していると代謝に異常をきたす．ここではアミノ酸代謝酵素の先天的な欠損によって起こる先天性代謝異常(inborn errors of metabolism)について，いくつか簡単に述べる．

フェニルケトン尿症(phenylketon uria)：フェニルアラニンをチロシンに変換するフェニルアラニンヒドロキシラーゼの欠損である．血中にフェニルアラニンが増加し，尿中にフェニルピルビン酸を排泄する．

アルカプトン尿症(alkapton uria)：チロシンからホモゲンチジン酸を経てマレイルアセト酢酸を生成するホモゲンチジン酸オキシダーゼの欠損である．尿中にホモゲンチジン酸を排泄する．

メープルシロップ尿症(maple syrup urine disease)：α-ケト酸デカルボキシラーゼの欠損である．血中，尿中に分枝鎖アミノ酸であるロイシン，イソロイシン，バリンとこれらに対応するα-ケト酸が増加する．

ヒスチジン血症(histidinemia)：ヒスチダーゼの欠損である．血中にヒスチジンが増加し，尿中に排泄される．

ホモシスチン尿症(homocystinuria)：ホモシスチンとセリンからシスタチオニンを合成するシスタチオニン合成酵素の欠損である．尿中にホモシスチンが排泄される．

B. ビタミンの機能と欠乏症

ビタミンは微量でありながら人体内で起こる代謝に補酵素(coenzyme)（酵素活性を高める働き）や調節因子として生理活性を示す有機化合物である．人体内ではまったく合成されないか，またはごく微量しか合成されないために，必ず食品から摂取しなければならない．

ビタミンは水に溶ける性質をもつ水溶性ビタミン(water soluble vitamin)と，油に溶ける性質をもつ脂溶性ビタミン(fat soluble vitamin)に分けられる．水溶性ビタミンは水に溶けるため過剰に摂取しても尿中に排泄されるが，脂溶性ビタミンは多く摂取すると体内に貯留し過剰症を起こす場合もある．しかし，ビタミンの場合は，通常問題となるのは欠乏症である．したがって，ビタミンごとにその機能と欠乏症を表13-3に示す．

C. 無機質の機能と欠乏および過剰症

無機質は生体内でまったく合成されないので，食品から摂取しなければならない．無機質は直接，骨組織の構成成分となるほか，筋肉や心臓，神経の機能維持，浸透圧の調節，酵素反応の賦活物質となるなど多くの重要な役割を担っている．

主要な無機質について，その機能と欠乏および過剰症を表13-4に示す．

III 栄養と代謝のフィジカルイグザミネーション

私たちは，普段は，自分の代謝機能が正常かとか必要なエネルギー量が摂取できているのかという問題をあまり考えないで習慣的に食事をとっている場合が多い．そこで，日頃の食事でエネルギー量に過不足はないのか，また，代謝機能の1つとして血糖濃度が正常に維持されているのかを評価する方法について述べる．

A. 栄養状態の評価（身長，体重，皮下脂肪厚，体脂肪率）

人体の外側から，身長，体重，皮下脂肪厚，体脂肪率を測定し，基準値と比較することによって栄養状態を判断する．やせすぎであれば，消費エネルギー量が摂取エネルギー量を上回っていることを示す．太りすぎであればその逆と判断される．身長，体重から栄養状態を判断する基準は，いくつかあるが，国際的に用いられているBMI(body mass index)で説明する．

$$\mathrm{BMI} = \frac{体重\,\mathrm{kg}}{(身長\,\mathrm{m})^2}$$

BMIは22が理想とされ，18.5以上25.0未満が適切な範囲と判断される．これより値が少ないとやせており，多いと太っていることになる．しかし，先に

表 13-3 各種ビタミンの機能と欠乏症

	ビタミン	機能	欠乏症
水溶性ビタミン	ビタミンB_1（チアミン）	糖代謝系酵素の補酵素	脚気，視神経炎，多発性神経炎，心悸亢進，浮腫
	ビタミンB_2（リボフラビン）	補酵素FADを形成し酸化還元反応に関与 胆汁酸やコレステロール，ステロイドホルモンの生合成に関与	広汎性表在角膜炎，口角炎，口唇炎，脂漏性皮膚炎
	ビタミンB_6（ピリドキシン）	補酵素としてアミノ酸代謝に関与	皮膚炎，口内炎，多発性神経炎，痙攣
	ナイアシン（ニコチン酸）	補酵素NAD，NADPを形成し酸化還元反応に関与	ペラグラ（皮膚炎，下痢，中枢神経症状である頭痛，幻覚，錯乱などが主症状）
	パントテン酸	補酵素CoAを形成し糖質，アミノ酸，脂質の代謝に関与	ヒトでは食事からの不足は起こりにくい
	葉酸	アミノ酸の生成，転換反応 プリン，ピリミジン塩基の生合成	巨赤芽球性貧血
	ビタミンB_{12}（シアノコバラミン）	メチル基転移反応に関与 造血作用にも関与	巨赤芽球性貧血
	ビオチン（ビタミンH）	カルボキシラーゼの補酵素	ヒトでは食事からの不足は起こりにくい
	ビタミンC（アスコルビン酸）	アミノ酸代謝に関与 コラーゲンの生成に関与 ステロイドホルモンの生成に関与 鉄の吸収促進	壊血病（出血，骨や歯の発育不全，貧血など），色素沈着
脂溶性ビタミン	ビタミンA（レチノール）	正常な成長，発育，上皮細胞の維持 明るさに関する視覚に関与	成長・発育の遅れ，夜盲症，角膜乾燥症
	ビタミンD	CaとPの吸収と代謝に関与 骨の形成に関与	くる病，骨軟化症
	ビタミンE（トコフェロール）	抗酸化剤 不飽和脂肪酸などの酸化を予防する 細胞膜の保護	赤血球溶血
	ビタミンK	血液凝固に必要なプロトロンビンの生合成に関与	血液凝固の遅延，出血傾向

（　）には別称を示した．

も述べたように，肥満は脂肪量で判断するために，BMIに加えて皮下脂肪厚と体脂肪率を測ったほうがより正確に評価できる．皮下脂肪厚の測定方法は図13-7のとおりである．成人の場合，上腕背部と肩甲骨下部の測定値の和が男性で35mm，女性で45mm以上あると，軽度肥満と判断される．体脂肪率については，簡便に測れる器具が市販されている．標準的な体脂肪率は，男性で10％以上20％未満，女性で20％以上30％未満といわれている．

B．1日の摂取エネルギー量と消費エネルギー量の比較

栄養状態を身体の計測から判断したが，この栄養状態は摂取エネルギー量と消費エネルギー量のバランスに左右される．そこで，1日の摂取エネルギー量と消費エネルギー量を実際に算出して，両者を比較してみる．

表13-4 主要な無機質の機能と欠乏および過剰症

無機質	機能	欠乏および過剰症
カルシウム（Ca）	歯と骨の構成成分 筋肉収縮，神経伝達に関与 血液凝固因子 酵素の活性化	↓成長の遅延（くる病，骨軟化症） ↓骨粗鬆症 ↓テタニー ↑筋力低下
リン（P）	歯と骨の構成成分 代謝中間体の成分 酵素活性，酸塩基平衡の調節 血漿カルシウムの調節	↑カルシウムの吸収低下
マグネシウム（Mg）	骨の構成成分 細胞，体液に広く分布 筋肉機能，神経伝達に関与 酵素の活性化，骨代謝に関与	↓テタニー ↑筋力低下 ↑腱反射減弱 ↑骨の石灰化阻害
ナトリウム（Na）	大部分は細胞外液に存在 浸透圧，体液量，酸塩基平衡などの調節 筋肉・神経機能の調節	↑血圧の上昇
カリウム（K）	大部分は細胞内液に存在 酸塩基平衡，浸透圧などの調節 筋肉機能（とくに心筋の運動）に関与	↓不整脈 ↑心停止 ↑脱力感
塩素（Cl）	大部分は細胞外液に存在 胃酸の生成 浸透圧，体液量，酸塩基平衡などの調節	↓タンパク質の消化低下 ↓鉄の吸収阻害
鉄（Fe）	ヘモグロビンの成分 フェリチンとして肝臓，脾臓，骨髄に存在（貯蔵鉄）	↓鉄欠乏性貧血 ↑皮下，肝臓などへの鉄沈着
ヨウ素（I）	甲状腺ホルモンの成分	↓甲状腺機能低下症 ↓甲状腺腫

↓は欠乏症を，↑は過剰症を示す．

摂取エネルギー量は，測定日の1日に食べた物すべてをそのたびに書いておき，後で食品成分表から計算する．当日は調理時に食材料を計量することが望ましいが，できないものに対しては目安量で計算する．

消費エネルギー量については，測定日の1日の活動を時間ごとに記録しておき，基礎代謝量と身体活動強度（Af）によって算出する（330頁「身体活動レベル」参照）．算出に必要な基礎代謝量は表13-1より求められる．また，安静時の消費エネルギー量は，基礎代謝量の1.2倍と考えて計算してよい．

C. 血糖値の日内変動の測定

血糖値は食事の影響を受けて変動するが，一定の範囲を逸脱しないように調節されている．1日の血糖値の変化を食事との関連で観察し，糖の代謝が正常に機能しているかどうかを血液中のグルコース濃度から評価する．

血糖値は，指先を針で刺して得た血液を血糖値測定用のテストペーパーに付け，血糖値測定器で読み取ることによって得られる．

測定は朝食前の血糖値（空腹時血糖値）を基準にして，たとえば食事後1時間ごとに次の食事まで測定するなど，食事の影響を受けて変化する血糖値の動きを観察する．可能ならば1日の変動をみるのが望ましい．健康な人では空腹時血糖値は70〜110 mg/dL，食後に上がっても180 mg/dL以下で，食後2時間経過すると120 mg/dL以下の血糖値にもどるといわれている．

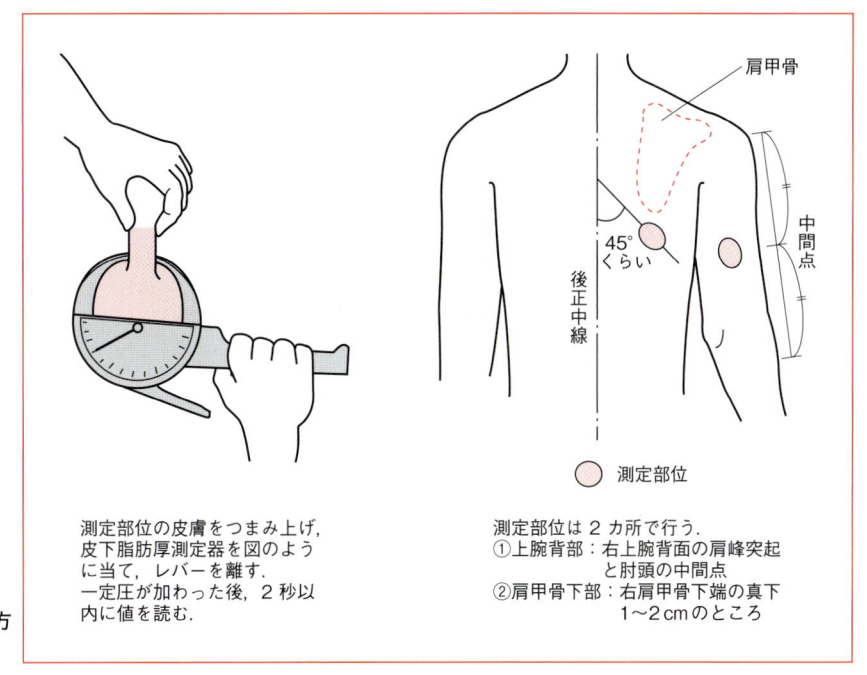

図13-7 皮下脂肪厚測定方法

測定部位の皮膚をつまみ上げ、皮下脂肪厚測定器を図のように当て、レバーを離す。一定圧が加わった後、2秒以内に値を読む。

測定部位は2ヵ所で行う。
①上腕背部：右上腕背面の肩峰突起と肘頭の中間点
②肩甲骨下部：右肩甲骨下端の真下1〜2cmのところ

文献

1) Lehninger AL : Principles of Biochemistry. Worth Publishers, New York, 2000
2) Murray RK, Granner DK, Mayes PA et al : Harper's Biochemistry, 23th ed, Appleton & Lange, Norwalk, Connecticut, 1993
3) 奥 恒行, 高橋正侑 (編)：栄養・健康科学シリーズ生化学, 改訂第2版, 南江堂, 東京, 1998
4) 鈴木 健：生化学, 医歯薬出版, 東京, 1996
5) Voet D, Voet JG : Biochemistry, 2nd ed, John Wiley & Sons, New York, 1995
6) 第一出版編集部 (編)：厚生労働省策定日本人の食事摂取基準, 2005年版, 第一出版, 東京, 2005

KEYWORD

三大栄養素　中間代謝　エネルギー代謝　解糖経路　糖新生　TCAサイクル　β酸化　尿素サイクル　アトウォーター係数　呼吸商　基礎代謝量　BMI　身体活動レベル　中間代謝異常

学習課題

☐ 糖質の中間代謝経路を説明しなさい
☐ 脂質の中間代謝経路を説明しなさい
☐ タンパク質の中間代謝経路を説明しなさい
☐ 食品に含まれる三大栄養素1gあたりのエネルギー産生量の計算方法を述べなさい

- ☐ 基礎代謝量を測定するときの条件は何か
- ☐ 基礎代謝量に影響を及ぼす要因を5つ以上あげなさい
- ☐ 基礎代謝量と身体活動レベルから，自分の1日の消費エネルギー量を計算しなさい
- ☐ 三大栄養素の中間代謝異常によって起こる疾患を3つ以上あげて，その原因を説明しなさい
- ☐ ビタミンとその欠乏症を5つ以上あげなさい
- ☐ 無機質の欠乏症または過剰症を5つ以上あげなさい

看護生理学トピックス

メタボリックシンドローム

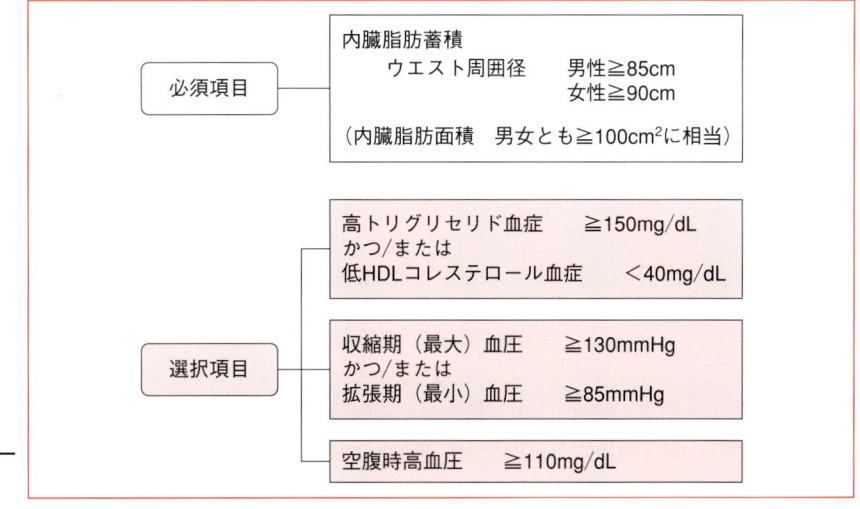

1. メタボリックシンドロームとは

肥満，高血糖，高血圧，高脂血症は動脈硬化を引き起こす危険因子であると考えられてきた．1995年から3年間にわたり労働省（現厚生労働省）が行った動脈硬化性疾患発症要因についての調査研究で，これらがそれぞれ単独でというよりも，高トリグリセリド血症，耐糖能異常，高血圧，肥満のうち3つ以上合併した場合の動脈硬化の危険率がその30倍以上にも達するということが明らかになった．それ以来，動脈硬化性疾患の背景として，このような複合危険因子症候群（multiple risk factor syndrome）が改めて重要視されるようになった．「メタボリックシンドローム（metabolic syndrome）」という言葉は1999年WHO（世界保健機関）が提唱し，その後，諸外国や諸学会が診断基準を定めてきたが，わが国では日本糖尿病学会，日本肥満学会など8学会が合同で審議を行い，2005年に診断基準を発表した（図1）．

体脂肪には皮下脂肪と内臓脂肪の2種類がある．このうちメタボリックシンドロームと関係があるのは内臓脂肪である．視床下部満腹中枢を破壊して摂食過剰状態にしたラットの実験において，脂肪合成過程に重要なタンパク質群の活性や遺伝子発現が皮下脂肪に比べ腸間膜脂肪で増加することが確認されている．また，腸間膜の脂肪細胞は，皮下脂肪細胞と比較してカテコルアミンなどの刺激に対する脂肪分解活性が高く，遊離脂肪酸を放出しやすいことも報告されている．つまり，内臓脂肪は代謝が活発で蓄積されやすい反面，逆に燃焼しやすいという特徴があるといえる．近年，脂肪細胞が種々の生理活性物質を産生・分泌することが明らかとなり，エネルギー貯蔵以外の別の働きが注目されている．

2. アディポサイトカインの役割

脂肪細胞から分泌される物質をアディポサイトカインといい，1994年にそれに属するレプチンが発見されて以来，多くの物質が見つかっている（図2）．中でも，アディポネクチン（adiponectin）（正常血中濃度 $5〜10\,\mu g/mL$）は内臓脂肪が増加すると減少し，運動などで内臓脂肪が減少すると増加すること，アディポネクチン濃度は BMI が高くなるにしたがって低値を示す傾向がみられる（図3）ことから，メタボリックシンドロームと関係があると考えられている．グルコースを細胞内に取り込むのはインスリンであるが，アディポネクチンにはこのインスリンの働きを活性化する役割がある（図4）．したがって，アディポネクチンが減少するとインスリンの作用が低下する，いわゆるインスリン抵抗性状態となってしまう．さら

図1 メタボリックシンドロームの診断基準

必須項目
内臓脂肪蓄積
　　ウエスト周囲径　　男性≧85cm
　　　　　　　　　　　女性≧90cm
（内臓脂肪面積　男女とも≧100cm²に相当）

選択項目
高トリグリセリド血症　　≧150mg/dL
かつ/または
低HDLコレステロール血症　＜40mg/dL

収縮期（最大）血圧　≧130mmHg
かつ/または
拡張期（最小）血圧　≧85mmHg

空腹時高血圧　≧110mg/dL

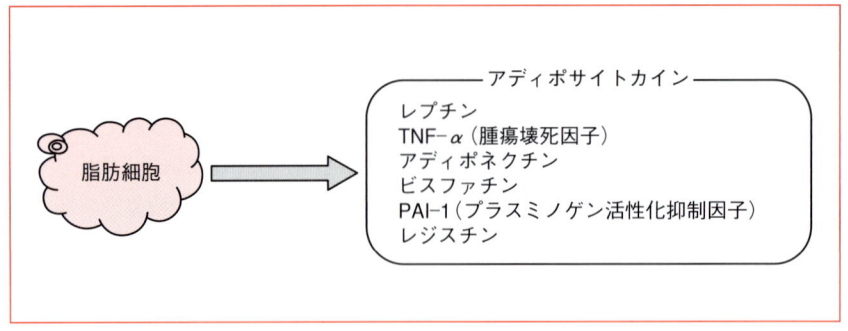

図2　アディポサイトカインの種類

アディポサイトカイン
- レプチン
- TNF-α（腫瘍壊死因子）
- アディポネクチン
- ビスファチン
- PAI-1（プラスミノゲン活性化抑制因子）
- レジスチン

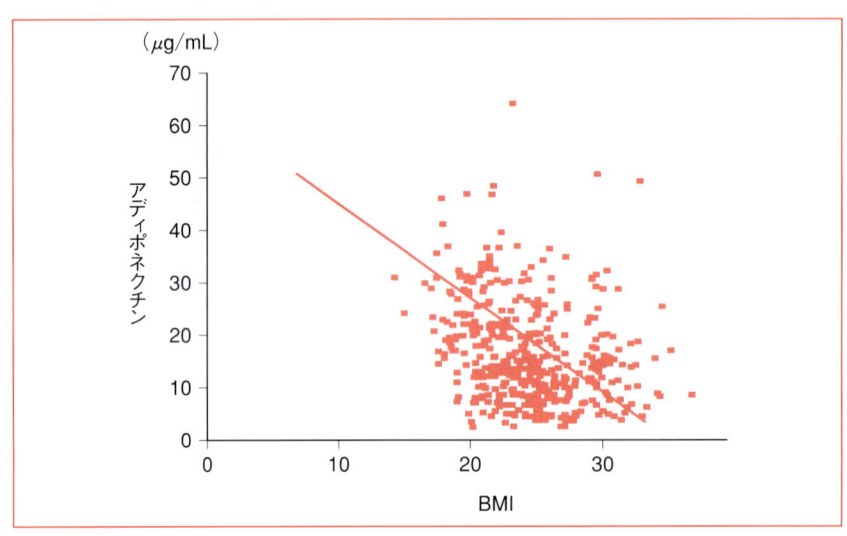

脂肪細胞→

図3　ヒトのBMIとアディポネクチンとの関係
〔戸邉一之ほか：アディポサイトカインの種類と作用．成人と生活習慣病 35：875，2005を改変〕

に内臓脂肪が過剰に蓄積すると，そこから中性脂肪が分解された後の大量のグリセリンや遊離脂肪酸が肝臓に運ばれる．その結果，グルコースが増加し，脂肪合成が亢進する．アディポネクチンが減少しているとインスリンの作用低下があるため，細胞内にグルコースを取り込むことができず高血糖状態に，また遊離脂肪酸が肝臓に多く運ばれるために高脂血症の発現にも関わってくる．このように，アディポネクチンの低下はメタボリックシンドロームの病態において悪循環を引き起こすことになる．

その他のアディポネクチンの1つ，プラスミノゲン活性化抑制因子［PAI-1（plasminogen activator inhibitor-1）］はフィブリンの溶解（線溶系）を抑制する作用のあるペプチドである．したがって，PAI-1の増加は血栓の形成と関連があり，敗血症や動脈硬化，心筋梗塞，DIC（播種性血管内凝固症候群）などで高値を示す．肥満糖尿病動物に抗レジスチン抗体を注入すると血糖が低下すること，逆にレジスチンを投与すると耐糖能が悪化することから，レジスチンはインスリン抵抗性惹起物質のひとつであると考えられている．しかしながら，ヒトにおける2型糖尿病の病態への関与については不明な点が多く，さらなる検討が必要である．ビスファチンはそのほとんどが内臓脂肪から分泌されることから，内臓脂肪蓄積マーカーとして有用である可能性が示唆されている．また，インスリン受容体に結合し，血糖降下作用を発揮することが明らかとなっている．

このように，メタボリックシンドロームの病態におけるアディポサイトカインの役割が徐々に解明されつつある．今後，この領域の研究がさらに進めば，メタボリックシンドロームの発症機序や病態だけでなく，予防策も期待できるようになるだろう．

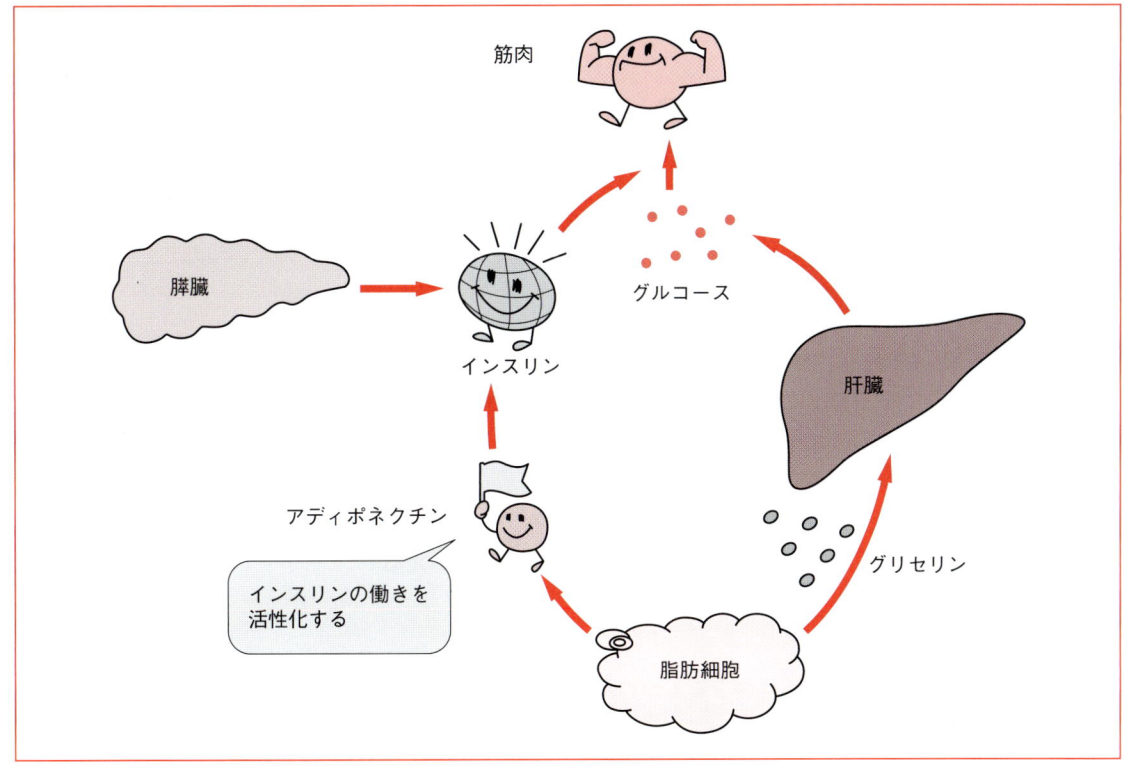

図4　アディポネクチンの働き

▷ 文　献 ◁

1) 松澤佑次：メタボリックシンドロームの疾患概念．臨床検査 49：1625-1627, 2005
2) 戸邉一之, 大杉　満, 鈴木　亮ほか：アディポサイトカインの種類と作用．成人病と生活習慣病 35：871-877, 2005
3) 大橋浩二, 船橋　徹：内臓脂肪蓄積による病態発症メカニズム．成人病と生活習慣病 35：861-864, 2005
4) 池嶋健一, 佐藤信紘：生活習慣病と脂肪組織のサイトカイン．臨牀看護 31：1884-1889, 2005

14 尿生成と排泄

学習目標
1. 腎臓，尿管，膀胱および尿道の位置関係がわかる
2. 尿を生成する部分の構造とその働きである糸球体での濾過，尿細管での再吸収や分泌について説明できる
3. クリアランスの意味がわかる
4. 内部環境の恒常性維持のための働きがわかる
5. 尿を貯留し，排尿を行う部分の構造とそのしくみがいえる

体内から不要な物質を体外に出す働きをもつのが排泄系である．身体で排泄系の働きを担っている器官は皮膚，消化管，呼吸器，そして泌尿器である．皮膚は汗として老廃物を，消化管では難水溶性の物質を糞便として，呼吸器では体内の代謝によって産生された二酸化炭素を排泄する．そして泌尿器系では水に溶ける老廃物を尿として排泄する．この老廃物には皮膚からの発汗と類似した成分が含まれるが，量的には尿の中のほうが多い．ここでは排泄系とその役割について解説する．

I 泌尿器系の概要

泌尿器系（urinary system）は尿（urine）の生成と排泄（excretion）を司どる．泌尿器系は尿を生成する腎臓（kidney），できた尿を膀胱（urinary bladder）に運ぶ尿管（ureter），一時的に，尿を貯留するための膀胱，そして体外へ出す経路である尿道（urethra）から成っている．泌尿器系はまた，血液量の変化に反応してレニン（renin）を分泌して血圧を維持し，血液内の酸素化状態に反応してエリスロポエチン（erythropoietin）を分泌して造血を促し，そして体内のカルシウム濃度を維持するために作用するビタミンDを活性化するなど，内部環境を維持する働きをも司る．

II 腎臓の構造

A. 腎臓の概観

腎臓は後腹壁に脂肪によって付着している．第12胸椎から第3腰椎までの高さで，右腎は肝臓があるため左腎よりやや低い位置となっている（図14-1）．腎臓の大きさは長さ約10 cm，幅約5 cm，厚さ約3 cm，重さは約130 gで暗赤色の空豆のような形をしている．内側中央部の窪みを腎門といい，ここから尿管や腎動静脈が出入りしている．尿管につながる部分は腎盂とよばれている．腎臓の上部には副腎（adrenal grand）が付着している．

腎臓の表面は線維被膜で覆われており，外側の表層を皮質，深部を髄質といい，髄質には十数個の腎錐体がある．尿は腎錐体から腎杯に流れ出る（図14-2）．

腎門を出入りする血管は腎動脈（renal artery）と腎静脈（renal vein）である．腎血管系の特徴は毛細血管が2ヵ所あることである．1つは糸球体（glomerulus）に，もう1つは糸球体から出た輸出細動脈が尿細管に分布する部分に存在する（図14-3）．腎動脈が葉間動脈となり，弓状動脈，そして小葉間動脈となって，糸球体へ入る輸入細動脈となる．

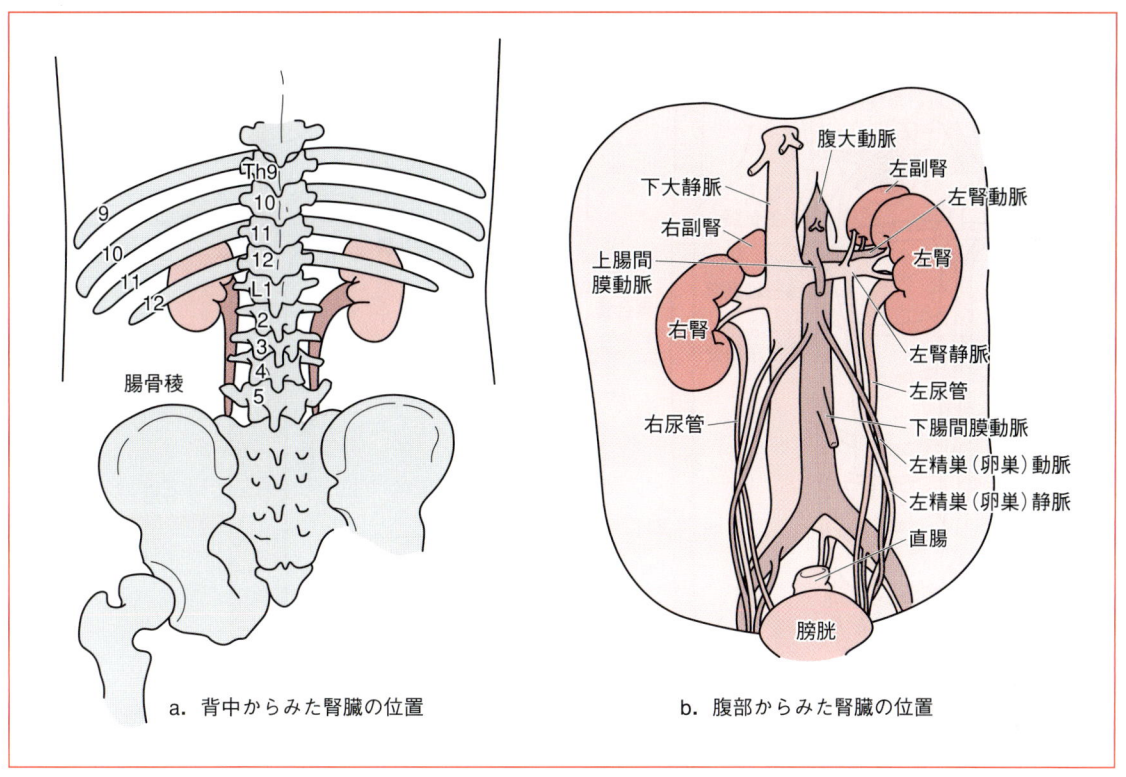

図14-1　腎臓の位置

a. 背中からみた腎臓の位置

b. 腹部からみた腎臓の位置

糸球体から出る血管は輸出細動脈といい，その後，尿細管の周りに巻き付くように分布する毛細血管となる．毛細血管は小葉間静脈に集まり，弓状静脈そして葉間静脈となって腎静脈に集められ，腎門を出ていく．

B. 腎臓の組織学的特徴

　腎臓は腎単位［ネフロン(nephron)］により構成される．ネフロンは腎小体(renal corpuscle)と尿細管(renal tube)からなる．腎小体は輸入細動脈と輸出細動脈の間の毛細血管が糸玉状になった糸球体と，それを包むボウマン嚢(Bowman's capsule)から形作られる．このボウマン嚢に続く尿細管は，近位尿細管，ヘンレの係蹄(loop of Henle)と遠位尿細管で構成されている．遠位尿細管と同じ作用をする集合管(collecting duct)がこれに続く（図14-3）．ネフロンは，片腎あたり100万〜150万個存在する．

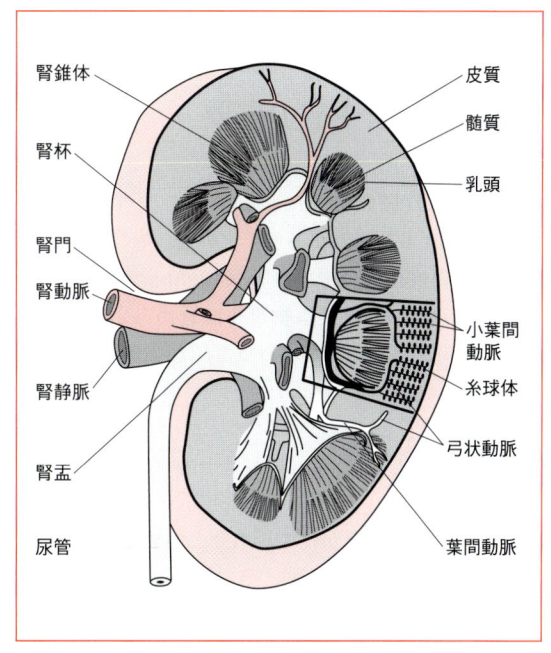

図14-2　腎臓の概観
〔森木武利：やさしい生理学，改訂第3版(岩瀬善彦，森木武利編)，90頁，南江堂，東京，1995〕

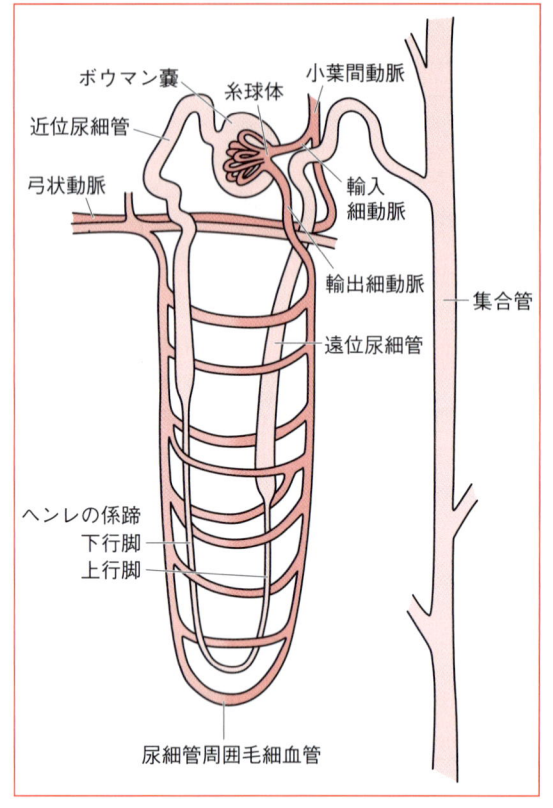

図14-3　腎単位（ネフロン）の組織学的特徴

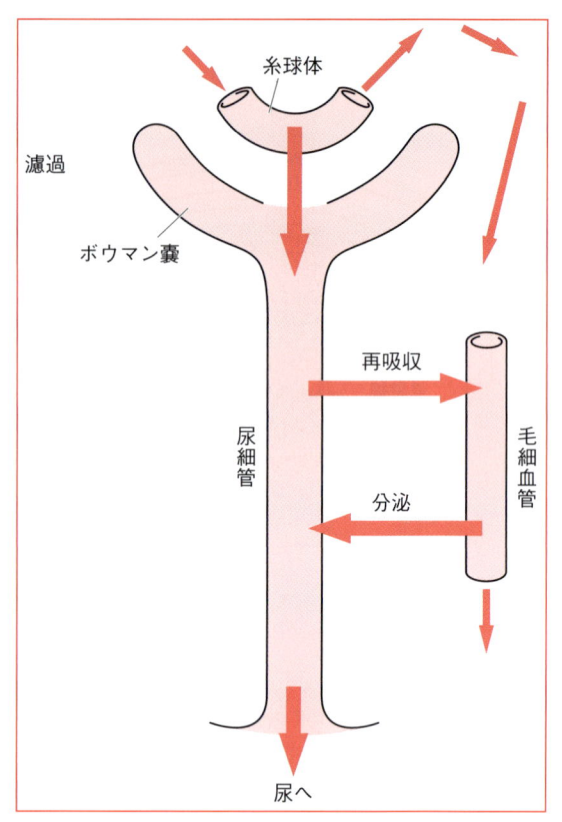

図14-4　尿生成の概要

III　尿生成の概要

尿生成には尿のもとになる原尿を血管から濾過（filtration）する必要がある．その後，原尿から必要なものを再度体内に戻す再吸収（reabsorption）と，濾過されなかった不要な物質を血管からさらに分泌（secretion）する過程が加わって尿が生成される（図14-4）．

A. 糸球体の働き
1. 濾　過

濾過では，圧力をかけて，水分と溶質を濾し出す．濾過は糸球体で行われるが，その原動は血圧が重要である．そのため，腎臓への血流は保たれる必要がある．

濾過に関与する圧力のことを有効濾過圧という．これは血管内からボウマン嚢へと押し出す力となる糸球体の血圧から濾過させまいとする力として働くボウマン嚢内圧と血中タンパク質による膠質浸透圧（colloid osmotic pressure）を差し引いたものである．

濾過が起こる場所は血管の内皮細胞層，基底膜の層，そしてボウマン嚢の上皮細胞層の3層の構造からなっている（図14-5）．内皮細胞には75〜100 nm，たこ足細胞の突起部25 nmのスリット状の小孔が存在する．原尿はこれら3つのフルイで濾過されるため，それらの孔より大きな分子は通り抜けることができない．また，この3層は負に荷電しているため，陰性荷電した物質は反発し合い，通り抜けができない．さまざまな物質の糸球体濾過率を表14-1に示す．表14-1に示すように，通常はアルブミンなどは尿中に出てこないが，腎臓が障害されるとタンパク尿が認められる．これは糸球体が炎症などで破壊され，タンパク質などが漏出した結果である．

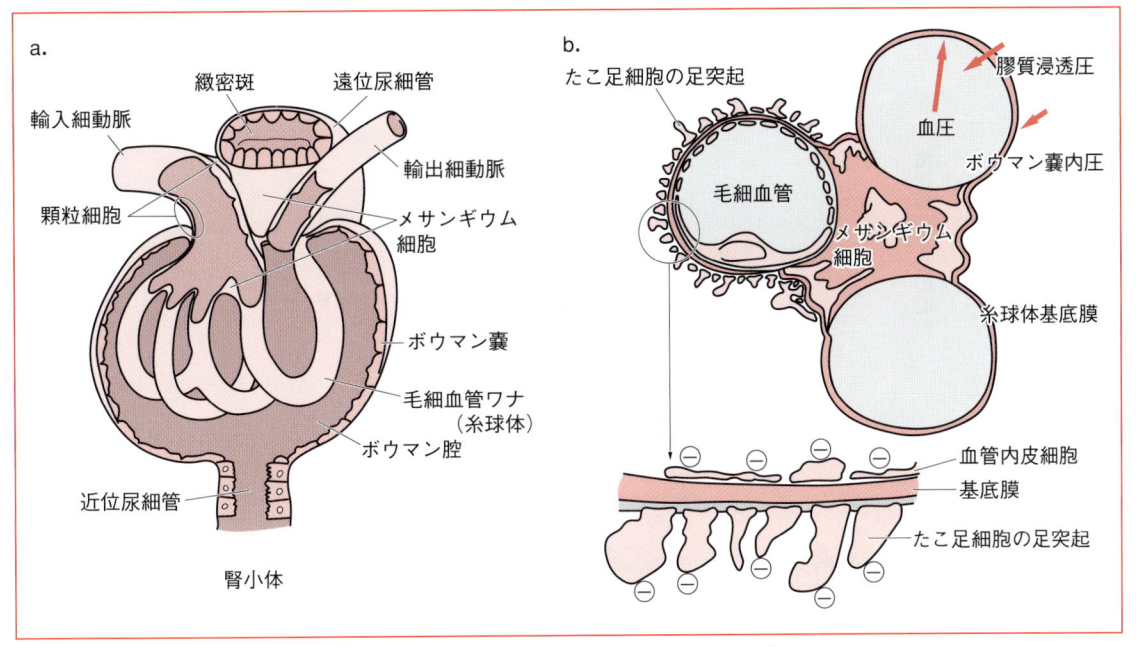

図14-5 a：腎小体の構造，b：腎小体での濾過

2. 糸球体濾過量

1分間に糸球体で濾過される量を糸球体濾過量［(glomerular filtration rate (GFR)］といい，約120 mL/min である．濾過は血液が糸球体に運ばれて起こる．1分間に腎臓を流れる血液量のことを腎血流量［renal blood flow (RBF)］といい，約 1,200 mL/min である．これは心臓から送り出される血液の 20〜25％にあたる．糸球体で濾過されるのは血球成分を除いた液体成分である．1分間に糸球体に運ばれる血漿量を腎血漿流量［renal plasma flow (RPF)］といい，約 600 mL/min である．体内で産生された老廃物を体外へ排出するため，GFRを一定に保つ工夫がなされている．GFR に影響を与える因子として腎血流量，糸球体の血管内圧，ボウマン嚢内圧，血液の膠質浸透圧，糸球体の血管における透過性や表面積などが考えられる．これらの因子がさまざまなしくみで調節され，GFR が維持されている．

表14-1 糸球体濾過量と分子の大きさ

物　質	分子量	濾液中濃度/血漿濃度
水	18	1.0
尿素	60	1.0
ブドウ糖	180	1.0
ショ糖	342	1.0
イヌリン	5,500	0.98
ミオグロビン	17,000	0.75
卵アルブミン	43,500	0.22
ヘモグロビン	68,000	0.03
血清アルブミン	69,000	<0.01

〔Pitts RF：Physiology of the Kidney and Body, p.53, 1974 を改変〕

B. 尿細管の働き

尿細管では尿の生成に必要な再吸収と分泌を行っている．糸球体で濾過された濾液中の水，ブドウ糖，アミノ酸および電解質など体内に必要な物質は再吸収される．また，これらの物質以外に，体内に必要ない水素イオン，アンモニアおよび薬物の代謝産物のような老廃物は尿細管の上皮細胞から尿細管腔へ分泌される．尿細管で生ずる再吸収や分泌は尿細管での輸送機構による．これには受動輸送と能動輸送がある．エネルギー消費を伴わず，濃度の高いほうから低いほうへ物質が移動することや，ある状態に荷電している溶質がそれと反対に荷電している側へと引きつけられ移

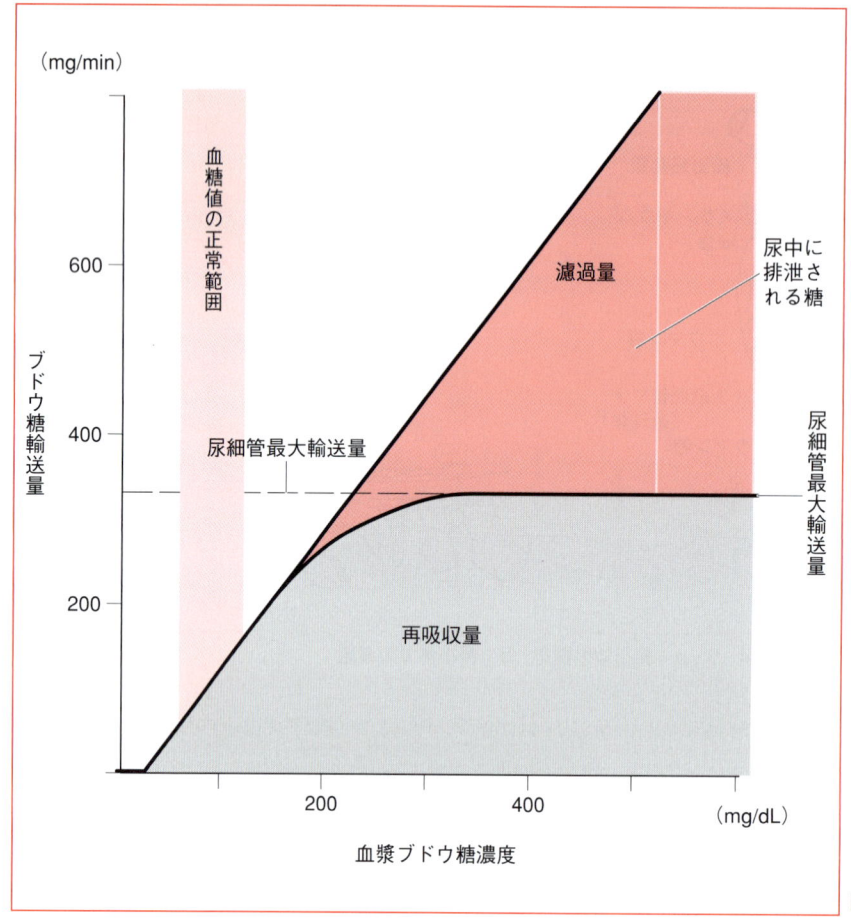

図14-6 ブドウ糖の再吸収

動することによって運ばれるのが受動輸送（passive transport）である．能動輸送（active transport）はエネルギーを必要とするポンプの働きによって物質を移動させる方法である．

1. 再吸収

尿細管は近位尿細管，ヘンレの係蹄そして遠位尿細管から構成されている．これらに加え，集合管も遠位尿細管と同様の働きをしている．糸球体で濾過されたもので身体に必要なものは尿細管で再吸収される．

a. 水

水について考えてみると，糸球体濾過量（GFR）は120 mL/minであるので，1時間では$120×60=7,200$ mLが濾過されている．1日では$7,200×24=172,800$ mLとなる．しかし，1日の尿量は1,000〜1,500 mLであるので，171,300〜171,800 mL（99.1〜99.4％）は濾過されたのち，体内へ再吸収されたことになる．再吸収される割合は近位尿細管で75％，ヘンレの係蹄では5％，遠位尿細管では15％，そして集合管では5％である．遠位尿細管と集合管での再吸収は，下垂体後葉から分泌されるバソプレシン（抗利尿ホルモン；ADH）により調節される．

b. ブドウ糖・アミノ酸

ブドウ糖は分子量が小さいので糸球体で容易に濾過される．しかし，通常は尿からは排泄されない．これはブドウ糖が近位尿細管でほぼ100％再吸収されるからである（図14-6）．この尿細管での糖の再吸収は濾液中の糖の濃度と比例している．しかし，血糖値が200 mg/dL（糖閾値）をこえると，尿中に糖が出る．これは，尿細管での糖の再吸収能力（尿細管最大輸送量）をこえてしまったためで，再吸収されずに残った糖が尿中に排泄されたのである．また，ブドウ糖が尿細管腔から尿細管の上皮細胞に取り込まれる際

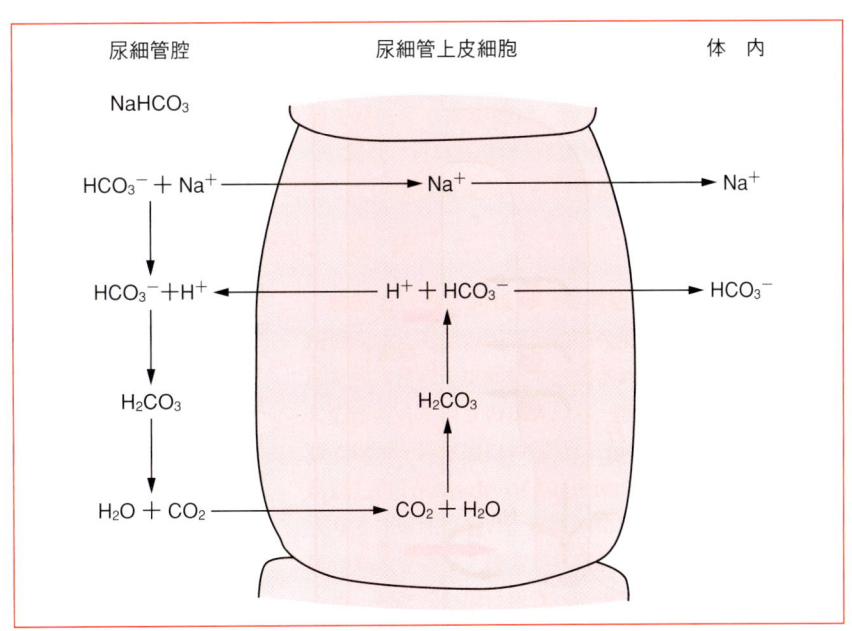

図 14-7 尿細管でのHCO_3^-の再吸収

にはNa$^+$が必要であるが，これはNa$^+$依存性のグルコース輸送体によって運ばれる．

アミノ酸もブドウ糖と同様に近位尿細管でほぼ100％再吸収される．アミノ酸の吸収にも輸送体が存在し，尿細管上皮細胞に取り込まれるため，この輸送体が欠損していたり濾過量が輸送体の能力をこえたりした場合は，尿中にアミノ酸が出る．

c．電解質

糸球体では電解質も濾過される．Na$^+$は近位尿細管で60～70％は再吸収される．また，ヘンレの係蹄では約30％，遠位尿細管や集合管では約10％が再吸収され，全体として，約99％が再吸収される．Na$^+$が再吸収される際に，他の電解質，グルコース，アミノ酸など多くの物質がともに再吸収される．Na$^+$の再吸収に影響する因子は血中のNa$^+$濃度，血圧，腎血流量および糸球体濾過量などの腎臓における循環動態の変化，血圧の低下やNa$^+$輸送量の低下により分泌されるアルドステロンの変化，および体内の循環血液量を調節する心房性ナトリウム利尿ペプチドなどである．アルドステロンは体内の浸透圧濃度に反応して副腎皮質の顆粒層からNa$^+$が不足した場合に分泌されるホルモンで，遠位尿細管や集合管からNa$^+$の再吸収を促す．Na$^+$の摂取が増加すると，Na$^+$の尿細管での再吸収は減少する．このときアルドステロンの分泌は減少し，心房性ナトリウム利尿ペプチドの分泌が増加することで，体内のNa$^+$濃度を一定に保っている．

Na$^+$の再吸収はナトリウムポンプ（Na$^+$-K$^+$ ATPase）（26頁参照）で行われる．この場合は3個のNa$^+$に対して2個のK$^+$が交換分泌される．K$^+$は近位尿細管，ヘンレの係蹄，遠位尿細管および集合管で約93％再吸収される（前二者で約60～70％再吸収）．K$^+$は再吸収だけでなく，分泌も行われている唯一の電解質である．K$^+$の再吸収や分泌は食事の摂取内容で変化する．K$^+$の摂取が多いと遠位尿細管での分泌が起こる．K$^+$の輸送はNa$^+$の再吸収に影響を受ける．アルドステロンの分泌でNa$^+$の再吸収が増すとき，K$^+$の排泄が増加するため低カリウム血症となる．また，体内の酸と塩基のバランスにも影響を受け，体内がアシドーシスに傾くとK$^+$の排泄が減少し，アルカローシスに傾くとK$^+$の排泄が増加する．

重炭酸イオン（HCO_3^-）は，体内のpHの維持にも重要な役割を担っている．このため，濾過されたものは近位尿細管と遠位尿細管ですべて再吸収される．Na$^+$が（H$^+$と交換）再吸収されると，尿細管腔に分泌されたH$^+$がHCO_3^-と結合しH_2CO_3となることで再吸収が進んでいく（図14-7）．再吸収されたH_2CO_3は直ちにH_2OとCO_2に分解し，H_2Oは尿となり，CO_2は尿細管上皮細胞に取り込まれる．尿細管上皮細胞のCO_2は細胞内のH_2Oと結合し，

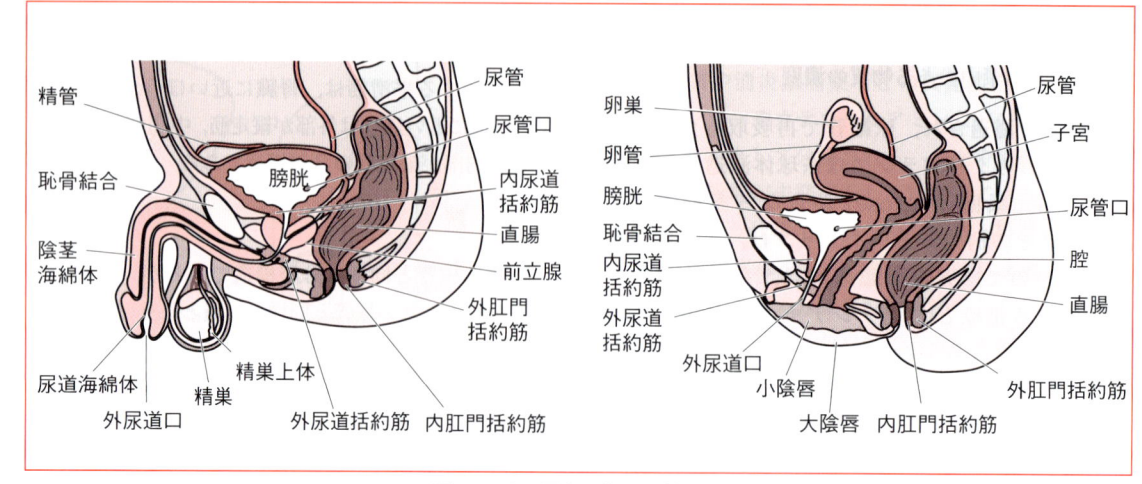

図14-9　男女の泌尿器断面図

2. 排尿反射 (micturition reflex)

膀胱と尿道は排尿に関係する器官で，自律神経系支配を受けている（図14-10）．すなわち，下腹神経（交感神経）は膀胱を弛緩させ，内尿道括約筋を収縮させることで排尿を抑制する．この内尿道括約筋に対する交感神経系の働きは男性にみられる反応で，女性では明らかではない．一方，骨盤神経（副交感神経）は膀胱を収縮させ，内尿道括約筋を弛緩させることで排尿を促進する．尿道の出口には外尿道括約筋（骨格筋）が分布しており，外尿道口を意識的に収縮させて尿意を我慢したり排尿を中断させて，排尿をコントロールしている．

膀胱にある程度の尿が溜まると膀胱内圧が上昇し，膀胱壁からの求心性の興奮が大脳皮質に達し，尿意を感じる．意識的な排尿は，橋の排尿反射中枢，骨盤神経を介する膀胱の収縮と尿道括約筋の弛緩によって始まる（図14-11）．また，このとき会陰筋の弛緩，腹筋や横隔膜の収縮によって，膀胱を圧迫することにより排尿を助ける．この一連の反射を排尿反射（micturition reflex）という（114頁，図5-13）．

3. 尿の性状

尿量は1回量200～300 mLで，1日約1,000～1,500 mLである．このうち，500 mLは不可避尿といい，老廃物を体外に排泄するのに1日最低限必要な尿量である．一般に尿の色は淡黄（褐）色で，その比重は24時間尿で1.012～1.025，随意尿では1.002～1.030，また，pHは5.5～7.0である．

尿の成分は，水のほか，尿素，尿酸，クレアチニン，ウロビリノゲンや電解質である．

VI　尿生成と排泄の異常

尿生成の異常には，腎臓と，腎臓への血流量などが関与している．排泄の異常としては，尿生成から膀胱までの運搬経路と，膀胱から体外への排泄経路の異常が考えられる．

A. 尿生成の異常

1. 腎前性の障害

尿を生成するには腎血流量がある一定量必要となる．このため，循環血液量が減少するような出血や脱水，他にも，ショックによる血圧低下などでは腎臓への血流が維持できず，糸球体濾過量が確保できないことにより尿生成が阻害される．収縮期血圧が70 mmHg～180 mmHgの間では腎血流量が維持され，それに伴って糸球体濾過量（GFR）も一定量を保たれる．しかし，これ以下の血圧になるとGFRが低下し，尿量が減少する．

2. 腎実質性の障害

腎臓そのものの障害は尿生成に影響を与える．しかし，糸球体に炎症が起こると，血管内皮細胞層，基底膜，そしてボウマン嚢の上皮細胞層の透過性に変化が生じ，これまで濾過されなかったタンパク質や血球成分までも濾過される．炎症が進んで糸球体が破壊され

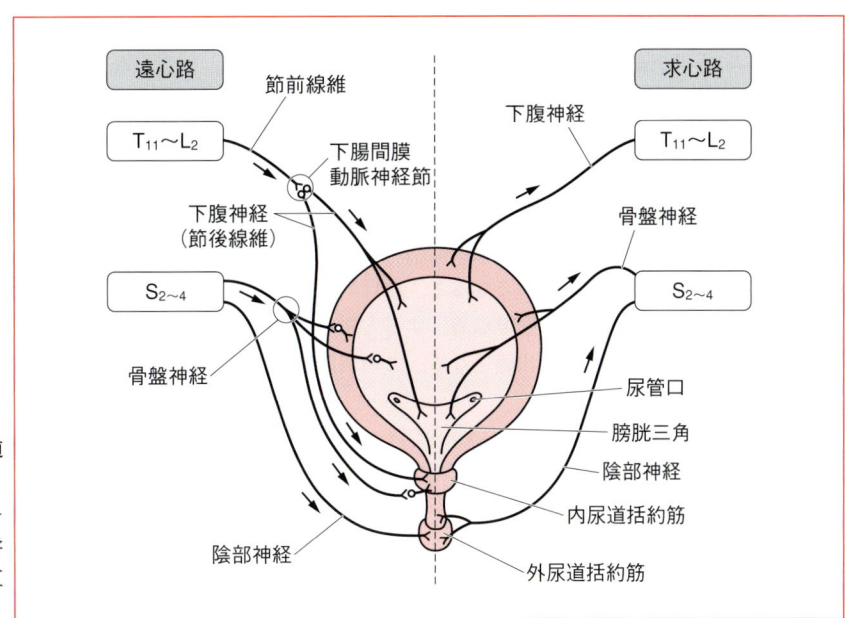

図14-10 膀胱および尿道の神経支配
〔深井喜代子：尿失禁．ケーススタディ看護形態機能学（菱沼典子編），53頁，南江堂，東京，2003〕

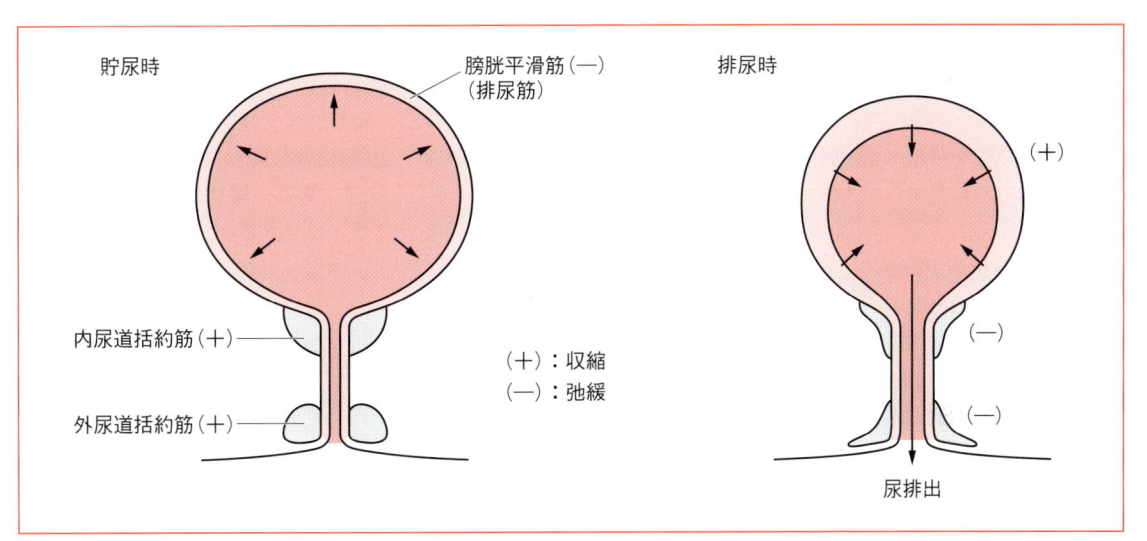

図14-11 正常排尿者における貯尿時と排尿時の膀胱・尿道の状態
〔深井喜代子：尿失禁．ケーススタディ看護形態機能学（菱沼典子編），53頁，南江堂，東京，2003〕

たり，老化によって糸球体数が減少すると，腎機能が低下する．

尿細管の閉塞による障害もある．血管内で，細菌による毒素，たとえば，大腸菌O-157のベロ毒素によって，赤血球が破棄されると，ヘモグロビンが血管内に漏出する．また，災害などで建物の下敷きになった場合には，筋肉が破壊されてミオグロビンが多量に血管内に漏出する[*1]．血管内に漏出したヘモグロビンやミオグロビンは尿細管を閉塞させ，腎不全をきたす場合もある．ほかにも抗癌剤のような腎臓に毒性をもつ薬物が腎臓を経由して排泄されるときに水分を多量に投じないと，これらの薬物が腎

[*1] 挫滅症候群（crush syndrome）．身体の一部が強い圧迫を受け，長時間ののち圧迫から解放されたときに起こる．

臓に障害をもたらし，尿細管の壊死を起こす．こうして生じた腎不全には人工透析(dialysis)や移植(transplantation)が必要となる．

3. 腎後性の障害

腎後性の障害とは，排泄の経路に障害があり，それに伴って腎臓の機能が失われ，尿生成が抑制された状態である．たとえば尿管に結石ができると，尿は結石のある部分でせき止められた状態となる．すると尿が腎臓に逆流して，水腎症という状態となる．この状態を放っておくと腎機能が低下する．

B. 尿排泄の異常

1. 尿量

尿量が3,000 mL/day以上となった場合を多尿(polyuria)，逆に400 mL以下の場合を乏尿(oliguria)という．さらに尿量が100 mL未満の状態を無尿(anuria)という．無尿は腎臓で尿が作られていない状態で，膀胱内に尿は貯まっているが自力で排尿できない尿閉(ischuria)とは区別される．また，尿は排泄されるがスムーズに排泄されず，排尿時に努力を要する状態を排尿困難という．このような状態は前立腺肥大の時に生ずるが，肥大がひどくなると尿閉となる．

多尿は水分摂取量の過多，内分泌の影響，そして，腎臓の尿細管での再吸収不良などが考えられる．たとえば，下垂体後葉の抗利尿ホルモンの分泌が脳腫瘍などの影響で抑制されると尿量が異常に増える(尿崩症)．また，腎臓の尿細管腔内を流れる濾液の浸透圧が高い場合には(糖尿のあるときなど)，再吸収が抑制されるため利尿が生じる(浸透圧利尿)．

2. 排尿回数

1日の排尿回数は昼間おおむね5～7回，夜間0～1回で，1日に6～7回程度である．1日の尿回数が10回を越えるようであれば頻尿という．頻尿は尿量の増加でも起こりうるが，膀胱内や前立腺の炎症でも生ずる．この場合は，尿意によりトイレに行くが実際は尿が出ない状態である．また，心理的な不安や緊張などから頻尿となる神経性頻尿もある．尿の回数が極端に少ない場合には，尿生成がなされていない場合(乏尿)と，膀胱に貯まっているがそれが知覚できない場合とがある．後者は神経因性膀胱といわれ，脊髄損傷や脳梗塞などで排尿反射機構が正常に機能しない場合にみられる．神経因性膀胱では，尿は膀胱に貯められ，尿意がないままに膀胱から漏れてしまう．

3. 性状

正常な尿にはタンパク，糖や血液などは含まれていないが，腎臓に炎症が生じ，血糖が異常に高い状態などでは尿中にこれらの成分が出現する．また，膀胱内の炎症で細菌感染が生じている場合は，膿が混入した尿がみられる．

4. 尿失禁

失禁(incontinence)は無意識に尿が漏れる状態をいう．これには真性失禁，切迫性(緊張性)失禁，奇異性失禁，および遺尿症がある．真性失禁は膀胱に尿が充満しないうちに尿が流出してしまう状態で，外傷による尿道括約筋の損傷，膀胱腟瘻などによる外尿道口の開口異常，あるいは骨盤内の手術による神経損傷などが原因で起こる．切迫性(緊張性)失禁は腹圧が急にかかることによって生ずる失禁である．出産などで骨盤底筋群がゆるんだために生ずると考えられている(図14-12)．奇異性尿失禁は，排尿困難で尿閉などが生じているときに膀胱内圧が高くなり，尿が尿道にあふれてくる状態である．遺尿症(おねしょ)では膀胱に尿を貯めることはできるが，無意識に排尿してしまう．小児や上位中枢が未発達な場合などにみられる．

VII 排泄系にかかわるフィジカルアセスメント

A. 視 診

腎機能が低下した場合には浮腫がみられる．浮腫は，眼瞼の腫脹や，靴下のあとがつくなど下肢の脹れなどで容易に判断できる．

B. 触 診

腎臓の触診は，仰臥位で，膝を立て，腹部に力が入らない状態で行う．側腹部の背面と前面に片手ずつ手を置き，両手で側腹部をはさんで触診する．通常は右腎のみ触れる．吸気時に横隔膜の下降と同時に下へ腎臓が下がるのがわかる．やせた人では腎臓が遊走するので触れやすい．また，腎が腫れているときは患側の腎臓が触れることがある．

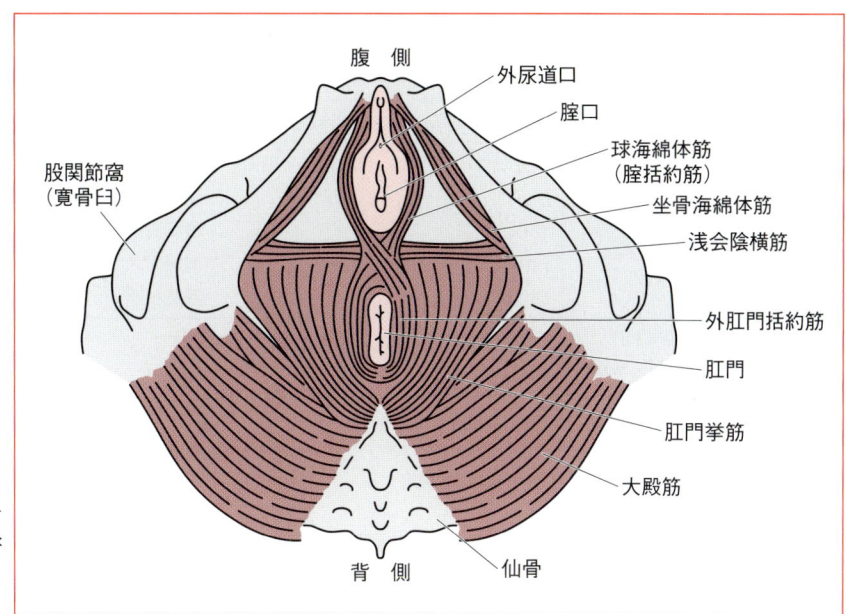

図14-12 骨盤底筋群*2
〔深井喜代子：尿失禁．ケーススタディ看護形態機能学（菱沼典子編）53頁，南江堂，東京，2003〕

膀胱は通常は触れないが，男性の前立腺肥大などで尿閉となり，膀胱内に尿が多量に貯留した場合には触れることができる．

C. 打診

打診の際には，立位もしくは坐位になってもらい，背部の第12肋骨の位置で，肩甲骨の下方に片方の手を当て，その手背を反対の手でこぶしをつくって叩く．通常は痛みがないが，腎臓に炎症などがあれば叩打痛が生ずる．

D. 腎機能を調べる検査

1. 尿検査

a. 採尿法

女性の場合は排尿時に尿が汚染される恐れがあるので，細菌培養などの検査が必要な場合は，導尿により尿を採取する．男性の場合は中間尿*3を用いる．通常の採尿では，消毒綿で外陰部をよく消毒し，中間尿を採取するのが一般的である．男性の場合はトンプソンの2杯分尿法を用いる．最初の30〜40 mLの尿を1杯目のカップに入れ，その後の尿を2杯目のカップに入れる．1杯目には尿道に貯留している分泌物などが含まれるため，混濁の具合を2つの尿で比較する．乳幼児では採尿袋を用いて採取する．採尿は早朝第1尿がもっとも適している．

b. 肉眼的・生化学的検査

尿を肉眼的に見て濁りがないか，浮遊物，血尿がないかなどを観察する．また，尿を染色し顕微鏡で検査することで，血液の有無や細菌感染などについても観察することができる．よく用いられる試験紙法では，尿中ウロビリノーゲン，潜血，ビリルビン，ケトン体，ブドウ糖，タンパク質，pH，亜硝酸塩および白血球などの定性的試験ができる．

2. 腎機能検査

腎臓には濾過や再吸収・分泌の働きがあるが，調べる物質により，それぞれ再吸収される部位や分泌の部位に違いがあるため，1つの検査で腎機能のすべてがわかるわけではない．したがって，検査の目的や検査法を理解したうえで，適切な検査を選択・実施する必要がある（表14-2）．

a. パラアミノ馬尿酸（para aminohippuric acid：PAH）クリアランス

PAHクリアランスは腎血漿流量と同じで，腎

---

*2 尿道や肛門の開閉時に働く筋群の総称
*3 排尿開始からしばらくたったときの尿をいう．外尿道口周囲の皮膚汚染の影響をさけるため用いる．

表14-2　主な腎機能検査方法

総腎機能検査法				分腎機能検査法
血管系	糸球体系	近位尿細管系	遠位尿細管系	
血圧 眼圧 PSP(15)	タンパク尿 BUN クレアチニン 内因性クレアチニン クリアランス	PSP(120) IVP	比重 浸透圧 電解質 血液ガス 濃縮試験	インジゴカルミン 排泄試験 IVP

PSP(15)：フェノールスルホフタレインテストの15分での値
BUN：尿素窒素
PSP(120)：フェノールスルホフタレインテストの120分での値
IVP：排泄性腎盂造影(静脈性腎盂造影)
インジゴカルミン排泄試験：色素(インジゴカルミン)を静脈内注射し，尿が色素の色で青くなるまでの時間と濃染する時間を測定する．

臓への血行状態が調べられる．通常では約500±100 mL/min である．10％PAHを静脈注射し，その後，血中濃度と尿中濃度を測定して算出する(図14-13)．

b. **内因性クレアチニンクリアランス (endogenous creatinine clearance：Ccr)**

糸球体で濾過され，尿細管で再吸収も分泌もされない物質を負荷してクリアランスを測定すれば糸球体濾過の機能を調べることができる．イヌリンやマンニトールなどがその例であるが，これらは体内には存在しない物質なので，負荷試験を行う際に患者に負担がかかる．イヌリンクリアランスは内因性クレアチニンクリアランスと相関がよいため，実際の検査にはこの内因性クレアチニンクリアランスが使用される．検査法には1時間法と24時間法がある．基準値は1時間法で100 mL/min，24時間法では男性で120±4 mL/min，女性で96±2 mL/min である．

c. **フェノールスルホフタレイン排泄テスト (phenol-sulfonphthalein test：PSP)**

PSPは血中のアルブミンと結合するため，糸球体では濾過されないが，尿細管で排泄される物質である．そのため，PSPの排泄テストで尿細管機能を調べることができる．一定量の水を飲ませて，30分後に正確に1 mLのフェノールスルホフタレイン液を静脈内注射し，その後，15分，30分，60分，120分時点での尿を採取し，排泄状況を調べる．基準値は，15分で25％以上，30分で50～60％，60分で60～70％，120分では70％以上である．

d. **フィッシュバーグ濃縮試験 (Fishberg concen-tration test)**

体内で水分が不足すると抗利尿ホルモンの作用により，遠位尿細管や集合管で水の再吸収が行われ，尿量は減少し，尿は濃縮される．フィッシュバーグ試験はこの濃縮能力があるか否かを調べる検査である．試験前日の午後6時以降の飲食を禁止して，早朝尿を1時間おきに3回採尿する．このときの比重が1回以上1.025を超えていれば正常，3回とも1.022以下の場合は濃縮力が低下しているとみなされる．

3. 尿路機能検査

膀胱に尿を貯める蓄尿と膀胱から尿道を介して行う排尿の機能には，膀胱などの平滑筋の収縮や内尿道括約筋・外尿道括約筋の働きが関与している．そのため，この検査では，膀胱内圧測定，尿流測定そして外尿道括約筋の筋電図などにより，総合的に評価する．

a. **膀胱内圧測定法 (cystometry)**

膀胱内圧測定法では膀胱内に水または空気を注入して，膀胱内への注入量と内圧変化との関係を調べる．膀胱内への注入量を増やしていくと，最初に尿意を感じた点(最小尿意)，さらに注入すると最大に尿意を感じる点(最大尿意)，そして腹圧を加え排尿した時の膀胱内圧を測定する．

b. **尿流測定法 (uroflowmetry)**

尿流測定法では排尿困難の有無と，その程度を知ることができる．一定の容器に排尿させ，その時間と尿量を記録していくことで，尿流曲線を描くことができ，これから排尿困難を判断する．正常な場合は排尿開始とともに尿流量率は増え，3～5秒ほどで最大尿

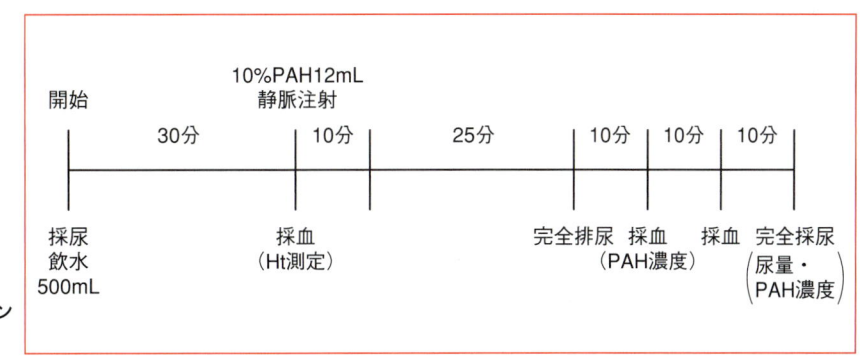

図14-13 PAHクリアランステスト

開始 ─30分─ 10%PAH12mL静脈注射 ─10分─ ─25分─ 完全排尿 ─10分─ 採血（PAH濃度） ─10分─ 採血 ─10分─ 完全採尿（尿量・PAH濃度）

採尿
飲水500mL

採血（Ht測定）

流量率を示す．

c. 外尿道括約筋の筋電図測定法

外尿道括約筋に針電極を刺入して筋電図を記録する．膀胱内圧測定や尿流測定と併行して行う．

d. 排尿状態

前立腺肥大などの患者での排尿困難の状態を調べるために，国際前立腺症状スコア［international prstatic symptom score (I-PSS)］などが使われ，尿失禁の状態はパッドテストと排尿日誌で調べる．パッドテストでは下着にパッドをつけて水を500mL飲み，階段の上り下りや咳をするなど腹圧がかかる動作を1時間行う．テスト前後のパッドの重さを調べ，漏れた尿量を測定する．排尿日誌には，トイレに行った時間と尿量，そのときの尿漏れの程度，尿意の強さに加え，いつどれくらい水分を摂取したかなどを1週間記入する．

4. X線検査

腎臓，尿管，膀胱および尿道の排泄系を調べる検査の中で，X線検査は重要な役割をもっている．腎尿管膀胱単純撮影［plain film of kidney, ureter and bladder (KUB)］は立位でのX線撮影で，カルシウム結石などはこの方法で見つけることができる．この方法で発見しにくいときは，排泄性尿路造影法［excretory urography (IVP)］や逆行性腎盂造影を行う．IVPでは，静脈内に造影剤を注入し，腎臓から排泄される際の尿路が造影される．後者では尿道から入れたカテーテルを，膀胱を介して尿管に挿入し，ここから造影剤を注入して尿管・腎盂の状態を撮影する．

KEYWORD

ネフロン（腎単位） 腎小体 糸球体 尿細管 濾過 糸球体濾過量（GFR）
腎血流量 再吸収 分泌 クリアランス 抗利尿ホルモン 排尿反射

学習課題

- □ 腎臓の組織学的構造を示し，その働きを説明しなさい
- □ 糸球体で濾過できない物質はなぜ存在するか
- □ 水は1日にどのくらい濾過されるか．また，この濾過量と1日の尿量を比較し，この2つの差がなぜ生じるのか説明しなさい
- □ クリアランスとは何か．また，糖のクリアランスはいくらになるか，またそれはなぜか

- □ クレアチニンクリアランスが臨床で用いられるのはどうしてか，またこれは何を表しているのか
- □ 膀胱に尿が貯留して，排尿するまでの過程について説明しなさい

15 体温調節

学習目標
1. 核心温度と外殻温度について説明できる
2. 体温の生理的変動がわかる
3. 熱産生と熱放散のしくみがいえる
4. 体温調節の神経機序が説明できる
5. 発熱の機序について説明できる
6. 体温測定方法がいえ，その原理がわかる

I 体温調節のしくみ

生物が生命を維持するには，食物として摂取した栄養素を代謝して代謝してエネルギーを供給し続けなければならない．代謝は多くの酵素が触媒として関与する細胞内の化学反応である．酵素反応には至適温度があり，少しの温度変化が反応速度に大きく影響する．また，酵素や身体の主な構成部分はタンパク質であるが，わずかの温度変化で機能しなくなる[*1]．したがって，私たちの身体が体温を一定に保つ体温調節機能はホメオスタシスを維持するために不可欠である．

A. 体温とは
1. 核心温度と外殻温度

ヒトは恒温動物で，外部環境の温度が変化しても体内の温度は常に37℃に保たれている．これは人体の深部組織（臓器や体液）の温度で，核心温度（core temperature）とよばれる．これに対して，体表面の温度は外殻温度（shell temperature）とよばれる．外殻温度は外気温の影響を受けやすい（図15-1）．

体温は腋窩［腋窩温（axillary temperature）］，口腔内［口腔温（oral temperature）］，直腸［直腸温（rectal temperature）］，中耳［鼓膜温（tympanum temperature）］などで測定される．このうち直腸温

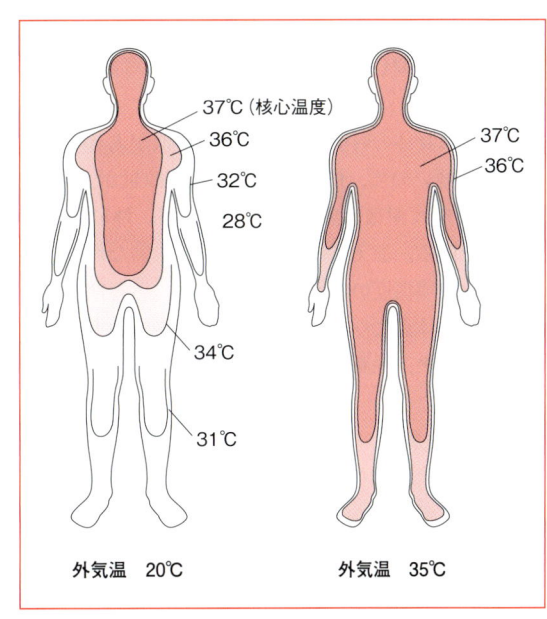

図15-1 体温分布図
〔Aschoff, Wever, 1958〕

[*1] タンパク質は高温になると立体構造が変化して本来の機能（活性）を失う．これを熱変性という．より高温にさらすと熱凝固を起こす．一方，0℃以下では低温変性を起こす．

表15-1 安静時と筋作業時の各部の熱産生量

部位	容積	熱産生の割合（％）	
		安静時	筋作業時
脳	2	16	1
内臓	34	56	9
筋・皮膚	56	18	90
その他	8	10	1

〔稲屋俊昭：体温．図説生理学テキスト（中山 沃編），268頁，表11-1，中外医学社，1984〕

は腋窩温より約0.8℃，口腔温は腋窩温より約0.5℃，それぞれ高く，核心温度を最もよく反映しているのは直腸温である．なお，鼓膜温も核心温度を反映するといわれているが，正しく測定するのがむずかしく，低目に計測されやすい．

2. 体温の生理的変動

体温は外部環境の影響を受けるほかに，個体の生理的要素によっても変動する．

a. 体温の日周期リズム

体温には午前3～6時に最低に，午後3～6時に最高となる1日を周期としたリズムがある．これは体内時計の働きによるもので，自律神経系やホルモンなども体温に同調したリズムがある（第18章参照）．

b. 体温と年齢

新生児は身体の容積に対して体表面積が大きく，皮膚組織も薄いので，体重当たりの熱放散量が大きい．安静時の熱代謝は成人の2倍近いが，熱放散量はそれを上回る．加えて体温調節中枢も未熟なため，核心温度は環境温度の影響を受けやすい．思春期を過ぎると成人の体温になる．高齢者では代謝量の低下，皮下脂肪の損失，動脈硬化による血流減少などによって体温は低くなる．

c. 体温と性周期

生殖可能年齢の女子では，月経周期に対応した体温変動がある（後述）．

3. 実感温度

体温は市販の測定機器を使って測るが，これとは別に，ヒトが体感する温度のことを実感温度（effective temperature）とよぶ*2．実感温度は熱放散量が多いほど低く感じられる．熱放散量は外界の気温，湿度，風速の影響で変化する．たとえば，同じ高温環境下でも風があるときは，無風状態に比べて熱放散量が大きくなるので涼しく感じる．寒暖を意識しない，快適な環境温度とは温度調節機構が全く働かない状態である．

B. 体熱のバランス

体温が常に一定に保たれているのは，体内での熱産生と体外への熱放散が均衡になるよう調節されるからである．ここでは，体熱の産生と放散のしくみについて述べる．

1. 熱産生

a. 安静時の熱産生

睡眠中や，静かに横たわって休息しているような安静時にも体内で熱産生は起こっているが，熱の放散が少ないために体熱バランスがとれ，体温調節機構は働いていない．このような状態で産生される体熱を基礎代謝熱（basal metabolic heat）という．基礎代謝熱は50％以上が胸・腹部の内臓で，ついで骨格筋や脳で産生される（表15-1）．

b. 熱放散を補うための熱産生

熱放散量が基礎代謝熱による熱産生量を超えると，これを補うために運動やふるえ，あるいは非ふるえ性の熱産生が起こる．

1）骨格筋の運動

熱は筋運動によって最も大量に産生される（表15-1）．その量は総熱産生量の9割，基礎代謝熱の10倍にもおよぶ．

2）ふるえ

皮膚が冷たい物に触れたときなどに起こる身震いをふるえ（shivering）とよぶ．ふるえは熱放散量を補おうとして不随意に骨格筋が収縮する体温調節反応で，基礎代謝熱の2～3倍の熱が得られる．ふるえは全身の骨格筋に起こるが，四肢の骨格筋や咬筋によくみられる．ふるえの筋収縮パターンは屈筋と伸筋が同期する律動的等尺性収縮である．ふるえによる熱産生効率は骨格筋運動よりも高い．ふるえと同時に立毛が起こり，体熱の放散を防いでいる．

ふるえは発熱の予兆としても起こる（後述）．

---

*2 感覚温度，実効温度とよばれることもある．

3) 非ふるえ性熱産生

低い環境温度下で起こる，筋収縮によらない熱産生増加を非ふるえ性熱産生（nonshivering thermogenesis）とよぶ．広義には基礎代謝熱もこれに属するが，一般には体温調節反応としての熱産生をいう．非ふるえ性熱産生は肝臓・腸などの臓器と褐色脂肪組織[*3]で行われる．褐色脂肪組織は新生時期の哺乳動物[*4]や冬眠動物の肩甲骨間，頸部などに存在し，主に熱産生を担う．褐色脂肪組織は体温調節中枢が未発達の新生児の体温調節や，冬眠からの覚醒，また，ラットなどの小動物の寒冷適応に役立っている．

c. その他の熱産生機序

低温環境下では甲状腺ホルモンの分泌が増大して代謝が亢進する（後述）とともに，交感神経末端からノルアドレナリンが放出されて末梢血管が収縮する．その結果，熱産生が増大し，体表からの熱放散が抑制されて，体熱が増大・または保持される．

2. 熱放散

体熱は物理的環境要因と蒸発によって奪われる．これを熱放散（dissipation）とよぶ．

a. 物理的要因

熱放散の物理的環境要因には輻射，伝導，対流，そして蒸発がある（図15-2）．

1）輻射

電磁波として熱を放散することを輻射（radiation）という．輻射は空間を隔てた2つの物体の間に起こる熱の移動である．輻射熱量は輻射面積（体表面積）と，2物体の表面温度の差に比例する．極寒の環境で身体を丸める姿勢は輻射熱を減らす効果がある．また，未熟児に用いられる保育器には輻射熱を遮断する工夫がなされている．

2）伝導

密着する2つの物体間に温度差があるとき，熱は温度が高い物体から低い物体へ移動する．これを熱の伝導（conduction）という．伝導による熱放散は皮膚や粘膜表面と空気の間で，また，体内でも血液と体組織間で行われている．伝導による熱放散量は相い接する2つの物体の温度差と接触面積に比例するほか，

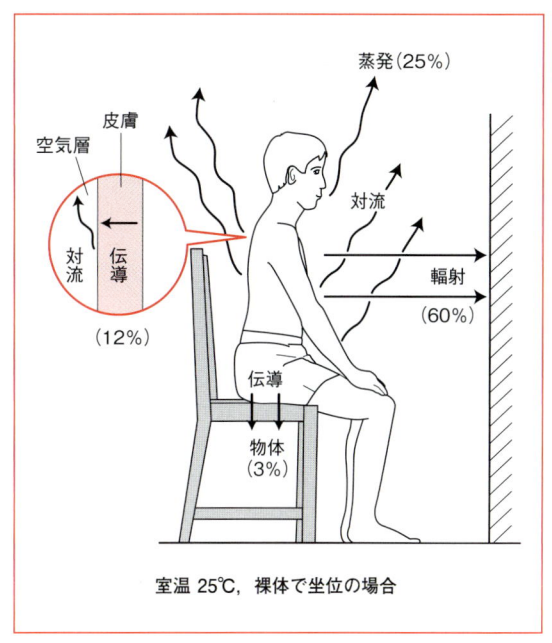

図15-2 物理的な過程による体表面からの体熱放散の割合
〔大地隆男：生理学テキスト，第2版，420頁，文光堂，1995より一部改変〕

物体の熱伝導度にも依存する．皮膚と脂肪の熱伝導度はコルクのそれにほぼ等しい．空気の熱伝導度は小さく，皮膚の10分の1程度である．これに対して水の熱伝導度は空気の約24倍と高く，水の比熱も大きい[*5]．したがって，川や池で水泳する際は，低温の水で体温が急激に奪われるので注意しなければならない．

体表面から厚さ4～8 mmの空気の層を限界層という．限界層の温度は皮膚温に等しい．風の有無で外気温の体感温度が異なるのは限界層が存在するためで，無風状態では寒いときでも比較的暖かく感じる．つまり，限界層は無風状態では体表面に密着して温度バリアとして働いている．熱湯に手を入れると火傷するが，100℃の蒸気が充満するサウナの中でも火傷することはないのはこのためである．

3）対流

暖かい空気は軽くなって上昇し，逆に冷たい空気は下降する．これが連続して起こると空気の流れ，すな

[*3] この脂肪組織はミトコンドリアを多く含み，ミトコンドリアのチトクローム系色素のために褐色を呈するのでこの名がある．

[*4] ヒトでは新生児にのみ存在する．

[*5] 水の比熱は空気の約2800倍と非常に大きく，冷水中では限界層が消失するので，伝導によって体温は急激に奪われる．

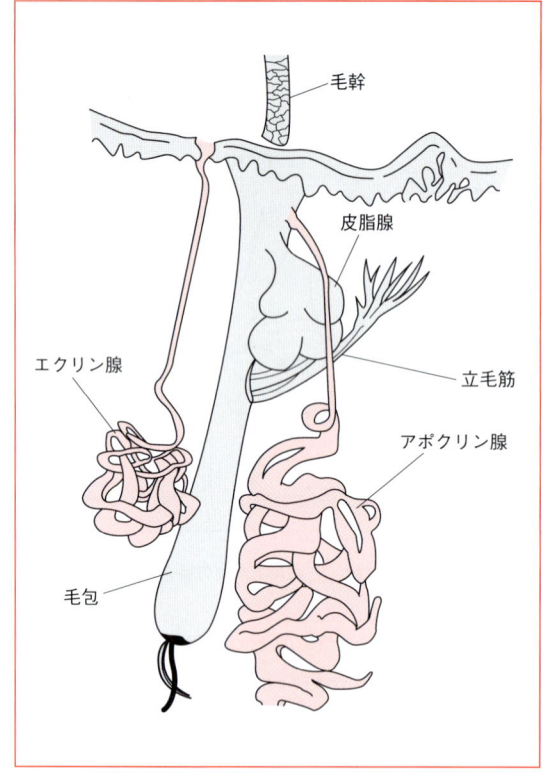

蒸散(insensible perspiration)とよばれる。不感蒸散によって1日に皮膚から約700 mL，肺(呼気)から約150〜450 mLの水分が蒸発している[*7]．汗腺の発達していないイヌや鳥などは，外気温が高くなると，浅速呼吸(panting)で分時喚気量を上げて熱放散量を増加させ，体温を調節している．

3. 発　汗

a. 発汗の機序

熱産生が輻射，伝導，対流，不感蒸散による熱放散を上回り，体温を維持できなくなると，発汗(sweating)が起こる．発汗は不感蒸散に対して有感蒸散(sensible perspiration)ともいわれる．汗は真皮に分布する汗腺[sweat gland(エクリン腺，後述)]から分泌される液体で，血漿と等張である．その成分は99%以上が水であるが，塩素，ナトリウム，カリウムなどの電解質のほか，乳酸や尿素窒素，アンモニアなどが含まれる．

汗腺には汗を全く分泌しない不能動汗腺(inactive sweat gland)と，分泌能力のある能動汗腺(active sweat gland)がある．能動汗腺の数は生後2歳までに決まる．

ヒトの汗腺にはアポクリン腺(apocrine gland)とエクリン腺(eccrine gland)がある(図15-3)．

アポクリン腺は腋窩に最も多く，乳頭周囲，肛門周囲などにも分布し，毛根の皮脂腺付近に開口している．アポクリン腺からの分泌はアドレナリン作動性交感神経支配を受け，情動的な刺激に反応して分泌される．アポクリン腺からの汗は水分が少なく，脂肪やコレステロール，鉄分を多く含む，本来は無臭のアルカリ性の液体である．これに皮脂が混入し，そこへ皮膚に常在する微生物が繁殖して酸化され，特有の体臭を発生させる．ヒトではアポクリン腺は思春期ごろに発達する．

一方，エクリン腺はアポクリン腺に比べて小さく，その導管は皮膚表面に直接開口している(図15-3)．エクリン腺はコリン作動性の交感神経支配を受け，体温調節が主な役割である．エクリン腺は唇の周囲，鼓膜，爪床，包皮内板，陰茎亀頭を除く全身に約230万個分布している(手掌と足底にもっとも多い)．交

図15-3　汗腺
〔大橋俊夫，宇尾野公義(編著)：精神性発汗現象──測定法と臨床的応用，6頁，スズケン医療事業部，名古屋，1993〕

すなわち対流(convection)を生じる．皮膚と皮膚に接する空気との間でも温度差があれば対流が起こる．前述した限界層は体熱の放散を防いでいるが，風によって限界層が排除されると体表からの対流による熱放散が起こる．対流による熱放散は皮膚温と外気温の温度差，および風速(空気の流れる速さ)の平方根に比例して増加する．衣服は体表面の空気の対流を起こりにくくするので限界層が保たれ，伝導による熱放散も少なくする．

4) 蒸　発

皮膚や粘膜から起こる水分の蒸発(evaporation)によっても体熱が放散される[*6]．これは汗腺から分泌される汗とは異なり，体表から水蒸気が湯気のように立ちのぼるもので，通常は知覚されないので不感

[*6] 水が1 g蒸発するとき，0.58 kcalの気化熱が奪われる．
[*7] 蒸発量を1日1Lとすると，不感蒸散による熱放散は約580 kcalとなる．

感神経刺激で汗腺周囲の毛細血管から水やナトリウムなどを取り込んで管腔に放出する．激しい運動では発汗量は1L/hr以上にも達する．また，汗腺の導管からはNaClは再吸収されないので，大量に発汗するとNaClが不足する．したがって，大量に汗をかいたときは過剰な蒸発による体温低下を防ぐためによく汗を拭き取り，電解質を含んだ水分を補給する必要がある．

b. 温熱性発汗

上述したように，外気温が上昇し物理的熱放散ができにくくなると，エクリン腺から汗が出る．このような体温調節のために起こる発汗を温熱性発汗(thermal sweating)という．温熱性発汗は全身の皮膚にみられる[*8]．温熱性発汗の潜時は長く，温熱刺激を受けて約20分後にみられる[*9]．

c. その他の発汗現象

体熱バランスを補う目的以外に起こる発汗現象もある．たとえば，ワサビやトウガラシなどの辛味(からみ)や，酸味の強いものを摂取すると顔面に発汗が起こる[味覚性発汗(gustatory sweating)]．

また，運動によって骨格筋の温度が上昇すると血液も温められる．これを体温調節中枢の温度感受性ニューロン(後述)が受容することによっても発汗が起こる．

身体の一側に圧刺激を加えると，刺激側の発汗が抑制され，対側に発汗が生じる．これを半側性発汗(hemihidrosis)とよぶ．たとえば，左側臥位で寝ると，発汗は左側には起こらないが，上になった右側にみられる．精神的緊張状態や驚愕・恐怖によって手掌，足底，腋窩などの局所に微量の発汗が起こる．これを精神性発汗(mental sweating)という．限局した部位にみられることから，局所発汗(local sweating)とよぶこともある．精神性発汗の反応潜時は1～数秒と短いのも特徴である．精神性発汗現象測定機器はうそ発見器として犯罪捜査などに利用されている．

温熱刺激が局所に与えられても発汗は全身に起こる．これを発汗反射という．発汗反射は視床下部を反射中枢とする体性-内臓反射の一種である(117頁参照)．

C. 体温調節のしくみ

これまで述べてきたように，体温は熱産生と熱放散のバランスを調節することにより維持されている．ここでは，そうした体温調節の神経性調節機構について述べる．

1. 温度受容

体表面の温度受容器には温受容器(warm receptor)と冷受容器(cold receptor)があり，温点(warm spot)，冷点(cold spot)として皮膚と粘膜に分布している(131頁参照)．受容器の形態は自由神経終末で，求心性線維はいずれもC線維と一部Aδ線維である．温線維(warm fiber)は体温より高い温度に，冷線維(cold fiber)は体温より低い温度に，それぞれ最もよく反応する．

一方，体内では，視床下部，延髄，脊髄に温度受容器が存在する．これらの部位には温ニューロン(warm neuron)と冷ニューロン(cold neuron)があり，その温度特性は末梢受容器とほぼ同じである．温度感受性ニューロンは体液，主に血液の温度情報を体温調節中枢に伝えている．

2. 体温調節中枢

体温調節中枢は視床下部にある(後述)．視床下部には末梢と体内の温度受容器からの温度情報が集められ，それらの情報に基づいて末梢神経系と内分泌系に指令が出され，体内の温度(核心温度)は一定に保たれている(図15-4)．

核心温度を一定に保つ機構としてセットポイント(基準値)(set point)という概念がある．つまり，体温調節中枢には体温(核心温度)が目標とするある一定の温度基準値(セットポイント)が存在するという考えである．セットポイントは理論上の概念で形態的証拠はないが，温ニューロンと冷ニューロンの活動性の交点であるとされている[1]．

体温調節機構に関与する神経伝達物質として，セロトニン(5HT)，アセチルコリン，ノルアドレナリンが関与している[1]．

[*8] 精神性発汗部位である手掌や足底部からも，温度依存性の温熱性発汗が微量ながらみられる．
[*9] 夏季にはこれより短く，冬季には長い．

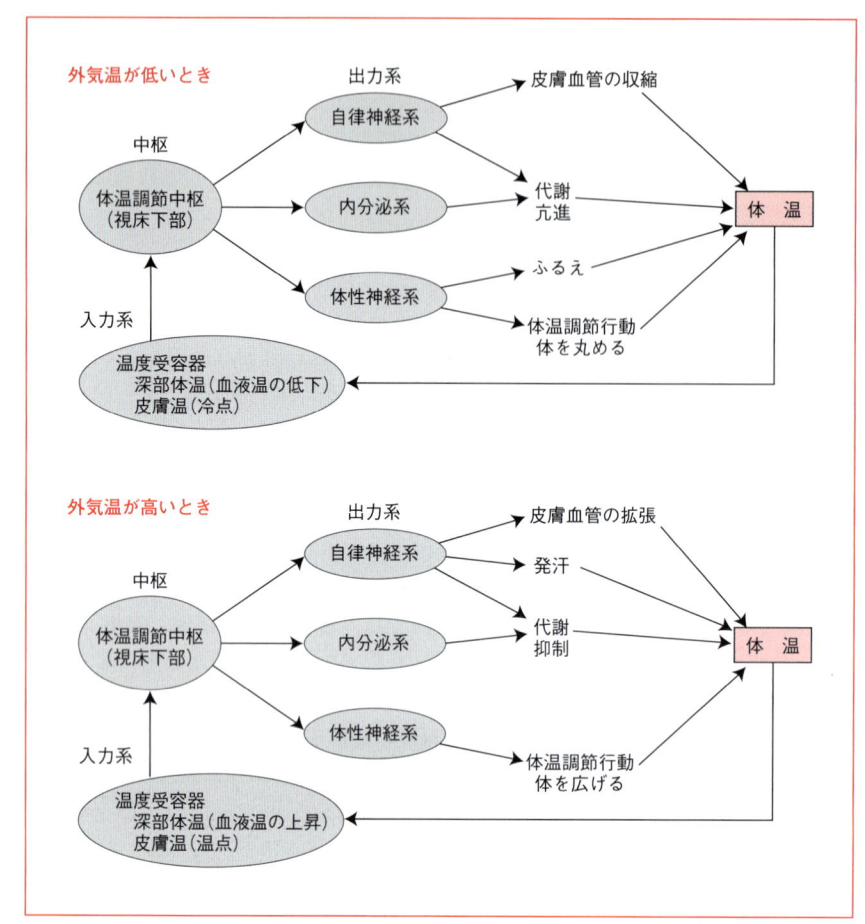

図15-4 体温調節機構
〔貴邑富久子,根来英雄:シンプル生理学,改訂第2版,296頁,南江堂,東京,1996より一部改変〕

II 体温調節の異常

A. 体温調節中枢の異常による高体温

発熱

体温が病的に高くなった状態を発熱(fever)という.発熱は,何らかの原因で体温調節中枢のセットポイントが上昇したために,その温度に一致するように体温を高める機構が働くために起こると考えられている.したがって,発熱時には外気温に関係なく,まるで極寒の中にいるように皮膚血管が収縮し,鳥肌が立ち(立毛),ふるえや悪寒(chill)が起こるとともに,代謝が亢進する(図15-5).そして,体温がセットポイントまで引き上げられると,その体温で熱平衡を保つ.

解熱剤の投与などでセットポイントが正常値にもどると解熱(pyretolysis)が起こる(図15-5).解熱時には身体を熱く感じるので,皮膚血管は拡張し,発汗などの熱放散反応が促進し,熱産生が抑制される.発熱の原因には機械的刺激と化学的刺激があるが,一般には後者が多い.機械的刺激としては脳腫瘍,脳出血などがあり,中枢が圧迫されて発熱が起こる.化学的刺激としては種々の発熱物質(pyrogen)がある.

発熱物質は外因性と内因性に分類される.外因性発熱物質(exogenous pyrogen)は内毒素(endotoxins)とよばれ,大腸菌,緑膿菌,サルモネラ菌などのグラム陰性桿菌の細胞壁由来の菌体成分(リポ多糖類)のほか,ウイルス,真菌,薬物など多数が知られている.また,腫瘍や心筋梗塞などの生体内破壊組織も発熱物質として働く.これらの外因性発熱物質は体内に侵入したのち,体温中枢の視床下部に直接作用するのでなく,種々の免疫活性食細胞(好中球,単球,

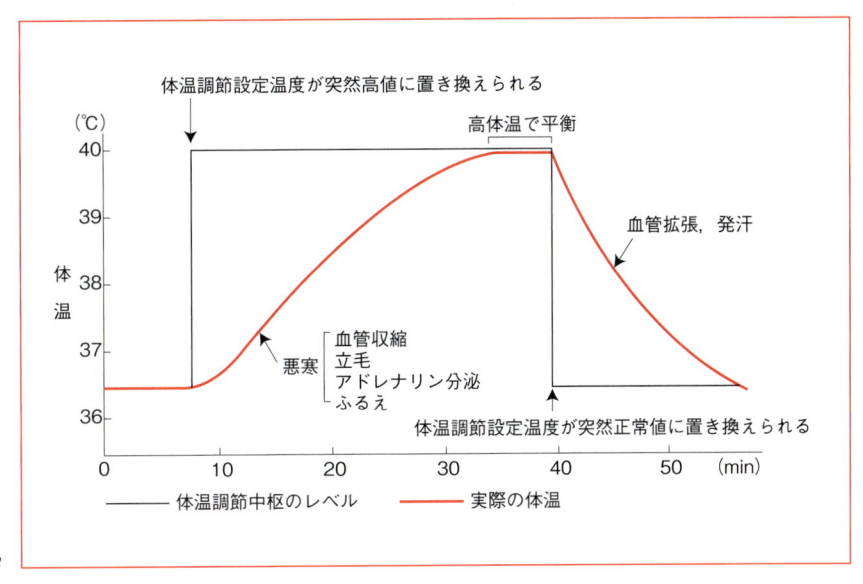

図15-5 発熱

らがマクロファージなど）および血管内皮細胞に作用してサイトカインすなわちインターロイキン，腫瘍壊死因子，インターフェロンなどを産生する．そして，これらが内因性発熱物質（endogenous pyrogen）[*10]として体温調節中枢に作用してプロスタグランジンE_2（PGE_2）を放出させ，発熱が起こると考えられている．内因性発熱物質は冷ニューロンの活動を促進し，同時に温ニューロンの活動を抑制するため，セットポイントが上昇する．発熱状態から正常体温に戻る現象を解熱という（図15-5）．

B. 体温調節中枢の異常によらない高体温

高温・炎天の真夏の日に屋外や風通しの悪い屋内で長時間過ごすと，セットポイントは正常であるにもかかわらず体温が上昇する．これをうつ熱（heat retention）という．うつ熱は風通しの悪い高温の室内で長時間過ごしたり［熱射病（heat stroke）］，炎天下で激しい運動をした［日射病（sun stroke）］結果，熱産生量が放熱量を上回って体温上昇が起こることをいう．長時間うつ熱が続くと，体温調節機能が障害されてさらに体温が上昇し，生命に危険がおよぶ．

C. 低体温

低体温（hypothermia）とは直腸温（核心温度）が35℃以下の場合をいい，低い環境温度下に長時間曝露され，熱放散が熱産生より増加したときに起こる．低体温状態では呼吸器・循環器系の働きや代謝機能が低下し，死にいたることもある（凍死）．冬眠動物では，体温を外気温近くに低下させ代謝レベルを極度に低く抑えて，食料の少ない冬季を深い睡眠状態で過ごす．

III 体温のフィジカルイグザミネーション

A. 体温測定の目的

ヒトの体温を把握するには，簡易かつ非観血的に，そしてできるだけ核心温度に近い値を知ることが必要である．体温は測定部位と対象に応じた体温計を用いて測定する．体温測定に用いられる代表的な身体部位を図15-6に示す．

体温は，体温計を用いて測る以外に視診や触診で

[*10] 内因性発熱物質とは生体内にもともとある物質を成分とする発熱物質で，外因性発熱物質の生体内への侵入が引き金となって生成される．

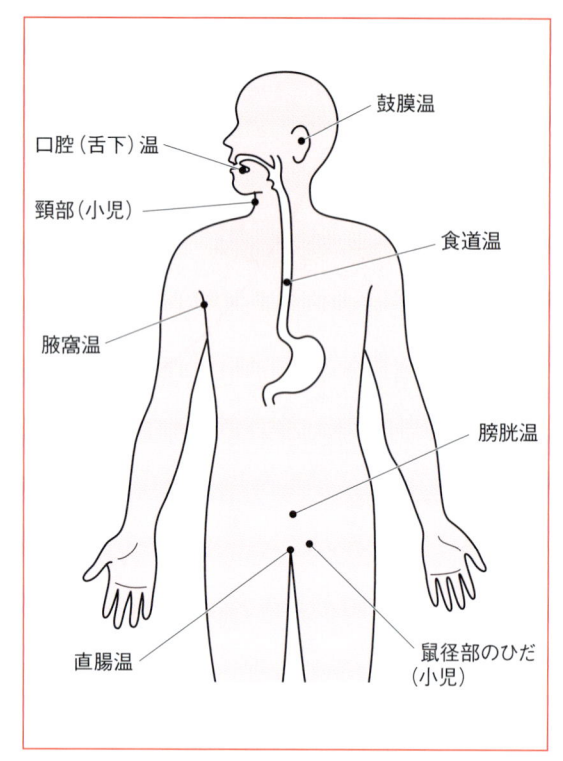

図15-6 体温測定部位

ラベル: 口腔（舌下）温、頸部（小児）、鼓膜温、食道温、腋窩温、膀胱温、直腸温、鼠径部のひだ（小児）

も知ることが出来る．すなわち，視診によって皮膚の色，ふるえや立毛の有無，末梢血管の状態（末梢皮膚循環状態）をアセスメントする．また，触診によって皮膚の発汗状態や，手足の指など末梢部の皮膚温を観察する．触診の際，検査者と対象の皮膚が接するとき，対象の皮膚温が検査者より高いと暖かく感じられ，逆に，低いときは冷たいと感じられる．

B. 種々の体温計による体温測定方法

測定部位や体温計の原理の違いによって，体温測定の方法にはさまざまな測定手技がある．以下に，体温計ごとに，一般的な体温測定方法について述べる．

1. 水銀体温計

水銀体温計は腋窩などの皮膚温，口腔内，直腸内などの深部温の測定に用いられる．直腸用のものは先端部分が丸みを帯び，挿入しやすい形状になっている．

腋窩体温は，事前に閉鎖しておいた腋窩最奥の皮膚に体温計を密着固定させ，10分以上（ガラス管内の水銀が体温で膨張するのに要する時間）測定する．測定前に水銀の位置を35℃以下に下がっていることを確認する．水銀には毒性があるので，体温計を破損しないよう取扱いに注意する．口腔温の測定では，舌下より舌小帯を避けて斜めに挿入し，5分間口を閉じて測る．直腸温の場合は，直腸温計の先端を肛門から5〜6 cm（小児では3 cm）挿入し，3分間測定する．

2. 電子体温計

電子体温計は測定時間を短縮するために開発された．電子体温計には熱の上昇速度を利用した予測式という方式が使われ，体温の予測値を1分程度で表示する．電子体温計による測定値は予測値（理論値）であり，高熱や低体温など，体温異常がある場合は誤差

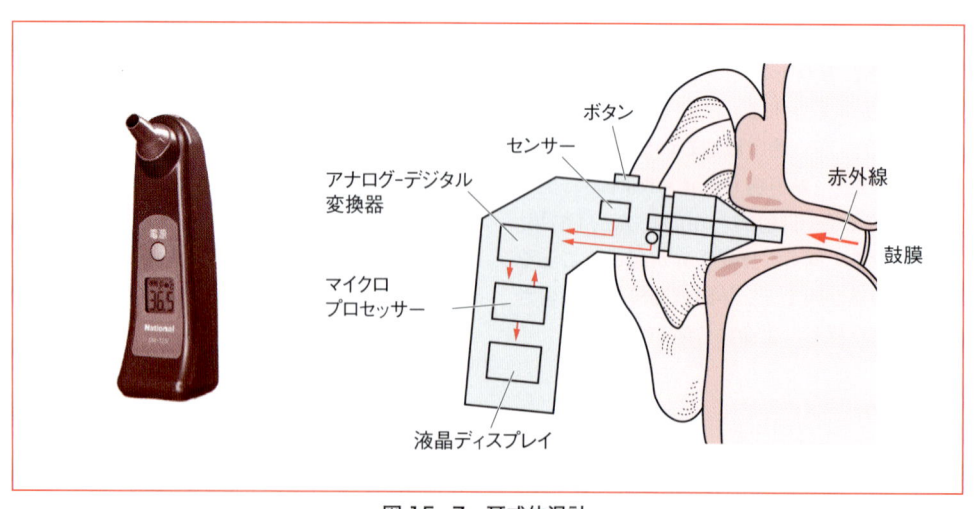

図15-7 耳式体温計

ラベル: ボタン、センサー、アナログ-デジタル変換器、マイクロプロセッサー、液晶ディスプレイ、赤外線、鼓膜

に留意する必要がある．電子体温計の利点は壊れにくく安全で，測定時間が短い，表示が見やすいなどである．電子体温計には実測式（測定時間2～5分）と予測式（同2分以内）がある．予測式では水銀体温計の測定温度より0.1～0.4℃低値であることを知っておく必要がある．

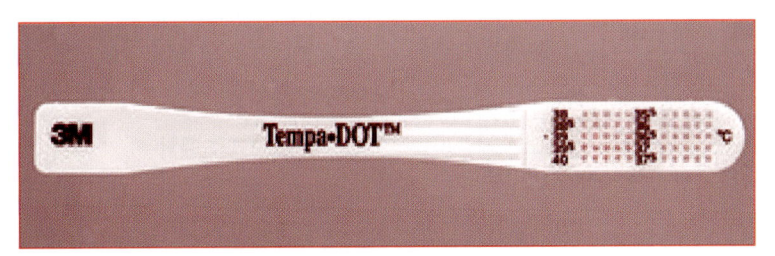

図15-8　ディスポ式体温計

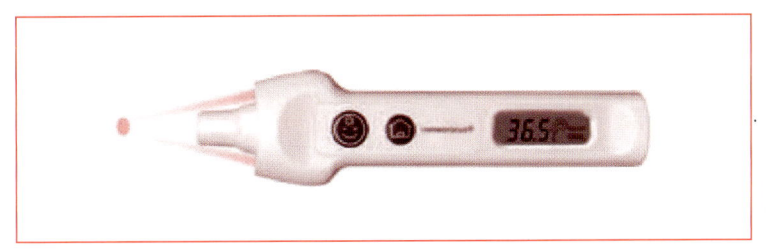

図15-9　非接触式体温計

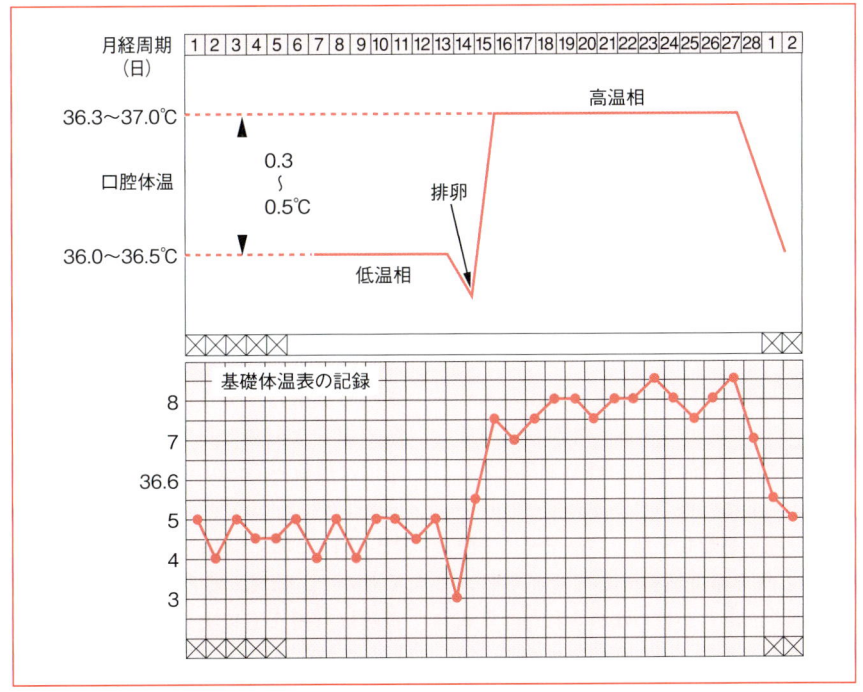

図15-10　生殖可能な女性の基礎体温
〔深井喜代子：ヘルスアセスメント．基礎看護学テキスト（深井喜代子，前田ひとみ編），107頁，図Ⅳ-15，南江堂，2006〕

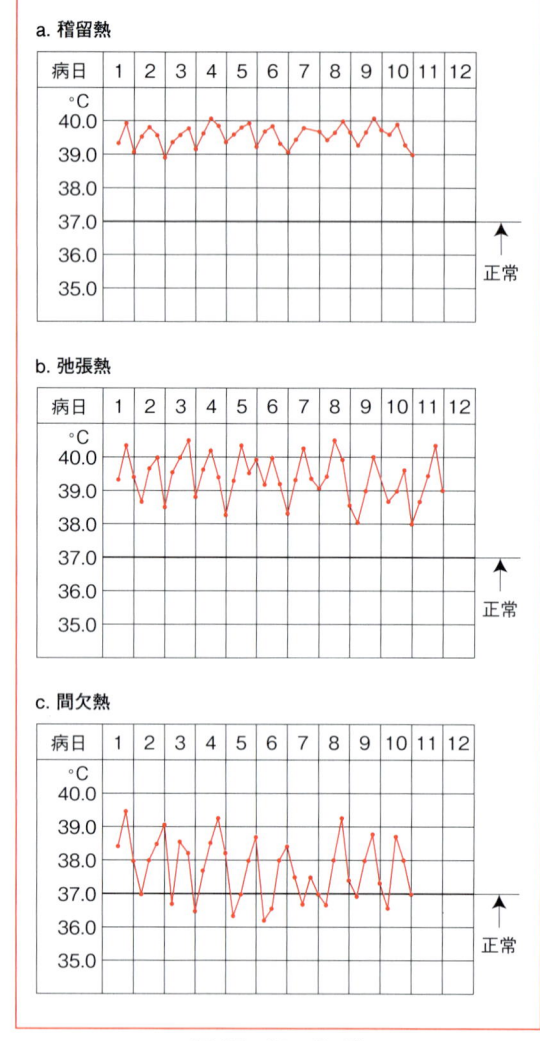

図15-11 熱型

3. 耳式体温計

　耳式体温計の測定時間はさらに短く，耳孔の入り口に挿入して1～数秒で測定できる．鼓膜およびその周辺組織の温度は視床下部の温度（核心温度）を反映している．耳式体温計に内蔵された赤外線センサーは鼓膜から出る赤外線を感知して熱エネルギーに変換する（図15-7）．これを温度情報としてマイクロコンピュータが受け取り，あらかじめ決められた計算式により鼓膜の温度を表示するという仕組みである．短時間で済むので乳幼児などに利用しやすいが，体動によって正しく挿入しにくい欠点もある．また，耳垢などで鼓膜が見えない状態で測定した測定値は極めて不正確である．

4. ディスポーザブル式体温計

　感染予防対策として，最近，ディスポ式の体温計が開発された（図15-8）．0.1℃の精度で35.5～40.4℃の範囲を計測することができ（舌下では1分，腋窩では3分），測定後はセンサー部が変色する．消毒の手間が省けるほか，比較的低コストでもある．

5. 非接触式体温計

　体温計を身体に接触させないで体温を測ることのできる非接触型の体温計もある（図15-9）．これは，体表から放出される赤外線を検出するセンサーと，室温を測定するサーミスターを備えた体温計で，これら2つのデータをもとに体表温度を提示する．非接触式体温計は感染防止にも有用で，新型肺炎（重症急性呼吸器症候群：SARS）が流行した際にも用いられた．

C. 臨床上重要な体温

1. 基礎体温

　起床前の午前5～6時ごろに測定した口腔温を基礎体温（basal body temperature）とよぶ．正常な月経周期では基礎体温は卵胞期には低温相，排卵期に一過性に0.1～0.3℃低下したのち，黄体期には高温相となる2相性を示す（図15-10）．高温相となる原因はプロジェステロン（卵巣からの黄体ホルモン）放出によって代謝の亢進が起こるためである．無排卵月経では高温相が現れない．また，妊娠中は胎盤維持のために血中プロジェステロン濃度が増加し，体温が高くなる．

2. 熱型

　発熱の時系列的変化の記録（体温表）によって観察される熱型は，ある種の病気と関連があるため，診断の重要な根拠として使用されている．代表的な熱型には稽留熱（continuous fever），弛張熱（remittent fever），間欠熱（intermittent fever）がある（図15-11）．稽留熱は日差1℃以内の高熱が何日も続くもので，肺炎，腸チフス，脳炎などにみられる．弛張熱は日差1℃以上の体温上下があり，一日中平熱にならない熱型で，敗血症や化膿性疾患などにみられる．間欠熱は日差が概ね2℃以上あり，高熱期と平熱期が交互に出現する熱型で，マラリアや回帰熱などにみられる．この他に，10日から数週間のサイクルで

高熱と平熱の時期を交互に繰り返す波状熱もある．

▶ 文　献 ◀

1) 入来正躬：体温とその調節．生理学2（入来正躬，外山敬介編），586-607頁，文光堂，東京，1986

KEYWORD

🔑核心温度　🔑外殻温度　🔑ふるえ，非ふるえ性熱産生　🔑熱放散　🔑輻射　🔑対流　🔑伝導　🔑蒸発　🔑限界層　🔑不感蒸散　🔑汗腺　🔑温熱性発汗　🔑味覚性発汗　🔑精神性発汗　🔑発汗反射　🔑温点　🔑冷点　🔑体温調節中枢　🔑セットポイント　🔑発熱　🔑発熱物質　🔑解熱　🔑うつ熱　🔑低体温　🔑体温測定

学習課題

- ☐ 核心温度と外殻温度の違いを説明しなさい
- ☐ 体温の生理的変動要因にはどのようなものがあるか
- ☐ 熱産生と熱放散のしくみについて説明しなさい
- ☐ 体温調節の機序について説明しなさい
- ☐ 発熱の機序について説明しなさい
- ☐ 種々の体温測定方法を挙げ，それぞれの原理と測定方法を説明しなさい

16 内分泌系

学習目標

1. 体内の内分泌器官とそこから分泌されているホルモンがいえる
2. ホルモンの分泌調節がわかる
3. 視床下部，下垂体から分泌されるホルモンの作用ならびに分泌異常が起こった際の特徴がいえる
4. 甲状腺・副甲状腺から分泌されるホルモンの作用ならびに分泌異常が起こった際の特徴がわかる
5. 膵臓から分泌されるホルモンの作用ならびに分泌異常が起こった際の特徴がわかる
6. 副腎皮質・髄質から分泌されるホルモンの作用ならびに分泌異常が起こった際の特徴が説明できる
7. 性腺から分泌されるホルモンの作用とその調節系がわかる

I 内分泌系の形態と機能

　内分泌系は神経系とともに身体機能を調節している．ホルモンとよばれる液性情報伝達物質を介して内部環境の恒常性維持，成長・発達，代謝活動，生殖機能に影響をおよぼす．ホルモンは一種の化学物質で，特定の臓器で合成された後血液中に分泌され（内分泌），離れた特定の器官に作用し，少量で特異的効果を表す物質と定義された．しかし，隣接した細胞に組織間液を介して作用するものもみつかり（傍分泌），従来の定義に必ずしもそぐわないものもある（図16-1）．ホルモンを合成・分泌する器官（あるいは細胞）を内分泌器官（あるいは細胞）（図16-2），そのホルモンが作用する器官（細胞）を標的器官（細胞）という．神経系が秒単位で生理作用を発揮するのに対して，内分泌系による作用は分〜日単位で起こり，作用は神経系よりも長い．また，1つの機能を調節するために複数のホルモンが同時に働く場合が多い（表16-1）．

A. ホルモンの一般的な特徴

　体内で合成されるホルモンはそれぞれ化学構造や作用の仕方が異なっている．

1. ホルモンの化学的特徴

　ホルモンは化学構造上，ステロイド型，アミン型，ペプチド（タンパク質）型に分類される（図16-3）．性ホルモンと副腎皮質ホルモンはコレステロールから合成されるステロイド型で，それ以外はアミノ酸から合成される．副腎髄質ホルモンと甲状腺ホルモンはアミノ酸のチロシンから合成され，アミノ基（$-NH_2$）をもったアミン型である．それ以外のホルモンは数個〜数百個のアミノ酸からなるペプチド（タンパク質）型である．

2. ホルモンの作用機序

　ホルモンは細胞外液中に分泌され，毛細血管を経由して血流にのって体内を移動し，目的とする細胞のみに作用する．これは，あるホルモンが作用する特定の細胞（標的細胞）には，そのホルモンに対する受容体

内分泌系の形態と機能　367

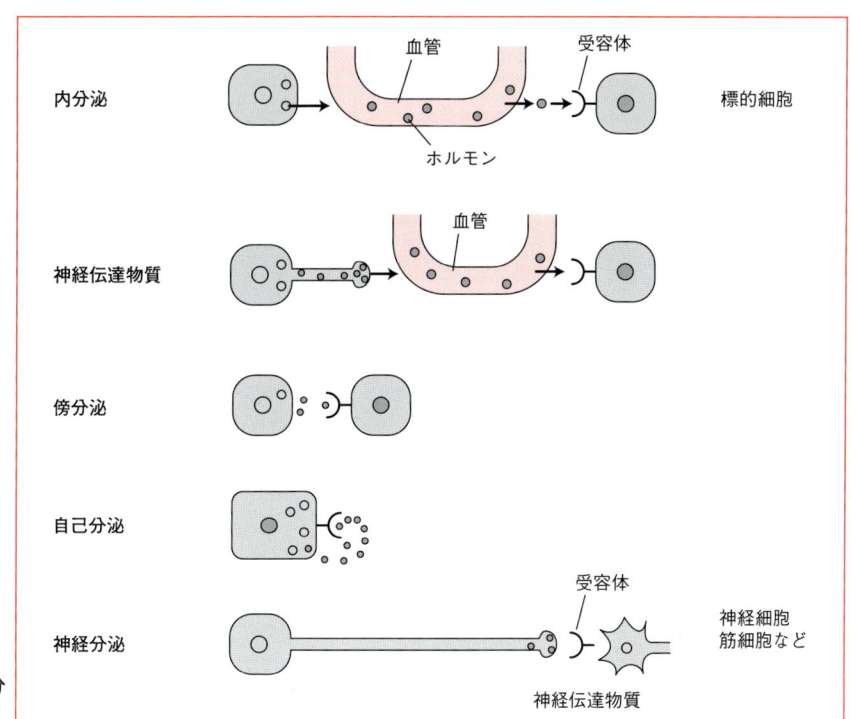

図16-1　ホルモンの内分泌様式

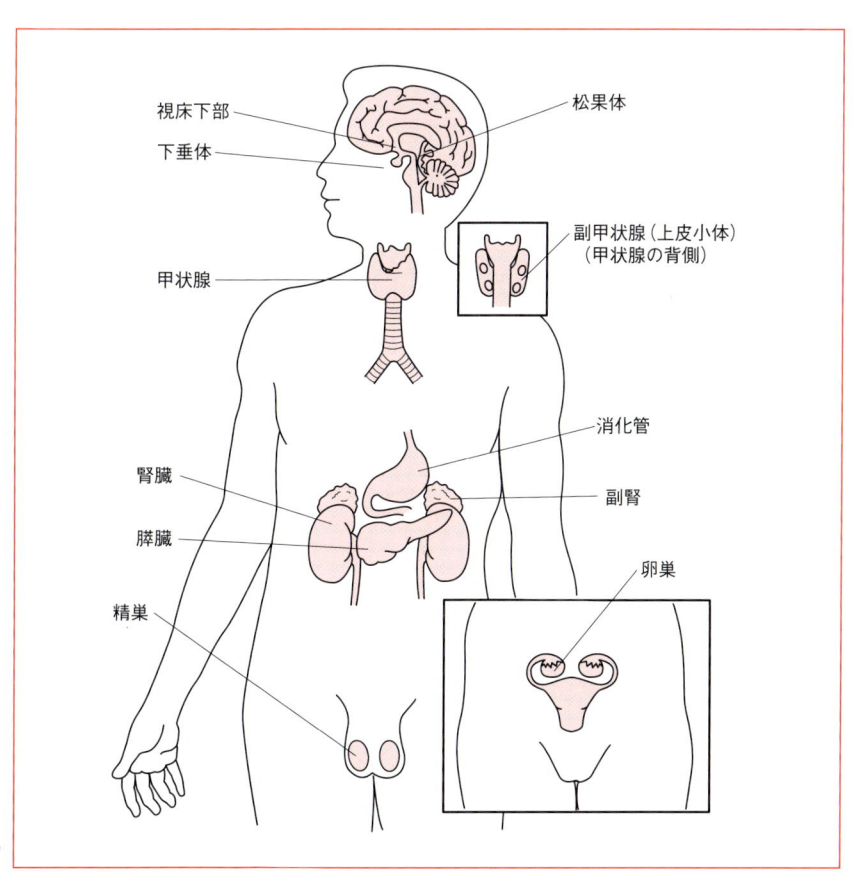

図16-2　体内の内分泌器官

表16-1 ホルモンの種類と主な作用

分泌場所			ホルモン名	主な作用
松果体			メラトニン	思春期開始の抑制，サーカディアンリズムの形成
視床下部			成長ホルモン放出ホルモン GHRH	GH の分泌促進
			成長ホルモン抑制ホルモン（ソマトスタチン）SS	GH の分泌抑制
			プロラクチン放出ホルモン PRH	PRL の分泌促進
			プロラクチン抑制因子（ドーパミン）PIF	PRL の分泌抑制
			甲状腺刺激ホルモン放出ホルモン TRH	TSH の分泌促進
			副腎皮質刺激ホルモン放出ホルモン CRH	ACTH の分泌促進
			ゴナドトロピン放出ホルモン GnRH	FSH と LH の分泌促進
下垂体	前葉		成長ホルモン GH	タンパク質合成促進，成長促進
			プロラクチン PRL	乳汁分泌
			甲状腺刺激ホルモン TSH	甲状腺ホルモンの分泌促進
			副腎皮質刺激ホルモン ACTH	副腎皮質ホルモンの分泌促進
		性腺刺激ホルモン	卵胞刺激ホルモン FSH	精子形成を刺激（男性），卵胞の発育刺激（女性）
			黄体形成ホルモン LH	アンドロジェンの分泌刺激（男性），排卵誘発と卵胞の黄体化（女性）
	中葉		メラトニン細胞刺激ホルモン MSH	メラニン細胞に作用してメラニン合成の促進
	後葉		抗利尿ホルモン ADH	腎集合管に作用して水の再吸収促進
			オキシトシン OXY	子宮筋の収縮，乳汁の射出
甲状腺	濾胞細胞		サイロキシン T_4，トリヨードサイロニン T_3	基礎代謝の亢進，酸素消費量の増加
	傍濾胞細胞		カルシトニン	骨の再吸収抑制，血漿 Ca^{2+} の低下
副甲状腺（上皮小体）			副甲状腺ホルモン（パラソルモン）PTH	骨の再吸収促進，血漿 Ca^{2+} の増加
心臓			心房性 Na 利尿ペプチド	腎遠位尿細管での Na 再吸収の抑制
消化管	胃		ガストリン	ペプシンと塩酸の分泌刺激　胃運動の亢進
	小腸		コレシストキニン CCK	胆嚢収縮，膵液（酵素）の分泌刺激
			セクレチン	膵液（HCO_3^-）の分泌刺激
			胃抑制ペプチド GIP	インスリンの分泌促進　塩酸分泌と胃運動の抑制
			血管作動性小腸ペプチド VIP	平滑筋弛緩
膵臓・ランゲルハンス島	α 細胞		グルカゴン	血糖上昇
	β 細胞		インスリン	血糖低下
	δ 細胞		ソマトスタチン	グルカゴン・インスリンの分泌抑制
副腎	皮質		電解質コルチコイド（アルドステロン）	腎遠位尿細管・集合管に作用して Na^+ 再吸収・K^+ 排泄促進
			糖質コルチコイド（コルチゾル，コルチコステロンなど）	糖新生促進，血糖上昇，抗炎症作用
			副腎アンドロジェン	性ホルモンとして作用
	髄質		アドレナリン	心機能亢進，気管支拡張，血糖上昇
			ノルアドレナリン	血管収縮，血圧上昇
腎臓			レニン	アンジオテンシンの生成刺激
			エリスロポエチン	骨髄での赤血球生成を刺激
性腺	精巣		アンドロジェン（テストステロン）	男性第二次性徴，精子形成の促進
	卵巣		卵胞ホルモン（エストロジェン）	卵胞の発育促進，子宮内膜の増殖　乳腺の発育促進，女性第二次性徴
			黄体ホルモン（プロジェステロン）	妊娠の維持，基礎体温の上昇
脂肪組織			レプチン	摂食抑制，エネルギー消費の亢進
			アディポネクチン	筋での脂肪燃焼作用

分類	特徴・例
ステロイド型 〈アルドステロン〉	コレステロールから合成され，ステロイド骨格を有している． ・副腎皮質ホルモン ・性ホルモン
アミン型 〈トリヨードサイロニン（T₃）〉	アミノ酸のチロシンから合成されアミノ基（−NH₂）を有している． ・甲状腺ホルモン ・副腎髄質ホルモン ・メラトニン
ペプチド（タンパク質）型 グルタミン−イソロシン−アスパラギン−チロシン−システイン−S−S−システイン−プロリン−ロイシン−グリシン 〈オキシトシン〉	・視床下部ホルモン ・下垂体前葉ホルモン ・下垂体中葉ホルモン ・下垂体後葉ホルモン ・副甲状腺（上皮小体）ホルモン ・カルシトニン ・消化管ホルモン ・膵ホルモン

図16−3　化学構造による分類

が存在するからである．血流で運ばれたホルモン分子は標的細胞付近で毛細血管から細胞外液を経て受容体に到達する．そして，各ホルモンはそれぞれの受容体に結合することによってそれぞれの特異的な作用を発現する．

受容体は細胞膜表面にある場合と細胞質にある場合とがある．低分子脂溶性のステロイド型ならびに甲状腺ホルモンは細胞膜を通過して拡散し，細胞内の受容体と結合し生理作用を発揮する．それ以外のカテコールアミンや高分子水溶性ホルモンは細胞膜を通過しないので細胞表面の膜上にある受容体と反応して生理作用をもたらす（図16−4）．

3．ホルモン分泌の調節

ホルモンはごくわずかな量で生理的作用を発揮する．したがって，必要なときに必要なだけ分泌されなければならない．ホルモン分泌の調節系には以下のようなものがある．

a．階層的支配

上位ホルモンが下位ホルモンの分泌を調節する場合で，ホルモンによるホルモン分泌の調節である（図16−5）．たとえば，視床下部から分泌された甲状腺

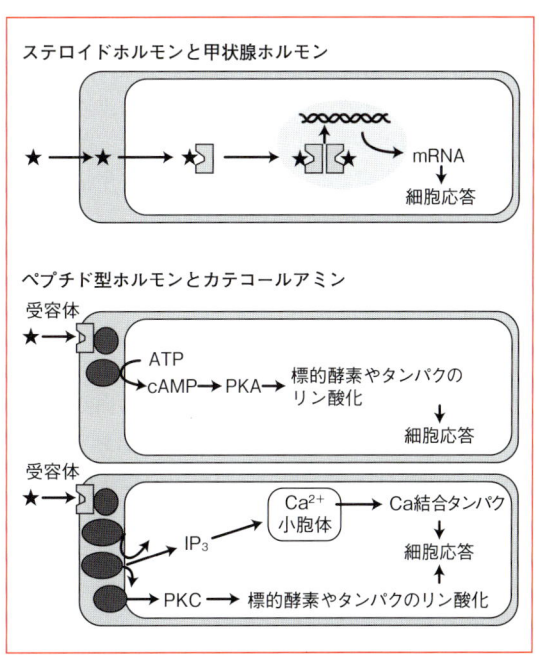

図16−4　ホルモンの作用機序の例

AC：アデニル酸シクラーゼ，ATP：アデノシン三リン酸，cAMP：サイクリックAMP，DG：ジグリセリド，G：Gタンパク，IP₃：イノシトール三リン酸，PIP₂：ホスファチジルイノシトール二リン酸，PKA：プロテインキナーゼA，PKC：プロテインキナーゼC，PLC：ホスホリパーゼC．

〔貴邑冨久子，根来英雄：シンプル生理学，第5版，129頁，南江堂，東京，2005を改変〕

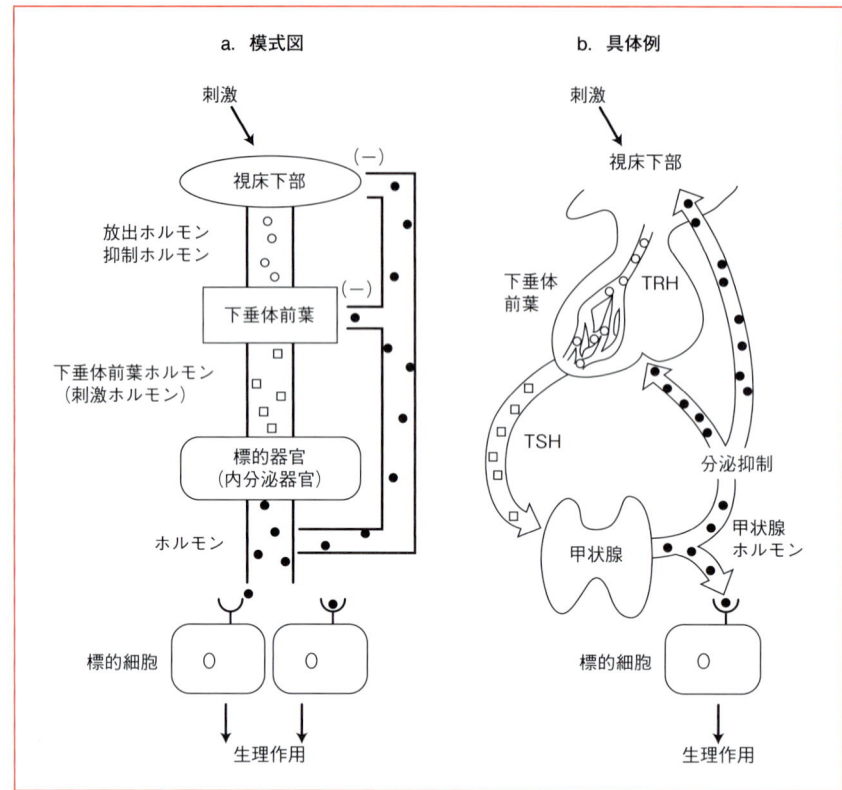

図16-5 ホルモンの分泌調節
TRH：甲状腺刺激ホルモン放出ホルモン，TSH：甲状腺刺激ホルモン．

刺激ホルモン放出ホルモン（TRH）は下垂体前葉の内分泌細胞を刺激する．この刺激によって下垂体前葉から甲状腺刺激ホルモン（TSH）が分泌され，血液中を流れ甲状腺に到達する．甲状腺を刺激して甲状腺ホルモンの分泌を促し，生理作用を発揮する．

b. 負のフィードバック機構

負のフィードバック機構は恒常性を維持するために，増加したものは低下するように，低下したものは増加するように働く．たとえば，甲状腺ホルモンの分泌が増加し，血中濃度が高くなると，その血液が視床下部や下垂体に流れていき，TRHやTSHの分泌を抑制する（図16-5）．また，血液中の物質濃度の変化によって調節される場合もあり，その1つの例が血糖調節である．食事をして血糖値が上昇すると膵臓からインスリンが分泌され，上昇した血糖値を下げようとする．

c. 神経性調節

神経の直接刺激によって調節される場合で，交感神経系が副腎髄質を刺激することによって分泌されるカテコールアミン（アドレナリンやノルアドレナリン）などがこれに相当する．

B. 内分泌器官とそれぞれのホルモンの作用

1. 視床下部 - 下垂体

視床下部と下垂体は構造上つながっており，下垂体は前葉，中葉，後葉の3つの領域に分けることができる．視床下部と下垂体前葉とを結ぶ血管系を視床下部-下垂体門脈系という（図16-6）．

a. 視床下部

視床下部には下垂体前・中葉ホルモンの合成分泌を調節するホルモンがあり，まとめて視床下部ホルモンとよばれている（表16-1）．視床下部ホルモンは下垂体門脈を介して前・中葉の内分泌細胞に作用する．

b. 下垂体前葉

下垂体前葉からは6種類のホルモンが合成・分泌されている（図16-6）．

1）成長ホルモン [growth hormone (GH)]

GHは骨をはじめとして全身の組織の成長を促進する．長骨骨端部の軟骨細胞を増殖させ，骨の発育を促進するほか，タンパク質の合成を促進することによって筋肉や内臓諸器官の成長を促進する．これらの作用はGH自体の働きだけでなく，肝臓などから分泌さ

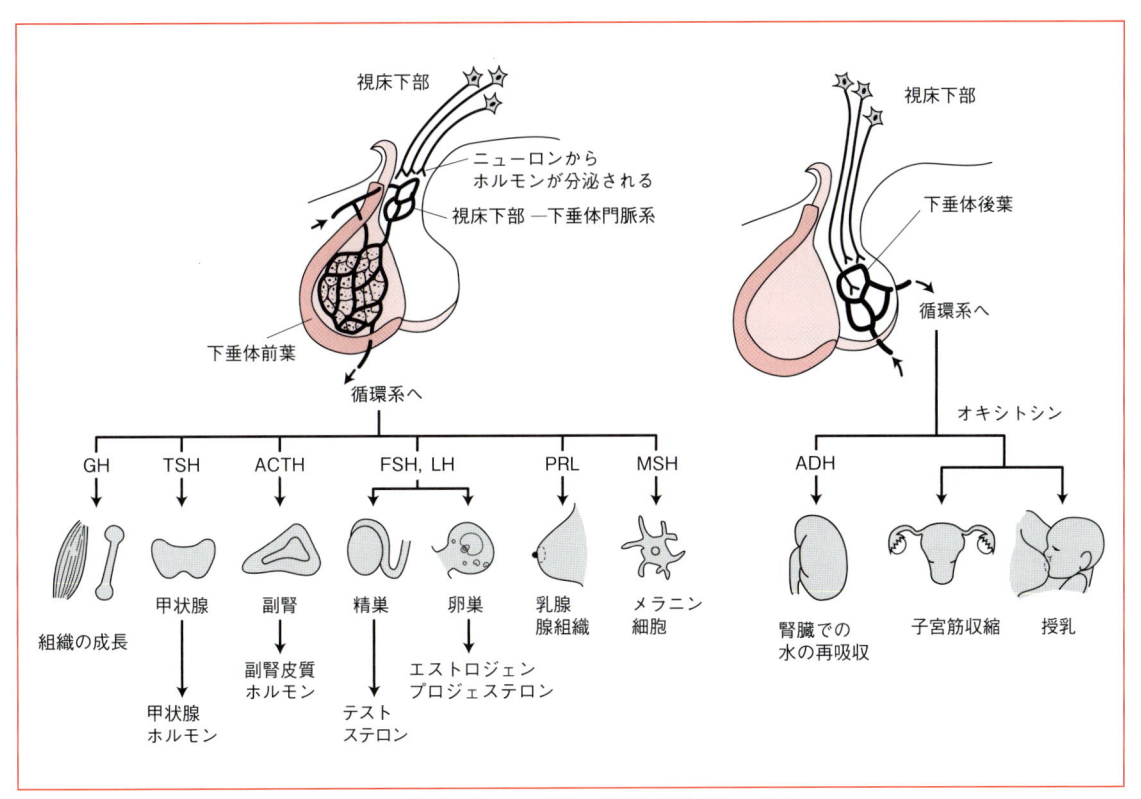

図16-6　視床下部-下垂体の構造と分泌されるホルモン

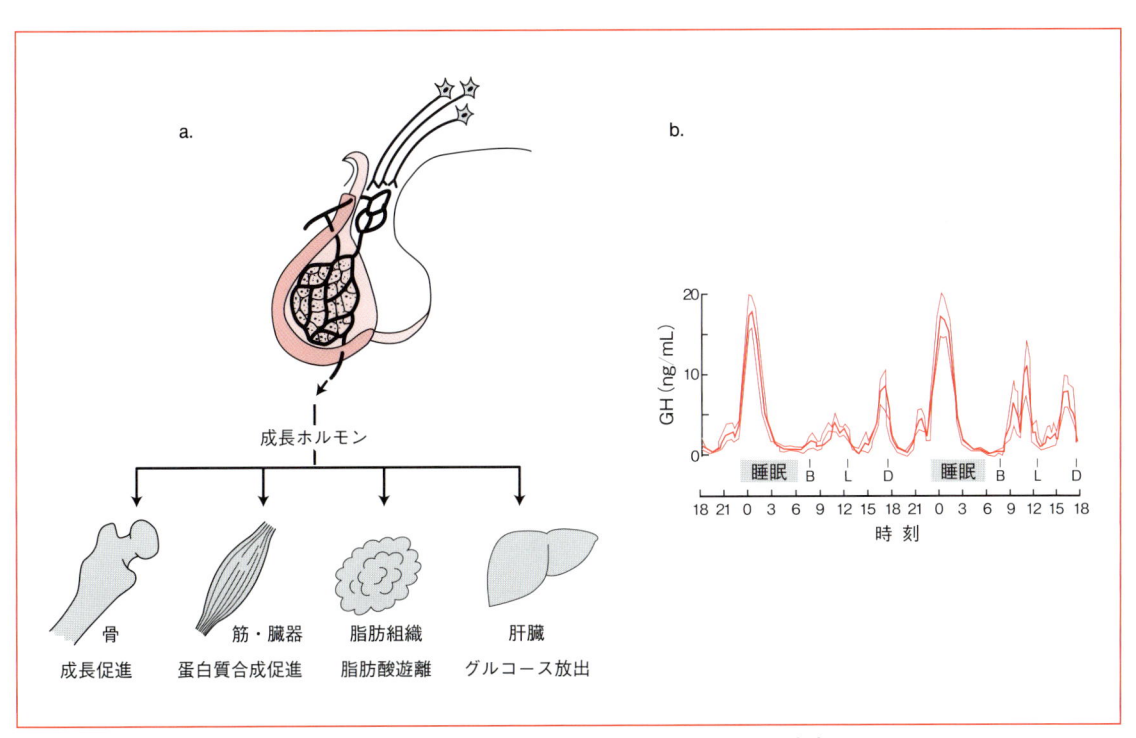

図16-7　成長ホルモンの作用(a)と分泌パターン(b)
〔b:貴邑冨久子,根来英雄:シンプル生理学,第5版,137頁,南江堂,東京,2005を改変〕

れるソマトメジン（インスリン様成長因子）を介して行われる．また，グルコースの肝臓からの放出を促し，組織への取込みを抑制することによって血糖値を高める働きもある．睡眠時や低血糖，運動などの刺激で分泌は増加する（図16-7）．また，GHの分泌は思春期頃がピークで，その後は低下する．

2）プロラクチン [prolactin (PRL)]

PRLは乳腺細胞に働き，思春期や妊娠時に乳腺の発育を促す．また，乳汁産生を促進する．乳頭への乳児の吸啜刺激によって分泌が増加する（図16-8）．逆に高濃度のプロラクチンは生殖機能を抑制し，授乳期間に排卵が起きないのはこのためと考えられている．

3）甲状腺刺激ホルモン [thyroid stimulating hormone (TSH)]

TSHは甲状腺の濾胞細胞を刺激して，甲状腺ホルモンの合成分泌を促進する．

4）副腎皮質刺激ホルモン [adrenocorticotropic hormone (ACTH)]

ACTHは副腎皮質を刺激して，副腎皮質ホルモン，とくに糖質コルチコイドの合成分泌を刺激する．

5）性腺刺激ホルモン

性腺刺激ホルモン（ゴナドトロピン）には卵胞刺激ホルモン [follicle-stimulating hormone (FSH)] と黄体形成ホルモン [luteinizing hormone (LH)] の2つがある．いずれも生殖器官（卵巣や精巣）に働き，これらの器官の成長や機能の維持に関与している．女性の場合，FSHは卵巣での卵胞の発達を促し，女性ホルモンの1つ，エストロジェン（卵胞ホルモン）合成を刺激する．LHも卵巣に作用して排卵を誘発し，もう1つの女性ホルモン，プロジェステロン（黄体ホルモン）の合成・分泌を刺激する．男性の場合，FSHは精巣内のセルトリ細胞に作用して精子形成を維持し，またLHは精巣内の間質細胞を刺激して男性ホルモン（テストステロン）の合成・分泌を促進する．

c. 下垂体中葉

下垂体中葉からはメラニン細胞刺激ホルモン [melanocyte-stimulating hormone (MSH)] が分泌される．皮膚のメラニン細胞を刺激してメラニン合成を促進することによって色を黒くする働きがある．

d. 下垂体後葉

視床下部にある神経分泌細胞は長い軸索を出し下垂体後葉にまで達している．この視床下部の神経細胞が興奮するとホルモンが血液中に分泌され，全身へと循環する（図16-6）．下垂体後葉からは2種類のホルモンが分泌される．

1）抗利尿ホルモン [antidiuretic hormone (ADH)]

ADHは腎臓の集合管に作用して尿細管腔から組織への水の再吸収を促進する働きがある．その結果尿量が減少し，体内水分量が増加する．逆にADHの分泌が減少すると尿量が増加する．とくに多量のADHは末梢血管の収縮をも引き起こし血圧を上昇させる．このためADHはバソプレシン（vasopressin）ともよばれている．脱水や塩分の取り過ぎなどによる血漿浸透圧の上昇，循環血液量や細胞外液量の減少，血圧低下などが刺激となり，ADHの分泌が増加する（図16-9）．逆にアルコールはADHの分泌を抑制するため，飲酒により脱水が起こりやすくなる．

2）オキシトシン [oxytocin (OXY)]

オキシトシンは子宮平滑筋の収縮を引き起こす．少量では周期的収縮を，多量では持続的収縮を起こす．子宮筋のオキシトシンに対する感受性はプロジェステロンによって低下する．したがって，分娩開始時にはプロジェステロンの分泌低下に続いて陣痛が始まる．また，乳管周囲を取り巻く筋上皮細胞を収縮させることによって乳汁の射出を促進する．プロラクチン同様，乳児の乳頭への吸啜刺激によって分泌が増加する（図16-8）．

2. 松果体

松果体からはメラトニン（melatonin）とよばれるホルモンが分泌される．メラトニン分泌には概日（サーカディアン）リズムがあり，夜間に分泌が増加し，昼間は減少する（図16-10，および18章参照）．このため，時差ボケやサーカディアンリズム異常に基づく睡眠障害の治療に用いられ始めている．また，思春期直前に減少し始めることから，思春期の発来に関与している可能性が指摘されている．

3. 甲状腺

甲状腺（thyroid gland）は気管を挟んだ声門あたりに位置し，濾胞細胞と傍濾胞細胞からなっている．濾胞細胞が血液中からヨード（I）を取り込んでサイロキシン [thyroxine (T_4)] とトリヨードサイロニン [triiodothyronine (T_3)] を合成するのに対し，傍濾胞細胞ではカルシトニン（calcitonin）が合成・分泌

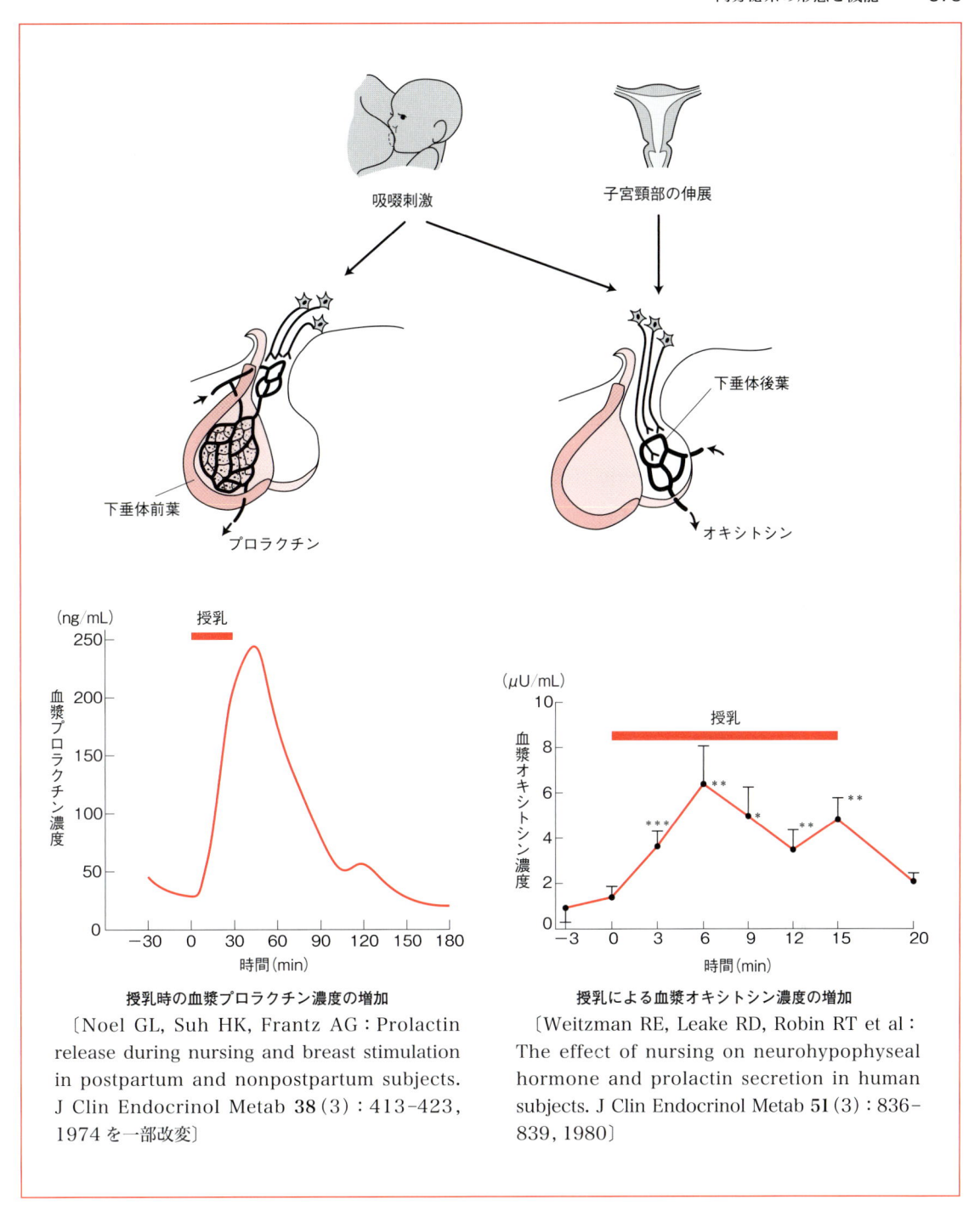

図16-8 授乳によるプロラクチンとオキシトシンの分泌変化

〔Noel GL, Suh HK, Frantz AG：Prolactin release during nursing and breast stimulation in postpartum and nonpostpartum subjects. J Clin Endocrinol Metab 38(3)：413-423, 1974 を一部改変〕

〔Weitzman RE, Leake RD, Robin RT et al：The effect of nursing on neurohypophyseal hormone and prolactin secretion in human subjects. J Clin Endocrinol Metab 51(3)：836-839, 1980〕

される（図16-11）．一般的に「甲状腺ホルモン」といった場合，T_3 と T_4 を指す．

1）甲状腺ホルモン（T_3, T_4）

甲状腺ホルモンはその構造においてヨードの数により T_3 と T_4 の2つがあるが，T_3 は T_4 からヨードを取り除くことによって組織中でも合成される．いずれも同じ働きで，体内の多くの器官・細胞に働き，酸素消費量を高め，基礎代謝率を増加させる（図16-

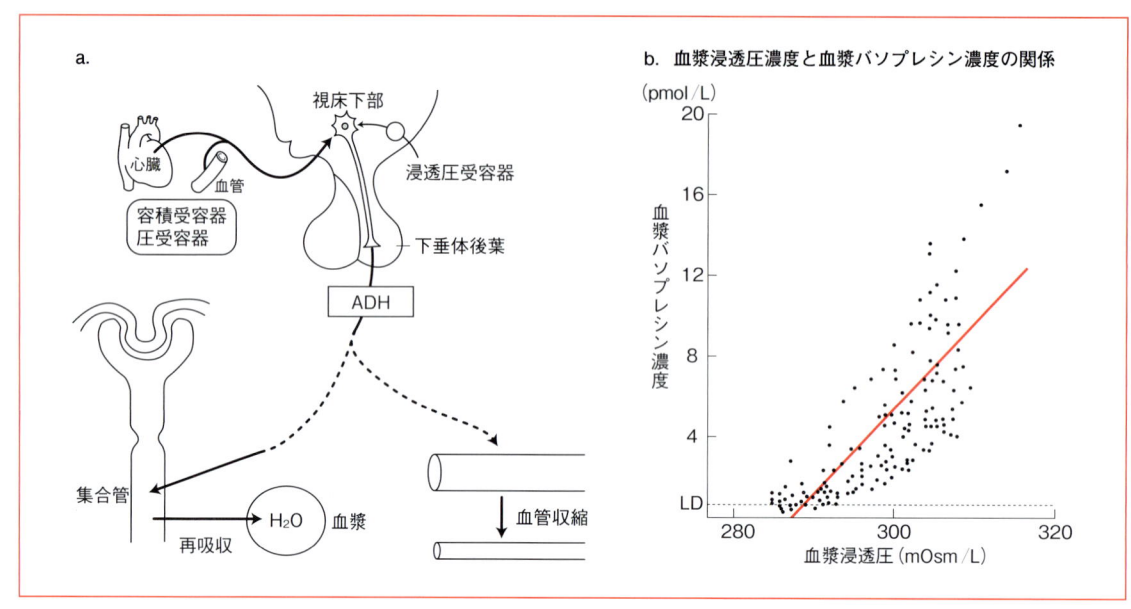

図16-9 抗利尿ホルモン（ADH，バソプレシン）の分泌調節とその作用

〔b：Thompson CJ, Bland J et al：The osmotic thresholds for thirst and vasopressin release are similar in healthy man. Clin Sci **71**（6）：651-656, 1986〕

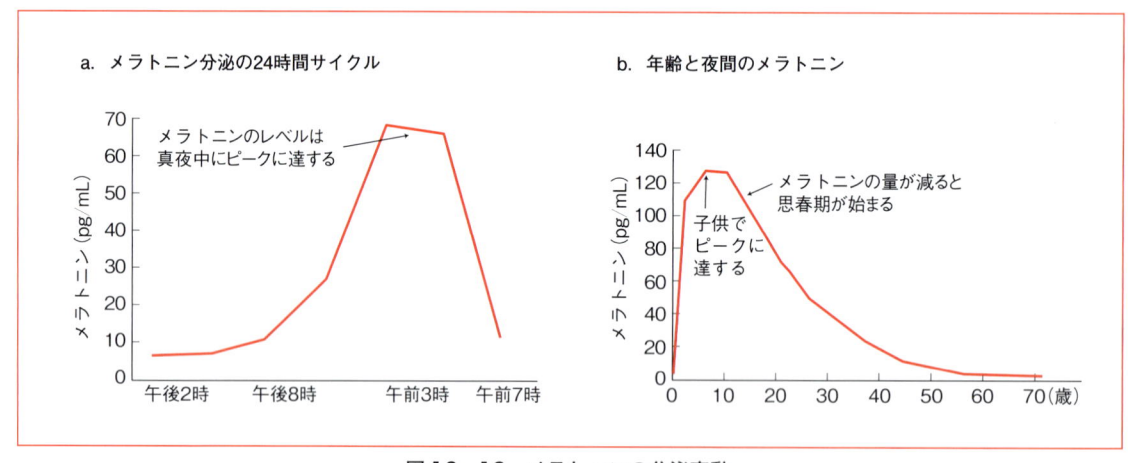

図16-10 メラトニンの分泌変動

〔Reiter and Robinson, 1995より．貴邑冨久子，根来英雄：シンプル生理学，第5版，142頁，南江堂，東京，2005〕

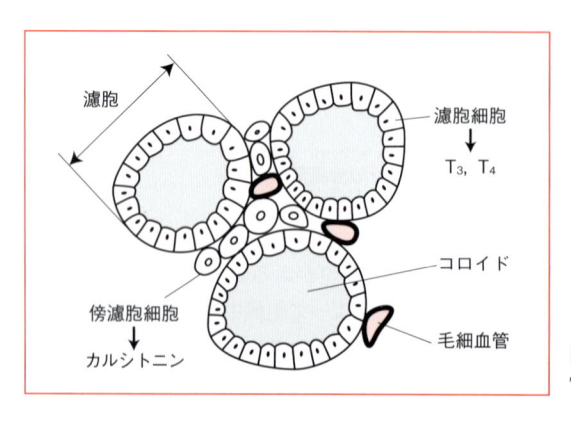

図16-11 甲状腺の濾胞
T_3：トリヨードサイロニン，T_4：サイロキシン

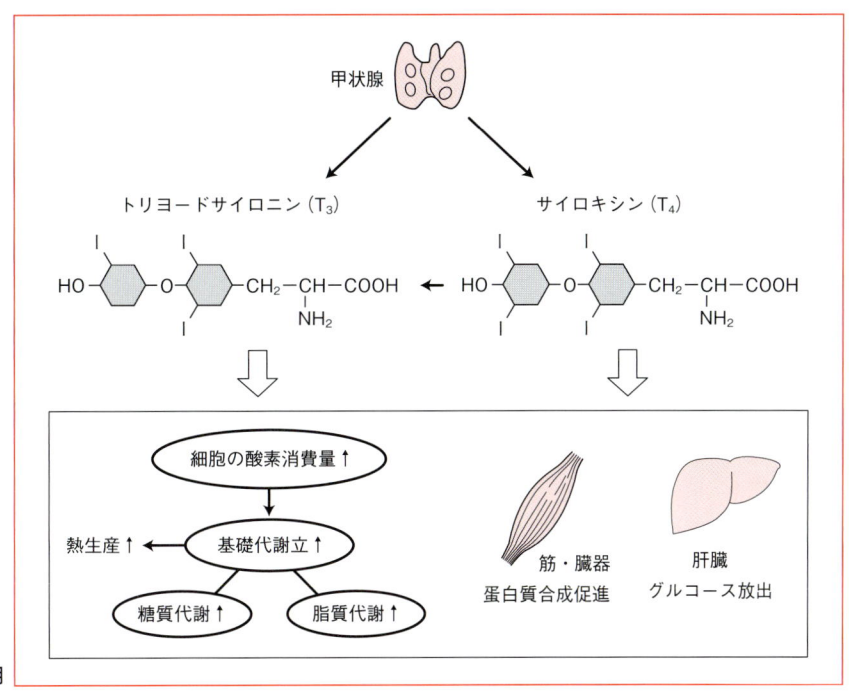

図16-12 甲状腺の作用

12).このため，正常な発育には欠くことのできないホルモンである．さらに中枢神経細胞の髄鞘の発育を促す働きもある．組織でのアドレナリン感受性を上昇させ，グリコーゲンの分解を促進することによって血糖値を高めたり，タンパク質の合成を促進する働きもある．また，脂肪の合成・分解いずれをも促進するが，通常は分解のほうが強い．したがって，血中遊離脂肪酸の増加，中性脂肪とコレステロールの減少を引き起こす．代謝が促進される結果，熱産生が促進され体温の上昇が起こる．したがって，寒冷時に分泌が増加し，体温の維持調節に働く．甲状腺ホルモンの分泌は視床下部からのTRH，下垂体前葉からのTSHによって調節されている（図16-5）．

2）カルシトニン

カルシトニンは甲状腺の傍濾胞細胞で合成・分泌され，血漿 Ca^{2+} 濃度を低下させるよう働く．血漿 Ca^{2+} 値が高くなるとカルシトニンの分泌が増加し，破骨細胞に作用して骨吸収（骨からの Ca^{2+} 放出）を抑制したり，腎臓からの Ca^{2+} 分泌を促進することによって血漿 Ca^{2+} 濃度を下げる．妊娠・授乳期には母体の骨からの Ca^{2+} の過剰な喪失を防いでいる．副甲状腺から分泌されるパラソルモンと逆の作用を示す（図16-13）．

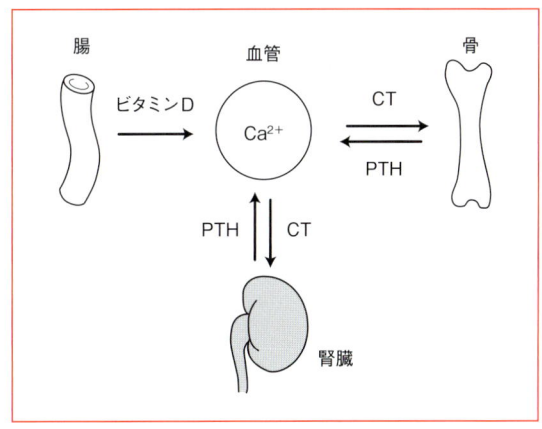

図16-13 血漿Ca濃度の調節
PTH：パラソルモン，CT：カルシトニン

4．副甲状腺（上皮小体）

1）副甲状腺ホルモン

副甲状腺は甲状腺の背部に左右2個ずつ位置し，副甲状腺ホルモン［パラソルモン（parathormone：PTH）］を分泌している．血漿 Ca^{2+} 濃度を調節する主要なホルモンで，Ca^{2+} 濃度が低下するとPTHの分泌が促進する．骨吸収や腎臓での Ca^{2+} 再吸収を促進することによって血漿 Ca^{2+} 濃度を高める．また食

事に含まれるCa^{2+}を小腸で吸収するために必要なビタミンDを活性化することによってCa^{2+}の体内への吸収を促進する（図16-13）．腎臓の近位尿細管でのリン酸の再吸収を減少させ，血漿リン酸濃度を低下させる．

5．膵　臓

膵臓には消化酵素を産生し十二指腸に分泌する外分泌機能とホルモンを合成して血中に分泌する内分泌機能とがある．内分泌細胞が集まった領域をランゲルハンス島という．ランゲルハンス島は，グルカゴンを合成・分泌するα（A）細胞（全細胞の約20％），インスリンを合成・分泌するβ（B）細胞（60〜75％），そしてソマトスタチンを分泌するδ（D）細胞（＜10％）からなっている（図16-14）．これらのホルモンはいずれも血糖調節に関与している．さらに膵ポリペプチド（pancreatic polypeptide）を分泌する細胞もあるが，その数は非常に少ない．

1）インスリン（insulin）

インスリンは血糖値の上昇に反応して分泌が増加する．肝臓や筋肉，脂肪細胞を刺激して，血液中からのグルコース（ブドウ糖）の取り込みを促進することによって血糖値を下げる．細胞内に取り込まれたグルコースはエネルギー産生に使われるが，余分なグルコースはグリコーゲン（肝臓や骨格筋組織）あるいは中性脂肪（脂肪組織）として貯蔵される（図16-15）．また，肝臓や脂肪組織に作用して脂肪の合成を促進し，脂肪分解を抑制する．タンパク質の合成を促進する働きもある．脳や赤血球，腎髄質などのグルコースの取込みはインスリンに依存しない．

インスリンはそのほか，副交感神経（迷走神経）の活動亢進によって分泌の増加が，逆に交感神経の働きによって分泌低下が起こる．

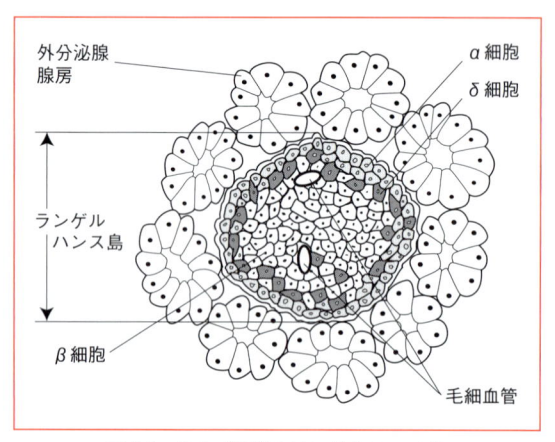

図16-14　膵臓のランゲルハンス島

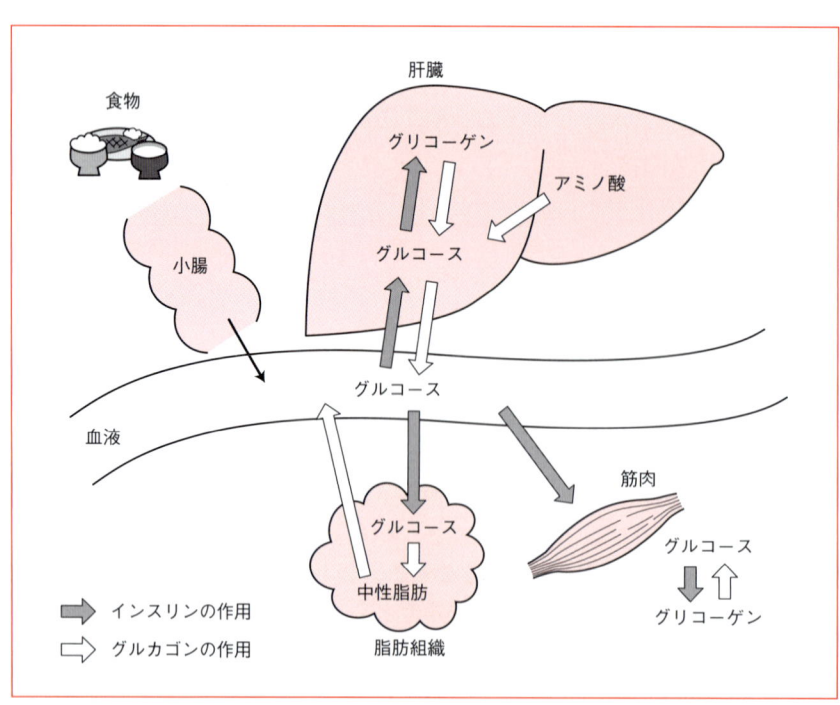

図16-15　インスリンとグルカゴンの作用

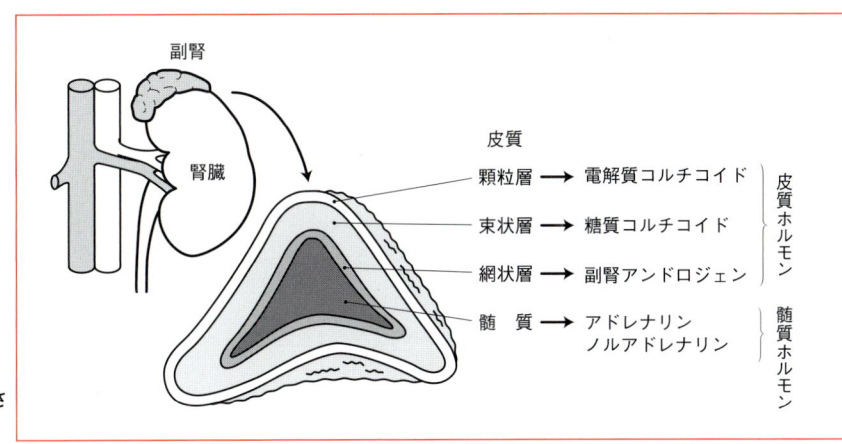

図16-16 副腎から分泌されるホルモン

2）グルカゴン（glucagon）

グルカゴンは血液中のグルコースが減少すると分泌され，肝臓に貯蔵されていたグリコーゲンを分解しグルコースを産生し，血中に放出する（図16-15）．その結果，低下していた血糖値は上昇する．また，アミノ酸からもグルコースをつくり（糖新生）血液中に放出することによっても血糖値を上昇させる．脂肪組織に作用して脂肪分解を促進して遊離脂肪酸放出を増加させる．交感神経（β受容体），副交感神経いずれによってもグルカゴンの分泌は増加する．

3）ソマトスタチン（somatostatin）

ソマトスタチンは同じ膵臓内のα細胞やβ細胞に働いて，グルカゴンとインスリンの分泌を抑制する．

4）膵ポリペプチド

膵ポリペプチドは膵臓以外にも胃から直腸まで消化管に広く散在しているが，正確な機能については不明である．

6．副 腎

副腎（adrenal gland）は腎臓の上部に位置する左右1対の腺組織で，外側の副腎皮質と内側の副腎髄質に分けることができる（図16-16）．副腎皮質ホルモンの一部は視床下部から分泌されるCRH（副腎皮質刺激ホルモン放出ホルモン），そして下垂体前葉からのACTH（副腎皮質刺激ホルモン）によって分泌調節されている．また，髄質ホルモンは交感神経によって調節されている．

a．副腎皮質

副腎皮質は外側から顆粒層，束状層，網状層の3層に分けられ，それぞれで異なったホルモンを合成・分泌している．副腎皮質から分泌されるホルモンはすべてステロイド型で，コレステロールから合成される．副腎皮質ホルモンは生命維持に必要で，両側の副腎がなくなった場合数日で死亡するといわれている．

1）電解質コルチコイド（mineralocorticoid）

主な電解質コルチコイドはアルドステロン（aldosterone）で，腎臓の遠位尿細管と集合管に作用してNa^+の再吸収とK^+の排泄を促進する．Na^+の再吸収に伴い水も体内に貯留され，その結果尿量は減少する．血液中のK^+値の上昇やNa^+値の減少，レニン・アンジオテンシン系によって分泌が増加する（図16-17）．

2）糖質コルチコイド（glucocorticoid）

糖質コルチコイドの主なものにはコルチゾルやコルチコステロンなどがある．糖質コルチコイドはタンパク質や脂肪をグルコースに変換したり（糖新生），末梢組織での糖利用を抑制して血糖値を上昇させる働きがある．カテコールアミンの血糖や血圧上昇作用には糖質コルチコイドの存在が必要で，このような作用は許容作用とよばれている．免疫反応とも関係しており，抗炎症・抗アレルギー作用があるため，臨床でも治療薬として用いられている．そのほか赤血球や好中球の増加と好酸球やリンパ球の減少作用もある．糖質コルチコイドの分泌は朝高く，夕方低くなるというサーカディアンリズムを示す．

3）性腺コルチコイド

副腎アンドロジェンには男性化作用があるが，分泌される量はわずかなので生理活性は低い．

b．副腎髄質

副腎髄質から分泌されるホルモンの約80％はアドレナリンで，残りはノルアドレナリンとごくわずかのドーパミンである．アドレナリンは主にβ受容体に働

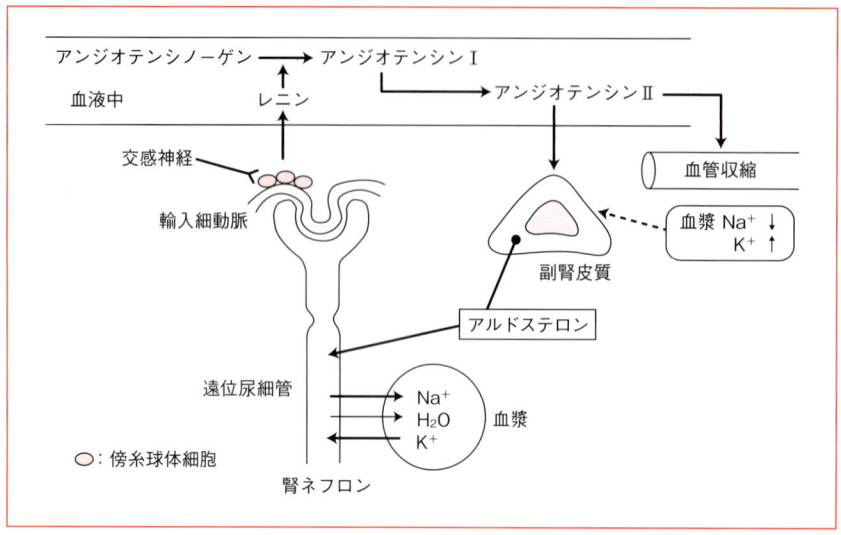

図16-17 アルドステロンとレニンの作用

表16-2 ヒトで静脈注入されたアドレナリンとノルアドレナリンの効果の比較

指　標	ノルアドレナリン	アドレナリン
心拍出量	減少（反射性徐脈のため）	増　大
末梢循環抵抗	増　大	減　少
血圧上昇	＋＋＋＋	±
遊離脂肪酸の放出	＋＋＋＋	＋＋＋
中枢神経系の刺激	＋＋＋＋	＋＋＋＋
熱産生の増大	＋＋＋	＋＋＋＋
血糖値上昇	＋	＋＋＋＋

いずれか高いほうの活性を＋＋＋＋とし，これに比較して他方の活性を＋から＋＋＋＋の記号で示してある．

〔貴邑冨久子，根来英雄：シンプル生理学，第5版，159頁，南江堂，東京，2005〕

いて心機能の亢進や気管支の拡張，さらに細胞での酸素消費量を高め代謝を促進し，肝臓でのグリコーゲンの分解を促進して血糖値を上げる働きがある（表16-2）．それに対しノルアドレナリンは主としてα受容体に働き，血管収縮を引き起こす．

7. 腎　臓

腎臓からはレニンとエリスロポエチンが分泌される．

1）レニン（renin）

出血などにより腎血流量が減少すると腎臓の傍糸球体細胞から分泌されるが，レニン自体には生理作用はない．血液中に放出された後，アンジオテンシノーゲンに作用してアンジオテンシンIを合成する．アンジオテンシンIは肺などでアンジオテンシン変換酵素によってアンジオテンシンIIに変換される．このアンジオテンシンIIは血管を収縮させ血圧を上昇させたり，副腎皮質に作用してアルドステロンの分泌を促進する（図16-17）．

2）エリスロポエチン（erythropoietin）

腎臓が動脈血中の酸素分圧を感知し，酸素分圧が低下すると血液中に分泌される．骨髄に作用して赤血球の分化・増殖を促進させる．

8. 性　腺

性腺（gonad）は男性の場合は精巣，女性の場合は卵巣である．これらの器官は精子や卵胞の発育に関わるだけでなく，性ホルモンを合成・分泌する．

a. 精　巣

男性化作用を有する物質を総称してアンドロジェン（androgen）という．ヒトの場合精巣から分泌される主なアンドロジェンはテストステロン（testosterone）で，精巣の精細管に存在する間質（ライディッヒ）細胞から分泌される．男性生殖器官の成長・発達・機能を維持する働きがある．外生殖器の発達，体毛発生，変声，皮脂腺の発育など男性の第二次性徴の発現を促したり，骨格筋や骨でタンパク合成を促進する．また，精巣内のセルトリ細胞に作用して精子形成を促進させる．視床下部，下垂体前葉からの上位ホルモンによっ

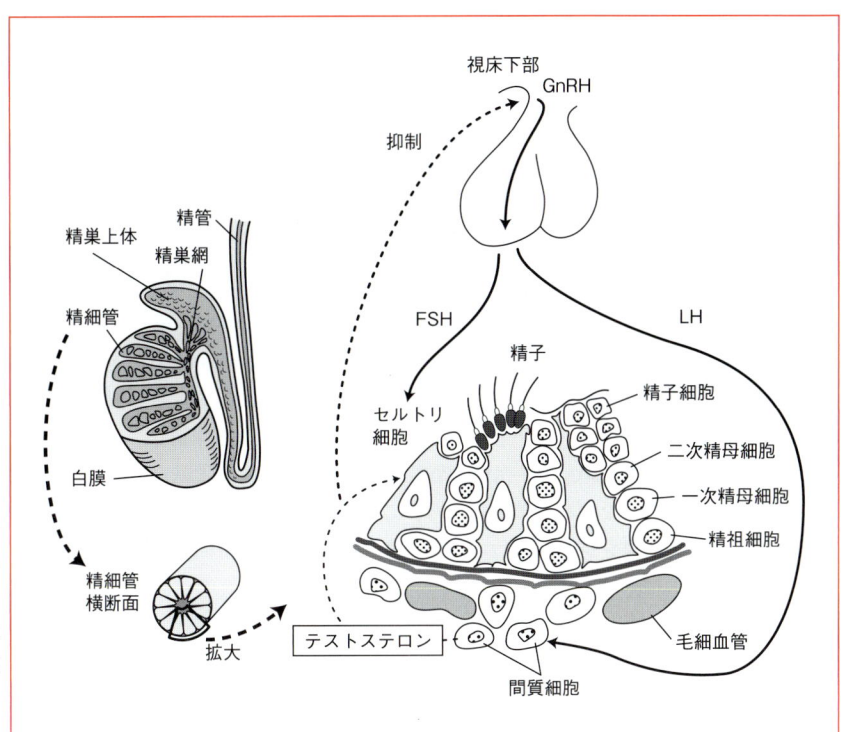

図16-18 精巣の構造とテストステロンの分泌調節

GnRH：ゴナドトロピン放出ホルモン，FSH：卵胞刺激ホルモン，LH：黄体形成ホルモン．

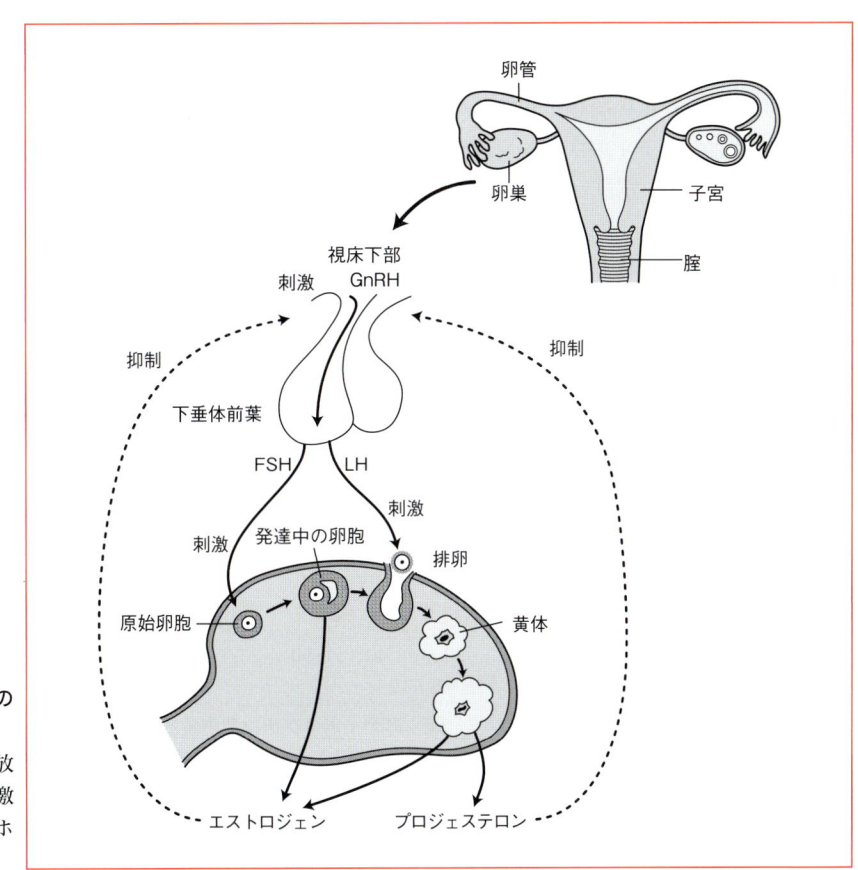

図16-19 女性ホルモンの分泌調節

GnRH：ゴナドトロピン放出ホルモン，FSH：卵胞刺激ホルモン，LH：黄体形成ホルモン．

て調節されている（図16-18）．

b. 卵巣

女性ホルモンにはエストロジェンとプロジェステロンの2種類があり，いずれも卵巣で産生され，女性生殖器官の発達や機能の維持に関与している（図16-19）．

1）エストロジェン［estrogen（卵胞ホルモン）］

FSHの刺激によって卵胞から分泌され，エストラジオール，エストロン，エストリオールなどがある．思春期に分泌が増大し，第二次性徴の発現を促す．女性副生殖器の発育促進，乳腺の発育など女性らしい体型をつくる．卵胞の発育促進や子宮内膜の増殖を刺激する．

2）プロジェステロン［progesterone（黄体ホルモン）］

排卵後卵巣に残された卵胞が黄体となり，ここから分泌される．エストロジェンによって増殖した子宮内膜を維持し，内膜での腺分泌を促進する．子宮筋の収縮を抑制し妊娠を維持する働きがある．排卵を抑制する作用があることからピルとしても用いられている．また，基礎代謝を亢進し，体温を上昇させる作用があり，排卵後基礎体温が上昇するのはプロジェステロンの作用による．

9. 脂肪組織

1994年に発見されたレプチンは，脂肪細胞で合成され血液中を流れ脳に達したあと，主として視床下部に作用する．視床下部にある満腹中枢を刺激して，摂食を抑制し，エネルギー消費を促進する働きがある．さら膵臓からのインスリン分泌を抑制し，エネルギー貯蔵を減少させる働きがある．血中レプチン濃度は脂肪組織の重量に比例するので，脂肪組織量が増加する

コラム

―アディポサイトカイン―

アディポサイトカインとはレプチンのように脂肪組織が合成・分泌するペプチドホルモンの総称で，最近複数の物質が明らかになってきた．

その中のアディポネクチンはインスリン感受性を高めて血糖値を下げる作用のほか，抗炎症作用や抗動脈硬化作用，線維化抑制作用などを有することが報告されている．肥満者では血中アディポネクチン濃度は低く，減量によって増加する（図）．また糖尿病でも低値を示す．メタボリック・シンドロームとの関連で注目を浴びている．

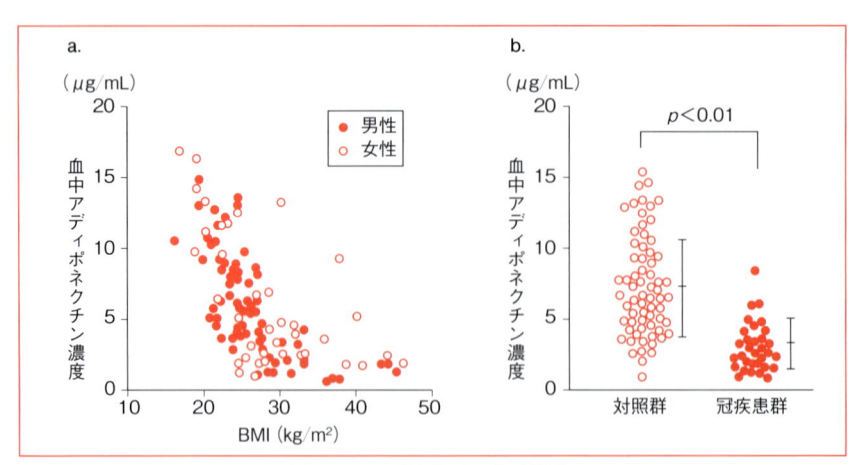

図　アディポネクチン血中濃度
a：血中アディポネクチン濃度はBMIと逆相関する．b：冠動脈疾患患者では，血中アディポネクチン濃度は低値を示す．
〔藤田幸一，下村伊一郎：アディポネクチン．成人病と生活習慣病 35：879，2005を改変〕

表16-3 ホルモン分泌異常と検査

	疾患名	原因	症状	検査
下垂体疾患	機能低下症	下垂体腺腫・周辺部の腫瘍 シモンズ病ともいう. 分娩時に起こる下垂体壊死はシーハン症候群と呼ばれる.	下垂体前葉ホルモン低下症状: FSH・LH低下→生殖器官の萎縮・無月経など GH低下→成長遅延 TSH低下→甲状腺機能低下症状 ACTH低下→副腎機能低下症状	下垂体前葉ホルモンの血中濃度・負荷試験の低下 標的器官からのホルモン分泌低下 ・甲状腺ホルモン ・副腎皮質ホルモン ・性ホルモン
	巨人症 先端肥大症	GHの過剰分泌 (下垂体腺腫など) 骨端線閉鎖前 骨端線閉鎖後	身長を含めて全体的に大きいがバランスは良い. 身長はさほど大きくないが, 顔全体, 鼻, 手足などが大きい.	血中GH値の上昇 ブドウ糖負荷試験でGHの低下がみられない
	小人症	GHの分泌低下(下垂体腺腫など)	低身長だが, 全体のバランスは良い.	血中GH値の低下
	尿崩症	ADHの分泌低下	多尿(≧3L/day)・多飲	血中ADH値の低下・水制限試験・高張食塩水を負荷しても尿量は減少しない. 尿比重の低下(≦1.010) 尿浸透圧の低下(≦300 mOsm㎏H_2O)
	ADH分泌異常症(SIADH[*1])	血中ADH値の上昇 異所性ADH産生腫瘍(肺がんなど)	血漿浸透圧の低下・低ナトリウム(Na)血症	
	プロラクチノーマ	PRLの過剰産生 (下垂体腺腫など)	乳汁漏出, 無月経	血中PRL濃度≧100 ng/mL
甲状腺疾患	甲状腺機能亢進症	甲状腺ホルモンの過剰産生 抗TSHレセプター抗体が自己の甲状腺を刺激 ほとんどがバセドウ(クレブス)病	基礎代謝の亢進 眼症状(眼球突出), 頻脈, 甲状腺腫が3徴候. 易疲労感, 動悸, 発汗過多, 体重減少, 体温上昇, 手指振戦, 落ちつきがなくなるなど. 女性に多い.	血中T_3・T_4値の上昇 抗TSHレセプター抗体が陽性 頻脈など
	甲状腺機能低下症	甲状腺ホルモンの分泌低下 ほとんどが慢性甲状腺炎(橋本病) 先天性の場合はクレチン症と呼ばれている.	寒がり, 皮膚の乾燥, 粘液水腫, 脱毛, 行動量・精神活動の低下(無気力・集中力の低下など) 放置すると低血圧, 低体温から昏睡状態にいたることもある. 女性に多い.	血中T_3・T_4値の低下 血清コレステロールの上昇
副甲状腺疾患	副甲状腺機能亢進症	PTHの過剰分泌 (副甲状腺腺腫)	高カルシウム(Ca)血症 尿路結石, 骨病変(骨痛, 骨折, 関節痛など) 多尿, 多飲, 便秘など高Ca血症に起因する症状	血清PTH値の上昇 血清Ca値の上昇 血清リン(P)値の低下 超音波による腺腫の確認
	副甲状腺機能低下症	PTHの分泌低下 (甲状腺摘出後など)	低Ca血症によるテタニー, 四肢の異常知覚, 攣縮(助産婦手位)	血清PTH値の低下 血清Ca値の低下 血清P値の上昇

(表16-3 つづき)

膵疾患	糖尿病	インスリンの作用不足 遺伝素因に環境因子が加わる		
副腎皮質疾患	クッシング症候群	コルチゾルの過剰 (下垂体腺腫, 副腎腫瘍, 異所性ACTH産生腫瘍, 治療による過剰投与など)	四肢のやせ・体幹部の肥満 満月様顔貌, 水牛様脂肪肩, 皮膚線条, 高血圧, 糖尿病など	血清コルチゾル値の上昇 尿中17-OHCS*2値の上昇 尿糖陽性, 白血球増加など
	副腎皮質機能低下症	副腎皮質ホルモンの分泌低下 原発性:副腎結核, 特発性萎縮, がん転移など 続発性:下垂体機能不全によるACTH分泌低下 アジソン病	色素沈着(血中コルチゾル値の低下による負のフィードバック機構が働き, メラニン細胞刺激ホルモンの過剰分泌による) 低血圧, 低血糖, 体重減少, 食欲不振など	血清コルチゾル値の低下 血清アルドステロン値の低下 血清Na値の低下, 血清K値の上昇 尿中17-OHCS低下 血清ACTH値の上昇 ACTHテスト:ACTH投与によってコルチゾルの増加が認められない
	原発性アルドステロン症	アルドステロンの過剰分泌(副腎腺腫など) コン症候群ともいう.	体内ナトリウム(Na)貯留による高血圧 筋力低下, 周期性四肢麻痺, 尿濃縮力低下(低K血症に起因)	血漿アルドステロン値の上昇 低K血症 血漿レニン活性の低下 代謝性アルカローシス
副腎髄質疾患	褐色細胞腫	アドレナリン, ノルアドレナリンの過剰分泌 (腫瘍)	高血圧, 動悸, 発汗など	血中カテコールアミン値の増加 尿中VMA*3値の上昇

*1 SIADH:syndrome of inappropriate secretion of antidiuretic hormone
*2 17-OHCS:17-ヒドロキシコルチコステロイド. C21ステロイドのC17位に水酸基を持つコルチゾル, コルチゾンなどの総称.
*3 VMA:バニリルマンデル酸. カテコールアミンの代謝産物の1つ.

とレプチンの分泌が増加する. そして体脂肪を減少させようとする, すなわち体脂肪量を一定に保つフィードバックに重要な役割を果たしている.

II 内分泌系の異常

内分泌器官に異常が起こると, そこから分泌されるホルモンの増加あるいは減少が起こり, さまざまな症状が全身に現れる(表16-3).

A. 下垂体機能の異常

1. 下垂体機能低下症(シモンズ病)

主として下垂体前葉からの刺激ホルモンの分泌低下が起こるため, 標的器官である甲状腺, 副腎皮質, 性腺が刺激されず萎縮が起こり, 各器官からのホルモンの分泌不足の症状が現れる. これらは血管障害, 下垂体腫瘍などで起こるが, 分娩後の下垂体機能低下症をとくにシーハン症候群という.

また, GHが成長期に過剰に分泌されると巨人症, 逆に低下すると小人症となる. 成長期以降, 骨端閉鎖されたあとに過剰分泌が起きると末端(先端)肥大症となる. また, 後葉からのADHの分泌が低下すると尿崩症となり, 1日の尿量が20Lにもおよぶことがある.

B. 甲状腺機能の異常

1. 甲状腺機能亢進症

甲状腺ホルモンの分泌が増加した状態で, 代表的な疾患にバセドウ(クレブス)病がある. 頻脈, 甲状腺腫, 眼球突出が三大徴候で, それ以外にも代謝亢進による体重減少, 発汗増加, そして神経過敏などの症状が現れる.

2. 甲状腺機能低下症

甲状腺ホルモンの分泌低下が起こり, 代謝活動が低

下する．そのため行動量や精神活動が低下し，寒さに弱くなるだけでなく粘液水腫とよばれる独特の浮腫が出現する．

C. 副甲状腺機能の異常

パラソルモンの分泌が低下すると低カルシウム（Ca）血症が起こり，骨格筋が不随意的に収縮するテタニーが出現する．また，逆に増加すると骨からのCa^{2+}が血液中に溶出するため骨障害が起きやすくなる．

D. 膵ホルモンの分泌異常

インスリンの分泌低下あるいは作用不足の状態が糖尿病である．細胞内にグルコースが取り込まれないため，エネルギー産生が低下し，全身倦怠感が出現するほか，大食，口渇，多飲，多尿など多彩な症状が出現する．

E. 副腎機能の異常

1. 副腎皮質機能の異常

a. 原発性高アルドステロン血症

電解質コルチコイドのアルドステロン分泌が過剰になった場合である．腎臓でのNa^+再吸収が促進されるため血漿Na^+濃度が上昇し，血漿浸透圧が上昇する．そのため循環血液量の増加，血圧の上昇が起こる．

b. クッシング症候群

糖質コルチコイドの分泌過剰あるいは治療による過剰投与によって起こる．四肢のタンパク質分解が進み，手足が細くなる一方，脂肪が体幹部に蓄積し，満月様顔貌を呈する体型が特徴的である．

c. アジソン病

副腎機能が低下した状態で，糖質コルチコイドの分泌が低下するため，ちょっとしたストレスに対してもショック状態に陥ることがある．また，糖質コルチコイドの血中濃度が低いためフィードバック機構が働き下垂体が刺激されるためACTHの分泌が増加する．この時，下垂体前葉だけでなく中葉にまでフィードバック作用がおよぶため，メラニン細胞刺激ホルモンの分泌が増加し，日光の当たらない身体部分の皮膚までが黒くなる．

2. 副腎髄質機能の異常

褐色細胞腫という副腎の腫瘍によりアドレナリンやノルアドレナリンの分泌増加が起こり，頻脈や高血圧が出現する．手術で腫瘍を除去すれば元に戻る．

F. ストレス時の生体反応

ストレスとはもともと物理学分野で用いられた用語で，力の「歪み」を表している．ヒトの体で考えると体内に生じた歪みの状態を表している．つまり，体外から加えられた各刺激に応じて体内に生じた，傷害と防衛の反応の総和と考えられている．

ストレス状態が続くと，経時的に身体に変化が現れる（警告反応期，抵抗期，疲憊期）．警告反応期はストレス刺激にさらされて生じた非特異的症状の総和で，傷害あるいはショックの徴候が特徴である．その後，ショックに対する防衛反応が起こり，抵抗する時期がある．これが抵抗期で安定した時期でもある．それでもストレス状態が続くと抵抗能力も疲れきって適応力を失ってしまう（疲憊期）．身体上の特徴的な変化は胃の出血・びらん，胸腺の萎縮，副腎皮質の肥大で，全身適応症候群といわれている．

ストレス刺激が加わると視床下部を介して内分泌系と神経系に影響が生じる．下垂体前葉からACTHが分泌され，副腎皮質ホルモン，とくに糖質コルチコイドの分泌が高まる．また，交感神経活動が亢進し，その結果副腎髄質ホルモンの分泌も増加する．これらの生体反応によって種々の症状が出現する．

III 内分泌系のフィジカルイグザミネーション

ここでは内分泌系の正確な診断，アセスメントをするために必要な各種の検査について述べる（表16-3）．

検査によっては長期にわたる食事制限や薬物負荷をかけることが必要な場合があるので，検査には注意を要する．内分泌疾患は緩徐に進行し，自覚症状が乏しいことが特徴である．疾患自体から生じる精神状態なども考慮して十分な説明を行ったうえで検査を行わなければならない．

A. 内分泌機能検査

内分泌機能の検査には，まず血中ホルモン濃度の測定がある．ホルモンが日内リズムや食事，ストレスの影響を受けるため，一般的採血と同様に空腹時が基本であり，採血前の安静や採血時間の確認は重要である．この安静時に得られた血中ホルモン濃度が基礎濃

度(値)といわれている．

1. ホルモン定量方法

a. 酵素免疫測定法[enzyme immunoassay (EIA)]

生体はタンパク質やペプチドに対して抗体をつくる．ペプチド型ホルモンに対しても特異的な抗体をつくり，ホルモン(抗原)と抗体は特異的に結合する(抗原抗体反応)．この性質を利用してホルモンの定量化を行う方法の1つで，抗原または抗体を特殊な酵素で標識して，抗原もしくは抗体の濃度を測定する．

b. 酵素標識免疫吸着測定法[enzyme-linked immunosorbent assay (ELISA)]

EIAと比較してより高感度で安定性がよく，前処理といった煩雑なステップを必要としない，短時間で大量のサンプルを測定できるなどの利点がある．そのためこの方法が主流となりつつあり，単に「酵素免疫測定法」という場合もある．

c. ラジオイムノアッセイ[放射性免疫測定法, radio-immunoassay (RIA)]

EIAが開発・普及する以前に行われており，ホルモン(抗原)を放射性同位元素[radioisotope (RI)]で標識する方法である．放射性同位元素を用いるため施設・設備の管理，廃棄の問題などがあること，RIが人体に障害をもたらす可能性があるため現在ではEIAやELISAにとって代わられている．

d. 高速液体クロマトグラフィー[high performance liquid chromatography (HPLC)]

ステロイドホルモンやカテコールアミンなどはこの方法で分離・定量されている．微粒子など(充填剤)を詰め込んだ筒状のカラムに目的物質を含有した液体や水を流しながら，カラムの物理的性質にてサンプルの成分分離を行う方法である．

2. 内分泌疾患診断のための検査方法

a. ホルモン分泌刺激試験

ホルモンの分泌刺激薬を投与するなどして内分泌組織を刺激して，血中ホルモン濃度が最大に達するまでの時間，ホルモン濃度，回復するまでの時間などを測定し，内分泌器官の機能不全や分泌予備能力を評価する．

b. ホルモン分泌抑制試験

ホルモンの血中濃度が高い場合，その原因を調べる方法である．Aというホルモンの血中濃度が高い場合，この原因が負のフィードバック機構によってBという別のホルモンの分泌低下によるものであれば，Bを投与すればAの分泌抑制が起こるはずである．抑制しなければ，Aを合成・分泌している内分泌器官の問題となる．

c. 負荷試験

なんらかの物質を投与して内分泌機能の予備能力をみる方法である．ホルモンの基礎濃度が境界域で，診断が困難な場合に行われることが多い．

B. 形態学的検査

1. 触診

手指を用いて組織の位置，大きさ，境界線，硬さ，表面の性状，周囲との癒着(移動性)，圧痛の有無などを調べる．たとえば，甲状腺をアセスメントする場合，図16-20のように甲状腺，頸動脈，リンパ節などを両手で触診する．患者に唾液を飲み込むなどして嚥下運動をしてもらい，指で甲状腺を挟む．正中線からの偏位や肥大，結節がないかを確認する．

2. X線および超音波などの画像検査

X線，超音波，CT，MRIなどによって内分泌腺の形態異常や腫瘍の有無，障害部位などを調べることができる．造影剤を使用する場合のみ検査前絶食となる．

C. 下垂体後葉機能の検査

1. ADH分泌異常(尿崩症)

水分摂取不足などで血液の浸透圧が上昇するとADHが分泌されて利尿が抑えられる．この機構を利用したものが水制限試験(water deprivation test)である．ADH分泌低下時に水制限を行い，そのときのADH濃度の変化を調べる．また，高張食塩水負荷試験では5%食塩水を0.05 mL/kg/minの速度で投与する．中枢性尿崩症ではADHの分泌低下が，腎性尿崩症では軽度亢進する．尿崩症治療薬のデスモプレッシンを負荷し，尿量の変化を測定する方法もある．減少すれば中枢性尿崩症，減少しなければ腎性尿崩症である．

D. 甲状腺機能の検査

血中T_3・T_4濃度とともにTSH濃度の測定を行う．T_3・T_4濃度の低下とともにTSHが上昇していれば甲状腺機能低下症が，T_3・T_4濃度の上昇とともにTSHの低下がみられれば甲状腺機能亢進症が疑われる．

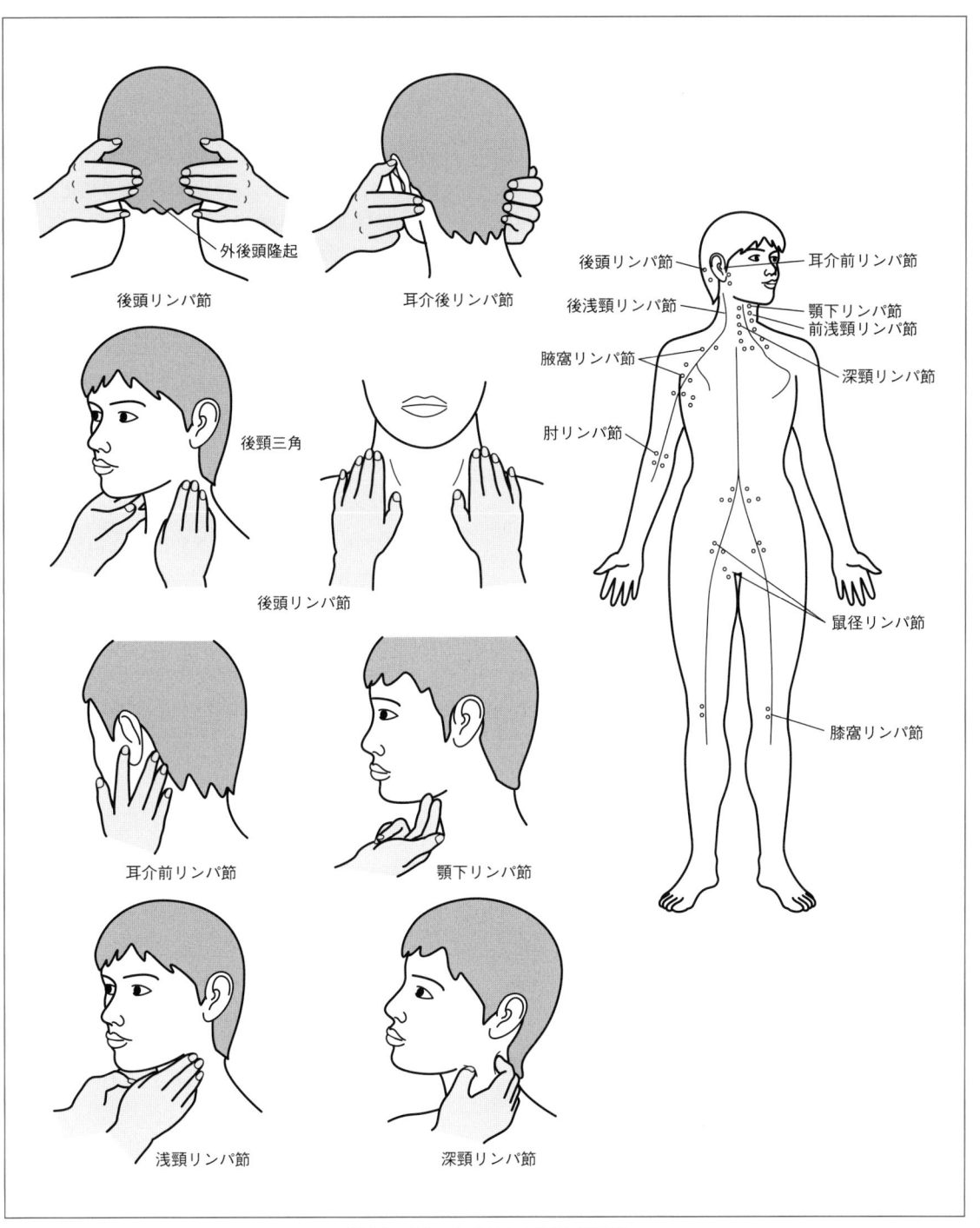

内分泌系のフィジカルイグザミネーション　385

外後頭隆起

後頭リンパ節　　　　　耳介後リンパ節

後頸三角

後頭リンパ節

耳介前リンパ節　　　　顎下リンパ節

浅頸リンパ節　　　　　深頸リンパ節

後頭リンパ節　　　　耳介前リンパ節
後浅頸リンパ節　　　顎下リンパ節
　　　　　　　　　　前浅頸リンパ節
腋窩リンパ節　　　　深頸リンパ節
肘リンパ節

鼠径リンパ節

膝窩リンパ節

図16-20　主なリンパ節と触知法
〔深井喜代子，前田ひとみ（編）：基礎看護学テキスト，126頁，南江堂，東京，2006〕

1. 放射線ヨード摂取率

　甲状腺は血液中から食物由来のヨードを取り込むことによって合成される．体外から摂取したヨードが甲状腺に集積することを利用して甲状腺機能を評価する方法である．放射性薬剤であるヨウ化ナトリウム（NaI）を内服して，6～24時間後に甲状腺へのNaIの集積率を調べる．この検査を行う場合，食事は1週間前より制限食とし，海藻などのヨードを含む食品の摂取は制限される．また，ヨードを含む造影剤を使用した検査や含嗽に用いられるポビドンヨード系うがい薬（イソジンガーグル®など）の使用も避ける．摂取されたヨードは尿から排泄されるので心配ないことを伝える．

E. 副甲状腺機能の検査

1. PTH負荷試験（エルスワース・ハワード試験, Ellsworth-Howard test）

　副甲状腺ホルモン（PTH）を投与した際の尿中リン排泄量を測定する方法である．PTHを200U静注し採尿した結果，副甲状腺機能が正常であれば，PTH負荷後尿中リン排泄量は5～6倍に増加する．副甲状腺機能が低下していると10倍以上に増加，また亢進している場合は1～3倍程度の亢進しか認められない．

F. 膵臓機能の検査

　糖尿病はインスリンの絶対的・相対的不足によって引き起こされる病態である．

1. ブドウ糖経口負荷試験（75 g oral glucose tolerance test：75 g OGTT）

　ブドウ糖75 gを経口摂取し，経時的に血糖値を測定する方法である．負荷2時間後の血糖値が140 mg/dL以下が正常である．ブドウ糖濃度とともに血中インスリン濃度の測定も併せて行うと，インスリン抵抗性の有無も評価できる．

2. 糖化タンパクの測定

　生体内ではタンパク質が糖と反応して，糖化タンパクを生じる．糖尿病では血糖値上昇により糖化タンパクの生成が亢進している．

　グリコヘモグロビン（ヘモグロビンA_{1C}：HbA_{1C}）は赤血球の寿命から，1～2ヵ月前の過去の平均血糖値を反映するため，血糖のコントロールに使用されている．ヘモグロビン中に含めるグリコヘモグロビンの割合は4.3～5.8％が基準値とされている（日本糖尿病学会による基準）．

G. 副腎皮質機能の検査

1. デキサメサゾン抑制試験

　負のフィードバック機構を利用した視床下部-下垂体副腎皮質系の検査で，クッシング症候群（Cushing's syndrome）の鑑別に用いられる．通常，合成コルチコステロイドであるデキサメサゾンを投与すると，血中のコルチゾル濃度は低下する．この系の機能亢進があるとその抑制は不十分となる．

▶ 参考文献 ◀

1) 本郷利憲，廣重　力，豊田順一（監）：標準生理学，第6版，863-940頁，医学書院，東京，2005
2) 貴邑冨久子，根来英雄：シンプル生理学，第5版，119-181頁，南江堂，東京，2005
3) 佐藤昭夫，佐藤優子，五嶋摩理：自律機能生理学，243-289頁，金芳堂，京都，1995
4) Applegate EJ：The Anatomy and Physiology Learning System, 2nd ed, p.203-221, Saunders, Philadelphia, 2000

KEYWORD

🔑ホルモン 🔑内分泌 🔑標的細胞 🔑視床下部−下垂体門脈系 🔑成長ホルモン 🔑プロラクチン 🔑甲状腺刺激ホルモン 🔑副腎皮質刺激ホルモン 🔑性腺刺激ホルモン 🔑卵胞刺激ホルモン 🔑黄体形成ホルモン 🔑エストロジェン 🔑プロジェステロン 🔑セルトリ細胞 🔑間質細胞 🔑アンドロジェン 🔑テストステロン 🔑抗利尿ホルモン(バゾプレッシン) 🔑オキシトシン 🔑メラトニン 🔑サイロキシン 🔑カルシトニン 🔑パラソルモン 🔑ランゲルハンス島 🔑グルカゴン 🔑インスリン 🔑ソマトスタチン 🔑副腎皮質ホルモン 🔑電解質コルチコイド 🔑アルドステロン 🔑レニン−アンジオテンシン系 🔑糖質コルチコイド 🔑糖新生 🔑アドレナリン 🔑ノルアドレナリン 🔑レニン 🔑エリスロポエチン 🔑アンドロジェン 🔑テストステロン 🔑ストレス 🔑全身適応症候群 🔑視床下部−下垂体−副腎皮質系

学習課題

- ☐ 体内の内分泌器官とそこから分泌されているホルモンの名称を挙げなさい
- ☐ ホルモンの分泌調節を説明しなさい
- ☐ 視床下部,下垂体から分泌されるホルモンの作用と,それらの分泌異常が起こった際の特徴を説明しなさい
- ☐ 甲状腺・副甲状腺から分泌されるホルモンの作用と,それらに分泌異常が起こった際の特徴を説明しなさい
- ☐ 膵臓から分泌されるホルモンの作用,それらに分泌異常が起こった際の特徴を説明しなさい
- ☐ 副腎皮質・髄質から分泌されるホルモンの作用と,それらに分泌異常が起こった際の特徴を説明しなさい
- ☐ 性腺から分泌されるホルモンの作用と,その調節系について説明しなさい

17 生　殖

学習目標

1. 生殖機能の発現としての性の分化がわかる
2. 男女の生殖機能，特に女性の性周期が説明できる
3. 妊娠の成立と維持，分娩，授乳といった女性に特有な生殖機能がわかる
4. 生殖器系のフィジカルイグザミネーションの方法がわかる

I　生殖器系の形態と機能

A．性の決定と分化

1．性の決定（sex determination）

ヒトの性は性染色体によって受精の瞬間に決定する．男性は44の常染色体と2つの性染色体XY，女性は44の常染色体と2つの性染色体XXを認める．

2．性の分化

性腺の原基は卵巣にも精巣にも分化しうるが，Y染色体がないと卵巣に，Y染色体があると精巣に分化する（図17-1）．性腺原基［性腺堤（genital ridge）］は皮質と髄質に分かれており，皮質から卵巣が，髄質から精巣が形成される．しかし，Y染色体で性腺が男性型になるわけではなく，Y染色体上にSRY（sex determining region of Y）遺伝子が存在することが必要である．SRY遺伝子は精巣決定因子［testis-determining factor（TDF）］として作用する．通常，TDFはY染色体上にある．

胎生初期の性管，外生殖器原基は，すべて女性型に分化する能力を持っている．男性胎児の場合，下垂体は原始精巣の形成期にLHを分泌していないが，母体の胎盤からヒト絨毛性性腺刺激ホルモン（hCG）が分泌され，精巣間質細胞［ライディッヒ細胞（Leyding's cell）］を刺激して男性ホルモンであるテストステロンを分泌させる．また，胎児の精細管のセルトリ細胞（Sertoli cell）はミュラー管抑制因子［Müllerian inhibiting factor（MIF）］とよばれるホルモンタンパク質を産生してミュラー管（Müllerian duct）を退化させる．

胎児精巣より分泌されたテストステロンはウォルフ管（Wolffian duct）の分化を刺激し，ウォルフ管から精巣上体，精管，精嚢が発生する．さらにテストステロンから生じた5αジヒドロテストステロンは生殖結節（genital tubercle），尿生殖洞（urogenital sinus）に作用して陰茎（scrotum），尿道（urethra），前立腺（prostate）を形成する．

女性胎児ではMIFがないので，ミュラー管の分化が進み，卵管，子宮，腟の一部になる．またテストステロンがないので外生殖器は女性型へと分化する．

3．思春期の発来

性腺や生殖器，下垂体などの器官は思春期前期に正常に機能する能力を備えているが，思春期まで活動していない．思春期の発来機序は，次の2つの説が有力である．

a．中枢神経系の成熟によるLH-RHの増加

心身の発育とともに間脳-下垂体-性腺系の機能の成熟がみられる．思春期には，視床下部からゴナドトロピン放出ホルモンが放出され，下垂体からの黄体化ホルモン放出ホルモン［luteinizing hormone-releasing hormone（LH-RH）］の分泌が増加し，その結果，性腺系が機能しはじめる．

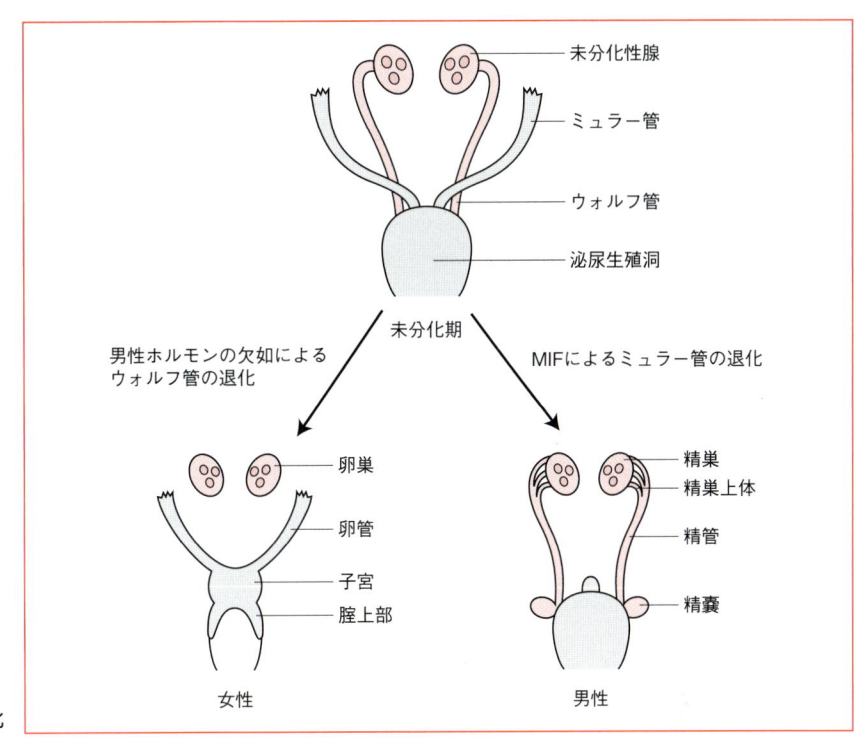

図17-1 性腺の分化

b. 性ホルモンに対するフィードバック機構（gonadostat）の変化

思春期前期には視床下部で性ホルモンのネガティブフィードバックが作用する．この時期の視床下部は性ホルモンのフィードバック作用に対する感受性が高く，LH-RH，性腺刺激ホルモンの分泌が低いレベルに抑えられている．成熟が進むと，視床下部の感受性が低下して性腺系の活動が高まり，これに伴って下垂体のLH-RHに対する感受性も上昇する．

B. 男性の生殖機能

1. 男性生殖器の構造

精巣は精細管とよばれる細い管とその周囲の多数の小葉に分けられる間質細胞からなる（図17-2）．精細管で精子がつくられ，間質細胞で男性ホルモン（アンドロジェン）であるテストステロンを生成し分泌する．精巣でつくられた精子を体外に導く精管（deferent duct）と，その管に開口し精子の運動性などを高める物質を分泌する外分泌腺があり，精巣上体（副睾丸），精巣上体管，精嚢，前立腺（prostate），尿道球腺［カウパー腺（Cowper's gland）］などである．陰茎（penis）は，尿路と交接器を兼ねる器官で，根・体・亀頭の3つに分けられる．背側の陰茎海綿体，腹側の尿道海綿体からなる．尿道海綿体のほぼ中央を尿道（urethra）が通り，亀頭の先端に外尿道口（external urethral orifice）として開く．陰嚢（scrotum）は，腹壁の皮膚の続きで，精巣・精巣上体と精索の一部を包み，袋状をなし，収縮時は表面にヒダが生じている．

2. 精子の形成

精子形成は胚細胞が有糸分裂と減数分裂を繰り返す過程で，精細管で行われる．精細胞は，精原細胞から，第一次精母細胞，第二次精母細胞，精子細胞，精子の順に形成されていく．精原細胞は，第一次精母細胞への変化に伴い，セルトリ細胞に栄養を与えられながら減数分裂を行い，その内部へ移行する．セルトリ細胞は精巣網液（精細管内液）を分泌しており，それによって精子も精巣網液とともに精巣上体へ移行する．セルトリ細胞が働くためには男性ホルモンが必要で，テストステロンはライディッヒ細胞から供給される．セルトリ細胞自体も，アンドロゲン結合タンパクを分泌する．精子は精巣上体においてテストステロンの下でさ

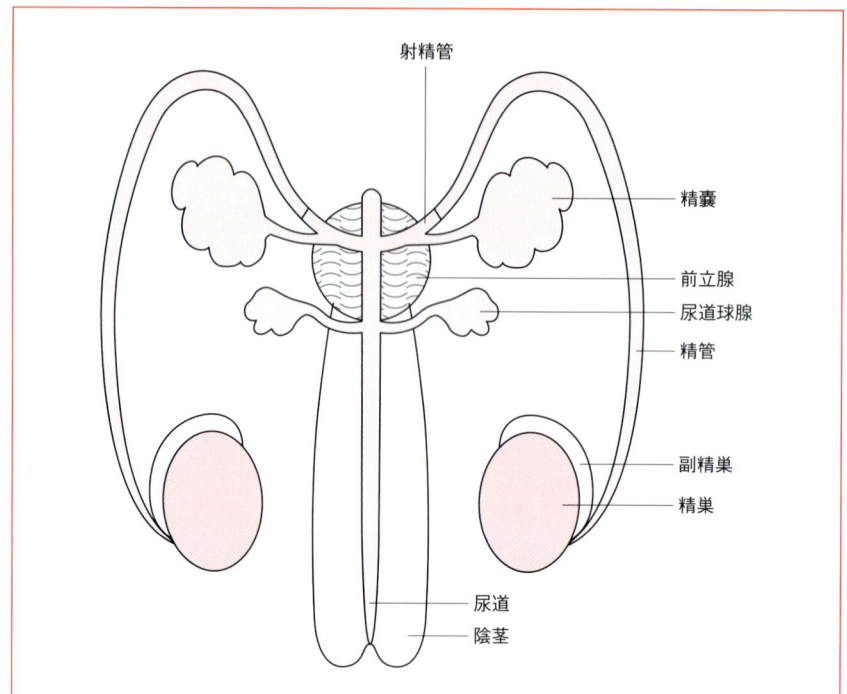

図17-2 男性生殖器

らに成熟を続け，運動機能を獲得する．この精子形成過程が正常に行われるためには，温度が体温より数度低いことが必要である．

3. 精子の排出

陰茎の主な機能は腟深部の子宮の近くまで精液を確実に送り届けることである．そのために必要な陰茎の勃起(ぼっき)は，性的興奮に続いて，勃起性組織となる陰茎細動脈に血液が流入し拡張することによって起こる．勃起反射を調整する神経中枢は脊髄の仙髄分節（S_2〜S_4）にある．ヒトでは勃起反応は脳から脊髄中枢への下降性反応により誘発される．

射精に際しては，精囊，前立腺，尿道球腺などからの分泌液と精子が混合し，精液として体外に射出される．射精反射に関する感覚受容器は主に亀頭部にあり，脳からの刺激によって中断されない．精子は主として精囊から分泌される果糖をエネルギー源として利用している．

射精直後，大部分の精子は腟から外に失われる．子宮頸部に到達した精子は子宮体部，卵管へ移動する．精子の推進力は速く，腟から5分で卵管末端部に到達する．しかし腟内の2〜3億個の精子のうち，卵管内で卵子に到達できるのは50〜200個に過ぎない．精子の受精可能な生存期間は2〜3日といわれている．

C．女性の生殖機能

1．女性生殖器の構造

卵巣（ovay）は骨盤内で子宮の両側にある長さ約3cm，幅1.5cm，厚さ約1cmの卵円形の器官である（図17-3）．卵巣は皮質と髄質からなり，皮質には様々な発達段階の卵胞（follicle）が存在している．各月経周期の始めに15〜20個の第一次卵胞が発育を始め，月経周期6日ごろに片側の卵巣の1個の卵胞が急速に成長し他は退化する（閉鎖卵胞）．卵胞上皮細胞が増殖すると顆粒細胞とよばれ，卵胞腔が大きくなり卵胞液が現われる．発育を続ける1個の卵胞は成熟卵胞（グラーフ卵胞）まで発育し，卵母細胞は顆粒細胞に囲まれて卵胞腔にとび出してみえるようになる（図17-4）．

卵管（uterin tube）は子宮内腔から卵巣に向かって走る細い管で，先端は漏斗(ろうと)状に腹腔に開く．卵管腹腔の漏斗の外周縁は卵管采（fimbriae tube）とよばれ，一部は卵巣に付着している．漏斗に続く子宮の外側

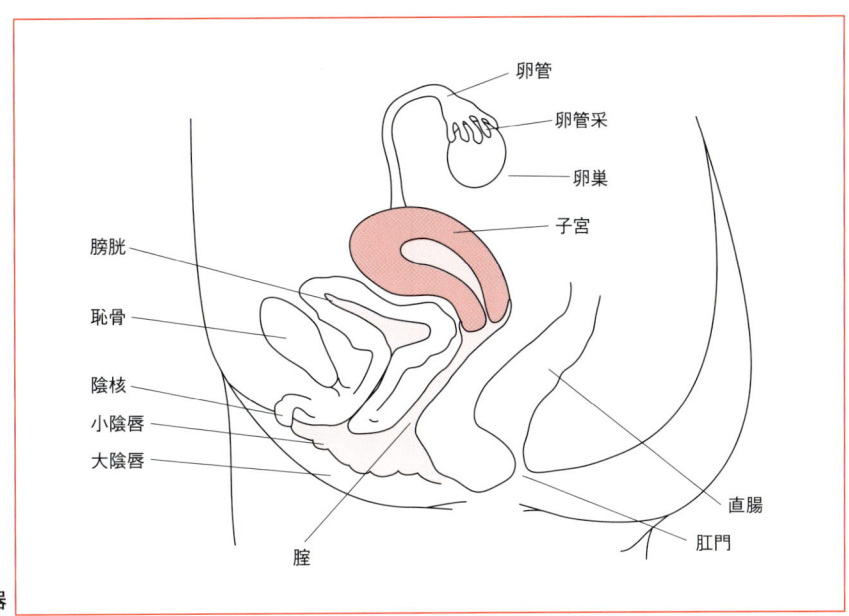

図17-3　女性生殖器

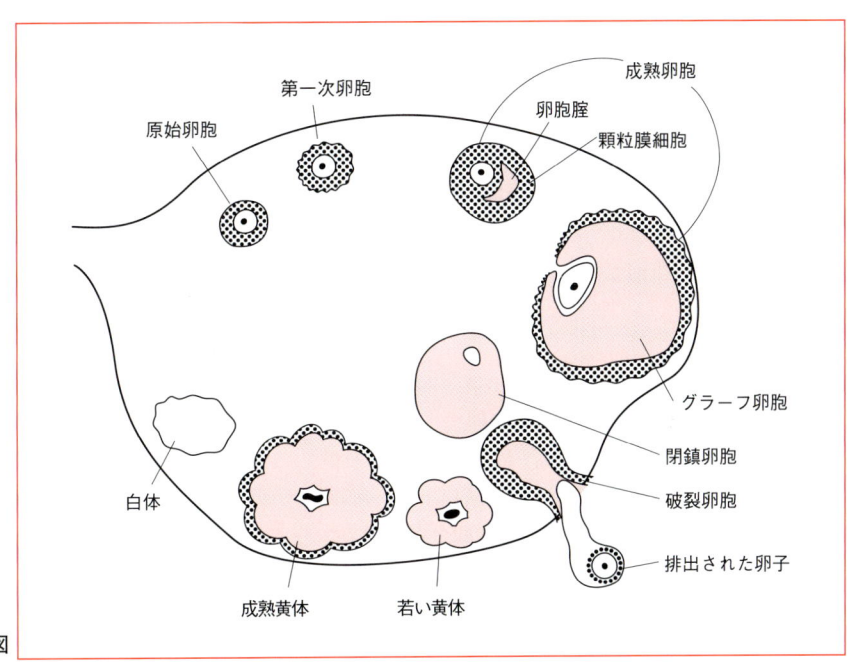

図17-4　卵巣の模式図

2/3は卵管膨大部，子宮近くの1/3は卵管峡部である．

子宮（uterus）は骨盤腔内で膀胱と直腸の間に位置し，西洋なしの形をしており，底（fundus），体（body），頸（cervix）に分けられる．子宮壁は，粘膜，内膜，漿膜からなる．

腟（vagina）は，子宮の下につながり，長さ7 cmほどの管腔器官で，交接器および産道（birth canal）である．

外陰部は恥丘，陰核（clitoris），大陰唇，小陰唇，大前庭腺，腟前庭が含まれる．腟前庭には腟口と外尿道口が開口している．腟口の後方両側には大前庭腺［バルトリン腺（Bartholin gland）］があり，粘液を分泌する．

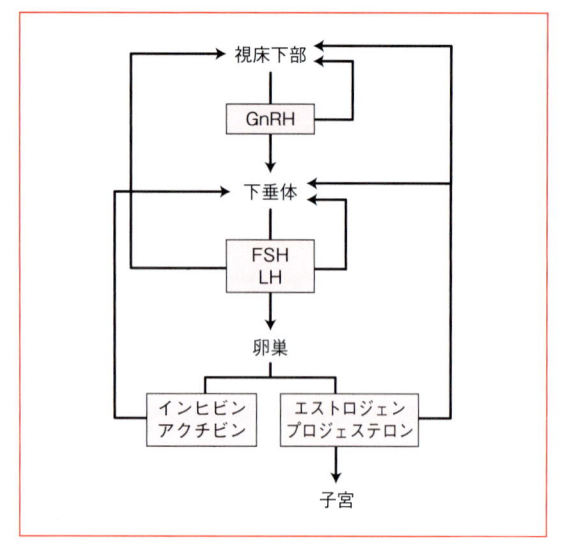

図17-5 視床下部-下垂体-卵巣系のフィードバック

会陰(perineum)とは骨盤の出口から尾骨にいたるまでを指し，女性の場合，臨床的には腟口から肛門までの部分を会陰という．

乳腺(mammary grand)は女性生殖器の補助器官である．乳房(breast)，乳頭(nipple)，乳輪(areona)からなる．乳房の脂肪組織の中にある乳腺は20個ほどの乳腺葉からなり，それぞれ乳管が続き，乳頭に開口する．開口直前では乳管洞をつくり，乳汁の貯留に役立つ．

2．卵子の成熟

女性胎児の発育過程で卵原細胞は卵巣に存在する．その有糸分裂はすでに終了して，1つの卵巣あたり数百万個の第一次卵母細胞が形成されている．第一次卵母細胞は一層の顆粒膜細胞によって周囲を取り囲まれており，第一次卵胞とよばれる．女児の出生時に第一次卵胞は減数分裂の前期のまま停止しており，排卵が起こる直前になって，第1回目の減数分裂が完了する．第二次卵母細胞の第2回目の減数分裂はすぐに始まるが，完了するのは排卵後，精子と受精してからである．ここで第二次極体が排出され，受精した卵細胞が発育を始める．

3．卵巣の内分泌機能

成熟女性では間脳-下垂体-卵巣のそれぞれの器官より分泌されるホルモンの相互作用(フィードバック機構)により卵巣の内分泌機能が調節されている(図17-5)．主な機構は視床下部より放出されるゴナドトロピン(性腺刺激ホルモン)放出ホルモン [gonedotropin-releasing hormone(GnRH)]，下垂体からの卵胞刺激ホルモン [follicle-stimulating hormone(FSH)]，黄体化ホルモン [luteinizing hormone(LH)]，卵胞から分泌されるエストロジェンと黄体から分泌されるプロジェステロンによるフィードバックである．卵巣で卵胞細胞と黄体細胞から分泌されるタンパク質ホルモンのアクチビンとインヒビンも直接，下垂体のFSH分泌を調節している．

a．卵胞期

月経発来の直前より下垂体からのFSHの分泌が高まる．これは，黄体の退行に伴い，エストロジェン，プロジェステロン，インヒビンが低下し，FSHの分泌抑制がとれるためである．FSHの刺激により卵胞が発育を開始し，LHの作用も相まってエストロジェン産生が高まる．顆粒細胞が増殖し，卵胞はさらに成熟していく．そして，エストロジェンのネガティブフィードバックにより，FSHは排卵まで徐々に低下する．一方，エストロジェンの効果により，卵胞期前期より後期にかけてLHのパルス(pulse)状分泌[*1]の頻度は徐々に増加する．これはエストロジェンが視床下部に作用して，LH-RHのパルス頻度を増加させる結果である[1]．卵胞期後期には，LH-RHに対する下垂体の感受性の増加などによってLHのパルスの振幅は増加し，排卵期に近付く．

b．排卵期

グラーフ細胞の成熟の最終段階で，卵胞からのエストロジェンの分泌が急激に増加し，増加したエストロジェンのポジティブフィードバックによりLHサージ(surge)(排卵性分泌)が起こり，グラーフ卵胞が破れて卵子が腹腔内へ出される．これが排卵である．卵子は卵管采に取り込まれ卵管内壁の線毛運動により子宮へ運ばれる．受精していない場合は外へ排出される

c．黄体期

排卵の後，卵胞では残された顆粒細胞と内卵胞膜細胞が黄体となる．排卵後8〜9日には黄体の血行が盛んとなり，プロジェステロンやエストロジェンの分泌が高まる．黄体期に分泌されるプロジェステロン，エストロジェン，インヒビンによりFSHの分泌は抑制

[*1] LH分泌は性周期においてパルス(pulse)分泌(一定のリズムを持つ拍動様の分泌で，基礎分泌ともいう)と，排卵期にみられる排卵性分泌[サージ(surge)状分泌]があり，これらは視床下部のGnRH分泌により支配されている．

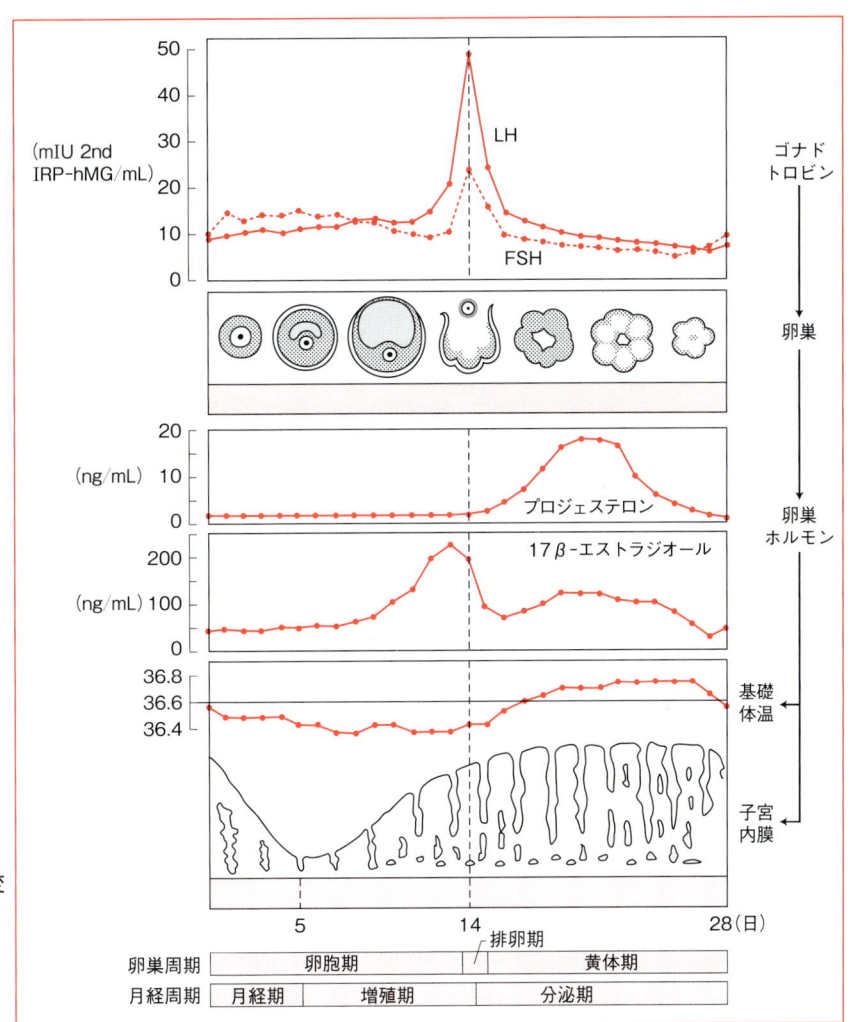

図 17-6 月経周期に伴う変化
LH：黄体化ホルモン
FSH：卵胞刺激ホルモン
〔Midgley, 1973 を改変〕

される．黄体の寿命は14日で退化し，白体となる．卵子が受精して着床すると萎縮せずに妊娠黄体となって妊娠を維持する．

4．子宮内膜の周期

子宮内膜は表面の機能層と深部の基底層より構成される．卵巣周期の間にみられるエストロジェンとプロジェステロンの分泌の変化により，子宮内膜に周期性の変化をおよぼす．これを子宮内膜周期という（図17-6）．子宮内膜周期は，増殖期，分泌期，月経期の3相からなり，増殖期と月経期は卵巣周期の卵胞期，分泌期は黄体期に一致する．月経の第1日目を周期の始めとした性周期を月経周期といい，平均28日である．

a．増殖期（proliferative phase）

月経終了後から排卵までの期間をいう．エストロジェンの作用で，残った基底層から機能層の組織が再生増殖してその厚みを増し，内膜腺が形成される．動脈は機能層でらせん状を示す．上皮細胞と分泌細胞でグリコーゲンが合成されるようになる．

b．分泌期（secretory phase）

排卵後，黄体から分泌されるプロジェステロンとエストロジェンの影響により血管がさらに増殖して動脈のらせん状態が著明になる．内膜は浮腫状になり，細胞も膨大し分泌腺はさらに屈曲してグリコーゲンを含んだ分泌液を放出し，受精卵が着床しやすい状態となる．子宮内膜の厚さはなお増加して6～8mmになる．この時期を分泌期といい，持続期間は14日とほぼ一定である．よって，増殖期の長さが月経周期を決定

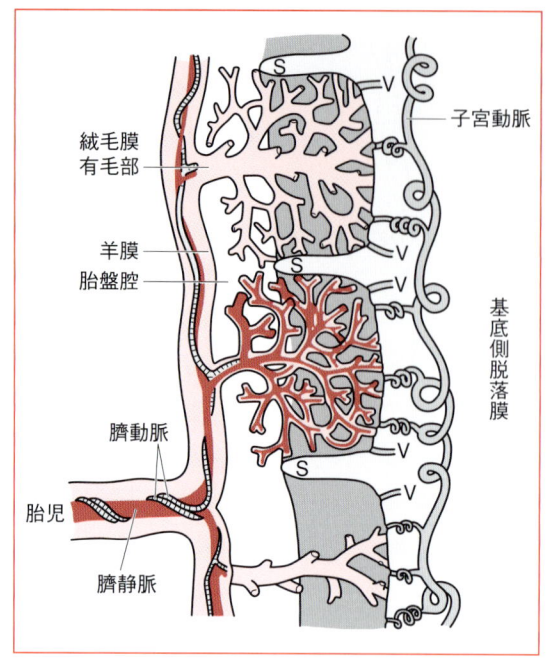

図17-7 ヒトの胎盤の構造
灰色は母親側の組織を示す.
S：胎盤中隔, V：静脈
〔Harrison, 1964 より〕

する.

c. 月経期（menstyual phase）

受精が起こらなければ黄体は退縮する. その結果, 黄体からのプロジェステロンとエストロジェンの分泌が減少し, 内膜中のらせん状動脈が収縮する. そして機能層の壊死を招き, 月経が始まる. らせん動脈の痙攣性収縮発現の機序は明らかでないが, エストロジェンレベルの急激な低下, 血管収縮因子としてのプロスタグランジンの局所的産生が関係していると考えられている. 月経期は平均5日間である. もし, 受精・妊娠が成立すれば黄体は退行することなく, プロジェステロン分泌が持続するために月経はみられない. 月経時の血液は子宮内膜から放出されるフィブリノリジンの作用により凝固しない. また, このとき大量の白血球が排出する. これを月経性帯下といい, 剥離状態の子宮内膜を感染から防御するのに役立っている.

D. 妊娠と分娩

1. 受精と着床

a. 受精能力の獲得（capacitation）

射精直後の精子に受精能力はなく, 24～48時間, 女性生殖器内にいることにより先端を覆っている細胞膜に糖タンパクや脂質などが酵素反応によって除去される. ほぼ7時間を要するが, これによってはじめて卵に侵入できるようになる.

b. 先体反応（acrosome reaction）

受精可能な精子は卵細胞まで通り抜けるために, 先体から酵素を放出する. これを先体反応といい, 卵の周囲にある透明層という厚い保護膜を融解して卵胞細胞と分散させ, 次にアクロシン（acrosin）[*2] などの酵素が透明層の膜を消化する.

c. 精子運動の活性化（hyperactivation）

卵に到達した精子の尾の運動が, 規則的な波状の鞭毛運動から, より発作的で振幅の大きいむち状運動に代わり, 大きく揺れながら進むようになる. 卵の透明層を通過するのに必要な変化である.

d. 受精（fertilization）

1個の精子と卵子は卵管膨大部で結合する.

e. 着床（implantation）

受精卵は卵管に数日とどまってから輸送され, 子宮に達する. 受精卵は約24時間の間に分裂して初期発生が開始する. 着床は受精7～11日後に行われる. 着床により胚は栄養基質を供給され成長する.

2. 妊娠の維持

a. 胎盤の形成

受精卵が子宮内膜に着床すると, 受精卵の周囲には受精卵発育のために子宮内膜が特殊に変化した脱落膜とよばれる組織が現われる. 特に基底側脱落膜の発達は著しく, 絨毛膜有毛部と共に胎盤を形成する. 胎盤は, 母親由来の基底側脱落膜, 胎児由来の絨毛膜有毛部と, この2つの組織の間に存在する胎盤腔から構成されている. 胎盤腔には母親の血液が子宮動脈を経て満ちており, 他方, 胎児側からは胎盤腔に向かって細かな絨毛が伸びている（図17-7）.

b. 胎盤の機能

1）母児間の物質交換

胎児由来の絨毛と胎盤腔内の母親の血液を介して行

[*2] 精子の卵黄膜通過に, 精子の頭部から分泌されるプロテアーゼ（タンパク質分解酵素）

う．胎児は CO_2 を母血へ排出し，母血より O_2 を吸収し，グルコース，アミノ酸，脂質を摂取し，胎児内の老廃物を母血へ排出する．

2）ホルモン産生作用

胎盤の絨毛からは hCG（ヒト絨毛性ゴナドトロピン），プロジェステロン，エストロジェンが分泌される．hCG は妊娠第7〜8週をピークとして妊娠初期に分泌されるが，その後は分泌量が急激に低下する．hCG は黄体機能を，妊娠2週から胎盤のステロイドホルモンが産生される6〜7週まで延長刺激する．また，胎盤からは妊娠期間中ヒト絨毛性乳腺刺激ホルモン（hCS；ヒト胎盤ラクトーゲン）も多量に分泌される．hCS は母体のインスリンの作用と拮抗しており，脂肪利用を促進させ，胎児のためにブトウ糖利用を抑制する．

c．胎児・胎盤単位

正常な卵巣ではエストロジェンはプロジェステロンから数段階の酵素反応を経て生成されるが，胎盤はこれらの酵素を持たないため，妊娠後期に胎盤より多量に分泌されるエストロジェンは胎児副腎皮質由来のデヒドロエピアンドロステロンを材料として生成される．デヒドロエピアンドロステロンは母体由来のプレグネノロンから生成される．このように，妊娠後期のエストロジェンは胎児・胎盤単位によって生成されるので，母体尿中に排泄されるエストロジェン（エストリオール）は胎児の健康状態の指標となる．

d．分娩

最終月経の第1日より数えて 280 日前後に子宮は激しい収縮を開始する．これにより産道が軟化し，胎児が娩出される．胎児の副腎からコルチゾールの分泌が増加して胎盤でエストロジェンに変換され子宮収縮を誘発すると考えられている．陣痛が始まると子宮の収縮により子宮頸が拡張し，これが求心性のインパルスを視床下部に送り，オキシトシンの分泌を増加させ，さらに子宮筋の収縮を強める．妊娠後期にはエストロジェンはオキシトシン受容体を 100 倍にまで増加させている．

e．授乳

乳管の発達には主としてエストロジェンが働き，腺小葉の発達にはプロジェステロンが働く．これらの性腺ステロイドホルモンを中心に，その他いくつかのホルモンの共同作業で乳腺の発達が思春期に起こる．乳汁分泌はプロラクチンの作用で起きる．分娩1〜3日後に乳管内に分泌が始まるが，これは分娩に際して胎盤が排出され，血中エストロジェンとプロジェステロン濃度が急激に低下するためである．特にエストロジェンはプロラクチンの乳汁分泌作用を弱める作用をもっている．乳児の乳首への吸啜刺激は視床下部中枢を興奮させ，オキシトシンの反射性分泌とプロラクチンの連続した分泌をおこす．オキシトシンは産褥子宮の効果的な収縮と射乳反射にも作用する．

II 生殖器系の異常

A．性腺の分化異常

性腺の分化異常は性分化の機構に異常があると生じる．精巣があるのに外陰が女性型のものを男性偽半陰陽，卵巣があるのに外陰が男性型のものを女性偽半陰陽，精巣と卵巣が同時に存在するものを真性半陰陽という．

性染色体の異常としてターナー（Turner）症候群（性染色体はXO），クラインフェルター（Klinefelter）症候群（XXY/XXXY），超女性（XXX）などが知られている．このような異常な組み合わせの場合，性腺の機能異常や生殖管の形成異常があるが，基本的にはX染色体の数にかかわらず，Y染色体があれば性腺とその他の生殖器官は男性型になる．Y染色体がなければ女性型に分化し，性器奇形などから診断されることもあるが，原発性無月経（18歳をすぎても月経をみないもの）から発見されることも多い．

B．更年期障害（climacteric disorder）

閉経周辺期には加齢による卵巣機能の低下からエストロジェン産生分泌低下が生じるにもかかわらず，脳下垂体からのゴナドトロピン（FSH，LH）の分泌は低下しないため，その分泌が亢進しホルモン失調の状態となる．その結果，様々な精神・身体症状を示し，閉経前後の10年間に何らかの心身不調を認めるものを更年期障害という．

更年期障害にみられる症状は自律神経失調による不定愁訴であり，自覚症状があるものの，病気として認識されにくい．このため，体調不良に対して夫など周囲の理解が得られにくいと更年期女性をさらに苦しめることになる．更年期障害の発生頻度は日本人では約5割でそのうち治療を要するのは約半数である．精神疾患や心身症との鑑別に注意する．

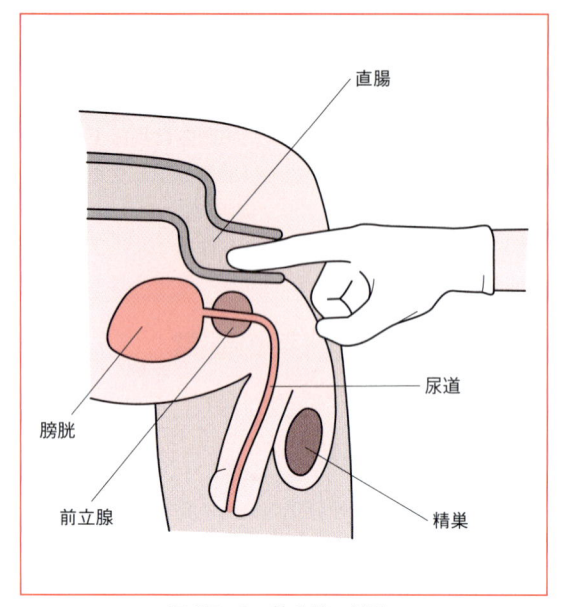

図17-8　前立腺の触診

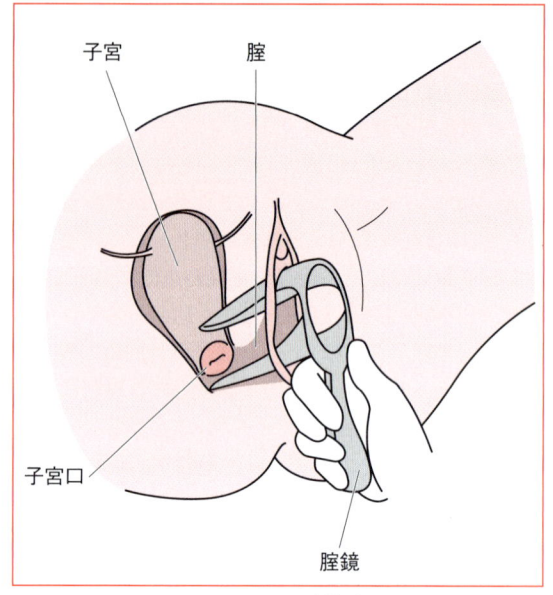

図17-9　腟鏡診

III 生殖器系のフィジカルイグザミネーション

A. 男性の生殖器系

1. 視診と触診

a. 外陰部と陰茎

陰部の皮膚，陰毛の性状，第二次性徴を，年齢，成長を踏まえて観察する．発赤，腫脹，結節の有無，包皮の状態，尿道口の位置を確認する．亀頭部は，尿道口の腫脹，硬結などのほか，前後で圧迫し，分泌物の有無を観察する．

b. 陰嚢

陰茎を持ち上げ陰嚢全体の大きさ，外観，対称性を確認する．皮膚はしわをのばして観察する．触診は陰嚢の内容を母指と示指で行い，精巣や精巣上体の硬度，大きさ，形，浮腫の有無，精管の腫脹や結節を確認する．必要があれば背面からライトをあて，透光試験を行う．陰嚢水瘤（りゅう）では透光性を示す腫瘤を触知する．また，腫瘍であれば，腫瘤を触知する．

c. 前立腺

直腸診（図17-8）により前立腺の大きさ，形，硬さなどを調べる．前立腺肥大症では栗の実よりも大きく触れる．また，前立腺癌では硬くなり，結節を触れる．前立腺炎症では圧痛と硬結があり，前立腺マッサージにより，外尿道口から滴下した前立腺分泌液を採取し検査する．前立腺の上方に精嚢があるが，正常では触れず，炎症があると触れることができる．

B. 女性の生殖器系

1. 基礎体温

朝，目を覚まして起き上がる前に測る体温が基礎体温である．卵胞期には低温相，黄体期には高温相を示す．黄体期の基礎体温の上昇はプロジェステロンの視床下部への体温中枢への刺激のためである．低温相最終日の前後2日の間に排卵がおこる．基礎体温を持続して測定することにより，排卵の有無，黄体機能の推定，妊娠の早期診断などが可能である．高温相が20日以上みられれば妊娠を疑い，黄体機能不全では高温相の短縮がみられる．

2. 外陰部の視診

発赤，着色，潰瘍，会陰瘢痕，尖圭（せんけい）コンジローマなどの有無をみる．外陰部の発育異常，尿道口や陰核の異常の有無なども確認する．

3. 腟鏡診

腟口から腟鏡[*3]を挿入し，子宮腟部，腟壁のリビド着色や発赤，帯下の性状，出血の有無，子宮腟部び

らん, 瘢痕などを確認する（図17-9）.

4. 内 診

検者の右手（左手）の母指と示指で陰唇を左右に開いて，左手（右手）の示指と中指を静かに後腟壁に沿って深く進める．さらに右手は腹壁上から，先の内診指とともに内性器を挟むように触診する．これを双合診という（図17-10）．子宮口の状態（開大度），子宮腟部の硬さや展退度，子宮の大きさや柔らかさ，付属器の腫大や圧痛，ダグラス窩の膨瘤や圧痛などをみる．

▷ **文 献** ◁

1) Clarke IJ, Cummins JT : Increased gonadtropin-releasing hormone pulse frequency associated with estrogen-induced luteinizing hormone surges in ovariectomizedewes. Endocrinology **116** : 2376-2383, 1985

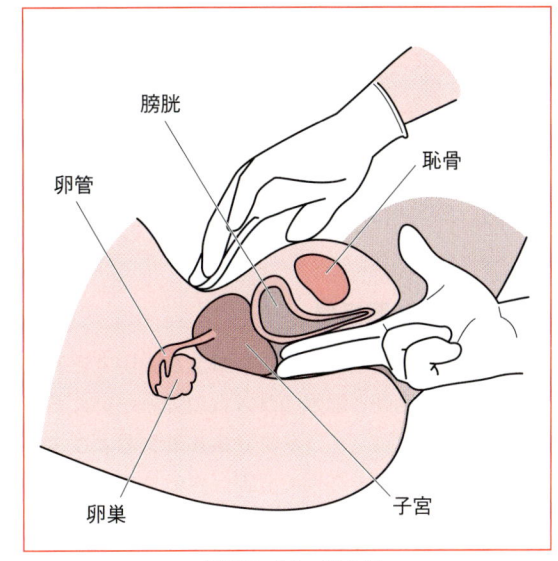

図17-10 双合診

*3 一般にクスコとよばれることが多いが，クスコは腟鏡のうちの1種類のみを指す．英語では speculum という．

KEYWORD

🗝性腺の分化 🗝性分化 🗝精巣決定因子［testis-determining factor（TDF）］ 🗝セルトリ細胞 🗝グラーフ細胞 🗝性周期 🗝月経 🗝ゴナドトロピン 🗝受精 🗝着床 🗝妊娠 🗝分娩 🗝更年期障害

学習課題

- □ 性の分化の過程を，作用する遺伝子と，その結果，男女それぞれで発達するもの，退化するものを中心に述べなさい
- □ 思春期の発来機序を説明しなさい
- □ 精子の生成過程を説明しなさい
- □ 女性の性周期において，関与するホルモンおよび卵巣と子宮内膜の周期的変化についてまとめなさい
- □ 受精と着床の機序を述べなさい
- □ 男女それぞれの生殖器系におけるフィジカルイグザミネーションの方法について述べなさい

18 生体リズムとホメオスタシス

学習目標
1. 生体リズムの基本概念が説明できる
2. 活動と睡眠のリズムの関係がいえる
3. 体温，メラトニンホルモンおよびコルチゾールなどの概日リズムの特徴がわかる
4. 光などの環境要因が生体リズムにおよぼす影響，特に「同調」について理解する

I 生体リズム

社会生活を営む私たちにとって"時計"は時間を知るために重要である．学校や会社が始まる時刻，会議や待ち合わせの時刻など，誰もが時間に追われる生活を余儀なくされている．一方，"時計"をもっていない動物や植物であっても，時間を知り，地球の自転と公転によって生じる昼と夜の繰り返しや，一年を周期とする日長の変化に順応して生活している．ヒトを含めた生物は，どのように時間を知ることができるのだろうか．

単細胞原核生物からヒトまで，あらゆる生物は外部環境の変化から時間を知ることができる一方，自分の体内に時間を刻む機構，すなわち"体内時計（internal clock）"の存在が明らかになっている．この体内時計こそが，本章で扱う生体リズム（biological rhythm）を作り出している．

生体リズムとは生体に内在する周期的なリズムの総称である．夜暗くなったら眠り，朝に目覚めるのもそのリズムの一つであり，東西方向へジェット機で移動する際の到着地における不適応［時差ぼけ（jet lag）］の経験も，体内にリズムを持っている証拠である（後述）．当然，看護師業務に代表される交替勤務（sift-work）も体内リズムと深く関係する．

この章では，生体リズムの基本的知識と，看護の重要な要素である睡眠と生体リズムの関係について説明し，さらに応用できる分野についても言及する．

A. 生体リズムとは

生物は時間的秩序を保つことによって恒常性を保っている．ヒトでは，ほぼ1日を周期とする概日リズム（circadian rhythm）がよく知られている．その他に，ほぼ1ヵ月を周期とする概月リズム（circalunar rhythm），ほぼ1年を周期とする概年リズム（circannual rhythm）などがある．海辺の生物には潮の満ち引きに関連して約12時間の潮汐リズム（circatidal rhythm）を持つものがあるが，これは明暗サイクルとは同調していない．生体リズムとは，そこで生きる生物にとって外的環境に適応するための機能の一つである．

B. 概日リズムの構造

私たちの体温や血中ホルモンを連続して測定すると，ほぼ24時間を周期とするリズムがみられることが知られている．これは1960年にドイツのマックスプランク研究所においてアショフ（Ashoff）らが行った大がかりな実験（ヒトを対象に，時間の手掛かりを排除した）を皮切りに明らかになった．

ヒトの概日リズムを理解するために，いくつかの生理機能のピークを図18-1に示した．さまざまな生理機能がそれぞれにとって都合がよい時間にピークがくるようになっているのがわかる．

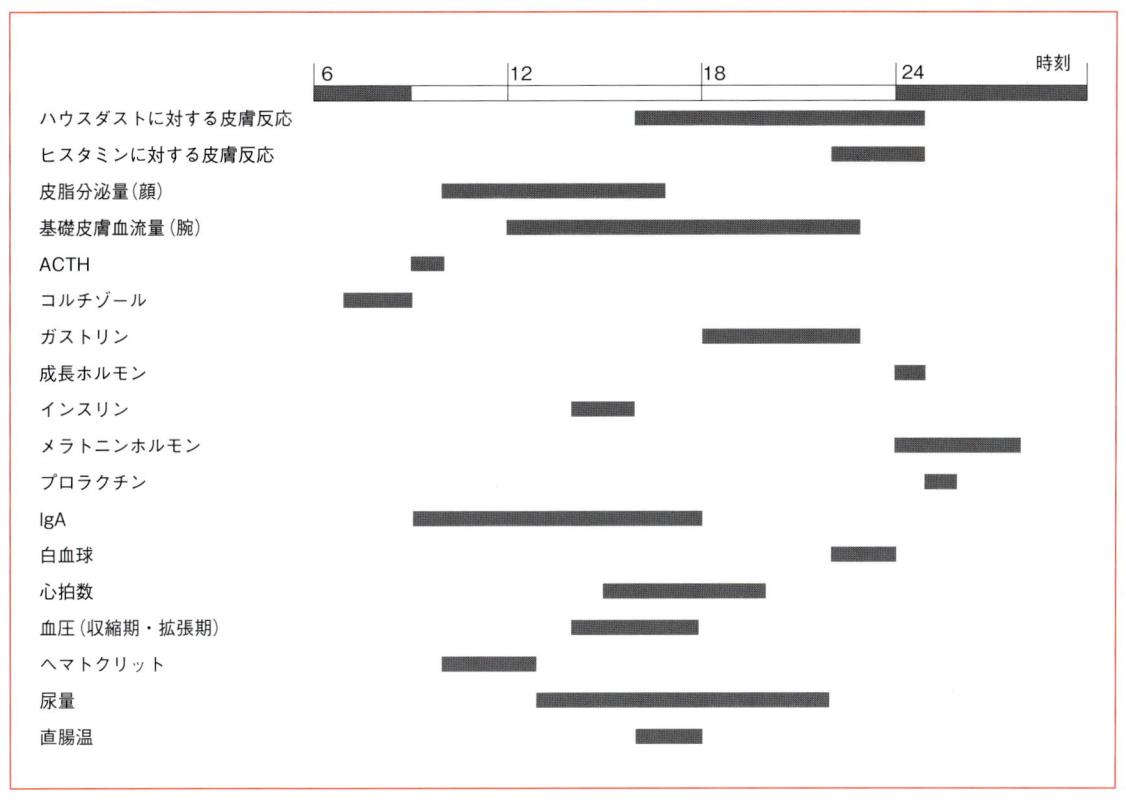

図18-1 種々の生理機能のピーク時間

Kuollari ら（2006）の表をもとに，種々の生理機能（分泌量，血中濃度，数値など）が1日のうちで最大なる時間帯を黒帯で図示した．これらのデータは，それぞれ根拠となる論文から引用されたものである．

〔Koullari WL, Sothern RB：Clinical Medicine, Introducing Biological Rhythm, p.430-442, 表11-1〜15, Springer, New York, 2006〕

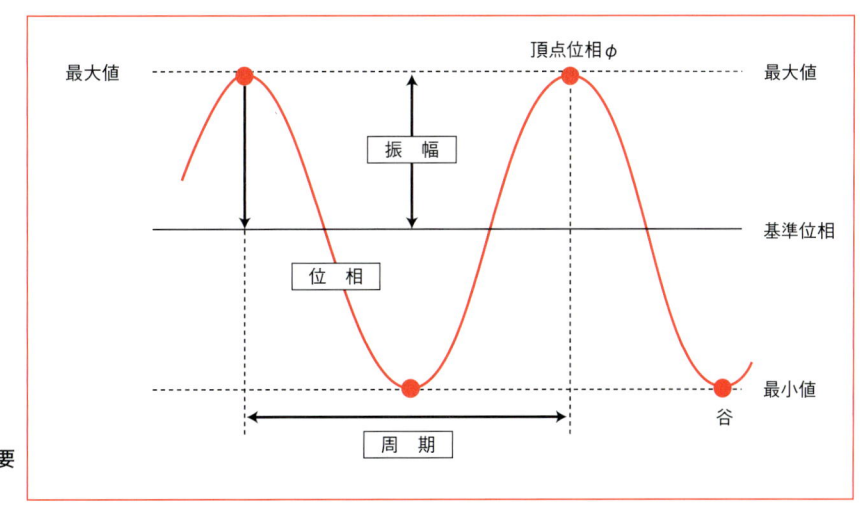

図18-2 生体リズムの3要素と関数曲線

C. 生体リズムの関数

ある一定のパターンを繰り返す周期の変動は関数とみなされ，リズムの近似法として正弦波形の関数として扱われる（図18-2）．リズムの検出については，24時間では測定点が5～6カ所必要であるといわれる．リズムの周期τ（タウ）で，扱っているパラメーターが基準位相に比べて極大となる時間的な位置を頂点位相φ（ファイ）といい，「直腸温の概日リズムでの頂点位相は午後2時であった」などと表現する．また，その周期内のリズムの全可変幅の半分を振幅という．言い換えると，頂点と谷の差は振幅の2倍に相当する．生物は秩序だった数多くの時間構造を持っているが，他の外的要因などとの関係でリズム位相にずれを生じる．たとえばヒトの直腸温の頂点位相が15時から14時に1時間早くなった場合を1時間の位相前進，15時から16時に1時間遅れた場合を1時間の位相後退という．なお，生命現象の時間的構造には周期的変動（可逆的変動）のほかに非周期的変動（不可逆的変動）がある．非周期的活動には胚や胎児の発生，発育や加齢，老化があるが，これらの影響もリズム解釈をさらに複雑にしている．

II 体内時計と環境要因

A. 同調性

生体リズムの一つである概日リズムは地球の自転に関与し，太陽の日昇・日没時刻と24時間の中で繰り返される明暗サイクルや気温の変化に体内の時計を同調させている．ヒトの場合，光，音・気温などの環境要因以外に，外出などでの社会との接触や人間関係が概日リズムの要因になると考えられる．このような生体リズムをあわせるために存在する因子を同調因子（Zeitgeber）[*1] という．

明暗サイクルが生物におよぼす影響については，ラットやマウスなどを用いて特別な環境下で生活させ，眼球を切除するなどで明らかになったが，ヒトの研究は容易なものではなかった．アショフらは地下に生活できる住居を建築し，時計など外界からの手がかりがない状態で約30日間の時間隔離実験を行った．明暗サイクルを被験者自身で調節するようにすると24時間周期と異なる周期で生活するようになり，ある人の場合は25.7時間周期を示した．この状態を自由継続周期（free-running）という．さらに2週間を越えると睡眠覚醒リズムと体温やホルモンリズムが別の周期で駆動することが明らかになり，体温リズムの周期が25.1時間に対して，睡眠覚醒リズムは33.4時間であった[1]．こうして，ヒトには2つ（以上）の時計（この時計に相当する部分を振動体とよぶ）があること，それぞれが独自に時計を刻むことが明らかにされ，この事象を内的脱同調（internal desynchronization）とよんでいる．この時の身体症状は，後述するジェットラグやシフトワーク時にも観察される．

しかし，同様に外界からの情報が遮断された隔離実験室でも，ヒトが集団で生活すると24時間よりやや延長した時間周期が観察されるのみである．この事実はヒトが社会的な動物であることを強く示している．またヒトの場合でも，夜の時間帯に光を浴びることによって，本来夜間に高いピークを示すメラトニンの分泌が抑制され体内時計の位相が遅れるなど，明暗サイクルによって操作されることも明らかになっている[2]．

B. 振動体

時計の機構［振動体（oscillator）］（図18-3）は，哺乳類では視交叉上核［suprachiasmatic nucleus (SCN)］に存在すると考えられている．

自由継続周期において，体温リズムと睡眠覚醒リズムが別の周期を示すことは前述したが，内的脱同調を生じると，睡眠時期に一致していた深部体温の最低値位相や松果体ホルモンであるメラトニンの分泌ピークが覚醒時期にも出現する．このとき不眠や昼間の眠気の出現，作業能率の低下などの不調が生じる．これらの事実から，睡眠覚醒リズムと体温リズムは異なる振動体で駆動されると推測されている（体内時計複数振動体説）．特に体温リズム，コルチゾールおよびメラトニンホルモンなどの分泌リズムをつくる振動体は視交叉上核にあると考えられている．一方，睡眠覚醒リズムについては，体温リズムなどの周期に対して従属的に働くという説と，独自に駆動するという説がある．

[*1] Zeitgeber はアショフによる用語．このほかにハルベルグによる Synchronizer，ピッテンドリッヒによる Entraining factor といわれることがあるが，すべて同じ意味である．

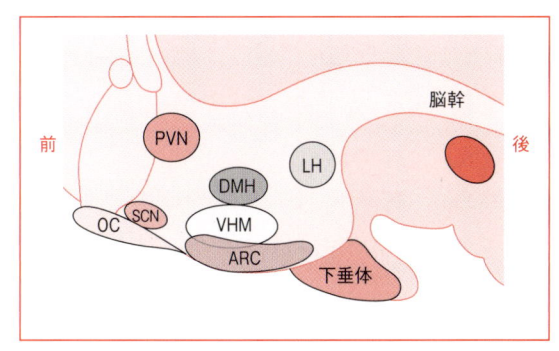

図 18-3 ラットの脳の矢状断面における視床下部（SCN）の位置

OC：視交叉，ARC：視床下部弓状核，VMH：視床下部腹内側核，DMH：視床下部背内側核，PVN：室傍核，LH：視床下部外側野，PBN：傍小脳脚核

〔Herzog ED, Muglia LJ：You are when you eat. Nature Neuroscience 9：300-302, 2006 の図 1 を改変〕

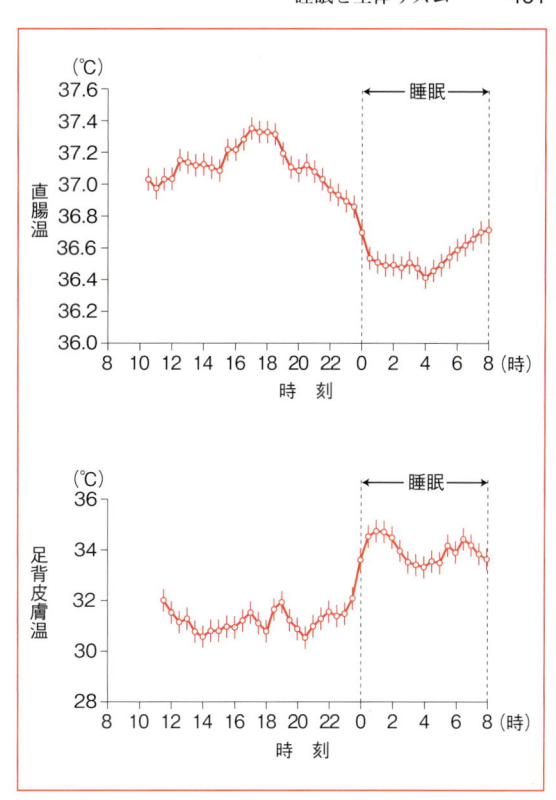

図 18-4 直腸温と足背皮膚温の日内変動

III 睡眠と生体リズム

睡眠が性別，年齢，寝室環境などの要因で変化することはすでによく知られている．ここでは睡眠という生理現象のみを切り取って論議するのではなく，睡眠覚醒リズムとして，すなわち，昼間の活動および夜間の睡眠という 1 日（24 時間）の現象として論ずる．

A．体温リズム

ヒトの体温リズムのうち直腸温は，深部体温を代表する指標として生体リズム研究でしばしば用いられる．深部体温リズムは末梢の熱の産生や放散の機構と深く関与している．たとえば，入眠期に直腸温が低下するが，その時に末梢の皮膚温は上昇し，放熱を促している状態になっている（第 15 章体温調節参照）．すなわち，私たちは眠くなると手足が温かくなり（汗をかき），直腸温が下降し，入眠する．反対に，起床を前に大脳皮質などの活動が開始されるのに伴い直腸温は上昇に転じ，昼間の活動に備える（図 18-4）．

B．メラトニンリズム

メラトニン（メラトニンホルモンともいう）は，光以外の環境要因にあまり左右されないので概日リズムの指標として使われている．メラトニンは松果体で産生され，夜間に上昇し，日中は低下する特徴がある．哺乳類以上の生物では光のシグナルは網膜で受容され，網膜視床下部路を経由して視交叉上核に到達する．そこで処理されたシグナルは室傍核と，（交感神経線維が始まる）上頸神経節を介して松果体に伝達される．夜間に分泌され，末梢部の放熱を促す（深部体温の下降を助長する）働きがあり，睡眠を助ける機能についての研究も進められている[3]．メラトニンは血中だけでなく唾液，涙，乳汁，尿などあらゆる外分泌液で検出が可能であり，多方面での役割が期待されている．米国では，不眠に対して 2005 年にメラトニン［正式にはメラトニンレセプター作用薬（agonist）］の使用が承認されている．メラトニンは性腺抑制ホルモンでもあり，生理的なレベル以上の摂取に関する副作用や長期使用に関する検討は十分でない．

C．眠気のリズム

ラヴィ（Lavie）はヒトにはどうしても入眠できない時間帯があることを，実験によって明らかにした[4]．この時間帯は，睡眠禁止帯（forbidden zone）（一般

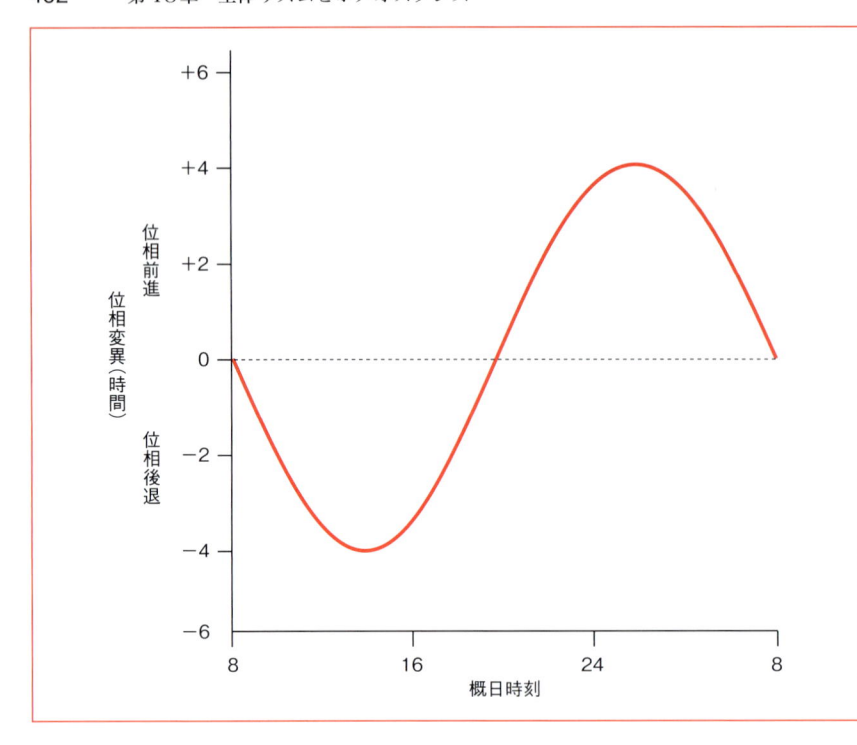

図18-5 光の位相反応曲線（模式図）
横軸は主観的な時計の時刻を表す．縦軸は，ある位相で光パルスを与えたときにどのくらい（時間），どちらの方向へ（後退か前進か）リズムが位相変化するかを，それぞれ示す．

に19時頃〜）とよばれ，多少睡眠不足でも眠りにくい時間帯である．この時期は，逆に脳の機能も高まっていることが明らかになっており，学習などに適した時間帯ともいわれている．このように眠気にもリズムがある．

D．内的脱同調と睡眠

内的脱同調下（自由継続周期）では直腸温リズムの位相と睡眠時間との間に一定の関係があり，最低体温を示す時刻から体温上昇期にかけて入眠すると，睡眠時間は短縮する．逆に，下降期にかけて入眠した場合は，頂点位相に近い睡眠時間は長くなり[5]，また，その際の自覚的な眠気の程度も最高になる[6]．内的脱同調下では入眠後まもなくレム睡眠が出現するなど，通常とは異なる睡眠構造が認められる[7]．このことから，睡眠持続時間は，それまでにどれだけの時間を覚醒していたかでなく，入眠時の概日リズムの位相点によっても規定されていることがわかる．より効果的な睡眠を導入するためには，そのタイミングを見極めることも重要なのである．

E．光同調

同調因子に対する概日リズムの位相反応をみるには，恒常的暗条件でフリーランニングしている状態で，概日リズムの様々な位相点で光刺激を与える方法がある（光パルス実験）．位相の変化の大きさと方向は，行動リズムのどの位相で光が照射されたかで決まり，光刺激の位相と生じた位相反応の関係は，位相反応曲線［phase-response curve（PRC）］として表される．一般に，主観的夜の前半に位相後退相があり，主観的夜の後半に位相前進相がある．図18-5は概日リズムの位相反応曲線の模式図である．生物の種によってこの位相反応曲線は異なる．またヒトにおいても何種類かの位相反応曲線が報告されている．これを用いて，位相の修正を行う時の光刺激のタイミングを推測することが可能である．

F．睡眠と月経周期

生体リズムの中では，月経は概月リズムの代表例である．健康な女性において，月経周期に伴い気分などが変化することは明らかである．睡眠覚醒リズムやメラトニンリズムにおいては，健康な女性では有意な変化はみられないが，うつ傾向のある女性ではメラトニン分泌リズムの振幅が月経周期に影響されるという報告がある[8]．一方，季節性気分障害のある患者（後述）の中に月経前困難症を訴える者が多いこと[9]，また，

月経前困難症の患者に光療法が有効であったという報告がある[10]．こうした知見は光環境のアセスメントによって日常生活リズムを整えるという新しい看護介入の可能性を示唆している．

G．睡眠と自律神経系

覚醒中の血圧や心拍数，呼吸数は食事や運動などの行動や周囲の状況で大きく変化している．覚醒中の自律神経系活動は随意運動系の働きに応じて調節される．たとえば，立ち上がろうとする時には，頸動脈などに存在する圧受容器が反射的に頭部への血流を確保することによって覚醒中の血圧のホメオスタシスを維持している．

覚醒からレム睡眠に移行すると血圧や心拍数は減少する．また，ノンレム睡眠中は筋緊張は低下し，脳波上では徐波が多くなり，瞳孔が縮小し，副交感神経優位のきわめて低い自律神経活動を示している．

また，恒温動物にとって体温調節は自律神経系が担う重要な役割の一つであるが，ノンレム睡眠中に環境温を低下させると皮膚温も低下し，放熱が抑えられ深部体温が上昇するので，ノンレム睡眠中も体温調節機構が機能する．これに対してレム睡眠中は環境温が上昇しても皮膚温は低下（末梢血管の収縮）し，環境温が低下すると皮膚温が上昇（末梢血管の拡張）し，環境温が下がるとますます体温が奪われる状態になる[11]．このように，レム睡眠時期には体温のホメオスタシスが十分に機能していないことが推測される．

IV 生体リズムの生活への応用

生体リズムの基礎について概観してきたが，このように生物には生きるために"時間"が深く関与している．そこで，こうした周期現象を生活の中にどのように応用すれば，より健康に生活できるかという視点で考えてみよう．

A．時間病理学

体温に日内変動があるように，心拍数や血圧にも日内変動がある．ある種の病気では，その発症時間との間には一定の関係性があることがわかってきた（時間病理学）．たとえば血圧は深夜に最低値を，12時間後に最高値を示す．起床は血圧を高める強い要因であるといえる．また，血液の凝固性は日中に高く（図18-1），心筋梗塞は午前10時頃に発症しやすいと言われ[12]，概日リズムによって説明できる．心臓疾患患者のヘリコプター移送要求時刻が午前中に集中していたという報告[13]は，救急医療施設におけるスタッフの待機体制に考慮されている．

また，朝方に気管支喘息が起きやすいことが知られているが，深夜から明け方にかけて気管支が収縮しやすいことに加え，朝に本来高くなるコルチゾールが高くならないこと（図18-1），さらに，朝4時頃にヒスタミンが高くなることなどが原因になっていると考えられる．こうしたさまざまな例から，療養者の生活リズムの調整が疾病予防や症状悪化の抑制につながることが理解できよう．

B．時間毒性学

ラットなどの小動物を用いて，X線や電磁波・音波などのノイズへ曝露したり，毒性の高い化学物質を投与して曝露，あるいは投与時刻と死亡率との関係を明らかにする研究分野を時間毒性学という．ヒトは昼行性動物なので夜行性動物の結果を即適用できないが，後述の時間薬理学と合わせてがんの治療の進歩に影響を与えている．

C．時間薬理学

投薬時刻によって薬物の血中濃度や薬物に対する正常組織の感受性が異なるため，有害反応の出現頻度に時刻による差が生じる．このようなことを考慮して，効果的な薬物治療を考える分野が時間薬理学である．たとえば，骨髄細胞は昼間さかんに分裂するので，このような時期に高濃度の抗腫瘍薬を投薬すると，正常細胞が高頻度に障害されることになる．一方，体を構成する細胞は主に起きて活動しているときに消耗し，痛んだ細胞の修復は夜に行われる．がん細胞も正常な細胞と同様に，夜間に増殖する．このことから，抗がん剤の投与も昼間より夜にしたほうが，最小限の副作用で最大限の効果が期待できるといえよう．

D．時間栄養学

時間栄養学では，動物が冬に備えて栄養を摂取する行動を，季節に応じて代謝反応を変更しながら適応する動物の習性としてとらえることができる．日中活動し夜間に休息をとるヒトでは，午前中の糖代謝が活発に行われる．最近，摂食に伴う何らかの刺激が，摂食に関する同調リズムを調節する背側視床下部

待できる．また，24時間にわたる注腸栄養はコルチゾールの概日リズムを消失させるという[16]．こうした事実は，看護において，食事のタイミングが体内リズムに与える影響を考慮すべきことを示唆している（図18-6）．

E．休眠・労働サイクルの時間変更

飛行機でタイムゾーンをいくつか越える旅行者や，労働時間と休息時間が不規則な勤務形態にある人は，体内時計の位相のずれの影響を受ける．ジェット機などで急激に移動することによっておきる身体症状をジェットラグ（jet lag）とよぶ．特に5時間以上の時差のある東向きの移動では（体内時計を進めなければならない移動），身体症状が強く出やすい．また，個人差はあるが，時差が5時間ある西向き（日本からみれば中東付近）に旅行するならば，回復に約5日かかるとされている．これは体温リズムなどの周期が24時間よりも長いからである．しかし，米国の西海岸に移動するなら，7時間ほど時計を進めないといけない．この場合，逆に体内時計を17時間遅らせることで，現地時刻に合わせようとする．睡眠覚醒リズムの周期は約2日の周期をもつので現地の時刻には合わせやすいが，ジェットラグの間は体温リズムなどとは内的脱同調を起こしていることになる．ジェットラグを緩和するには，内的な時計と外的環境の時計をできるだけ早く合わせる必要がある．図18-2に示した位相反応曲線を参考に，曝露する光環境をうまく調整し，体温リズムなどの周期を現地時刻に合わせることが可能である．

24時間労働は，重化工業従業者やコンビニエンスストア店員，病院の医療スタッフ，タクシーの運転手や，運送業者などさまざまな形態を示す．これらの労働形態では交替勤務の身体への影響をできるだけ小さくする工夫が必要である．交替勤務は個人の弊害だけではなく大事故につながることがある．米国のスリーマイル島やロシアのチェルノブイリの原発事故など17時間以上の覚醒状態でいると，酒気帯び運転時と同様の状態に陥ると報告されており[17]，産業衛生の場面でも生体リズムを考慮に入れた健康管理は重要である．

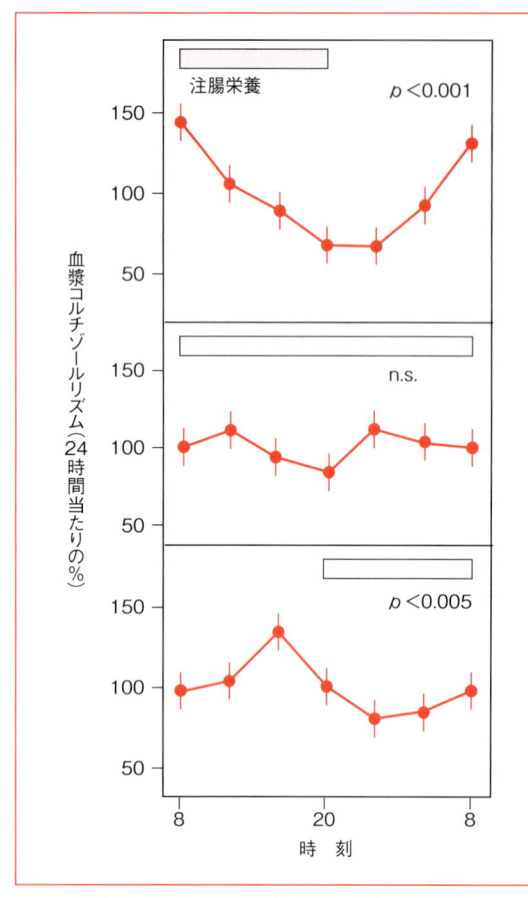

図18-6　注腸栄養時のコルチゾールリズム

日中に注腸栄養（図中，水平バー部分）を行った時は，日中にコルチゾールリズムは高く，通常パターンに類似している（上図）．1日を通して継続的に行った時は，コルチゾールリズムの振幅自体が小さくなっている（中段図）．夜間に行った時は，ピークが夕刻以降に移動しており，本来のリズムとは異なるパターンを示している（下図）．

〔Saito M, Nishimura K, Kato H,：Modification of circadian cortisol rhythm by cyclic and continuous total enteral nutrition. J Nutr Sci Vitaminol 35：639-647, 1989の図2を改変〕

(DMH)に働きかけて視床下部外側野からオレキシン（orexin）[*2] を分泌させることが明らかになった[14]．夜間睡眠を頻回に妨害すると夜間の成長ホルモン分泌が抑制されて肥満になるという報告もあり[15]，生体リズムを調整することによって効果的な体重管理が期

[*2] 視床下部外側野（摂食中枢）から分泌される神経ペプチド．小脳以外の脳内全域に分布し，覚醒状態の維持に関与すると考えられている．

F. 生体リズム障害

今までは行動や性格の問題と片づけられてきた疾患が，最近，生体リズム障害と名付けられ，人々に理解されるようになってきた．これには私たちの日常生活における環境調整も深く関わる．

1. 季節性感情障害

秋から冬にかけて抑うつ状態になる状態を季節性感情障害［seasonal affective disorder (SAD)］とよび，その病因は冬季に日照時間が短縮することによるものと考えられている．治療は，多くは午前中に 2000 lux の高照度光照射が行われている．北欧などの高緯度の国に多く見られる疾患であるが，中緯度の我が国でも，時折見られる疾患である．

2. 概日リズム性睡眠障害

a. 睡眠位相後退症候群［delayed sleep phase syndrome (DSPS)］

睡眠時間帯が極端に遅れ，深夜を過ぎても寝つけず，昼頃でないと起床できない．起きることができたとしても，午前中は過度の眠気や集中力の低下がみられ，深夜になるほど解消する．長期休暇に生体リズムがずれて夜型の生活になることは多いが，この疾患では簡単には元に戻すことができない．睡眠覚醒リズムを社会的に望ましい時間帯に合わせることは難しく，周囲から怠けていると評価され，解雇や落第という社会不適応状態に直面することもある．また，夜間眠れないということで睡眠薬の投与を受けていたり，アルコール摂取をしたりしていて，本来の病態が顕在化していないことも多い．

b. 睡眠位相前進症候群［advanced sleep phase syndrome (ASPS)］

DSPS とは逆に，夕方から眠気を感じて，社会的に望ましい時刻よりも早くに入眠し，早くに覚醒してしまう症状を示す．症例数が少なく，臨床的にも問題になりにくい．遺伝的形質として，概日時計の周期が 24 時間より短い場合にこのような症状を起こしやすい．高齢者の早寝早起き傾向との関連も指摘されている．

c. 非 24 時間睡眠覚醒症候群［non-24-hour sleep-wake syndrome (Non-24)］

視覚障害者や 1 日中室内に閉じこもっている人にみられることがある．臨床的には，入眠‐覚醒時刻が毎日一定時刻ずつ後ろにずれていく症状がある．治療にはメラトニンの投与が有効であるといわれているが，我が国ではまだ承認されておらず（治験中），一般的ではない．高照度療法は効果があるといわれているので，太陽光を浴びたり，光を感受できるような環境作りが必要である．

ホメオスタシス（homeostasis）は，生物学的「定数」が変動しないように維持される負のフィードバック機構で，生命の存続には不可欠なしくみである．これに対して，生体リズムの概念は一見矛盾するようにみえる．しかし，環境の周期的変化に応じて変動する生体のリズムもまた，長い生命の歴史の中で形成された生物の本質的な特徴で，ホメオスタシスの要素とみなすことができよう．

生体リズムのメカニズムは，地球上での生命の営みの中で，遺伝的突然変異と自然選択，そして，環境との適応を経て必然的に形成されてきた．生体リズムは看護師など交替制勤務従業者の健康に影響し，産業衛生に深く関わってくる．生体リズムはまた，睡眠衛生だけでなく生活習慣病などの発病要因や精神衛生などにも関与しており，療養環境の調整にも必要な概念となっている．日常の看護場面での検温や，食事，排泄，清潔などのケアは，生体リズムを考慮して実施すべきであろう．

▷ 文 献 ◁

1) Wever RA : The Circadian System of Man—Results of Experiments under Temporal Isolation, p.43-58, Springer-Verlag, New York, 1979
2) Lewy AJ, Wehr TA, Goodwin FK et al : Light suppresses melatonin secretion in humans. Science **210** : 1267-1269, 1980
3) Pandi-Perumal SR, Srinivasan V, Maestroni GJ et al : Melatonin・Nature's most versatile biological signal? FEBS Journal **273** : 2813-2838, 2006
4) Lavie P : Ultrashort sleep-waking schedule. III. 'Gates' and 'forbidden zones' for sleep. Electroencephalogr Clin Neurophysiol **63** : 414-425, 1986
5) Zulley J, Wever R, Aschoof J : The dependence of onset and duration of sleep on the circadian

rhythm of rectal temperature. Pflugers Arch **391**：314-318, 1981
6) Czeisler CA, Weitzman E, Moore-Ede MC et al：Human sleep—its duration and organization depend on its circadian phase. Science **210**：1264-1267, 1980
7) Czeisler CA, Zimmerman JC, Ronda JM et al：Timing of REM sleep is coupled to the circadian rhythm of body temperature in man. Sleep **2**：329-346, 1980
8) Parry BL, Martinez LF, Maurer EL et al：Sleep, rhythms and women's mood. Part I. Menstrual cycle, pregnancy and postpartum. Sleep Med Rev **10**：129-144, 2006
9) Krasnik C, Montori VM, Guyatt GH et al：The effect of bright light therapy on depression associated with premenstrual dysphoric disorder. Am J Obstet Gynecol **193**：658-661, 2005
10) Lam RW, Carter D, Misri S et al：A controlled study of light therapy in women with late luteal phase dysphoric disorder. Psychiat Res **86**：185-192, 1999
11) Heller HC：Temperature, thermoregulation, and sleep. Principles and Practice of Sleep Medicine (Kryger MH, Roth T, Dement WC eds), p.292-304, Elsevier/Saunders, Philadelphia, 2005
12) Cohen MC, Rohtla KM, Lavery CE et al：Meta-analysis of the morning excess of acute myocardial infarction and sudden cardiac death. Am J Cardiol **79**：1512-1516, 1997
13) Fromm RE Jr, Levine RL, Pepe PE：Circadian variation in time of request for helicopter transport of cardiac patients. Ann Emerg Med **21**：1196-1199, 1992
14) Herzog ED, Muglia LJ：You are when you eat. Nature Neurosci **9**：300-302, 2006
15) Redwine L, Hauger RL, Gillin JC et al：Effects of sleep and sleep deprivation on interleukin-6, growth hormone, cortisol, and melatonin levels in humans J Clin Endocrinol Metabo **85**(10)：3597-3603, 2000
16) Saito M, Nishimura K, Kato H：Modifications of circadian cortisol rhythm by cyclic and continuous total enteral nutrition. J Nutr Sci Vitaminol **35**：639-647, 1989
17) Dawson D, Reid K：Fatigue, alcohol and performance impairment. Nature **388**：235, 1997

KEYWORD

概日リズム　周期　振幅　位相　光　体温リズム　メラトニンホルモンリズム　コルチゾールリズム　概日リズム障害

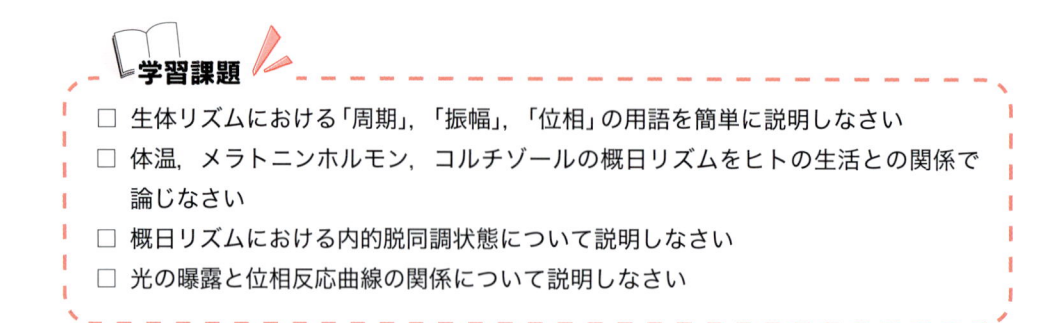

学習課題

□ 生体リズムにおける「周期」，「振幅」，「位相」の用語を簡単に説明しなさい
□ 体温，メラトニンホルモン，コルチゾールの概日リズムをヒトの生活との関係で論じなさい
□ 概日リズムにおける内的脱同調状態について説明しなさい
□ 光の曝露と位相反応曲線の関係について説明しなさい

19 成長と老化

学習目標
1. 生理的老化と病的老化の違いがいえる
2. 細胞の分裂・寿命は各組織・臓器により一様でないことが説明できる
3. 主要な老化学説と，その概要がわかる
4. 加齢に伴う組織・臓器重量の減少は，一様でないことがわかる
5. 高齢期の生体機能の特徴を，主要な組織を例示して説明できる
6. 高齢期のタンパク質，エネルギー，脂質，カルシウム代謝の特徴がわかる
7. 代表的な疾病において，高齢者の症状の特徴がいえる

ヒトの生理的機能年齢は若齢期には暦年齢と比較的よく一致するが，加齢に伴って格差が拡大し，大きな個人差を生じる．本章では，生体の形態的・生理的機能の加齢変化について概説する．

I 生理的老化と非生理的老化

1. 生理的老化

年をとるに伴って，ほとんどすべての生体組織で実質細胞の数が減少し，その重量は低下する．それに伴い組織・器官の生理的・代謝的機能が減衰し，生体機能の恒常性維持に障害をきたし，老化がもたらされる．この老化過程は，生理的老化と病的老化に分けられる．

生理的老化とは，①すべての細胞や組織でみられる形態的・機能的変化で，例外は認められず，②生体内に内在する機構（遺伝子レベルでの制御とプログラム）により進行し，③時間の経過に依存した不可逆退行性の変化である，と定義される．

2. 非生理的老化（病的老化）

一般に，個体が生理的老化を全うできることはきわめてまれである．卵の受精または個体の誕生から死までの生理的老化過程は個体を取り巻くさまざまな外的環境要因によって複雑に修飾され，非生理的老化（病的老化）がもたらされる．老化過程を促進させる主な外的環境要因として，①気温などの自然環境要因，②放射線，X線，紫外線，電磁波などの物理学的要因，③ダイオキシンやその他の有害化学物質などの化学的要因，④病原性微生物，飢餓などの生物学的要因，そして⑤不適切な食生活・栄養学的要因などがあげられる．ヒトはこれら多様な環境要因の下で生活している．世界最長寿である日本人の平均寿命（ゼロ歳児平均余命）は，平成20年現在，男性は79.29歳で，女性は86.05歳である（厚生労働省，平成21年7月）．また，ヒトの最長寿命は，概ね115〜120歳の範囲で記録されている．

II 細胞の分裂と寿命

受精卵は分裂・分化をくり返して組織や器官を構成する．生体を構成するこれらの細胞は分裂能力の違いにより5グループに区分される．
① 長寿命固定性分裂終了細胞：一般神経細胞や心筋細胞など，傷つけば壊れ，再び新生されない細胞．
② 短寿命固定性分裂終了細胞：赤血球や白血球など，細胞ができれば，分裂することなく一定期間後に死

ぬ細胞.
③ 可逆性分裂終了細胞：肝細胞，腎細胞などの臓器実質細胞，血管内皮細胞，線維芽細胞など，細胞の定期的な置き換わり時や，細胞が損傷を受けたときに細胞分裂が始まる細胞.
④ 分化性分裂細胞：皮膚ケラチンをつくる角質細胞など，分化を進行させながら分裂する細胞.
⑤ 増殖性分裂細胞：小腸上皮や皮膚上皮の幹細胞など，未分化の細胞で大きな分裂能力をもつ細胞.

これら細胞死のプロセスは，壊死(necrosis)とアポトーシス(apoptosis)[*1]に分けられる．壊死は，おもに外的要因によりもたらされる細胞死である．すなわち，火傷による障害，細菌感染，蛇毒・化学物質などによる循環障害などの非生理的な要因が原因となり，細胞本体および細胞質内のミトコンドリアなどが膨潤し，破裂して，その内容物が細胞外に放出され，周囲の細胞に悪影響をもたらし，細胞集団としての組織の死をもたらすことを指す．

これに対して，アポトーシスは，あらかじめプログラムされた細胞死である．有限の寿命をもつ細胞は，遺伝学的に自己消滅するようにプログラムされている．がんの治療で放射線照射されたり，薬剤に曝露された細胞においてもアポトーシスが引き起こされる．アポトーシスは壊死とは異なり，隣接する細胞や組織に影響をおよぼさない．アポトーシスによる細胞死は細胞分裂を引き起こす引き金になる．アポトーシスでは，脱水による細胞の萎縮，細胞内カルシウムイオンの増大，pH低下を伴う膜透過性の増大，細胞核DNAの断片化が起こる．そして，最終的にアポトーシス小体が生成され，それらは貪食細胞によって生理的に処理される．

III 組織に共通した加齢変化と主な老化学説

加齢が進行すると，生体のさまざまな組織で共通の形態的，機能的，代謝的変化が認められるようになる．生体組織への脂肪の浸潤，アミロイド（糖タンパクの一種）の沈着，リポフスチン（脂肪性褐色色素）の沈着，石灰の異常沈着，そしてコラーゲン線維や架橋（cross linkage）[*2]の増加などは，生体組織に形態的・機能的変化をもたらし，体内代謝に影響する．

1. 脂肪浸潤

脂肪組織以外の組織細胞，とくに心臓，肝臓，腎臓などにおける細胞内脂肪の利用低下と合成亢進，脂肪の細胞内流入量の増加と細胞外流出量の減少，脂質や糖質エネルギーの相対的な過剰摂取，リン脂質代謝の異常などにより活性組織への脂肪の浸潤がみられる．

2. アミロイドの沈着

脳・神経組織，心臓，血管，筋肉，消化管，肝臓，腎臓，副腎，脾臓などの組織に，線維タンパク質の主成分に糖鎖が付いたアミロイドが沈着する．最近，脳へのβ-アミロイドタンパク質の沈着とアルツハイマー型認知症との関係が指摘されている．

3. リポフスチンの沈着

加齢に伴い脳・神経，心筋，肝臓，脾臓，胸腺，膵臓，副腎，骨格筋等の組織に，褐色色素が沈着する（老人斑）[*3]．これは，摂取された酸素から数パーセントの割合で生成された活性酸素や，生体内酸化反応で生じ反応性に富んだフリーラジカル（HO，HO_2 など）が，細胞膜構成成分であるリン脂質中の高度不飽和脂肪酸と反応し，過酸化脂質となったものである．

リポフスチンは，その過酸化脂質がライソゾーム中の酵素の作用で不溶性の褐色残渣を形成したものと考えられている．

これらの化学反応の結果，細胞膜は構造上，機能上の損傷や変化を受けて正常な細胞機能が損なわれ，生体が形態的，機能的に変化することを老化と考えるのが老化のフリーラジカル説である．フリーラジカルの排除には生体内のスーパーオキシドジスムターゼやカタラーゼなどの酵素が関与する．これらの酵素活性と種の平均寿命の間に正の相関がみられる（図19-1）．また，強力な抗酸化作用を示すα-トコフェロール，アスコルビン酸，β-カロテン，レチノールなどの栄養素にも同様の効果があると指摘されているが，ヒトでの確実な証拠はない．

[*1] ギリシャ語に由来する用語で落葉の意．
[*2] 高分子同士が共有結合でつながった状態（409項，5の項参照）．
[*3] リポフスチンが皮膚に沈着したものを老人斑（老人性のしみ）とよぶ．

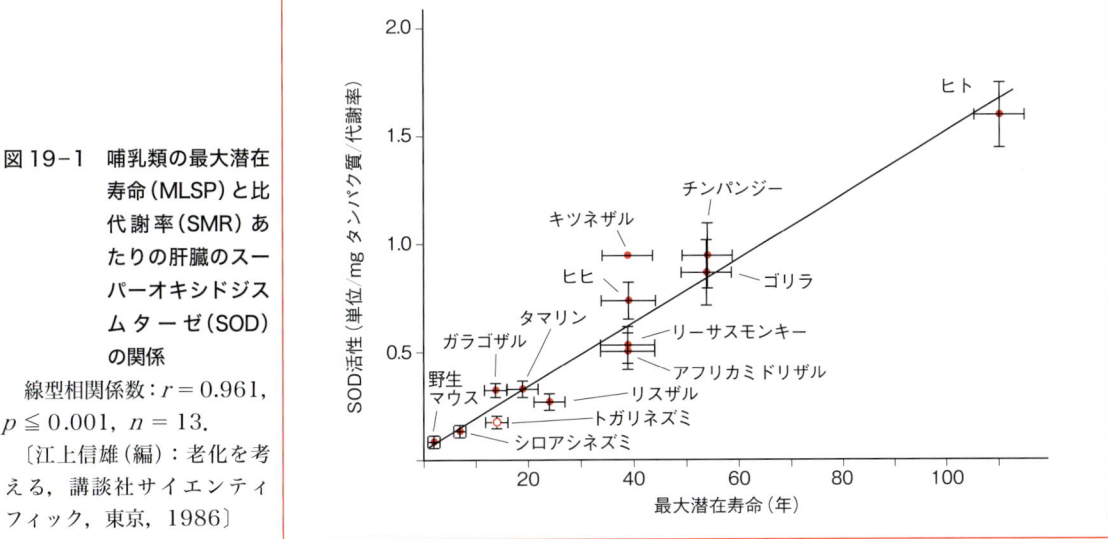

図 19-1 哺乳類の最大潜在寿命(MLSP)と比代謝率(SMR)あたりの肝臓のスーパーオキシドジスムターゼ(SOD)の関係

線型相関係数:$r = 0.961$, $p \leq 0.001$, $n = 13$.

〔江上信雄(編):老化を考える, 講談社サイエンティフィック, 東京, 1986〕

4. 異常石灰化

加齢に伴い神経細胞, 腎臓, 血管, 結合組織などにカルシウムが沈着する. 血清カルシウムレベルを正常範囲(8.5～10.5 mg/dL)に維持するため, 血清カルシウム濃度低下時には副甲状腺ホルモン(PTH)の作用で骨組織から血液中にカルシウムが放出される. それらはカルシウム塩を形成し, 細かな顆粒として沈着・凝集する. その結果, 骨組織でカルシウム量は減少する一方で, 軟組織にはカルシウムが沈着し動脈硬化を促進させる.

5. コラーゲン線維の増加と高次架橋

加齢に伴い, ほとんど全ての生体組織で実質細胞の数が減少し, 細胞内タンパク質の量は減少する. これに対して, 主に間葉組織(結合組織), 腱, 血管, 皮膚などに分布するコラーゲンタンパク質の加齢に伴う減少は, 細胞内タンパク質のそれに比べ少ないため, コラーゲンタンパク質の割合は加齢に伴い相対的に増加する. その結果として, 生体の力学的支持体, 血液と組織の代謝物質の交換, 感染に対する防護, 傷の修復などの重要な機能をもつ間葉組織の増量, 硬度の上昇, 溶解性の低下, 弾力性の低下, 屈曲性の劣化などが起こり, 生体機能が全般的に低下する. その結果, 組織の弾力性低下, 毛細血管基底膜の半透過性低下, 腎糸球体濾過能の低下, 細胞内外の物質輸送能の低下などがもたらされる.

総体タンパク質に占めるコラーゲンタンパク質の割合は, 若齢者では25～30%であるが, 高齢者では約30～40%に増加する. 3本のらせん状のペプチド線維からなるコラーゲンタンパク質の分子は, 分子内および分子間でハイドロオキシプロリン(HO-Pro)の水酸基由来のケトイミド基への水素結合, 共有結合を起こし架橋が促進され, 硬度の上昇, 溶解性の低下, 細胞内外の物質交換能の低下などがもたらされる(老化の架橋説). このコラーゲンタンパク質の架橋を司るプロリンの水酸化にはビタミンCが, コラーゲンタンパク質合成時のメチオニンの取り込みには亜鉛が, それぞれ関与している. 過度に架橋されていない適量のコラーゲンタンパク質は, 正常な生体機能の維持に不可欠であり, ビタミンCや亜鉛の適正摂取は老化予防の観点から重要である.

6. 血管硬化と狭窄

動脈へのコレステロール沈着や結合組織の増殖に石灰沈着が加わり, 動脈の弾性が低下するとともに内腔狭窄が生じる.

7. DNA エラー

細胞内でのタンパク質の生合成の過程(1章参照)でエラーが生じると, 自己の遺伝情報にない異種タンパク質が合成され, それが正常な細胞機能を低下させたり, 生体内で突然出現した抗原, 抗体としてふるまう. 老化はこうした現象を引き起こすと考えられ

る．生体には，これら異種タンパク質を分解する酵素（DNAポリメラーゼ）が存在し，またDNAエラーを修復する機能も備わっているが，その機能が加齢に伴って低下することが老化の原因と考えるのが老化のDNAエラー説である．

8. 自己免疫反応

生体には自己と非自己を識別し対処する免疫機構が備わっており，病原性微生物などから生体は防御されている．しかし，自己と非自己を識別する正常な免疫応答機能が時間の経過とともに徐々に低下し，自己の組織や器官が抗原となり，それに対して抗体を産生する自己免疫反応が発現して老化が導かれると考えるのが老化の自己免疫説である．

9. 代謝産物の蓄積

生体細胞自身あるいは腸内微生物が産生した有害物質や中間代謝産物が細胞内に蓄積され，細胞機能が低下して老化が導かれると考える説もある．

10. グリケーション

加齢に伴うインスリン感受性の低下やレセプターの減少などにより耐糖能は低下し，血糖値は恒常的に高くなる．その結果，血中グルコースなどの還元糖がタンパク質の遊離アミノ基残基（リジン，ヒスチジン，アルギニンなどの遊離アミノ基）とアミノ・カルボニル反応を起こす（タンパク質の糖化：glication）．糖化されたタンパク質の糖部分が構造変化し，2つのタンパク質の結合を促進し，結果としてタンパク質は本来の機能が損なわれ，老化がもたらされると考えるのが老化のグリケーション説である．

IV 生体の形態的・機能的加齢変化

1. 身長と体重

厚生労働省の資料（日本人の食事摂取基準2010年版）によると，異なる年齢集団による横断データではあるが，身長の最高値は，男女とも18〜29歳（男性：171.4 cm，女性：158.0 cm）で，その後，70歳以上では男女とも低値を示していた（男性：161.0 cm，女性：147.5 cm）．これに対して，体重の最高値は，男性では30〜49歳，女性では50〜69歳であり，身長と体重の伸びと男女間に差が認められた．

2. 組織重量と体組成

加齢に伴う実質細胞数の減少は各組織重量を低下させる．なかでも脾臓や胸腺重量の低下はとくに顕著で，次いで骨格筋，骨および皮膚の重量減少が大きい．これに対して，個体の生命維持に直接係わっている心臓，肺臓，脳重量の減少は比較的穏やかである（図19-2）．体構成成分では，実質細胞数の減少によりタンパク質と細胞内水分の割合が低下する．その結果，総体タンパク質に占めるコラーゲンタンパク質の割合は，青年期の約25％から高齢期には30〜40％まで相対的に増加する．一方，血液やリンパ液などの脈管内水分を含めた細胞外水分の割合は大きな変化を示さず，体脂肪の割合は一般に増加する傾向にある．

3. 感覚機能

視覚，嗅覚，味覚，聴覚，触覚などの感覚機能は，加齢に伴い低下する．味覚（塩味，甘味，苦味，酸味）では，塩味閾値（味の種類を特定できる最低濃度）の上昇がとくに顕著である．甘味閾値は中等度の上昇を示すが，酸味閾値の加齢変化は比較的少ない（表19-1）．加齢に伴う味覚閾値の上昇には，動物性食品摂取量の減少に伴う亜鉛摂取量の減少，有郭乳頭にある味蕾（みらい）数の減少と萎縮，味覚受容体細胞から味覚中枢にいたる伝導路の機能低下などが関係する．

高齢期に多発する白内障は，目の水晶体のクリスタリンタンパク質の変性によりが灰白または黄褐色調となり，透明度が低下して混濁が生じたもので，視力障害をもたらす．白内障は50歳ごろから増加し始め，60歳以上では60〜70％，80歳以上では90〜100％の人に認められる．その原因として，ビタミンCやEの欠乏説，カリウムイオン減少説，紫外線説などが考えられている．

聴覚器系の老化は聴覚障害を引き起こす．蝸牛（かぎゅう）有毛細胞，中耳の伝音機能，蝸牛支配の血管および神経系などの加齢変化による難聴を老人性難聴（感音性難聴，両耳性）という．聴力の低下は50〜60歳代で著明となり，機械音などの高周波数域（4,000 Hz以上）から始まって，徐々にヒトの会話域（500〜2,000 Hz）へと広がる．補聴器の使用で会話への支障はある程度改善される．また，聴覚器系の老化は個人差が大きく，80歳以上となっても聴力が低下しな

表19-1 味覚閾値の加齢に伴う変化（%）

	15〜29歳	30〜44歳	45〜59歳	60〜74歳	75〜89歳
甘味	0.540	0.522	0.604	0.979	0.914
塩味	0.071	0.091	0.110	0.270	0.310
酸味	0.0022	0.0017	0.0021	0.0030	0.0024
苦味	0.000321	0.000267	0.000389	0.000872	0.000930

甘味：ショ糖，塩味：食塩，酸味：酢，苦味：塩酸キニーネ．
表中の数値（%）はそれぞれの味を認識できる最低の水溶液濃度（W/V）を表す．
〔Cooper RM, Bilash I, Zubek JP：The effect of age and taste sensitivity. J Gerontol 14：56-58, 1959〕

い例もある．

　高齢者の嗅覚も，比較的軽度ではあるが，老化によって低下する．その原因は老化による鼻上皮細胞数の減少のほか，長年の大気汚染曝露で嗅上皮が傷つくためと考えられており，アレルギー性鼻炎や慢性副鼻腔炎などに起因するものとは区別される．鼻疾患がなく嗅覚が低下する場合は老化による場合と，まれにアルツハイマー病などの中枢性疾患の初期症状[*4]である場合とがある．

　触覚機能の低下は，皮膚に存在するマイスナー小体（感覚受容器）の数とその機能低下，大脳触覚中枢におけるニューロン数の減少，神経伝導路機能の低下などが関係している．

4. 咀嚼・嚥下機能

　咀嚼には，機械的消化のほかに，食物から味覚誘因物質を引き出して食欲を高める役割がある．咀嚼はまた，反射的に胃など下位消化管の分泌・運動機能を刺激するだけでなく，脳血流を刺激してその活動レベルを高める働きがある．

　しかし，加齢に伴い歯は欠落し，残存する歯も摩耗が著しく，十分な咬合が困難になる．日本人の平均残歯数は，60歳で17.6本，70歳で11.4本，そして80歳で3.5本で，歯の欠損が10本以上になると咀嚼機能は明らかに低下する．

　嚥下障害は，①脳卒中後遺症による認知症や半身麻痺，②食道および胃がんによる食道の狭窄，③強いストレスや欲求不満に起因する「喉のつかえ感」な

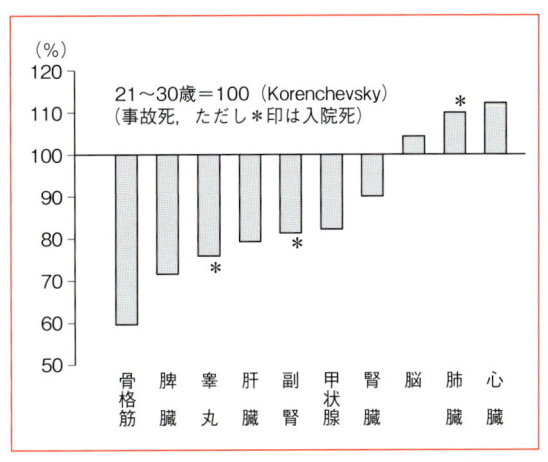

図19-2 老齢期（71歳以上）における臓器重量（体重kgあたり）の変化
〔Koren CV：Physiological and Patholgoical Aging, Hafner, New York, 1961〕

どさまざまな原因で起こる．誤嚥（飲）は，高齢期における死因の上位を占める肺炎の大きな原因となっている．

5. 消化吸収機能

　加齢に伴って消化管粘膜活性組織が減少するが，消化酵素，粘液，塩酸や膵アルカリなどの分泌量や消化酵素の活性は若年者の70〜30％まで低下する（図19-3a）．また，神経調節機能の低下に伴って消化管蠕動機能も低下し，摂取した食物の消化管内滞留時間が延び，高齢者に特徴的な慢性便秘の原因となる．

[*4] アルツハイマー病やパーキンソン病と聴覚障害との関係が報告されている．前者の初期症状として臭いの認知閾値が低下することが知られている．

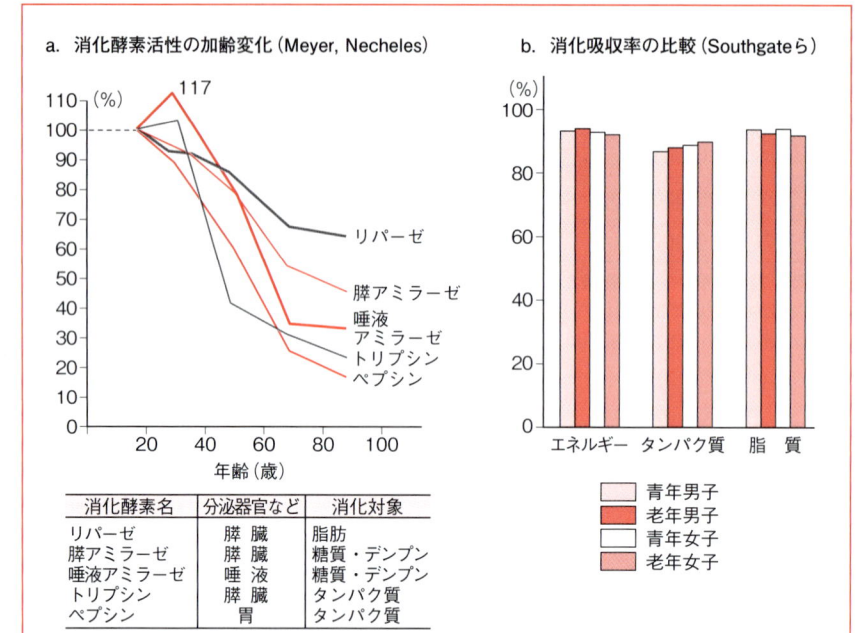

図19-3 消化酵素の活性と消化吸収率の加齢変化

消化管機能のこのような加齢変化にもかかわらず，タンパク質，脂質および糖質などの高分子栄養素の消化吸収率は老若間に大きな違いがない（図19-3b）．高齢期には吸収後の体内代謝を司る諸臓器の機能も同時に低下しているため，摂取された栄養素が体内での代謝・利用速度に対応してゆっくり消化され，吸収されることは，むしろ合理的で好都合である．人工的に過度に消化分解された食品の摂取は，その血中濃度を急激に上昇させ，体内での利用低下を招くことがある．

6. 骨格筋

骨格筋量は成長期には年齢とともに増加し，20～30歳をピークに成人期以降は総重量，体重あたり重量ともに減少する．70歳以上では重量はピーク時の約60％まで減少し，さらに筋ATPase，ATP/ADP比，グリコーゲン，クレアチンリン酸など筋収縮時のエネルギー供給に関連する成分も減少し，日常生活活動や筋作業能を低下させる．また，骨格筋は肝臓などに比べ代謝活性は低いが総量が多いため（体重の約40％），その重量減少は総体タンパク質代謝に大きな影響をもたらす．総体タンパク質代謝に占める骨格筋代謝の割合は，青年期の約30％から，高齢男子では約20％まで，高齢女子では約16％まで低下する．しかし，コラーゲンタンパク質の量は青年期の約1.3～1.5倍まで増加する．

加齢に伴う骨格筋重量の減少は，筋の種類や部位により一様ではない．酸素消費量が少なく瞬発的な活動に有利な白筋（速筋）では，筋原線維の数と直径がともに減少する．これに対して，酸素消費量が大きく持久的な有酸素運動などに有利な赤筋（遅筋）は，おもに筋原線維の数のみが減少する．白筋と赤筋におけるこうした加齢変化の違いは高齢期における運動機能の特徴と密接に関係している．すなわち，高齢期には，瞬発的な運動能力は低下するが，マラソンやジョギングなど持久的有酸素運動能力の低下は比較的緩やかである．

筋力の指標である筋組織厚（筋肉の厚み）は20歳代をピークに急激に減少するが，筋の部位によりことなる．上腕，腹部，大腿後面部の筋群の加齢に伴う低下は比較的緩やかであるが，大腿前面部の筋群（伸筋）は急激に厚みが減少する．

7. 肝臓

肝重量は成人期以降は50歳ごろまでは体重の約2.5％に安定しているが，その後は1.6％～2.0％まで急激に減少する．組織学的には，巨大多核細胞の増加や実質細胞の巨大化が進み，細胞の大きさは不揃いで空洞化がみられるようになる．肝血流量は若齢者の約60％程度まで低下し，切除後の肝再生能も低下

表19-2 アミノ酸の生理活性作用

Arg	ヒト：0.5 g/kg/30 min	近位尿細管での副甲状腺ホルモン（パラソルモン）によるビタミン活性化の阻害
Lys	ラット：600 mg/4 hr	ヒト急性尿細管壊死と同様の所見
Arg Lys		カルシウム腸管吸収の促進
塩基性アミノ酸	ラット	尿細管でのタンパク質再吸収不全
Gly Ala	ラット：0.14 gN/10 mL 経口	腎障害の抑制
Cys-SH Ser	ラット：0.14 gN/10 mL 経口	尿細管障害によるタンパク質再吸収不全
Tau Met	SHRSP	血圧上昇の抑制
Lys	SHRSP	脳卒中発症頻度の低下（1/6）
Tyr	SHR：0.4 mmol/kg	血圧上昇
	SHR：0.8 mmol/kg	血圧低下
Arg	培地：$64 \times 10^{-2} \mu g/mL$	ヒトのリンパ球 NK 活性の上昇
	培地：$64 \times 10^{-2} \mu g/mL <$	ヒトのリンパ球 NK 活性の低下

SHR：spontaneously hypertensive rat（高血圧自然ラット），SHRSP：脳卒中易発症例 SHR，NK：natural killer

する．しかし，他の臓器に比べ肝臓は大きな機能的予備能力を備えているため，肝機能の加齢低下は比較的少ない．

肝アルブミン合成能は，若齢期には食事からのタンパク質摂取量の増減に対応して変化するが，高齢者では食事タンパク質摂取量を増加させても比較的低いレベルに維持されている．このため，血清低アルブミン値改善のための食事タンパク質給与量の増量は，高齢者では，ときとしてタンパク質代謝産物の尿素など，血清非タンパク性窒素（NPN：non-protein nitrogen）値の上昇を招くことがある．

8．腎臓

腎臓は加齢の影響を強く受ける組織のひとつで，その形態と機能は40歳前後から急激に変化する．30歳に比べ，70歳以上の高齢者では，重量は約70％（180 g）まで，糸球体数および濾過面積は50～70％（50～70万個および0.8～1.0 m²）までそれぞれ低下し，糸球体濾過量や腎循環血流量，尿細管再吸収能が低下する．

この結果，腎クリアランスは明らかに低下するが，健常高齢者の血清NPN値はほぼ一定に維持されている．その主な理由は，タンパク質摂取量の減少や骨格筋量の減少によるクレアチニン放出の低下に相殺されることによる．このことは，肝機能の老化の場合と同様に，高齢者への過度の高タンパク質食の給与が，血清NPN値上昇のリスクを高めることを示唆する．高齢者での食事タンパク質摂取量は，概ね1.0～1.5 g/kgBWの範囲にとどめるのが妥当である．

9．脳

ヒトの脳は約140億の神経細胞からなり，その平均重量は，男性で約1,350 g，女性で約1,250 gである．脳神経細胞は，成人期以降に1日約10～15万個減少し，60歳を過ぎると脳重量は約100 g軽くなり，さまざまな脳機能の低下が始まる．

Ⅴ 代謝機能の加齢変化

1．総体タンパク質代謝

加齢に伴い，総体タンパク質代謝に占める骨格筋タンパク質代謝の割合は低下し，内臓器タンパク質代謝の割合が相対的に高まる．食事タンパク質を構成する各アミノ酸は，体タンパク質合成の基質として利用されるほか，各アミノ酸固有の生理的機能を示す（表19-2）．高齢者にとって，食品タンパク質の栄養学的意義は，その必須アミノ酸含量の適否だけでなく，構成アミノ酸個々の生理活性作用の面からも評価することが必要であろう．

表19-3 骨疾患時の代謝的特徴

	血清Ca	血清P	BUN	ALP	PTH	ビタミンD3
骨粗鬆症	→	→	→	→	↑→↓	↓→
骨軟化症	↓	↓	→	↑	(↑)	↓
副甲状腺機能亢進	↑	↓	→	↑→	↑	↑

→：変化なし，↑：増加，↓：低下．
BUN：血清尿素窒素，ALP：アルカリホスファターゼ，PTH：副甲状腺ホルモン．

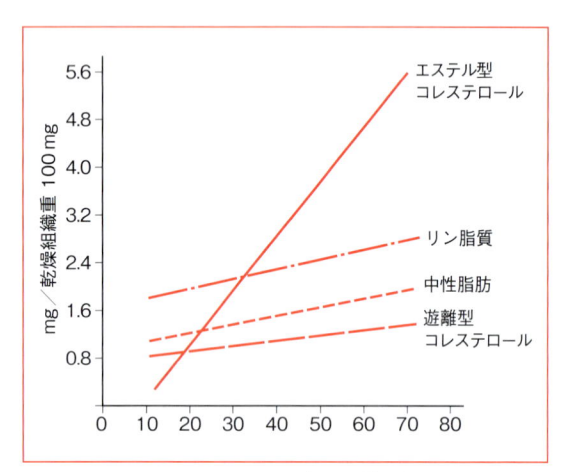

図19-4 ヒト大動脈内膜脂質の加齢変化
〔Smith EB：The influence of atherosclerosis on the chemistry of the aortic intima. J Atherosclerosis Res 5：224-240, 1965 より改変〕

2. エネルギー代謝

加齢に伴い，ブドウ糖負荷時のインスリン分泌量の減少，インスリン受容体の数や感受性が低下して耐糖能が低下し，一般に空腹時の血糖値は上昇する．また，体脂肪量の増加は組織のインスリン受容体の数や結合能を低下させて感受性を低下させ，インスリンを介した細胞内へのグルコースの取り込みや酸化，アミノ酸の輸送を低下させる．さらに食物繊維の不足は糖の吸収を促進して，急激な血糖値の上昇をもたらす．

加齢に伴う生体の活性組織量の減少や，食事エネルギー摂取量の減少は，基礎代謝を低下させる原因となる．体重当りの基礎代謝量は，20歳代に比べ，70歳代男子では約16％，女子では約10％低下する．一般に，活性組織あたりの基礎代謝量は，老若間で大きな違いを示さないとされてきた．しかし最近の研究成果は，高齢者や運動習慣のない人では低値を示すことが報告されている．

代謝の亢進に関与する甲状腺ホルモンであるサイロキシンの代謝回転率は，20歳(88 μg/day)から80歳(42 μg/day)の間に約50％低下する．しかし，甲状腺刺激ホルモン(TSH)による甲状腺の応答能は高齢者でも低下していない．このことから，サイロキシン代謝回転率の加齢低下は，甲状腺機能の低下というより，むしろ骨格筋など末梢活性組織量の減少に起因するサイロキシン要求量の低下に対応したものといえる．

3. 脂質代謝

一般に，体脂質の割合は加齢に伴って増加する．骨格筋では中性脂肪は減少するが，リン脂質は早期から，コレステロールは中年期から，それぞれ増加する．これに対して，皮膚のコレステロールは加齢とともに減少する．脳や腎臓ではいずれの脂質も加齢に伴い増加するが，心臓での増加は比較的軽度である．大動脈ではエステル型コレステロールの増加が顕著で，粥状動脈硬化の原因となる(図19-4)．

一般に，血清総コレステロール値は加齢に伴って上昇するが，加齢に伴う血清コレステロール値の上昇は，外因性の食事コレステロール摂取量の増加，生活活動強度の低下やエネルギー消費量の減少による内因性合成の増大と関係することを示す．

4. カルシウム代謝

ビタミンDとカルシウムの不足は，小児ではくる病を，成人では骨軟化症をもたらす．これらの疾患では，骨の石灰化は不完全であるが骨萎縮は認められず，骨折を起こすことはまれである．生化学的には，血漿ビタミンD3の減少，アルカリホスファターゼ活性の著増，尿中カルシウム排泄量の減少を特徴とする．これに対して，典型的な加齢性疾病である骨粗鬆症は，骨基質のコラーゲンとカルシウム量が減少

する骨萎縮で，形態的な異常は少ないが骨重量は減少し，高齢期に骨折を頻発させる．骨粗鬆患者の血漿アルカリホスファターゼ活性は正常で，尿中カルシウム排泄は正常または増加する（表19-3）．

骨塩密度は20歳ごろに最大値（最大骨密度）を示し，その後は加齢に伴って減少し，高齢期，とくに閉経期以降の女性において骨折を多発させる．したがって，骨粗鬆症予防の基本は，若齢期に十分量のカルシウムやタンパク質を摂取して最大骨塩量を高めておくことにある．カルシウム出納の維持に必要な食事カルシウム量は，成人の体重比7〜10 mg/kgBWに比べ高齢者では10〜18 mg/kgBWと高値である．骨粗鬆症発症のメカニズムは現在も不明な点が多いが，以下の諸要因が複雑に関係するといわれている．
① カルシウムの吸収を促進する血清ビタミンDレベルの低下．
② 骨からのカルシウム動員を促進する血清副甲状腺ホルモン分泌量の増加．
③ エストロジェンやアンドロジェンなど骨形成同化ホルモン分泌量の減少．
④ カルシウム摂取不足と腸管での吸収能の低下，および尿中，糞便中への排泄増加．
⑤ 骨コラーゲン形成に必要なビタミンCや亜鉛摂取量の減少．
⑥ 副腎皮質ホルモンなど骨同化ホルモン（多量では異化）分泌の緩慢な低下．
⑦ 慢性アシドーシスによる骨からのカルシウム動員の増加．
⑧ 骨形成の刺激因子である筋収縮活動の減少．

これらさまざまな要因のうち，ホルモンバランスの変化は加齢に伴う生理的に不可避な要因として注目される．エストロジェンは強力な骨芽細胞刺激作用で，アンドロジェンはタンパク質合成促進作用で，それぞれ骨基質の形成を促進する．とくにエストロジェンは化骨中心の形成を早めて発育を促し，骨端線閉鎖を促進して骨の成熟（リン酸カルシウムの沈着）を促す作用がある．しかし，このホルモンの分泌量は加齢に伴い急激に減少する．

Ⅵ 高齢期疾病の特徴

がん，心疾患，脳血管疾患，糖尿病，高血圧症などの疾病は，成人期に多発することから成人病とされてきた．しかし，食生活をはじめとした生活習慣の変化と多様化に伴い，これらの疾病の発症時期は，成長期から高齢期まで広範になり，生活習慣病と改められた．現在，生活習慣病患者の半数以上は65歳以上高齢者で占められている．

高齢期の疾病は，①身体機能の加齢変化に修飾された生活習慣病型の疾病，②背景に低栄養を抱えた感染症型の疾病，そして③代謝性疾患にライフスタイルなどの外的環境要因が加わった疾病など，タイプはさまざまである．しかし共通した特徴は，成人期のような典型的症状を示さず，症状の発現に大きな個人差があることである．

1．高血圧

高血圧症は加齢に伴い増加する典型的な疾患である．境界域を含めた高血圧者の割合は40歳代から急増し，70歳以上では正常血圧者は30〜40％になる．若年者の高血圧は腎疾患などを伴う二次性高血圧が多いが，壮年期以降は本態性高血圧が多くなる．脳出血などによる死亡率が比較的高い拡張期性高血圧は，60歳頃までは加齢にともない増加するが70歳以上では少なくなる．これに対し収縮期性高血圧は70歳以上で増加する．本態性高血圧と異なる点は，当初の拡張期圧の上昇がなく急に収縮気圧が高くなることである．

2．糖尿病

末梢組織のインスリン感受性や糖利用が低下して耐糖能は低下している．しかし空腹時血糖値が200 mg/dLを上回ることはまれで，多くは150 mg/dL前後である．インスリン治療を必要とする症例は比較的少ないが，虚血性心疾患などの血管合併症の併発者が多い．また，視床下部飲水中枢の感受性低下により，口渇感，多飲・多尿などの特徴的な症状を訴える者は少ない．

3．消化器系疾患

十二指腸潰瘍とは対照的に，胃がん，胃ポリープ，胃潰瘍，萎縮性胃炎などは加齢に伴い増加する．胃潰瘍の一般症状である早朝，食前，夜間空腹時の上腹部の痛み，胸やけ，おくび（げっぷ）などの症状を訴えることは少なく，食欲低下，出血，吐血などを示す割合が高い．胃がんでは腹痛を訴えることが少なく，むしろ食欲がなく下痢症状を呈したり，特異症状が少

表 19-4 想定される骨粗鬆症の危険因子

危険因子	
遺伝的要素	制酸剤の常用（アルミニウムゲル剤）
人種（白人より黒人）	性機能不全（エストロジェン分泌低下）
性別（女性より男性）	高穀類（ウロン酸，フィチン酸）
低体重（重力負荷？）	高タンパク質（100 g/day＜：含硫アミノ酸）
運動不足（骨芽細胞刺激減少？）	高食塩（＋4 mg 尿中 Ca/g NaCl 摂取）
日光浴不足（寝たきり高齢者）	高リン（2,000 mg/day 以上）
各種ストレス	高カフェイン（高濃度 5 杯/day＜）
喫煙習慣	高食物繊維（30 g/day＜）
アルコール中毒	低カルシウム
糖尿病（アシドーシス？）	低タンパク質

ないにもかかわらず痩せが起こって発見される例が多い．

4. 腎疾患

高齢者腎炎のほとんどは慢性腎炎であり，自覚症状なく進行していることが多い．一般的な症状としては，眼周囲のむくみ，頭痛，貧血，動悸，疲労感などがあり，多尿（2,000～3,000 mL，とくに夜間）となる．さらに進行すると，尿量減少（500 mL 以下），激しい頭痛，不眠症，胃腸障害，吐き気，口内炎，吐血，出血，視力障害，皮膚の痒み，肺水腫，血圧上昇などを呈するが，風邪，疲労などをきっかけとしてこのような症状が急激に強くなることが多い．

5. 鉄欠乏性貧血

食物に含まれる鉄（食事鉄）（Fe^{3+}）は消化管内で塩酸に溶け，ビタミンCなどで一度還元されたあと（Fe^{2+}），腸管上部で吸収されて再び Fe^{3+} となる．そのため，高齢期の特徴である胃粘膜の萎縮による塩酸分泌量の減少は食事鉄の吸収低下の原因となる．さらに，胃・十二指腸潰瘍，潰瘍性大腸炎，痔疾などによる慢性出血，そして鉄の体内輸送に関与するトランスフェリン合成能の低下，さらに加齢に伴う赤血球膜の脆弱性の上昇は，高齢者に貧血をもたらす原因となる．

6. 褥瘡

脳血管障害などによる片側麻痺，意識障害，感覚鈍麻，運動麻痺で寝返りを打たなくなると褥瘡（pressuresore, decubitus ulcer）が形成されやすくなる．さらに，褥瘡患部が糞便などで汚染されて細菌による混合感染を起こすと，症状が重篤化し，敗血症（sepsis）により死にいたることもある．創傷面から分泌される浸出液には多量のタンパク質や電解質が含まれ，ヘモグロビンや血清アルブミン濃度が顕著に低下し，栄養状態を悪化させる．

7. 認知症

総人口に占める 65 歳以上人口は 20％を超し，その約 6％は認知症を抱えている．認知症高齢者の約 80％は在宅で，残りは老人ホームや病院で生活しており，特別養護老人ホームや老人保健施設利用者の約 60％は，軽度を含めた認知症患者と推定される．老年期認知症にはアルツハイマー型と脳血管型があり，わが国では後者が全体の約 60％を占める．脳重量の減少が特徴的であるアルツハイマー型の原因，治療法は分かっていない．これに対して，脳血管型は，脳出血や脳梗塞で脳血流が途絶え，脳細胞が壊死して起こる高血圧症，動脈硬化症，脳血栓の予防が脳血管型認知症の基となる．

8. 骨粗鬆症

高齢期に多発する骨粗鬆症（osteoporosis）はコラーゲンタンパク質やカルシウムなどの骨質の割合が減少する骨萎縮で，骨の形態異常は少ないがその重量は減少する．骨塩量は 20 歳前後に最大値に達し，

40歳ごろから減少し始め，閉経期以降の女性で骨折が頻発する．骨塩量の低下には，骨芽細胞刺激作用のある卵胞ホルモン（estrogen）など性ホルモン分泌量の減少，骨からのカルシウム動員を促進する血中の副甲状腺ホルモン（PTH）レベルの上昇，そしてカルシウムの腸管吸収を促進する血中ビタミンD_3レベルの低下，食事，ライフスタイルなどのさまざまな要因が関係している．

疫学調査の国際比較をみると，大腿骨頸部骨折頻度の加齢に伴う上昇は，カルシウム摂取量の多い欧米諸国より，摂取量の少ないわが国のほうがむしろ低い．このことは，骨粗鬆症の予防は，食事カルシウム摂取量を高める指導のみでは困難であり，表19-4に示した骨粗鬆症の危険因子を可能な限り軽減する総合的な食事・生活指導が不可欠である．

9. 便 秘

高齢者では消化管壁筋肉層の緊張維持や神経機能が減退し，蠕動運動が減少する．その結果，大腸内容物の滞留時間が延長して水分の再吸収が促進され，頑固な便秘をもたらす．便秘は腸内の腐敗促進，体内から大腸内に排泄された有害物質の再吸収，食欲不振などさまざまな障害をきたす．

10. 肺 炎

抗菌剤による治療法が発達した現在も，肺炎は高齢者の主要死因である．高齢期には，経口摂取された食べ物や水の誤嚥（飲）による気道閉塞，感染性常在菌を含んだ口腔咽頭分泌物の吸入などで嚥下性肺炎が増加する．その背景には脳血管疾患や心疾患，嚥下障害，意識の低下，ADL（activity of daily living）の低下や寝たきり，認知症などがある．長期の臥床で口腔内が不潔になりやすい高齢者では，つねに嚥下性肺炎の危険にさらされている．

参考文献

1) Finch CE, Hayflick L (eds)：Handbook of the Biology of Aging, Van Nostrand Reinhold Company, New York, 1977
2) 江上信雄，寺沢 瑩（監訳）：ティミラス生理学，丸善，東京，1978
3) 太田邦夫（監），山田正篤ほか（編）：老化指標データブック，朝倉書店，東京，1988
4) 積田 亨ほか（編）：老化の科学，東京科学同人，東京，1994
5) 折茂 肇（編）：老年病研修マニュアル，メジカルビュー社，東京，1995
6) 折茂 肇（代表編集）：新老年学，東京大学出版会，東京，1999
7) 近藤 昊，井藤英喜（編）：老化，山海堂，東京，2001
8) 大内尉義（監），井藤英喜ほか（編）：高齢者の生活習慣病の診断と実際，メジカルビュー社，東京，2004

KEYWORD

🔑壊死 🔑アポトーシス 🔑アルツハイマー型認知症 🔑リポフスチン 🔑老化のフリーラジカル説 🔑コラーゲンタンパク質 🔑老化の架橋説 🔑老化のDNAエラー説 🔑老化の自己免疫説 🔑老化のグリケーション説 🔑白内障 🔑嚥下障害 🔑骨粗鬆症 🔑骨塩密度 🔑嚥下性肺炎

学習課題

□ 生理的老化と病的老化の違いを述べなさい
□ 細胞の分裂・寿命は各組織・臓器により一様でないことを，例をあげて説明しなさい
□ 主要な老化学説をあげ，それぞれの学説について，その概要を説明しなさい

- ☐ 高齢期の生体機能の特徴を，主要な組織を例示して説明しなさい
- ☐ 高齢期のタンパク質，エネルギー，脂質，およびカルシウム代謝の特徴を説明しなさい
- ☐ 高齢者の高血圧，糖尿病，腎炎，貧血，認知症，褥瘡について，症状の特徴を述べなさい

20 生理学的測定法の実践応用

20-1 疲労の評価

学習目標
1. 疲労の種類がわかる
2. 疲労のさまざまな測定・評価方法と，疲労の操作的定義がわかる

I 疲労の概念

一般に疲労（fatigue）[*1]とはなんらかの活動後に身体・精神機能が減退した状態であり，身体的・精神的・社会的活動を過度に行ったことから生ずる一種の不快感と，「休養したい」という欲求を伴っている[1]．たとえば，引っ越しなどで荷物を運搬すると，腕や足腰など局所の筋肉に疲れと軽い痛みを感じ，汗をかいて全身的な倦怠感が残る．そして，しばらく腰を下ろして休みたいという気持ちになる．これは，もともと「疲れたら休む」という動物が本来もっている行動パターンのひとつであり，その意味から，疲労も痛みと同様，身体への危険を知らせ，それを回避させる警告信号（warning signal）であるといってもよいであろう．

しかし，「疲れたら休む」一般の動物と違い，ヒトは疲労を感じていても我慢して働き続けてしまうことがある．この警告を無視した行為は心身の疲労をさらに大きくし，やがては活動低下と身体の変調をきたす慢性疲労を招くことになる．忙しい現代社会では，現実に多くの人々が慢性疲労を抱えており，極端な場合には過労死にまで追い込まれてしまう．したがって，ヒトにおける疲労を考える場合，局所における疲労と全身的な疲労，身体的な疲労と精神的な疲労，急性疲労と慢性疲労，というようにさまざまな局面からそれをとらえなければならない．

また，ヒトの疲労には不快な疲労ばかりではなく，たとえばジョギングの後の疲労のように，軽い倦怠感と同時に目的を達成した後のような爽快感を覚える場合もある．後者では，疲労は決して不快で有害なものではなく，むしろ快適で好ましいものである．このように，疲労は多面的な性格をもつ概念であるので，そのメカニズムやその発生原因を考える場合も，身体機能や精神機能としての理解はもちろんのこと，人間関係や個人をとりまく社会構造など，心理・社会的意味も考慮する必要がある．

II 疲労の種類

疲労を大別すると身体疲労（physical fatigue）と精神疲労（mental fatigue）に分けられる．また，疲労を生じる原因の違いから，「ストレスによる疲労」「運動による疲労」というような分け方も可能で

[*1] 生理学用語としての疲労は，長時間の活動によって，細胞，器官あるいは個体などの反応や機能が低下した状態をいう．

ある．さらに，出現時間の長短で「急性疲労（acute fatigue）」と「慢性疲労（chronic fatigue）」とに分けられる．

1．身体疲労

身体疲労には末梢性の疲労と中枢性の疲労とがある．サッカー，野球などのスポーツや，荷物の運送，建設現場での土木作業などの肉体労働に伴って出現する疲労は，主として筋疲労であり，末梢性疲労の代表である．すべての筋肉は，力を出して身体を動かすことにより疲労し，次第に筋収縮の力が弱まってくる．疲労が極度に達すると筋収縮はほとんど不可能となり，力が出せなくなってしまう．筋疲労の発症原因としては，ATP（アデノシン三リン酸）の枯渇，乳酸やH^+イオンなどの疲労物質が蓄積することなどが考えられる．

中枢性の疲労は，長時間の運動により，代謝産物であるセロトニンやアンモニアが血中に蓄積し，それらがなんらかの機序で脳内に作用して起こると考えられているが[2]，詳しいメカニズムは解明されていない．また，以下に並べる精神疲労と厳密に区別して考えることがむずかしい．

2．精神疲労

精神疲労は，長時間の精神活動によって皮質細胞のシナプス疲労が起こることで自覚されるといわれている[3]．眼の生理的疲労である眼疲労（眼の病的疲労である眼精疲労と区別する）は，「見る」ことに関連する筋群（外眼筋，毛様体筋，瞳孔括約筋，瞳孔散大筋）の疲労によるものではなく，知覚，認識と関連する神経系のシナプス疲労のために視覚情報処理能が低下して起こる精神疲労のひとつであると考えられている．

3．身体疲労と精神疲労の連関

たとえ疲労を生じている部位が筋肉であっても，疲労を感じているのは脳である．その意味で，疲労は痛みと同様主観的要素が大きく，身体疲労は精神疲労を伴うことが多い．

4．慢性疲労

スポーツ後の疲れなどのような急性疲労は，大抵の場合一晩ぐっすり眠れば翌日にはほとんど回復する．たとえ筋肉痛が残っても，それは1週間程度でほぼ消失する．しかし，忙しくストレスの多い日常生活のなかで少しずつ蓄積されていく疲労は，知らず知らずに大きくなり，いつの間にか回復困難な慢性疲労へと発展する．慢性疲労とは「半年以上の間続く自覚的な疲労感」をいう．疲労感の程度や，疲労感以外の症状，また病気に罹患しているかどうかなどは関係せず，日常生活にはほとんど支障をきたさなくても，軽い疲労感が半年以上続いていれば慢性疲労という．最近では，15～65歳の男女4,000人のうち，約60％は疲労感を自覚しており，全体の約36％は半年以上続く慢性疲労を認めていたという疫学調査もあり[4]，現代の日本において慢性疲労を抱えている人は決して少なくない．

「慢性疲労症候群」は上記の慢性疲労とは異なり，疾病のひとつである．木谷ら（1992）によると，疲労の程度は激しく，ひと月の間に数日間は学校や会社を休まざるを得ないような状態が半年以上繰り返されること，医師の診察と臨床検査により他に明らかな疾患が見つからないことが診断の条件となる[5]．慢性疲労症候群では，長期にわたる疲労感とともに，微熱や悪寒，のどの痛み，リンパ節の腫脹，原因不明の脱力感，筋肉の痛みまたは不快感，24時間以上続く全身倦怠感，頭痛，関節痛，神経症状（羞明，一過性暗点，物忘れ，易刺激性，錯乱，思考力低下，集中力低下，抑鬱などのうち1つ以上），睡眠障害などが随伴するといわれる[4]．

III 疲労の測定と評価

疲労には必ずその発生からの経過と回復過程とがある．したがって，疲労を正しく評価しようと考えるならば，疲労の大きさとその経過の長さ，そして回復過程の速さを，それぞれ評価する必要がある．一般的には，疲労の程度が大きければその経過も長く，回復も遅くなることが予想される．しかし，疲労後に適切な処置がなされれば回復過程が短縮されることもある．このような疲労による生体側の変化は，主として身体機能の変化，疲労感の変化*2，パフォーマンスの変化，の3つの側面から検討される[6]．それぞれについて簡単に触れ，代表的な測定・評価方法を紹介する．

1．身体機能の変化

疲労による身体機能の変化とは，筋力や血中乳酸値のように生理学的かつ客観的に計測できる指標の変

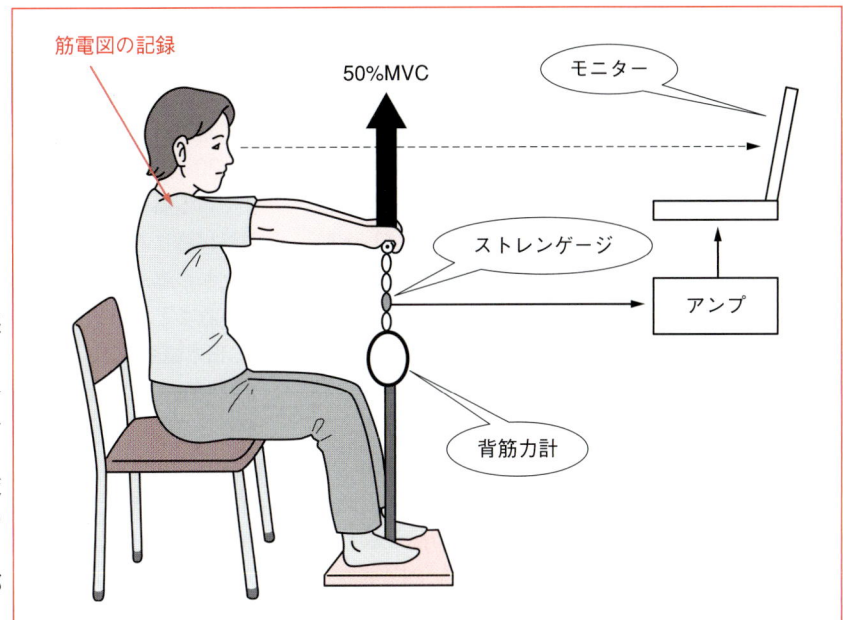

図20-1 視覚的フィードバックを用いた張力維持の方法

MVC：最大随意収縮（maximun voluntary contraction）

〔楊箸隆哉，畔上真子，坂口けさみほか：筋疲労ケアのエビデンス．臨看 32（12）：1794-1804，2006を一部改変〕

化である．運動に伴う筋疲労の経過とその程度を測定する方法として，①血中乳酸濃度を運動前後で測定して比較する方法[7]，②運動中の筋力，筋持久力や筋電図などを測定する方法[8]，③反復運動を施行し，疲労困憊するまでの時間や筋力の低下度を測定する方法[9]などがある．また，最近では，近赤外線分光法を用いた測定により，筋疲労の経過に伴う筋組織酸素動態の変化を探る試みもされている[8,10]．

中枢性疲労を測定する客観的方法としてはフリッカーテスト[11]がある（後述）．

a．血中乳酸濃度

静脈血を採血して，専用の測定機器を用いて測定する方法と，皮下を穿刺し，少量の血液を採取して，簡易の乳酸値測定器を用いて測定する方法がある．後者は簡便だが，器機によるばらつきが大きく，値が不安定である．いずれの方法にも採血による侵襲と，血液を直接扱うことによる危険性が伴う．

b．筋電図

ひずみゲージ（strain gage）[*3]を用いて持続運動中の筋の張力を連続記録すると，張力が疲労により次第に減弱していく過程を観察できる（図20-1）[8]．

また，同時に表面筋電図を記録すると，張力がある程度以下に低下したとき，筋電図の持続放電量が増加するのを観察することができる．この増加は，主動筋の疲労により，同じ筋力を維持するために周囲の筋組織が相補的に筋収縮を起こすため，見かけ上起こる現象であると考えられており，主動筋が疲労困憊したひとつの証拠になる．そのほか，表面筋電図を周波数解析[*4]すると，疲労とともに筋放電の平均周波数が減少していくことがわかる．

c．筋力と運動持続時間

一定の間隔で同じ運動を反復すると，一般に1回目はもっとも大きな力で長い時間運動ができ，回を重ねるほど筋力は低下し，運動できる時間も短くなる．これは，1回目の運動による疲労が回復しないうちに次の運動が開始されるためである．このときの筋の力変化や運動継続時間などを観察して，疲労の大きさや回復の程度などを知ることができる．

d．フリッカーテスト

一定間隔で点滅する光の点滅周期（周波数）を次第に速くしていくと，やがてちらつかずに連続光として認識されるようになる．また，連続光として認識され

[*2] 仕事や役割などの遂行状況や達成度を意味する．行動分析学の用語．
[*3] 外部から加えられた力により発生したひずみを電気信号に変換するセンサーのこと．
[*4] いくつもの変動成分が混在する音波などを分析する方法のひとつで，複雑な波を分解して周波数別に出現頻度をみる

ている速さから点滅を次第に遅くしていくと,再びち らついて認識されるようになる.このように点滅光が 連続光に見える境界周波数をフリッカー値と呼び,フ リッカー値を調べるテストをフリッカーテストとい う[11](154頁参照).フリッカー値は視力とは関係な く,視覚神経に次々と入ってくる視覚刺激が大脳に伝 達されるときの時間間隔を識別する機能である.大脳 皮質の感覚野や連合野,あるいは脳幹網様体の活動水 準を示しており,眼疲労など中枢性疲労に伴って低下 すると考えられている.

フリッカー値の測定方法には,周波数を上昇させて 点滅光から連続光にする「上昇法」と,その逆に,周 波数を下降して連続光から点滅光にする「下降法」と があるが,下降法で5回測定し,その5つの平均値 または最大・最小値を除いた3つの平均値を求める のが一般的である.また,上昇・下降を2回ずつ試 行して,計4回の平均値を求める方法もある.個人 差があり,サーカディアンリズム(18章参照),測定 環境,慣れなどの条件により変化するので,作業によ る疲労の有無を確かめるためには,測定時刻や測定条 件を一定にし,同一個体の作業前後で比較する必要が ある.また,測定前に装置の操作に慣れておくことや, 個人の判断基準を安定させておくため練習をすること も重要である.

2. 疲労感による評価

疲労感は主観的な感覚でなので,以下にあげるよう な評価票が用いられる.このほかに痛みの評価でよく 使われる VAS(visual analog scale)[*5]や,NRS (numerical rating score)[*6]などを応用する方法 も考ある.

a. 自覚症しらべ

日本産業衛生学会産業疲労研究会により開発された 「自覚症しらべ」は,2002年に大きな改訂作業が行わ れ,新版「自覚症しらべ」として広く用いられている (図20-2)[12].5群の構成概念からなる25項目の質 問からなり,一定の注意さえ守れば自由に使用するこ とが著者らによって許可されている.利用後にはデー タを同研究会事務局に送ることが要請されているので 注意する必要がある.詳しくは同研究会のホームペー ジ(http://square.umin.ac.jp/of/)で参照できる.

b. 疲労部位しらべ

新版「自覚症しらべ」と同じく,日本産業衛生学会 産業疲労研究会により開発された疲労の評価票である (図20-3)[12].身体を17の部位に分け,自分が感じ ている痛みやだるさを,「0:全く感じない,1:わ ずかに感じる,2:かなり感じる,3:強く感じる」の 数字から選んで丸で囲む.「自覚症しらべ」とセットで 用いることが提唱されている.

c. 日本語版 NASA-TLX

NASA-TLX(NASA Task Load Index)とは,も ともと米国航空宇宙局(NASA)で開発された精神作 業負荷(mental workload)を測定するための主観 的調査法である[13].「精神的欲求」,「身体的欲求」, 「時間的圧迫感」,「作業達成度」,「努力」,「フラスト レーション」の6項目について,それぞれの負荷量を VASと同様のスケールに記入させて測定する.日本 と米国とでは社会文化的背景や言葉の違いがあるので 当初は妥当性が問題とされたが,芳賀らの翻訳による 「日本語版 NASA-TLX」[14]によって,日本でのデー タも着実に増えた.時間がかかりすぎるという欠点は あるが,質問項目どうしの一対比較をすることにより, 各質問に対する被験者の要求度(その人が感じる 重要性)を求め,重みづけを付加することもできる.

3. パフォーマンスによる評価

疲労は,さまざまな生理変化や心理変化をもたらす が,最終的には作業量などのパフォーマンスの変化と して現れる.ここでは,その代表例として,「内田ク レペリン精神検査」[15]を応用した計算作業量の測定を 紹介する.

「内田クレペリン精神検査」は,もともと性格テス トとして用いられる精神検査のひとつである.佐久間 ら(1972)および山内ら(1989)は,この検査用紙 を応用して1桁の計算作業をコーヒーの飲用前後に 行わせ,カフェインの中枢作用を調べる薬理学実習を 行った[16,17].佐久間らは,本来のテストと同様の 暗算を1分間隔で1分間ずつ3回繰り返し,15分ご とに10試行行った.また,山内らの実習では,1試 行45秒で3回計算させ,佐久間らと同様15分ごと

[*5] ある主観的な感覚の強さを,10 cm程度の直線の一端を全くなし,他端を最大とし,現在その感覚がどの程度であるか を直線上に垂線を引いて示す.直線上に目盛りをまったく置かないのが特徴である.

[*6] ある主観的な感覚の強さを,何段階かの数値で口頭で伝える.

自覚症しらべ　　No.

氏　名　_____　（男・女　____歳）

記入日・時刻　____月____日　午前・午後　____時____分記入

いまのあなたの状態についてお聞きします。つぎのようなことについて、どの程度あてはまりますか。すべての項目について、1「まったくあてはまらない」～5「非常によくあてはまる」までの5段階のうち、あてはまる番号1つに○をつけてください。

	まったくあてはまらない	わずかにあてはまる	すこしあてはまる	かなりあてはまる	非常によくあてはまる
1 頭がおもい	1	2	3	4	5
2 いらいらする	1	2	3	4	5
3 目がかわく	1	2	3	4	5
4 気分がわるい	1	2	3	4	5
5 おちつかない気分だ	1	2	3	4	5
6 頭がいたい	1	2	3	4	5
7 目がいたい	1	2	3	4	5
8 肩がこる	1	2	3	4	5
9 頭がぼんやりする	1	2	3	4	5
10 あくびがでる	1	2	3	4	5
11 手や指がいたい	1	2	3	4	5
12 めまいがする	1	2	3	4	5
13 ねむい	1	2	3	4	5
14 やる気がとぼしい	1	2	3	4	5
15 不安な感じがする	1	2	3	4	5
16 ものがぼやける	1	2	3	4	5
17 全身がだるい	1	2	3	4	5
18 ゆううつな気分だ	1	2	3	4	5
19 腕がだるい	1	2	3	4	5
20 考えがまとまりにくい	1	2	3	4	5
21 横になりたい	1	2	3	4	5
22 目がつかれる	1	2	3	4	5
23 腰がいたい	1	2	3	4	5
24 目がしょぼつく	1	2	3	4	5
25 足がだるい	1	2	3	4	5

日本産業衛生学会産業疲労研究会，2002年

自覚症しらべの使い方

「自覚症しらべ」を利用されるときには，つぎのことに気をつけながらご使用ください．

1) 本調査票は，作業に伴う疲労状況の経時的変化をとらえることを目的としています．したがって，調査は作業の進行に伴って繰り返し行ってください．調査時点は，原則として1時間間隔で行うこととし，最小限の測定点として，作業開始時，昼休みなどの大休憩の前と，大休憩後，定時の終了時，残業があるときは超過勤務終了時に実施することとします．
2) 測定前の作業状況・内容を把握し，調査票データとリンクしてください．
3) 本調査票は5つの群別に評価できますが，群別比較の前に，各設問項目おのおのを観察し，評価しておいてください．その後，以下の5つの群別に合計スコア（またはそれを5で除した平均値）を求め，群別に疲労状況を評価してください．
　Ⅰ群　ねむけ感：　ねむい，横になりたい，あくびがでる，やる気がとぼしい，全身がだるい
　Ⅱ群　不安定感：　不安な感じがする，ゆううつな気分だ，おちつかない気分だ，いらいらする，考えがまとまりにくい
　Ⅲ群　不快感　：　頭がいたい，頭がおもい，気分がわるい，頭がぼんやりする，めまいがする
　Ⅳ群　だるさ感：　腕がだるい，腰がいたい，手や指がいたい，足がだるい，肩がこる
　Ⅴ群　ぼやけ感：　目がしょぼつく，目がつかれる，目がいたい，目がかわく，ものがぼやける
4) 本調査票は自由に利用していただいて結構ですが，利用後はデータを産業疲労研究会事務局（名古屋市大・医・衛生：Tel 052-853-8171，Fax 052-859-1228，E-mail eisei@med.nagoya-cu.ac.jp）まで提出してください．

図20-2　新版「自覚症しらべ」
〔日本産業衛生学会産業疲労研究会〕

疲労部位しらべ

（日本産業疲労研究会産業疲労研究会選定）

氏　名　＿＿＿＿＿＿＿＿＿＿＿＿＿＿＿＿＿　（男・女　＿＿＿歳）

記入日・時刻　＿＿＿＿月　＿＿＿＿日　午前・午後　＿＿＿＿時　＿＿＿＿分記入

現在、あなたの身体各部位で痛みやだるさをどの程度感じていますか？各部位名横の当てはまる番号に○をつけてください。

例　─────　左上腕　0　1　②　3

　　　　　　　　　右膝・下腿　⓪　1　2　3

0：全く感じない　1：わずかに感じる　2：かなり感じる　3：強く感じる

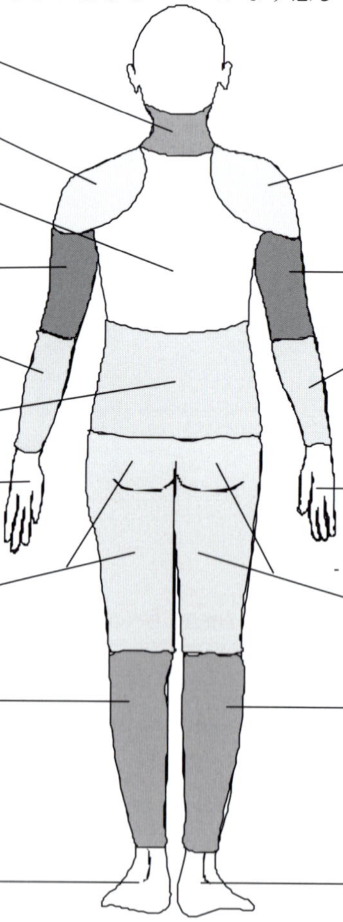

首　0　1　2　3
左肩　0　1　2　3　　　　　　右肩　0　1　2　3
背部　0　1　2　3
左上腕　0　1　2　3　　　　　右上腕　0　1　2　3
左肘・前腕　0　1　2　3　　　右肘・前腕　0　1　2　3
腰部　0　1　2　3
左手・手首　0　1　2　3　　　右手・手首　0　1　2　3
左臀部・大腿　0　1　2　3　　右臀部・大腿　0　1　2　3
左膝・下腿　0　1　2　3　　　右膝・下腿　0　1　2　3
左足・足首　0　1　2　3　　　右足・足首　0　1　2　3

図20-3　疲労部位しらべ
〔日本産業疲労研究会産業疲労研究会〕

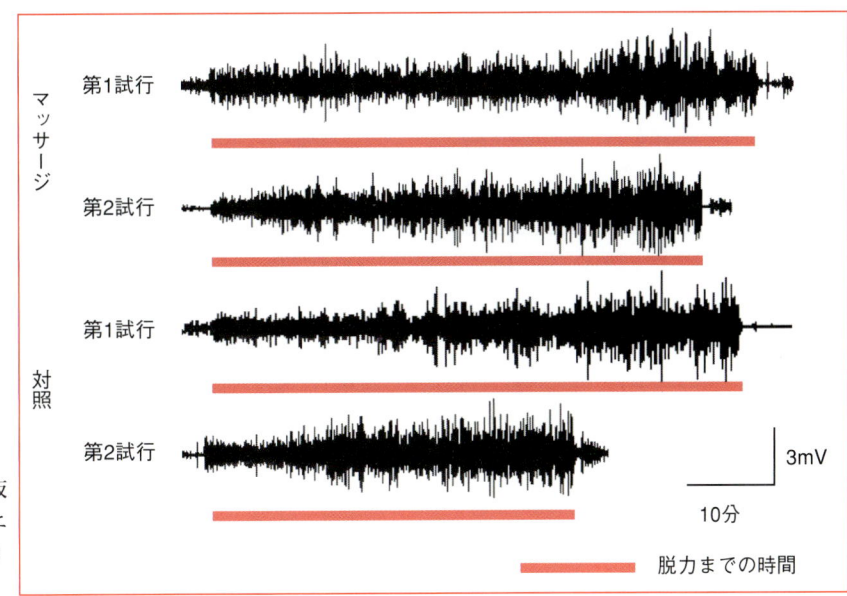

図20-4 脱力までの時間
〔楊箸隆哉, 畔上真子, 坂口けさみほか: 筋疲労のエビデンス. 臨看 32(12): 1794-1804, 2006〕

に10試行行った. いずれの実習でも, 前半1～5試行目が終了したところで, 二重盲検法を用いて半数の学生には通常のカフェイン入りのコーヒーを, 残りの半数にはカフェインの入っていないコーヒーを飲用させ, 後半の6～10試行を行わせた. 計算できた数を1回の作業量として暗算作業を繰り返すと作業量は次第に低下していき, 精神疲労が観察された. 単純作業量だけでなく, 正答数や正答率なども指標にすることができる. この作業量低下の程度はカフェインの有無により異なったことから, カフェインの中枢作用の影響が示唆された.

IV 疲労測定の応用

1. 急性筋疲労に対するマッサージの効果

健康被験者に背筋力計を上腕だけで上方向に引っ張る運動を負荷して, 主として僧帽筋の急性筋疲労モデルを作成し, ジェット水流を利用したマッサージベッド[18]が筋疲労の回復にどの程度効果があるか検証した[18,19]. 最大筋収縮の約50％の力で疲労困憊するまで運動をさせ, 運動継続時間と筋放電の平均周波数[mean frequency(MF)]低下を指標として疲労度および疲労からの回復を評価した. 10分間の休憩をはさんでこの運動を2回行うと, 2回目の運動課題継続時間は有意に減少したが, この休憩の間にマッサージ刺激を行ったところ, 有意な減少はみられなくなった(図20-4). また, 通常, 運動終了時の筋放電平均周波数は開始時に比べて低下しており, 十分休憩すると, また上昇してほぼもとの値に戻ることから, 運動による疲労と疲労からの回復を示していると考えられる. この実験では, 1回目の運動終了後における平均周波数と10分の休憩をはさんで行った2回目の運動開始時における平均周波数の差(ΔMF)を休憩による疲労からの回復の指標として, マッサージ刺激の有無によるΔMFの大きさを比較検討した. その結果, 僧帽筋上部の筋電図においてΔMFを比較すると, マッサージ刺激では対照群よりもΔMFが有意に高値を示し, マッサージ刺激により疲労回復が促進されていることが確かめられた(図20-5). この実験で用いたマッサージ刺激は徒手的マッサージの軽擦法または振動法[20]に近く, 刺激量はやや強めである. これらのことから, 看護ケアとして行う徒手的な背部マッサージも, 少し強めに, 少なくとも10分間行うことで筋疲労を回復させる効果があることが推測される.

2. 計算作業における音刺激の影響

さまざまな音環境における計算作業時の精神疲労を確かめるため, 健康な被験者に計算作業中にヘッドホンから環境音楽または雑音を聴かせ, 無音の場

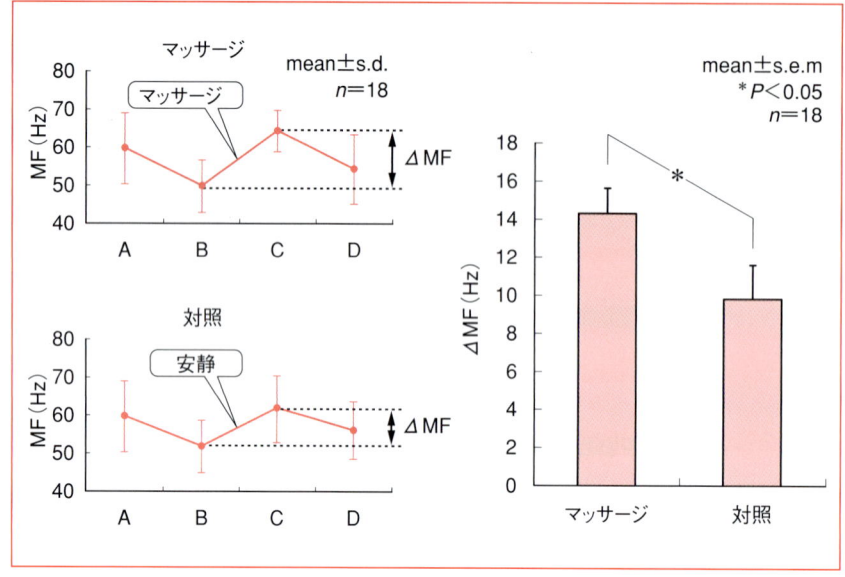

図20-5 筋電図中心周波数（MF）の変化（僧帽筋上部線維）
〔楊箸隆哉，畔上真子，坂口けさみほか：筋疲労のエビデンス．臨看 32：1794-1804, 2006〕

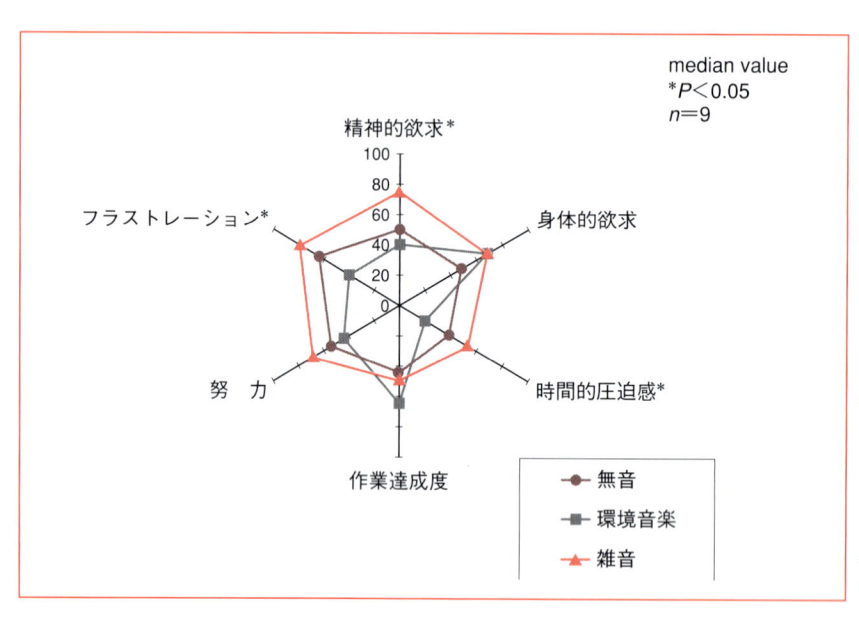

図20-6 クレペリンテストによる心的負荷の大きさ（NASA-TLX）
＊は音楽条件と雑音条件との間に有意差があることを示す．

合と比較することにより，音刺激が計算作業量およびNASA-TLXによる心的負荷量に与える影響を調べた[21]．計算作業は5分間の休憩をはさんで15分ずつ2回行い，合計30分の作業量を測定した．環境音楽としては，シンセサイザーによるゆったりとした音楽を，また雑音としては工事現場の音や電話のベル音など不快な音ばかり集めて組み合わせた音を使用した．2つの音は，疑似耳（artifical ear）[*7]と騒音計を用いてその平均音量がほぼ同一になるように調整した．計算作業量は，3条件とも有意差は認められなかったが，NASA-TLXのうち，「精神的欲求」，「時間的圧迫感」，「フラストレーション」の3項目で，雑音条件における得点がもっとも高く，次いで無音条件，環境音楽条件の順であった．これら3項目において，雑音条件と環境音楽条件との間には有意差が認められた（図20-6）．以上の結果から，雑音環境下

[*7] ヒトの耳の構造を模して作られた音圧測定器．医療機器や補聴器などの感度調節に用いられる．

でも直ちに計算作業量が低下するわけではないが，心的負荷が高まることが示唆された．このような雑音環境下では，おそらくそのパフォーマンスを維持するための心理的負荷が加わり，精神疲労を起こしやすい状況にあるのではないかと推察される．

文献

1) 木谷照夫，渡辺恭良：ヒトと疲労．疲労の科学（井上正康ほか編），2-3頁，講談社サイエンティフィク，東京，2001
2) 征矢英昭：スポーツと疲労．疲労の科学，（井上正康ほか編），43-49頁，講談社サイエンティフィク，東京，2001
3) 中村芳子，木下 茂：眼精疲労のメカニズム．疲労の科学（井上正康ほか編），17-23頁，講談社サイエンティフィク，東京，2001
4) 倉恒弘彦：慢性疲労症候群の病因と治療．疲労の科学（井上正康ほか編），111-118頁，講談社サイエンティフィク，東京，2001
5) 木谷照夫，倉恒弘彦：慢性疲労症候群．日内会誌 81：573-582，1992
6) 大島正光：環境生理学，人間と技術社，東京，1967
7) Fell JW, Rayfield JM, Gulbin JP et al：Evaluation of the accusport lactate analyser. Int J Sports Med 19：199-204, 1998
8) 楊箸隆哉，畔上真子，坂口けさみほか：筋疲労ケアのエビデンス．臨看 32：1794-1804，2006
9) 楊箸隆哉，藤原孝之：疲労に関する実証的学習方法．看展望 29：76-84，2004
10) 楊箸隆哉，本田智子，堀内美和ほか：把握持久運動による筋疲労に対する罨法の効果―近赤外線分光法を用いた筋組織酸素動態の解析．第32回日本看護研究学会学術集会，2006
11) 大久保堯夫：フリッカー値．初学者のための生体機能の測り方（加藤象二郎，大久保堯夫編著），179-183頁，日本出版サービス，東京，1999
12) 瀬尾明彦：新版「自覚症しらべ」調査票の利用にあたって．疲労の科学 57：45-46，2002
13) Harts SG, Staveland LE：Development of NASA-TLX (task load index)：Results of empirical and theoretical research. Human Mental Workload (Hancock RA, Meshkati N eds), p.139-183, North-Holland Press, Amsterdam, 1988
14) 芳賀 繁，水上直樹：日本語版 NASA-TLX によるメンタルワークロード測定．人間工学 32：71-79，1996
15) 外岡豊彦（監），日本・精神技術研究所（編），：内田クレペリン精神検査・基礎テキスト 11頁，金子書房，東京，1996
16) 佐久間昭：コーヒーの効果―学生実習での試み．臨薬理 3：34-36，1972
17) 山内一史，楊箸隆哉，木戸能里子ほか：暗算作業量に対するカフェインの効果第2報．千葉大学看護学部紀要 11：1-7，1989
18) 楊箸隆哉，Cheng GA，藤原孝之ほか：ウォーター・スティミュレーション・ベッド．理学療法 15：731-736，1998
19) Yanagihashi R, Fujiwara T, Cheng GA et al：Effects of massage-like water stimulation for recovery of muscle fatigue. IUPS 34th World Congress, Newsyland, 2001
20) Weerapong P, Hume PA, Kolt GS：The mechanisms of massage and effects on performance, muscle recovery and injury prevention. Sports Med 35：235-256, 2005
21) 楊箸隆哉，川井亜美，小林千世ほか：精神作業における音刺激の影響．第19回日本看護科学学会学術集会，1999

KEYWORD
筋疲労　精神疲労　疲労評価　疲労回復　マッサージ

> **学習課題**
> ☐ フリッカーテストの意味を述べなさい．
> ☐ 筋電図の測定原理と，表面筋電図の測定方法を説明しなさい．

20-2 脳活動の評価

> **学習目標**
> 1. 脳波の意義がいえ，その評価方法がわかる
> 2. 大脳皮質誘発脳波の種類と特徴がわかる
> 3. 電磁波による脳活動の評価方法の種類と特徴がわかる

　本項では，脳活動をイメージするための非侵襲的な記録方法とそれらの実践や基礎研究への応用について説明する．

I 脳活動の電気的抽出：脳電位

A．脳　波

　脳波（brain wave）[*1]とは，神経細胞の集合体である脳の活動状態を頭皮上に装着した電極から記録したもので，正式には脳電図〔electroencephalogram（EEG）〕という．脳波は大脳皮質の神経細胞の樹状突起（dendrite）で生じている多数のシナプス後電位〔興奮性シナプス後電位（excitatory postsynaptic potential：EPSP），抑制性シナプス後電位（inhibitory postsynaptic potential：IPSP）〕の和を記録したものである．

1．目　的

　正常脳波の特性，感覚刺激による変化や脳波による睡眠・覚醒周期の段階など意識レベルによる脳波の変化を観察することができる．

2．記録方法

　①脳波記録用電極を国際10-20法によって装着する（90頁，図4-42参照）．装着部位の皮脂や汚れをアルコール綿でよく拭き取る．②時定数（time constant）[*2]，増幅度，紙送り速度などの脳波計の記録条件を設定する．③被験者を安静閉眼状態で仰臥位に寝かせる．脳波の電位はμV[*3]であるため，筋電図，まばたきや眼球運動，心電図などのアーチファクト（artifacts）[*4]が混入しないように注意する必要がある．

[*1] ヒトの脳波はドイツの精神科医ハンス・ベルガー（Hans Berger；1873〜1941）によって，1924年に戦傷患者の頭蓋骨欠損部の硬膜上から初めて記録され，その事実は1929年に発表された．
[*2] 生体の電位波形などが減衰する時間（秒）をいう．時定数が大きいとニューロンの活動電位の立ち上がりと下降が遅くなる（周波数が小さくなる）．
[*3] 心電図の振幅mVの1/1000の大きさである．
[*4] 人工産物の意．心電図や脳波などの電気現象に混入する，目的信号以外のノイズのこと．

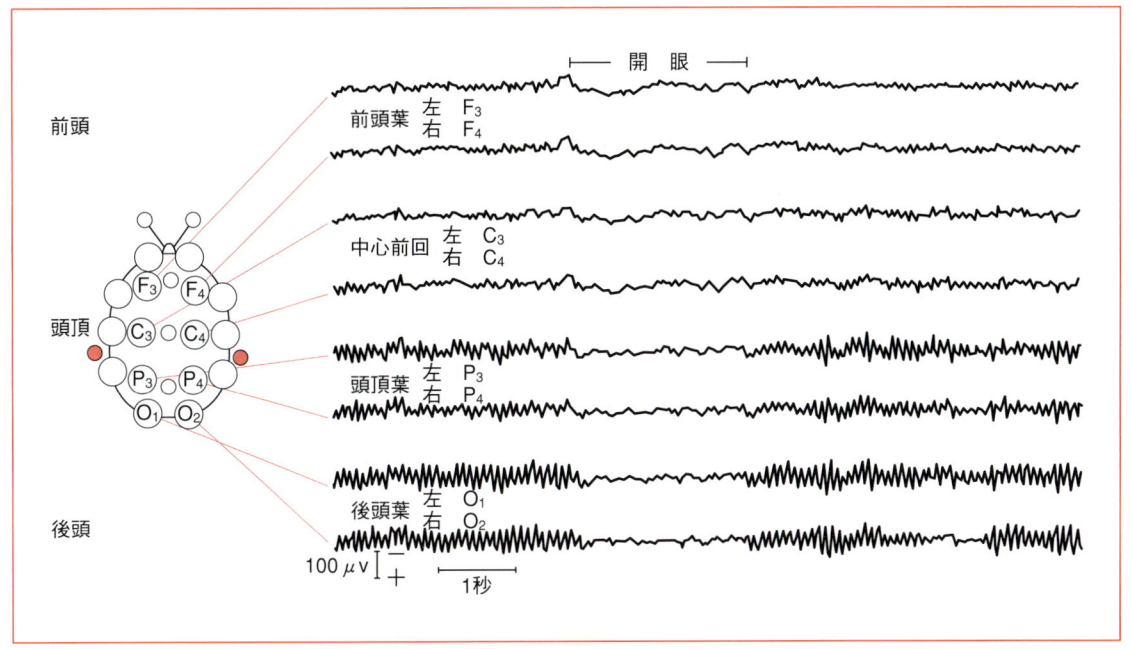

図20-7 ヒトの覚醒時安静状態の脳波（Jung, 1953の改変）
単純誘導で8部位から記録．関電極（○）は図に示すように装着し，不関電極（●）は両耳介に置き両者を結線する．閉眼時はα波であるが，開眼によってα波が中断され，β波になる．
〔小野武年，大村　裕：概説生理学――動物的機能編，改訂第2版（大村　裕編），327頁，南江堂，東京，1988〕

3. 脳波の評価

脳波の周波数は1〜50Hz，振幅は10〜100μVである．脳波の成分は周波数によって，δ波（0.5〜3.5Hz），θ波（4〜7Hz），α波（8〜13Hz），β波（14〜30Hz）に分類される．脳波を周波数解析する場合には，α波帯域をα_1帯域（8〜10Hz）とα_2帯域（10〜13Hz），β波帯域をβ_1帯域（14〜20Hz）とβ_2帯域（20〜30Hz）に分けることがある．一般に，大脳皮質の活動状態では低振幅速波（β波），活動が低下している状態では高振幅徐波（δ波）がみられる．安静閉眼時には後頭部を中心に8〜13Hzのα波がみられるが，開眼や暗算などの脳活動によってα波は消失し（α-blocking），低振幅速波の覚醒脳波に変化する（図20-7）．

4. 脳波と意識水準

自発脳波は覚醒レベルや睡眠の深さなど意識レベルの違いによって異なった脳波パターンを示す．また，睡眠の深度は脳波のパターンによって分類されている（92頁，図4-44，表4-11参照）．

5. 脳波の周波数解析を用いた基礎実験

臨床では，意識障害患者の意識レベルの改善を図る目的で，患者の近親者の声や馴染みのある音楽をテープに録音し，それを聞かせることがよく行われている．それが科学的な根拠があるかどうかを検討するために次のような実験を行った．被験者（20歳代女性）に被験者の母親と被験者と面識のない女性が朗読した童話「桃太郎」を聞かせ，そのときの脳波を周波数解析した．意識レベルが改善するということを神経細胞の活動が亢進すること，すなわち，脳波の周波数解析を行った部分での全周波数帯域におけるβ波の含有率が増加すると定義した．その結果，被験者の家族の声を聞かせたときのほうが，被験者と面識のない人の声を聞かせた場合よりも有意にβ波の含有率が増加した（図20-8）．このことは，近親者の声を聞かせることは大脳皮質を刺激し，意識レベルの改善に有効な方法の1つであることを科学的に検証したものである．

B. 大脳誘発脳波

感覚受容器や感覚神経に電気，光，音などの刺激を

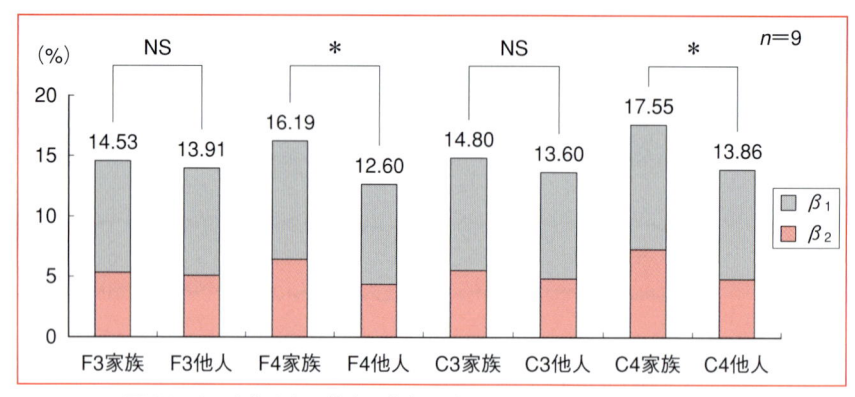

図20-8　家族または他人の声音を聴取したときのβ波含有率の比較

童話「桃太郎」を被験者（9名）の家族（家族）または被験者と面識のない人（他人）が朗読したときの，全周波数帯域に対するβ波（13 Hz以上〜30 Hz未満）の含有率を，4部位（左半球（F_3，C_3）および右半球（F_4，C_4））から記録した脳波から分析した．また，β波帯域の含有率は，$β_1$（13 Hz以上〜20 Hz未満）と$β_2$（20 Hz以上〜30 Hz未満）の2つの帯域に分けて表示した．数値は全周波数帯域に対するβ波の含有率を示す．両群間の有意差検定には対応のあるt検定を用い，有意水準は*$p < 0.05$とした．家族の声を聴取したほうが4領域すべてにおいて含有率が高く，とくに右半球のF_4，C_4領域において含有率が有意に増加した．

〔工藤由美，田中裕二：日本看護技術学会第4回学術集会（つくば，2005年）で発表〕

加えたときに一定の潜時をもって大脳皮質で誘発される一過性の電位変化を誘発電位（evoked potential）または誘発反応（evoked response）という．

1. 刺激関連電位

光や音で視覚系や聴覚系を刺激したときに誘発される電位変化を刺激関連電位という．

a. 体性感覚誘発電位（somatosensory evoked potential：SEP）

種々の体性感覚（皮膚感覚や深部感覚），通常は手足の末梢神経を電気刺激することで中枢神経系および一部末梢神経系に誘発される電位のことで，発生機序が他の誘発電位に比較して明らかなために臨床においてよく用いられる（図20-9）（69頁，図4-10参照）．

b. 視覚誘発電位（visual evoked potential：VEP）

白黒格子縞の白黒を瞬間的に反転させる刺激（図形反転刺激）を被験者の眼前で与えた時に視覚中枢の頭皮上に誘発される電位で，正常では全視野刺激によって，後頭部正中線上に潜時75 msecの陰性電位（N_{75}），潜時100 msecの陽性電位（P_{100}）および潜時145 msecの陰性電位（N_{145}）の3相性の波形（N_{75}-P_{100}-N_{145}）が記録できる．

c. 聴覚誘発電位（auditory evoked potential：AEP）

持続時間0.1 msecのクリック音[*5]をイヤホンで聞かせたときに聴覚中枢の頭皮上に誘発される電位で，潜時によって，短潜時（1〜10 msec），中潜時（10〜50 msec），長潜時（50 msec〜）に分類される．短潜時成分は脳幹の聴覚伝導路で生じた活動電位に由来する電位で，聴性脳幹反応〔auditory brainstem response（ABR）〕といい，脳死判定の補助検査として用いられる．

2. 事象関連電位（event-related potential：ERP）

刺激が何であったか，あるいはその刺激が自分にとってどのような意味をもつかを認知あるいは認識するような作用に関連して記録される電位のことで，高次の認知機能を反映すると考えられている．

a. 後期陽性成分（late positive component：P_{300}）

刺激の種類にかかわらず，その刺激の認知情報処理（認知や期待，判断など）に関連した電位のことで，

[*5] 短い信号音や動作音のこと．スイッチボタンを押したときや音響機器の回路を切り替えるときなどに生じる．

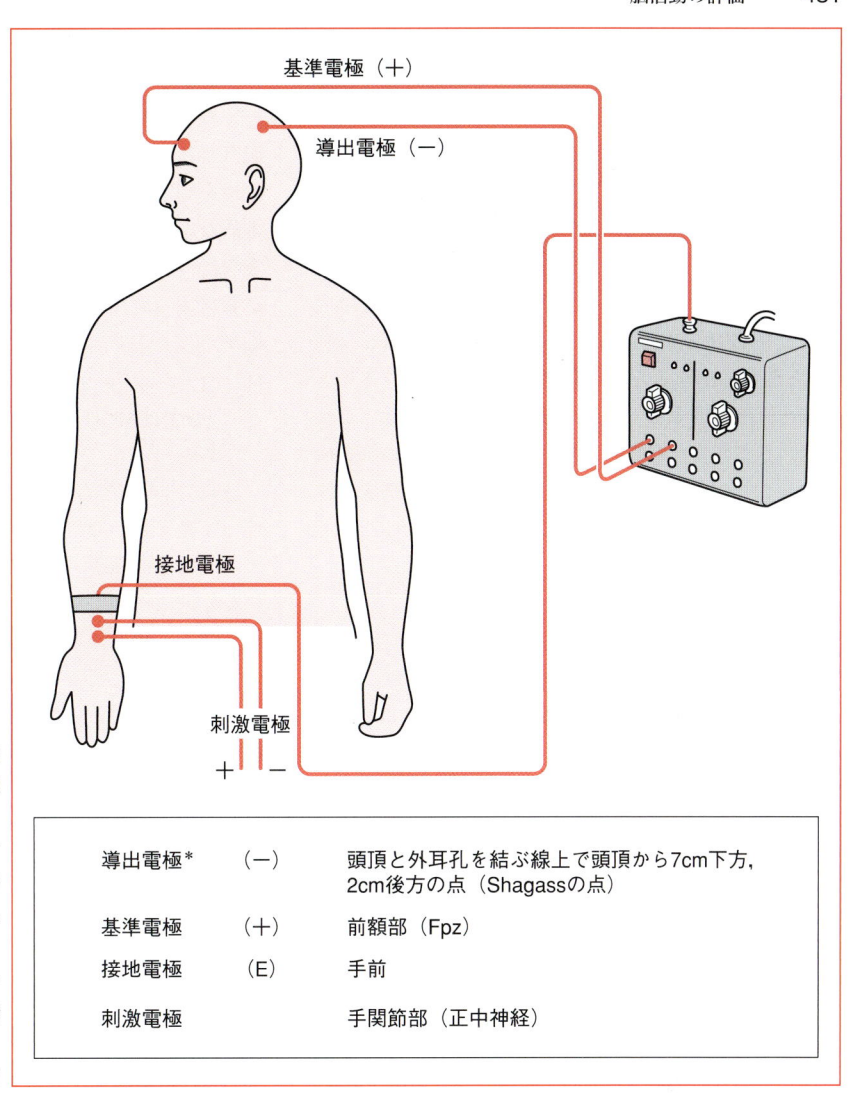

図20-9 体性感覚誘発電位（SEP）の電極の取り付け

＊導出電極の位置としてはC′₃, C′₄(C₃, C₄の後方2cm)を使用する場合もある．

〔日本光電ME講座ニューロシリーズ(IV) 体性感覚誘発電位検査の手引き，7頁，日本光電工業，東京，2002〕

導出電極＊	(−)	頭頂と外耳孔を結ぶ線上で頭頂から7cm下方，2cm後方の点（Shagassの点）
基準電極	(＋)	前額部（Fpz）
接地電極	(E)	手前
刺激電極		手関節部（正中神経）

平均潜時が約300 msecに陽性（positive）の電位が出現する．健康なヒトでも40歳以降になると，年に2 msec位ずつその潜時が延長することが知られている．さらに，アルツハイマー病や脳血管障害による知能低下や認知症患者では，同年齢の健康者に比べてその潜時が延長することから，神経内科領域や精神医学領域でとくに近年注目されている．

b．随伴陰性変動（contingent negative variation：CNV）

感覚情報処理と運動遂行の連携に関連する電位のことで，具体的には，一定の時間間隔（たとえば2秒間隔）で2つの刺激を与えたときに，2番目の刺激に対してできるだけ早くボタン押しなどの反応をさせるような検査法を用いる．そのときに同時に脳波を記録して，刺激時点を基準に脳波を加算平均すると，第2刺激の前に穏やかな陰性電位が中心正中部から記録される．この電位の発生にはいくつかの心理学的要素が関与していると思われるが，その中の重要な要素の1つが期待や予期であろうと考えられている．

3．運動関連脳電位（movement-related cortical potential）

随意運動に伴って加算平均法によって頭皮上から記録される電位のことで，準備電位（readiness potential）ともいう．随意運動の開始から約0.8秒（800 msec）以上も先行して徐々に増大する穏やか

な陰性電位が記録される．この電位は意志によって行う運動の脳内の興奮準備状態を示すものと考えられている．

II 光（電磁波）による脳活動の表示

1970年代に入ってから，X線を使用して脳の内部構造を輪切りの断層画像（ある断面で切り出した画像）として描出する方法が開発され，生きているヒトの脳を直接観察することができるようになった．これ以降，さまざまな器質的な病変を有する患者の脳を検査することによって，生きている状態でその病変の位置と広がりを正確に同定することが可能になった．

A. X線コンピュータ断層撮影法（computed tomography：CT）

EMI（Electric Musical Instrument）社のハンスフィールド（Sir Godfrey N. Hounsfield；1919～2004）らによって1972年に英国で開発された断層画像撮影法で，生体の構造や病変を三次元的な広がりとしてとらえることができることが特徴である．

1. 画像の意味

撮影された画像は，X線の体中での吸収密度の分布を示すもので，水を0，空気を−1,000，骨を1,000としたスケールで表示される．この数値をCT値（CT number）という．生体にX線を照射すると一部は生体に吸収され，残りは生体を通過する（通過X線）．吸収の程度は組織によって異なり，生体では骨がもっとも高く，肺などの空気を含む臓器はもっとも低い．水が主体である一般の組織ではその中間になる．そのため，X線吸収の高い領域（骨）では白色，吸収の低い領域（空気）では黒色，その他の組織はX線吸収の程度によって種々の灰色で表示される．これを使用すると脳内の構造物がはっきりとした画像として描出され，脳出血や脳梗塞をはじめとする器質的な病変の診断に大きく貢献している．脳梗塞では一般にX線吸収が低下し，黒く描出される．また，脳出血では赤血球に含まれる鉄のためにX線の吸収が増加し，その急性期には白く映し出される特徴があり，脳卒中発作の鑑別に役立っている．

2. X線CTの応用による血流量測定

X線CTは基本的には脳内の病変の位置と広がりを観察する形態診断法であるが，これを利用して脳の血流量を測定する方法がある．脳組織はグルコースを基本的なエネルギー源として，酸素を使った好気的な代謝を行っている．このグルコースや酸素を組織に送り込む血流の流れを測定することによって脳の働きを評価することができる．

B. エミッションコンピュータ断層撮影法（emission computed tomography：ECT）

放射性同位元素（ラジオアイソトープ）の崩壊に伴って光子の一種であるガンマ線などの電磁波を放出する放射性核種がある．ごく微量のラジオアイソトープを体内に投与すると，ガンマ線は組織における透過性が強く，体外にその信号が出てくるので，体外に置いた検出器によってその体内での変化を測定することができる．このような方法を核医学検査法という．生体に対して外部から電磁波を当てて，透過してくる信号をとらえるX線検査とは異なり，体の内部にガンマ線を放出する化合物を投与して，これを外部から計測する点に特徴がある．エミッションCTには，ポジトロン断層撮影法（PET）とシングルフォトン断層撮影法（SPECT）の2種類がある．

1. ポジトロン断層撮影法（positron emission tomography：PET）

1970年代後半に登場し，ラジオアイソトープの体内分布を断層像として正確に測定できる方法であり，脳の機能を三次元的にマッピングする分野へと応用されている．ラジオアイソトープを生産するためのサイクロトロンが必要なため，巨額の費用と多数のスタッフを必要とする．

a. 原理と特徴

ガンマ線を放出する核種ではなく，陽電子（ポジトロン）を出して崩壊するラジオアイソトープ（ポジトロン核種）が用いられる．陽電子は電子（エレクトロン）と同じ質量であるが，電子とは逆にプラスの電荷をもっており，電子の反粒子である．このような陽電子を放出して崩壊するポジトロン核種を用いて，目的とする化合物を構成している元素と置換することによって，その化合物の"標識"を行うことができる．PETはこれらの"標識薬剤"を体内に投与して，その

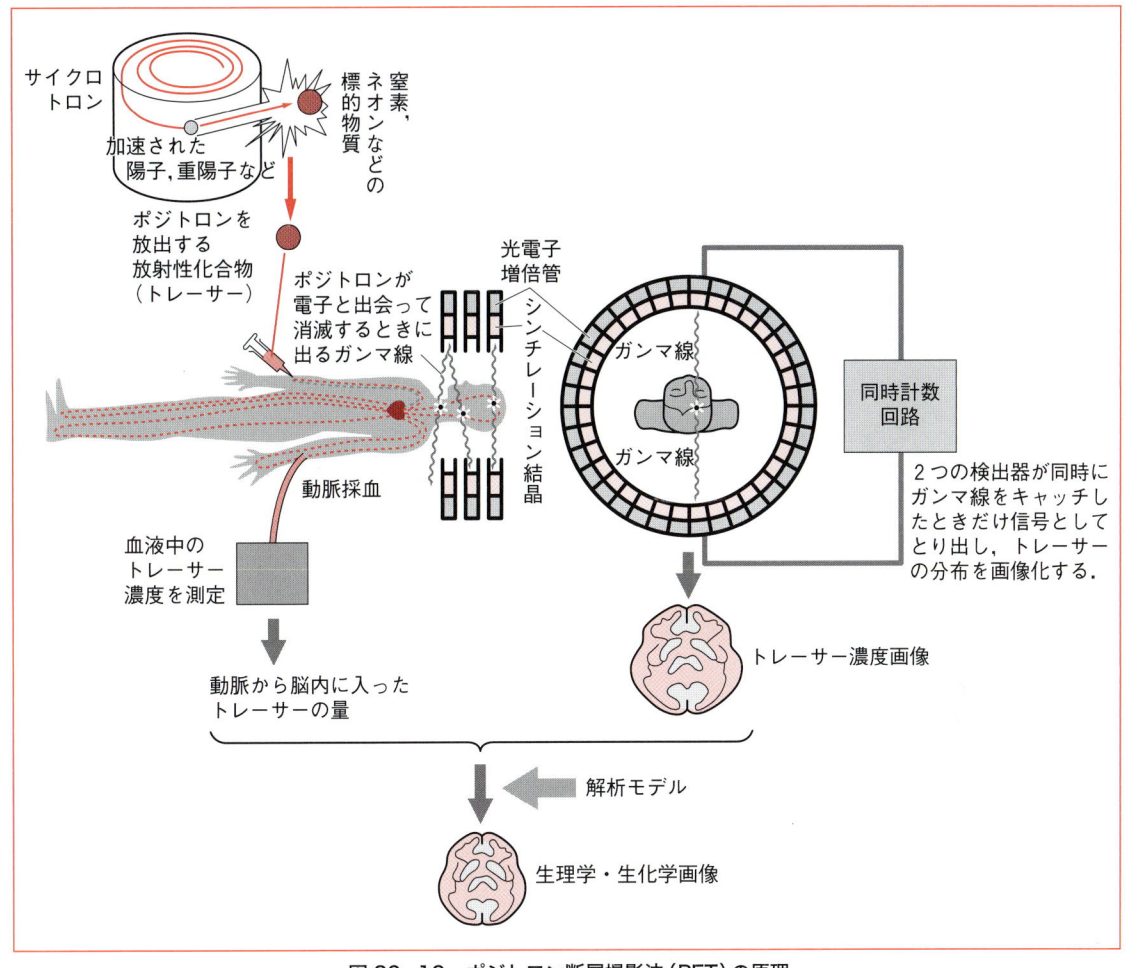

図20-10 ポジトロン断層撮影法（PET）の原理
〔立花　隆：立花隆が歩く脳研究最前線9―思考のからくりに迫るPET研究．科学朝日6：121，1994〕

体内分布の断層画像から局所の機能を行う検査法である．PETに使用される核種は炭素（^{11}C），窒素（^{13}N），酸素（^{15}O）である．半減期が短いために使用のたびにサイクロトロンで作製しなければならないが，これらの物質は生体の構成要素にきわめて近い物質であるために，生体の糖代謝やアミノ酸代謝を調べるのに適した物質である（図20-10）．

b．PETによる脳機能測定

PETでは，①脳血流量，②酸素代謝，③グルコース（ブドウ糖）代謝，④アミノ酸代謝，⑤神経伝達機能など，脳の生理学的，生化学的な現象をとらえることができる．

2．シングルフォトン断層撮影法（single photon emission computed tomography：SPECT）

PETと同じようにラジオアイソトープの断層画像が得られ，病院内にサイクロトロンなどの特殊な設備を必要としないので，多くの医療施設で日常の臨床検査法として用いられている．SPECTでは，一般の核医学検査で利用されているガンマ線（シングルフォトン）を放出するラジオアイソトープが用いられる．PETと同じように，脳の血流量分布を輪切りの断層画像として映し出すことができるので，脳梗塞や認知症を呈する疾患の鑑別診断などに用いられている．

SPECTで用いられる代表的な核種は，テクネシウム（^{99m}Tc）とヨウ素（^{123}I）である．これらの物質の

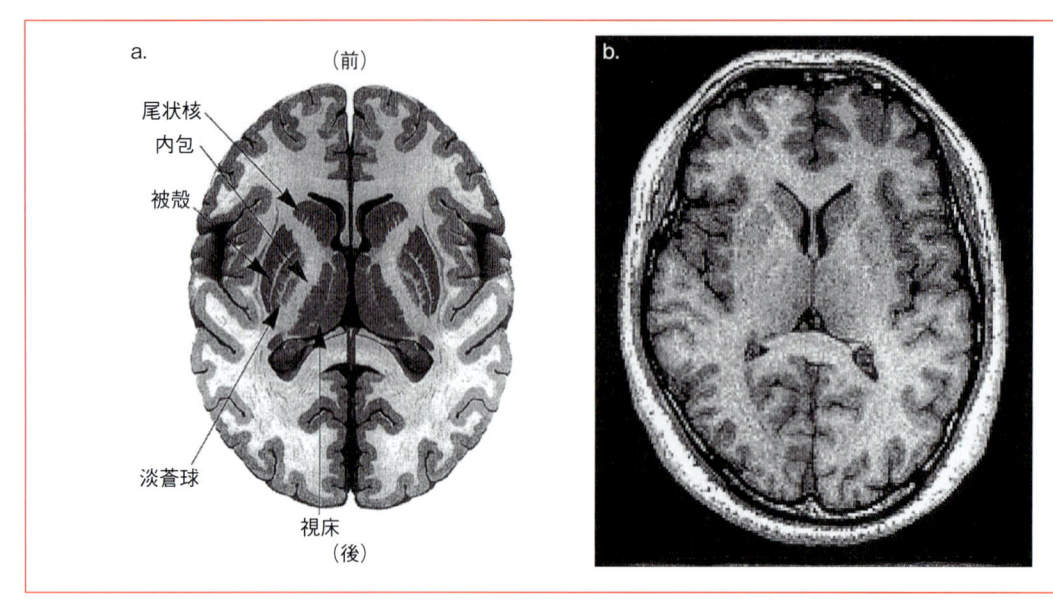

図 20-11　大脳水平断の解剖 (a) と MRI 画像 (b)（内包，大脳基底核を通る断面）
〔松本健五：これだけは知っておきたい画像診断　脳血管障害Ⅳ ― 第7回　高血圧性脳内出血．ブレインナーシング 15 (12)：5, 1999〕

半減期は長く，入手が容易な物質であるが，必ずしも生体に存在する物質と類似したものではない．したがって，生化学的な検索には使用できないが，脳血流量の測定など生理学的な検索に用いることは可能である．

Ⅲ　磁気による脳活動の表示

強い静磁場の環境下にプローブを置き，そのプローブの中にサンプル（この場合ヒトの頭に相当する）を入れて一定の周波数の電磁波を照射すると，そのサンプルの中のある種の原子核（^{1}H，^{31}P，^{23}Na，^{12}C など）は，その軸のまわりにちょうどコマのようにスピン現象（励起）を引き起こす．これが核磁気共鳴 [nuclear magnetic resonance (NMR)] とよばれる現象である．

A. 核磁気共鳴画像 (magnetic resonance imaging：MRI)

1. 原 理

人体の組織の中でもっとも多い成分は水であるため，プロトン（水素：^{1}H）を対象とした NMR は 1 つの大きな水の信号ピークを示す．そこで，その信号の脳内の空間分布を CT の原理を応用して画像化したものが MRI である．生きたヒトの脳における，きわめて微細な構造を明瞭に描出できるため，頭蓋内に生じる病気の診断に広く応用されている．

2. 特 徴

従来の X 線 CT が生体の X 線吸収度の差によって生体の構造や病変を描出するのに対して，MRI は放射線を使用しないことが画期的である．MRI は特定の原子の原子核からの核磁気共鳴信号をもとに画像を構成するもので，X 線 CT に比べて撮影された画像は解像度が高く，皮質（灰白質）や白質の区別が容易である（図 20-11）．

B. 機能的核磁気共鳴画像 (functional MRI：fMRI)

ごく短時間で撮像する高速スキャンを導入することによって，従来からのイメージングでは得られなかった脳の血流の変化をとらえようとするもので，血管の中を流れるヘモグロビン（血色素）の状態から血流の変化を調べることができる．

1. 原理と特徴

肺から血液中に取り込まれた酸素は，酸化ヘモグ

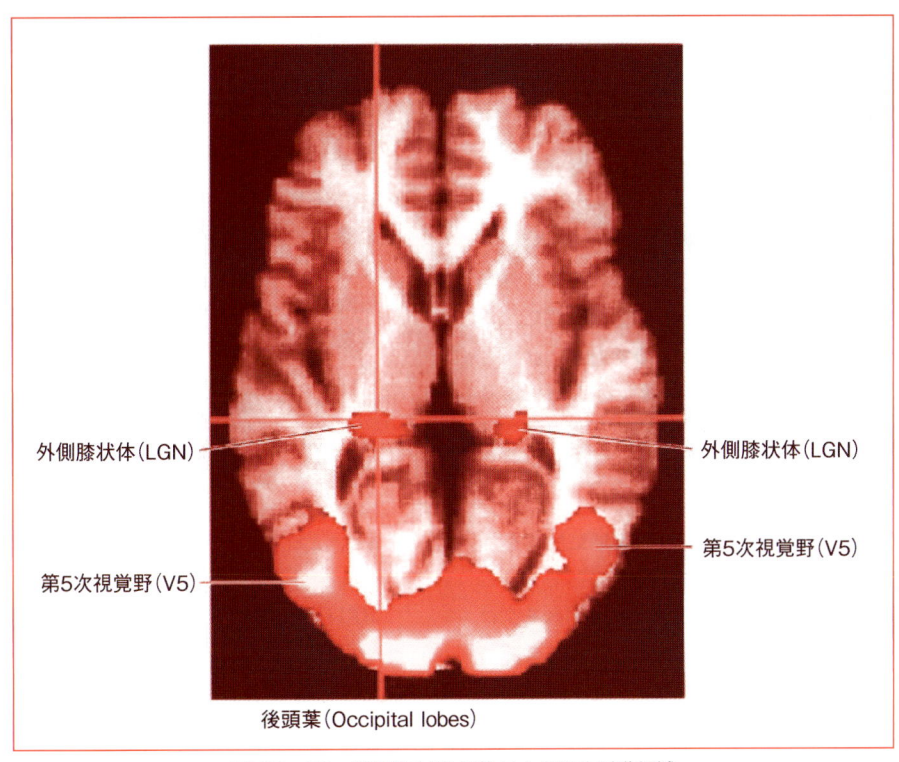

図 20-12　機能的 MRI 画像による脳の活動領域
視覚刺激によって後頭側頭領域の視覚運動領域（第 5 次視覚野：V5）を含む両側の視覚野および外側膝状体（LGN）に活動の増加が認められた．
〔Saper CB, Iversen S, Franckowiak R et al：Principles of Neural Science, 4th ed（Kandel ER, Schwartz JH, Jessell TM eds），p.375, McGraw-Hill, New York, 2000〕

ロビンとして心臓から動脈を通って脳などの組織に送られる．組織に送られた酸化ヘモグロビンの一部は使用されないで末梢血管から静脈側に戻ってくるが，脳の神経が賦活されるとその割合が増加する．つまり，還元ヘモグロビンが低下し，賦活しないときに比べて信号が強くなる現象がみられる．この測定方法をBOLD（blood oxygen level dependent）法という．

2. 研究への応用

a. 視覚刺激

実際の視覚刺激と閉眼状態の脳活動を比較した場合，視覚刺激によって後頭側頭領域の視覚運動領域（第 5 次視覚野：V5）を含む両側の視覚野に活動の増加が認められた（図 20-12）．

b. 運動賦活

第一次運動野（第 4 野：ブロードマンの脳地図）の反応だけではなく，運動野の部位別応答，利き腕と左右運動野の関連，補足運動野などの第二次運動野の検出など，複雑な運動の解析にも用いられている．

c. 言語賦活

高次脳機能の測定の 1 つとして言語野の賦活が行われている．fMRI ではアーチファクトを避けるために，頭の中で言葉にして繰り返す賦活法が用いられる．

C. 脳磁図（magnetoencephalogram：MEG）

脳の神経細胞が電流を発生すると，それに伴って磁場が発生する．大脳皮質錐体細胞の尖端樹状突起の先端部と基幹部に差動的に入力する興奮性シナプス電位により誘発される尖端樹状突起内（細胞内）電流に主として起因する磁場は非常に微量であるので，それを

検出するために超伝導装置を用いた磁気計が使用される．

D．光トポグラフィー

光トポグラフィーとは，可視光線よりも波長の長い領域の電磁波で透過性の高い近赤外光[*6]を使用して簡便に脳の働きを観察することができる装置である．頭皮上から光ファイバーを通して照射される近赤外光によって大脳の表面付近の血液量の変化を計測し，それを二次元的なマップに表示したものである．計測と演算処理にかかる時間は0.1秒程度であるためにリアルタイムでの連続測定が可能である．

1．原　理

脳のある領域が活動をすると，その領域に酸素を送るために血液量が増大する．この血液中のヘモグロビンによる近赤外光の散乱を利用して，酸素化ヘモグロビンおよび還元ヘモグロビン，また，これらの合計である総ヘモグロビン（これは血液量に対応）の変化を測定することで大脳皮質の血液量の変化を観察することができる．

2．特　徴

この計測方法の特徴は，大脳皮質における血液量変化に伴うヘモグロビン量の変化を二次元的かつリアルタイムに計測できることである．また，生体に対して無侵襲で，被験者への拘束性も低く，安全な低エネルギーの近赤外光を用いるために長時間の計測や繰り返し計測も可能で，患者の経過観察にも応用できる．

3．応　用

さまざまな研究領域で，脳の活動状態を調べるために用いられている．現在までに，言語優位半球の判定，てんかん焦点などの診断の可能性が示唆されている．

参考文献

1) 安原基弘：ヒトの脳波．新・生理学実習書（日本生理学会編），229-235頁，南江堂，東京，1991
2) 安原基弘：ヒトの大脳誘発電位．新・生理学実習書（日本生理学会編），235-241頁，南江堂，東京，1991
3) 柴﨑　浩：K．脳波，L．誘発電位，M．体性感覚誘発電位，N．視覚誘発電位，O．聴覚誘発電位，P．事象関連電位．神経生理を学ぶ人のために，第2版（柳澤信夫，柴﨑　浩編），151-275頁，医学書院，東京，1997
4) 香山雪彦：総合機能 — 大脳皮質活動とその調節．標準生理学，第5版（本郷利憲，廣重　力監修），426-431頁，医学書院，東京，2000
5) 落合慈之：補助診断，コンピュータ断層撮影，MRI（磁気共鳴画像法），エミッションCT．標準脳神経外科学，第8版（竹内一夫監修），117-120頁，124-131頁，148頁，医学書院，東京，2000
6) 柴﨑　浩，米倉義晴：電気で見る脳のはたらき，磁気で見る脳のはたらき，光（電磁波）で見る脳のはたらき，神経活動の画像化．ブレインサイエンス・シリーズ12—脳のイメージング—脳のはたらきはどこまで画像化できるか（大村　裕，中川八郎編），9-47頁，49-84頁，85-112頁，113-147頁，共立出版，東京，2001
7) 工藤由美，田中裕二：家族の声が大脳機能に及ぼす影響—脳波の周波数解析を指標として．日本看護技術学会第4回学術集会講演抄録集，78頁，2005

KEYWORD

脳波　α波　β波　δ波　θ波　刺激関連電位　事象関連電位　運動関連電位　CT　PET　MRI

[*6] 最近暖房器具などに利用されている遠赤外光よりは波長の短い光線

学習課題
- □ 脳波の周波数帯域による名称と，脳活動とそれらの関係を説明しなさい
- □ 刺激関連電位，事象関連電位，運動関連電位の違いを述べなさい
- □ 電磁波による脳活動の評価方法を挙げ，それらの特徴を述べなさい

20-3 自律神経機能の評価

学習目標
1. 自律神経による循環調節がわかる
2. 非侵襲的自律神経活動評価法を知る
3. 自律神経機能評価法の看護場面における応用例を知る

看護実践の評価や研究には，ヒトの生理機能を生理学的に測定する手法が活用されている．この章では，看護者が主体的に利用できる血圧や心拍など，非侵襲的循環指標を用いた自律神経活動評価法の基礎知識と，その基礎看護技術研究への応用について解説する．

I 自律神経による循環調節に関する基礎研究

自律神経は交感神経と副交感神経の拮抗的作用により，心拍と血圧を巧妙にコントロールする．これに関与する神経要素は，頸動脈洞や大動脈弓に存在する受容体からの求心性神経の迷走神経，大動脈神経，頸動脈洞神経（舌咽神経の分枝）などと，遠心性神経の交感神経および副交感神経である．これらの神経の活動は延髄の循環中枢により統御されている．さらに，その循環中枢は視床下部，大脳皮質などの高位中枢の支配を受ける．交感神経はその末端よりノルアドレナリンを分泌し，心臓血管系に対してアクセルのような働きをする．これに対して副交感神経はアセチルコリンを分泌し，ブレーキのような働きをする（5章および7章参照）．かつてはこのような自律神経の拮抗的調節は推測されるものの，実測データで示すことは出来なかった．しかし，近年になって，心拍変動や圧受容体反射の感受性などの非侵襲的な自律神経機能評価法が確立され，ヒトの生体から瞬時に得られる心拍や血圧信号を利用して自律神経機能を評価することが可能になった．

心拍変動や圧受容体反射感受性などを用いた自律神経機能評価の方法論の詳細についてはそれぞれの開発者らの論文や著書に委ねることとし，ここでは科学的看護技術の基礎知識として利用できるよう，さまざまな状況下で生体に生じる自律神経活動を評価した研究結果を紹介する．なお，以下に紹介する研究事例で用いられる非侵襲的自律神経機能評価法は，心拍変動においてはCGSA法[1]（coarse graining spectral analysis），粗視化スペクトル解析[*1]，圧受容体反射

[*1] RR間隔の変動を周波数解析する方法であるが，調和振動成分と不調和振動成分を分離して，前者のみを用いてそのパワー値を求める．

感受性は Sequential 法[2]*2 である.

A. 運動負荷に対する生理学的反応時の自律神経活動,心拍変動スペクトルによる解析

ヒトが動くとき自律神経は心臓血管系をどのようにコントロールするのか

運動時には運動に用いられる筋に対する血液の供給を増す必要がある.そのため生体は心拍数の増加により心拍出量を増して,運動筋での血液需要の増加に応えている.運動時には運動強度あるいは酸素摂取量に応じて直線的に心拍数は増加する.このような心拍の変動をもたらす自律神経活動の変化については,これまでは薬理学的な神経遮断による間接的方法以外にそれを知ることは出来なかった.しかし,近年になり,交感神経系活動の指標として血中のカテコールアミンの定量が用いられるようになった.また,心拍変動スペクトル解析*3 を用いることで自律神経活動の指標を得ることが可能になった.なかでも,心拍変動スペクトル解析による高周波成分[high frequency power(HF)]*3 が副交感神経系の指標として信頼性の高さが明らかにされたことは大きな貢献であった.

そこで,漸増する運動を健常者に付加したときの副交感神経系活動の指標(HF)と,交感神経系活動の指標[low frequency power/high frequency power(LF/HF)]*3 を明らかにした測定結果の一例を図20-13に示す[3,4].図のように,HF は安静時には高値を示すが,運動を始めると比較的低い運動中に急激に減少し,運動期の後半ではほぼ完全に消失する.これに対し,LF/HF は運動中期より指数関数的に増加する.また,血中ノルエピネフリンも運動中期より指数関数的に増加,LF/HF との相関は極めてよい.この交感神経と副交感神経活動の優位性が入れ替わる運動中期の時点は,呼気ガス分析において好気的代謝から嫌気的代謝に替わる嫌気性代謝閾値への到達時点に一致する.このような成績から,運動中の心臓血管系の自律神経性調節は副交感神経と交感神経の直接的な拮抗活動により行われていることが確認された.さらに,安静時の HF は個体差が大であり,年齢・性別・運動習慣・疾患の有無などにより修飾される.このパワーを著者らは副交感神経リザーブと呼び,身体活動能力もしくは予備的活動能力の大きさを示すものであると理解している.

B. 起立負荷に対する生理学的反応−圧受容体反射よる自律神経活動の調節

起立負荷時,自律神経は心臓血管系をどのようにコントロールするのか

起立負荷時に心臓血管系がどのように調節されるかを調べる目的で,長期臥床者のリハビリテーションや失神の誘発試験として起立負荷試験(Tilt table test)が施行される*4.立位をとると約 500〜600 mL の血液が下肢に移動して静脈還流量が減少するため,1回拍出量,心拍出量は減少する.これに対して,生体は心肺圧受容器反射,動脈圧受容器反射,動静脈反射などの代償機能を動員して,静脈還流の減少による血圧下降を防いでいる.静脈還流の減少により心房内圧が低下すると,心肺圧受容器からの循環中枢への抑制性インパルスが減少し,循環中枢活動が亢進する.その結果,骨格筋・皮膚への交感神経活動が亢進し,それらの組織の血管収縮により血圧下降が抑制される.この代償機序によっても動脈血圧の下降を防止できない場合には,動脈圧受容器の活動が低下し動脈圧反射が抑制されて副交感神経活動(迷走神経系)が抑制される.その結果,心拍数は増加する.図20-14に健常者の起立負荷試験の結果を示した[5,6].図20-14a に示されているように,立位により1回拍出量の減少に伴う収縮期血圧の低下と心拍数の増加,総末梢血管抵抗の増加による拡張期血圧の上昇が観察され

---

*2 Watkins らの開発した方法で,RR 間隔変動と収縮期血圧変動が3連続以上続けて上昇あるいは下降したところを選択し,それらの直線相関関係の相関係数が 0.9 以上の事例を集めて,その傾きの平均値を圧受容体感受性 BRS(baroreflex sensitivity, msec/mmHg)として算出する.

*3 心拍変動解析には時間領域の分析法と周波数領域の分析法がある.スペクトル解析は後者で,心拍変動の周期を高周波成分(HF, 0.15-0.5Hz)と低周波成分(LF, 0-0.15Hz)および低周波ノイズ(DC)に分別して,それぞれの成分の振幅(ピークの高さ)や面積を計測して,計測値をパワーと呼んで比較する.HF パワーは副交感神経活動の指標,LF/HF パワー比は交感神経活動の指標として一般に認められている.

*4 起立負荷は受動的なものと自動的なものがあるが,図20-14 で用いられたのは電動式のティルト台による受動的起立負荷である.

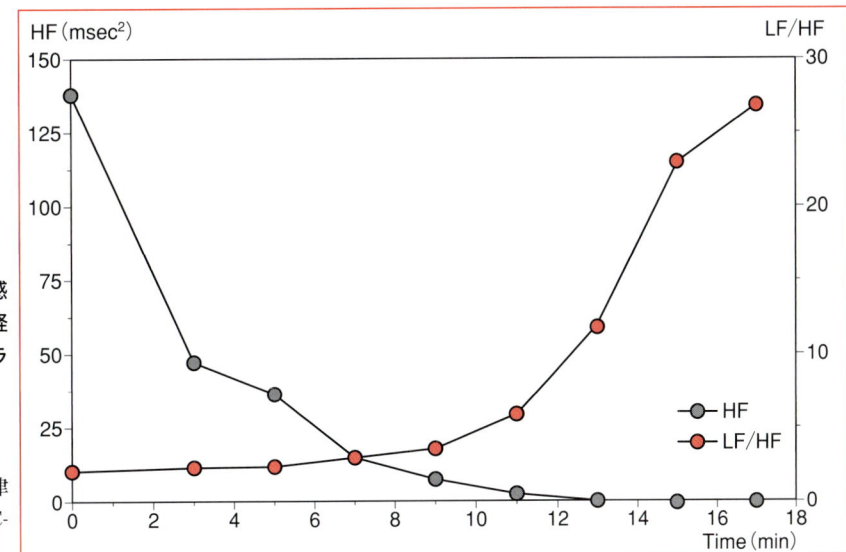

図20-13 運動中の副交感神経と交感神経の二重支配バランス

HF：副交感神経活動，
LF/HF：交感神経活動

〔山本真千子：運動と自律神経機能. CARDIAC PRACTICE 5：279, 1994〕

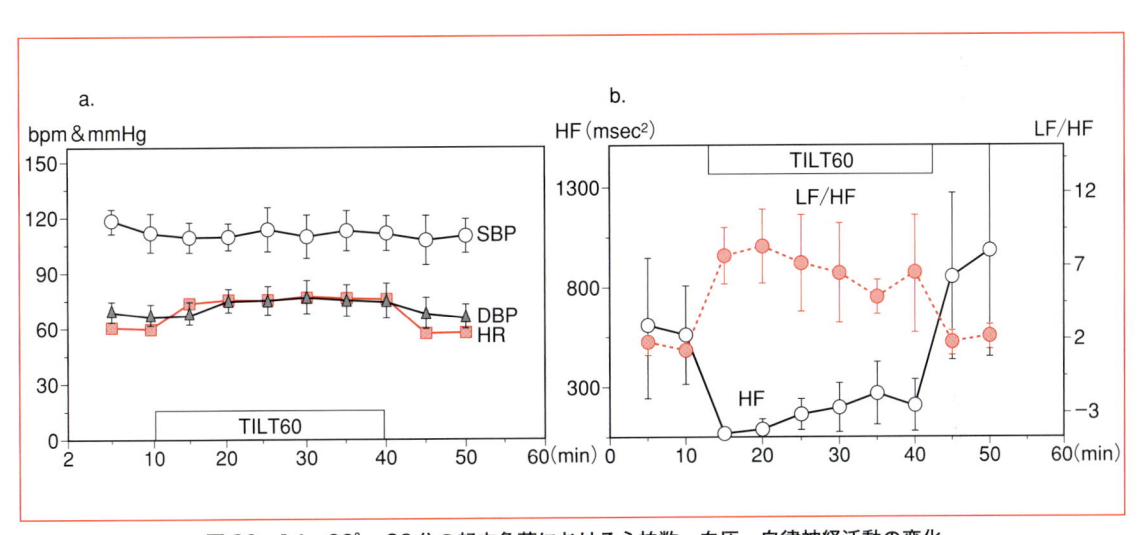

図20-14 60°，30分の起立負荷における心拍数，血圧，自律神経活動の変化
SBP：最高血圧，DBP：最低血圧，HR：心拍数，HF：副交感神経活動，LF/HF：交感神経活動

る．また，起立負荷中の自律神経活動指標の変化は図20-14bに示した．受動的起立を行うと，数分で心拍数はおよそ10拍/分増加し，副交感神経活動指標の顕著な消退と交感神経活動指標の亢進が起こる．さらに起立を持続すると，拡張期血圧は平均で10 mmHg前後上昇する．起立終了後の仰臥位では，副交感神経および交感神経活動の指標はともに起立前の状態に回復する．

C. 心不全における自律神経活動

心不全患者では，心臓血管系に対して自律神経はどのようにコントロールをするのか

心不全患者では，心機能低下のために自律神経活動が健常者とは異なることが知られている．自律神経による心拍制御のようすを，健常者と心不全患者とで比較した成績を図20-15に示した[7, 8]．心不全患者(赤)では，健常者(黒)に比べて安静時より副交

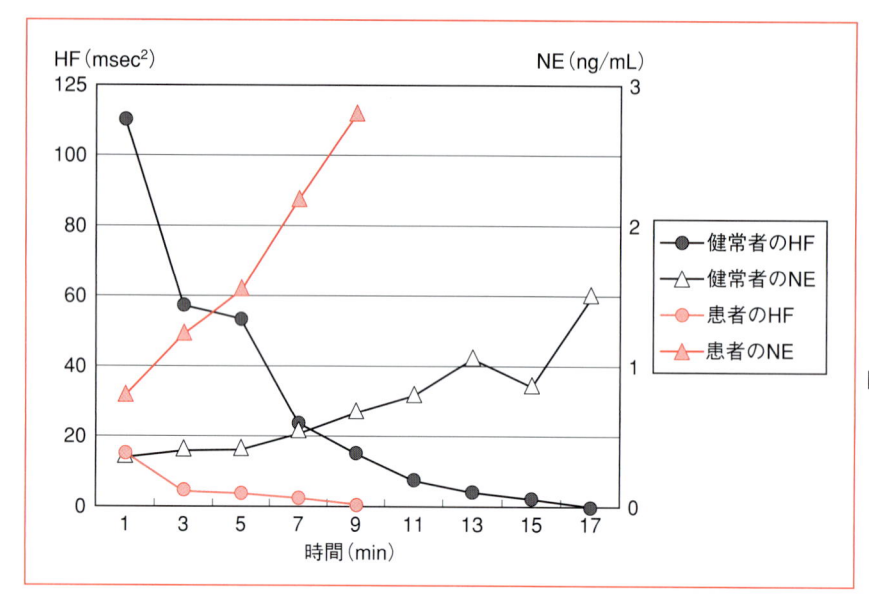

図20-15 運動中の自律神経活動と血中ノルエピネフリン－心不全患者と健常者の比較
HF：副交感神経活動，
NE：ノルエピネフリン

感神経の緊張（HF）が低下しており，血中ノルエピネフリン濃度は上昇している．したがって，運動開始後数分で副交感神経の緊張は消失し，血中ノルエピネフリン濃度は著明に上昇し，健常者の約半分の運動耐容時間となっている．この結果は安静時の副交感神経の緊張低下，すなわち副交感神経リザーブの量が運動を継続する能力（運動耐容能）を決定していることを示している．さらに，心不全患者における安静時の副交感神経活動の緊張低下は心不全の重症度に比例することもわかっている．筆者らは僧帽弁狭窄症例のPTMC（Percutaneous Transluminal Mitral Commissurotomy；経皮経中隔的交連切開術）術後患者において，自律神経活動を3ヵ月ないし1年間にわたって観察し，心不全の改善とともに低下していた副交感神経リザーブが回復し，運動時の自律神経バランスは健常者のそれに類似してくることを明らかにしている．

D. 心臓移植患者における自律神経活動

心臓移植患者では，自律神経は心臓血管系をどのようにコントロールをするのか

心臓移植を受けた患者の心臓は直接の神経支配がない神経支配除去（denervation）の状態にある．したがって，安静時には常に心拍数は100拍/分前後あり，運動によって130～140拍/分前後まで上昇する．この上昇は副腎から分泌されるアドレナリンによるもので（体液性調節），神経性調節のように速くはない．また，運動終了後には，神経調節のように分単位で安静時の心拍まで回復することはできない．図20-16は健常者と心臓移植患者における運動中の心拍と副交感神経活動の変化をみたものである[9]．図20-16aに示されているように，神経支配除去の状態にある心臓移植後1年の患者では，心拍は安静時90拍/分から運動で135拍/分まで増加するものの，副交感神経活動は終始ほとんどみられない．しかし，副交感神経活動指標（HF）を用いて心臓移植患者における移植後の自律神経活動を継続的に観察すると，移植後1年では体液性調節のみであったものが，移植後2年前後から副交感神経活動指標が認められ，神経再支配（reinnervation）が確認されるとともに[*5]，運動中には健常者と同様な変化を示すようになった．

E. 運動習慣の自律神経活動におよぼす影響

運動習慣は心臓血管系に対する自律神経のコントロールを変えるのか

前項の心不全患者，虚血性心疾患患者では副交感神経活動が低下しており，心臓突然死のリスクが高く予後が悪い．また，持久性トレーニングは副交感神経活動を亢進し，有疾患者の自律神経活動を改善するという報告もある．起立負荷は副交感神経活動を減弱

[*5] 神経組織の再生を確認することは困難であるが，心拍変動解析から自律神経の再支配が起こったことを確認できた．

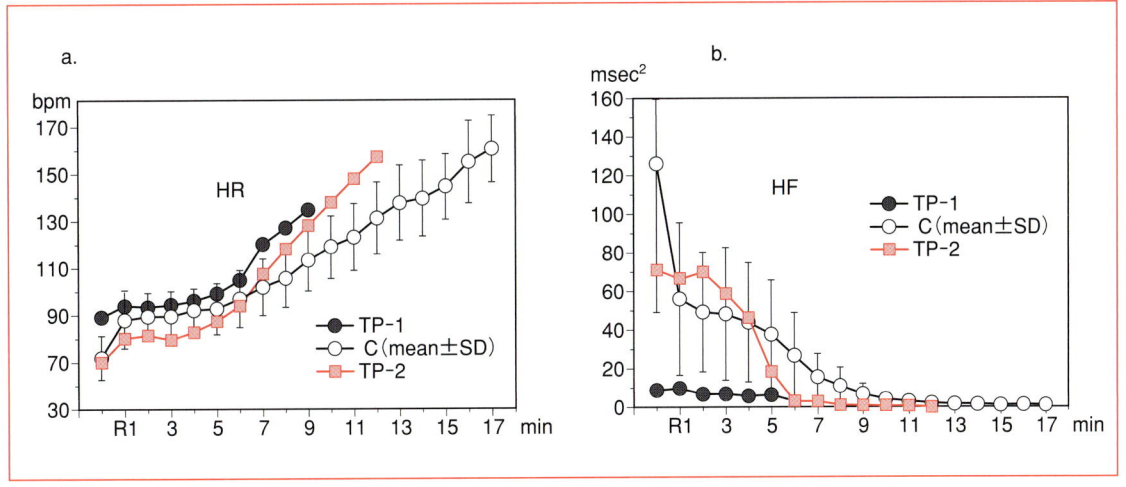

図20-16　運動中の心拍数（HR）と副交感神経活動の変化―健常者と心臓移植患者の比較
C：健常者，TP-1：移植1年目，TP-2：移植2年目

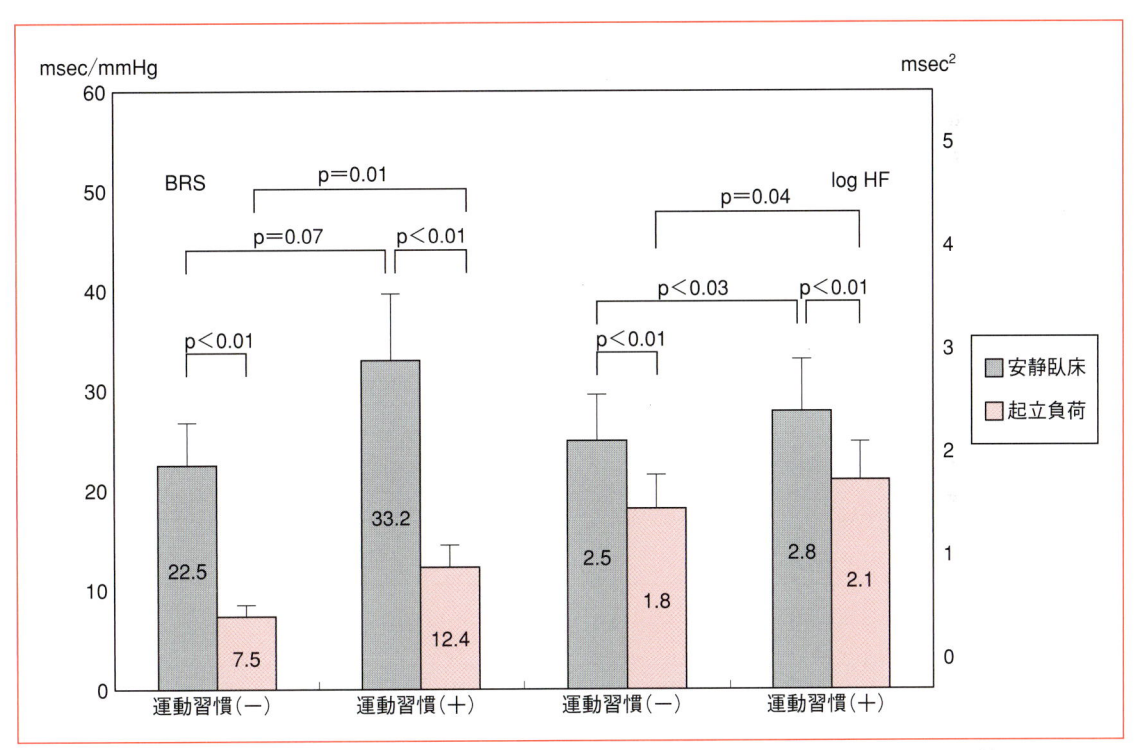

図20-17　運動習慣の有無による起立負荷中の圧受容体反射感受性と副交感神経活動の比較
BRS：圧受容体反射感受性，log HF：副交感神経活性

して交感神経活動を亢進することはすでに述べた．この起立負荷による副交感神経活動の減弱を運動習慣の有無で比較した結果を図20-17に示す[10]．この研究では自律神経活動の指標として，圧受容体反射感受性［起立負荷による交感神経活動指標（LF/HF）の変化］と副交感神経活動指標（HF）が用いられている．

これは運動習慣のある群の方が無しの群より安静時の副交感神経リザーブをより多く保ち，起立負荷における交感神経活動亢進量が少ないことを示している．この結果から，運動習慣には副交感神経リザーブを増すことにより，生体の防御機能（外的ストレスから護る）を高める効果があると推察された．

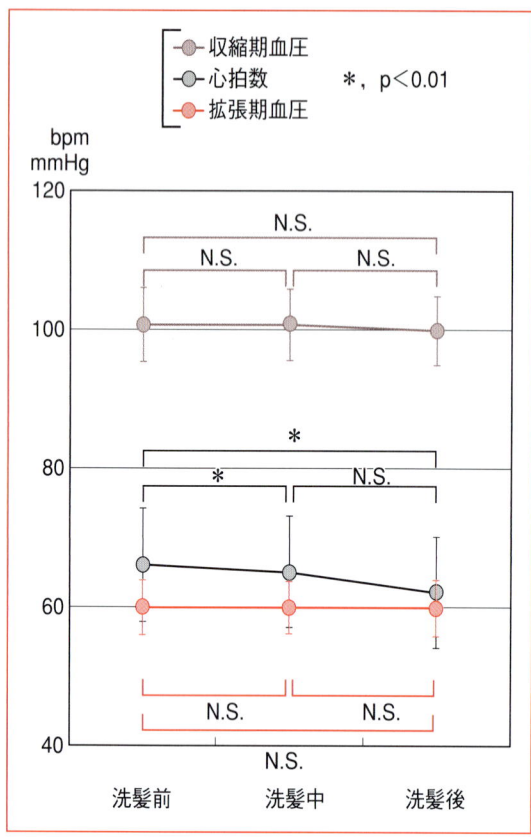

図20-18 洗髪による循環動態の変化

II 基礎看護技術の科学的評価研究例

前項では，看護者が利用可能な非侵襲の生理学的測定法として，心拍変動や圧受容体反射感受性を用いた自律神経活動評価法の信頼性と妥当性について述べた．この項ではそれらの基礎看護技術研究への応用例を示す．ヒトを対象とした生理学的研究では，常に健常例におけるデータを基準に異常例との比較が行われなければならない．しかし，これまで看護技術は主に経験に頼って発展してきた背景があり，その科学的根拠を示す研究は不足している．そこで，今後は，実験室でさまざまな測定機器を扱う基礎研究者と，臨床現場で活動する看護実践者が相互に連携・共同で，厳密な実験条件下でこうした研究を推進していく必要がある．

● 洗髪の自律神経活動からみた生理学的効果

洗髪は入院患者や臥床者からの要望が強い援助で，実施後には高い爽快感やリラクセーション効果をもたらすとされている．しかし，臨床の場では，患者や臥床者の身体的負担や看護者の業務負担が大きいなどの理由で，実施頻度が少ないのが現状である．そこで，洗髪の生理学的効果を明らかにすることを目的に，循

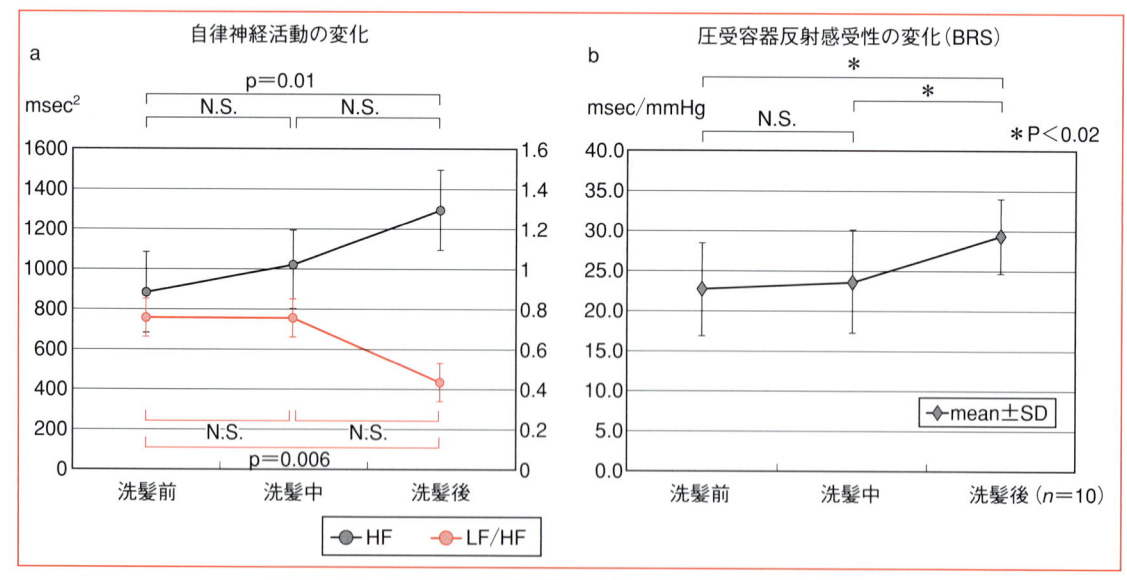

図20-19 洗髪による自律神経活動と圧受容体反射感受性の変化
HF：副交感神経活動，LF/HF：交感神経活動，BRS：圧受容体反射感受性

環動態変化と自律神経活動指標の変化を検討し，その結果を図20-18および図20-19に示した[11]．洗髪実施後には心拍数が有意に減少したが，最高血圧（SBP），最低血圧（DBP）は変化せず，循環動態は安定していた．自律神経活動においては交感神経活動指標（LF/HF）が有意に減少し，圧受容体反射の感受性（BRS）と副交感神経活動指標（HF）が有意に増加した．つまり，洗髪によって交感神経活動の低下と副交感神経活動の亢進が起こったということであり，洗髪が心地よい，リラクセーション効果を伴うケアである科学的な根拠（エビデンス）が示された．

　従来の心拍変動のスペクトル解析は，データが定常状態からのものであることを仮定し，ある周波数帯域の振幅の平均値を推計するものであった．しかし，最近では，動的な自律神経反応の解析が積極的に行なわれるようになり，心拍変動の周波数や振幅の経時的変化を分析する方法が開発された．また，自律神経反応は本来瞬時に現れるものなので，スペクトル解析には高い時間分解能が必要である．そのための方法として短時間FFT，ウェーブレット変換，瞬時自己回帰スペクトルなどの方法が用いられている．また，周波数帯域を特定できるものとして，Complex demodulationなどの技法も開発されている．これらの解析法については，専門書を参照されたい．

▷ 文献 ◁

1) Yamamoto Y et al.：Coarse-graining spectral analysis：New method for studying heart rate variability. J Appl Physiol **71**：1143-1150, 1991
2) Watkins LL, Grossman P, Sherwood A：Non-invasive assessment of baroreflex control in borderline hypertension. Comparison with the phenylephrine method. Hypertension **28**：238, 1996
3) Yamamoto M, Sato H et al：The validity of the high-frequency spectral component of heart rate variability as an index of parasympathetic nervous activity during exercise. Circulation **86**：589, 1992
4) 山本真千子：運動と自律神経機能．CARDIAC PRACTICE **5**：277-281, 1994
5) 阿波七郎, 佐藤 廣, 山本真千子ほか：Head-up Tiltによる自律神経活動の変化—心拍変動スペクトル解析による検討．心臓 **26**：70-72, 1994
6) Yamamoto M, Sato H et al：Vagus nerve blocking effects of M2-muscarinic blocker investigation by spectral analysis of heart rate variability. European Heart J **16**：285, 1995
7) Sato H, Yamamoto M et al：Moduration of autonomic balance in heart rate control during exercise in congestive heart failure. Circulation **88**：44, 1993
8) 佐藤 廣, 山本真千子ほか：心不全患者における自律神経による心拍制御の異常．循環器専門医 **13**：293-300, 1995
9) 山本真千子, 佐藤 廣ほか：心拍変動スペクトル解析により機能的reinnervationが確認された心移植例．心電図 **13**：574, 1993
10) Yamamoto M, Sato M：The training effects on autonomic nervous activity during head-up tilt. J Electrocardiol **40**：18, 2007
11) 船木和美, 山本真千子他：看護行為としての洗髪が生体に及ぼす影響—自律神経指標を用いた検討．宮城大学看護学部紀要 **11**, 2008

KEYWORD

🗝交感神経　🗝副交感神経　🗝循環調節　🗝非侵襲的循環指標　🗝自律神経機能評価法
🗝運動負荷　🗝心拍変動　🗝起立負荷　🗝圧受容器反射

学習課題

- □ 循環調節に関与する自律神経と，それらの働きについて説明しなさい
- □ 非侵襲的自律神経活動評価法を挙げ，それらを簡単に説明しなさい
- □ 自律神経評価法はどのような看護場面に応用できるか，述べなさい

20-4 皮膚傷害と修復反応

学習目標
1. 皮膚傷害の修復反応を循環動態から知る
2. 圧力による皮膚循環動態への影響がわかる

I 皮膚傷害と治癒

一般に，皮膚傷害は皮膚創傷（または単に創傷）とよばれ，「皮膚が傷害され欠損あるいは破損を伴った状態」と定義される[1]．皮膚創傷は自然に治癒するが，その治癒過程には組織の再生（regeneration）と修復（repair）がある．再生とは損傷部が本来の細胞に置き換えられ，受傷前と同等な機能を回復することである．これに対して，修復とは損傷部が瘢痕組織に置き換わって治る治癒形態である[2]．この項では，このような皮膚科学的あるいは病理学的な修復反応を，生理学的測定方法で得られた知見に基づき解説する．

II 褥瘡

皮膚傷害のなかで，褥瘡（pressure sore, decubitus ulcer）は物理的な圧力が直接的な原因であり，糖尿病性皮膚潰瘍などの他の難治性潰瘍とは発生機序が明らかに異なる．すなわち，褥瘡は持続的な圧力で血管が押しつぶされて循環障害が起こった結果生じる皮膚潰瘍であり，循環動態の変化を測定することにより，その修復反応を理解することができる．

表皮を除く皮膚の全層には豊富な血管が分布する．皮膚の血管網（plexus）は乳頭下層，真皮中層，真皮下層に存在し，それぞれ表皮面に平行に，各層内に一定の間隔で分布している．真皮中層と乳頭下層の血管網を結ぶ毛細血管網は，豊富でよく発達し，乳頭では毛細血管係蹄[*1]が認められる[3]．このような血管網をもつ皮膚に物理的な圧力が持続的に加わることによって局所に循環障害が生じ，褥瘡が発生する．

背部のように広く平坦な領域では，皮膚の毛細血管はストッキングのようなほぼ均等な大きさの網目からなっている．このような均一な網目構造は一時的に血流の悪いところが生じても他の網目を経由して代償されるので，広範な領域を均等に還流するにはもっとも効率がよい[4]．また，背部の皮膚血管網は，筋肉組織と脂肪組織が存在するために容易に虚血状態にはならない．しかし，栄養状態の低下により仙骨部などの骨突起部周囲の筋肉組織が高度に萎縮した場合，骨突起部上の組織に持続的な圧力が加わることによって組織は低酸素状態となり，エネルギー産生が不十分となって細胞の壊死を引き起こす．

III 皮膚循環障害の測定方法と評価

A. 測定方法

微小血管に対する圧力の直接的な作用を調べるために，皮膚微小循環可視装置（skinfold chamber）を用いる方法がある．この方法によると，約50 mmHgの圧負荷で筋肉内の動脈が閉塞し，70〜90 mmHgでは真皮内の細動脈が閉塞することが明らかになっている[5]．寝たきり高齢者を対象とした臨床研究では，40〜50 mmHg以上の圧負荷で褥瘡が発生することが示唆されており[6]，in vivo での実験結果と比較すると興味深い．

[*1] 解剖学的名称で，ループ状の構造を指す．

一方，局所の循環障害を非侵襲的に観察するために，レーザー血流計を用いる方法がある．レーザー血流計では，レーザー光がプローブ内の送光用光ファイバーを通って組織に照射され，一部が赤血球と衝突して散乱光となり，さらにその一部が受光ファイバーに入って光電変換を受け，信号処理されて組織血流量が計測できる[7]．

B．ウサギによる実験例

ウサギの皮膚は血管構築がヒトと類似している．そこで，ここでは，ウサギを用いた褥瘡の基礎実験を紹介する．まず，ウサギの大腿骨第三転子部（ヒトの褥瘡好発部位）を除毛し，肉眼的な病変観察と皮膚の血流測定ができるようにした[8]．次いで同部に持続的な圧力を加えて実験的に褥瘡を作製し，その治癒過程における循環動態をレーザー血流計を用いて検討した．

図20-20はウサギ大腿骨転子部に実験的に作製した褥瘡の肉眼的な変化で，褥瘡Ⅰは循環障害改善作用をもつプロスタサイクリン［プロスタグランジンI_2（PGI_2）］を同部皮膚に塗布した例，褥瘡Ⅱはその対照として，加圧後無処置で自然治癒した例を，それぞれ示す．PGI_2には強力な血管拡張作用や血小板凝集抑制作用のあることが知られており，ヒトでは下肢の慢性閉塞性動脈疾患患者の血流改善作用が報告されている[9]．また，PGI_2は血管新生増殖因子と併用することによって血管新生が促進されることを裏づけるデータも得られている[10]．褥瘡の肉眼所見において，褥瘡Ⅱの除圧直後では持続的な加圧により虚血性壊死となり暗赤色化し，3日目では白色化として認められ，明らかな壊死巣を形成している．除圧5〜10日目では病巣の大きさに変化はなく白色の中に黄色に変化している部位が認められ，感染の併発が疑われた．一方，PGI_2を塗布した褥瘡Ⅰでは，除圧3日目までは褥瘡Ⅱと差はないものの，5日目，7日目と経日的に病巣は縮小し，10日目ではわずかな壊死巣を認めるのみであった．ただし，ヒトに発生する褥瘡の場合は，栄養不良などの内的因子によって治癒過程は遅延することが推測される．

次いで，図20-21に経日的な血流量の推移を示す．図20-20の褥瘡の肉眼像の変化と比較すると，循環障害に起因する褥瘡の病態像が理解できる．すなわち，褥瘡Ⅰ，Ⅱともに持続的な加圧によって血流量は著しく減少したが，除圧後速やかに治癒した褥瘡Ⅰでは除圧後5日目から急激な血流量増加がみられ，除圧10日目には血流量は正常時の2倍に達しており，病巣の縮小を証明する結果であった．これに対して，治癒が順調に進まない褥瘡Ⅱでは，除圧10日目で加圧前の血流量に回復するものの，褥瘡Ⅰと褥瘡Ⅱの血流量を比較した場合，速やかに治療した褥瘡Ⅰでは，徐圧5日目より経日的に血流量は有意に増加していた（図20-21）この程度の血流量では速やかな治療が得られないと考えられる．

このような生理学的測定法を用いた実験によって，

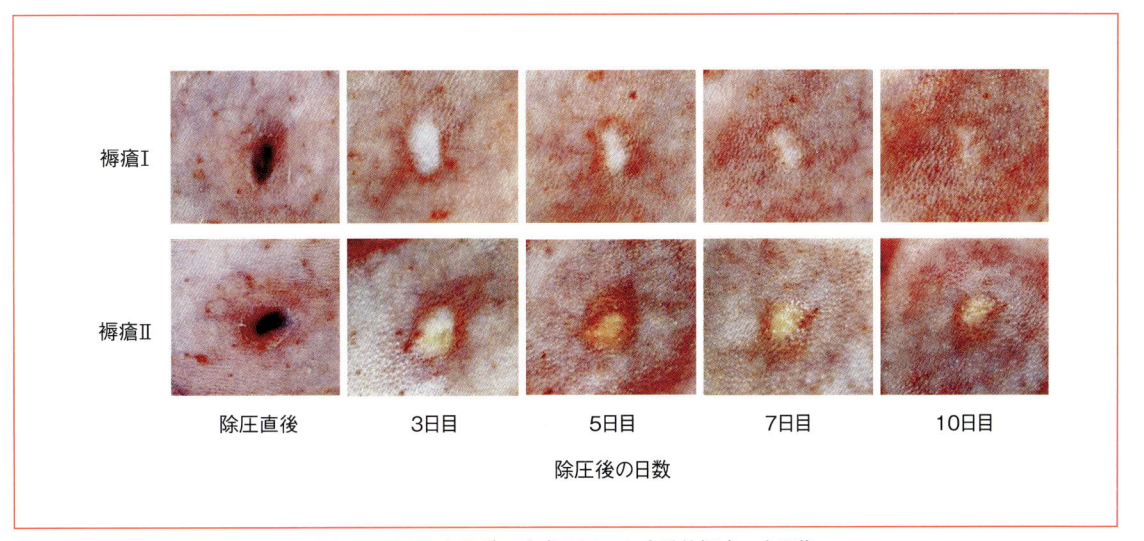

図20-20　ウサギの皮膚を用いた実験的褥瘡の肉眼像

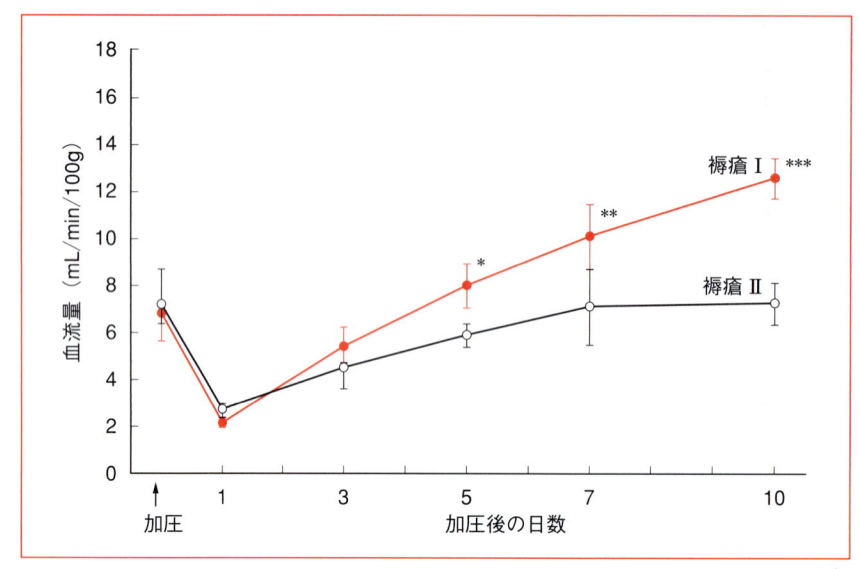

図20-21 血流量の経日的推移

皮膚傷害の治癒には本来の血流量以上の血液供給が必要であることが確認できた．創傷の治癒過程に重要な役割を果たしている肉芽組織は毛細血管と線維芽細胞を主成分とし，マクロファージや好中球，リンパ球などを含んでいる．大量の血液を動員することによって新生血管の増殖や酸素供給を助け，治癒が促進されたことが理解できる．

IV 褥瘡研究の臨床応用

A. カテコールアミン投与と圧迫部の皮膚循環動態

カテコールアミンは心拍出量を増加させ血圧を維持する作用があるが，ICU（intensive care unit）入室患者に使用した場合，末梢循環不全の特徴である四肢冷感などの虚血状態を呈することが報告されている．こうしたことから，臥床時など局所に圧力がかかりやすい状態でカテコールアミンを投与した場合の皮膚循環動態について，皮膚血流量を測定して検討した[11]．

ヒトでは栄養状態の低下は主要な褥瘡増悪因子である．そこで，栄養不良ウサギを用い，健常ウサギの循環動態と比較検討した．正確な圧力を加えるために比較的平坦な腸骨翼上の皮膚を測定部位とした．皮膚に加わる圧力と血流量の測定には接触圧測定器[*2]とレーザー血流計を用いた．麻酔下で圧測定器と血流計を腸骨翼上の皮膚に固定し，40～50 mmHgの圧力を加えた場合と，加圧直前に塩酸ドーパミン（カテコールアミンの前駆体）を臨床投与量上限の20 μg/kg/min投与した場合を比較した．

まず，塩酸ドーパミンを投与しない場合の健常ウサギ皮膚の血流量の変化を図20-22に示す．加圧によって血流量は急激に減少するものの，その後速やかに回復傾向を示した．これに対して，栄養不良ウサギでは，同様の圧力で加圧すると血流量の回復傾向はみられなかった（図20-23）．さらに，このような状態で塩酸ドーパミンを投与したところ，血流量は急激に減少し，加圧状態では時間の経過とともにさらに減少することが明らかになった（図20-24）．

これまで循環動態に影響を及ぼすカテコールアミンは褥瘡発生の要因の1つと考えられてきたが，それを裏づける実験データは得られていなかった．この実験では，カテコールアミンを投与することによって，圧迫部位の皮膚血流量が大幅に減少することが実証された．このことは，たとえば，長時間の手術などでは，

[*2] 大気や熱などの影響を受けず，衣服の着圧，握り圧，ベッド，ふとんなどの柔軟面の体圧測定のために開発された圧測定器．

皮膚傷害と修復反応　447

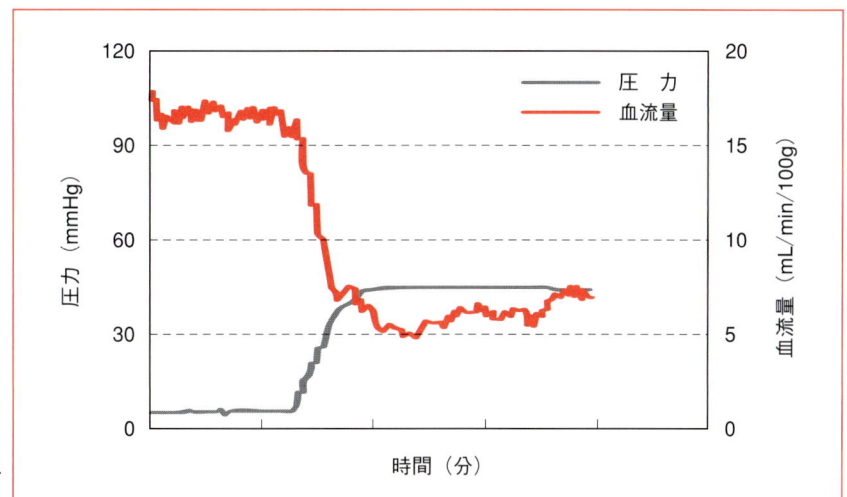

図20-22　健常ウサギの血流量変化

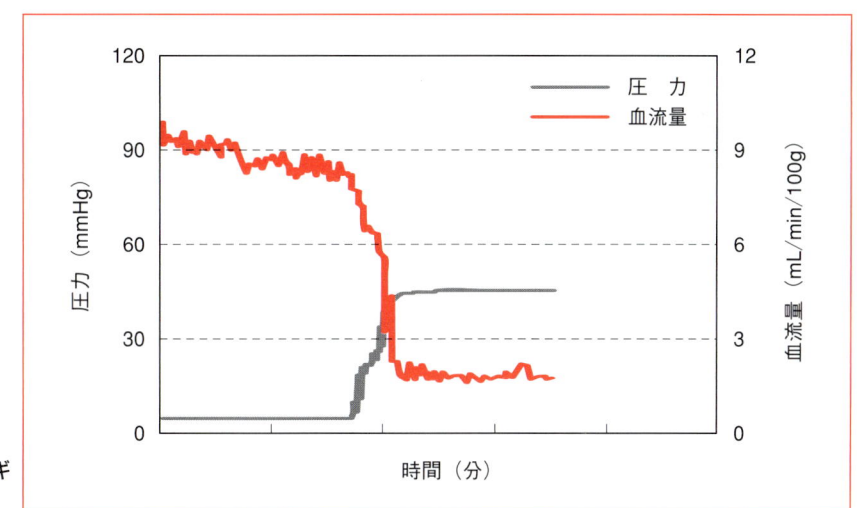

図20-23　栄養不良ウサギの血流量変化

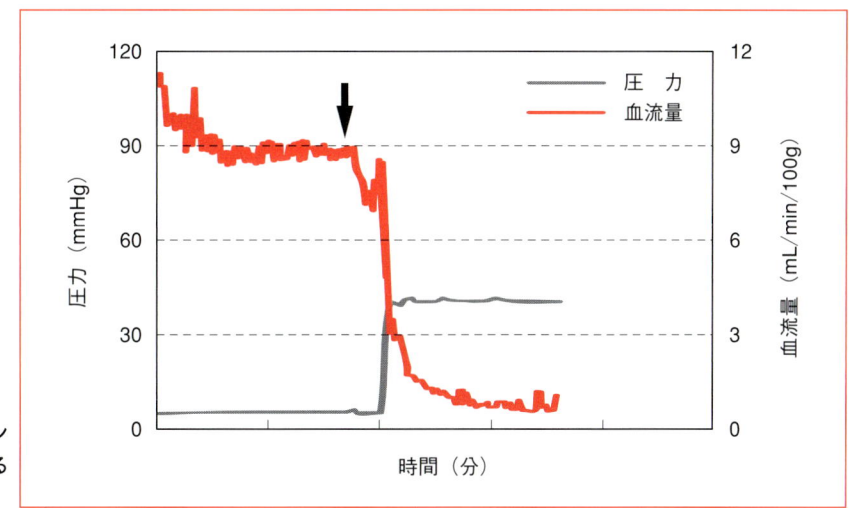

図20-24　塩酸ドーパミン投与（↓）による血流量変化

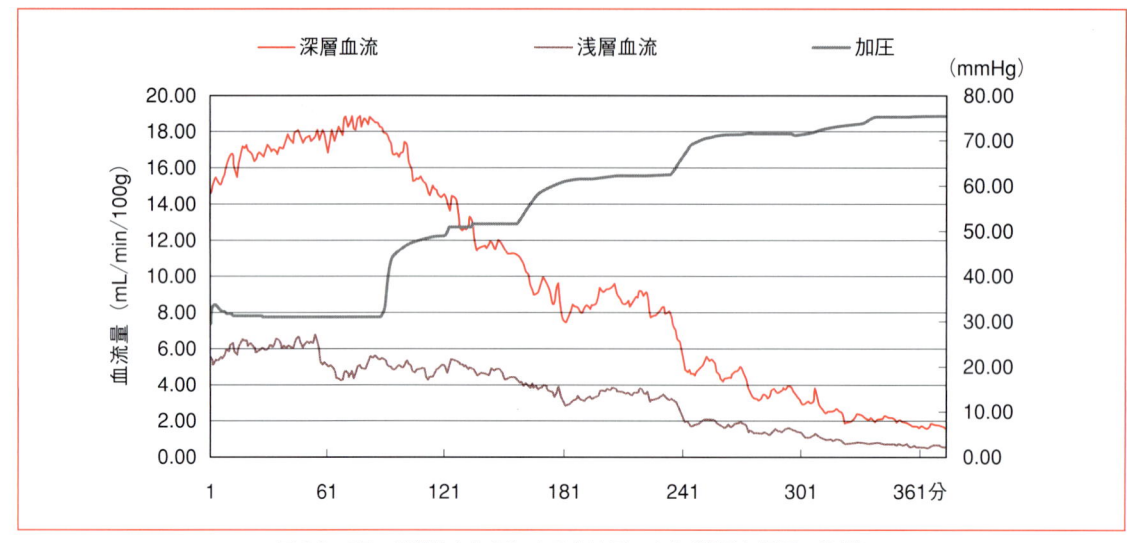

図 20-25　段階的な加圧による血流量の変化（浅層と深層の比較）

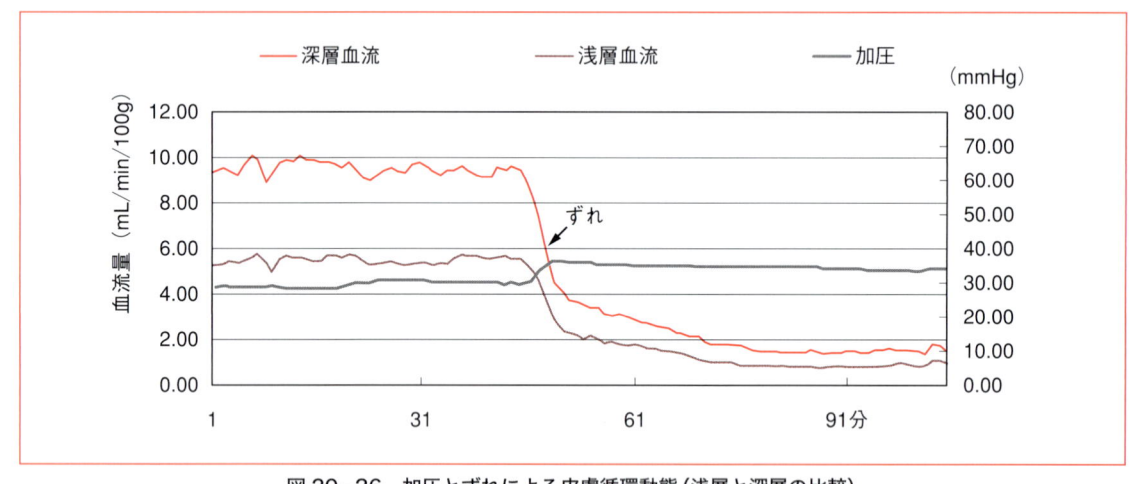

図 20-26　加圧とずれによる皮膚循環動態（浅層と深層の比較）

末梢の皮膚血流量を監視することによって術中に生じる循環障害を予測することが可能になるなど，臨床場面に応用できよう．

B．圧力と「ずれ」力の循環動態への影響

著者らの一連の褥瘡研究において，圧力とともに「ずれ(shear)」が加わることによって，より重篤な循環障害が生じることを示唆する実験データが得られている[12,13]．「ずれ」は組織の歪みによって生じる物理的作用であり，ベッド上の体位によっては仙骨部などに強く加わることが多い[14]．

循環動態に対する「ずれ」の影響を調べるために，ウサギの骨突起部を除毛後，加圧装置で段階的に加圧し，接触圧センサーとレーザー血流計が一体型になったセンサープローブを用いた（血流は体表浅層部と深層部の2点で測定）．通常のレーザー血流計は乳頭下層領域の血流量しか測定できないが，この場合は，真皮中層領域のさらに深い血流量についても測定できるよう改良された機器を用いた．これによって，圧力に対する循環動態のより詳細な変化を調べることができる．

30 mmHgから段階的に加圧したところ，50 mmHgの圧力では浅い部位の血流量の減少は軽度であったが，深い層では著しく減少していた（図

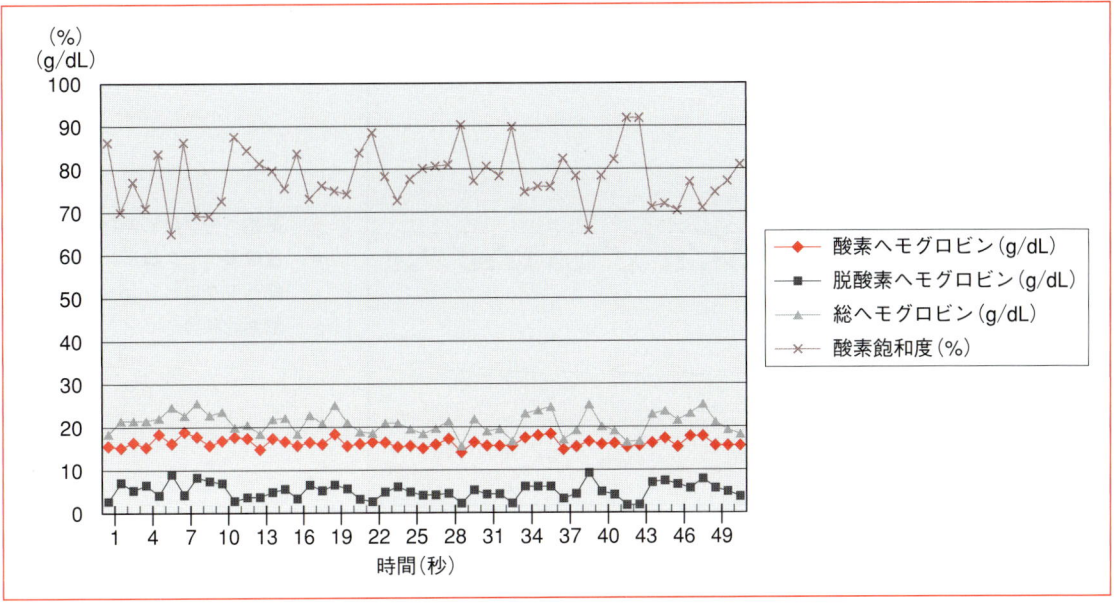

図20-27　正常ラット皮膚の組織酸素飽和度

20-25). この結果は皮膚血管の形態と機能の関係を裏づけている．つまり，皮膚表層の乳頭下層の微小循環系は表皮と毛包などの付属器を栄養するために網目構造（ループ状構造）をもち，多数の密な吻合を形成しているので，血流が圧迫の影響を受けにくい．これに対して，深い層の血管網は活発な代謝を営む器官がないため叢状で粗な吻合であり，皮膚圧迫によって血流が低下しやすいことが推測された．

加圧と「ずれ」による循環動態の変化は図20-26のようであった．この実験では，皮膚の循環動態に影響を示さない30 mmHgで加圧したうえに，さらにわずかな「ずれ」を加えた（図中の矢印の時点）．その結果，浅層・深層とも血流量が急激に減少している様子が確認できる．注目しなければならないのは，加圧のみの場合（図20-25）には，浅層の血流量は緩慢に減少しており，浅層では周囲からの血液供給が容易であることが推測できるが，「ずれ」を加えると，皮膚の全層にわたって血流量が激減することである．この結果は「ずれ」は圧力以上に皮膚局所の血液循環を強く障害することを示しており，褥瘡を予防するためには骨突起部の圧力を軽減するだけでなく，「ずれ」の作用を排除するような看護技術が重要であるといえる．

C. 可視分光組織酸素計測法の応用

皮膚は表皮，真皮，皮下組織からなり，正常時には表皮以外はそれほど活発な代謝を営んでいない[4]．また，真皮の主要な構成成分である膠原線維や弾性線維は細胞外基質であり，凝固壊死などの激しい傷害以外では，組織変化は緩徐に進行し視覚的に認められるまでには時間を要する．抗がん剤の血管外漏出では，時間が経過した後に潰瘍を形成することがあり[15]，その発生を早期に予測する必要があるが，非侵襲的に組織中の代謝の低下を測定することは困難であった．

近年，組織表面の酸素化指標を可視分光で計測し，生体の変化を非侵襲的に検索する装置が開発された[16]．酸素化および脱酸素化ヘモグロビンの吸収スペクトルは500〜600 nmの可視領域において特徴的で強い吸収を示す．この領域の光を用いることにより，皮膚表層1〜2 mm程度の組織酸素を精度よく測定することができる．すなわち，ラットの背部皮膚に抗がん剤漏出病変を作製し，可視分光組織酸素測定装置で測定した結果，健常な皮膚と比較して酸素飽和度と酸素化ヘモグロビンの値が著しく低下していることが明らかとなった（図20-27, 28）．漏出病変を測定した時点では明らかな傷害像としてはとらえられなかったが，2日後に潰瘍の形成が認められた．このように，非侵襲的に組織中の酸素飽和度を測定することにより皮膚潰瘍の発生が予測できる可能性が出てきた．今後，臨床応用を目指す基礎研究が期待される．

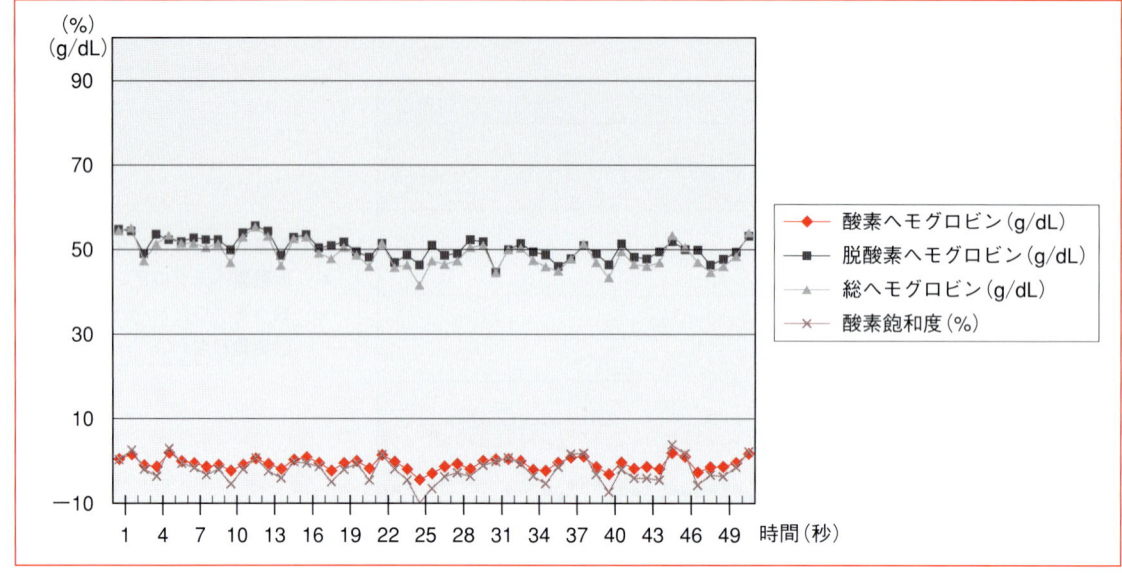

図20-28 抗がん剤漏出部皮膚の組織酸素飽和度

▷ 文　献 ◁

1) 宮地良樹, 瀧川雅浩：皮膚科診療プラクティス15―難治性皮膚潰瘍を治すスキル（橋本公二編）, 2頁, 文光堂, 東京, 2003
2) 森口隆彦：創傷治癒の基礎. 褥瘡会誌 2：225-235, 2000
3) 山田泰夫：人皮膚に於ける微細血管分布の研究. 横浜市大紀要 Series C-21：1-28, 1958
4) 今山修平：血管の形態と機能. MB Derma 16：1-7, 1998
5) 辻 晋作, 市岡 滋, 関谷直美ほか：Skinfold chamberを用いた実験的褥瘡モデルの開発. 褥瘡会誌 5：480-486, 2003
6) 須釜淳子, 真田弘美, 中野直美ほか：褥瘡ケアにおけるマルチパット型簡易体圧測定器の信頼性と妥当性の検討. 褥瘡会誌 2：310-315, 2000
7) 鹿嶋 進, 岡慎一郎, 石川 淳ほか：レーザー血流測定法による組織血流量の測定. 日レーザー医会誌 12：3-9, 1991
8) 武田利明, 石田陽子：ウサギ皮膚の血管構築―褥瘡の実験的研究におけるウサギの有用性について. 岩手県立大看護学部紀要 2：23-28, 2000
9) 井尾昭典, 桜井恒久, 池澤輝男ほか：下肢慢性閉塞性動脈疾患に対するプロスタサイクリン誘導体Iloprostの作用について. 現代臨床 23：801-805, 1991
10) 森下竜一（編）：プロスタサイクリンの多様性と今後の展望, 352-354頁, メディカルレビュー社, 東京, 2002
11) 菊池綾子, 武田利明：カテコールアミン投与時における加圧が皮膚循環動態へ及ぼす影響について. 褥瘡会誌 8：166-171, 2006
12) 武田利明：褥瘡発生における摩擦・ずれの作用に関する実験的研究. 褥瘡会誌 3：38-43, 2001
13) 片倉久美子, 武田利明, 石田陽子ほか：ずれの作用がウサギの皮膚血流動態に及ぼす影響. 褥瘡会誌 8：572-578, 2006
14) 真田弘美（編）：褥瘡ケア完全ガイド, 38-49頁, 学習研究社, 東京, 2004
15) 桑名隆一郎, 岩瀬悦子, 松本真理ほか：抗癌剤による難治性潰瘍. 皮膚臨 28：511-514, 1986
16) 尾崎健夫, 高崎住男, 小林幸雄ほか：可視光を用いた酸素測定法と近赤外分光法（NIRS）の比較検討. 第3回生体医用工学研究会抄録集, 242-243頁, 2003

KEYWORD

🔑皮膚傷害　🔑修復反応　🔑循環動態　🔑褥瘡　🔑カテコールアミン　🔑レーザー血流計　🔑組織酸素

学習課題

□ 皮膚傷害の修復反応を循環動態から説明しなさい
□ 圧力による皮膚循環動態への影響を説明しなさい

用語解説

◆ 反射性調節

　反射とは，受容器への刺激によって起こった興奮が感覚神経を介して中枢神経系に伝えられ，ここで運動系に指令を出し，効果器に伝えられて反応が起こる現象である．ホメオスタシスを維持するためにこの反射によって調節される身体反応を反射性調節といい，ほとんど無意識のうちに行われる．自律神経による反射性調節は，外部あるいは生体内部からの刺激が遠心性自律神経を介して内臓に効果をもたらす．血圧調節，消化管運動調節，膀胱調節などがこれにあたる．また，姿勢の反射性調節では，一方の下肢に刺激が加えられると，もう片方の下肢が伸展するなど（交叉性伸展反射），安定した姿勢を維持するために起こる反射である．姿勢反射は，このほかに，前庭器官や網膜，さらに頸筋からの入力によっても起こる．

[佐伯由香]

◆ ペースメーカー電位と自動興奮

　神経やホルモンなどの刺激によって興奮する細胞とは異なり，自動的興奮を有する細胞で起こる電位変化をペースメーカー電位という．最も代表的な細胞は心臓の洞房結節の細胞で，心臓の自動性の原因となっている．この細胞は静止電位を持たず，静止期（拡張期）も緩やかに脱分極をしている（緩徐脱分極）．この緩やかな変化がペースメーカー（歩調取り）電位である．脱分極が閾値に達すると自発的に活動電位を発生する．これは，静止期にCa^{2+}が細胞外から細胞内に流入することによって徐々に膜電位が上昇するためである．心臓だけでなく，消化管の平滑筋においてもそれぞれの機能に応じたペースメーカー細胞が存在することが明らかになっている．

[佐伯由香]

◆ ヘモグロビン合成

　ヘモグロビンはグロビン鎖と鉄を含むヘムから出来ており，赤血球の中に含まれている．ヘモグロビン合成は前赤芽球で始まるが，ヘムを合成するために，クエン酸サイクルで形成されたサクシニル-CoAがグリシンと結合しピロール環をつくる．これが4つ結合してプロトポルフィリンとなり，鉄が結合するとヘム分子となる．このヘムの生成はミトコンドリアで行われる．また，グロビン鎖となるタンパク合成にはDNAが必要となる．DNAは食事から摂取される葉酸やビタミンB_{12}により合成され，タンパクが合成される．このように合成されたグロビン鎖の中にヘムがはめ込まれ，ヘモグロビンが合成される．ヘモグロビン合成が終了すれば，赤血球細胞内にあるDNAや細胞小器官は必要なくなるので，赤血球の中から核や細胞小器官が抜けていく．このときに残骸として赤血球の中に網状のものが残る．この状態を網状赤血球という．

[田中美智子]

◆ 造血幹細胞

　造血幹細胞は多分化能性幹細胞と言われ，増殖・分化し，すべての血球に成りうると同時にその複製も行われ，骨髄での多分化能性幹細胞を維持することができている．この造血幹細胞は造血因子の働きで分化し，赤血球，好中球，好酸球，好塩基球，単球（マクロファージ），血小板，リンパ球，肥満細胞，NK細胞，破骨細胞，肝クッパー細胞，皮膚ランゲルハンス細胞およびミクログリアなどが産生される．造血幹細胞は骨髄中に存在するだけでなく，末梢血中にも流れておりさらには，臍帯血中にも含まれていることがわかっている．造血幹細胞は化学療法後や白血球を増やす顆粒球コロニー刺激因子（G-CSF）を投与した後に増加することも知られている．末梢血幹細胞は末梢血にごく少数しかないが，G-CSFを投与すると骨髄で造血幹細胞が増加するのと同時に末梢に多くの幹細胞を動員することができる．臍帯血の中には最も未分化な造血前駆細胞（CFU-Blast）が含まれており，これを臍帯血幹細胞と言う．

[田中美智子]

◆ アクアポリン

　細胞膜は脂質とタンパク質で出来ており，多くが脂質であることから水の通過には制限があるはずだが，赤血球や腎の上皮細胞などでは，水透過性が高

い．細胞膜にある水だけを通すタンパク質でできた穴（水チャンネル）があることを1992年にジョンズポプキンス大学のPeter Agre（2003年ノーベル化学賞受賞）が発見した．これは水を通過させる穴という意味でアクアポリン（aquaporin）と名づけられた．アクアポリンは身体のいろいろな細胞，つまり，眼の水晶体，腎臓，赤血球，脳，消化管，心臓などに存在し，現在までに13種類のアクアポリンが確認されている．アクアポリンは水の通路として働き，浸透圧勾配による受動的な水輸送を効率よいものにする促進拡散を担う．飲水で摂取した水はこのアクアポリンを通り体内に吸収される．また，糸球体で一旦濾過された水が尿細管で再吸収されるのもアクアポリンを介した水の移動である． ［田中美智子］

◆「自己」と「非自己」

「自己」とは自分由来の細胞，臓器などをいうのに対して，「非自己」とは微生物やがんなど"自分とは異なる異物"のことで，免疫系にはこれらを認識し，区別する自己認識機構がある．

骨髄で作られた造血幹細胞が胸腺で送出されてT細胞へと成熟する過程で，自己と非自己の認識を学習する．この時，自己に対して攻撃性を持つT細胞は排除されることから，分化したT細胞は特異的に非自己への攻撃性のみを持つ．リンパ球に抗原を提示する細胞（抗原提示細胞）のMHC遺伝子は「自己」と「非自己」の認識にとって重要な働きをもつ遺伝子である．

「自己」「非自己」の認識が正常に機能することによって免疫は生体を感染症やがんの発生から守る．しかし，その一方で反応が過剰になるとアレルギー反応が起こったり，自分自身の正常な細胞や組織に対してまで過剰に反応し攻撃を加えてしまい自己免疫疾患を引き起こすことがある． ［前田ひとみ］

◆ 肺胞内圧と胸膜腔内圧

呼吸運動の際，吸気時には胸膜腔内圧は$-8\,\text{cmH}_2\text{O}$，呼気時には$-5\,\text{cmH}_2\text{O}$になる変化を周期的にくり返す．この変化により肺胞が伸展したり縮んだりす．肺胞が伸展すると肺胞内圧は陰圧となり外気の空気が流れ込む．すると，肺胞内は大気圧と同じ圧となるため，空気の流れは停止する．次に，呼気時には吸息時に働く呼吸筋が弛緩してもとの位置にもどるため，胸膜腔内圧の陰圧状態と肺胞の元の状態に戻ろうとする弾性との力関係で，肺胞の弾性との方が強く働き，肺の内圧は陽圧となる．つまり，肺胞内圧の方が大気圧より高くなるので，空気の流れは肺胞内から体外へ向かう方向にでき，呼気として外部に排出される． ［田中美智子］

◆ 気道クリアランス

気道は吸入された異物，細菌などを排除して感染などから身体を守る働きをもつが，閉塞の原因になるような気道分泌物を排除することを気道クリアランスという．気道は線毛細胞，杯細胞および粘膜下腺からなっており，粘膜下線や杯細胞からムチンを含む粘液が分泌される．粘膜上皮細胞は上層（ゲル層）と下層（ゾル層）の二層構造を成し，粘張なゲル層部分に異物が付着し，水分を含んだゾル層の中で線毛が動くことで異物を体外へ運び出している．つまり，気道分泌と線毛細胞の線毛運動が粘液線毛輸送能に影響する．線毛上皮細胞は中枢気道から末梢気道に向かうに従って減少するが，線毛運動の周波数も末梢気道で減少するため，末梢での粘液線毛輸送能は低い乾燥状態では粘液線毛輸送が低下する．また，喫煙は線毛運動を低下させられることがわかっている．さらに100％の酸素を長時間吸入すると線毛運動の低下が見られる．気道分泌物の量的，質的な変化でも粘液線毛輸送能を低下させる．なお気道粘膜中にはリゾチームやラクトフェリンなどの気道感染防御作用のある物質が分泌されており，これらも気道防御に一役を担っている． ［田中美智子］

◆ 呼吸器の発生

胎生5〜16週に管状腺のような外分泌腺に似た構造ができ，終末細気管支までが形成される．胎生16〜25週では終末細気管支から呼吸細気管支ができ，肺胞管ができる．それに伴って周囲の組織に毛細血管が生じてくる．ただ，この気管の呼吸細気管支の細胞は立方状をしている．胎生24〜36週となると多くの肺胞が形成され，扁平上皮であるⅠ型肺胞上皮細胞が出来てくるとともに毛細血管も以前より発達してくる．また，28週を過ぎるとⅡ型肺胞上皮細胞も見られ，リン脂質が成分の表面活性物質であるサーファクタントの分泌が始まる．サーファクタントは34〜36週頃から増加しはじめ，40週まで急速に増加し，肺が成熟する．さらに，胎生36週以降ではⅠ型肺胞上皮細胞は薄くなるが，この変化は生後も続

く．肺胞の数は新生児では約3000万個であるが，10歳くらいまで増加し続ける．　　　　　　[田中美智子]

◆ 消化管ホルモン

ホルモンとは標的部位の活動を調節するための情報伝達を担う生理活性物質のことで，生体内の決まった器官で産生されたホルモンは導管を通らずに血液を通して体内を循環し，受容体を持つ標的細胞だけに取り込まれる．一般的にはホルモンは内分泌腺から分泌されるが，消化管ホルモン分泌細胞は内分泌腺を形成せず，消化管粘膜の明細胞や基底部顆粒細胞から分泌される．

消化管ホルモンは水溶性アミノ酸誘導体のペプチドホルモンで，ガストリン，ガストリック抑制ペプチド（GIP），セクレチン，コレシストキニンなど，20種類以上が確認されている．これらのホルモンは消化管腔への食物などによる物理的・化学的刺激によって分泌され，相互に相乗的あるいは拮抗的に作用して，消化管，肝，胆，膵の外分泌や運動機能並びに腹部内臓の血液循環の調整に関与する．　　　　　[前田ひとみ]

◆ 基礎代謝

基礎代謝とは，心臓の拍動・呼吸・体温の維持など中断することができず，安静にしていても生命を維持するために最低限必要なエネルギー代謝をいう．そして，この基礎代謝に必要なエネルギー量が基礎代謝量である．すなわち，何もしなくても生きている限り，この基礎代謝量に相当するエネルギーは消費しているのである．このため，1日の消費エネルギー量を計算する時に，基礎代謝量がベースとなる．

基礎代謝量の測定は，早朝空腹時で覚醒しており，快適な環境下（室温20～25℃）で安静に仰臥位でいるという状態で行う．しかし，簡単には測定できないため，日本人の基礎代謝基準値（Kcal/（体重）kg/日）が男女別・年齢別に示されているので，これに体重を乗ずることで簡便に基礎代謝量を知ることができる．
　　　　　　　　　　　　　　　　　　　[關戸啓子]

◆ ストレスと生体反応

ストレスとは外界からの有害作因によって生体に歪みが起こった状態で，1936年セリエ（Selye）によって用いられた言葉である．歪みを誘起する有害作因をストレッサーという．ストレスにさらされた初期にはショックに陥り，抵抗力が低下し（警告反応期），そ

の後ストレス状態が持続すると内分泌系，神経系，免疫系が協力して抵抗力を高め（抵抗期），さらにその状態が持続あるいは悪化すれば疲憊期となり，著しい場合には死にいたる場合もある．ストレスに対するホメオスタシス維持には視床下部-下垂体-副腎系が重要な役割を果たしており，副腎皮質ホルモンの分泌増加をはじめとした内分泌系の変化や交感神経系の亢進によるカテコールアミンの分泌増加が起こる．これらは一般（または全身的）適応症候群とよばれている．そのほかこれらの反応に伴い，免疫機能の低下が起こる．　　　　　　　　　　　　　　　　　　[佐伯由香]

◆ セルトリ細胞

セルトリ細胞（Sertoli cell）は精上皮の基底側から管腔側に向かって伸びる柱状の細胞で，イタリアの組織学者Sertoli, E.（1842-1910）が発見した．セルトリ細胞は互いに基底層のすぐ上で固く結合し，精上皮の管腔側と基底側を隔てる仕切りを作っている．この構造は血液精巣関門とよばれ，様々な薬物や化学物質の精細管への移動を阻害し，精子形成に適する環境を保つのに役だっている．また，精細管内には血管がないので，血液精巣関門を通過した物質がセルトリ細胞を介して精巣上皮細胞の栄養を供給している．

セルトリ細胞は糖タンパクホルモンであるインヒビンを分泌し，精子細胞を発育させる．ヒトでは精子細胞と血中の卵胞刺激ホルモン[follicle-stimulating hormone（FSH）]レベルとの関連性が報告されており[1]，精子細胞がセルトリ細胞からのインヒビンの分泌を調節していることが示唆されている．

また，セルトリ細胞で合成されたアンドロゲン結合タンパク[androgen-binding protein（ABP）]は精巣嚢液とともに精巣上体へ移行し，精巣上体でのアンドロジェン濃度を高く保ち，精子形成を促進する．精子細胞や精母細胞の減少はアンドロゲン結合タンパクの分泌を抑制し，FSHの上昇を招く[2]．

胎生期における性分化の際に，Y染色体上にあるSRY（sex determining region Y；Y染色体に特的的な精巣決定因子）が発現することで精巣形成に必要な数のセルトリ細胞が確保され，これに誘導されて性腺や全身が雄化していく．SRYは非常に微量で雄化の閾値に達し，容易に性転換を可能にするので，ヒト以外では性分化を決定する遺伝子とされていない．
　　　　　　　　　　　　　　　　　　　[池田理恵]

文献

1) Walton MJ, Anderson RA et al：A diurnal variation in testicular hormone production in maintained following gonadotrophin suppression in normal men. Clinical endocrinology **66**：123-92, 2007
2) V, Rosati P, Guerzoni C, Mariani S et al：Human Sertoli cells in vitro：morphological features and androgen-binding protein secretion. Santiemma. J Steroid Biochem Molecular Biol, **43**：423-429, 1992

◆ 時計遺伝子と生体時計

　近年の分子生物学の目覚ましい発展により，遺伝子とそれによって形成されるさまざまなタンパク質の連鎖によって生物時計の機能が説明できるようになった．朝目覚めて夜に眠りにつくような，あるいは春，夏，秋，冬と四季を順に追うような連鎖のメカニズムである．生体時計のシステムは，今までの睡眠，覚醒，体温，ホルモン分泌というホメオスタシス的な側面からの枠組みにとどまらず，脂質代謝，細胞分裂など細胞内のペースメーカーとしてネガティブフィードバック理論の応用・発展で生命の基本的要素を明らかにしてきた．最近では時計遺伝子と発がんとの関連性や，Clockミュータントや Bmal 1 遺伝子と脂肪細胞分化の報告から肥満やメタボリック症候群との関係が注目されており，さまざまな疾患の詳細が分子レベルで明らかにされることもそう遠くない．看護実践の方法においても，生活指導の内容が現在と比較して抜本的に変わる可能性がある．　　　　　　　　　［若村智子］

◆ 細胞死と個体死

　細胞の死にはネクローシス（necrosis）（壊死）とアポトーシス（apoptosis）がある（19章参照）．ネクローシスとは何らかの外的要因により細胞が傷害を受けて死ぬことで，壊死にいたる過程では細胞質の膨張，ミトコンドリアの膨張に次ぐ崩壊が起こり，やがて細胞膜が破壊され細胞質が流出して終わる．これに対してアポトーシスは細胞の自発的な死（自殺）である．アポトーシスの過程では核と細胞質の凝縮に次ぐ断片化，小胞化が起こり（アポトーシス小体），これらはマクロファージや周辺の細胞に（再利用されるべく）取り込まれる．アポトーシスは個体発生の過程や（アヒルには水かきがあるが，ニワトリでは発生の過程で指間細胞がアポトーシスで死に，水かきが残らないなど），傷害された細胞の再生過程で見られる現象で，個体の生存効率を高めるために生得的に準備された必要死［プログラム細胞死（programmed cell death）］であるといえる．

　では，細胞の死に対して，個体（多細胞生物）の死はどのように説明されるだろう．ヒトの死の定義には倫理的な問題も関係してくる．たとえば，脳死（大脳から脳幹までの脳機能が消失）のヒトでも（臓器は死んでいないので）臓器移植は可能である．この場合，脳が完全に破壊され，蘇生することがないと断定されるので，身体は死体として扱われる．ヒトのような高度進化を遂げた多細胞生物の死は身体各部の組織毎に，部分的に，徐々に，そして確実に不可逆的に起こる．しかし，その過程においても，まだ「生きている」細胞や組織を取り出せば，人工授精やクローン個体の生成は可能である．したがって，真の意味での個体死は個体を構成する全ての細胞が死滅したときであるといえよう．　　　　　　　　　　　　［深井喜代子］

◆ 表面筋電図の周波数解析

　筋電図［Electromyography（EMG）］とは，筋線維が収縮する時に発生する活動電位を増幅し記録したものをいう．表面筋電図は皮膚上からこの筋電図を導出し，筋活動の指標とする方法である．筋電図は様々な周波数の電気信号が混在した複合波なので，周波数解析という方法により周波数別に筋活動の大きさを表現する．具体的には，筋電図波形を各周波数成分（スペクトル）に分け，横軸を周波数，縦軸をパワー量（波の大きさを示す量）としてグラフに描く．このグラフを周波数パワースペクトルという．一般に筋疲労が生じると，発生張力の低下，一定負荷に対する筋電図振幅の増加と共に，筋電図周波数パワースペクトルが低周波帯域へ移行（徐波化）することが知られている．　　　　　　　　　　　　　　　　　　　［楊箸隆哉］

◆ 脳活動のイメージング

　脳の働きを知ることは21世紀生命科学最大の課題の一つであるといわれる．20世紀後半に登場したコンピューター技術と分子生物学の進歩によって，脳機能の解明が全世界で精力的に推進されている．脳機能の研究は，1980年代までは単一ニューロン活動の記録と該当細胞の電子顕微鏡的観察によって行われてい

た．この方法では個々のニューロンの詳細な活動状態を in vivo で観察できる利点があったが，それらをリアルタイムで時間的・空間的に追跡する動的解析には不向きであった．その後，脳血流や脳代謝（脳活動に伴う物質変化）を捉えて画像化するPET（positron emission tomography）や，特定原子の原子核からの磁気共鳴信号を画像化したfMRI（functional magnetic resonance imaging）法などの非観血技術が開発され（20章−2参照），医学的診断技術が飛躍的に進歩した．ただ，これらは脳細胞の二次的信号を捉えたもので，実際のニューロン活動を計測するものではない．このように脳機能の解明においては，脳の神経活動を高い分解能で記録するとともに，その時間的・空間的に解析することが必須となる．

神経活動を in situ で三次元かつ時系列的に捉えようとすることをイメージング（imaging）とよぶが，近年，脳活動のイメージングを目的とした，従来の解析技術の欠点を補う新しい解析技術が誕生している．その中には近赤外線脳機能計測法[Near-infrared spectroscopy（NIRS）]や，2光子顕微鏡法イメージング法などがある[1]．前者は組織の酸素代謝を反映する血中オキシヘモグロビン，デオキシヘモグロビンの近赤外光に対する透過率の差を利用して，それらの濃度変化を測定するもので，被検者拘束度性が低く，動作時にも測定可能である．後者は in vivo での動物実験に用いられるが，生きたままの動物の脳組織の鮮明な画像が深い焦点深度で得られるため，細胞からの開口放出を（ライブ映像として）定量的に測定するなどの画期的な研究成果が得られつつある．このように脳機能の解明は単に生理学者だけでなく，物理・工学系，医療系など多くの研究者が一致協力することによって飛躍的に進歩することが期待される． ［深井喜代子］

● 文　献
1) Oshima A, Kojima T, Dejima K et al : Two-photon microscopic analysis of acetylcholine-induced mucus secretion in guinea pig nasal glands. Cell Calcium **37** : 349-357, 2005

◆ 圧受容器（体）反射感受性

圧受容器は血圧の変化を感知して心拍数を調節することにより，血圧を一定にして恒常性を保つ機能の一部，として作動している．頸動脈洞および大動脈弓に存在する動脈圧受容器（伸展受容器）では，血圧の変動（動脈壁の伸展）に伴ない神経が周期的に発火を繰り返している．この神経刺激は求心性神経である頸動脈洞神経および大動脈減圧神経を介して延髄に達する．延髄に達した刺激は弧束核をとおり，主に迷走神経を介して心臓の洞結節に伝わり心拍数を制御する．血圧の変化に対して心拍数がどれだけ変化するかにより，圧受容器反射感受性（BRS）が評価されている．古くから高血圧症の診断・治療の分野で用いられてきたが，昇圧あるいは降圧に薬剤を用いることや動脈圧の測定が必要であったことなどから，汎用するにいたらなかった． ［山本真千子］

◆ 創傷治癒

外傷などによって組織が損傷した場合，生体は直ちに治癒に向けた反応が進行する．この過程を創傷治癒とよぶ．受傷直後より創の周囲に炎症反応が起こり，毛細血管やリンパ管の透過性亢進，白血球やマクロファージの遊走によって細菌や壊死した組織が貪食除去され，フィブリンの沈着がはじまる．その後，毛細血管の新生とともに線維芽細胞の増殖がはじまり，いわゆる肉芽組織が形成される．この新たに形成した組織は増殖能力に富み，創傷治癒においては重要な役割を果たしている．すなわち，線維芽細胞から膠原線維が産生され，欠損部は埋められ創の張力も徐々に回復する．この線維芽細胞は低酸素の条件下では，分裂増殖も膠原線維の生成も低下するので，組織活動に必要な酸素や栄養を運ぶ血液の供給は重要となり，新生毛細血管の果たす役割は大きい．皮膚傷害においては，肉芽組織によって真皮が修復された後，上皮細胞層が形成し創傷治癒は完了する．修復された結合組織は瘢痕という． ［武田利明］

和文索引

あ

アイソフォーム 19
アイントーベンの三角形 183
アウエルバッハ神経叢 111, 118, 291, 300, 319
亜鉛 409
アキレス腱反射 68, 100
アクチビン 392
アクチン 45
アクチンフィラメント 6, 11, 43
アクロシン 394
亜型 19
アジソン病 383
アシデミア 243
アシドーシス 243, 345, 346
　呼吸性—— 243
　代謝性—— 243, 285, 322, 325, 331
味の受容器 166
アシュネル試験 121
アシュネル反射 121
アショフ 398, 400
アシルコエンザイムA（アシルCoA）323
アスパラギン酸アミノトランスフェラーゼ 325
汗 358
アセチルコエンザイムA（アセチルCoA）5, 107, 322, 323, 325
アセチルコリン 16, 18, 33, 44, 106, 110, 113, 267, 437
アセチルコリンエステラーゼ 108
アセチルコリン受容体 259
アセトン 325
アセトン臭 325
アーチファクト 428, 435
圧覚 131
圧受容器 110, 175
圧受容体反射 437, 443

圧受容体反射感受性 437, 441
圧痛 316
アディポサイトカイン 337
アディポネクチン 337
アテトーゼ様運動 83
アデニル酸シクラーゼ 18
アデニン 7
アデノシン三リン酸 322
アデノシン二リン酸 322
アテローム性動脈硬化 187, 211, 212
アトウォーター係数 328
アドレナリン 18, 115, 267
アドレナリン作動性 132
アドレナリン作動性β作用薬 111
アドレナリン作動性交感神経支配 358
アドレナリン作動性ニューロン 93
アトロピン 36
アナフィラキシー 258
アナフィラキシーショック 212
アナログ信号 125
アブミ骨 155
アブミ骨筋反射 161
アポクリン腺 358
アポトーシス 247, 408
アポトーシス小体 408
アマクリン細胞 139, 146
甘味 ☞甘味（かんみ）
アミノ基転移反応 325
アミノ酸 308, 321
アミノ酸系 34
アミノ酸作動性線維 132
アミノ酸プール 325
アミノペプチダーゼ 308
アミロイド 408
アミロプシン 306
アミン型 366
アミン系 34
アラニンアミノトランスフェラーゼ 325
アルカプトン尿症 332

アルカリ血症 243
アルカリホスファターゼ活性 414
アルカレミア 243
アルカローシス 243, 345
　呼吸性—— 243, 280, 281
　代謝性—— 243
アルサス反応 259
アルツハイマー 98
アルツハイマー型認知症 408, 416
アルドステロン 207, 237, 238, 241, 345, 377, 378
アルブミン 227
アレルギー 258
アレルギー反応 225, 258
　Ⅰ型—— 258
　Ⅱ型—— 258
　Ⅲ型—— 259
　Ⅳ型—— 260
アレルゲン 258
アンギオグラフィー 214
アンギオテンシノゲン 207, 238, 378
アンジオテンシン 238
アンジオテンシンⅠ 207, 378
アンジオテンシンⅡ 207, 378
アンジオテンシン受容ニューロン 81
暗順応 147
暗順応曲線 147
暗所視 147
安全率 29
暗帯 41
安定化作用 52
アンドロジェン 223, 378, 389
アンモニア 327, 346

い

胃-小腸反射 308
胃-大腸反射 311
胃液分泌 302

イオンチャネル　14, 17, 21, 25
イオンチャネル型受容体　14, 32, 167
イオン透過性　24, 33
イオン濃度差　23
イオンポンプ　26, 157
異化　321
閾下EPSP　37
閾下刺激　28
閾刺激　28
閾上刺激　28, 29
閾値　16, 28, 30
閾膜電位　28, 29, 33, 125
閾膜電位レベル　24
いきみ　313
移行上皮細胞　347
意識　76
意識レベル　76, 91, 245, 428
萎縮性胃炎　414
萎縮性病変　57
異常感覚　134
異常脳波　97
移植反応　255
移植片対宿主病　232
胃切除　314
胃腺　300, 301
胃相　302, 303, 306
位相同期放電　158
位相反応曲線　402
胃体　300
Ⅰa線維　47, 68
Ⅰa抑制　71
Ⅰb線維　47
Ⅰb抑制　71
Ⅰ型アレルギー反応　258
Ⅰ型線維　43
Ⅰ型ミオシン　7
位置感覚　136
一次(中枢)リンパ器官　247
一次運動野　84, 86
一次感覚性神経細胞　128
一次感覚野　84
一次抗体応答　253
一次体性感覚野　134, 137
一次聴覚野　159
一次痛　131
一次免疫応答　246
Ⅰ度の房室ブロック　191
1方向性伝達　34

胃腸相　296
1回換気量　270, 282
1回拍出量　185, 186
一酸化炭素　223, 275
一酸化炭素ヘモグロビン　275
一酸化窒素(NO)　203
胃底　300
胃底腺　301
遺伝子　7
遺伝子型　231
遺伝子治療　258
遺伝子発現　13
遺伝情報　3, 8, 11
遺尿症　350
イヌリン　352
イノシトール三リン酸(IP_3)　19, 167
胃壁の伸展受容器　302
意味記憶　94
異味症　168
異名半盲　152
胃リパーゼ　301, 308
色対比　150
色対比型応答　150
陰核　390
陰茎　389
陰茎海綿体　113, 389
陰茎の勃起　113
飲食作用　6
飲食作用小胞　6
飲水行動　80, 237
飲水中枢　80, 116
インスリン　331, 337, 376
インスリン受容体　259
インスリン抵抗性　337
インスリン抵抗性惹起物質　338
インスリン抵抗性糖尿病　259
インスリン分泌　113
陰性後電位　44
陰性残像　150
陰性電位　430
インターロイキン　249, 256, 361
咽頭　265, 290
咽頭相　298
咽頭反射　298
陰嚢　389
インピーダンス聴力検査　161
インヒビン　392
陰部神経　113, 312, 313

う

ウェルニッケ野　87
ウェンケバッハ型房室ブロック　191
ウォルフ管　388
動き検出器　150
右心室　180
右心不全　192
右心房　180
右心房圧　192, 202
内田クレペリン精神検査　422
内向き電流　25
うっ血性心不全　191
うつ熱　361
うつ病　39
産声　279
旨味　167
膿　225
ウラシル　13
ウロキナーゼ　229
ウロビリノゲン　225, 307, 348
ウロビリン　307
ウワバイン　26
運動解離　96
運動学習機能　80
運動過少　96
運動感覚　136
運動関連脳電位　431
運動器　41
運動減少　83
運動亢進　83
運動準備電位　94
運動神経　⇒運動ニューロン
運動性言語野　90
運動性失語症　87
運動前野　86
運動ニューロン　22, 41, 103
運動の小人　86
運動の準備状態　80
運動の補助調節　83
運動賦活　435
運動毛　163
運動野　84, 85, 86
　一次——　84, 86

え

永久歯 295
エイズ 262
エイズ脳症 264
栄養 321
栄養素 321
会陰 392
腋窩温 355, 356, 362
液性調節 206, 292
液性免疫 247, 249
エクリン腺 114, 121, 358
壊死 187, 408, 444
エステル結合 323
エストラジオール 380
エストリオール 380
エストロジェン 223, 372, 380, 392, 394
エストロン 380
エナメル質 295
エネルギー消費量 330
エネルギー代謝 56, 321
エネルギー代謝率 329
エピソード記憶 94
エピトープ 251
エフェクター細胞 247, 255
エミッションコンピュータ断層撮影法 432
エラスターゼ 308
エリスロポエチン 223, 232, 281, 340, 378, 378
エルスワース・ハワード試験 386
エレクトロン 432
遠位尿細管 344, 345
塩基配列 8, 14
遠近調節 109, 142, 143
嚥下 290, 297
嚥下運動 99
嚥下機能テスト 314
嚥下障害 411, 417
嚥下性肺炎 417
嚥下中枢 116, 298
嚥下反射 116, 117
エンケファリン 132
遠視 151
遠心性支配 156
遠心性神経 63
遠心性神経線維 66

遠心性抑制 159
延髄 63, 72
延髄網様体 76
円柱上皮細胞 300
エンテロクリニン 305
遠点 141
遠点距離 141, 152
エンドセリン 203
塩味 167

お

嘔気 314
横行結腸 310
横行小管系 44
黄体 392, 394
黄体化ホルモン 392
黄体化ホルモン放出ホルモン 388
黄体機能不全 396
黄体形成ホルモン 372
黄体ホルモン 372, 380
嘔吐 17, 294, 313, 314
嘔吐中枢 116, 313
嘔吐反射 117
黄斑 139
黄斑回避 152
横紋筋 41, 180
凹レンズ 151
悪寒 360
オキシトシン 372
オキシトシン受容体 395
悪心 109, 173, 313
オッディー括約筋 305, 307
音の大きさ 159
音の高さ 159
おばあさん細胞の仮説 90
オプシン 146
オプソニン化 225
オプソニン作用 251, 253
オペレーター 14
オリゴ糖 321
折りたたみナイフ現象 67, 71
オールトランス型 146
オレキシン 404
音圧 156
音圧レベル 159
温覚 131
音源定位 159

音叉 137
音質 159
温受容器 359
温線維 131, 359
温点 359
温度感受性ニューロン 359
温度基準値 359
温度受容器 131, 359
温度受容ニューロン 81, 116, 359
温熱性発汗 359
温熱中枢 116
音波 156, 159
音波の振動数 159
音波の振幅 159
音波の縦波 159
音波の波形 159

か

回 84
臥位 56, 59
外因性発熱物質 360
外陰部 390
外殻温度 355
外眼筋 74, 139
回帰熱 364
概月リズム 398, 402
開口筋群 295
開口反射 295
開口分泌 298
開口放出 6, 14, 32, 33
外肛門括約筋 291, 312
介在ニューロン 22
外耳 155
外耳孔 155
概日リズム 91, 372, 398, 402
外耳道 155
外節 139
外側溝 84, 86
外側膝状体 80, 148
外側脊髄視床路 134
階段現象 56
下位中枢 76
回腸 304
解糖 5, 52, 56, 322, 331
外尿道括約筋 113, 347, 348
外尿道口 389
概年リズム 398

海馬　82, 94
灰白交通枝　105
灰白質　63
海馬体　82
解剖学的死腔　266
蓋膜　156
外膜　194
回盲弁　304
外有毛細胞　156
解離性動脈瘤　211
外リンパ　156
カウパー腺　389
下オリーブ核　73
化学受容器　110, 175, 245, 303
　　中枢性――　205
　　末梢性――　205, 277
化学受容器反射　205
化学的シナプス　31, 32, 34, 35
化学的消化　294, 298
過換気　245
下気道　265
可逆性分裂終了細胞　408
蝸牛　155
蝸牛管　155
蝸牛頂　157
蝸牛底部　157
蝸牛内電位　157
蝸牛マイクロホン電位　158
蝸牛有毛細胞　157
架橋　408
核　3
角化　131
角加速度　163
角加速度ベクトル　164
核鎖線維　47
拡散　14, 21, 236, 271, 298, 308
核磁気共鳴　434
核磁気共鳴画像　434
核磁気共鳴信号　434
角質層　131
学習　94
核小体　3
核心温度　355, 356, 359
覚醒　76, 91
覚醒期　92
覚醒水準　76, 429
覚醒脳波　429
核袋線維　47

拡張期　184
拡張作用　109
拡張終期心室容積　185, 186, 187
獲得免疫寛容　257
撹拌　301
核膜　3
核膜孔　3
角膜　139
角膜知覚　153
角膜反射　153
下行結腸　310
下行性疼痛抑制系　132
下行性抑制　128
下行路　63
過酸化脂質　408
可視光線　150
可視分光組織酸素測定装置　449
加重　37, 51
下食道括約部　297
下垂体機能低下症　382
下垂体後葉　372
下垂体前葉　370
下垂体中葉　372
カスケード　258
カスケード効果　19
ガス交換　266, 271
ガストリン　303
ガストリン細胞　303
画像診断技術　88
画像診断法　98
可塑性　38, 88, 150
下唾液核　115
下腸間膜神経節　106, 112
下腸間膜動脈神経節　292
可聴（周波数）領域　156, 159
褐色細胞腫　383
褐色色素　408
褐色脂肪組織　357
活性化タンパク質　14
活性酸素　19, 408
活性帯　31, 32
滑走説　45
活動張力　46
活動電位　16, 20, 24, 25, 27, 33, 41, 44, 125, 182
活動電位の大きさ　34
滑面小胞体　6
カテコール-O-メチル基転移酵素　109

果糖　308
カハール　319
カハールの介在細胞　319
カフ　212
カフェイン拘縮　51
下腹神経　113, 312
下部食道括約筋　298
過分極電位　33, 146
カポジ肉腫　263
構え　56
鎌形赤血球　232
カメラ眼　141
空えずき　313
ガラクトース　308
ガラス毛細管電極　26
カリニ肺炎　263
下流　18, 19
顆粒球　225, 249
カルシウム出納　414
カルシウムポンプ　45
カルシトニン　372, 375
カルニチン　323
カルバミノ化合物　240
カルボキシペプチダーゼ　308
カルモジュリン　17, 19
加齢変化　407
カロリー　328
渇き　173
感音性難聴　99, 160, 410
眼窩　138
感覚　124
感覚の種類　124
感覚の投射　125
感覚器官　125
感覚細胞　125
感覚情報　124
感覚神経　63, 103
感覚性言語中枢　87
感覚性言語野　90
感覚性失語症　87
感覚性神経線維　66
感覚単位　128
感覚点　131
感覚入力　128
感覚野　84, 85, 87, 129
眼窩前頭皮質　167
肝管　306
間期　10

換気障害　281
眼球　139
眼球圧反射　121
眼球運動　73, 99, 144, 428
　　急速——　91, 144
　　視運動性——　73, 75
眼球振盪　165
間欠熱　364
眼瞼結膜　139, 233
眼瞼反射　146
還元ヘモグロビン　436
感作　260, 262
幹細胞　221, 247
間質液圧　236
間質細胞　378
間質性肺炎　282
感受性　30
肝循環　209
緩衝系　239
冠状血管　207
緩衝作用　219
冠状循環　207
冠状動脈　180, 187
冠状動脈造影法　192
環状ヌクレオチド　167
肝小葉　306
緩徐波　319
眼振　144, 165
　　視運動性——　73, 75
　　生理的——　146
　　前庭性——　73, 75
眼精疲労　420
眼精疲労度　154
関節運動　56, 57
間接型ビリルビン　225
関節可動域　57, 58, 59, 137
関節拘縮　57
関節受容器　78, 137
関節造影検査　59
関節痛　137
間接熱量測定法　328
関節包　137
間接法　212
汗腺　105, 114, 131, 358
完全房室ブロック　191
肝臓　306
杆体　139, 146
肝胆汁　306

眼底鏡　153
眼底血管　153
眼底検査　144
がん特異的抗体　258
間脳　80
眼房水　139
ガンマ-アミノ酪酸　17
ガンマ線　432, 433
甘味　167
顔面神経　106, 167
眼輪筋　146
寒冷中枢　116
関連痛　174, 175, 176, 187

き

気圧外傷　281
記憶　82, 90, 94
記憶痕跡　95
記憶細胞　247, 252, 255
飢餓　173
期外収縮　190
機械受容器　131, 175, 295
機械的刺激　131, 173
機械的消化　294, 298
機械的通過障害　313, 319
疑核　115
気管　265, 266
気管支　265, 266
気管支炎　281
気管支拡張症　281
気管支喘息　281
気管支粘膜　111
気管支平滑筋　111
気管分岐部　266
起坐呼吸　192, 284
起始核　73
疑似耳　426
基質　3
季節性気分（感情）障害　402, 405
基礎体温　364, 396
基礎代謝熱　356
基礎代謝量　329, 330
偽単極細胞　22
拮抗筋　70
拮抗支配　105
拮抗性運動反復不能　97
基底核　82

基底膜　155
基電流　27
亀頭　389
気導聴力検査　161
起動電位　125, 157, 158, 170
気道閉塞　281
企図振戦　96
キヌタ骨　155
キネシン　7
機能円柱　85
機能局在　85
機能的核磁気共鳴画像　434
機能的合胞体　180, 291
機能的残気量　282, 283
偽半陰陽　395
記銘　94
キモトリプシン　306, 308
逆説睡眠　91
逆蠕動　294, 311
逆転電位　24, 25
逆流　347
逆行性腎盂造影　353
キャッスル内因子　223
ギャップ結合　31, 180
嗅覚　170
嗅覚異常　172
嗅覚過敏　172
嗅覚検査　172
嗅覚消失　172
嗅覚脱出　172
嗅覚鈍麻　172
嗅球　170
球形嚢　162
嗅細胞　170
嗅糸球体　170
吸収　290
嗅上皮　170
嗅神経線維　170
求心性神経　63
求心路　103
急性筋疲労　425
急性筋疲労モデル　425
急性疲労　420
急速眼球運動　91, 144
吸息相　269
吸息中枢　115
吸息ニューロン　277
吸啜刺激　372, 395

嗅皮質 170
橋 63, 72, 116
共役運動 139, 144
橋外側被蓋 132
境界膜 180
橋核 73
胸管 215
共感性光反射 100, 143, 153
胸腔内圧 201
凝固 229
凝固因子 228, 233
競合阻害 36
胸鎖乳突筋 99
胸式呼吸 270
凝集原 231
強縮 51
狭心症 187
強制把握 86
胸腺 226, 247, 261
胸腺重量 410
胸痛 187
共通抗原 260
橋排便反射中枢 312
胸部誘導 183
強膜 139
胸膜 268
胸膜腔 268
胸膜腔内 269
強膜静脈洞 139
共輸送 298, 300, 308
共輸送体 310
棘 97
局在性 173, 175
局所性調節 202
局所電流 29, 31
局所発汗 359
曲率 151
曲率半径 141
虚血 191, 444
虚血性壊死 135, 445
虚血性心疾患 440
挙睾筋反射 67, 100
巨人症 382
拒絶反応 260
巨大結腸症 118
巨大錐体細胞 86
起立性低血圧 119, 120
起立(負荷)試験 120, 438

キロミクロン 309, 323
近位尿細管 344, 345
近距離反応 143
筋形質 45
筋原性反射 228
筋原性反応 202
筋原線維 41
筋固有受容器 78
筋細胞 41
近視 151
筋持久力 421
筋ジストロフィー 57
筋収縮 41, 48
筋小胞体 18, 44, 45
筋性眼精疲労 154
筋性防御 117, 175, 176
近赤外光 436
近赤外線分光法 421
筋節 41
筋線維 41
筋層間神経叢 111, 291
緊張性頸反射 73
緊張性失禁 350
緊張性放電 110
緊張性迷路反射 73
筋張力 421
近点 141
近点距離 141, 152
近点計 152
筋電図 59, 98, 421
筋トーヌス低下 97
筋内反射 293
筋肉痛 137
筋の張力-長さ関係 49
筋疲労 56, 420
筋フィラメント 43
筋分節 129
筋紡錘 47, 48, 68, 78, 129, 136, 137, 295
筋膜 44
筋力 421

く

グアニン 7
空間的促通 37
空間認識 87
空腸 304
空腹 109, 173

空腹感 294
空腹時血糖値 334
空腹中枢 80, 116
クエン酸回路 5
矩形波 27
くしゃみ反射 117
駆出期 185
くすぐったさ 134
クスマウル呼吸 285
口呼吸 265
屈曲反射 67, 70
屈筋 70
屈筋群 56
屈筋反射 70
クッシング症候群 383, 386
屈折異常 151
屈折面 141
屈折率 141
屈折力 141
クラインフェルター症候群 395
グラーフ細胞 392
グラーフ卵胞 390
クラーレ 36
グリア細胞 209
クリアランス 346
グリケーション 410
グリコーゲン 322, 376, 377
グリコシド結合 321
グリコヘモグロビン 386
グリシン 36
グリシン受容体 17
グリセロール 308, 309, 323
クリック音 430
グル音 316
グルカゴン 376, 377
グルクロン酸抱合 225, 307
グルコース 4, 308, 321, 322 (ほか「ブドウ糖」もみよ)
グルコース受容器 175
グルコース受容ニューロン 80
グルタミン酸 16, 327
グルタミン酸作動性 82
グルタミン酸受容体 39
グルタミン説 39
クレアチンキナーゼ 52
クレアチンリン酸 52
クレブス病 382
クロスブリッジ説 45

和文索引　463

クローヌス　100
グロビン　223
グロブリン　227
クロマチン　3
クロム親和性細胞　115
クローン　252
クローン選択説　254

け

頸筋　73, 74
警告反応期　383
計算作業　425
継時対比　150
形質細胞　247
形状認知　148, 150
軽睡眠期　92
痙性麻痺　71, 89
頸動脈　175
頸動脈体　277
頸動脈洞　205, 437
頸動脈洞神経　437
頸反射　73
　緊張性――　73
　持続性――　56
　前庭――　74
頸部粘液細胞　301, 302
傾眠期　92
軽メロミオシン　43
稽留熱　364
痙攣性便秘　313, 319
血圧　197
血圧上昇作用　377
血圧測定　212
血液　219
血液の粘性　220
血液の比重　220
血液-脳関門　96, 209
血液型　231
血液凝固　227
血液減少性ショック　212
血液不適合妊娠　231
血液量　220
血管　194
血管運動中枢　205
血管拡張　204, 258
血管拡張作用　110, 203
血管緊張　204

血管作動性小腸ペプチド　109
血管作動性腸菅ポリペプチド　113
血管収縮　109, 228
血管収縮作用　207
血管収縮物質　203
血管造影法　214
血管内皮細胞　361
血管平滑筋　109, 110
血球　219
月経　402
月経期　393, 394
月経周期　356, 393, 402
月経性帯下　394
月経前困難症　402
血漿　219, 227
血漿 Ca^{2+} 濃度　375
血漿膠質浸透圧　192, 196, 272
血漿浸透圧　173
血漿タンパク　219, 227
血漿タンパク緩衝系　240
血小板　226
血小板凝集　229
血小板血栓　229
血小板減少症　232
血漿リン酸濃度　376
血清　227
血清非タンパク性窒素値　413
結節点　141
結像　141
結像異常　151
結代　190
血中乳酸濃度　421
血中ノルアドレナリン測定　121
血中遊離脂肪酸　375
結腸紐　310
結腸膨起　294, 310
血糖　331
血糖値　334, 376, 377
血糖調節　376
血餅　229
血友病　233
血流　196
血流速度　197
ゲートコントロール説　132
ケトン体　325, 331
解熱　360, 361
ゲノム　3, 9
下痢　313

減圧症　281
眩暈　164
限界層　357
原核生物　14
腱器官　47
言語機能　88
言語中枢　87
言語賦活　435
言語野　87
　運動性――　90
　感覚性――　90
　後――　87
　前――　87
顕在記憶　94
幻肢　137
幻肢痛　135
減数分裂　10, 11, 389, 392
倦怠感　419
検知閾　167, 172
原尿　342
原発性高アルドステロン血症　383
腱反射　68, 100
腱紡錘　47, 78, 137

こ

誤飲　411, 417
孔　14
溝　84
抗 Rh 抗体　231
降圧中枢　115
抗アレルギー作用　377
高閾値機械受容器　131
高エネルギーリン酸化合物　52
好塩基球　225, 249, 253
抗炎症作用　377
高温相　364
恒温動物　355, 403
後外側腹側核　80
効果器　63, 103, 106, 115
後角　66
光学系　138
口渇　109
口渇感　116
後過分極　24
後過分極電位　38
高カリウム血症　191
交換血管　194

交感神経　105, 291
交感神経活動　204
交感神経幹　105, 106
交感神経求心性線維　109
交感神経系　63, 103
交感神経系活動の指標　438
交感神経性コリン作動性　114
交感神経性血管拡張線維　109
交感神経性血管収縮神経　110
交感神経性血管収縮線維　109
交感神経節後ニューロン　291
交感神経節前ニューロン　115
交感神経副腎髄質系　115
好気性紅色細菌　4
抗凝固剤　232
後期陽性成分　430
咬筋　295, 356
口腔　265, 290
口腔温　355, 356, 362
高血圧症　210, 414
　　二次性――　210
　　白衣性――　213
　　本態性――　210
抗原　219, 251
抗原決定基　251, 252
抗原抗体反応　219, 258, 259
後言語野　87
抗原受容体　19, 252, 254
膠原線維　449
抗原提示細胞　226, 252, 254
抗原特異性　247
抗原認識　251
膠原病　260
咬合　411
交互対光反応試験　153
抗コリンエステラーゼ　39
後根　63, 66
虹彩　109, 139
後索　66
後索路　66, 134
交叉順応　168
交叉性伸展反射　70
交差適合試験　232
交差反応　260
抗酸化作用　408
好酸球　225, 249, 253
高脂血症　331

膠質浸透圧　195, 196, 215, 219, 220, 235, 236, 241, 272, 342
　　血漿――　192, 196, 272
高次脳機能　435
高周波成分　122, 438
抗重力筋　56, 68, 75
拘縮　51
　　カフェイン――　51
　　関節――　57
恒常性　20, 103
恒常性維持　173
甲状腺　372
甲状腺機能亢進症　258, 382
甲状腺機能低下症　382
甲状腺刺激ホルモン　370, 372
甲状腺刺激ホルモン放出ホルモン　369
甲状腺ホルモン　14, 373
高照度光照射　405
高所馴化　280
高振幅徐波　90, 429
合成酵素　34
酵素　3, 21
構造タンパク質　43
梗塞　187, 208
高速液体クロマトグラフィー　384
拘束性換気障害　282
酵素反応　355
酵素標識免疫吸着測定法　384
酵素免疫測定法　384
抗体　219, 246, 252
交替勤務　398, 404
叩打痛　351
好中球　225, 246, 249, 253
高張食塩水負荷試験　384
高張性脱水　241
硬直　51, 57
後天性免疫不全症候群　260, 263
喉頭　265, 266
喉頭蓋　266
行動プログラミング　87
後頭葉　84
後内側腹側核　80
高ナトリウム血症　245
更年期障害　395
興奮収縮連関　44, 56
興奮性　30
興奮性イオンチャネル受容体　16
興奮性細胞　20, 21, 24

興奮性シナプス　33
興奮性シナプス後電位　16, 33, 428
興奮性組織　41
興奮伝達　32
高密度リポタンパク質　331
肛門管　290, 310, 312
肛門挙筋　313
抗利尿ホルモン　206, 207, 237, 241, 344, 346, 372
抗利尿ホルモン分泌　116
絞輪　29
誤嚥　411, 417
コエンザイムA　5
5基本味　167
呼吸運動　269
呼吸困難　192, 245
呼吸困難感　272
呼吸商　271, 328
　　非タンパク質性――　329
呼吸数　270
呼吸性アシドーシス　243
呼吸性アルカローシス　243, 280, 281
呼吸性不整脈　188
呼吸中枢　115, 277
呼吸調節中枢　277
呼吸補助筋　284
呼吸ポンプ　201, 202
国際10-20法　90
黒質　96
黒質-線条体系　83
鼓索神経　167
鼓室階　156, 157
孤束核　115, 167
呼息相　269
呼息中枢　115
呼息ニューロン　277
個体維持　80
五炭糖　7
鼓腸　314, 316
骨萎縮　414
骨塩密度　414
骨格筋　41, 56
骨格筋代謝　412
骨格筋ポンプ　201, 202
骨芽細胞刺激作用　417
骨吸収　375
骨形成　414
骨髄　226, 247

和文索引　465

骨髄神経叢　292
骨石灰化　414
骨折の痛み　137
骨粗鬆症　414, 416
骨伝導　157
骨導聴力検査　161
骨軟化症　414
骨盤神経　106, 113, 292, 312, 348
骨盤神経節　113
骨盤底筋群　350
骨迷路　155
コドン　13
ゴナドトロピン　372, 392
鼓膜　155
鼓膜温　355
固有受容器　136
固有心筋　180
固有束　66
コラーゲンタンパク質　409, 416
コリンエステラーゼ　33
コリン作動性シナプス　33
コリン作動性の交感神経支配　358
ゴルジ装置　6
コルチ器官　156
コルチコステロン　377
コルチゾル　377
ゴールドマンの式　23, 25
コレシストキニン　303, 305
コレステロール　1, 2, 307, 308, 325, 331, 366, 375, 414
コロトコフ音　212
混合性難聴　160
根性麻痺　57
コンダクタンス　25
コンマ束　66

さ

坐位　56, 59
細管　31
細気管支　266
再吸収　342, 343, 344, 346, 347
　　ナトリウムの——　238, 241
サイクリックAMP　14, 298
サイクリン　11
サイクロトロン　433
最高血圧　198
最終共通路　68

最小識別角　142
最小尿意　352
細静脈　194
臍静脈　209
再生　444
砕石位　316
最大吸気量　282
最大尿意　352
最低血圧　199
細動脈　194
臍動脈　209
サイトカイン　14, 246, 249, 255, 260
催吐反射　99
再分極　24, 182
細胞運動　7
細胞外液　235
細胞外シグナル　125
細胞外電極　27
細胞外導出　27, 28
細胞間認識　251
細胞間メッセンジャー　14
細胞器官　3
細胞構築学　85
細胞骨格　6
細胞死　247, 408
細胞質　3
細胞質分裂　10, 11
細胞周期　8, 10
細胞傷害　258, 260
細胞傷害活性　249
細胞傷害性T細胞　249, 255
細胞性免疫　247, 249
細胞体　22
細胞内液　235
細胞内シグナル　125
細胞内電極法　26
細胞内伝達物質　14
細胞内導出　26
細胞内メッセンジャー　14
細胞膜　1, 14, 18, 20, 23, 25, 236
細胞融解　258
細網　250
細網内皮系　225, 249
再利用　33, 108
サイロキシン　372
サイロキシン代謝回転率　414
サーカディアンリズム　372, 377
錯嗅　172

左心系　192
左心室　180
左心不全　192
左心房　180
サッケード運動　75, 144, 146
刷子縁　304, 308
作動記憶　95
サーファクタント　268, 279
サブユニット　19, 25
サーミスター　364
Ⅲ型アレルギー反応　259
酸・塩基平衡　225, 227, 239, 241, 243, 245, 281, 346
酸化還元反応　323
酸化酵素活性　44
酸化的脱アミノ反応　327
酸化的リン酸化　56
酸化ヘモグロビン　434
残気量　282, 283
酸血症　243
三叉神経　121
残歯数　411
産褥子宮　395
三色説　147, 150
三尖弁　180
残像　150
酸素化ヘモグロビン　436, 449
酸素摂取量　270
酸素分圧　205, 378
酸素飽和度　449
三大栄養素　321
産道　390
散瞳　109, 142
散瞳中枢　142
散瞳薬　144
酸味　167
三連構造　45

し

ジアシルグリセロール　19
肢位　68
視運動性眼球運動　73, 75
視運動性眼振　73, 75, 144, 165
ジェットラグ　404
シェリントン　75
ジオプトリー　141
塩味　☞塩味（えんみ）

耳介　155
視蓋脊髄路　73, 89
視蓋前域　143
視覚　138
視角　141, 142, 152
自覚症しらべ　422
視覚的自己像　129
視覚伝導路障害　99
視覚野　87, 148
視覚誘発電位　93, 430
耳管　155
時間栄養学　403
弛緩期　184, 185
耳管機能検査　161
弛緩性運動麻痺　88
弛緩性便秘　313, 319
時間的促通　37
視感度曲線　147
時間毒性学　403
時間病理学　403
時間薬理学　403
色覚　150
色覚検査表　153
色弱　151
ジギタリス　26
色盲　151
子宮頸部　390
糸球体　340, 342
糸球体近傍細胞　113
糸球体濾過量　113, 343, 344, 347, 348
子宮体部　390
持久的有酸素運動能力　412
子宮内凝血　229
子宮内膜　393
子宮内膜周期　393
子宮平滑筋　372
耳鏡検査　161
死腔　283
　　解剖学的――　266
　　生理学的――　270
　　肺胞――　272
軸索　22
軸索側枝　38
軸索反射　117
軸索輸送　7
軸性遠視　151
軸性近視　151
シグナル伝達　19, 125, 170

刺激関連電位　430
刺激受容　125
刺激受容器　277, 279
刺激伝導系　180, 181, 182, 187, 190, 191, 192
止血　228
自原抑制　☞自己抑制
自己　246, 257
自己意識　129
視交叉　148, 152
視交叉上核　400
自己感作リンパ球　260
自己抗原　255, 257, 260
自己抗体　259, 260
死後硬直　52
自己受容器　47, 136
自己調節機構　113, 202, 208, 209
自己免疫疾患　39, 260
自己免疫反応　260
自己抑制　48, 71
歯根部　295
視細胞　138, 139
視細胞外節　146
視索上核　80
時差ぼけ　398
四肢間反射　70
耳式体温計　364
脂質　309, 321, 323
支持反射　56
思春期　358, 372, 388
視床　63, 80, 148
視床の後内側腹側核　167
視床下部　63, 80, 116, 359
視床下部-下垂体門脈系　370
事象関連電位　430
耳小骨　155
耳小骨筋反射　161
茸状乳頭　166, 294
糸状乳頭　294
視神経　139, 148
視神経乳頭　140, 141
11-シス型　146
ジストニア　83
ジストロフィン糖タンパク質複合体　43, 57
11-シスレチナール　146
姿勢　56, 59
姿勢調節　56, 73

姿勢の保持　68, 73, 76
姿勢反射　56, 73
耳石　162
耳石膜　162
自然免疫　251
自然免疫寛容　256
持続性吸息中枢　277
持続性頸反射　56
持続性迷路反射　56
持続的収縮　47
舌の運動　100
時値　27
弛張熱　364
刺痛　131
耳痛　160
膝蓋腱反射　68, 100
実感温度　356
膝胸位　316
失禁　350
　　緊張性――　350
　　切迫性――　350
実質細胞数　410
疾走　105
室傍核　80
至適温度　355
自動能　180, 181, 191
シトシン　7
シナプス　31
シナプスの可塑性　38
シナプス間隙　32, 33
シナプス後電位　428
　　興奮性――　16, 33, 428
　　抑制性――　17, 33, 428
シナプス後肥厚部　31, 33
シナプス後膜　31, 33
シナプス後抑制　33
シナプス小頭　22, 32
シナプス小胞　31, 32, 38
シナプス前受容体　32
シナプス前ニューロン　38
シナプス前膜　31, 32, 33, 35
シナプス前抑制　34, 38
シナプス遅延　35
シナプス伝達　31
シナプスボタン　31
歯肉　295
指嚢　316
自発運動　86

和文索引　467

自発性脳波　90, 429
自発性発射　48
自発発語　86
篩板　170
しびれ感　134
視物質　146, 147
ジペプチド　308
脂肪細胞　337
脂肪酸　323
脂肪浸潤　408
脂肪性褐色色素　408
視放線　148
脂肪組織　377, 380
脂肪の乳化　308
脂肪分解　376, 377
シムス位　316
シモンズ病　382
シャイ・ドレーガー症候群　119
しゃがみ位　56
遮眼子　152
視野狭窄　152
視野計　141, 152
視野欠損　152
視野欠損部　99
斜視　151
射出　114
射精反射　117, 390
射乳反射　117, 395
視野のぶれ　73
視野の補正　74
シャント　209
嗅覚伝導路　172
縦隔気腫　287
習慣性便秘　313
周期的変動　400
自由継続周期　400
集合管　341
終止核　73
終止シグナル　13
収縮期　184
収縮期雑音　234
収縮時間　51
収縮終期心室容積　187
重症筋無力症　39, 259
重心　56
自由神経終末　131, 174
愁訴　314
縦走筋　293, 300, 308

重層扁平上皮　294, 297, 312
収束　36, 128
重炭酸イオン　345
十二指腸　304
12誘導心電図　182
周波数　159
周波数解析　121, 421, 429
終板　16, 38, 44, 47
終板電位　38, 44
修復　444
終末細気管支　266
終末ボタン　22
充満期　185
重メロミオシン　43
絨毛　304
　　胎児由来の——　394
　　胎盤の——　395
絨毛性乳腺刺激ホルモン　395
重力加速度　163
宿主細胞　249
粥状動脈硬化　414
縮瞳　109, 142, 143, 144
縮瞳中枢　142
主細胞　301
樹状突起　22, 428
受精　388, 394
受精細胞　7
受精能力の獲得　394
受精卵　394
種族保存　80
出血　231, 233
出血傾向　228, 233
出血性貧血　232
主動筋　421
受動的伸展　174
受動輸送　298, 310, 343, 344
授乳　395
腫瘍壊死因子 α　256
受容器　125
受容器細胞　162
受容器電位　125, 157, 170
受容者　257
主要組織適合遺伝子複合体　254
受容体　14, 32, 33, 34, 125, 170, 247, 437
受容体型チロシンキナーゼ　19
受容体結合部位　19
受容体タンパク質　14
受容野　127

シュレム管　139
シュワン細胞　22
純音聴力検査　161
馴化　279
循環系　177
循環血液量　187, 194, 207, 238
循環障害　448
循環性ショック　212
循環中枢　115
順応　127, 131, 172
瞬目反射　146, 153
昇圧中枢　115
上位中枢　76
漿液性　296
漿液腺　298
消化　290
消化液　298
消化管　290
消化酵素　298
松果体　372
松果体ホルモン　400
上気道　265
上気道閉塞　281
上頸神経節　109
条件反射　296
上行結腸　310
上行性疼痛抑制系　132
上行性網様体賦活系　76, 80
上行路　63
硝子体　139
晶質浸透圧　220, 235
上食道括約筋　298
上食道括約部　297
脂溶性ビタミン　332
常染色体　11, 388
上唾液核　112, 115
上腸間膜神経節　106, 112
上腸間膜動脈神経節　292
焦点深度　143
情動　116
情動行動　80
衝突　70
小脳　63, 76
蒸発　358
消費エネルギー量　333
上鼻甲介　170
小胞体　6

和文索引

情報伝達　22, 34, 63
情報伝達分子　14
奬膜　290
静脈　194
静脈圧　197
静脈還流　192, 200, 438
静脈還流量　119, 186, 187, 206, 238
省略眼　141
上腕三頭筋反射　68, 100
上腕二頭筋反射　68, 100
触・圧覚　131
食細胞　246, 251
食作用　219, 225, 246, 251
食事誘発性産熱反応　330
触診　261, 316
褥瘡　135, 416, 444
食道　290
食道相　297, 298
食物摂取　290
食欲不振　314
女性ホルモン　372
触覚　131
ショ糖　308
除脳固縮　75
除脳動物　71, 73, 75, 76
徐脈　188
自律神経機能評価法　437
自律神経求心性線維　109
自律神経系　63, 103, 125, 291
自律神経失調　395
自律神経節　16, 103
自律神経節前線維　76
自律神経中枢　115
自律神経反射　76
視力　142
視力検査　152
視力表　152
耳漏　160
腎盂　340
心エコー検査　192
心音　186
侵害(性)刺激　70, 131
侵害受容　131
侵害受容器　174, 295
真核生物　14
心筋　41, 180
心筋虚血　187, 192
伸筋群　56

心筋梗塞　187
心筋線維　187
シングルフォトン　433
シングルフォトン断層撮影法　433
神経回路網　95
神経筋接合部　38
神経再支配　440
神経細胞　20, 22
神経支配除去　440
神経腫　135
心係数　186
神経性調節　203, 292
神経節　105
神経節細胞　139
神経束　28
神経伝達物質　106
神経分泌細胞　372
腎血管抵抗　113
腎血漿流量　343, 347, 351
腎血流量　113, 343, 348
人工透析　347, 350
進行波　157
人工ペースメーカー　191
心雑音　186
心室細動　188
心室弛緩期　185
心室収縮期　185
心室中隔　180
心室内圧　184
心室頻拍　188
心周期　184, 185
腎小体　341
腎神経　113
親水性　1
深睡眠期　92
新生血管　446
真性半陰陽　395
新線条体　82
心臓　177
腎臓　378
心臓カテーテル検査　192
心臓血管中枢　115, 205
心臓促進中枢　76
身体活動強度　330
身体活動レベル　330
身体像　129, 130
身体認識　129
身体疲労　419, 420

腎単位　341
伸張受容器　68, 137
伸張反射　47, 56, 67, 68, 71, 75
陣痛　395
針電極法　59
伸展受容器　48
心電図　182
浸透　236
浸透圧　220, 235, 236
　血漿――　173
浸透圧受容器　81, 116, 175, 237
浸透圧利尿　350
振動感覚　131
振動刺激　131
振動受容器　131, 137
振動体　400
腎動脈　113, 340
腎動脈血流　238
腎尿管膀胱単純撮影　352
心肺圧受容器　175, 238
心肺圧受容器反射　438
心肺受容器　206
心肺受容器反射　205, 206
心拍出量　186, 196, 202
心拍数　186, 187, 188
心拍動　184
心拍変動　437
心拍変動スペクトル解析　438, 443
真皮　131
新皮質　84
心肥大　192
深部感覚　125
心不全　191
腎不全　349, 439, 440
深部体温　401
深部体温リズム　401
深部痛覚　137
心ブロック　191
心房細動　188
心房性ナトリウム利尿ペプチド　207, 237, 238, 241, 345
心房粗動　188
心房中隔　180
心房内圧　184
心膜　179
心膜腔　179

す

膵アミラーゼ　306, 308
随意運動　48, 68, 76
随意筋　41, 44
随意相　297
膵液　305, 308
膵液の分泌促進　113
髄液腔造影法　98
錘外筋　137
錘外筋線維　47
水銀体温計　362
水硬直　52
推尺異常　96
髄鞘　22, 29
水晶体　109, 139
推進運動　293
水素イオン濃度　239
膵臓　305
錐体　139, 146, 147
錐体外路　88, 94
錐体交叉　88
錐体細胞　84
錐体路　66, 88, 94
錐体路症状　119
膵島　305
錘内筋線維　47
随伴陰性変動　431
髄板内核群　80
水分出納　236
水平細胞　139
水泡音　288
膵ポリペプチド　377
睡眠　91
睡眠の深度　429
睡眠異常　98
睡眠位相後退症候群　405
睡眠位相前進症候群　405
睡眠覚醒リズム　400, 402, 405
睡眠禁止帯　401
睡眠時間　92
睡眠時無呼吸症候群　98, 281
睡眠周期　91, 92
睡眠図　91
睡眠段階　91
睡眠脳波　91
水溶性ビタミン　332

膵リパーゼ　306, 308
数字分類（神経線維の分類）　31
スクラーゼ　305, 308
スクロース　308
スターリングの法則　187
頭痛　137
ステルコビリノゲン　225
ステロイド型　366
ステロイドホルモン　14, 325
ストリキニン　36
ストレス　115, 383
スパイロメーター　282
スピン現象　434
スムーズな随意運動　89
スワン・ガンツカテーテル　192

せ

精液　114, 390
正円窓　157
声音振盪　285
精管　389
性感覚　173
精原細胞　389
性行動　81, 116
精細胞　389
精子　11
精子運動の活性化　394
正視　152
正視眼　142, 151
静止張力　46
静止膜電位　23, 181
性周期　393
成熟卵胞　390
星状神経節　106
正常脳波　428
精神性発汗　359
精神的ストレス　121
精神疲労　419, 420
精神物理学　127
静水圧　192, 195, 236
性腺　378, 388
性腺原基　388
性腺刺激ホルモン　372
性腺刺激ホルモン放出ホルモン　392
性染色体　11, 388
性腺堤　388
精巣　388

精巣間質細胞　388
精巣決定因子　388
精巣上体　389
清掃率　346
生体長　46
生体内酸化反応　408
生体リズム　398
生体リズム障害　405
正中隆起　209
成長ホルモン　370
静的線維　47
精嚢　389
性の決定　388
正のフィードバック回路　38
青斑核　93
精母細胞　11
性ホルモン　14
性ホルモンのネガティブフィードバック　389
声門　266
正乱視　151
生理学的死腔　270
生理的眼振　146
生理的機能年齢　407
生理的狭窄部位　297, 347
生理的老化　407
セカンドメッセンジャー　167
赤外線　364
赤芽球　223
赤核脊髄路　73, 89
赤色骨髄　221
脊髄　63, 76
脊髄運動ニューロン　75, 88, 89
脊髄後索路　137
脊髄視床路　66, 175
　外側——　134
脊髄小脳路　66, 78
脊髄ショック　72
脊髄神経　63, 105
脊髄神経節　63
脊髄節間反射　67, 70
脊髄節反射　67
脊髄前角　47
脊髄造影検査　59
脊髄損傷　115
脊髄排便反射中枢　312
脊髄反射　67, 71
脊髄半側障害症候群　134

脊髄分節　105
赤道面　11
咳反射　117
セクレチン　303, 305
舌咽神経　106, 167
絶縁性伝導　29
舌縁部　166
石灰化　409
赤筋　43
赤血球　221
赤血球沈降速度　220
節後線維　103, 106, 115, 292
節後ニューロン　103, 105, 106
切痕　199
摂取エネルギー量　333
接触圧センサー　446, 448
摂食行動　80, 116, 294
摂食中枢　80, 116
節前線維　103, 106, 115, 292
節前ニューロン　103, 105
絶対不応期　28, 182
セットポイント　359, 360
舌乳頭　166
切迫性失禁　350
舌リパーゼ　296, 308
セルトリ細胞　378, 388, 389
セルロース　308
セロトニン　16, 135, 202, 359
セロトニン作動性　82
セロトニン作動性線維　132
セロトニン作動性ニューロン　93
線維芽細胞　446
全か無かの法則　28
前眼房　139
前屈姿勢　96
前言語野　87
前根　63, 66
潜在記憶　94
前索　66
潜時　28
全色盲　147, 151
前肢後肢反射　70
線条体　96
線条体-黒質系　83
染色質　3
染色体　8
全身倦怠感　420
全身性エリテマトーデス　259

仙髄　116
仙髄排便反射中枢　116
前脊髄視床路　134
前脊髄神経節　292
浅速呼吸　358
喘息発作　111
腺組織　103
先体反応　394
前庭階　156
前庭器官　73, 155, 162
前庭頸反射　74
前庭姿勢反射　73
前庭神経　163
前庭神経核　163
前庭性眼振　73, 75
前庭脊髄路　73, 89
前庭窓　155
前庭動眼反射　73, 74, 75
前庭膜　155
前庭有毛細胞　163
先天性代謝異常　332
先天性無痛症　135
蠕動　112, 113, 118, 294, 301, 307, 308, 311, 319
蠕動波　308
前頭葉　84
前頭葉症状　87
前頭葉切断術　87
全肺気量　282
腺房　305
前膜　32
全末梢血管抵抗　194
喘鳴　288
繊毛　7
線毛上皮細胞　266, 267
線溶系　338
前立腺　389
前立腺肥大　352

そ

騒音計　426
総肝管　306
想起　90, 94
臓器移植　260
臓器感覚　125, 173
双極細胞　139
双極誘導　183

象牙質　295
造血　221
造血器官　247
双合診　397
増高単極肢誘導　183
創傷の治癒過程　446
層状配列　148
増殖因子　14, 19
増殖期　393
増殖性分裂細胞　408
臓側胸膜　268
総体タンパク質　410
総体タンパク質代謝　413
相対不応期　28
総胆管　306
早朝第1尿　351
相同染色体　11
相動的収縮　47
相反神経支配　70
僧帽筋　99
僧帽弁　180
総末梢血管抵抗　438
瘙痒感　134, 261
阻害物質　34, 36
側角　115
速筋　44
側索　66
促通　37
促通拡散　298, 299
足底反射　100
側頭葉　84
速波　90
側方抑制　36, 128, 150
側彎　59
組織圧　235, 236, 241, 272
組織液膠質浸透圧　236, 237
組織間液　235
組織重量　410
組織傷害　259
組織適合複合体遺伝子　249
組織トロンボプラスチン　229
咀嚼　290, 295
咀嚼運動　99
咀嚼筋　295
疎水性　1
外向き電流　25, 29
ソマトスタチン　109, 376, 377
ソマトメジン　372

和文索引　471

疎密波　159
粗面小胞体　6
素量的放出　38

た

第I心音　186
第I誘導　183
第II心音　186
第II誘導　183
第III誘導　183
体(大)循環系　177
体位　56
第1呼吸　279
第一分裂　11
第1メッセンジャー　14
体位変換試験　120
体液　235
体液量　235
体温測定　361
体温調節　81, 114, 403
体温調節中枢　116, 117, 356, 359, 360
体温調節反射　117
体温リズム　400
体細胞　10, 11
胎児循環　209
体脂肪　331, 410
体脂肪率　333
代謝　321
代謝型(7回膜貫通型)受容体　14, 17, 32
代謝性アシドーシス　243, 285, 322, 325, 331
代謝性アルカローシス　243
胎児由来の絨毛　394
体循環系　192
代償性休止　190
苔状線維　78
大静脈　194
体性-内臓反射　116, 359
体性感覚　103, 125, 134
体性感覚野　85, 87, 129
　一次——　134, 137
体性感覚誘発電位　93, 430
体性神経系　63, 103, 125
大蠕動　311
大腿四頭筋　68
大腸菌O157　349
大腸上皮細胞　311

大腸性便秘　319
大腸内細菌　311
耐糖能　410, 414
大動脈　194
大動脈圧　185
大動脈弓　175, 205, 437
大動脈神経　437
大動脈体　277
大動脈弁　180, 184
大動脈弁狭窄症　211
大動脈弁閉鎖不全　211
体内時計　398
体内時計複数振動体説　400
第二次性徴　380
第二分裂　11
第2メッセンジャー　14, 17, 18
ダイニン　7
大脳・小脳連関ループ　73, 78
大脳基底核　63, 82, 96
大脳半球　84
大脳皮質　63, 84
大脳皮質一次味覚野　167
大脳皮質誘発電位　93
大脳辺縁系　81
大脳誘発脳波　429
胎盤　209, 253, 394
胎盤の絨毛　395
対比　128
大縫線核　132
対流　358
タイロード液　319
唾液　253
唾液アミラーゼ　296, 301
唾液腺　112, 294, 295
唾液分泌　296
唾液分泌中枢　116
ダグラスバッグ　329
多形核白血球　249
多血症　220
多細胞生物　14
多シナプス反射　67
立ち直り反射　56, 73
脱水　240, 241
　高張性——　241
　低張性——　241
脱同期　91
脱同期化　91
脱分極　17, 24, 25, 29, 32, 34, 38, 180

脱分極電位　33, 125
脱抑制　76
多糖類　308, 321
ターナー症候群　395
多尿　350
多能性造血幹細胞　95, 221, 227, 247
ターミネーター　13
短期記憶　94
単球　225, 249
単極胸部誘導　183
単極肢誘導　183
単極誘導　183
短鎖脂肪酸　301
炭酸-重炭酸緩衝系　239
炭酸カルシウム　162
炭酸脱水酵素　275
単シナプス反射　67
胆汁　306, 309
胆汁酸　306, 307
胆汁酸塩　306, 307, 308
胆汁色素　306, 307
単収縮　51
短寿命固定性分裂終了細胞　407
単純型細胞　150
単純脂質　323
単純タンパク質　325
男性化作用　378
弾性線維　449
男性ホルモン　372, 388
単層円柱上皮　310
単層円柱上皮細胞　304
断層画像　432
断層撮影　59
単相性活動電位　27, 28
担体　300
単糖類　308, 321, 322
胆嚢　306
胆嚢胆汁　307
タンパク質　321
タンパク質の糖化　410
タンパク質型　366
タンパク質キナーゼA　18
タンパク質キナーゼC　19
タンパク分解酵素　301, 308
ダンピング症候群　314
短毛様体神経　142

ち

チェイン・ストークス呼吸　284
知覚　124
知覚過敏　134
知覚鈍麻　134
力の感覚　136
恥丘　390
遅筋　44
腟　390
チック　83
窒素出納　325
チトクローム系色素　357
チミン　7
着床　394
チャネル　14
中間筋　43
中間径フィラメント　7
中間代謝　321
中間尿　351
中継核　73
昼行性　148
昼行性動物　403
注視　73, 86, 87, 139, 146
中耳　155
中耳筋反射　161
柱状構造　85
中心窩　139, 142
中心溝　84, 86
中心後回　134, 175
中心静脈圧　192, 202, 213, 245
中心前回　86
中枢神経系　63
中枢性化学受容器　205
中枢性化学受容野　277
中枢性疲労　421
中枢性麻痺　57
中性脂肪　308, 321, 323, 338, 375, 376, 414
中脳　63, 72
中脳中心灰白質　132
中膜　194
チューブリン　7
腸音　316
超音波血流計　197
超音波検査　192
超音波断層法　98

腸外反射　293
聴覚閾　159
聴覚野　87
　　一次――　159
聴覚誘発電位　93, 430
腸肝循環　225, 307
腸管内分泌細胞　303, 304
腸管粘膜細胞　308
腸間膜脂肪　337
長期記憶　94
長期増強　38, 95
長趾伸筋　43
長寿命固定性分裂終了細胞　407
腸上皮細胞　7
聴診　316
聴性脳幹反応　430
長脊髄反射　67
潮汐リズム　398
調節性眼精疲労　154
調節力　141, 152
腸蠕動　293
腸相　302, 303, 306
頂点位相　400, 402
腸内反射　293
頂部　157
超複雑型細胞　150
重複性陥凹　199
長毛様体神経　142
跳躍伝導　29
張力　49
張力-長さ関係　46
張力曲線　51
張力調節器　48
直接型ビリルビン　225
直接熱量測定法　328
直接光反射　101, 143, 153
直接ビリルビン　307
直接法　212
直腸　310
直腸温　355, 356, 362, 401
直腸温リズム　402
直腸指診　316
直腸性便秘　319
チロシン　109, 366
チロシンキナーゼ　17, 19

つ

椎間孔　63
追跡運動　73, 75, 86, 144
椎前神経節　105
椎傍神経節　105
痛覚　131
痛覚過敏　135
痛風　331
ツチ骨　155
ツベルクリン反応　260
つまみ試験　244
強さ　124
強さ-時間曲線　27

て

低圧受容器　238
低温相　364
低温変性　355
低カリウム血症　191
低カルシウム血症　383
提供者　257
低血圧　211
抵抗期　383
抵抗血管　194
低酸素血症　225, 272, 280, 281
低振幅速波　90, 429
低周波成分　122
ディスポーザブル式体温計　364
低体温　361
低張性脱水　241
低ナトリウム血症　245
低密度リポタンパク質　331
デオキシリボ核酸　3, 7
デオキシリボース　7
デオキシリボヌクレオチド　7
適応　279
デキサメサゾン　386
デキサメサゾン抑制試験　386
適刺激　125
デキストリン　308
テクネシウム　433
デジタル信号　36, 125
デシベル　159
テストステロン　372, 388
デスモソーム　7

和文索引 473

テタニー 383
テトラエチルアンモニウム 26
テトロドトキシン 25
電位感受性 Ca チャネル 17
電位差 23
伝音性難聴 99, 160
電解質 235
電解質コルチコイド 377
てんかん 96
てんかん性発作波 98
電気現象 21, 125
電気信号 125
電気抵抗 29
電気的シナプス 31, 35
電気的中性 21
電気の伝達 31
電磁血流計 197
電子体温計 362
電子伝達系 5, 323
転写 11, 13, 14
点状出血 233
伝達 31
伝達阻害物質 36
伝達疲労 35
伝達物質 14, 32, 33, 34
伝達物質放出量 34, 38
伝導 29, 31
　絶縁性—— 29
　両側性—— 29
伝導速度 28, 30
デンプン 308
電流刺激の3要素 27

と

頭位 164
糖閾値 344
同化 321
透過性 21, 181, 258
糖化タンパク 386
動眼神経 106
同期 90
同期化 91
瞳孔 142, 143
瞳孔括約筋 105, 109, 142
瞳孔径 144, 153
瞳孔計 153
瞳孔散大筋 105, 109, 142

統合失調症 39
糖鎖 2, 6
凍死 361
糖脂質 323
同時対比 150
糖質 321
糖質コルチコイド 377
等尺性収縮 49
等尺性収縮訓練 49
投射痛 125, 135
動静脈吻合 195, 209
糖新生 323, 331, 377
洞性不整脈 188
闘争 105
頭相 296, 302, 306
同側性 71
糖タンパク質 26
同調因子 400
頭頂後頭溝 84
等張性脱水 241
頭頂葉 84
等張力性収縮 49
等張力性収縮訓練 49
頭頂連合野 87
疼痛 261
動的線維 47
動的平衡 325
糖尿 350
糖尿病 331
　インスリン抵抗性—— 259
動物性機能 103
洞房結節 181, 184, 187, 190
動脈 194
動脈圧 197
動脈圧受容器 205
動脈圧受容器反射 117, 205, 438
動脈硬化 211, 331, 409
動脈瘤 211
冬眠動物 357, 361
同名半盲 152
等容(量)性弛緩期 185
等容(量)性収縮期 185
動揺関節 57
動揺病 164
特異抗原 260
特異動的作用 330
特殊核群 80
特殊感覚 125

特殊感覚活力 125
特殊視床投射系 76
特殊心筋 180, 181
徒手筋力テスト 59
吐出 313
登上線維 78
凸レンズ 142, 151
ドナンの膜平衡 21
ドーパ 109
ドーパミン 96, 109
ドーパミン D_2 受容体 39
ドーパミン作動性 83
ドーパミン説 39
跳び直り反応 56, 73
トライツ靭帯 304
トランスフェリン 225
トリグリセリド 308, 321
鳥肌 114, 360
トリプシン 306, 308
トリプトファン抑制因子 14
トリペプチド 308
努力呼吸 284
努力肺活量 282
トリヨードサイロニン 372
トロポニン複合体 45
トロポミオシン 45
トロンビン 229
トロンボポエチン 227
貪食 19, 223
貪食細胞 408

な

内因子 301, 310
内因性オピオイドペプチド 132
内因性クレアチニンクリアランス 352
内因性発熱物質 361
内肛門括約筋 112, 113, 312
内在神経系 291
内耳 155
内臓-体性反射 109, 117
内臓-内臓反射 109, 117, 173
内臓感覚 125, 173
内臓求心性線維 103
内臓脂肪 337
内臓脂肪蓄積マーカー 338
内臓神経 112, 300
内臓痛 109

内臓痛覚　125, 173, 174
内臓平滑筋　103
内側膝状体　80, 158
内的脱同調　400, 402
内毒素　360
内尿道括約筋　113, 347, 348
内尿道口　347
内部環境　1, 3
内分泌器官　103
内分泌物質　14
内膜　194
内有毛細胞　156
内リンパ　156
ナチュラルキラー細胞　249
ナトリウム-カリウムポンプ　310, 311
ナトリウム-カリウムATPアーゼ　26
ナトリウムの再吸収　238, 241
ナトリウムポンプ　26, 345
7回膜貫通型Gタンパク共役型受容体　146
7回膜貫通型受容体　18
涙の分泌　109
ナルコレプシー　98

に

匂い物質　170
Ⅱ型アレルギー反応　258
Ⅱ型線維　43, 47
2型糖尿病　338
Ⅱ型ミオシン　7
苦味　167
肉芽組織　446
Ⅱ群線維　131
ニコチンアミドアデニンジヌクレオチド　5
ニコチン受容体　16
ニコチン様レセプター　106
二酸化炭素排出量　270
二次(末梢)リンパ器官　247
二次性高血圧症　210
二次痛　131
二次免疫応答　246, 253
二重神経支配　105
二重相反神経支配　70
二重らせん構造　13, 43
二尖弁　180
二相性活動電位　27

二層膜　1
日射病　361
日照時間　405
2点弁別閾　128
二糖類　308
Ⅱ度房室ブロック　191
鈍い痛み　131
日本語版NASA-TLX　422
乳管　395
乳管洞　392
乳酸　322, 420
乳歯　295
乳汁　253
乳汁産生　372
乳汁射出　372
乳汁分泌　395
乳汁分泌作用　395
乳状微粒子　309
乳腺　392
乳糖　308
乳頭　392
乳糜管　304
乳房　392
乳輪　392
ニューロペプチドY　109
ニューロン　22
ニューロン回路　34, 128
尿　340
尿意　109, 113, 173, 347, 348
尿管　340
尿管内の蠕動波　347
尿検査　351
尿細管　341, 343
尿細管最大輸送量　344
尿細管上皮細胞　345
尿酸　332
尿失禁　350
尿素　346
尿素サイクル　327
尿道　340, 389
尿道海綿体　389
尿道球腺　389
尿崩症　350, 382, 384
尿流測定　352
尿量　348, 350
二量体化　19
妊娠黄体　393
認知　125

認知閾　167, 172
認知記憶　94
認知症　98, 416

ぬ

ヌクレオソーム　8
ヌクレオチド　11, 13

ね

音色　159
ネガティブフィードバック　14, 392
熱型　364
熱凝固　355
熱硬直　52
熱射病　361
熱代謝量　356
熱伝導　357
熱伝導度　357
熱平衡　360
熱変性　355
熱放散　357, 358
熱放散量　356
ネフロン　341
粘液水腫　383
粘液性　296
粘液腺　298
粘膜　290
粘膜下神経叢　112, 291, 301
粘膜筋板　300
粘膜固有層　300, 310
粘膜雛襞　298
粘膜内反射　293
年齢別基礎代謝量　330

の

脳　63
脳の切断実験　75
脳活動　428
脳幹　72
脳幹反射　67
脳幹網様体　76
脳血管型認知症　416
脳血流　416
脳磁図　345
脳死判定　430

和文索引　475

脳循環　208
脳神経　63, 76, 106
脳電図　90, 428
能動汗腺　358
能動的収縮　174
能動輸送　26, 298, 299, 308, 343, 344
濃度勾配　26
脳内セロトニン合成酵素　39
脳軟膜　84
脳波　90, 98, 428
　　異常——　97
　　覚醒——　429
　　正常——　428
脳波の脱同期化　76
脳浮腫　245
脳梁　84, 85
脳梁線維　85
喉のつかえ感　411
ノルアドレナリン　107, 108, 204, 378, 437
ノンレム　92
ノンレム睡眠　93, 403

は

肺　265, 268
肺のコンプライアンス　268
肺の伸展受容器　175
パイエル板　252
肺活量　282
肺気腫　282
肺機能検査　282
肺胸膜　268
配偶子　11
敗血症性ショック　212
肺循環　209, 272
肺循環系　177, 192
肺伸展受容器　277
胚性幹細胞　95
排泄　290, 340
排泄性尿路造影法　352
肺線維症　282
肺動脈圧　185, 209, 272
肺動脈弁　180, 184
排尿　113
排尿困難　350, 352
排尿反射　113, 348
排尿反射中枢　116, 348
肺浮腫　192, 272

排便　113, 290, 312
排便反射中枢　116
　　脊髄——　312
　　仙髄——　116
排便反射　312
肺胞　266, 268
肺胞換気量　270
肺胞死腔　272
肺毛細血管圧　192, 272
排卵　392
排卵性分泌　392
吐き気　173, 313
パーキンソン症状　119
パーキンソン病　96
白衣性高血圧症　213
麦芽糖　308
白交通枝　105
白質　63
拍出期　185
白体　393
白内障　410
破骨細胞　375
播種性血管内凝固　233, 338
破傷風毒素　36
場所説　157
バセドウ病　382
バソプレシン　237, 241, 344, 372
パターン検出器　150
発汗　114, 358
　　温熱性——　359
　　精神性——　359
　　味覚性——　359
発汗試験　121
発汗反射　359
白筋　43
ハックスレー　25
白血球　219, 225, 246, 247
白血球減少症　232
白血球増多症　232
白血病　232, 233
発語　90
発散　36, 128
発症時間　403
発生器官　266
パッチテスト　262
パッチニ小体　131, 137, 175
発痛増強物質　131
発痛物質　131, 135

パッドテスト　352
発熱　360
発熱物質　360
　　外因性——　360
　　内因性——　361
波動　316
鼻　266
鼻呼吸　☞鼻呼吸（びこきゅう）
バビンスキー反射　100
パフォーマンス　422
パブロフ　94
ハム音　234
パラアミノ馬尿酸　347
パラアミノ馬尿酸クリアランス　351
払いのけ反射　67
パラソルモン　375
パルス状分泌　392
バルトリン腺　390
反回抑制　38
半規管　155, 162, 162
反弓　59
半月弁　180, 185
半減期　433, 434
反射　67
　　アシュネル——　121
　　アキレス腱——　68, 100
　　圧受容体——　437, 443
　　嚥下——　116, 298
　　化学受容器——　205
　　瞬目——　146, 153
　　挙睾筋——　67, 100
　　筋原性——　228
　　緊張性迷路——　73
　　筋内——　293
　　屈曲——　67, 70
　　屈筋——　70
　　頸——　73
　　腱——　68, 100
　　交叉性伸展——　70
　　姿勢——　56, 73
　　膝蓋腱——　68, 100
　　上腕三頭筋——　68, 100
　　上腕二頭筋——　68, 100
　　伸張——　47, 56, 67, 68, 71, 75
　　心肺受容器——　205, 206
　　脊髄——　67, 71
　　脊髄筋——　67
　　脊髄筋間——　67, 70

前肢後肢—— 70
　　前庭姿勢—— 73
　　前庭動眼—— 73, 74, 75
　　立ち直り—— 56, 73
　　動脈圧受容器—— 117, 205, 438
　　　バビンスキー—— 100
　　　皮膚—— 100
　　　腹壁—— 67, 100
反射運動 68
反射弓 67
反射性機序 302
反射性収縮 68
反射性徐脈 121
反射相 297
反射中枢 63, 67
斑状出血 233
ハンスフィールド 432
汎性視床投射系 80
半側性 98
半側性発汗 359
反対色説 150
ハンチントン舞踏病 96
半透膜 21, 221, 236
反復刺激 95
反復刺激後増強 38
反復動作 71
半盲 152

ひ

非24時間睡眠覚醒症候群 405
ビオー呼吸 285
非可逆性収縮 51
皮下脂肪 337
皮下脂肪厚 333
光エネルギー 138
光感覚 138
光感覚の二元説 147
光受容器 138, 139
光同調 402
光トポグラフィー 436
光反射 142
　共感性—— 100, 143, 153
　直接—— 101, 143, 153
光反射中枢 116
光ファイバー 436
光療法 403
非感染性肺病変 261

ビキュキュリン 36
鼻腔 265
ピクロトキシン 36
鼻呼吸 265
皮脂 358
非自己 246, 257
非自己移植片拒絶 257
非自己抗原 247, 249, 254, 255, 257
非自己タンパク抗原 247
非自己ペプチド 255
皮質脊髄路 66, 86, 88
皮質の可塑性 88
皮質盲 152
脾腫 233
非周期的変動 400
微絨毛 7, 304, 306
尾状核 96
尾状核-黒質系 96
微小管 7, 11
微小終板電位 38
微小循環 194
微小線維 6
ヒス束 181, 191
ヒスタミン 131, 134, 135, 225, 258, 267
ヒスチジン血症 332
ビスファチン 338
ひずみゲージ 421
歪(ひずみ)トランスデューサー 51
非生理的老化 407
非接触式体温計 364
脾臓 233
ビタミン 321
　脂溶性—— 332
　水溶性—— 332
ビタミンB_{12} 223, 232, 301, 310
ビタミンC 409
ビタミンD 340, 376
ビタミンD_3 417
ビタミンK 228, 233
左半球 87
非タンパク性呼吸商 329
ひっかき反射 70
必須アミノ酸 325
必須脂肪酸 323
非特殊核群 80
非特殊視床投射系 76, 80
ヒト絨毛性ゴナドトロピン(性腺刺激ホルモン) 388, 395

ヒト組織適合性白血球抗原 255
ヒト胎盤ラクトーゲン 395
ヒト白血球型抗原 232
ヒト免疫不全ウイルス 263
比熱 357
疲憊期 383
皮膚感覚 125, 130, 131
皮膚緊張 243
皮膚血管 114
皮膚血流量 448
皮膚循環 209
皮膚傷害 444
皮膚創傷 444
皮膚痛覚 131
皮膚反射 100
皮膚微小循環可視装置 444
皮膚分節 129
非ふるえ性熱産生 357
肥満 331
肥満細胞 253, 267
表現型 231
表在性感覚 125, 131
標識薬剤 432
標準肢誘導 183, 183
表情筋 99
標的細胞 366
病的老化 407
表皮 131
表面活性物質 268
表面筋電図 421
表面電極法 59
日和見感染症 263
ヒラメ筋 43
ビリキニン 305
ビリルビン 225, 307
　間接型—— 225
　直接型—— 225
ピル 380
ヒルシュスプルング病 118, 319
ビール樽状胸 284
ピルビン酸 5, 322
疲労 419
疲労感 420, 422
疲労困憊 421
貧血 231, 233
　溶血性—— 231, 232, 233
ヒンジ領域 252
頻尿 350

頻脈　188, 234

ふ

ファウラー位　245
ファゴソーム　251
ファーター乳頭　304, 305
ファブリキウス嚢　247
フィッシュバーグ濃縮試験　352
フィードバック　37, 146
フィードバック回路　83
　　正の——　38
　　負の——　37
フィードバック機構　392
フィードバック信号　78
フィブリノイド変性　260
フィブリノゲン　227
フィブリノリジン　394
フィブリン　229, 338
フィブリン血栓　229
フィブリン溶解　229
フェニルケトン尿症　332
フェニルチオ尿素　168
フェノールスルホフタレイン排泄テスト　352
不応期　28, 51, 182
不活性化過程　25
不可避尿　348
不感蒸散　358
不完全強縮　51
不関電極　183
腹腔神経節　106, 112, 292
腹腔内圧　202, 313
複合活動電位　27, 28
副睾丸　389
副交感神経　105, 106, 291
副交感神経活動指標　440, 443
副交感神経求心性線維　109
副交感神経系　63, 103
副交感神経節後ニューロン　291
副交感神経節前ニューロン　115
副交感神経リザーブ　438, 440, 441
複合脂質　323
副甲状腺ホルモン　375, 417
複合タンパク質　325
複雑型細胞　150
複視　151
腹式呼吸　270

輻射　357
輻射熱　357
副腎　340, 377
副腎アンドロジェン　377
副腎髄質　105, 106, 204
副腎皮質刺激ホルモン　372, 377
副腎皮質刺激ホルモン放出ホルモン　377
副腎皮質ホルモン　14, 366
腹水　316
複製起点　9
輻輳　143
輻輳運動　139, 143, 144
輻輳反応　143, 153
フグ毒　25
腹壁反射　67, 100
腹鳴　313, 316
不減衰伝導　29
浮腫　196, 215, 236, 240, 350
不整脈　188, 192
　　呼吸性——　188
不正乱視　151
プチアリン　308
物理化学的エネルギー　125
不定愁訴　118, 395
不適合刺激　125
ブドウ糖　308, 322（☞「グルコース」もみよ）
ブドウ糖経口負荷試験　386
不動毛　163
舞踏様運動　83
不能動汗腺　358
負のフィードバック　386
負のフィードバック回路　37
負のフィードバック機構　370
部分交差（交叉）　148, 152
部分色盲　151
不飽和脂肪酸　323
踏み直り反射（反応）　56, 73
不眠　98
ブラウン・セカール症候群　96, 134
ブラジキニン　131, 258
プラスミノゲン　229
プラスミノゲン活性化物質　229
プラスミノゲン活性化抑制因子　338
プラスミン　229
プラトー　182
フラビンアデニンヌクレオチド　5
振子運動　294, 307, 308

フリッカー値　154, 422
フリッカーテスト　421, 422
フリッカー融合頻度　154
フリッパーゼ　6
フリーラジカル　408
プリン塩基　331
プリン系　34
ふるえ　356
プルキンエ細胞　22, 77
プルキンエシフト　147
プルキンエ線維　181
フルクトース　308
ブルンナー腺　305
ブレーデンスケール　135
ブローカ野　87
プロジェステロン　364, 372, 380, 392, 394
プロスタグランジン　135, 394
プロスタグランジン E_2　361
プロスタグランジン I_2　445
プロスタサイクリン　445
プロテアソーム　3
ブロードマン　85
プロトロンビン活性因子　229
プロトン　434
プロモーター　13, 14
プロラクチン　372
プロリン　409
分解酵素　34
分化性分裂細胞　408
分極　24
吻合　207
分時換気量　270, 358
分析的思考　88
分節運動　294, 307, 308, 311
分泌　342, 343
分泌期　393
分泌細胞　14
分娩　395
噴門　300
噴門切痕　298
噴門腺　301
分離脳　87

へ

平滑筋　41
平均血圧　199
平均寿命　407

閉経　417
閉経周辺期　395
閉口筋群　295
平衡状態　21
平衡石　162
平行線維　78
平衡電位　22
平衡斑　162, 164
閉口反射　295
閉鎖不全　186
閉塞　36
閉塞性換気障害　281, 282
ベインブリッジ反射　206
壁細胞　301
壁側胸膜　268
壁内神経叢　111, 113, 293, 297, 300
ベクトル心電図　183
ペースメーカー　191
ペースメーカー細胞　319
ペースメーカー電位　181
ベッツ細胞　86
ヘテロ二量体　26
ヘパリン　225
ペプシノゲン　301
ペプシン　301, 308
ペプチダーゼ　305, 308
ペプチドMHC複合体　255, 257
ペプチド型　366
ペプチドホルモン　303
ペプチド類　34
ヘマトクリット　220
ヘミバリスムス　83
ヘム　223
ヘモグロビン　223
　　酸化——　434
ヘモグロビンA_{1C}　386
ヘモグロビン緩衝系　240
ヘモグロビン尿　232
ヘモグロビン飽和度　272
ヘーリング　277
ベル・マジャンディーの法則　66
ペルオキシソーム　6
ペルオキシソーム病　6
ヘルパーT(T_H)細胞　249, 255
ベロ毒素　349
便意　109, 173, 312, 319
辺縁系　81
辺縁皮質　82

偏倚現象　165
便通障害　118
扁桃体　82
便秘　313, 314
　　痙攣性——　313, 319
　　弛緩性——　313, 319
　　習慣性——　313
片麻痺　57
鞭毛　7
ヘンレの係蹄　341, 345

ほ

ポアズイユの法則　196
方位検知型　150
防御反射　70
膀胱　340
膀胱三角　347
膀胱内圧　348
膀胱内圧測定　352
放散　175
傍糸球体装置　238
房室脚　181
房室結節　181, 184, 191
房室ブロック　191
　　Ⅰ度の——　191
　　Ⅱ度の——　191
　　Ⅲ度の——　191
　　ウェンケバッハ型——　191
　　完全——　191
房室弁　180, 184
放射性同位元素　384, 432
放射性免疫測定法　384
放射線ヨード摂取率　386
放出　32
紡錘糸　11
紡錘体　11
縫線核　93
膨大部稜　163
乏尿　350
傍分泌物質　14
ボウマン嚢　341
傍濾胞細胞　372, 375
飽和脂肪酸　323
飽和水蒸気圧　270
歩行　89
歩行障害　57
補酵素　332

補酵素A　5
歩行動作　56
（姿勢の）保持　94
ホジキン　25
ポジティブフィードバック　392
ポジトロン　432
ポジトロン断層撮影法　432
補色　150
ホスファーゲン　52
ホスファチジルイノシトール二リン酸　19
ホスホリパーゼ　306
ホスホリパーゼC　19
補足運動野　86
補体　249
補体系　246, 249, 253
補体結合反応　254
勃起反応　390
発作波　97
ボーマン腺　170
ホメオスタシス　1, 20, 235, 355, 403, 405
ホモシスチン尿症　332
ホモセクシャル　263
ポリペプチド　308
ポリモーダル受容器　131
ポーリン　4
ホルモン　366
ホルモン性機序　302
ホルモン分泌刺激試験　384
ホルモン分泌抑制試験　384
本態性高血圧　210, 414
本能行動　80, 116, 173
ポンプ機能　177, 186, 192, 202
ポンプ作用　199

ま

マイスネル小体　131
マイスネル（マイスナー）神経叢　112, 118, 301
膜貫通型タンパク質　19
膜傷害性タンパク複合体　249
膜タンパク質　18, 26
膜電位　14, 24, 27, 28
膜電位固定法　25
マクロファージ　225, 246, 249, 252, 253, 255
麻酔の深度　144
マスキング　159

マックバーニーの圧痛点　176
末梢血管抵抗　196, 202
末梢神経系　63
末梢性化学受容器　205, 277
末梢性麻痺　57
末端（先端）肥大症　382
麻痺　57
　　中枢性——　57
　　末梢性——　57
マルターゼ　305, 308
マルトース　308
満月様顔貌　383
マンシェット　212
慢性疲労　419, 420
慢性疲労症候群　420
慢性便秘　411
マンニトール　352
満腹中枢　80, 116, 337

み

ミオクローヌス　83
ミオグロビン　43, 349
ミオシン　45
ミオシンフィラメント　11, 43
味覚閾値　410
味覚異常　168
味覚検査法　169
味覚減退　99, 168
味覚性発汗　359
味覚野　87
未感作細胞　247, 252
右リンパ本幹　215
味細胞　166
水制限試験　384
ミセル　307, 308, 309
ミトコンドリア　4, 32
味物質　166
耳鳴　161
味毛　166
味盲　168
脈圧　199, 211
脈圧異常　211
脈波　199
脈拍　199
脈絡膜　139
ミュラー管　388
ミュラー管抑制因子　388

味蕾　166, 294

む

無機質　321
ムコ多糖類　298
ムコタンパク質　298
無軸索細胞　139
無条件反射　306
無症候期　264
無髄神経　22, 31
無髄線維　105
ムスカリン様レセプター（ムスカリン性受容体）　18, 107, 110, 111
娘細胞　8, 10, 247
無調節時　141
無尿　350
無排卵月経　364

め

明暗サイクル　398, 400
明順応　147
明所視　141, 147
明所視視力　142
迷走-迷走神経反射　306
迷走神経　106, 167, 300, 437
迷走神経背側核　115
明帯　41
迷路反射　73
　　緊張性——　73
　　持続性——　56
メタボリックシンドローム　337
メチオニン　409
メッセンジャーリボ核酸（RNA）　3, 11
メニエール病　164
メープルシロップ尿症　332
めまい　164
メラトニン　372, 400
メラトニン分泌リズム　402
メラトニンレセプター作用薬　401
メラニン細胞　131
メラニン細胞刺激ホルモン　372
メルケル盤　131
免疫　246
免疫応答　246, 251, 254
　　一次——　249
　　二次——　246, 253

免疫寛容　260
　　獲得——　257
　　自然——　256
免疫記憶　246
免疫グロブリン　252, 260
免疫系　246
免疫自己寛容　246
免疫複合体　259
免疫複合体反応　259
免疫不全　260
免疫不全症候群　257
　　後天性——　260, 263
免疫優性　251
免疫抑制療法　257
免疫レセプター活性化モチーフ　19

も

毛根　131
毛細血管　194, 446
毛細血管圧　195, 197, 236
網状赤血球　223
盲点　141
網膜　139, 141, 148
毛様体　139
毛様体筋　109
網様体脊髄路　73, 89
網様体賦活系　76
文字分類（神経線維の分類）　31
モータータンパク質　7
モノアミン酸化酵素　109
モノグリセリド　308
門脈　209, 306, 325

や

夜行性　148
夜行性動物　403
夜盲症　151

ゆ

優位半球　87, 88
有郭乳頭　166, 294
有感蒸散　358
遊脚相　56
有効濾過圧　342
有糸分裂　10, 11, 389

有髄神経　22, 29, 31
有髄線維　105
遊走　258
遊走性　225
誘導脂質　323
誘発筋電図　68
誘発電位　93, 98, 430
誘発反応　430
有毛細胞　157, 158, 162, 163
　　外──　156
　　蝸牛──　157
　　内──　156
幽門　300
幽門括約筋　300, 304
幽門腺　301
幽門洞　303
遊離脂肪酸　308, 323, 337, 338, 377
輸血　231
輸血後 GVHD　232
輸出細動脈　340
輸送　6
輸送体　21
輸入細動脈　340
指-鼻試験　101
指-指試験　101

よ

ヨウ化ナトリウム　386
溶血　223, 225, 232
溶血性黄疸　232
溶血性貧血　231, 232, 233
葉酸　232
葉状乳頭　166, 294
陽性残像　150
陽性電位　430
ヨウ素　433
溶存 O_2　272
様体脊髄路　89
陽電子　432
容量血管　194
溶連菌　260
抑制性シナプス　33
抑制性シナプス後電位　17, 33, 428
抑制性伝達物質　33, 36
抑制性ニューロン　38, 47, 71, 78
ヨード　372
予備吸気量　282

予備呼気量　282
Ⅳ型アレルギー反応　260

ら

ライソゾーム　☞リソソーム
ライディッヒ細胞　378, 388, 389
ラ音　288
ラクターゼ　305, 308
ラクトース　308
ラジオアイソトープ　432, 433
ラジオイムノアッセイ　384
らせん器官　156
らせん状動脈　394
ラッセル音　288
卵円孔　210
卵円窓　155
卵管　390
卵管采　390
卵管膨大部　390
卵形嚢　162
ランゲルハンス細胞　249
ランゲルハンス島　305, 376
卵原細胞　392
卵子　11
乱視　151
卵巣　380, 388, 390, 392
ラントシュタイナー　231
ランドルト環　142, 152
ランビエの絞輪部　29
卵胞刺激ホルモン　372, 392
卵胞ホルモン　372, 380, 417
卵母細胞　11
ラヴィ　401

り

リウマチ性心筋炎　260
リガンド　32, 256
梨状葉　82
リズム位相　400
リズムジェネレーター　76
リズム中枢　277
リソソーム（ライソゾーム）　6, 225, 251, 408
リゾチーム　304
立位　56, 59
立脚相　56

立体視　141, 150
立体認知能　150
律動性収縮　52
律動的等尺性収縮　356
立毛　114, 356
立毛筋　105, 114
利尿　350
リパーゼ　302, 305
リボソーム　3, 6, 13, 298
リボソーム RNA　3
リポフスチン　408
流入期　185
両眼視　141, 150
両眼視差　150
両眼性細胞　150
両眼の共役運動　151
量子説　34, 37, 38
両耳側性半盲　152
両側性　98
両側性伝導　29
リラクセーション　122
リンガー液　26
リン酸化　5, 6, 18, 19, 98, 322
リン酸緩衝系　240
リン酸の再吸収　376
リン脂質　1, 2, 6, 21, 307, 308, 323, 414
輪走筋　293, 300, 308
リンパ管　310
リンパ管炎　215
リンパ器官　247
　　一次──　247
　　中枢──　247
　　二次──　247
　　末梢──　247
リンパ球　225, 246, 247
リンパ系　215
リンパ節　250, 261
リンパ節腫脹　233
リンパ浮腫　215
リンホカイン　249

る

涙液　140
涙腺　140
類線維素変性　260
ルフィニー小体　131
ループ回路　56

れ

冷覚　131
励起　434
冷受容器　359
冷線維　131, 359
冷点　359
冷ニューロン　116, 359
暦年齢　407
レーザー血流計　445, 448
レーザードプラ血流計　197
レジスチン　338
レシチン　308
レセプター　247
レセプター型チロシンキナーゼ　319
レセプター抗体　39
劣位半球　87
レトロウイルス　263
レニン　113, 207, 238, 340, 378
レニン-アンジオテンシン-アルドステロン系　238
レニン-アンジオテンシン系　377
レプチン　380
レム睡眠　93, 403
レム睡眠期　91, 92
連関痛　175
連結橋　43, 45
連合野　84, 85, 86
レンショウ細胞　38

ろ

老化のDNAエラー説　410
老化の架橋説　409
老化のグリケーション説　410
老化の自己免疫説　410
老化のフリーラジカル説　408
老眼鏡　142
6層構造　84

老視　142
老人性難聴　410
老人斑　98, 408
漏斗胸　284
漏斗現象　160
濾過　195, 235, 342, 347
濾紙ディスク　169
ロードーシス　81
ロドプシン　146
ローマン反応　52
濾胞細胞　372
ロンベルグ試験　100

わ

ワーキングメモリー　95
ワトソンとクリック　8
ヴィーナー　231

欧文索引

A

α運動ニューロン　47, 48, 68, 137
α細胞　376, 377
α波　90, 429
αブロッキング　90
αヘリックス　7
αレセプター　107, 109, 111, 204, 378
α-γ連関　68
α-ケトグルタル酸　327
α-ケト酸　325
α-デキストリナーゼ　305
α_1レセプター　107
α_2レセプター　107
A帯　41
A-D変換器　125
abdominal reflex　100
ABO式血液型　231
absolute refractory period　28
absorption　290
acclimatization　279
accomodation　143
acetone　325
acetyl coenzyme A　322
acetylcholine（ACh）　33, 38, 44, 106
AChレセプター　38, 259
acetylcholine esterase（AChE）　108
Achilles'（tendon）reflex　100
acid-base balance　281
acidemia　243
acidosis　243
acquired immunodeficiency syndrome（AIDS）　263
acquired immunological tolerance　257
acrosin　394
acrosome reaction　394
actin filament　43
action potential　24
activator protein　14
active sweat gland　358
active tension　46
active transport　26, 298, 344
active zone　31
activity factor（Af）　330
acute fatigue　420
acyl coenzyme A（acyl-CoA）　323
adaptation　127, 279
adenine　7
adenosine diphosphate（ADP）　322
adenosine triphosphate ☞ ATP
adenylate cyclase　18
adequate stimulus　125
adexistrinase　305
adiadochokinesia　97
adiponectin　337
adrenal gland　377, 340
adrenocorticotropic hormone（ACTH）　372, 377
advanced sleep phase syndrome（ASPS）　405
adventitia　194
afferent nerve　63
after-hyperpolarization　24
after-image　150
agglutinogen　231
agonist　401
alanine aminotransferase（ALT）　325（☞ GTPもみよ）
aldosterone　237, 377
alkalemia　243
alkalosis　243
alkapton uria　332
all-or-none（nothing）low　28
allergen　258
allergy　258
alveolar dead space　272
alveolar ventilation　270
alveolus　266
Alzheimer　98
amacrine cell　139
amino acid　321
amino acid pool　325
ammonia　327
AMPA受容体　16
amplitude　159
ampulla of uterinetube　390
amylopsin　306
anabolism　321
anal canal　290, 312
anaphylactic shock　212
anaphylaxis　258
anatomical dead space　266
androgen　378
anemia　233
aneurysm　211
angina pectoris　187
angiotensinogen　238
anisotropic band　41
ankle jerk　100
ankylosis　57
anosmia　172
antibody　219, 246, 252
antidiuretic hormone（ADH）　207, 237, 241, 344, 372
antigen　219, 251
antigen-binding site　251
antigenic determinant　251
antigen presenting cell（APC）　226, 254
antigravity muscle　68
anuria　350
aorta　194
aortic body　277
aortic valve　180
apex　157
apneustic center　277
apocrine gland　358

apoptosis　247, 408
aqueous humor　139
areona　392
arterial baroreflex　117
arteriole　194
arteriosclerosis　211
artery　194
Arthus 反応　259
artifacts　428
artifical ear　426
ascending pathway　63
ascending reticular activating sysytem　76
Aschner 反射　121
ascites　316
Ashoff　398
asparate aminotransferase（AST）　325
association area　85
astigmatism　151
atherosclerosis　212
ATP　5, 18, 52, 56, 95, 299, 322, 420
ATPase 活性　43
ATPS　270
atrial fibrillation（af）　188
atrial flutter（aF）　188
atrial natriuretic peptide（ANP）　207, 237, 238
atrioventricular（AV）block　191
atrioventricular（AV）node　181
atrioventricular（AV）valves　180
atropine　36
Atwater index　328
auditory brainstem response（ABR）　430
auditory cortex　159
auditory evoked potential（AEP）　93, 430
auditory localization　159
auditory ossicle　155
auditory tube　155
Auerbach　111
Auerbach's plexus　291
aural discharge　160
autogenetic inhibition　71
autonomic ganglion　103
autonomic nervous system　63, 103, 291
autoregulation　208
axillary temperature　355
axon　22

B

β 細胞　☞ B 細胞
β 酸化　5, 6, 323, 325
β 波　90, 429
β レセプター　18, 107, 109, 111, 204, 267, 377
β-アミロイドタンパク質　408
β-アミロイドペプチド　98
β-エンドルフィン　132
β_1 レセプター　107
β_2 レセプター　107
β_3 レセプター　107
B 細胞　19, 246, 247, 252, 253, 255, 376, 377
B 線維　115
B リンパ球　226, 246, 247
Babinski 反射　100
Bainbridge reflex　206
baroreceptor　175, 205
barotrauma　281
barrel chest　284
Bartholin gland　390
basal body temperature　364
basal ganglia　63, 82
basal metabolic heat　356
basal metabolic rate（BMR）　329
base　157
basilar membrane　155
basophil　225, 249
Bell-Magendie の法則　66
Betz cell　86
biceps reflex　100
bicuculin　36
bicuspid valve　180
bile acid　306
bile salt　306
binocular cell　150
binocular disparity　150
binocular vision　141, 150
biological rhythm　398
Biot breathing　285
biphasic action potential　27
bipolar cell　139
birth canal　390
bitter　167
bleeding　233

blind spot　141
blink reflex　146
blood coagulation　227
blood flow　196
blood pressure　197
blood sugar　331
blood type　231
blood volume　220
blood-brain barrier　209
BMI　332, 337
body　300
body fluid　235
body image　129
body mass index　☞ BMI
body position　56
body scheme　129
bone conduction　157
bone marrow　226, 247
borborygmus　316
bowel sound　316
Bowman's capsule　341
Bowman's gland　170
brain　63
brain wave　90, 428
brainstem　72
brainstem reflex　67
brainstem reticular formation　76
breast　392
Broca 野　87
Brodmann の区分　85
bronchial asthma　281
bronchiectasis　281
bronchitis　281
bronchus　265, 266
Brown-Séquard 症候群　96, 134
Brown-Séquard　134
Brunner's gland　305
BTPS　270
buffer system　239
bulbourethral gland　389
bundle of His　181
bursa of Fabricius　247

C

11-*cis* retinal　146
c-*Kit*　319
c-*Kit* 陽性細胞　319, 320

Ca^{2+} イオン　18, 33
Ca^{2+} チャネル　18, 19, 32, 33
caffeine contracture　51
Cajal　319
calcitonin　372
calmodulin　17
calorie　328
cAMP　14, 18, 167, 298
cAMP 依存性キナーゼ　18
cAMP ホスホジエステラーゼ　18
capacitance vessel　194
capacitation　394
capillary　194
carbohydrate　321
cardia　300
cardiac cycle　184
cardiac index (CI)　186
cardiac muscle　41
cardiac output (CO)　186
cardiovascular center　205
cardiovascular system　177
carnitine　323
carotid body　277
cascade　258
Castle intrinsic factor　223
catabolism　321
catechol-O-methyltransferase (COMT)　109
CCK　303, 305, 306, 307
CD40 リガンド　256
cell cycle　10
cell membrane　1
central chemoreceptor　277
central nervous sysytem　63
central venous pressure (CVP)　202
cepharic phase　302
cerebellum　63, 76
cerebral cortex　63, 84
cerebral hemisphere　84
cGMP　167
cGMP 依存性チャネル　146
chemical digestion　294
chemical synapse　31
chemoreceptor　175, 205, 245
Cheyne-Stokes breathing　285
chief cell　301
chill　360
cholecystokinin　☞ CCK
cholesterol　325
cholinesterase　33
choroid　139
chromatin　3
chronaxie　27
chronic fatigue　420
chylomicron　309, 323
chymotrypsin　306
ciliary body　139
circadian rhythm　91, 398
circalunar rhythm　398
circannual rhythm　398
circatidal rhythm　398
Cl^- イオンチャネル　17, 21
clasp-knife phenomenon　71
clearance　346
climacteric disorder　395
clitoris　390
clonal selection theory　254
clonus　100
clot　229
CO　34, 223, 275
CO_2 解離曲線　276
coagulation　229
cochlea　155
cochlear microphonic potential (CM)　158
codon　13
coenzyme　332
coenzyme A (CoA)　5
cognition　125
cognition memory　94
cognitive threshold　168
cold fiber　359
cold neuron　359
cold receptor　359
cold sensation　131
cold spot　359
collecting duct　341
collision　70
colloid osmotic pressure　219, 235, 342
color blindness　151
color contrast　150
columner organization　85
combined hearing loss　160
competitive inhibition　36
complement system　246, 249
complex cell　150
compliance　268
compound action potential　28
computed tomography (CT)　59, 432
conductance　25
conduction　29, 31, 357
conduction system　181
conductive hearing loss　160
cone　139
congenital insensitivity to pain　135
congestive cardiac failure　191
conjugate movement　139
conjugated protein　325
conjugated lipid　323
consensual light reflex　100, 143
constipation　313
contingent negative variation (CNV)　431
continuous fever　364
contracture　51
contracture of joint　57
contrast　128
convection　358
convergence　36, 128, 143
convergence movement　139
convergence response　143
core temperature　355
cornea　139
coronary artery　180
corpus callosum　85
corpus cavernosum penis　389
cortical blindness　152
cortical evoked potential　93
corticospinal tract　88
cotransport　298
Cowper's gland　389
cranial nerve　63
cremasteric reflex　100
CRH　377
crista ampulla　163
cross adaptation　168
cross linkage　408
cross reaction　260
cross-bridge　43
cross-bridge theory　45
crossmatching test　232
crouching position　56
curare　36
Cushing's syndrome　386

cutaneous reflex　100
cutaneous sensation　125, 130, 131
cyclin　11
cystometry　352
cytokine　14, 246
cytokinesis　10
cytoplasm　3
cytosine　7
cytoskeletons　6
cytotoxic T（Tc）cell　249

D

δ（D）細胞　376
δ波　429
dark adaptation　147
dB　159
dead space　283
decebrate rigidity　75
decomposition　96
decompression sickness　281
deep pain　137
deep sensation　125
defecation　290, 312
defecation reflex　312
defense reflex　70
deferent duct　389
deglutition　297
dehydration　241
delayed sleep phase syndrome（DSPS）
　405
dendrite　22, 428
denervation　440
deoxyribonucleic acid　☞ DNA
deoxyribonucleotide　7
depolarization　24
derived lipid　323
dermatome　129
dermis　131
descending inhibition　128
descending pathway　63
desire for defecation　173
desire for micturition　173
desire of defecation　312
desmosome　7
desynchronization　91
detection threshold　168, 172
diabetes mellitus　331

diacylglycerol（DG）　19
dialysis　350
diarrhea　313
diastole　184
diastolic blood pressure（DBP）　199
DIC　233, 338
dicrotic notch　199
dietary induced thermogenesis　330
diffuse thalamic projection system　80
diffusion　236, 271, 298
digestive tract　290
digital examination of rectum　316
digitalis　26
diopter　141
direct calorimetry　328
direct light reflex　101, 143
disgestion　290
disinhibition　76
disorder of sleep　98
disseminated intravascular coagulation
　☞ DIC
dissipation　357
divergence　36, 128
dizziness　164
DNA　3, 7
DNAエラー　409, 410
DNA鎖の下流　14
DNA鎖の上流　14
DNAの二重らせん構造モデル　8
DNA複製　9
DNAポリメラーゼ（polymerase）　9, 410
dominant hemisphere　87
Donnan's equilibrium　21
donor　257
dorsal root　63
double innervation　105
double vision　151
Douglas bag　329
drinking center　80
ductus cochlearis　155
dull pain　131
dumping syndrome　314
duodeum　304
duplicity theory　147
dynamic equilibrium　325
dynamic fiber　47
dynein　7
dysgeusia　168

dysmetria　96
dyspnea　192, 245
dyspnea, respiratory distress　272

E

E-C coupling　44
ear ache　160
ear ringing　161
ecchymosis　233
eccrine gland　358
Economo　85
edema　196, 236, 240
Edinger-Westphal核　109, 115, 143
effective temperature　356
effector cell　247
efferent nerve　63
egg　11
Einthoven's triangle　183
ejaculation　114
electrical synapse　31
electrical transmission　31
electrocardiogram（ECG）　182
electroencephalogram（EEG）　90, 428
electromyogram（EMG）　59
electron transport system　323
Ellsworth-Howard test　386
embryonic stem cells　95
emission computed tomography（ECT）
　432
emphysema　282
end-diastolic ventricular volume　185
end-systolic ventricular volume　187
endocochlear potential（EP）　157
endocytic vesicle　6
endocytosis　6, 32
endogenous creatinine clearance（Ccr）
　352
endogenous pyrogen　361
endolymph　156
endoplasmic reticulum　6
endothelin　203
endotoxins　360
endplate　38
endplate potential　38
energy metabolism　321
engram　95
enteric nerve system　291

entero-hepatic circulation 307
enterocrinin 305
enzyme 21
enzyme immunoassay (EIA) 384
enzyme-linked immunosorbent assay (ELISA) 384
eosinophil 225, 249
epidermis 131
epididymis 389
epilepsy 96
episodic memory 94
epitope 251
erection 113
ERV 282
erythroblast 223
erythrocyte 221
erythrocyte sedimentation rate (ESR) 220
erythropoietin 223, 340, 378
ES 細胞 95
esophageal stage 297
esophagus 290
essential fatty acids 323
essential hypertension 210
essential amino acids 325
estrogen 380
evaporation 358
event-related potential (ERP) 430
evoked electromyogram 68
evoked potential 93, 430
evoked response 430
E-W 核 143
exchange vessel 194
excitation-contraction coupling ☞ E-C coupling
excitatory cell 20, 24
excitatory postsynaptic potential (EPSP) 16, 33, 34, 428
excretion 340
excretory urography 352
exocytosis 6, 32, 298
exogenous pyrogen 360
explicit memory 94
expulsion 313
external auditory canal 155
external auditory meatus 155
external ear 155
external sphincter muscle of anus 291

external urethral orifice 389
extracellular fluid 235
extrasystole or premature contraction 190
extrinsic reflex 293
eye ball 139

F

facilitated diffusion 298
facilitation 37
$FADH_2$ 5
far point 141
fast muscle 44
fat soluble vitamin 332
fatigue 419
fatty acid 323
feedback 37
feeding center 80
fertilization 394
fever 360
fibrillation 52
fibrin 229
fibrinoid 260
fibrinolysis 229
fight 105
filtration 235, 342
fimbriae tube 390
final common path 68
finger-to-finger test 101
finger-to-nose test 101
Fishberg concentration test 352
flail joint 57
flexion reflex 70
flexor reflex 70
flicker fusion frequency 154
flight 105
flippase 6
foliate papilla 166
follicle-stimulating hormone (FSH) 372, 392
forbidden zone 401
forced expiratory volume (FEV) 282
forced grasping 86
forelimb-hindlimb reflex 70
fovea centralis 139
free fatty acid 323
free-running 400

frequency 159, 270
frontal lobotomy 87
fructose 308
functional column 85
functional localization 85
functional MRI (fMRI) 88, 434
functional residual capacity (FRC) 282, 283
functional syncytium 180, 291
fundus 300
fungiform papilla 166
funnel chest 284
funneling phenomenon 160

G

γ 運動ニューロン 47, 75, 137
γ グロブリン 227
γ 固縮 76
γ 線維 48
γ-アミノ酪酸 ☞ GABA
γ-インターフェロン 256
γ-環 68
G 期 10
G 細胞 303
G タンパク質共役型受容体 167
GABA 17, 36, 78, 96
GABA 含有介在ニューロン 132
GABA 作動性 83
gag reflex 99
galactose 308
ganglion 105
ganglion cell 139
gap junction 31
gap phase 1
gastric lipase 301
gastric phase 303
gastro-colic reflex 311
gate control theory 132
gene 7
generator potential 125
genital ridge 388
genome 3
GFR 343, 344, 348
Gi タンパク質 18
glication 410
globin 223
glomerular filtration rate ☞ GFR

glomerulus 170, 340
glucagon 377
glucocorticoid 377
gluconeogenesis 323
glucose 308, 322
glutamic acid 327
glycerol 323
glycin 36
glycogen 322
glycolysis 322
Goldman 23
Golgi apparatus 6
gonad 378
gonadostat 389
gonedotropin-releasing hormone (GnRH) 392
gout 331
Gq タンパク質 18
graft versus host disease (GVHD) 232
grand-mother cell の仮説 90
granulocyte 225, 249
gray rami communicans 105
grey matter 63
growth factor 14
growth hormone (GH) 370
Gs タンパク質 18
GTP 結合タンパク質 17, 18
GTP 結合タンパク質共役型受容体 18
guanine 7
gustatory receptor 166
gustatory sweating 359
gyrus 84

H

H 鎖 252
H 波 68
haustra coli 310
HbA$_{1C}$ 386
Hb'$_{CO}$ 275
hCG 388, 395
hCS 395
Head 帯 129
heart block 191
heart failure 191
heart murmur 186
heart muscle 41
heart rate 186

heart sound 186
heat retention 361
heat rigor 52
heat stroke 361
heavy chain 252
helper T (T$_H$) cell 249
hematocrit (Ht) 220
hematopoiesis 221
heme 223
hemianopsia 152
hemihidrosis 359
hemoglobin (Hb) 223
hemoglobinuria 232
hemolysis 223, 232
hemolytic anemia 232
hemolytic jaundice 232
hemophilia 233
hemorrhage 233
hemorrhagic anemia 232
hemostasis 228
high density lipoprotein (HDL) 331
high frequency component (HF) 122, 440, 443
high frequency power (HF) 438
high performance liquid chromatography (HPLC) 384
high threshold mechanoreceptor 131
hinge region 252
Hirschsprung disease 118, 319
histidinemia 332
HLA 232, 255
Hodgkin 25
homeostasis 1, 20, 235, 405
homocystinuria 332
hopping reaction 73
horizontal cell 139
hormone 14
5-HT$_3$ 16
Hubel と Wiesel 150
human histocompatibility leukocyte antigen ☞ HLA
humoral regulation 292
hunger 173
hunger center 80
Huntington chorea 96
Huxley 25, 45
Huxley と Simmons 45
hyperactivation 394

hyperalgesia 135
hypercomplex cell 150
hyperlipemia 331
hyperosmia 172
hypertension 210
hyperventilation 245
hypogastric nerve 113, 312
hypogeusia 168
hyposmia 172
hypotension 211
hypothalamus 63, 80
hypothermia 361
hypotonia 97
hypoxemia 225, 272

I

I 細胞 306
IC (inspiratory capacity) 282
ICCs 319
IgA 253, 296
IgD 254
IgE 253, 258
IgG 253
IgM 253
ileum 304
immune system 246
immunity 246
immunological self-tolerance 246
implantation 394
implicit memory 94
inactivation process 25
inactive sweat gland 358
inadequate stimulus 125
inborn errors of metabolism 332
incontinence 350
incus 155
indirect calorimetry 328
induced pluripotent stem cells (iPS) 95
ingestion 290
inhibitory postsynaptic potential (IPSP) 17, 33, 428
innate immune system 251
inner ear 155
inner hair cell 156
insensible perspiration 358
insomnia 98
insulin 331, 376

intensity 124
intensity-(strength-)duration curve 27
intention tremor 96
inter phase 10
interatrial septum 180
interleukin(IL) 249, 256
interlimb reflex 70
intermediary metabolism 321
intermediate muscle 43
intermittent fever 364
internal clock 398
internal desynchronization 400
interneuron 22
intersegmental reflex 67
interventricular septum 180
intestinal phase 303
intima 194
intracellular fluid 235
intrafusal muscle fiber 47
intrinsic factor 310
intrinsic reflex 293
ion channel 21
IP_3 19
iris 139
irritant receptor 277
IRV 282
islets of Langerhans 305
isometric contraction 49
isotonic contraction 49
isotropic band(I帯) 41
ITAM 19
itching 134
IVP 352

J

J receptor 277, 279
jejunum 304
jet lag 398, 404
Jouvet 93

K

K^+ 135
K^+チャネル 21
Kaposi sarcoma 263
KCl溶液 26
ketone body 325

kinesin 7
kinocilium 163
Klinefelter 395
knee jerk 68, 100
Kohlrausch の折れ目 147
Korotkoff's sound 212
Kussmaul breathing 285

L

L鎖 252
L-DOPA 76, 96
labyrinthine reflex 73
lactase 305
lacteal 304
lactic acid 322
lactose 308
Landsteiner 231
Langerhans cell 249
larynx 265, 266
late positive component(P300) 430
latency 28
lateral inhibition 36, 128, 150
Lavie 401
learning 94
left atrium 180
left ventricle 180
lens 139
leukemia 232
leukocyte 225, 246
leukocytosis 232
leukopenia 232
Leyding's cell 388
ligament of Treiz 304
ligand 256
light adaptation 147
light chain 252
light reflex 142
light sensation 138
limbic system 81
lingual lipase 296
lipase 305
lipid 321
liver 306
local current 29
local sweating 359
locomotor ataxia 57
Lohmann 52

long spinal reflex 67
long-term memory 94
long-term potentiation(LTP) 38, 95
loop of Henle 341
lordosis 81
loudness 159
low density lipoprotein(LDL) 331
low frequency component(LF) 122
low frequency power/high frequency power(LF/HF) 122, 438
lung 265, 268
lung function test 282
luteinizing hormone(LH) 372, 392
luteinizing hormone-releasing hormone (LH-RH) 388
lymphocyte 225, 246
lymphokine 249
lysosome 6, 251

M

M期 10
M波 68
macrophage 225, 246
macula staticae 162
magnetic resonance imaging(MRI) 434
magnetoencephalogram(MEG) 345
major histocompatibility complex ☞ MHC
malleus 155
maltase 305
maltose 308
mammary grand 392
maple syrup urine disease 332
Mariott の盲点 141
masking effect 159
mass peristaltic movement 311
mast cell 253, 267
mastication 290
mastocyte 253
McBurney point 176
mean blood pressure 199
mechanical digestion 294
mechanical stimulation 131
mechanoreceptor 131
media 194
medial geniculate body 158
median eminence 209

medulla oblongata　63, 72
meiotic division　11
Meissner　112
Meissner's corpuscle　131
melanocyte-stimulating hormone（MSH）　372
melatonin　372
Melzack と Wall　132
memorization　94
memory　94
memory cell　247
Mérière's disease　164
menstyual phase　394
mental fatigue　419
mental sweating　359
Merkel's disk　131
messenger RNA　☞ mRNA
metabolic acidosis　243, 322
metabolic alkalosis　243
metabolic syndrome　337
metabolism　321
meteorism　314
MHC　249
MHC タンパク　255
micelle　307
microvilli　7
micturition reflex　348
midbrain　63, 72
middle ear　155
milk teeth　295
mineral　321
mineraocorticoid　377
miniatuare endplate potential　38
minor hemisphere　87
minute ventilation（VE）　270
mitochondria　4
mitosis phase　10
mitotic cell division　10
mitral valve　180
modality of sensation　124
monoamine oxidase（MAO）　109
monocyte　225, 249
monophasic action potential　27
monosaccharide　321
monosynaptic reflex　67
Moruzzi と Magoun　76
motion sickness　164
motoneuron　20

motor area　85, 86
motor readiness potential　94
movement-related cortical potential　431
mRNA　3, 11, 13, 14
mRNA 含量　95
mucosa　290
mucosal intrinsic reflex　293
Müllerian duct　388
Müllerian inhibiting factor（MIF）　388
multipotent stem cell　221
muscarinic receptor　107
muscle cell　41
muscle fatigue　56
muscle fiber　41
muscle spindle　47, 129, 136
muscular defense　175
muscular dystrophy　57
muscular intrinsic reflex　293
myastheniagravis　39
myelin　22
myelinated nerve　22
myenteric plexus　291, 297
myocardial infarction　187
myofibril　41
myosin filament　43

N

Na^+ 再吸収　238
Na^+ ポンプ　26
Na^+ チャネル　28
Na^+-K^+ ATPase　26, 310, 311, 345
NADH　5
NaI　386
naive cell　247
NASA-TLX　426
nasal cavity　265
natural immunological tolerance　256
natural killer cell　☞ NK 細胞
nausea　173, 313
near point　141
near response　143
neck mucous cell　301
neck reflex　73
necrosis　408
negative after-image　150
negative after-potential　44
negative feedback circuit　37

neocortex　84
nephron　341
nervous control　292
netrophil　249
neuroma　135
neuromuscular junction　38
neuron　22
neuron network　95
neutral fat　321
neutrophil　225, 246
nicotinic receptor　16, 106
night blindness　151
nipple　392
nitrogen balance　325
NK 細胞　249
NMDA 受容体　16
NMR　434
NO　34
nociception　131
non 24 hour sleep-wake syndrome（Non-24）　405
nonprotein nitrogen（NPN）　413
nonprotein respiratory quotient　329
nonREM　92
nonself　246
nonshivering thermogenesis　357
noradrenaline　107
nose　266
noxious stimulus　131
nuclear bag fiber　47
nuclear chain fiber　47
nuclear envelope　3
nuclear magnetic resonance　☞ NMR
nuclear pore　3
nucleolus　3
nucleosome　8
nucleus　3
nucleus solitarius　167
nucleus vestibularis　163
numbness　134
numercial rating score（NRS）　422
nutrient　321
nutrition　321
nystagmus　144, 165

O

O_2 運搬　272

O_2 解離曲線　225, 272
O_2 分圧　225, 272
O_2 飽和度　225, 272
obesity　331
occlusion　36
Oddi sphincter　305
odorant　170
off 中心型　146
olfactometry　172
olfactory bulb　170
olfactory cell　170
olfactory cortex　170
olfactory epithelium　170
olfactory sensation　170
oligosaccharide　321
oliguria　350
on-off 応答　146
on 中心型　146
opponent color theory　150
opsin　146
opsonization　225, 251
optic chiasm　152
optic nerve　139
optokinetic nystagmus　144
oral cavity　265, 290
（75 g）oral glucose tolerance test/75 g OGTT　386
oral temperature　355
orexin　404
organ of Corti　156
organella　3
organic sensation　125, 173
orthopnea　284
oscillator　400
osmoreceptor　175
osmosis　236
osmotic pressure　220, 236
otalgia　160
otolith　162
otorrhea　160
outer hair cell　156
outer segment　139
oval window　155
ovay　390
overshoot　24
ovum　11
oxidation-reduction reaction　323
oxidative deamination　327
oxygen dissociation curve ☞ O_2 解離曲線
oxytocin（OXY）　372

P

P 波　182
PAI-1（plasminogen activator inhibitor-1）　338
pacemaker potential　181
pacinian corpuscle　131
pain sensation　131
palpebral conjunctiva　233
pancreas　305
pancreatic amylase　306
pancreatic lipase　306
panting　358
paraaminohippuric acid（PAH）　347, 351
paracrine substance　14
paradoxical sleep　91
paralysis　57
parasympathetic nerve　291
parasympathetic nervous system　103
parathormone（PTH）　375
paravertebral ganglion　105
parietal cell　301
parieta lpleura　268
Parkinson　119
Parkinson disease　96
passive transport　298, 344
PCO_2 分圧　272
pelvic nerve　106, 312
pendular movement　294
penis　389
pepsin　301
pepsinogen　301
peptidase　305
perception　124
perception threshold　172
perceptive hearing loss　160
pericardium　179
perilymph　156
perineum　392
peripheral chemoreceptor　277
peripheral nervous system　63
peristalsis movement　294
permeability　21
peroxisome　6
PET　88, 432
petechiae　233
Peyer patch　252
PGE_2　361
PGI_2　445
pH　239
phagocyte　246
phagocytosis cell　251
phagosome　251
phantom limb　137
phantom（limb）pain　135
pharyngeal stage　297
pharynx　265, 290
phase-response curve（PRC）　402
phenolsulfonphthalein test（PSP）　352
phenylketon uria　332
phenylthiocarbamide（PTC）　168
phosphagen　52
phospholipase　306
phospholipase C（PLC）　19
phospholipid　1
photopic vision　147
photoreceptor　139
physical activity level（PAL）　330
physical fatigue　419
physiological dead space　270
physiological nystagmus　146
picrotoxin　36
PIP_2　19
pitch　159
place theory　157
placing reaction　73
plain film of kidney, ureter and bladder（KUB）　352
planter reflex　100
plasma　219, 227
plasma cell　247
plasma protein　227
plasmin　229
plasminogen　229
plasminogen activator　229
plasticity　38, 88, 150
pleura　268
pleural cavity　268
pluripotent hemopoietic stem cell　247
pneumotaxic center　277
Poiseuille's law　196
polarization　24

polycythemia 220
polymodal receptor 131
polymorphonuclear luecocyte (PMN) 249
polysaccharide 321
polysynaptic reflex 67
polyuria 350
pons 63, 72
pontine defecation reflex center 312
porin 4
portal vein 209
positive after-image 150
positive feedback circuit 38
positron emission tomography ☞ PET
post-tetanic potentiation 38
postganglionic fiber 103
postganglionic neuron 103
postsynaptic density 31
postsynaptic inhibition 33
postural reflex 73
posture 56
praosmia 172
preganglionic fiber 103
preganglionic neuron 103
premotor area 86
presbyopia 142
pressure sensation 131
pressure ulcer 135
presynaptic inhibition 34
presynaptic receptor 32
prevertebral ganglion 105
pricking pain 131
primary lymphoid organ 247
primary tastes 167
progesterone 380
projected pain 135
projection of sensation 125
prolactin (PRL) 372
proliferative phase 393
promotor 13
proprioceptor 47, 136
propulsive movement 293
prostate 389
proteasome 3
protein 321
protein kinase A (PKA) 18
protein kinase C (PKC) 19
prothrombin activator 229

psychophysics 127
PTH 負荷試験 386
PTP 38
pudendal nerve 313
pulmonary circulation 177, 272
pulmonary edema 272
pulmonary stretch receptor 277
pulmonary valve 180
pulse 199, 392
pulse pressure 199
pulse wave 199
pure tone audiometry 161
Purkinje cell 22, 77
Purkinje fiber 181
Purkinje shift 147
pursuit eye movement 144
pus 225
pylorus 300
pyramidal cell 84
pyramidal tract 88
pyretolysis 360
pyrogen 360
pyruvic acid 322

Q

QRS 波 182, 184
quality 124
quantum theory 38

R

radiation 357
radio-immunoassay (RIA) 384
rale 288
rapid eye movement (REM) 91
reabsorption 342
readiness potential 431
recall 94
receptive field 127
receptor 1, 21, 32, 33, 125, 247
receptor potential 125
recipient 257
reciprocal innervation 70
rectal temperature 355
recurrent inhibition 38
red blood cell (RBC) 221
red muscle 43
reduced eye 141

referred pain 175
reflex 67
reflex arc 67
reflex center 67
refraction anomaly 151
refractory period 28
regeneration 444
reinnervation 440
relative metabolic rate (RMR) 329
relative refractory period 28
remittent fever 364
renal artery 340
renal blood flow (RBF) 343
renal corpuscle 341
renal plasma flow (RPF) 343
renal tube 341
renin 113, 238, 340, 378
Renshaw cell 38
repair 444
replication origin 9
repolarization 24
residual volume (RV) 283
resistance vessel 194
respiratory acidosis 243
respiratory alkalosis 243
respiratory arrhythmia 188
respiratory center 277
respiratory exchange ratio (RR) 271
respiratory movement 269
respiratory quotient (RQ) 271, 328
resting tension 46
resting (membrane) potential 23
retching 313
retention 94
reticular formation 76
reticulocyte 223
reticuloendothelial system 249
retina 139
Rexed 66
Rh 式血液型 231
rheobase 27
rhodopsin 146
rhonchus 288
rhythm generator 76
rhythmic center 277
ribosome 3
right atrium 180
right lymph truct 215

right ventricle　180
rigor　51
rigor mortis　52
Ringer solution　26
RNA　3
RNA 型ウイルス　263
RNA ポリメラーゼ　11, 14
rod　139
Romberg test　100
rough-surfaced endoplasmic reticulum
　6
R-R 間隔　121, 188
R-R 間隔変動　121
rRNA　3
Ruffini endorgan　131
RV　282

S

S I　85
S II　86
S 期　10
S 細胞　306
S 状結腸　310
S-100 タンパク質　95
saccadic eye movement　144
saccule　162
safety factor　29
salivary amylase　296
salivary grand　294
saltatory conduction　29
salty　167
sarcomere　41
sarcoplasmic reticulum　44
satiety center　80
saturated fatty acids　323
scala tympani　156
scala vestibuli　156
Schwann cell　22
sclera　139
scotopic vision　147
scratch reflex　70
scrotum　389
seasonal affective disorder (SAD)　405
secondary hypertension　210
secondary lymphoid organ　247
secretion　342
secretory phase　393

segmental movement　294
segmental reflex　67
self　246
semantic memory　94
semicircular canals　162
semilunar valve　180
seminal vesicle　389
semipermeable membrane　21, 236
senile dementia　98
senile plaque　98
sensation　124
sense of force　136
sense of movement　136
sense of position　136
sense of vibration　131
sensible perspiration　358
sensory area　85, 129
sensory nerve　63
sensory point　131
sensory unit　128
septic shock　212
seretin　303
serosa　290
serotonin　16
Sertoli cell　388
serum　227
set point　359
sex determination　388
sex determining region of Y　388
sexual sensation　173
shell temperature　355
Sherrington　75
shivering　356
short-term memory　94
shunt　209
Shy-Drager　119
siftwork　398
simple cell　150
simple lipid　323
simple protein　325
single photon emission computed
　tomography☞SPECT
sinoatrial (SA) node　181
sinus arrhythmia　188
Sir Godfrey N. Hounsfield　432
sitting position　56
skeletal muscle　41
skinfold chamber　444

SLE　259
sleep apnea syndrome　281
sliding (filament) theory　45
slow muscle　44
slow wave　319
smooth muscle　41
smooth-surfaced endoplasmic reticulum
　6
soma　22
somatic nervous system　63
somatic sensation　125
somatosensory evoked potential (SEP)
　93, 430
somatostatin　377
somnogram　91
sound pressure level (SPL)　159
sour　167
spatial facilitation　37
special sensation　125
specific dynamic action　330
specific energy of sense　125
specific gravity　220
SPECT　433
speech area　87
spermatozoon　11
Sperry　87
spike　97
spinal cord　63
spinal nerve　63, 105
spinal reflex　67
spinal shock　72
spindle　11
splanchnic nerves　300
split brain　87
spontaneous EEG　90
SRY 遺伝子　388
stabilizing action　52
staircase phenomenon　56
standing position　56
stapes　155
Starling's law of heart　187
static fiber　47
stem cell　221, 247
stereocilia　163
stereognosis　150
stereopsis　141, 150
steroid hormone　325
Stevens のベキ関数の法則　126

STPD 270
strabism 151
strain gage 421
straining 313
strech reflex 68
stretch receptor 175
striated muscle 41
stridor 288
stroke volume 185
structure protein 43
strychinine 36
submucosal plexus 291
sucrase 305
sucrose 308
sulcus 84
summation 37, 51
sun stroke 361
superficial sensation 125, 131
supine position 56
suprachiasmatic nucleus（SCN） 400
surfactant 268
surge 392
swallowing 290, 297
sweat gland 358
sweating 358
sweet 167
Sylvius 86
sympathetic nerve 291
sympathetic nervous system 103
sympathetic trunks 105
synapse 31
synaptic cleft 32
synaptic delay 35
synaptic knob 22
synaptic vesicle 31
synchronization 91
synthesis phase 10
systemic circulation 177
systole 184
systolic blood pressure（SBP） 199
systolic cardiac murmur 234

T

θ 波 429
T 管系 44
T 細胞 19, 246, 247, 260
T 波 182

T リンパ球 226, 246, 247
tactile sensation 131
tastant 166
taste blindness 168
taste bub 294
taste buds 166
taste cell 166
taste hair 166
Tc 255
TCA 回路 52, 322
tear gland 140
tectorial membrane 156
temporal facilitation 37
tendon jerk 100
tendon organ 47
tendon organ of Golgi 137
teniae coli 310
tension 49
terminal button 22
testis-determining factor（TDF） 388
tetanus 51
tetrodotoxin（TTX） 25
tetraethylammonium（TEA） 26
thalamus 63, 80
thermal sweating 359
thimine 7
thirst 173
thoracic duct 215
thrombin 229
thrombocytopenia 232
thrombopoietin 227
thymus 226, 247
thyroid gland 372
thyroid stimulating hormone ☞ TSH
thyroxine（T$_4$） 372, 373
tickling 134
tidal volume（VT） 270
Tilt table test 438
timbre 159
tinnitus 161
TLC 282
tonic discharge 110
total peripheral resistance（TPR） 194
trachea 265, 266
transamination 325
transcytosis 6
transmission 31
transmission fatigue 35

transmitter 14
transporter 21
transverse tubular system 44
traveling wave 157
TRH 369
triad 45
triangle of bladder 347
tricarboxylic acid cycle 322
triceps reflex 100
trichromatic theory 147
tricuspid valve 180
triglyceride 321
triiodothyronine（T$_3$） 372, 373
trypsin 306
tryptophan repressor 14
TSH 370, 372
TSH 受容体 259
tubulin 7
tugor 243
tumor necrosis factor-α（TNFα） 256
Turner 症候群 395
twitch 51
two-point threshold 128
tympanic membrane 155
tympanum temperature 355

U

U 波 182, 191
uabain 26
umami 167
unmyelinated nerve 22
unsaturated fatty acids 323
urea cycle 327
ureter 340
urethra 340, 389
uric acid 332
urinary bladder 340
urine 340
uroflowmetry 352
uterin tube 390
utricle 162

V

vagina 390
vallate papilla 166

vasoactive intestinal peptide(VIP)　109, 113
vasoconstriction　109
vasodilatation　109
vasomotor center　205
vasomotor tone　204
vasopressin　372
Vater's papilla　304
VC　282
V̇CO₂　270
vein　194
venacava　194
venous hum　234
venous return　200, 238
ventral posteromedial nucleus　167
ventral root　63
ventral posteromedial nucleus　167
ventricular fibrillation(Vf)　188
ventricular tachycardia(VT)　188
venule　194
vertigo　164
vestibular membrane　155
vestibular window　155
villi　304
villikinin　305
visceral sensation　125
visceral afferent fiber　103
visceral pain　125, 173
visceral pleura　268
visceral sensation　173

viscosity　220
vision　138
visual acuity　142
visual analog scale(VAS)　422
visual angle　141
visual cell　139
visual evoked potential(VEP)　93, 430
vital capacity　☞ VC
vitamin　321
vitreous body　139
V̇O₂　270
vocal fremitus　285
voluntary muscle　41
voluntary stage　297
vomiting　313
vomiting center　313
VT　282

W

W 細胞　150
warm fiber　359
warm neuron　359
warm receptor　359
warm sensation　131
warm spot　359
water deprivation test　384
water rigor　52
water soluble vitamin　332
Weber-Fechner の法則　126

Wenckebach 型房室ブロック　191
Wernicke 野　87
white blood cell(WBC)　225, 246
white matter　63
white muscle　43
white rami communicans　105
Wiener　231
Wolffian duct　388
working memory　95

X

X 細胞　148
X 線　432
X 線吸収　432
X 線検査　59
X 線コンピュータ断層撮影法　432
X 線単純撮影　59

Y

Y 細胞　148
Y 染色体　388

Z

Z 帯(band)　41
Zeitgeber　400

新・看護生理学テキスト　看護技術の根拠と臨床への応用	
2008年5月15日　第1刷発行	編集者　深井喜代子，佐伯由香，福田博之
2020年2月20日　第8刷発行	発行者　小立鉦彦
	発行所　株式会社　南江堂
	〒113-8410　東京都文京区本郷三丁目42番6号
	☎(出版)03-3811-7189　(営業)03-3811-7239
	ホームページ https://www.nankodo.co.jp/
	振替口座　00120-1-149
	印刷・製本　真興社

© Kiyoko Fukai, Yuka Saeki, Hiroyuki Fukuda, 2008

定価は表紙に表示してあります．
落丁・乱丁の場合はお取り替えいたします．

Printed and Bound in Japan
ISBN978-4-524-24703-5

本書の無断複写を禁じます

JCOPY 〈出版者著作権管理機構 委託出版物〉

本書の無断複写は，著作権法上での例外を除き，禁じられています．複写される場合は，そのつど事前に，出版者著作権管理機構(TEL 03-5244-5088, FAX 03-5244-5089, e-mail: info@jcopy.or.jp)の許諾を得てください．

本書をスキャン，デジタルデータ化するなどの複製を無許諾で行う行為は，著作権法上での限られた例外（「私的使用のための複製」など）を除き禁じられています．大学，病院，企業などにおいて，内部的に業務上使用する目的で上記の行為を行うことは私的使用には該当せず違法です．また私的使用のためであっても，代行業者等の第三者に依頼して上記の行為を行うことは違法です．

南江堂　関連書籍のご案内

疾患・症状別
今日の治療と看護　改訂第3版

総編集　永井良三／大田　健

「ナースのための病気とケアの事典」．800の疾患・症候の発症機序，症状から治療・看護の指針をわかりやすく解説．

A5判・1,494頁　2013.3.　定価(本体9,000+税)　ISBN978-4-524-26804-7

根拠がわかる
症状別看護過程　改訂第3版
こころとからだの69症状・事例展開と関連図

編集　関口恵子／北川さなえ

オールカラー化し，ケアに必要な基礎的知識は図版の追加でさらにわかりやすくなった．看護の視点から人間を捉えた「症状別看護」の決定版．

B5判・728頁　2016.3.　定価(本体4,800+税)　ISBN978-4-524-26119-2

根拠がわかる
疾患別看護過程　改訂第2版
病態生理と実践がみえる関連図と事例展開

編集　新見明子

病態・治療・ケア関連図，疾患の医学的理解，標準的看護過程(計画)に加え，具体的な事例の紹介で実践が手に取るようにわかる．

B5判・918頁　2016.3.　定価(本体5,700+税)　ISBN978-4-524-26651-7

看護介入分類(NIC)
(原書第6版)

監訳　中木高夫／黒田裕子

前版より新たに23の介入ラベルが追加，128の介入ラベルについて修正が加えられた最新版．

A5判・862頁　2015.7.　定価(本体7,500+税)　ISBN978-4-524-26173-4

南江堂　〒113-8410 東京都文京区本郷三丁目42-6　(営業)TEL 03-3811-7239　FAX 03-3811-7230